Dr. Andrew Lockie studierte Medizin an der Aberdeen University und anschließend am Royal London Homeopathic Hospital. Er ist Mitglied des Royal College of General Practioners und hat eine eigene homöopathische Praxis.

Alle Angaben in diesem Buch beruhen auf dem neuesten Stand von Wissenschaft und Forschung. Grundsätzlich sollten jedoch alle Befindlichkeitsstörungen mit einem Arzt besprochen werden, ehe eine Selbstbehandlung vorgenommen wird. Insbesondere muss geklärt werden, dass die Beschwerden nicht Symptome von Krankheiten sind, die dringend ärztlicher Hilfe bedürfen. Für den Erfolg bzw. die Richtigkeit der Anwendungen in jedem Einzelfall können Autor und Verlag keinerlei Gewähr übernehmen.

Dr. Andrew Lockie

HOMÖOPATHIE HANDBUCH FÜR DIE GANZE FAMILIE

Körperliche und seelische Störungen erkennen, behandeln, dauerhaft heilen

Aus dem Englischen übersetzt
und für die deutsche Ausgabe bearbeitet
von Margaret Minker

ZABERT SANDMANN TASCHENBUCH

ZABERT SANDMANN TASCHENBUCH
24/8

Die englische Originalausgabe erschien 1989 unter dem Titel
THE FAMILY GUIDE TO HOMEOPATHY
bei Penguin Books Ltd., London

Umwelthinweis:
Dieses Buch wurde auf
chlor- und säurefreiem Papier gedruckt.

2. Auflage

Taschenbucherstausgabe 9/2001

Wilhelm Heyne Verlag GmbH & Co. KG, München
http://www.heyne.de
Printed in Germany 2002
Umschlagillustration: Stone/Peter Correz
Umschlaggestaltung: Hauptmann und Kampa Werbeagentur, CH-Zug
Satz: Leingärtner, Nabburg
Druck und Bindung: Elsnerdruck, Berlin

ISBN 3-453-18863-2

Für G. M. J, der mich das lehrte,
was ich am dringendsten wissen musste

Inhalt

Teil 3 Homöopathie im Alltag

Teil 4 Erste Hilfe

Teil 5 Erkrankungen und Beschwerden

Teil 6 Nahrungsergänzungen und spezielle Diäten

Teil 7 Anhang

Danksagungen

Ich danke Babs für ihre Liebe, ihre Unterstützung, ihr Verständnis und ihre Weisheit; David, Kirsty, Alistair und Sandy für ihre Liebe und Toleranz gegenüber ihrem völlig von der Arbeit vereinnahmten Vater; und Ann Cope für ihre lektorischen Fähigkeiten und ihr Engagement.

Folgenden Fachleuten und Organisationen möchte ich hiermit meinen Dank ausdrücken:

Ainsworths, Nelsons und Weleda (Produktinformationen); Nim Barnes (Gesundheitsfürsorge vor der Empfängnis); Sally Bundy (Hyperaktivität); John Davidson (elektromagnetische Phänomene); Chris Donne (für das Tippen ganzer Manuskriptberge); Light Research Council; Hahnemann Society; British Homeopathy Association; Faculty of Homeopathy; Jeannette Marshall (Ernährung); Simon Martin (er führte mich auf den richtigen Weg); Tony Pinkus (für interessante Gespräche politischer Art); David Reynolds (der so lange insistierte, bis ich dieses Buch endlich schrieb); Vicky Rippers (klinische Ökologie); Caroline Taggarth (für ihre Ermutigung und Unterstützung); Richard Solway und das Geoffrey Taylor Institute (Wasserfilter); Margaret Williams (die meine Praxis in Gang hielt); Helmut Ziehe (Baubiologie).

Für Informationen zu alternativen Heilverfahren möchte der Autor danken:

Hazel Bentley, Sandra Billings, Pat Chittananda, Farida Davidson, Stephen Davis, Jesper Dokkedal, Carol und Philip Grealy, Nida Ingham, Sue Makin, Rosemary Nott, Robert Tisserand, Richard Thomas, Michael Van Straten, Jeff Witcome, Arvid Willen, David Wood, auch wenn vieles von dem exzellenten Material dann schließlich doch keinen Platz in diesem Buch gefunden hat.

Darüber hinaus möchte ich meinen Respekt und Dank ausdrücken für das hervorragende Gegenlesen der Korrekturfahnen dieses

Buches und für die konstruktive Kritik, die mir von folgenden Kollegen zuteil wurde: Dr. Nuriah Booth, Dr. Michael Callander, Dr. »Jace« Clarke, Dr. David Curtin, Dr. Charles Forsyth, Dr. Mike Hart, Dr. Roger Lichy, Dr. John Nicholls und Dr. David Owen.

Gedankt sei außerdem der Deutschen Homöopathie-Union Karlsruhe, dem Homöopathie-Forum e. V., Gauting bei München, sowie der Heilpraktikerin Stefanie Gödert-Müller, Pfarrkirchen, für wertvolle Hinweise bei der Bearbeitung der deutschen Ausgabe.

Vorwort

»Höchste Aufgabe des Arztes, ja seine einzige Aufgabe ist es, Kranke wieder gesund zu machen – sie zu heilen, wie man es nennt.«

Hahnemann, Organon, VI. Ausgabe

Ich habe dieses Buch geschrieben, weil die Schulmedizin ganz offensichtlich versagt, wo es um die medizinischen Bedürfnisse der Bevölkerung geht. Dabei ist die Tatsache, dass im Rahmen des öffentlichen Gesundheitswesens immer mehr Menschen einer Behandlung zugeführt werden, keineswegs als Erfolg zu betrachten. Ganz im Gegenteil: Es zeigt vielmehr, dass dieses Gesundheitssystem versagt hat. Meines Erachtens gibt es dafür mehrere Gründe. Der wichtigste ist, dass man irgendwann aufgehört hat, Menschen als Ganzes zu betrachten – und das angesichts überwältigender Beweise dafür, dass alles, was im Verstand, in den Gefühlen, in der Seele eines Menschen vor sich geht, direkt auf seinen Körper einwirkt und umgekehrt.

Diese Abkehr von der ganzheitlichen Betrachtung führte zu einem immer mechanistischer werdenden Blick auf Krankheiten und dazu, dass man sich immer stärker auf rein körperliche Behandlungsmöglichkeiten verlegte, etwa Medikamente, chirurgische Eingriffe, Bestrahlung und andere High-Tech-Methoden. Natürlich steht außer Zweifel, dass diese Verfahren bei einigen Krankheiten auch sehr erfolgreich sind; für die Mehrzahl der Erkrankungen, die in der Praxis niedergelassener Ärztinnen und Ärzte diagnostiziert werden, sind sie jedoch alles andere als adäquat. Zudem sind sie für mindestens vierzehn Prozent aller Krankenhauseinweisungen verantwortlich – und das ist nur die Spitze des Eisbergs. Infolge dieser Entwicklung haben viele Menschen das Vertrauen in das Gesundheitssystem verloren. Tatsache ist, dass ungefähr fünfzig Prozent aller verschriebenen Arzneimittel niemals eingenommen werden.

Darüber hinaus müssen die Grundlagen theoretischer Physik, auf denen die Schulmedizin basiert, schon seit 20 Jahren als veraltet gelten. Dennoch richten Kritiker ihre Angriffe gegen alternative oder komplementäre Heilverfahren immer noch von der Warte einer »objektiven Betrachtungsweise« aus, die sich längst als falsch herausgestellt hat.

Vor allem aufgrund des Drucks der öffentlichen Meinung ändern sich jedoch allmählich die Zeiten. In den letzten zwanzig Jahren ist das Interesse der Ärzteschaft und anderer Fachleute des Gesundheitswesens an alternativen beziehungsweise komplementären Heilweisen bemerkenswert gestiegen. Immer mehr Fachkräfte erkennen, wie ausnehmend wichtig es ist, Krankheiten auf sanfte Weise zu behandeln und das körpereigene Immunsystem wie auch andere Selbstheilungskräfte zu stärken.

Die meisten Gesundheitsfachleute haben inzwischen eingesehen, dass kein einziges Medizinsystem alle Antworten auf alle Gesundheitsstörungen parat hält, unter denen die Menschheit zu leiden hat, ebenso wenig wie irgendein Arzt jede oder jeden Kranken jedes Mal von jeglichem Problem zu befreien vermag. Wir müssen alle zusammenarbeiten. Das Hauptproblem besteht darin, herauszufinden, welche Art der Behandlung in jedem Einzelfall die beste ist. Je weniger lebensbedrohlich und je chronischer ein Leiden ist, desto sinnvoller ist es natürlich, zuerst einmal ungiftige und immunstärkende Therapien einzusetzen und erst dann zu potenziell gefährlichen Methoden zu greifen, wenn diese Mittel versagen oder die Situation kritisch wird. Bei akuten, schweren Erkrankungen müssen wir uns hingegen immer noch weitgehend auf erwiesenermaßen wirksame schulmedizinische Verfahren verlassen, zumindest so lange, bis wir mehr Erfahrung mit alternativen beziehungsweise komplementären Methoden gesammelt haben, die in solchen Fällen helfen können.

Das sind die Überlegungen, aus denen heraus dieses Buch geschrieben wurde. Es soll Ihnen zeigen, wie Sie sich bei leichteren Unfällen und Alltagsbeschwerden selbst helfen können und wann Sie ärztliche Hilfe suchen müssen. Außerdem soll es Ihnen in schwierigeren Situationen eine Unterstützung sein. Es klärt Sie darüber auf, wen Sie in solchen Fällen hinzuziehen sollten und wie rasch Sie Hilfe herbeiholen müssen, und es sagt Ihnen, was Sie in der Zwischenzeit tun können.

Bitte lesen Sie die ersten Kapitel sehr sorgfältig durch, vor allem Teil 1 und Teil 3 sowie die einführenden Bemerkungen zu

Teil 5, damit Sie die Philosophie der Homöopathie und den Aufbau des Buches kennen lernen. Beachten Sie bitte außerdem: Wenn in diesem Buch von einer »Homöopathischen Fachkraft« die Rede ist, so ist damit eine Ärztin oder ein Arzt mit gründlicher homöopathischer Zusatzausbildung gemeint. Falls es in Ihrer Region keine solche medizinische Fachkraft gibt und Sie sich an eine Heilpraktikerin oder einen Heilpraktiker wenden wollen, rate ich Ihnen, sich während dieser Behandlung weiterhin von Ihrem Hausarzt überwachen zu lassen.

Wenn Sie auf all diese Dinge achten und zur Selbsthilfe mit Homöopathika greifen, so hoffe ich sehr, dass Sie irgendwann mit mir übereinstimmen: Homöopathie kommt Lord Colwyns Kriterien eines idealen Heilsystems sehr nahe. Diese Kriterien lauten: Es muss effektiv sein, darf keine oder nur minimale Nebenwirkungen und Risiken aufweisen, sollte die Konstitution stärken (das Wohlbefinden und die Lebensqualität erhöhen) und nicht bloß palliativ wirken; es darf nicht teuer sein, sollte allseits zugänglich, leicht zu handhaben und ökologisch vertretbar sein.

Denken Sie abschließend bitte auch daran, dass kein Buch einen guten, einfühlsamen Arzt oder eine Ärztin ersetzen kann. Wann immer Sie also Fragen oder Zweifel haben sollten: Nehmen Sie ärztlichen Rat in Anspruch!

[illegible] Philosophie [illegible]

[illegible]

[illegible]

Teil 1

Einführung

Grundlagen der Homöopathie

Was ist Homöopathie?

ÄHNLICHES MIT ÄHNLICHEM HEILEN

Homöopathie ist eine außergewöhnlich sichere, nebenwirkungsarme Therapiemethode, bei der das Individuum als Ganzes behandelt wird. Sie dient gleichermaßen der Erhaltung der Gesundheit als auch der Wiederherstellung der Gesundheit im Krankheitsfall und wie jegliche Art von Medizin – selbst solche, bei der starke Medikamente und High-Tech-Operationen im Vordergrund stehen – setzt sie auf die körpereigenen Selbstregulations- und Selbstheilungskräfte, um ihre Wirkungen voll zu entfalten. Die Homöopathie hat, seit sie vor rund 200 Jahren entwickelt wurde, schon Millionen Menschen jeden Alters, die unter ganz unterschiedlichen Lebensbedingungen in allen Ländern der Erde leben und gelebt haben, geholfen.

Das Wort Homöopathie wurde aus zwei altgriechischen Wörtern gebildet: *homoion*, das bedeutet »ein Ähnliches oder ein Gleiches«, und *pathos*, das heißt »Leiden«. Ein homöopathisches Mittel ist eine Substanz, die beim gesunden Menschen die gleichen Symptome hervorruft wie diejenigen, an denen der kranke Mensch leidet, dem sie helfen soll: Sie provoziert den Körper dazu, diese Krankheitssymptome abzuschütteln. »Ähnliches möge mit Ähnlichem geheilt werden« – auf lateinisch: *similia similibus curantur* – lautet der Grundsatz homöopathischer Heilmittel, die so genannte Ähnlichkeitsregel. Den Gegensatz dazu bildet die so genannte Allopathie (von griechisch *allos*, »das Andere«); sie wird definiert als ein therapeutisches System, das Krankheiten kurieren soll, indem es den Körper durch bestimmte Mittel in einen Zustand versetzt, der mit dem jeweiligen Leiden unvereinbar bzw. ihm entgegengesetzt ist. Die Vorstellung, Heilmittel und Symptome könnten in bestimmten Charakteristika übereinstimmen und derart miteinander in Wechselwirkung treten, dass die Krankheit dadurch zum Verschwinden gebracht wird (was ja den logischen Gedanken impliziert, zwei gleichartige Zustände des

Unwohlbefindens könnten nicht gleichzeitig im selben Körper existieren), war auch vor zweihundert Jahren durchaus nichts Neues. Die große Errungenschaft des deutschen Arztes Samuel Hahnemann, des Begründers der Homöopathie, bestand darin, dass er systematisch alle der damals gebräuchlichen Heilmittel studierte – und großenteils an sich selbst erprobte –, ihre Auswirkungen auf gesunde Menschen exakt notierte und schließlich anhand dieser selbsterworbenen Kenntnisse Mittel auswählte, die kranken Menschen auf sehr spezifische und sichere (das heißt nicht oder kaum mit Nebenwirkungen behaftete) Weise zu helfen vermochten. Das war revolutionär zu einer Zeit, in der medizinische Mittel ziemlich wahllos verordnet wurden, dazu oft auch noch in Mengen, die den Körper vergifteten.

Homöopathie ist eine naturnahe Heilmethode – sie sucht die Natur zu unterstützen, statt sie zu unterdrücken, und sie fördert die körpereigenen Heilkräfte, statt sie zu schwächen. Die »Krankheit« wird dabei nicht bloß gleich gesetzt mit einer Virus- oder Bakterieninfektion: Viren und Bakterien sind lediglich Mikroorganismen, die sich einschleichen können, wenn die Abwehrkräfte des Menschen erlahmen. Auch die Entdeckung ganzer Heerscharen von Mikroorganismen seit Hahnemanns Zeiten hat nicht an dieser fundamentalen Wahrheit rütteln können. Das Fieber, die Entzündung, der Durchfall, das Kopfweh – all das ist nicht etwa die Krankheit selbst, sondern ein Versuch des Körpers, zur Normalität zurückzufinden. Für Menschen, die in dem Glauben aufgewachsen sind, sowohl die Krankheitsattacke als auch die Heilung käme stets von außerhalb des Körpers, mag es nicht ganz einfach sein, sich mit dieser Vorstellung anzufreunden; von humanistischen Ärzten wurden solche Ideen jedoch stets, schon zu Hippokrates' Zeiten, vertreten.

Jedes Individuum ist einzigartig

Ein weiterer Grundsatz der naturnahen – und daher auch der homöopathischen – Philosophie des Heilens lautet: Jedes Individuum ist einzigartig; keine Person gleicht genau der anderen. Das gleiche Mittel, die gleiche Ernährungsweise, der gleiche Rat helfen nicht notwendigerweise allen Menschen mit dem gleichen Leiden. Ja, es existiert noch nicht einmal so etwas wie das »gleiche Leiden«: Eine ganz bestimmte Krebserkrankung verläuft bei einer Person zum Beispiel so, bei der nächsten jedoch ganz anders. Die Homöopathie ist demnach das flexibelste aller Heilmittelsysteme überhaupt, wie dieses Buch noch zeigen wird. Das effektivste Homöopathikum ist stets dasjenige, das drei Dingen gerecht wird: den körperlichen Symptomen, den geistigen und seelischen Symptomen und den allgemeinen Empfindlichkeiten der jeweiligen Person. Es muss außerdem in der kleinstmöglichen Dosis über eine kürzestmögliche Zeitspanne eingenommen werden.

Sollte die Homöopathie Ihr bevorzugtes Heilverfahren werden – oder schon sein –, so werden Sie wahrscheinlich von Zeit zu Zeit auch eine erfahrene homöopathische Fachkraft konsultieren wollen. Es ist auch tatsächlich das Beste, wenn deren Kenntnisse Ihre eigenen ergänzen und in die richtige Richtung lenken. Das Ziel dieses Buches ist es, Sie in die Lage zu versetzen, bei bereits diagnostizierten Leiden und Beschwerden vernünftig vorzugehen. Darüber hinaus ist es Ihnen dabei behilflich, Homöopathika bei Symptomen richtig einzusetzen, die insgesamt kein klares, diagnostizierbares Beschwerdebild ergeben – Symptome, wie sie praktische Ärzte und Ärztinnen so häufig vorfinden und so selten erfolgreich behandeln können.

Homöopathie ist im Übrigen ein sehr rationales Behandlungskonzept. Wenn Ihre Selbstheilungskräfte durch eine ungesunde Ernährungsweise, schlechte Lebensgewohnheiten, destruktive Gefühle und Stress blockiert sind, können Homöopathika allein logischerweise nur begrenzten Erfolg haben. Wenn Sie dann einen Homöopathen oder eine Homöopathin aufsuchen, wird er oder sie wahrscheinlich zuerst einmal empfehlen, dass Sie Veränderungen in Ihrer Lebensführung vornehmen, bevor Ihnen irgendwelche Homöopathika verordnet werden. Die Homöopathie ist nicht für jene gedacht, die immer nur einfache, rasch wirksame Mittel gegen ihre Beschwerden erhoffen, auch wenn sie bei akuten Erkrankungen oft sehr schnell Hilfe bringen kann. Sie setzt voraus, dass Sie sich sorgfältig selbst beobachten und den Willen haben, eine einmal angefangene Therapie auch zu Ende zu führen. Sie gewinnen dabei größere Vitalität und stärkere Widerstandskräfte in gesunden wie in kranken Tagen.

Die Anfänge der Homöopathie

Der »Vater« der Homöopathie war Dr. med. Christian Friedrich Samuel Hahnemann, der am 10. April 1755 in Meißen geboren wurde. Obwohl er aus eher bescheidenen Familienverhältnissen kam – sein Vater arbeitete als Porzellanmaler in einer Meißener Manufaktur –, erhielt er eine gute Ausbildung, sprach acht Sprachen fließend und studierte Chemie sowie Medizin. Schließlich ließ er sich als praktischer Arzt nieder. Die allseits akzeptierten medizinischen Usancen jener Tage – dazu gehörten der exzessive Gebrauch von Klistieren, Aderlässe sowie das großzügige Verschreiben von Medikamenten, die mehr Schaden als Nutzen anrichteten – nagten jedoch an seinem Gewissen, und ein paar Jahre später verdiente er sein Brot lieber mit Übersetzungen als mit der Ausübung der ärztlichen Kunst.

Als Hahnemann eine Abhandlung über Heilkräuter übersetzte – *Materia Medica*, verfasst von einem bekannten schottischen Pharmakologen namens Dr. William Cullen aus Edinburgh –, wurde schließlich der Same gesät, der sich später zu einem ganzen medizinischen System auswachsen sollte. Cullen berichtete nämlich, dass Chinin, eine adstringierende Substanz aus der Rinde des Cinchonabaums (*Cinchona calisaya*), eben deswegen sich so hervorragend für die Behandlung des Wechselfiebers (der Malaria) eigne, weil sie adstringierend, also zusammenziehend wirke. Warum aber, fragte sich Hahnemann, sollte wohl ausgerechnet das Chinin bei Malaria wirken, wo doch andere, weitaus stärkere Adstringenzien keineswegs halfen? Er beschloss, der Sache auf den Grund zu gehen. Mehrere Tage lang nahm er selbst Chininrindenextrakt ein und notierte detailliert alle Symptome, die dabei auftraten. Offenbar rief Chinin bei einer gesunden Person, wie er es war, alle Anzeichen der Malaria hervor – Fieber, Schweißausbrüche, Schüttelfrost, Schwächeanfälle. Sollte das etwa der Grund dafür sein, weshalb es gegen Malaria half?

Hahnemanns Arzneimittelprüfungen

Fasziniert wiederholte Hahnemann den Chinintest, den er als »Arzneimittelprüfung« bezeichnete, an Familienangehörigen und Bekannten, die sich als Freiwillige zur Verfügung stellten, und schrieb gewissenhaft jede Einzelheit ihrer Reaktionen nieder.

Dann wandte er sich anderen weithin gebräuchlichen Substanzen zu, etwa Arsen, Belladonna und Quecksilber. Die Menschen, an denen er seine Arzneimittelprüfungen vornahm, mussten strengen Kriterien entsprechen: Sie hatten körperlich und geistig bei bester Gesundheit zu sein; sie durften nichts essen oder trinken, was die Resultate hätte verfälschen können, etwa Alkohol, Tee, Kaffee oder stark gewürzte Speisen, und sie mussten während der Versuchsphase allen »störenden Leidenschaften« entsagen.

Hahnemann fand heraus, dass die Reaktionen der Versuchspersonen sich ziemlich voneinander unterschieden. Manche reagierten auf eine bestimmte Substanz nur mit ein oder zwei vergleichsweise geringfügigen Symptomen, wohingegen andere auf die gleiche Substanz heftige Reaktionen zeigten und vielfältige Symptome entwickelten. Die für eine Substanz besonders typischen Zeichen nannte er »Leitsymptome« oder »Symptome ersten Grades«. »Symptome zweiten Grades« hießen diejenigen, die weniger häufig vorkamen, und »Symptome dritten Grades« waren seltene oder außergewöhnliche. Zusammengenommen ergaben sie ein so genanntes Arzneimittelbild der jeweiligen Substanz.

Von den Ergebnissen seiner Arzneimittelprüfungen ausgehend, erprobte Hahnemann verschiedene Substanzen schließlich an kranken Menschen. Zuvor jedoch befragte er sie sehr ausgiebig nach ihren Symptomen sowie nach ihrem allgemeinen Gesundheitszustand, ihren Lebensgewohnheiten und -einstellungen; außerdem führte er eine gründliche körperliche Untersuchung durch. Aus den Befragungen und Untersuchungen ergab sich für ihn dann das, was er »individuelles Krankheitsbild« nannte; daraufhin verschrieb er diejenige Substanz, deren Arzneimittelbild den beobachteten und geschilderten Symptomen am allernächsten kam. Je größer die Übereinstimmung, desto größer war auch der Erfolg der Behandlung. Was er schon bei seinen frühen Versuchen mit der Chinarinde vermutet hatte, bewahrheitete sich in der Tat: Ein Heilmittel und eine Krankheit, die die gleichen Symptome hervorrufen, löschen einander auf irgendeine, noch unerforschte Weise aus. Der Grundsatz »Ähnliches möge mit Ähnlichem geheilt werden« erwies sich als richtig. In seiner ersten Abhandlung zum Thema, *Versuch über ein neues Prinzip zur Auffindung der Heilkräfte der Arzneisubstanzen*, die er 1796 in der damals sehr bekannten Ärztezeitschrift *Hufelands Journal* veröffentlichte, konstatierte er: »Man sollte die Natur nachahmen, die eine chronische Krankheit manchmal durch eine zusätzliche Krankheit zu heilen vermag. Man sollte angesichts der zu heilenden Krankheit vor allem, wenn es sich um eine chronische handelt, dasjenige Mittel anwenden, welches eine solche künstlich hervorgerufene Krankheit zu simulieren in der Lage ist, und zwar eine, die der ersteren so ähnlich wie möglich sei, und diese wird dadurch geheilt werden...« Und er gab diesem neuen Behandlungsprinzip den Namen »Homöopathie«.

Die so genannte Verschüttelung

Damit hatte die Geschichte jedoch noch keineswegs ein Ende. Zu Hahnemanns Bestürzung berichteten einige seiner Patienten, ihre Symptome seien erst einmal erheblich schlimmer geworden, bevor eine Besserung eintrat. Um solche »Erstverschlimmerungen«, wie er das Phänomen nannte, zu verhüten, begann Hahnemann damit, seine Mittel zu verdünnen. Zunächst verfertigte er eine so genannte Ur- oder Reintinktur der jeweiligen Substanz, indem er sie in ein Lösungsmittel – gewöhnlich reinen Alkohol – gab und einen Monat lang stehen ließ. Dann filterte er die Flüssigkeit, die Urtinktur, ab. Anschließend mischte er einem Tropfen der Urtinktur 99 Tropfen Weingeist hinzu, verdünnte also um den Faktor 1: 100. Um beide Flüssigkeiten gut miteinander zu vermischen, »verschüttelte« er die Mixtur, indem er den Behälter eine bestimmte Zeit lang regelmäßig auf eine harte Unterlage prallen ließ. Dieser Verdünnungs- und Verschüttelungsprozess konnte beliebig oft wiederholt werden; jede weitere Verdünnung enthielt dann nur noch ein Hundertstel der Urtinktur-Verdünnung aus der vorhergehenden Mischung. War die jeweilige Substanz unlöslich, bediente er sich der Trituration (Verreibung), das heißt, die Substanz wurde aufs feinste zerrieben und mit reinem Milchzucker als Trägersubstanz vermischt, oder aber er stellte die so genannten Streukügelchen (Globuli) her, die aus reinem Milchzucker bestanden und auf die er die Urtinktur im Verhältnis 1: 100 aufträufelte. Diese Kügelchen wurden anschließend getrocknet.

Zu Hahnemanns großer Überraschung gab es bei derart verdünnten Mitteln nicht nur keine Erstverschlimmerungen mehr, sondern sie schienen auch weitaus rascher und effektiver zu wirken. Paradoxerweise waren sie zwar schwächer, doch potenter als zuvor. Der Prozess der Verdünnung und Verschüttelung »potenzierte« offenbar die Ursubstanz in einer Weise, die nur schwer zu erklären ist.

Herstellung und Wirkung von homöopathischen Mitteln

In England und Frankreich sind die meisten Homöopathika heute noch vorrangig in so genannten Hunderterpotenzen (Centesimalpotenzen, abgekürzt C) erhältlich, wie sie auch Hahnemann selbst zumeist verwendete, das heißt also in sukzessiven Verdünnungen (Potenzierungen) um den Faktor 100. In Deutschland wird hingegen häufig mit Dezimalpotenzen (abgekürzt D) gearbeitet, also Verdünnungen um den Faktor 10; auch triturierte Ursubstanzen sind erhältlich. In diesem Buch wird für die meisten akuten bzw. vorübergehenden Beschwerden die Potenz C6 empfohlen, die Potenz C30 hingegen bei chronischen Erkrankungen oder auch in Notfällen. C6 bedeutet, dass das Mittel sechsmal um den Faktor 100 verdünnt und verschüttelt wurde; C30 heißt, dass es dreißigmal um den Faktor 100 verdünnt wurde. In der Homöopathie bedeutet das, dass Mittel mit der Potenz C30 um ein Vielfaches potenter, also wirksamer sind als Niedrigpotenzen, auch wenn sie nur noch sehr wenige Moleküle der ursprünglichen Heilsubstanz enthalten. Einige homöopathisch aufbereitete Arzneimittel – häufig so genannte Komplexmittel, also Mischpräparate aus mehreren homöopathischen Einzelmitteln – sind in den meisten Apotheken sofort erhältlich oder können kurzfristig hergestellt werden.

Viele gebräuchliche Homöopathika werden als Globuli, also Streukügelchen aus Milchzucker angeboten, die mit der potenzierten Tinktur getränkt wurden; sie müssen im Mund behalten werden, bis sie sich auflösen (empfehlenswert, wenn man keinen Alkohol zu sich nehmen darf). Andere sind in Form von Tropfen erhältlich, die entweder direkt auf die Zunge geträufelt werden müssen (empfehlenswert, falls man gegen Milchzucker = Laktose allergisch ist) oder auf Laktosekügelchen. Daneben gibt es die Triturationen (Verreibungen) in Form von Laktosepulver, festgepressten Tabletten ohne weitere Bindemittel, als Cremes oder Salben; einige Präparate werden auch als Injektionen und neuerdings als Trinkampullen angeboten. Dilutionen (Tropfen) sind die am häufigsten verwendete Darreichungsform; Injektionen dürfen nur von qualifizierten Fachkräften für Homöopathie verabreicht werden. Wie Sie eine homöopathische Hausapotheke zusammenstellen können, erfahren Sie auf S. 109.

Bevor wir jedoch zu Hahnemanns Arbeiten zurückkehren, müssen wir auf eines hinweisen: So etwas wie ein »homöopathisches Medikament« gibt es eigentlich nicht. Ein Mittel kann zwar durch kontinuierliches Verdünnen und Verschütteln und genau nach den Richtlinien des Deutschen Homöopathischen Arzneibuchs homöopathisch aufbereitet werden, homöopathisch wirken wird es jedoch nur dann, wenn sein Arzneimittelbild so genau wie möglich mit dem individuellen Krankheitsbild der Person übereinstimmt, die es einnimmt. Hierin liegt denn auch die große Kunst homöopathischer Verschreibungen. Ein x-beliebiges, in der Apotheke frei verkäufliches Produkt fällt einer an schlimmem Heuschnupfen leidenden Patientin vielleicht ins Auge, weil groß darauf steht »Gegen Heuschnupfen«, und es kann ihr sogar helfen – aber das ist dann lediglich purer Zufall. Viel sicherer ist der Weg zum Heilungserfolg, wenn das Mittel ganz genau danach ausgesucht wurde, ob es zur Konstitution und Persönlichkeit der Heuschnupfenkranken sowie zu den ärgsten Symptomen ihres Leidens passt. Ein Grundsatz der Homöopathie – und darüber hinaus auch aller anderen Heilkünste – besagt, dass es so etwas wie ein ausschließlich körperliches oder ausschließlich seelisches Leiden nicht gibt. Körper und Seele sind eins. Wer das eine beeinflusst, wirkt stets auch auf das andere ein. Wer das eine unter Stress setzt, tut dies immer auch mit dem anderen. Das Schöne an der Homöopathie ist, dass das ihr zugrundeliegende Verschreibungssystem – auch wenn es sehr komplex erscheint – stets den ganzen Körper und die ganze Seele in Betracht zieht.

Sie können sich leicht vorstellen, mit welcher Verachtung Hahnemanns Zeitgenossen seiner Behauptung begegneten, verdünnte und daher schwächere Mittel hätten stärkere Wirkungen. Das lief – und läuft noch heute allen Grundsätzen der klinischen Pharmakologie zuwider. Bleibt denn bei Potenzierungen über die elfte oder die zwölfte Centesimalverdünnung hinaus überhaupt noch ein einziges Molekül der Urtinktur in der Dilution enthalten? Die moderne Physik liefert zwar die Andeutung einer Erklärung dafür, weshalb die Energien der Originalsubstanz auch dann weitervermittelt werden können, wenn die Substanz immer wieder verdünnt und verschüttelt wird.[1] Doch was gab Hahnemann vor zweihundert Jahren seinen Kritikern zur Antwort? Eines ist gewiss: Damals wie heute waren die Heilerfolge, die mit Homöopathie erzielbar sind, sehr real. Sie können nicht hinweggeleugnet werden, nur weil der Wirkmechanismus noch nicht in allen Einzelheiten erklärbar ist.

Die Vitalkraft

Als Chemiker wusste Hahnemann, dass seine potenzierten Homöopathika, welches Wirkprinzip ihnen auch immer innewohnen mochte, dieses nur in unendlich winzigen Spuren enthalten konnte. Und doch reichte diese winzig kleine Spur aus, um starke Wirkungen hervorzurufen. Auf irgendeiner Ebene des Körpers, so folgerte er, musste es etwas geben, das auf diese winzigen Reize ansprach, ein äußerst subtiles Etwas, das in der Lage war, das Befinden von Krankheit auf Gesundheit umzuschalten und umgekehrt. Er nannte dieses Etwas die »Vitalkraft« oder Lebenskraft. Diese Kraft war es, die dafür verantwortlich war, dass der Körper normalerweise gut, also auf gesunde Art funktionierte und seine Abwehrkräfte in Schwung hielt. Hahnemann stellte sich die Vitalkraft tatsächlich als eine Art elektromagnetischer Energie oder Schwingung vor. Wurde diese den ganzen Menschen durchziehende Energie in irgendeiner Form gestört bzw. durch Stress, schlechte Ernährung, Bewegungsmangel, angeborene Konstitutionsprobleme, Klimawechsel oder etwas dergleichen durch-

---

1 Die Quantenphysik lehrt, dass zwischen den Molekülen eines biologischen Systems Wechselwirkungen stattfinden können, deren Ausmaß von der Resonanz (= Schwingung durch Anregung) der beteiligten Stoffe abhängt. – Aus Kybernetik und Informatik ist bekannt, dass und auf welche Weise Informationen beim Durchqueren eines Stoffes darin Spuren hinterlassen, diesen Stoff also verändern, auch wenn sie selbst anschließend nicht mehr darin vorhanden sind (Beispiel: Computer). Wissenschaftliche Erkenntnisse dieser Art werden heute zur Erklärung homöopathischer Wirkweisen herangezogen (Anm. d. Übers.).

einander gebracht, so war Krankheit die Folge. Die Symptome der jeweiligen Krankheit drückten den Versuch des Körpers (und der Seele) aus, die Ordnung wiederherzustellen.

Die meisten Beschwerden, mit denen die Ärzteschaft sich konfrontiert sieht, sind »akut« – sie setzen ziemlich rasch ein, verlaufen einigermaßen vorhersagbar und hören irgendwann wieder auf, ob mit oder ohne Behandlung. Hahnemanns Rechtfertigung, in solchen Fällen überhaupt Homöopathika zu verschreiben, bestand darin, dass sie die Heilung beschleunigen konnten. Die Vitalkraft, zeitweilig unterdrückt, kehrte vielfach mit doppelter Stärke zurück. Hahnemann entdeckte, dass bei Ausbrüchen akuter Infektionen – beispielsweise der Masern –, deren Leitsymptome sich bei den meisten Menschen gewöhnlich stark ähneln, den Kranken auch routinemäßig das gleiche Mittel verschrieben werden konnte. Er verordnete es dann darüber hinaus auch als Mittel zur Prävention (Krankheitsvorbeugung).

Im Gegensatz dazu stellen »chronische«, also langdauernde Krankheiten, nichts anderes dar als kleine Siege und dann wieder Kapitulationen der Vitalkraft. Auch wenn es nach Rückfällen immer wieder aufwärts zu gehen scheint, ist die gesamte Tendenz doch eher rückläufig: Es geht den Kranken im Lauf der Zeit immer schlechter. In seinen Schriften verglich Hahnemann diesen Prozess mit einem sich dahinschleppenden Bürgerkrieg, in dem beide Seiten immer mal wieder eine Schlacht gewinnen und eine verlieren. Unter solchen Umständen hat die Vitalkraft die Unterstützung durch Söldner bitter nötig, das heißt vielmehr, durch ganz präzise ausgewählte homöopathische Arzneien.

Heutzutage sollten wir vielleicht ein weniger kriegerisches Vokabular wählen, um den Geist der Homöopathie in Worte zu fassen. Stellen wir uns also statt dessen einmal vor, die Vitalkraft sei ein Trampolin und die Stressreize, die uns allen von Zeit zu Zeit zu schaffen machen, seien Steine, die aus großer Höhe und nach dem Zufallsprinzip auf das Trampolin herabstürzen. Ist die Vitalkraft so stark, wie sie sein sollte, hält das Trampolin dem Aufprall der Steine stand, und jeder Brocken, selbst ein ziemlich großer, wird wieder davongeschleudert. Ein homöopathisches Heilmittel trägt lediglich dazu bei, dass die Spannkraft – und damit die Geschwindigkeit des Wegschleuderns – erhöht wird.

Ist die Vitalkraft jedoch schwach und durcheinander, hängt das Trampolin sozusagen durch; es besitzt nicht genügend Spannkraft, um die Steine wegzuschleudern, so dass sie liegen bleiben und schließlich dazu führen, dass das Trampolin noch ärger in den Seilen hängt. Die einzige Art und Weise, in der die Spannkraft sich so erhöhen ließe, dass die Steine weggeschleudert würden, bestünde nun darin, ein sehr viel schwereres Gewicht auf das Trampolin fallen zu lassen, in der Hoffnung, es würde dann doch noch einmal so viel Elastizität aufbieten können, um die Steine samt dem schweren Objekt abzuschütteln. Das beschreibt ungefähr, was homöopathische Mittel bei chronischen Erkrankungen bewirken: Sie stimulieren die Lebenskraft.

Auch wenn Hahnemann weder über unser heutiges Verständnis des Immunsystems verfügte, die raffinierten Details der Homöostase (des Fließgleichgewichts der Flüssigkeiten im Körper) kannte oder hätte wissen können, dass an Infektionen stets auch Viren, Bakterien und andere Mikroorganismen beteiligt sind, lässt sich die Richtigkeit seiner Intuition, der Mensch müsse eine Eigenschaft oder Energie besitzen, die über Gesundheit und Krankheit entscheidet, doch nicht bestreiten.

Das Miasma

Hahnemann nahm schließlich seine ärztliche Praxis wieder auf, in der er seine neuen homöopathischen Methoden in die Tat umsetzte. Es dauerte jedoch nicht allzu lange, bis er feststellen musste, dass bestimmte Patienten, die er wegen akuter Krankheitszustände behandelt hatte, wieder zu ihm kamen und sich nun über ganz neue Symptomenkomplexe beklagten. Oft, so schien es ihm, hatten diese Beschwerden nach größeren Stresssituationen begonnen. Im Lauf der Jahre wurde er sich darüber klar, dass diese Patienten sich auf einer abwärts führenden Gesundheitsspirale bewegten, auch wenn es ihnen zwischendurch immer wieder ziemlich gut ging. Ob es sich bei ihren akuten Krankheitsausbrüchen wohl um Symptome einer Erkrankung handelte, die allem zugrunde lag? Und wenn er nun jeweils nur die Symptome behandelte, unterdrückte er damit nicht bloß dieses tieferliegende Problem, das »Miasma«? Diesen Begriff, der im damaligen Sprachgebrauch neben »Gifthauch« oder »Ansteckungsstoff«

auch angeborene oder erworbene Krankheitsanlagen bezeichnete, verwendete Hahnemann, um solche mutmaßlich existierenden Grundstörungen zu beschreiben.

Hahnemann unterschied mehrere solcher Miasmen; von einigen wissen wir heute, dass sie von spezifischen Mikroorganismen ausgelöst werden und tatsächlich immer wieder aufflackernde – und jedes Mal schlimmer werdende – Krankheitsepisoden bewirken können, falls die Kranken nicht rechtzeitig oder inadäquat behandelt werden. Dazu gehörten Syphilis, Gonorrhö, Tuberkulose und Cholera, des weiteren die so genannte »Psora«, die sich charakteristischerweise in Hautpusteln äußerte. Die Errungenschaften der modernen Medizin brachten es mit sich, dass solche infektiösen Krankheiten heute wesentlich seltener geworden sind; das »Miasma-Konzept« ist jedoch nach wie vor nützlich und wird in homöopathischen Kreisen immer wieder diskutiert. Heute wissen wir, dass viele Bakterien und Viren – unter anderem diejenigen, die Masern, Windpocken, echte Grippe und AIDS auslösen – in prädisponierten Personen eine übersteigerte Empfindlichkeit gegenüber allen Arten von Beschwerden auslösen, die mit der Grundkrankheit scheinbar nichts zu tun haben. So liegen sehr vielen Krankheitszuständen, von Migräne bis hin zu Krebs, häufig tiefe Depressionen und Ängste zugrunde. Und auch angeborene Krankheitsanlagen haben oft miasmatischen Charakter. Die Aufgabe der homöopathischen Fachkraft besteht darin, solche Grundstörungen aufzuspüren und sie zu behandeln. Im Zuge seiner gründlichen Forschungen, meist an kranken Menschen, gelang es Hahnemann, homöopathische Mittel zu entwickeln, die offenbar auf dieser tiefer liegenden »miasmatischen« Ebene wirkten. Daneben gab er seinen Patienten strikte Anweisungen bezüglich ihrer Ernährung und ihres Lebensstils – keine Parfüms und Duftwässer, kein Zahnpulver, keinen Schnupftabak, nur sehr gemäßigtes Pfeifenrauchen, keine wollene Unterwäsche, kein übermäßiges Baden, kein Kartenspiel, nur sehr gelegentliche Theaterbesuche, mäßiges Studieren und keinerlei wilde Ritte zu Pferd oder anstrengende Ausfahrten mit der Kutsche.

Die erste Ausgabe des *Organon der rationellen Heilkunst*, die bekannteste und umfassendste aller Schriften Hahnemanns über die Natur der Gesundheit, der Krankheit und des homöopathischen Heilens (meist als *Organon* abgekürzt), erschien im Jahre 1810. Vor seinem Tod im Jahre 1843 überarbeitete er dieses Werk fünfmal, stets auf der Suche nach tieferem Verständnis für die Heilkräfte homöopathischer Arzneien und die Beschaffenheit der Vitalkraft. Heute wird das *Organon* immer noch nachgedruckt.

Die Ausbreitung der Homöopathie

Im Verlauf des 19. Jahrhunderts breiteten sich Hahnemanns Ideen von Deutschland über ganz Europa aus, schließlich auch nach Nord- und Südamerika sowie ostwärts nach Asien. Heutzutage gilt die Homöopathie in vielen Ländern als respektable Heilmethode, vor allem in Deutschland, England, Frankreich, den Niederlanden, Griechenland, Indien (wo sie auch von den staatlichen Gesundheitsbehörden anerkannt und unterstützt wird), Italien, Israel, Südafrika, den Vereinigten Staaten sowie Südamerika; in anderen Ländern misstraut man ihr allerdings.

In den USA wurde das Feuer der Homöopathie von Dr. Konstantin Hering (geb. 1800) entzündet. Zum einen formulierte er erstmals die »Regeln des Heilens«, die im Folgenden noch zusammengefasst werden; zum anderen war er ein Pionier der so genannten Nosoden, also von homöopathischen Arzneien, die nicht Pflanzen oder Mineralien, sondern kranken Geweben oder Körpersekreten entstammten. Im Jahre 1838 verwendeten er und seine Kollegen beispielsweise ein homöopathisches Präparat aus infizierter Schafmilz, um den Milzbrand zu heilen, damals eine fast sicher tödlich endende Krankheit.

Homöopathische Handbücher und Repertorien

Hahnemann veröffentlichte die Ergebnisse seiner Arzneimittelprüfungen zunächst in mehreren Schriften, die er »Arzneimittelbilder« betitelte. Darin listete er unter jedem Homöopathikum sorgfältig auf, welche Symptome dieses Mittel jeweils bei Gesunden hervorruft. Spätere Forschungen ließen die Zahl dieser Ursubstanzen und dieser -tinkturen auf mehr als 3000 anschwellen, auch wenn nicht alle auf dieselbe gründliche Art und Weise durchgetestet wurden wie Hahnemanns Originalstoffe.

Die heute erhältlichen homöopathischen Fachhandbücher enthalten nicht nur detaillierte Symptombeschreibungen aus den

Arzneimittelprüfungen, sondern auch toxikologische Angaben über die Giftwirkungen sowie Einzelheiten über Symptome, die man in klinischen Versuchen beobachtet hat.

Die meisten der dort beschriebenen Mittel wurden im letzten Jahrhundert beziehungsweise im frühen zwanzigsten Jahrhundert entdeckt. Viele Homöopathen sind sich darüber einig, dass diese Informationen dringend der Aktualisierung bedürfen, damit man feststellen kann, ob sich durch die Umweltbelastungen unseres Jahrhunderts die Reaktionen der Menschen auf homöopathische Mittel in irgendeiner Weise verändert haben. Einiges ist auf diesem Gebiet bereits geschehen – vor allem in England, manchen mitteleuropäischen Ländern und in den USA –, doch es bleibt noch sehr viel zu tun.

Solche Arzneibild-Sammlungen werden dazu benutzt, um festzustellen, welche Symptome das jeweilige Mittel verursacht (also wahrscheinlich auch heilen) kann. Darüber hinaus wurden so genannte Repertorien oder Arzneisuchtabellen entwickelt. In einem solchen Repertorium findet man eine Reihe von Überschriften, etwa »seelische/geistige Symptome«, »Schwindelgefühl«, »Symptome im Kopfbereich«, »Augensymptome«, »Nasenbeschwerden« und so weiter, bis hinunter zu den Zehen. Unter jeder dieser Überschriften steht dann eine Liste von Symptomen, zum Beispiel Schmerzen, Rötung oder Schwellung. Jedem Symptom ist eine Liste all jener Substanzen beigefügt, von denen man weiß, dass sie das jeweilige Symptom auslösen können, außerdem alle Zusatzfaktoren, die dabei vielleicht eine Rolle spielen.

Die homöopathischen Anwendungsregeln

Einige Bereiche der »Regeln des Heilens« wurden von dem Arzt entwickelt, der die Homöopathie in den Vereinigten Staaten etablierte, nämlich Dr. Konstantin Hering. In ihnen wird festgehalten, dass der Heilprozess immer vom Kopf zu den Füßen abwärts vonstatten geht, von innen nach außen und von den lebenswichtigen Organen hin zu den am wenigsten wichtigen. Die Heilung, heißt es weiter, findet immer in der umgekehrten Reihenfolge statt, in der die Symptome erstmals aufgetreten sind. Ein kranker Mensch wird sich demzufolge zunächst seelisch besser fühlen, bevor die körperlichen Symptome verschwinden, und langdauernde Beschwerden werden länger brauchen, um sich aufzulösen, als kurzfristig aufgetretene.

Weitere »Regeln des Heilens« lauten:

- Leichte Stimuli (Reize) bringen lebende Organismen in Schwung, mittelstarke Stimuli setzen ihnen zu, und starke Stimuli blockieren sie meist oder zerstören sie sogar vollends (Arndtsche Regel).
- Um eine Veränderung herbeizuführen, genügt der kleinstmögliche Anstoß; entscheidend ist dabei jeweils die kleinstmögliche Dosis, in manchen Fällen gar eine unendlich kleine.
- Die Vitalkraft produziert funktionelle Symptome, die genau proportional zur Schwere der Störung sind; solche funktionellen Symptome treten auf, bevor sich strukturelle Veränderungen einstellen.

Die Konstitutionsmittel

Die meisten Menschen leiden, wenn sie krank sind, nicht nur unter den diagnostischen Leitsymptomen der jeweiligen Erkrankung, sondern auch unter Symptomen, die für sie ganz speziell charakteristisch sind. In der Schulmedizin wird solchen individuellen Beschwerden kaum Bedeutung beigemessen. In der Homöopathie hingegen sind sie unabdingbar für die korrekte Arzneimittelfindung. Aus diesem Grund werden verschiedenen Personen meist ganz unterschiedliche Mittel verordnet, obwohl sie doch, zumindest nach schulmedizinischen Begriffen, an der gleichen Krankheit leiden.

Viele Homöopathen, die Arzneimittelprüfungen vornahmen – allen voran der Amerikaner James Tyler Kent –, stellten fest, dass verschiedene Persönlichkeitstypen auf bestimmte Homöopathika besonders stark reagierten, und schlugen vor, Menschen in so genannte »Konstitutions-Typen« einzuteilen. In der Homöopathie spricht man daher beispielsweise von »Phosphor-Typen« (die stark auf *Phosphor* reagieren) oder von »Arsenicum-Typen« (die besonders auf *Arsenicum album* reagieren).

Viele homöopathisch Arbeitende sind darüber hinaus der Ansicht, dass Menschen eines bestimmten Typus auch in anderen Dingen Übereinstimmungen aufweisen, so etwa in der Körperform, in Charakterzügen und Persönlichkeitsmerkmalen sowie den Krankheiten, die sie typischerweise erleiden. »Natrium-muriaticum-Frauen« beispielsweise haben demnach meist einen birnenförmigen Körper, einen eher dunklen Teint, sind vom Charakter her ziemlich rigide und schwer zufrieden zu stellen, leben ziemlich introvertiert, essen gern Salziges und leiden oft unter Verstopfung. Die »Lycopodium-Frauen« hingegen sind meist recht hochgewachsen, von knochiger und leicht vornübergebeugter Erscheinung, haben einen ängstlichen Gesichtsausdruck, essen sehr gern Süßes und neigen zu Blähungen.

Die Einteilung in konstutitionelle Typen hat natürlich ihre Grenzen. Schließlich ist jede Person ein Individuum, und es gibt etwa ebenso viele konstitutionelle Typen, wie es Menschen gibt. Man muss in jedem Einzelfall in Betracht ziehen, welche Prädispositionen die jeweilige Person ererbt und an welchen Krankheiten sie gelitten hat, wie sie sich ernährt, wie sie auf ihre Umwelt reagiert, welche intellektuellen und psychischen Charakteristika sie besitzt und welche Haltung sie zum Leben einnimmt. Das alles zusammen ist damit gemeint, wenn in diesem Buch von »konstitutioneller Behandlung« die Rede ist.

Teil 2

Gesundheit erhalten

Vorbeugen ist besser als heilen

Die menschliche Natur ist so beschaffen, dass es uns leichter fällt, eine Pille zu schlucken als die Lebensführung zu ändern, und das wird wohl auch so bleiben. Die meisten Menschen wollen rasche Problemlösungen. Sie möchten mit einem Minimum an Aufwand und Anstrengung gesund werden. Sie wollen sich nicht lange Gedanken darüber machen, welche Nahrung sie zu sich nehmen, wie die Luft beschaffen ist, die sie einatmen, wie die Umwelt aussieht, in der sie leben, und so weiter. Tatsächlich gibt es ja auch Ärzte, die ihnen schnelle Lösungen anbieten, und wer möchte behaupten, dass die oben zitierten Menschen weniger gesund seien als diejenigen, die immerzu an gesättigte Fettsäuren denken, an Nahrungsmittelzusätze, Nitrate, Trinkwasserfluoridierung, Umweltgifte, das Ozonloch, radioaktive Strahlen und so fort?

In unserer heutigen Welt, die eher von Profitdenken über kurze Zeiträume geprägt ist als von langzeitigen Zukunftsvisionen, muss man sich allerdings über sehr vieles Gedanken machen. Ein Großteil dieses Kapitels ist deshalb unseren modernen Lebensbedingungen gewidmet, den Risiken unserer Ernährung, der Zerstörung unserer Umwelt und unserer Kultur. Im Prinzip geht es darum, ein Gleichgewicht zwischen konstruktiver Vorsicht und neurotischer Schwarzseherei zu finden. Viele Dinge im Leben kann man ohne großen Aufwand ändern; Sie sollten mit den einfachsten und preiswertesten anfangen, darauf achten, was sie Ihnen bringen, und dann überlegen, ob nicht auch größere Veränderungen möglich sind.

In diesem Kapitel kann ich natürlich keine vollständige Liste aller denkbaren Umweltbelastungen, die sich negativ auf die Gesundheit auswirken, aufstellen. Ich habe vielmehr versucht, die wichtigsten von ihnen aufzuzeigen und Ihnen, wo immer möglich, Ratschläge an die Hand zu geben, wie Sie sie vermeiden könnten. Falls Sie den Verdacht hegen, irgendetwas in Ihrer unmittelbaren Umwelt mache Sie krank, gleichzeitig aber fürchten, einen Sturm im Wasserglas zu entfachen, sprechen Sie am besten einmal mit Ihrer homöopathischen Fachkraft darüber.

Sie wird entweder ein Mittel dagegen wissen oder Ihnen sagen können, wie Sie Ihr Gesundheitsrisiko so klein wie möglich halten können.

Die Rolle der Homöopathie in der Prävention

Grundsätzlich und zuallererst ist die Homöopathie dazu gedacht, Krankheiten vorzubeugen. Homöopathika machen sich nicht einfach im Organismus breit, rotten Krankheitserreger aus und hinterlassen das Immunsystem in schwächerem Zustand als zuvor. Ganz im Gegenteil: Sie stärken das Immunsystem – und zwar nicht nur die diversen Formen weißer Blutkörperchen, sondern auch Geist und Seele, die diese Immunzellen beeinflussen – derart, dass es rascher und besser reagieren kann und die Krankheit dadurch ferngehalten wird beziehungsweise Rückfälle ausbleiben. Homöopathisch Ausgebildete haben vor allen Dingen gelernt, nach latenten Erkrankungen zu fahnden, noch bevor sie sich manifestieren. Wenn ein homöopathischer Arzt oder eine Ärztin ein so genanntes Konstitutionsmittel verordnen, so soll dieses nicht nur offenkundige Beschwerden lindern, sondern auch Tendenzen entgegenwirken, die sich noch nicht zu einem medizinisch diagnostizierbaren Leiden verdichtet haben.

Ungeborene im Mutterleib kann man homöopathisch behandeln, um gewisse konstitutionelle Ungleichgewichte auszugleichen, die sie vom Vater oder von der Mutter mitbekommen haben. Homöopathische Behandlungen in der Kindheit verringern die Risiken latenter Schwachstellen, die vielleicht erst später im Leben aktiviert werden: Säuglinge und Kleinkinder, deren Immunsystem erst noch im Wachsen begriffen ist, reagieren ganz ausgezeichnet auf homöopathische Behandlungen.

Homöopathische Immunisierungen gegen schwerere Kinderkrankheiten werden jedoch in der Regel nur dann angeboten, wenn das Kind sich in einer besonderen Risikosituation befindet. Ansonsten ziehen es die meisten Homöopathen vor, lieber die allgemeine Widerstandskraft gegenüber Krankheiten zu stärken als ein Kind unnötigerweise dem Einfluss starker Krankheitserreger auszusetzen (wie das ja im Allgemeinen bei schulmedizinischen Impfungen geschieht). Dem ist allerdings hinzuzufügen, dass *homöopathische* Immunisierungen noch nie jemandem geschadet haben, auch wenn bislang noch keine klinischen Studien durchgeführt worden sind, die exakt nachweisen hätten können, dass solche Immunisierungen ebenso effektiv sind wie die Impfungen der Schulmedizin.

Bei Erwachsenen kann die prompt erfolgende homöopathische Behandlung leichterer Beschwerden häufig verhindern, dass sich eine chronische und manchmal auch viel schwerere Störung daraus entwickelt. An jedem Punkt des Lebenszyklus, von der Entwicklung im Mutterleib zur Geburt über die Zeit des Heranwachsens bis ins Erwachsenenalter, lassen sich durch sorgfältige homöopathische Analyse auch subtilste Hinweise auf konstitutionelle Schwachstellen herausarbeiten und einer Behandlung zuführen, bevor sie sich zu chronischen und womöglich auf andere Organsysteme übergreifenden Krankheiten ausweiten.

Leider ist bislang noch keine Möglichkeit ausfindig gemacht worden, sowohl homöopathische als auch schulmedizinische Mittel an ein und derselben Person zu erproben und ihre Auswirkungen über den ganzen Lebensverlauf hin zu beobachten. Die folgende hypothetische Fallgeschichte mag jedoch zeigen, wie ein homöopathischer Arzt zum Beispiel bei Asthma vorgehen kann, das erst relativ spät im Leben aufgetreten ist.

Nehmen wir einmal Frau X: Im Alter von neun Monaten sind bei ihr erstmals Ekzeme aufgetreten; die dagegen verwendete Salbe hat ihre Haut stark ausgetrocknet. Von der trockenen Haut und gelegentlicher Verstopfung abgesehen, wächst das Mädchen jedoch recht gesund heran. Als Jugendliche von vierzehn Jahren hat sie einen bösen Reitunfall. Ein Jahr später bekommt sie Heuschnupfen, der sich schließlich zu einer allergischen Rhinitis ausweitet (ihre Nase läuft das ganze Jahr hindurch). Hauttests ergeben, dass sie auf Hausstaub und die darin nistenden Milben, auf Gräserpollen und Pferdehaare allergisch ist. Desensibilisierende Spritzen befreien sie zwar vom Heuschnupfen, doch fühlt sie sich danach noch ziemlich lange unwohl.

Als sie Anfang zwanzig ist, hat die junge Frau Untergewicht und leidet fast ständig unter einer laufenden Nase (ein Nasenkatarrh, bei dem dauernd Tropfen des Nasensekrets in den Rachenraum fließen). Ende zwanzig heiratet sie und bekommt zwei Kinder, beides gesunde, normal ausgetragene Babies. Von der trockenen Haut, der Verstopfung, gelegentlichem Nasenbluten und unregelmäßigen Menstruationsblutungen abgesehen, fühlt sie sich im folgenden Jahrzehnt eigentlich ziemlich gesund. Als sie Anfang vierzig ist, verliert sie zwei Menschen, die ihr sehr nahe stehen, nämlich ihre Mutter und ihren ältesten Sohn. Kurz darauf bekommt sie Asthma.

Zum ersten Mal in ihrem Leben konsultiert sie einen homöopathisch arbeitenden Arzt. Er verschreibt ihr hochpotenziertes *Natrium muriaticum*, das ihr besser über ihre Trauer hinweghelfen soll, und sie bekommt den Rat, weniger Salz und Kohlenhydrate zu sich zu nehmen. Einen Monat später hat sie zwar keine Asthmaanfälle mehr, leidet jedoch immer noch unter trockener Haut, Verstopfung und Nasen-Rachen-Katarrh; ihr Hals, beklagt sie sich, ist sogar noch schlimmer geworden, außerdem fröstelt sie oft und ist reizbar, hat sogar ein paar richtige Wutanfälle gehabt. Nun wird ihr Hepar sulfuris verschrieben. Das hebt zwar ihre Stimmung und lindert den Katarrh, doch ihre Nase läuft immer noch. Allium sativum sowie Arnica beheben die Nasenbeschwerden; Sulfur wirkt ihrer trockenen Haut und ihrer Verstopfung entgegen. An diesem Punkt der Behandlung taucht das Ekzem wieder auf, unter dem sie als Kind gelitten hat. Da in ihrer Familienanamnese auch Tuberkulose und Allergien vorgekommen sind, wird ihr Tuberculinum (eine Nosode) verschrieben; daraufhin geht der Hautausschlag zurück. Außerdem rät ihr der Arzt, beim Essen die »*Zweimal-wöchentlich-Regel*« zu befolgen (siehe Seite 67 f.). Sie lebt noch viele Jahre bei guter Gesundheit und sucht in unregelmäßigen Abständen den Homöopathen auf, bis sie schließlich mit 75 Jahren an einer Lungenentzündung stirbt.

Eine homöopathische Behandlung gleicht in gewisser Weise dem Zwiebelschälen: Schale für Schale werden die Krankheitsschichten abgetragen, von oben nach unten, in umgekehrter Reihenfolge des Auftretens der Symptome, und jedes Mal greift man dabei tiefer in die Kette von Ursache und Wirkung ein.

Zweifelsohne kommen bestimmte Anfälligkeiten für Beschwerdekomplexe bzw. Erkrankungen familiär gehäuft vor. Die »Achillesferse« von Frau X war sozusagen ihr Respirationstrakt. Wäre sie von Kindesbeinen an homöopathisch behandelt worden, hätte diese Schwachstelle möglicherweise austariert werden können. Doch auch noch nach ihrem 45. Lebensjahr bescherte ihr die homöopathische Therapie viele zusätzliche Lebensjahre und erhöhte ihre Lebensqualität.

Anders als viele andere Methoden der »Gesundheitsfürsorge«, die erst dann zum Einsatz kommen, wenn die Gesundheit bereits darniederliegt, gründet sich die Homöopathie darauf, den Organismus zu stärken, so dass er gar nicht erst zusammenbricht.

Bewegung

Körperliche Anstrengung spielt heute im Alltag meist keine große Rolle mehr. Millionen Menschen in westlichen Ländern verbringen heutzutage ein Drittel ihres Lebens auf Bürostühlen oder dem Autositz. Nichtsdestotrotz ist der menschliche Körper so gebaut, dass er Muskelaktivität nötig hat und nicht richtig funktioniert bzw. krank wird, wenn ihm Bewegung fehlt.

Die natürlichste Art, sich zu bewegen, besteht darin, ein gewisses Maß an mäßiger körperlicher Anstrengung in den normalen Alltag einzubauen. Gehen Sie mit raschem Schritt zur U-Bahn-Station, steigen Sie zwei Bushaltestellen vorher aus und gehen den Rest zu Fuß, fahren Sie mit dem Rad ins Büro, nehmen Sie die Treppe statt den Lift… Wenn Sie nichts dergleichen tun können, versuchen Sie wenigstens, sich jeden Tag ein paar Minuten Zeit für ein paar Gymnastikübungen zu nehmen.

Folgendes sollten Sie dabei beachten:

- Wärmen Sie sich vor den Gymnastikübungen immer gut auf, vor allem, wenn Sie in kühler Umgebung üben; nur so verhüten Sie, dass Ihre Muskeln und Sehnen dabei Schaden nehmen.
- Üben Sie neue Bewegungsabläufe zunächst langsam, damit Sie sich keinen Muskel zerren. Setzen Sie sich realistische Ziele.
- Tragen Sie beim Üben keine Kleidung, die das natürliche Schwitzen behindert. Sie könnten sonst einen Hitzschlag bekommen, weil Schwitzen auch die Temperatur des Körperinnern regelt.
- Tragen Sie gutes Schuhwerk, das Stöße abfangen kann; das bekommt Ihrer Wirbelsäule besser.
- Lassen Sie die Gymnastik mit einigen langsameren Übungen ausklingen, und geben Sie acht, dass Sie sich danach nicht verkühlen.

Gymnastik und anderes Fitnesstraining birgt auch Risiken für Unvorsichtige: Muskel- und Gelenkschäden, Knochenbrüche, Herzattacken, Asthmaanfälle, Amenorrhö (Ausbleiben der Menstruation bei längerdauerndem, übertriebenen Training), Hitzschlag, Gewichtsverlust, Blasenentzündung durch Unterkühlung und so weiter. Es ist sehr wichtig, das Training ernst zu nehmen und alle gesundheitlichen Regeln dabei zu beachten, damit Ihnen nicht mehr Schaden als Nutzen entsteht.

Die dynamischen Übungen, die auf den Seiten 63 und 64 beschrieben sind, sollten mit so viel Schwung gemacht werden, dass Sie außer Atem und ein bisschen ins Schwitzen kommen; erst dann nützen sie dem Herz-Kreislauf-System wirklich. Für den Anfang jedoch genügen folgende Übungen zum Aufwärmen:

ATMEN

Wie gut atmen Sie? Wie oft wird die Luft in Ihren Lungen richtig ausgetauscht? Wenn Sie tief Luft holen, blasen Sie dann bloß Ihren Brustkorb auf und ziehen die Schultern hoch, oder atmen Sie auch bis tief in Ihren Bauch hinein? Jede Zelle Ihres Körpers braucht ständige Sauerstoffzufuhr; es ist daher sehr wichtig, dass Sie tief und frei durchatmen können. Wenn Sie eine schlechte Haltung haben – gebeugte oder hochgezogene Schultern, nach unten gedrücktes Kinn, eingezogenen Brustkorb, schlaffe Bauchpartie –, können Sie nur flach atmen. In schweren Fällen enthält die Luft, die Sie ausatmen, zu viel Kohlendioxid; das führt dann zu Schwindelgefühl, Herzrasen, Taubheit in den Armen und manchmal sogar Schmerzen im Brustkorb und in den Armen wie bei Angina pectoris (siehe Überatmen, S. 417).

Was Sie für Ihre Atmung tun können

Richtiges Atmen können Sie auf verschiedene Weise lernen. Ich möchte Ihnen Atemübungen zeigen, die pranayama heißen und aus dem Yoga stammen. Dabei wird das Zwerchfell auf gesunde Weise bewegt, und man stellt sich vor, der Atem ziehe von unterhalb des Bauchnabels bis zur Stirn hoch.

Setzen Sie sich dazu in der Lotusposition oder im halben Lotus (Schneidersitz) auf den Boden oder auch ganz aufrecht auf einen Stuhl, falls Sie damit besser zurechtkommen. Halten Sie Rücken und Kopf gerade und schauen Sie geradeaus. Nun atmen Sie langsam, aber kräftig durch beide Nasenlöcher aus, bis Sie am Ende des Ausatmens den Bauch einziehen. Bleiben Sie eine Sekunde in dieser Position und atmen Sie dann durch die Nase ein, so tief Sie irgend können. Die Luft sollte zuerst Ihren Bauchraum füllen (zumindest fühlt sich das so an), dann Ihren Brustkorb, dann die Lungenspitzen über Ihren Schlüsselbeinen. Während Sie langsam die Luft in sich einströmen lassen, stellen Sie sich eine Energiewelle vor, die sich vom Bauch bis zur Stirn ausbreitet. Ruhen Sie dann einen Moment auf der Atemfülle – und atmen Sie anschließend langsam wieder durch die Nase aus, bis Sie den Bauch wieder einziehen müssen. Verharren Sie einen Augenblick so (nie die Luft anhalten!), bevor Sie erneut einatmen.

Damit Ihnen diese Atemübung wirklich nützt, sollte sie jedes Mal zehn- bis fünfzehnmal wiederholt werden, und wenn möglich zehn- bis fünfzehnmal am Tag, wann immer Sie ein paar Minuten Pause einlegen können. Sie eignet sich übrigens hervorragend als Übung gegen Stress und aufgestauten Ärger.

Haltung

Die meisten Körperbewegungen betreffen auch die Wirbelsäule, die Achse also, von der die Rippen, der Schultergürtel und die Beckenknochen ausgehen. Eine ideal geformte Wirbelsäule ist weder völlig gerade noch übermäßig verkrümmt, sondern weist vier sanfte Kurven auf: an der Halswirbelsäule, im Bereich des Brustkorbs, im Lumbalbereich (Taille) und im Sakralbereich (Lende). Alle vier Kurven sollten einander gut ausbalancieren, damit keine Muskelgruppe entlang des Rückens mehr Arbeit verrichten muss als andere, um den Körper aufrecht zu halten. Bei richtiger Haltung kann man auch leichter und tiefer atmen, und die verschiedenen Gelenke, die das Körpergewicht tragen müssen, werden weniger stark beansprucht. Auf lange Sicht gesehen verhütet eine gute Haltung degenerative Erkrankungen wie hervortretende Bandscheiben oder Arthritis.

Natürlich wirkt es sich auf unsere Haltung aus, wenn die an der Wirbelsäule ansetzenden Muskeln und Bänder überanstrengt sind. Viele Rückenleiden entstehen jedoch einzig und allein aufgrund einer fehlerhaften Körperhaltung beim Stehen, Sitzen oder

Liegen und selbstverständlich auch durch psychische Probleme, Stress und Verspannung, die uns dazu bewegen, eine entsprechend verkrümmte Haltung einzunehmen.

Auf einer tieferliegenden Ebene kann unsere Körperhaltung widerspiegeln, welche Gefühle wir unterdrücken. Wenn Haltung und Beweglichkeit verbessert werden, lösen sich oft auch diese tiefen Verspannungen auf sanfte Weise mit auf.

Was Sie für Ihre Haltung tun können

Versuchen Sie es einmal mit folgender einfacher Übung:

Stellen Sie sich mit dem Rücken an eine Wand, so dass Ihre Schultern, Ihr Gesäß und Ihre Fersen die Wand berühren (Ihr Kopf nicht unbedingt). Stellen Sie sich nun vor, die Hinterseite Ihres Halses würde immer länger – denken Sie dabei »hinauf« und »nach vorne«, und halten Sie Ihr Kinn weiterhin gerade. Nun stellen Sie sich vor, dass Ihr Brustkorb sich weitet; anschließend, dass Ihre untere Rückenpartie immer länger wird. Denken Sie dabei »Steißbein nach unten«, lassen Sie die Spannung in Ihren Beinen Stück für Stück los und beugen Sie ganz leicht die Knie. Auf Ihren Fersen sollten nun ungefähr 70 Prozent Ihres Gewichtes ruhen. Lassen Sie die Arme baumeln; Ihre Hände gleiten dabei immer tiefer an den Oberschenkeln hinab. Atmen Sie bei alledem mehrmals ruhig aus und dann wieder ein und spüren Sie, wie sich ein ganz neues Gefühl von Entspannung und Gleichgewicht in Ihnen ausbreitet. Jetzt sind Sie bereit, von der Wand wegzugehen! Ihre ungewohnte Haltung wird Ihnen anfangs etwas seltsam vorkommen, doch mit einiger Übung können Sie sich dabei ein paar neue Haltungsreflexe antrainieren, die Ihnen erlauben, Stress abzuschütteln, statt ihn in sich aufzustauen.

Beim Sitzen sollten Sie sich bemühen, nicht wie der sprichwörtliche Sack Kartoffeln auszusehen. Sitzen Sie stets so aufrecht wie möglich; das strengt Ihre Wirbelsäule am wenigsten an. Legen Sie, wenn nötig, ein kleines Kissen als Stütze an die untere Rückenpartie. Kreuzen Sie allenfalls Ihre Fußknöchel, aber schlagen Sie nie die Beine übereinander. Fürs Autofahren ist eine Rückenstütze ideal. Versuchen Sie, sich niemals weit über Ihren Schreibtisch oder Arbeitsplatz zu beugen und dabei die Wirbelsäule zu verdrehen – solch gleichzeitiges Drehen und Beugen ist für so manchen verrenkten Rücken verantwortlich. Falls Sie lange Zeit hintereinander im Sitzen zubringen müssen, machen Sie etwa jede Stunde eine kleine Pause, in der Sie aufstehen und sich ordentlich dehnen und strecken – das tut Körper, Geist und Seele gut.

Sie könnten sich auch einen Arbeitsstuhl zulegen, dessen Sitzfläche leicht nach vorn geneigt ist, so dass Sie gezwungen sind, die Füße fest auf den Boden zu stellen und gleichzeitig die Wirbelsäule gerade zu halten. Kniestühle – so genannte Balanstühle – sind für Menschen mit Knieleiden ungeeignet und sollten auch sonst nicht länger als zwei Stunden hintereinander benutzt werden. Falls Sie längere Zeit im Bett zubringen müssen, vermeiden Sie eine halb sitzende Stellung. Auch wenn diese Haltung in Krankenhäusern nicht nur erlaubt ist, sondern sogar gefördert wird, ist sie doch sehr ungünstig, weil sie das Kreuz sehr belastet. Das gleiche gilt für eine halb liegende Stellung in niedrigen Sesseln.

Wenn Sie irgend können, schlafen Sie auf dem Rücken und benutzen Sie höchstens ein flaches Kopfkissen. Diese Schlafhaltung ist der Seitenlage vorzuziehen, bei der die Wirbelsäule verdreht und Brustkorb sowie Schultergürtel eingedrückt werden.

Falls Sie unter Haltungsschäden leiden, sollten Sie eine Fachkraft für Physiotherapie, Chiropraktik oder Alexander-Technik konsultieren. Die Alexander-Technik ist eine sehr gute und gründliche Methode, schlechte Haltungen zu verlernen und gute zu trainieren.

Der Sonnengruß

Das ist eine Abfolge von Atem- und Körperübungen des Yoga, die rasch hintereinander ausgeführt werden und den ganzen Körper tonisieren können (siehe Abb. 1, S. 60). Ich empfehle Ihnen sehr, damit jeden neuen Tag zu beginnen. Allerdings sollten Sie die Bewegungen nicht übertreiben, vor allem dann nicht, wenn Ihre Gelenke morgens noch etwas steif sind. Respektieren Sie Ihre Bewegungsgrenzen, und lassen Sie die Schwerkraft und Ihr eigenes Körpergewicht bei den Dehnübungen mitwirken. Der gesamte Sonnengruß lässt sich in dem Zeitraum ausführen, den Sie brauchen, um siebenmal tief aus- und einzuatmen. Atemgang und Bewegung sollten gut synchronisiert werden, damit Sie sich nicht überdehnen. Atmen Sie stets ruhig und gelassen, niemals forciert (und nie die Luft anhalten!). Wenn Sie es schaffen, den Sonnengruß jeden Morgen dreimal hintereinander auszuführen, werden Sie rasch feststellen, dass Sie sich den ganzen Tag über viel lebendiger und entspannter fühlen. Falls Sie zu Beginn noch etwas »eingerostet« sind, dauert es eventuell etwas länger, bis sich diese Wirkung einstellt. Haben Sie Geduld mit sich!

Hals und Rücken

Die einfachsten und effektivsten Übungen, mit denen Sie Ihren Hals und Rücken elastisch halten können, sind Seitenbeugen und Kopfrollen.

Auch hier dürfen Sie Ihre individuellen Bewegungsgrenzen niemals abrupt überschreiten! Je mehr Sie üben, desto beweglicher werden Sie ganz von allein. Und so sollten die Übungen (siehe Abb. 2 u. 3, S. 61) verlaufen:

Zu Beginn beugen Sie sich zur Seite und lassen Ihre Hand langsam an der Bein-Außenseite entlanggleiten. Ihre Füße sollten dabei parallel stehen, etwa eine Schulterbreite auseinander, und Ihre Knie gerade sein, aber nicht durchgestreckt. Ihre Hand ruht sanft auf Ihrem Bein. Beugen Sie sich langsam seitwärts, spüren Sie der Dehnung in der Gegenseite Ihres Körpers nach; versuchen Sie auf jeden Fall, nicht nur seitlich »einzuklappen«, sondern allmählich zu beugen. Verharren Sie etwa 30 Sekunden lang an Ihrem untersten erreichbaren Punkt, wobei Sie ruhig aus- und einatmen, und richten Sie sich dann langsam wieder auf. Wiederholen Sie die Übung fünfmal auf der einen, dann fünfmal auf der anderen Seite, wenn Ihnen das lieber ist, auch abwechselnd.

Falls es Ihnen leicht fällt, mit seitlich gelegten Armen die Seitenbeugen auszuführen, versuchen Sie es einmal mit über den Kopf erhobenen Armen. Sie werden spüren, dass Ihre Wirbelsäule dabei erheblich stärker beansprucht wird; gehen Sie es daher sanft an. Verharren Sie auch hierbei 30 Sekunden in der jeweils tiefsten möglichen Seitenbeuge und richten Sie sich danach langsam wieder auf. Fünfmal für jede Seite wiederholen.

Das Kopfrollen besteht ganz einfach darin, Ihren Kopf sehr langsam rundum kreisen zu lassen. Diese Bewegung sollten Sie auf gar keinen Fall forcieren! Lassen Sie die Schwerkraft einwir-

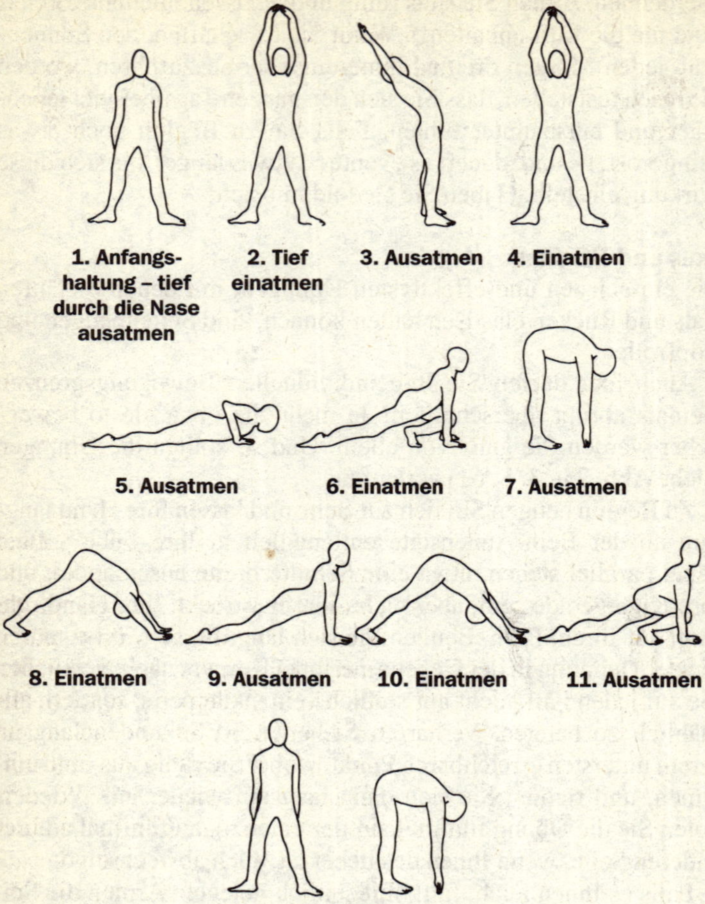
1. Anfangshaltung – tief durch die Nase ausatmen
2. Tief einatmen
3. Ausatmen
4. Einatmen
5. Ausatmen
6. Einatmen
7. Ausatmen
8. Einatmen
9. Ausatmen
10. Einatmen
11. Ausatmen
12. Einatmen
13. Ausatmen

Abbildung 1: Der Sonnengruß
Die Übung in der Abfolge von 1 bis 13. Wenn Sie sie mehrmals hintereinander ausführen, sollten Sie zum Schluss in Position 12 ankommen und im Stehen tief ausatmen.

ken, sobald Ihr Kopf nach hinten oder nach vorn rollt. Wiederholen Sie diese Übung zwei- oder dreimal nach links und nach rechts; atmen Sie dabei ganz ruhig durch die Nase aus und ein.

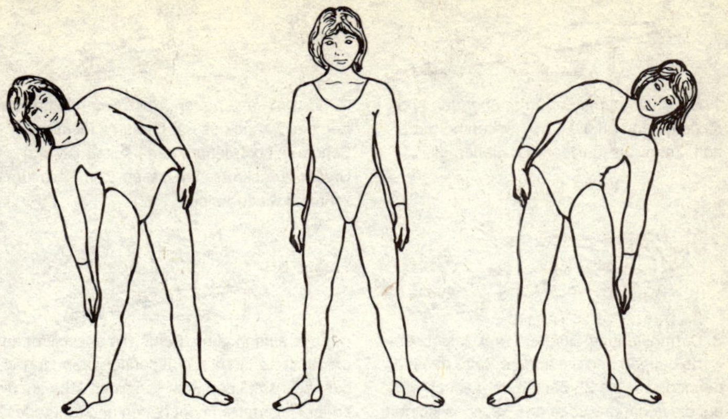

Abbildung 2: Seitenbeugen

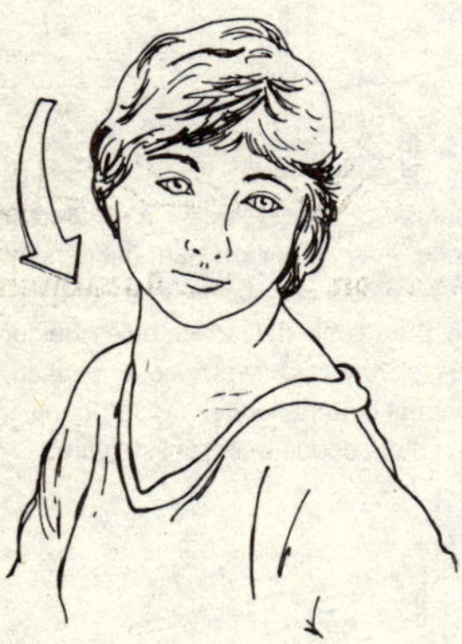

Abbildung 3: Kopfrollen

Übungen auf dem Kippbrett

Auf einem Kippbrett zu üben, hat viele positive Auswirkungen auf die Gesundheit. Sie liegen dabei der Länge nach auf einem Brett, das in einem Winkel von ca. 25–30° aus der Horizontalen gekippt ist; Ihr Kopf liegt tiefer als Ihre Füße (siehe Abb. 4, S. 62). Viele Dehn- und Tonisierungsübungen lassen sich so leichter ausführen, weil die Schwerkraft mithilft; die Durchblutung von Herz und Gehirn wird erhöht, und die Bauchorgane werden sanft in eine neue Lage gebracht und entstaut.

Allerdings müssen Sie bei solchen Übungen mehrere Dinge beachten: Ihre letzte Mahlzeit muss zwei Stunden zurückliegen, bevor Sie auf dem Kippbrett üben; und Sie dürfen solche Übungen auf gar keinen Fall machen, wenn Sie an Bluthochdruck, Herzkrankheiten, Nierenproblemen oder Zwerchfellbruch leiden. Falls Sie oft Kreuzweh bzw. Beschwerden im unteren Rückenbereich haben, sollten Sie auf die Übungen (S. 63) verzichten.

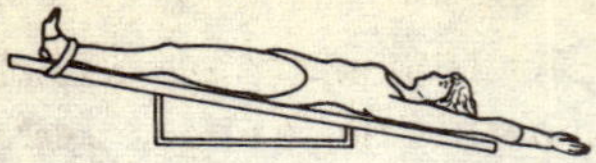

1. Bauchdehnung: Die Arme über den Kopf recken, dann an die Körperseiten heranziehen. Zehn- bis fünfzehnmal wiederholen.

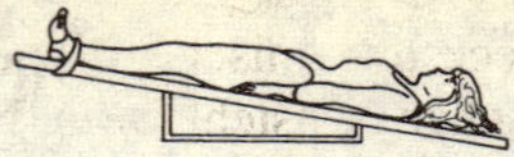

2. Bauchorgane heben: Beim tiefen Lufteinziehen die Organe des Bauchraums Richtung Schultern hochziehen, dann ausatmen und Organe zurückrutschen lassen. Zehn- bis fünfzehnmal wiederholen.

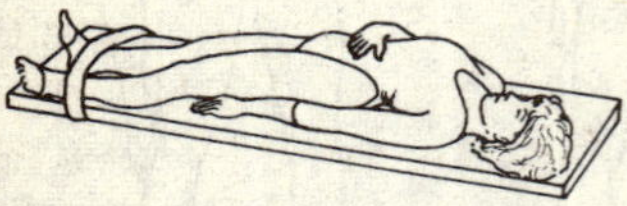

3. Darmbelebung: Auf dem Brett leicht seitwärts beugen und die andere Seite dabei dehnen; 15- bis 25mal mit der flachen Hand auf die gedehnte Seite des Bauches klopfen; kurz ausruhen und auf der anderen Seite wiederholen. Auf jeder Seite drei- oder viermal.

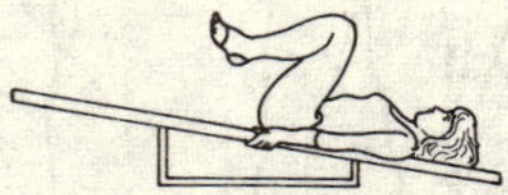

4. Kreislaufanregung: Beine wie abgebildet an die Brust ziehen und entspannen; dann fünf- oder sechsmal den Kopf von einer Seite auf die andere legen. Den Kopf heben und drei- oder viermal in beide Richtungen kreisen lassen. Von Anfang an zwei- bis dreimal wiederholen.

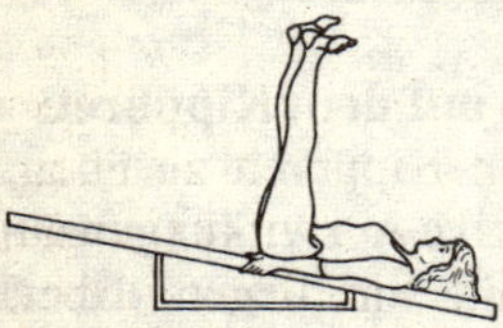

5. Bänder- und Sehnendehnung: Die Beine heben und acht- bis zehnmal nach außen kreisen lassen, dann ebenso oft nach innen. Ganz allmählich auf je 25mal steigern.

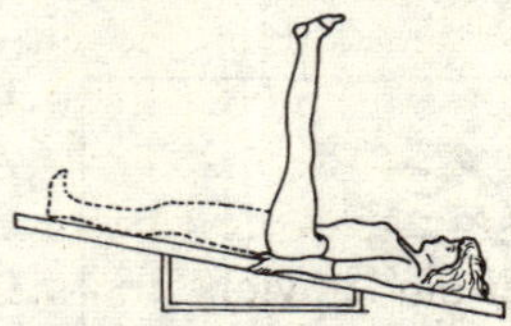

6. Muskeltonisierung: Beide Beine in senkrechte Position heben, dann sehr langsam mit geraden Knien erst das eine, dann das andere Bein wieder aufs Brett senken. Danach beide Beine heben und gleichzeitig langsam wieder senken, drei- bis viermal hintereinander. Diese Übung allmählich auf die doppelte Anzahl steigern.

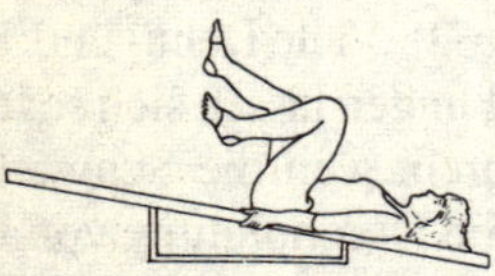

7. Radfahrübung: Beine in senkrechte Position heben, dann etwa 15 bis 25 Radfahrbewegungen ausführen. Innerhalb einiger Wochen langsam die Geschwindigkeit des »Radfahrens« erhöhen.

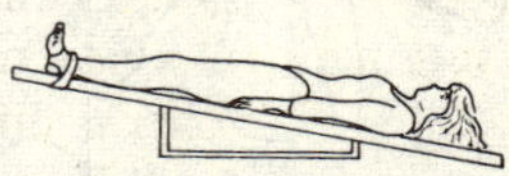

8. Grundübung: Flach auf den Rücken legen, die Fußgelenke unter den Haltegurten verankert; entspannen und der Schwerkraft erlauben, die inneren Organe sanft in die richtige Lage zu bringen und das Blut verstärkt Richtung Herz und Kopf fließen zu lassen. In dieser Position 5 bis 15 Minuten bleiben. Mit dieser Übung sollten stets alle Kippbrett-Übungen abgeschlossen werden.

Abbildung 4: Übungen auf dem Kippbrett
Luftanhalten ist sehr schädlich, daher: Lufteinziehen!

Dynamische Übungen
Der Zweck dynamischer Übungen, im Gegensatz zu statischen (isotonischen), besteht darin, die Kapazität der Lungen und des Herzens zu vergrößern, die Muskeln zu stärken, ihre Elastizität und Flexibilität zu erhöhen und den Kreislauf anzuregen. All das trägt wesentlich zum Stressabbau bei. Mit solchen Übungen können Sie außerdem ein paar Kilo Übergewicht loswerden, weil sie unter anderem auch den Appetit bremsen, und sie verbessern Ihre Koordinationsfähigkeit. Das Ergebnis: Sie werden vitaler und weniger anfällig gegenüber Erkrankungen, vor allem des Herzens. Bevor Sie mit irgendwelchen dynamischen Übungen beginnen, sollten Sie erst einmal herausbekommen, wie fit Sie im Augenblick sind. Dann können Sie Ihr Training allmählich bis zu einem Fitness-Grad steigern, der Ihrer Altersstufe und Ihrem Allgemeinbefinden entspricht. Falls Sie über sechzig sind, sollten Sie vor Beginn jeglicher anstrengenden Fitness-Übungen zunächst Ihre Ärztin oder Ihren Arzt konsultieren; das gleiche gilt, wenn Sie über fünfundvierzig sind und noch nie ein anstrengendes Training absolviert haben, oder wenn Sie ziemlich viel rauchen oder ein Gewicht von mehr als fünfzehn Prozent über dem Normalgewicht für Ihr Alter aufweisen.

Der folgende Test gibt Ihnen Anhaltspunkte dafür, wie fit Sie momentan sind. Sie sollten ihn allerdings augenblicklich abbrechen, wenn Sie nach Luft ringen müssen, sich Schwindelgefühle oder Übelkeit einstellen!

Stellen Sie Ihren linken Fuß auf eine etwa 20 cm hohe Treppenstufe, setzen Sie dann den rechten Fuß daneben; danach setzen Sie den rechten Fuß zuerst auf die Stufe und holen den linken nach (Sie kennen dieses »Stufenspringen« sicher aus Ihrer Kindheit). Wiederholen Sie diese Übung etwa drei Minuten lang so oft, dass Sie auf ca. 24 Sprünge pro Minute kommen; das braucht meist ein bisschen Training. Verschnaufen Sie danach eine Minute lang und messen Sie dann Ihren Puls am Handgelenk – entweder mit einem entsprechenden Heimgerät, falls Sie ein solches besitzen, oder auf folgende Weise: Legen Sie die Fingerspitzen einer Hand leicht an die Innenseite Ihres anderen Handgelenks nahe des Daumenansatzes und zählen Sie die Pulsschläge, wobei Sie mit einem Blick auf Ihre Uhr genau 30 Sekunden verstreichen lassen. Verdoppeln Sie die Pulsschlagzahl, dann kommen Sie auf Ihren Pulsschlag pro Minute.

Ergebnisse der Pulsmessung:	**Männer**	**Frauen**
sehr gut	weniger als 68	weniger als 76
gut	68–79	76–85
über dem Durchschnitt	80–89	86–94
unter dem Durchschnitt	90–99	95–109
sehr schlecht	über 100	über 110

Ein »sehr schlechtes« Ergebnis bedeutet, dass Sie mit Ihren Übungen besonders langsam beginnen müssen. Üben Sie einen Monat lang ungefähr fünf Minuten täglich und geben Sie acht, dass Ihr Pulsschlag pro Minute dabei nicht über 100 steigt. Im zweiten Monat steigern Sie das Üben auf zehn Minuten täglich und so fort.

Sollte Ihr Puls bei zehnminütigem Üben pro Tag Werte »unter dem Durchschnitt« aufweisen, müssen Sie darauf achten, dass er nicht über 110 steigt. Unter 120 Schlägen pro Minute sollte er bleiben, falls Ihr Ergebnis im Test »über dem Durchschnitt« ausfällt. Nach etwa einmonatigem Üben sollten Sie fit genug sein, die wichtigsten Übungen des Fitness-Trainings anzugehen. Und wenn Sie es locker schaffen, acht Kilometer hintereinander zu wandern, können Sie auch ein anstrengendes Training auf sich nehmen, etwa Tanzen, Squash, Tennis oder ausgiebiges Joggen. Schwimmen ist sicherlich eine der besten Fitness-Übungen, weil im Wasser nicht so viel Gewicht auf Ihren Gelenken lastet und Ihren Bewegungen außerdem ein gewisser sanfter Widerstand entgegengesetzt wird. Auch Rad fahren ist ein sehr gutes Training.

Falls Sie beim Training irgendwelche Beschwerden im Brustkorb, Hals, Bauchraum, Kiefer, in den Armen oder Schultern verspüren, *so dürfen Sie diese auf gar keinen Fall ignorieren.* Gehen Sie dann auf Nummer Sicher und lassen Sie sich ärztlich untersuchen.

Sobald Sie einen bestimmten Fitness-Grad erreicht haben, sollten Sie regelmäßig über längere Zeiträume hinweg üben. Am besten ist dreimaliges, mindestens aber zweimaliges Training pro

Woche über jeweils 20 bis 30 Minuten. Manche Leute lieben es, dabei mit anderen in Wettstreit zu treten, andere ziehen es vor, nur ihre eigenen Trainingserfolge zu beurteilen und jedes Mal ein bisschen mehr zu schaffen als vorher.

Ernährung

Die Ernährungswissenschaft ist ein weites Feld; trotzdem will ich versuchen, hier einige der grundlegenden Fragen zu beantworten: Wie hat sich unsere Ernährung in letzter Zeit verändert – zum Guten oder zum Schlechten? Was sollten wir essen und trinken? Wie sollten Nahrungsmittel produziert, gelagert und zubereitet werden? Wie werden sie vom Körper aufgenommen? Und ist es nötig, sich mit Nahrungsergänzungen zu versorgen?

Entwicklungsgeschichte. Vor ungefähr 40000 Jahren lebten unsere Vorfahrinnen und Vorfahren sehr wahrscheinlich vorwiegend vegetarisch; sie ernährten sich von Wurzeln, Samen und Früchten und nur sehr gelegentlich von Fleisch. Diese Jäger und Sammlerinnen zogen ständig von einem Ort zum anderen; sie pflückten sich frische Nahrung, teilten sie untereinander auf und lagerten nichts. Diese Lebensweise hatte ihre Vorteile. Noch heute existierende Stämme, die ähnlich leben – etwa die Buschleute in Botswana –, sind sehr selten übergewichtig, weisen fast nie Symptome von Mangelernährung oder hohem Blutdruck auf, haben niedrige Cholesterinspiegel und kaum je Karies.

In den folgenden Jahrtausenden wurde allmählich immer mehr gejagt und weniger gesammelt. Fleisch machte einen immer größeren Teil der Speisekarte aus, und vor allem der zusätzlichen Menge an Proteinen ist es (wie auch heute noch) zu verdanken, dass die Menschen an Körpergröße zunahmen. Bedenken Sie jedoch, dass das Fleisch wild lebender Tiere nur ungefähr vier Prozent Fett enthält, das von Zuchttieren hingegen bis zu 30 Prozent. Damals war die Nahrung noch reich an Ballaststoffen, Kalzium und Vitamin C, hingegen arm an Fetten, Zucker und Salz.

Vor etwa 10000 Jahren begannen die Menschen sesshaft zu werden, erfanden den Ackerbau, lagerten die Feldfrüchte und züchteten Vieh. Aus dieser Situation heraus entwickelten sich strukturierte Gesellschaften mit stetig wachsendem Zustrom an Menschen und einer Ernährung, die weniger vielseitig war als zuvor.

Moderne Ernährung
Noch heute leben die meisten Menschen auf dieser Welt vorrangig vegetarisch – aus ökonomischen, ökologischen, philosophischen, religiösen und sogar aus politischen Gründen. Die so genannten Zivilisationskrankheiten, die auf ein Übermaß an raffinierten Kohlenhydraten und tierischen Fetten zurückzuführen sind, beschränken sich fast ausschließlich auf die Industrieländer. Zu diesen Krankheiten gehören beispielsweise Fettleibigkeit, degenerative Leiden, Zahnverfall, Herz-Kreislauf-Erkrankungen, Diabetes, Gallensteine und Darmleiden. Darüber hinaus leiden die Armen in den Industrieländern sehr oft an ernährungsbedingten Mangelerscheinungen.

Auch wenn sich die Ernährungsweise in den letzten 40 000 Jahren erheblich gewandelt hat – der menschliche Körper ist praktisch der gleiche geblieben. Die physische und biochemische Evolution geht ganz einfach sehr langsam vonstatten. Um das Risiko von Erkrankungen, die mit Überernährung zusammenhängen, zu vermindern, hat die Weltgesundheitsorganisation (WHO) eine neue Definition der »idealen Ernährung« herausgegeben, die sich eng an die der Jäger und Sammlerinnen früherer Zeiten anlehnt – die Nahrungszusammensetzung nämlich, für die unser Körper geschaffen ist.

Es gibt im Prinzip vier verschiedene Formen der Ernährung:
– die veganische Diät ohne tierische Proteine jeglicher Art,
– die lacto-vegetarische, die auch Milch und Milchprodukte sowie gelegentlich Eier enthält,
– die vollwertige Mischkost, die alle Arten von Vollwertprodukten (nicht industriell aufbereitete oder raffinierte Lebensmittel) sowie Fleisch und Fisch enthält und
– die westliche Mischkost, zu der auch industriell aufbereitete Nahrungsmittel gehören.

Die »Zweimal-wöchentlich-Regel«
Sie hilft Ihnen, Ihre Speisepläne auf einfache Weise zu planen und ihre Zusammensetzung gesund zu gestalten. Die Nahrungsmittel werden dabei in bestimmte Gruppen aufgeteilt. Aus jeder Gruppe sollte nur zweimal wöchentlich etwas auf den Tisch des Hauses kommen:

Gruppe 1: Fleisch und Geflügel
Gruppe 2: Fisch
Gruppe 3: Eier
Gruppe 4: Käse
Gruppe 5: Zucker in konzentrierter Form (Süßes, Kuchen etc.)

Außerdem sollten Sie im Schnitt nicht mehr als einen halben Liter Milch pro Tag trinken.

Der übrige Speiseplan sollte sich zusammensetzen aus Vollkornbrot und anderen Produkten aus Vollkornmehl, Cerealien, Körnern, Nüssen und Samen, Gemüse, Hülsenfrüchten und Obst, am besten aus biologischem Anbau gezogen. Dann nehmen Sie tatsächlich eine wohl ausgewogene Mischkost zu sich, die genau den Gegebenheiten Ihres Verdauungstraktes und den Nahrungsbedürfnissen Ihres Körpers entspricht.

Nahrungsmittel aus kontrolliertem biologischen Anbau werden auf humusreichem Boden ohne industrielle Düngemittel und Pestizide gezogen. Die Nachfrage nach solchen Produkten steigt ständig, und einige Supermärkte bieten bereits Obst und Gemüse aus eigenem biologischen Anbau an. Feld- und andere Früchte mit gespaltenen Stengeln, aufgesprungener Schale oder einer unnatürlich erscheinenden grünen oder mehliggelben Farbe stammen sehr wahrscheinlich nicht aus biologischem Anbau.

Falls Sie irgendwelchen ungesunden Ess- oder sonstigen schlechten Gewohnheiten anhängen, sollten Sie ihnen nicht öfter als zweimal wöchentlich nachgeben (am besten natürlich überhaupt nicht). Nehmen Sie zum Würzen nur kleine Mengen Salz, falls Sie nicht ganz aufs Salzen verzichten können. Salzen Sie niemals bei Tisch nach. Wenn Sie gerne Süßes naschen, essen Sie Müsliriegel, getrocknete Früchte, Johannisbrot oder Kuchen und Kekse, die mit nicht-raffiniertem Zucker hergestellt wurden.

Und denken Sie immer daran: Auch wenn Sie sich nur mit biologisch angebauten, zusatzfreien Produkten ernähren, leben Sie noch immer ungesund, falls Sie eine sehr restriktive Diät halten und zu viel von einer bestimmten Sorte Nahrungsmittel verzehren. Vielfalt heißt des Lebens Würze!

Ernährung im Kindesalter
Eingefahrene Gewohnheiten sind schwer auszurotten, und Essgewohnheiten werden im Kindesalter geprägt. Versuchen Sie daher, Ihren Kindern die Grundlagen einer gesunden Ernährung beizubringen. Viele der Faktoren, die zu koronaren Herzkrankheiten führen, fangen in jungen Jahren an; dazu gehört auch die schlechte Ernährung. Halten Sie sich an die Zweimal-wöchentlich-Regel (siehe oben), aber erhöhen Sie die Proteinzufuhr aus tierischen und pflanzlichen Nahrungsmitteln. Meiden Sie Salz und hohen Fettgehalt. Studieren Sie die Packungsaufdrucke, und meiden Sie, wenn irgend möglich, künstliche Nahrungsmittelzusätze. Die Zusätze E250, E251, E310, E311, E312, E320, E321 sowie Ethoxyquin sind in Kindernahrung nicht erlaubt; allerdings sind sie manchmal in Nahrungsmitteln für Erwachsene enthalten, die dann auch Kindern vorgesetzt werden. Manche Kinder vertragen bestimmte Nahrungsmittel oder -zusätze überhaupt nicht, und wenn sich Allergien entwickeln, folgen dem oft Verhaltensprobleme nach.

Kinder durchlaufen oft »Struwwelpeter-Phasen«, in denen sie bestimmte Speisen verweigern oder immer das gleiche essen wollen. Medizinische Gründe scheint es dafür nicht zu geben, es sei denn, die Kinder sind gerade akut erkrankt. Meist löst sich das Problem ganz von selbst, wenn Sie ihm so wenig Aufmerksamkeit schenken wie nur möglich. Es kann sein, dass Ihr Kind lediglich Ihre Aufmerksamkeit wecken will, und wenn sich daraus dann ein Krieg der Gefühle entwickelt, ist es manchmal schwierig, zum Waffenstillstand zu finden. Bleiben Sie dabei, Essen nur zu den Mahlzeiten anzubieten, auch wenn es auf dem Teller liegen bleiben sollte. Versuchen Sie, bestimmte Nahrungsmittel in unterschiedlichen »Verkleidungen« zu servieren, zum Beispiel püriert oder in interessante Formen geschnitten. Häufen Sie den Teller nicht voll. Ermuntern Sie das Kind, von allem, was es vorgesetzt bekommt, einen Happen zu essen, nicht nur relativ viel von einem Nahrungsmittel. Sorgen Sie dafür, dass Ihre Tochter oder Ihr Sohn keine Süßigkeiten zwischendurch nascht oder kurz vor dem Essen ein großes Glas zu trinken bekommt. Niemand kann mit Appetit essen, wenn der Magen schon voll ist!

Falls Sie ganz sichergehen wollen, was Ihr Kind isst, können Sie ja einmal zwei Wochen lang jede Kleinigkeit aufschreiben. Vielleicht reicht das, was es an einem Tag zu sich nimmt, nicht zur gesunden Ernährung aus; Sie werden aber wahrscheinlich feststellen, dass sich alles innerhalb des vierzehntägigen Zeitraums ausgleicht. Kein Kind hungert sich zu Tode (es sei denn, es ist krankhaft magersüchtig), und der kindliche Stoffwechsel arbeitet auch sehr viel effizienter als der erwachsene.

Die Geschmacksknospen auf der Zunge sind empfindlich gegenüber Salzigem und Süßem. In frühen Zeiten wurden diese unterschiedlichen Geschmacksempfindungen wahrscheinlich von Obst, wildem Honig und Gemüse beliefert. Heutzutage finden sich Salz und/oder Zucker in sehr vielen industriell hergestellten Lebensmitteln. Kinder gewöhnen sich sehr rasch an den Geschmack; Sie sollten also darauf verzichten, ihnen Süßigkeiten oder Fast food (Hamburger und dergleichen) als kleine Belohnung zwischendurch zu geben. In einer kürzlich durchgeführten Studie eliminierte man Zucker, Lebensmittelfarben und Konservierungsstoffe aus den Mahlzeiten, die in einer Internatsschule angeboten wurden, und reicherte sie statt dessen mit frischen, nicht industriell aufbereiteten Nahrungsmitteln an. Die Ergebnisse dieses Versuchs waren erstaunlich – die Schüler lernten besser, gerieten sich seltener in die Haare und waren deutlich weniger aufsässig.

Es ist überhaupt nicht schwierig, ungesunde durch gesunde Nahrungsmittel zu ersetzen. Statt Limonade und konzentrierten Obstsaftgetränken geben Sie Ihren Kindern Mineralwasser und frischgepresste, ungezuckerte Säfte oder Saftgetränke ohne industrielle Zusätze. Eis und Jogurt gibt es auch in Magerstufen, ohne Lebensmittelfarben und Konservierungsstoffe. Süßigkeiten und Snacks lassen sich durch Müsliriegel, Trockenfrüchte oder frisches Obst ersetzen, und statt Schokolade können Sie Johannisbrot mit natürlicher Süße kaufen. Backen Sie selbst Kuchen und Kekse nach Rezepten mit wenig Zucker, aus Vollkornmehl, mit frischen oder getrockneten Früchten sowie Jogurt. Hamburger, Würstchen und panierte Fischstücke gibt es ebenfalls in fettarmen, zusatzfreien Varianten; teils können Sie so etwas auch zu Hause selbst machen. Sojaprodukte können Fleisch ersetzen (doch Vorsicht: manche enthalten Lebensmittelfarben). Kaufen Sie außerdem Chips ohne industrielle Zusätze, vorzugsweise aus Vollkornmehl.

Kinder können sich durchaus auch rein vegetarisch ernähren. Allerdings müssen Sie in diesem Fall – vor allem bei veganischer Diät – besonders darauf achten, dass die Nahrung auch gut ausgewogen ist. Am besten holen Sie dazu ernährungswissenschaftlichen Rat ein, zum Beispiel bei einer Diätassistentin.

Die Ernährung älterer Menschen
Alte Menschen brauchen oft weniger Energiespender; sie neigen deshalb auch dazu, weniger zu essen. Dennoch sollte das, was sie zu sich nehmen, von hoher Qualität sein. Oft ist leider das Gegenteil der Fall, entweder weil sie in relativer Armut leben oder weil sie keine Lust haben, für sich allein zu kochen, falls sie allein stehend sind. Ältere Menschen sollten unbedingt darauf achten, wenig Fett, Salz, Zucker und rotes Fleisch zu sich zu nehmen, dafür aber viel Vollkornbrot, Cerealien, Gemüse, Obst und Fisch essen. Besser als eine üppige Mahlzeit am Tag sind mehrere kleine Mahlzeiten und gesunde Snacks. Ältere Leute, die wenig an die frische Luft kommen, brauchen eventuell auch Vitamin-D-Zusätze. Tee und Kaffee sollten nur in kleinen Mengen getrunken werden, weil sie Schlaflosigkeit fördern. Einige Medikamente wirken sich auf die Absorption der Nährstoffe aus; konsultieren Sie daher in dieser Frage Ihre Hausärztin beziehungsweise Ihren Hausarzt, falls Sie über längere Zeiträume Medikamente einnehmen müssen.

Fasten
Gelegentlich ein paar Fastentage einzulegen, kann sehr gesund sein, vorausgesetzt, Sie sind gesundheitlich gut in Form. Völlige Abstinenz von fester Nahrung gewährt dem Verdauungstrakt die nötige Ruhe und erlaubt dem Körper, Schadstoffe auszuscheiden.

Auch bislang nicht identifizierte Allergene in Ihrer Nahrung werden während der Fastentage vom Speiseplan verbannt. Sollten Sie unsicher sein, ob Fasten gut für Sie ist, fragen Sie eine homöopathische Fachkraft oder Ihre Hausärztin beziehungsweise Ihren Hausarzt. Während des Fastens trinken Sie am besten viel frischgepresste Fruchtsäfte, Kräutertees oder Mineralwasser. Fasten Sie nicht länger als drei Tage, und gehen Sie danach mit dem Essen nicht gleich wieder »in die Vollen«, sondern nehmen Sie ganz allmählich wieder leicht verdauliche Nahrungsmittel wie Jogurt, Obst und Gemüseeintopf hinzu. (Mehr übers Fasten finden Sie auf S. 845).

Zahnpflege

Zu den Auswirkungen westlicher »Zivilisierung« von Naturvölkern gehört, wie in verschiedenen Studien festgestellt wurde, auch das Auftreten verschiedener Zivilisationskrankheiten sowie Zahnverfall-Phänomene, die bei diesen Völkern so gut wie unbekannt waren, bevor sie mit westlichen Ernährungsgewohnheiten in Berührung kamen.

Der folgende Neun-Stufen-Plan kann helfen, Zahnverfall zu verhindern.

1. Essen Sie keine Süßigkeiten, vor allem nicht zwischen den Mahlzeiten.
2. Nehmen Sie eine ausgewogene Vollwertnahrung zu sich.
3. Essen Sie viel ungesüßte Rohkost, zum Beispiel Obst.
4. Sorgen Sie in der Schwangerschaft für ausgewogene Vollwertkost, damit das Ungeborene gute Zahnanlagen mitbekommt.
5. Putzen Sie mindestens zweimal täglich Ihre Zähne, und zwar nach den Mahlzeiten. Lassen Sie sich von Ihrer Zahnärztin oder Ihrem Zahnarzt das richtige Zähneputzen zeigen und kauen Sie alle paar Wochen einmal eine Plaque-Färbe-Tablette (in Apotheken erhältlich), die Ihnen zeigt, wo Sie Zahnstein übersehen haben.
6. Benutzen Sie Zahnseide, und gehen Sie dabei genau nach Herstelleranweisung vor, um Gaumenverletzungen zu vermeiden.
7. Kindern unter zwölf Jahren kann man Fluortabletten oder -tropfen verabreichen, die ihre Zähne stärken. Allerdings kann zu

viel Fluorid den Zähnen auch schaden; holen Sie dazu also am besten zahnärztlichen Rat ein und verwenden Sie solche Tropfen oder Tabletten maximal fünfmal die Woche.

8. Falls Sie nicht gerade in einer Gegend mit besonders kalkhaltigem Boden (und Trinkwasser) leben, wo Zahnverfall und Karies etwas seltener vorkommen, sollten Sie immer wieder einmal Lebertrankapseln schlucken und Ihre Nahrung mit Milch und Milchprodukten anreichern (sie enthalten zahn- und knochenstärkendes Kalzium).
9. Neutralisieren Sie säureproduzierende Nahrungsmittel – etwa Fleisch oder zuckerhaltige Nahrung – mit alkalisierenden, zum Beispiel Käse, am Ende der Mahlzeit.

Die Grundbausteine der Nahrung

Energie

Nahrungsmittel enthalten Energie, meist gemessen in Kalorien. Eine Kalorie entspricht der Energiemenge, die benötigt wird, um ein Gramm Wasser um 1 °C zu erhitzen. Die so genannte Kalorie (K), von der in der Ernährungswissenschaft so oft die Rede ist, entspricht tatsächlich einer physikalischen Kilokalorie (kcal), nämlich 1000 Kalorien. Wir sprechen konventionell trotzdem meist von Kalorien. Heutzutage ist es außerdem modern geworden, die Energiezufuhr beim Essen in Joule (J) anzugeben. Eine Ernährungs-Kalorie entspricht ungefähr 4,2 Joule.

Für alle körperlichen, geistigen und seelischen Prozesse benötigen wir Energie. Wie viel, hängt von Alter, Geschlecht, Körperbau und allgemeiner Aktivität ab (die wiederum viel mit der Arbeit beziehungsweise dem Beruf zu tun hat).

Durchschnittlicher Kalorienbedarf pro Tag

Kinder	sehr unterschiedlich, im Schulalter etwa 1000–3000 K
Teenager	sehr unterschiedlich, meist 2000–3000 K
Frauen	in Sitzberufen 2000 K, körperlich aktiv 2300–4000 K
Männer	in Sitzberufen 2500 K, körperlich aktiv 3000–5000 K
Ältere Menschen	1000–2000 K

Wenn die zugeführte Energie vom Körper nicht aufgebraucht wird, etwa fürs Gewebewachstum, beim Bewegen oder für die Körperwärme, dann wird sie gespeichert, und zwar im Allgemeinen in Form von Fett. Daraus entsteht unter Umständen das Übergewicht (siehe S. 620).

Kohlenhydrate

Sie sind die wichtigsten Energiespender für alle Körperfunktionen und Muskelbewegungen. Unsere Nahrung enthält Kohlenhydrate in Form von Zucker, etwa in Obst und Gemüsen, sowie als Stärke, etwa in Cerealien, Kartoffeln und Brot. Es ist gesünder, Kohlenhydrate aus Vollkornprodukten zu sich zu nehmen, weil diese außerdem viele Ballaststoffe, Vitamine und Minerale enthalten und unser Verdauungstrakt sie besser nutzen kann.

Snacks, die einen hohen Anteil raffinierter Kohlenhydrate enthalten (beispielsweise Schokoriegel), führen dazu, dass der Blutzuckerspiegel ziemlich unvermittelt ansteigt. Sobald er dann wieder absinkt, verspüren wir oft einen Heißhunger auf Süßes, Schwindelgefühl, Händezittern und Kopfschmerzen. Wer über lange Zeit zu viele raffinierte Kohlenhydrate zu sich nimmt, bekommt Übergewicht und Karies und kann an Diabetes (Zuckerkrankheit), hohem Blutdruck, Arteriosklerose, Krebs im Verdauungstrakt, Magengeschwüren, Anämie (»Blutarmut«) und Nierenleiden erkranken.

Fette

Die in Nahrungsmitteln enthaltenen Fette stellen die höchstkonzentrierte Form von Energie dar; sie produzieren doppelt so viele Kalorien pro Gramm wie Kohlenhydrate oder Proteine. Die Substanzen, die den Fetten ihren Geschmack, ihre Konsistenz und ihren Schmelzpunkt verleihen, heißen Fettsäuren. Sie können »gesättigt«, »ungesättigt« und »mehrfach ungesättigt« sein. Diese Bezeichnungen stammen aus der Chemie und geben an, welche Art chemischer Verbindungen zwischen den jeweiligen Molekülen einer Fettsäure bestehen. Für uns genügt es, zu wissen, dass »gesättigte« Fettsäuren vorwiegend aus tierischen Quellen (Schmalz, Bratenfett) stammen und bei Raumtemperatur normalerweise eine feste Konsistenz haben. Diese Fettsäuren sind weit weniger gesund als »ungesättigte« und »mehrfach ungesättigte« Fettsäuren, die pflanzlicher Herkunft und gewöhnlich flüssig sind. Man kann sie im Zuge eines Verarbeitungsvorgangs, der so genannten Hydrogenisierung, fester werden lassen; daraus entsteht dann die bekannte Margarine aus pflanzlichen Ölen.

Drei Fettsäuren, nämlich die Linol-, die Erdnuss- und die Linolensäure, sind für unsere Ernährung essentiell, denn unser Körper kann sie nicht selbst herstellen. Er braucht sie jedoch, um Cholesterin zu transportieren und aufzuspalten und den Blutdruck zu senken. Diese Fettsäuren haben auch einen günstigen Effekt, falls sich irgendwo Blutpfröpfchen (Thrombosen) zu bilden drohen, sowie auf entzündliche Prozesse.

Fettmangel ist in Industrienationen heute etwas Seltenes geworden; falls er jedoch auftritt, kann er zu einem Mangel an fettlöslichen Vitaminen führen. Zu dessen Symptomen gehören trockene Haut, Ekzeme, bei Männern auch Sterilität, außerdem verzögertes Wachstum und schlechtes Sehen. Zu hohe Fettzufuhr ist sehr viel eher an der Tagesordnung. Sie sollten daher tierische Fette, industriell aufbereitete sowie gebratene Nahrungsmittel auf ein Minimum beschränken. Wer zu viel Fett zu sich nimmt, wird leicht übergewichtig, bekommt eher Arteriosklerose und erkrankt in der Folge vielleicht sogar an Nierenversagen, Angina pectoris, Schlaganfall oder Herzinfarkt.

Proteine

Sie gehören zu den »Bausteinen« in unserer Nahrung, den Baumaterialien für Zellwachstum und -regeneration. Unser Körper braucht das ganze Leben lang genügend Proteine; am höchsten ist der Bedarf jedoch in der Kindheit, in der Schwangerschaft sowie nach schwereren Erkrankungen und Verletzungen.

Proteine eignen sich auch als Energiequelle. Falls in der Ernährung Kohlenhydrate oder Fette fehlen, werden Proteine von der Leber in Fett umgewandelt und »verbrannt«, um den Energiebedarf zu decken, oder aber sie werden direkt in Energie umgewandelt. Proteine liefern genauso viel Energie wie Kohlenhydrate.

Während des Verdauungsprozesses werden Proteine in kleinere Einheiten, die so genannten Aminosäuren, aufgespalten. Unser Körper benötigt 22 verschiedene Aminosäuren, von denen er 13 aus anderen Aminosäuren selbst herstellen kann. Die verbleibenden neun werden essentielle Aminosäuren genannt, weil sie mit der Nahrung zugeführt werden müssen. Fleisch und Milch(produkte) enthalten alle essentiellen Aminosäuren, pflanzliche Nahrungsmittel hingegen oft nur einige von ihnen. Wer vegetarisch lebt, muss deshalb möglichst viele verschiedene Früchte, Nüsse, Cerealien, Gemüse und andere pflanzliche Produkte essen, um sich wirklich mit allen nötigen Aminosäuren zu versorgen.

Proteine sind einerseits unabdingbar, können im Übermaß genossen aber auch Gesundheitsprobleme verursachen. Fettleibigkeit, Nierenstörungen und Gicht sind Erkrankungen, die mit einer allzu proteinreichen Ernährung zusammenhängen. Enthält die Nahrung zu viel tierische Proteine, können daraus beispielsweise Nierensteine, hohe Blutfettspiegel, Bluthochdruck und Krebs erregende Substanzen in der Gallenblase entstehen.

Ballast- oder Faserstoffe

So werden die unverdaulichen Bestandteile von Pflanzen, zum Beispiel Zellulose, Lignin und Pektin, genannt. Unser Verdauungstrakt kann sie nicht aufspalten; sie passieren ihn daher in unveränderter Form. Während des Durchrutschens regen sie die Verdauung an und binden größere Mengen Wasser, so dass der Stuhl weicher und dicker wird, was Verstopfung verhütet. Außerdem binden Ballaststoffe verschiedene Stoffwechsel-Restprodukte wie etwa Toxine und Gallensalze, die dann mit dem Stuhl ausgeschieden werden.

Darmleiden wie Divertikulitis, das so genannte reizbare Kolon sowie einige Formen von Darmkrebs werden von Ballaststoffmangel (mit)verursacht. Eine überhöhte Aufnahme von Ballaststoffen hingegen kann zu Darmverschluss führen, da sie die Vitamin- und Mineralstoffabsorption hemmen und Zöliakie – eine Erkrankung, bei der die Darmwand auf Getreide mit Entzündungen reagiert – auslösen. Im Durchschnitt brauchen wir rund 30 Gramm Ballaststoffe pro Tag. Diese Menge erreichen Sie leicht, wenn Sie sich mit Vollkornprodukten ernähren.

Vitamine
Das sind organische Substanzen, die unser Körper in kleinen Mengen benötigt, aber nicht selbst herstellen kann, mit einer Ausnahme: Vitamin D, das er mit Hilfe von Sonnenlichteinfall auf die Haut produziert. Vitamine sind entweder fett- oder wasserlöslich. Die fettlöslichen, nämlich Vitamin A, D, E sowie Phyllochinon (früher Vitamin K genannt), können als Reserven im Körper deponiert werden; die wasserlöslichen werden hingegen sehr rasch ausgeschieden. Vitamine arbeiten oftmals Hand in Hand oder auch mit einigen Mineralstoffen zusammen. Ihre Absorption im Darm kann von bestimmten Mineralien gefördert oder auch gehemmt werden.

Im Allgemeinen brauchen Sie Ihre Nahrung nicht mit Vitamin- oder Mineralstoffzusätzen zu ergänzen, wenn Sie eine wohlausgewogene, vollwertige Mischkost zu sich nehmen, in der reichlich Vollkornprodukte, frisches rohes Obst sowie Frischgemüse enthalten sind. Es gibt allerdings Situationen, in denen zur Nahrungsergänzung geraten wird, zum Beispiel bei Alkoholmissbrauch, Rauchen, bei der Einnahme der Antibabypille, bei Schwangerschaft, Abmagerungskuren, Krankheit und Einwirkung radioaktiver Strahlen. Auch Flaschenkinder, stillende Mütter sowie ältere Menschen benötigen oft zusätzlich Vitamine oder bestimmte Mineralstoffe. (Zu Vitaminen, Mineralstoffen und Nahrungsergänzungen siehe auch Teil 6, S. 825–843)

Wenn Sie sich körperlich oder geistig schlapp fühlen, kann Sie eine einmonatige Kur mit Multivitamin- und Mineralstoffpräparaten durchaus wieder auf Touren bringen. Ich empfehle Ihnen dazu ein Multivitaminpräparat, das von jedem B-Vitamin weniger als 25 Milligramm pro Dosis enthält und zudem frei ist von Additiven (etwa Konservierungs- oder Farbstoffen). Für Kinder gibt es Vitamin- und Mineralstoffpräparate in Form von Kaugummis.

Schadstoffe in der Nahrung

Additive
Wahrscheinlich hat man Nahrungsmittel schon immer mit irgendwelchen Zusatzstoffen – beispielsweise Kräutern, Salz, Gewürzen – versetzt, damit sie für den Gaumen attraktiver wurden. In den letzten 30 Jahren jedoch haben chemische Zusätze in Nah-

rungsmitteln geradezu explosionsartig zugenommen. Sehr wahrscheinlich ist das einer der größten unkontrollierten Versuche am Menschen, der jemals vorgenommen wurde. Es wird jedoch alles andere als einfach sein, die Ergebnisse zu analysieren. Wir wissen zwar schon einiges über die kurzzeitigen Auswirkungen bestimmter chemischer Nahrungsadditive auf den menschlichen Körper; was aber die kombinierten Langzeiteffekte anrichten werden, ist überhaupt noch nicht abzusehen.

Solche Additive werden zugefügt, um Nahrungsmittel zu färben, ihren Geschmack zu verändern, sie länger haltbar zu machen, zu süßen, zu emulgieren, zu stabilisieren, anzusäuern, einzudicken, die Oxidation zu verhindern ... und natürlich, um den Profit derjenigen zu erhöhen, die die Nahrungsmittel produzieren, weiterverarbeiten und verkaufen. Fleisch von Schlachtvieh wird manchmal mit Polyphosphatinjektionen »behandelt«, damit es mehr Wasser bindet und dadurch mehr Gewicht auf die Waage bringt. Antibiotika und Wachstumshormone werden in vielen Ländern den Tieren fast schon routinemäßig verabreicht, damit sie rascher wachsen. Und, man höre und staune, es gibt fast 1200 verschiedene Substanzen, die ganz legal dem Speiseeis zugesetzt werden dürfen! Viele Menschen, vor allem Kinder, reagieren auf diese Additive höchst allergisch (siehe »Ernährung im Kindesalter«, S. 68 f.).

Natürliche Toxine

Von künstlichen Nahrungsmittelzusätzen abgesehen, gibt es in unserer Nahrung auch natürliche Toxine (Giftstoffe). Manche Pflanzen produzieren Toxine, um sich vor pflanzenfressenden Tieren zu schützen. Oft werden diese Toxine beim Kochen und Garen zerstört, oder sie sind in kleinen Mengen für uns nicht schädlich, oder sie werden in der ganzen Pflanze chemisch neutralisiert. Beispiele dafür sind etwa Bananen, Hülsenfrüchte (vor allem rote Bohnen), Kartoffeln, Pilze, Kohl, Rhabarber, Käse, Mandeln, außerdem Wachteln und bestimmte Fische. Manche Menschen reagieren außerdem auf bestimmte natürliche Inhaltsstoffe von Nahrungsmitteln allergisch. Eine Getreideallergie liegt beispielsweise der Zöliakie, einem entzündlichen Darmleiden, zugrunde. Manche Nüsse enthalten gefährliche, weil als krebserregend anzusehende Aflatoxine.

Mit Nahrungsmitteln kann man sich außerdem Infektionen oder Parasiten zuziehen: Salmonellen aus Hühnern bzw. Hühnereiern, Listeria-Keime aus bestimmten Käsesorten, Brucellose durch den Verzehr von Fleisch, Tuberkulose durch Milchtrinken, Würmer oder Leberegel durch Fleisch- und Fischgenuss. Unhygienisch behandelte Nahrungsmittel können außerdem Durchfall oder Magen-Darm-Entzündungen hervorrufen.

Eigentlich hätte die Überwachung der Viehherden durch Veterinäre und die Einführung pasteurisierter Milch mit solchen Gesundheitsrisiken aufräumen sollen; es ist aber auch gut möglich, dass im Lauf der Zeit lediglich noch besser angepasste Parasiten und infektiöse Keime entstanden sind. Wir wissen heute, dass Antibiotikarückstände im Fleisch auch die Bakterien unseres eigenen Körpers widerstandsfähiger machen (sie werden gegen Antibiotika resistent), und es ist bekannt, dass sich sowohl durch die Antibiotikaverabreichung als auch durch die Massenviehzucht das Risiko von Salmonelleninfektionen wesentlich erhöht hat. Falls Sie nur Fleisch von unbehandelten und tiergemäß aufgezogenen, jedoch nicht veterinärmedizinisch überwachten Tieren essen, müssen Sie andererseits darauf achten, dass Sie das Fleisch immer so zubereiten, dass es ganz »durch« ist. Die meisten Infektionen, die wir über Nahrungsmittel aufschnappen können, lassen sich verhüten, wenn die Nahrung sorgfältig gewaschen, bei größerer Hitze zubereitet, lange genug gekocht, gebacken oder gebraten, richtig gelagert, hygienisch behandelt und niemals wieder aufgewärmt wird.

Konservierung und Aufbewahrung

Seit Urzeiten haben Menschen versucht, Lebensmittel möglichst lange haltbar zu machen, indem sie sie erhitzten, trockneten, mit Zucker aufkochten, in Essig oder Alkohol einlegten oder mit Salz versetzten. Zu den modernen Methoden der Haltbarmachung von Nahrungsmitteln gehören die Vakuumabfüllung in Dosen, das Kühlen oder Einfrieren, chemische Konservierungsstoffe und neuerdings auch radioaktive Bestrahlung. Nahrungsmittel zersetzen sich, weil sie fermentierende Enzyme oder auch Bakterien oder Pilze enthalten; alle obengenannten Methoden verhindern oder verlangsamen diesen Zersetzungsprozess.

Für das heutige Leben in Städten sind haltbare Nahrungsmittel unabdingbar. Darüber hinaus ist es möglich geworden, eigentlich nur zu bestimmten Jahreszeiten oder in bestimmten Regionen verfügbare Dinge jederzeit und überall kaufen zu können. Durchaus nicht immer zu unserem Schaden: Studien haben beispielsweise ergeben, dass eine Ernährung, die auch auf Lebensmitteln in Dosen basiert, keine nachteiligen Auswirkungen auf die Gesundheit hat.

Bei der radioaktiven Lebensmittelbestrahlung werden Gammastrahlen eingesetzt, die Bakterien abtöten sollen. In bestimmten Ländern – etwa Südafrika, den Niederlanden, Japan und den USA – wird diese Methode bereits angewandt. Die Bestrahlung macht die Lebensmittel tatsächlich länger haltbar, beeinträchtigt den Geschmack nicht, und es brauchen keine chemischen Additive zugesetzt werden. Allerdings zerstört es die Vitamine in den Nahrungsmitteln, und über die Langzeiteffekte derartiger Vorbehandlungen wissen wir überhaupt noch nichts. Da der Begriff »Bestrahlung« viele negative Assoziationen weckt, sind bereits Bestrebungen im Gange, ihn durch andere Wörter, zum Beispiel »Pikowellenbehandlung«, zu ersetzen.

Was Sie gegen Schadstoffe tun können

Nahrungszubereitung

Beim Einkaufen sollten Sie auf möglichst gute Qualität der Nahrungsmittel, ihre Herkunft, Produktionsweise und Verarbeitung achten.

Beim Lagern, Zubereiten und Kochen sollten Sie aufpassen, dass die Nährstoffe möglichst keinen Schaden nehmen und keine toxischen Stoffe in die Nahrungsmittel gelangen. Zum Beispiel sollten Gemüse und Obst nie längere Zeit im Voraus gewaschen und zerkleinert werden, weil sie im Wasser und an der Luft einen Großteil ihrer Vitamine verlieren. Bei der Zubereitung im Mikrowellenherd gehen ebenfalls Nährstoffe verloren – ob allerdings mehr als bei anderen Zubereitungsformen, ist noch nicht geklärt. Toasten und Rösten verändert die chemische Zusammensetzung der Lebensmitteloberflächen; dabei können Aminosäuren und Vitamine zerstört werden. Etwas in heißem Fett zu sieden (beispielsweise Pommes frites), sollten Sie möglichst ganz unterlassen; das erhöht nicht nur den Fettgehalt der Nahrung, sondern bewirkt bei hohen Temperaturen auch, dass sich Krebs erregende Stoffe im Fett bilden.

Sowohl gekochtes als auch rohes Essen sollte immer zugedeckt im Kühlschrank aufbewahrt werden. Tiefgefrorenes sollten Sie gründlich auftauen, und zwar so kurz vor dem Kochen wie nur irgend möglich.

Kochutensilien

Selbst die Gegenstände, die Sie zum Kochen verwenden, können Ihre Gesundheit beeinträchtigen. Spülmittel sollten stets sehr gründlich unter fließendem Wasser vom Geschirr abgespült werden; Studien haben nämlich ergeben, dass Detergenzienrückstände zu Ekzemen und Darmwandschäden führen können. Eisernes Kochgeschirr ist sehr empfehlenswert, weil es zum einen die Hitze gleichmäßig verteilt und Sie damit alles gut durchgaren können, und zum anderen, weil es für zusätzliches Eisen in Ihrer Nahrung sorgt! Tontöpfe haben manchmal eine blei- oder kadmiumhaltige Glasur, die gesundheitsschädlich ist; besser sind Schüsseln und Schalen aus weißem Porzellan oder Glas. Kochgeschirr aus Kupfer, Messing und Aluminium sollten Sie nicht benutzen. Vor allem Aluminium wurde mit Magen-Darm-Störungen in Verbindung gebracht, von Geschwüren im Mundraum bis hin zu Hämorrhoiden. Neuerdings gibt es sogar Anzeichen dafür, dass es bei der Entwicklung der gefürchteten Alzheimer-Krankheit eine Rolle spielen kann. Abblätternde Teflonbeschichtungen können ebenfalls zu Darmproblemen führen.

Gesundheitsprobleme in der Zukunft

Viele Umweltrisiken, mit denen wir in den letzten Jahrzehnten konfrontiert wurden, sind die unausweichlichen Folgen der enormen technischen Fortschritte, die im vergangenen Jahrhundert vonstatten gingen. Zweifelsohne haben diese Fortschritte Menschen in aller Welt viele Vorteile gebracht – aber natürlich auch Nachteile. Wir müssen daher unsere Bedürfnisse immer wieder sehr sorgfältig mit den möglichen Vor- und Nachteilen wissenschaftlicher Entwicklungen abgleichen. Die meisten kurzzeitigen toxischen Auswirkungen einer neuen Substanz auf Tier und Mensch lassen sich wissenschaftlich vorhersehen. Die Langzeitwirkungen hingegen zu prognostizieren ist sehr viel schwieriger, denn wenn mehr als zwei Substanzen miteinander Wechselwirkungen eingehen, lässt sich unmöglich exakt voraussagen, wie sie sich verhalten werden.

Um die Toxizität oder Ungiftigkeit einer Substanz zu bestimmen, muss man untersuchen, was mit ihnen selbst und ihren Stoffwechselprodukten im Körper geschieht. Mit den heutigen wissenschaftlichen Methoden kann man das gerade noch bei zwei verschiedenen, doch zusammen auftretenden Substanzen bewerkstelligen – bei mehr als zwei nicht. Ja, man könnte sogar spekulieren, dass die eine oder andere dieser Substanzen, bevor sie den Körper erreicht, bereits gewissermaßen »potenziert« wird, indem sie sich nämlich in Flüssen und Seen verdünnt, dann über Wehre und Wasserfälle in die Tiefe prasselt (»verschüttelt« wird) und schließlich durch Rohre und Wasserhähne bis zu uns gelangt. Wenn man nur einmal an die vielen tausend chemischen Substanzen denkt, mit denen unsere Umwelt belastet ist und von denen viele in der Natur nicht vorkommen, kann man sich ungefähr ausmalen, wie problematisch es ist, mögliche Giftstoffe dabei genau zu identifizieren. Vielleicht kann die Homöopathie auch hierbei Hilfe bieten.

Vor einigen Jahren hörte ich zum ersten Mal von einem möglichen Zusammenhang zwischen Aluminiumablagerungen im Körper und der Alzheimerschen Krankheit. Ich verglich die Symptome der Krankheit, wie sie in einem bekannten medizinischen Lehrbuch angegeben werden, mit den geistigen Symptomen von Aluminium als homöopathischer Substanz, wie sie in den Arzneimittelbildern beschrieben sind – und entdeckte, dass sie praktisch identisch sind. Zumindest theoretisch müsste es also möglich sein, mit Hilfe homöopathischer Arzneimittelprüfungen die potenziellen Nebenwirkungen chemischer Substanzen, entweder allein oder kombiniert, vorab aufzuspüren.

Stress

Als Stress lässt sich all das definieren, was den Regelkreisen des Körpers eine besondere Belastung auflädt. Viele Menschen leiden aus vielfältigen Gründen unter Erschöpfung: angefangen bei Schlaflosigkeit bis hin zu emotionalem Dauerstress. Paradoxerweise scheint manchmal mit zunehmender Erschöpfung der Ener-

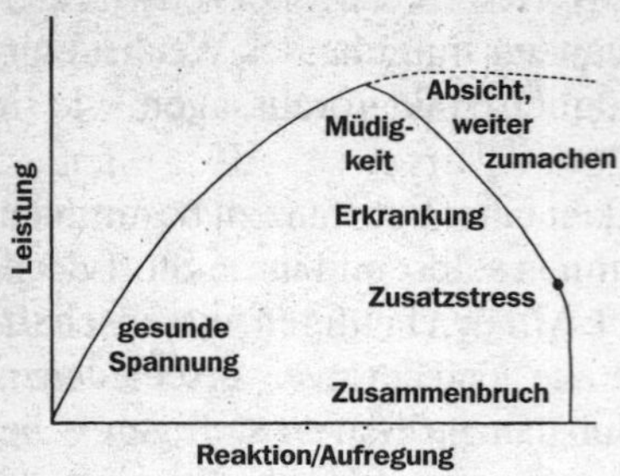

Abbildung 5:
Wie sich Dauerstress auswirkt
P = der Punkt, an dem ein kleiner Zusatzstress genügt, um das berühmte Fass zum Überlaufen zu bringen und den Zusammenbruch herbeizuführen (Abdruck mit freundlicher Genehmigung von Dr. Peter Nixon).

giepegel zu steigen statt zu sinken, und man kann immer weniger gut schlafen. In diesem Fall lässt sich der Energiepegel mit zwei Bankkonten vergleichen – einem Giro- und einem Sparkonto. Wenn Sie über lange Zeit hinweg immerzu übermüdet sind, erschöpfen Sie Ihr Girokonto und müssen es vom Sparkonto her wieder auffüllen. Dabei besteht natürlich die Gefahr, dass Sie sich in schwere Schulden stürzen müssen oder sogar bankrott gehen, falls Sie von Ihrem Sparkonto plötzlich eine größere Summe benötigen. Auf die Gesundheit bezogen, hieße das: falls Sie, vielleicht sogar schwer, erkranken! Um dieser Gefahr zu entgehen, bleibt Ihnen nichts anderes übrig, als sparsamer mit Ihrer Energie umzugehen: nämlich die Energieausgaben auf 75 Prozent zu drosseln, damit stets 25 Prozent zum Auffüllen aufs Sparkonto fließen können.

Stress wirkt sich individuell sehr unterschiedlich aus. Manche Leute vertragen ziemlich viel, ohne in einer Raumkapsel in eine Erdumlaufbahn geschossen werden zu müssen; andere hingegen sind beim gleichen Stress nicht mehr im Stande, auch nur einen Fuß vor die Tür zu setzen. Wie Stress uns im Allgemeinen zusetzt, können Sie der Abbildung 5 (siehe oben) entnehmen.

Während der Stress zunimmt, nehmen auch unsere Reaktionsmöglichkeiten und Fähigkeiten zu, mit ihm fertig zu werden, doch nur bis zu einem bestimmten Punkt. Wo dieser Punkt liegt, ist natürlich von Person zu Person verschieden. Wie es die Weiße Königin in Lewis Carolls' »Hinter dem Spiegel« ausdrückt: »Man muss immerzu rennen, um auch nur am gleichen Ort zu bleiben. Wenn man irgendwo anders hinkommen will, muss man mindestens doppelt so schnell laufen.« Nur wenige Menschen sind in der Lage, doppelt so rasch zu laufen, wie ihr Körper eigentlich mitmacht. Wird die Müdigkeit nicht durch Erholungspausen aufgefangen, stellt sich irgendwann Erschöpfung und das Burn-Out-Syndrom ein; anschließend werden wir unweigerlich krank.

Im Stresszustand produziert unser Körper steigende Mengen bestimmter Hormone, unter anderem mehr Adrenalin, mehr Noradrenalin und mehr Kortikosteroide. Kurz gesagt, gehen dabei Atmung und Herzschlag schneller, der Magen verkrampft sich und die Muskelspannung nimmt zu. Starker Stress kann zu einer langen Liste von Stresskrankheiten führen – Bluthochdruck, Konzentrationsstörungen, Haarausfall, Hautleiden, Mundgeschwüre, Asthma, Angina pectoris, nervöses Zucken, Gastritis, Magengeschwüre, Colitis ulcerosa, Reizkolon, bei Frauen auch Menstruationsbeschwerden, bei Männern Impotenz und vorzeitige Ejakulation, Reizblase, Herz-Kreislauf-Krankheiten, Krebsleiden, Lungenkrankheiten, Leberzirrhose, erhöhte Unfallneigung und sogar Suizidgefahr – um nur einige zu nennen. Bestimmte Krankheiten werden darüber hinaus durch Stress verschlimmert, zum Beispiel Multiple Sklerose, Diabetes und Genitalherpes.

Manche Menschen werden süchtig nach dem »Adrenalinkick«, der von Stressreizen hervorgerufen wird, und stürzen sich dann um so mehr in Stress und Gefahren. Sie betreiben beispielsweise riskante Sportarten oder nehmen Aufputschdrogen wie etwa Kokain. Wenn ihnen niemand hilft, fallen sie irgendwann über den Rand der Erschöpfung und brennen aus wie eine Kerze, die an zwei Enden gleichzeitig angezündet wird.

Mit kurzzeitigem bzw. akutem Stress wird man meist leichter fertig. Manchmal reicht schon ein vergleichsweise kleiner Stressreiz – etwa ein Schnürsenkel, der reißt –, um die gespannten Nerven tatsächlich zum Zerreißen zu bringen. Der Betreffende verliert dann die Fassung, schreit vielleicht herum oder schlägt zu, und lässt dabei Dampf ab. Das Sicherheitsventil hat wieder einmal funktioniert.

Langzeitstress

Zu den wichtigsten Gründen für langzeitigen (= chronischen) Stress gehören auch psychische Faktoren, etwa das Gefühl der Ziellosigkeit, der Entfremdung oder der Hilflosigkeit. Wer in Armut leben muss oder keine Arbeit findet, steht zum Beispiel oft stark unter

Stress. Auch unglückliche Familien sind gestresst; meist spielt die Unfähigkeit, miteinander zu kommunizieren, dabei eine große Rolle. Häufig werden den Ehepartnern Rollenklischees aufgedrückt, was unweigerlich dazu führt, dass die Frau sich sehr frustiert fühlt und der Mann sich seinen Kindern entfremdet.

Stress wird außerdem begünstigt durch Mangel an Familienbanden, Einsamkeit oder das Bemühen, zu viel in zu kurzer Zeit zu bewältigen. Jede Situation, in der Schwierigkeiten nicht diskutiert und gelöst werden können, führt zu Stress.

Ein Maß für Stress

Es gibt verschiedene Fragebogen, anhand derer sich stressreiche Ereignisse im Leben quantifizieren lassen, so dass Sie merken, woran Sie sind, zum Beispiel der folgende. Die Summe der erreichten Punkte gibt an, welchen Stressgrad Sie erreicht haben und mit welcher Wahrscheinlichkeit Sie demnächst stresskrank werden. (Es handelt sich um die Vereinfachung eines Fragebogens, der von Lyle H. Miller und Alma Dill Smith am Medical Centre der Universität Boston entwickelt wurde.) Bedenken Sie jedoch, dass ein solcher Fragebogen nicht jede individuelle Stressreaktion erfassen, sondern nur eine allgemeine Richtlinie sein kann. Geben Sie sich folgende Punkte für die jeweilige Antwort: ja/immer: 1 Punkt, wahrscheinlich/normalerweise: 2 Punkte, ich denke schon/das kommt darauf an: 3 Punkte, selten/nicht oft: 4 Punkte, nein/niemals 5 Punkte.

Trifft das auf Sie zu?	Punktzahl
○ Ich nehme mindestens einmal täglich eine warme, ausgewogen vollwertige Mahlzeit zu mir.	
○ Ich bekomme mindestens viermal wöchentlich sieben Stunden Schlaf hintereinander	
○ Ich gebe und bekomme häufig »Streicheleinheiten«.	
○ Ich habe im Umkreis von 80 km eine(n) Verwandte(n), auf die/den ich mich verlassen kann.	

- ○ Mindestens zweimal wöchentlich verausgabe ich mich körperlich, bis ich schwitze. ☐
- ○ Ich rauche weniger als zehn Zigaretten pro Tag. ☐
- ○ Ich trinke an weniger als fünf Tagen in der Woche Alkohol. ☐
- ○ Ich halte für meine Größe das richtige Gewicht (siehe hierzu S. 621). ☐
- ○ Ich habe ein Einkommen, das meine wesentlichen Bedürfnisse deckt. ☐
- ○ Ich habe religiöse, philosophische oder andere tiefe Überzeugungen, aus denen ich Kraft schöpfe. ☐
- ○ Ich nehme regelmäßig an geselligen Treffen teil. ☐
- ○ Ich verfüge über einen guten Freundes- und Bekanntenkreis. ☐
- ○ Ich habe eine gute Freundin/einen guten Freund, der/dem ich mich anvertrauen kann. ☐
- ○ Ich bin bei guter Gesundheit. ☐
- ○ Wenn ich mich ärgere oder mir Sorgen mache, drücke ich das auch aus. ☐
- ○ Ich unterhalte mich regelmäßig mit den Menschen, mit denen ich zusammenlebe, über Haushaltsangelegenheiten. ☐
- ○ Mindestens einmal die Woche tue ich etwas in meiner Freizeit, das mir richtig Spaß macht. ☐
- ○ Ich habe meine Zeit effektiv eingeteilt. ☐
- ○ Ich trinke weniger als drei Tassen Kaffee, Tee oder Cola pro Tag. ☐
- ○ Ich habe jeden Tag ein bisschen Zeit für mich allein. ☐

Gesamtzahl der Punkte: ☐

Zählen Sie zum Schluss Ihre Punkte zusammen. Wenn Sie weniger als 50 Punkte erreichen, können Sie wahrscheinlich ziemlich gut mit Stress fertig werden. Je höher Ihre Punktzahl, desto höher ist auch Ihre Anfälligkeit für Stressleiden.

Was Sie gegen Stress tun können

Sie können Stress abbauen lernen, wenn Sie Ihre Situation selbst in die Hand nehmen. Hier ein paar einfache Tipps dafür:

- Geben Sie sich nur mit Dingen ab, die Sie auch irgendwie beeinflussen können.
- Nehmen Sie sich ein Problem nach dem anderen vor, nicht mehrere gleichzeitig.
- Besprechen Sie Probleme mit anderen und hören Sie sich ihren Rat an, doch ohne zu lamentieren oder Ihre Probleme anderen aufzuhalsen.
- Bleiben Sie positiv gestimmt, auch wenn Sie einmal eine falsche Entscheidung getroffen haben. Denken Sie daran: Jeder Mensch macht Fehler.
- Seien Sie nicht nachtragend.
- Entspannen Sie sich täglich.
- Suchen Sie sich eine Beschäftigung, die Ihnen Freude macht, statt einsam herumzusitzen.
- Planen Sie relativ feste Zeiten für Ihre Mahlzeiten, Ihren Schlaf, Ihre körperliche Bewegung und Entspannung ein.
- Wälzen Sie nach acht Uhr abends keine Probleme mehr.
- Geben Sie es vor sich selber zu, wenn bestimmte Probleme Sie zu überwältigen drohen, und suchen Sie gezielt Rat und Hilfe – zum Beispiel bei Ihrer Ärztin oder Ihrem Arzt, bei Ihrer homöopathischen Fachkraft, der Telefonseelsorge, einer guten Freundin oder einem Verwandten, dem Sie vertrauen können, einer Person also, deren Ansicht Sie respektieren und die sozusagen objektiv ist.

Alles, was uns Zufriedenheit vermittelt, beruhigt uns und hilft, Stress abzubauen. Was uns zufriedenstellt, ist natürlich individuell verschieden: Massagen, körperliche Bewegung, ein heißes Bad, Urlaub, Musik, ein handwerkliches Hobby, Kinobesuche,

Sexualverkehr – all das und noch viel mehr kann Menschen Freude machen. Anderen wiederum genügt eine solche äußerliche Quelle der Befriedigung nicht; sie brauchen eine innere Entspannungsmethode, um Ruhe zu finden. Dazu gehören beispielsweise Yoga, Tai Chi, Biofeedback, Autosuggestion, Autogenes Training, progressive Muskelentspannung, Tiefenatmung, die Alexander-Technik, eine Psychotherapie oder Meditation.

Meditation

Hierbei handelt es sich um mehrere Methoden, den Körper zu entspannen und Geist und Seele zur Ruhe kommen zu lassen. Wissenschaftliche Studien haben ergeben, dass Meditieren das Immunsystem stimuliert, Entzündungen hemmt, den Blutdruck senkt und die Wahrscheinlichkeit eines Herzinfarkts mindern kann.

Die einfachste Form der Meditation wird Entspannungs-Reaktion (engl.: *relaxation response*) genannt und wurde von dem amerikanischen Kardiologen Dr. Benson entwickelt. Sie lässt sich in vier simplen Schritten zusammenfassen:

1. Nehmen Sie eine bequeme Sitzposition ein.
2. Schließen Sie die Augen.
3. Konzentrieren Sie sich auf ein einzelnes Wort, einen Ton oder einen Satz.
4. Schieben Sie alle anderen Gedanken, die sich dazwischendrängen könnten, beiseite.

Anfangs finden Sie es vielleicht noch schwierig, sich auf ein einziges Wort, einen Ton oder Satz zu konzentrieren. Mit der Zeit fällt Ihnen das jedoch immer leichter. Versuchen Sie es eine Viertelstunde lang jeden Morgen und jeden Abend und gewöhnen Sie sich daran, still zu sitzen.

Auch Yogaübungen wie etwa die Pranayama-Atemübungen oder die Kerzenflammen-Übung sind sehr meditativ. Letztere sollten Sie abends machen. Setzen Sie sich hin und blicken Sie etwa fünf Minuten lang in die Flamme einer Kerze, die ungefähr einen Meter von Ihnen entfernt steht. Blasen Sie dann die Kerze aus, machen Sie die Augen zu und bedecken Sie sie leicht mit

Ihren Händen. Dabei sollten Sie etwa in Stirnhöhe ein Nach-Bild der Kerzenflamme wahrnehmen können. Nach einer Weile löst es sich gewöhnlich auf; aber wenn Sie sich darauf konzentrieren, können Sie das Bild vor dem inneren Auge wieder erstehen lassen. Üben Sie, es so lange wie möglich festzuhalten.

In der tiefen Meditation erleben Sie das Gefühl, völlig mit sich im Einklang zu sein, gleichgültig, was um Sie herum geschehen mag. Mit etwas Übung können Sie Ihre Konzentration gänzlich von äußeren Dingen abziehen und nach innen richten.

Meditieren wurde oft als eine Art Flucht vor der Wirklichkeit, als Eskapismus angegriffen. Wenn es Ihnen jedoch gelingt, innerlich zur Ruhe zu kommen, können sich auch Ihre Beziehungen mit anderen viel friedvoller gestalten. Meditationen stehen nicht im Widerspruch zu irgendeiner religiösen Glaubensrichtung. Sie können vielmehr dazu beitragen, den Glauben noch zu vertiefen.

Umweltverschmutzung

Die Luft, die wir atmen

Ohne Luft, oder vielmehr ohne den darin enthaltenen Sauerstoff, hören die lebensnotwendigen biochemischen Prozesse unseres Körpers auf. Zellen und Gewebe sterben ab. Saubere Luft ist daher einer der wichtigsten Faktoren zur Erhaltung des Lebens.

Luftverschmutzende Chemikalien sind selten für alle Lebewesen giftig. Häufiger ist der Fall, dass sie nur einigen wenigen Probleme bereiten oder nur dann in größerem Umfang schädlich sind, wenn sie langzeitig unsere Atemluft verunreinigen. Sehr vieles kann die Luft verschmutzen; Industrieabgase stehen dabei an erster Stelle. Sorglose Müllverbrennung kann Dioxin, Arsenide und PCB (Polychlorbiphenyle) freisetzen – unglaublich giftige Substanzen, die das Weideland kontaminieren und sich dann in der Kuh- oder Ziegenmilch wieder finden. Fluoridemissionen aus Aluminium-Schmelzöfen können, wie Studien ergaben, das Vieh töten und Wälder zerstören. Abgase von chemischen Reinigungen enthalten Chloräthylen, das zu Erbrechen, Kopfweh, Mattigkeit, geistiger Verwirrtheit und Koordinationsschwierigkeiten führen kann – um nur ein paar Beispiele zu nennen.

Nichtindustrielle Umweltverschmutzung
Es gibt natürlich auch viele nichtindustrielle Möglichkeiten, die Umwelt zu verschmutzen. Kohlenmonoxyd, das aus häuslichen Gasinstallationen ausströmt, kann grippeähnliche Symptome verursachen oder für unerklärliches Kopfweh, Übelkeit, Erbrechen, Müdigkeit und Muskelschwäche verantwortlich sein. Viele im Haushalt verwendete Insektizide enthalten organische Phosphate, die mit der Entstehung aplastischer Anämie und bestimmten Leukämieformen im Kindesalter in Verbindung gebracht wurden. Fluorkohlenwasserstoffe in Spraydosen haben einen Großteil des Ozonlochs in den oberen Luftschichten unseres Planeten verursacht, die jetzt mehr ultraviolette Strahlung ungefiltert durchlassen und so die Häufigkeit von Hautkrebserkrankungen erhöhen. Daneben wird die Luft natürlich massiv von saurem Regen, Smog und anderen Kontaminierungsquellen verschmutzt, was dann zu Erkrankungen wie Bronchitis führt.

Unerklärliche Depressivität und schleichende Gesundheitsschäden sind oft auch auf toxische Substanzen zurückzuführen, die aus formaldehydhaltigen Möbeln, Gummidichtungen, Kunststoffen und aus Luftbefeuchtern in Wohnungen, Läden und Büros ausströmen. Viele Vorhang- und andere Stoffe enthalten synthetische Materialien oder wurden mit chemischen Substanzen imprägniert, die sie feuerfest, mottensicher oder gegen Pilze und andere Dinge resistent machen sollen. Jede dieser Substanzen kann bei empfindlichen Menschen Gesundheitsstörungen auslösen.

Ionisiergeräte
Viele Leute – vor allem solche, die unter Asthma, Heuschnupfen, Migräne oder Zwölffingerdarmgeschwüren leiden – fühlen sich in den Bergen oder auf dem Land, kurz nach einem Regen, besonders wohl. Das hängt damit zusammen, dass die Luft dann von negativen Ionen gesättigt ist. Luftverschmutzung in Gebäuden und ihrer Umgebung vermindert die Zahl negativer Ionen in der Luft. Sie lässt sich aber heute mit Spezialgeräten, so genannten Ionisiergeräten, wieder ausgleichen. Es zeigte sich, dass diese Geräte einen günstigen Einfluss auf Atemwegs- und Herz-Kreislauf-Leiden besitzen.

Luftbefeuchter

Zentralheizung trocknet die Luft aus, vor allem, wenn es draußen kalt ist und die Luft nicht viel Feuchtigkeit aufnehmen kann. Trockene Luft verschlimmert Grippe, Erkältungen, Migräne und Trigeminusschmerzen. Allein schon das Aufstellen von Wasserschüsseln (außerhalb der Reichweite von Kindern und Haustieren) kann die Luft feuchter machen. Dazu gibt es noch spezielle Luftbefeuchter, die an die Heizkörper gehängt werden, oder elektrische Luftbefeuchter, aus denen feiner Wasserdunst in die Raumluft geblasen wird.

Das Wasser, das wir trinken

In der westlichen Welt ist Leitungs- oder »Trink«-Wasser gewöhnlich vom bakteriologischen Standpunkt aus sauber, das heißt, es enthält keine Bakterien, die Infektionen wie Cholera oder Typhus verursachen können. Allerdings kann das Wasser durchaus von industriellen Substanzen oder in der Landwirtschaft verwendeten Düngemitteln verschmutzt sein. Manche Leute reagieren stärker auf diese Schadstoffe als andere; sie bekommen zum Beispiel Hautrötungen und Ausschlag. Nitrate, Nitrite, Chlor, Fluoride und Schwefeloxide im Trinkwasser können allergische Symptome verursachen und für eine breite Palette von Erkrankungen des Magen-Darm-Trakts, der Atemwege und des Nervensystems verantwortlich sein. Dazu gehören zum Beispiel Unterleibsschmerzen, Mundgeschwüre, Halsweh, Blähungen, Diarrhö, ungewöhnlicher Scheidenausfluss, ständiger Harndrang, Reizbarkeit, Müdigkeit, Schwindelgefühle und geistige Verwirrtheit sowie das Raynaudsche Syndrom. Uralte Wasserrohre können mit Blei- und Kupferabsonderungen das Wasser verschmutzen. Falls Sie so etwas in Ihrer Wohnung befürchten, sollten Sie das Wasser immer ungefähr eine Minute laufen lassen, bevor Sie es zum Trinken oder Kochen verwenden.

Wassertests

Wenn Sie den Eindruck haben, schlechte Trinkwasserqualität sei für Gesundheitsstörungen Ihrer Familie zumindest mitverantwortlich, sollten Sie eine Probe des Wassers von Ihrer zuständigen Gemeindebehörde untersuchen und feststellen lassen, ob sich der Kontaminationsgrad in den gesetzlich festgelegten Grenzen hält. Es kann natürlich auch sein, dass Sie besonders empfindlich selbst auf sehr niedrige Verschmutzungsgrade reagieren. Möglicherweise erwägen Sie dann, sich einen guten Trinkwasserfilter zuzulegen, um das Problem bei sich zu Hause zu lösen. Allerdings ist es nicht unbedingt empfehlenswert, so gefiltertes Wasser ständig zu trinken, denn die Filter halten auch Mineralstoffe und Spurenelemente, etwa Magnesium und Kalzium, zurück. Es gibt heute Filtergeräte, die nur Schadstoffe, und solche, die auch Mineralstoffe aus dem Wasser filtern. Wenn sie nicht sorgsam gewartet werden, können sich in diesen Filtern Bakterien einnisten. Mineralwässer sind dann vielleicht doch das beste.

So gesundheitsfördernd das Schwimmen als Form körperlicher Bewegung auch sein mag – es kann gewaltige Nachteile haben. Schwimmbäder im Haus sind meist mit Chlor versetzt, was empfindlichen Menschen Probleme bereitet. Und Schwimmen in offenen Gewässern oder dem Meer ist vielerorts schon recht gefährlich geworden, weil das Wasser bakteriell oder chemisch stark verschmutzt ist.

Toxische Metalle

In kleinen Mengen sind viele metallische Spurenelemente sehr wichtig für die Gesundheit (siehe S. 836–843). In größeren Mengen sind die meisten Metalle jedoch extrem giftig. Und sie sind fast überall anzutreffen – in der Luft, die uns umgibt, in Nahrungsmitteln und Wasser, in Gebäuden, Kleidung und Maschinen.

Aluminium

Hohe Aluminiumkonzentrationen im Körper beeinträchtigen das Nervensystem, die Knochen, die Leber und die Nieren. Sie spielen wahrscheinlich auch bei kindlicher Hyperaktivität, bei Gelenkproblemen, der Alzheimerschen Krankheit und präseniler Demenz eine Rolle. Nahrungsmittel und Wasser können mit Aluminium verseucht werden, wenn man in Aluminiumtöpfen kocht oder Aluminiumfolie zum Verpacken und Aufbewahren der Lebensmittel benutzt (siehe S. 80). Das Metall ist außerdem in Kaffeeweißern (Milchersatz) und Antazida (gegen

Magensäure) enthalten und wird mit dem sauren Regen aus Böden ausgewaschen. Seine toxischen Wirkungen im Körper werden noch verstärkt, wenn gleichzeitig Magnesium- oder Kalziummangel besteht.

Arsen

Arsen findet sich in Meeresfrüchten, Tiernahrungszusätzen, Insektiziden, Tapeten und manchem Keramikgeschirr. Es ist ein seit alters her bekanntes Gift und kann in hohen Dosen tödlich sein.

Cadmium

Die Enzyme unseres Körpers benötigen Zink, um gut zu funktionieren. Cadmium bindet sich an Enzyme, die dann kein Zink mehr aufnehmen können; dadurch können Nierenleiden und Bluthochdruck entstehen. Cadmium befindet sich in Zigarettenrauch, Wasserrohren, Erde und alten Pflasterungen. In der Nähe von Industrieansiedlungen finden sich häufig hohe Cadmiumkonzentrationen; das Metall ist außerdem in vielen Lebensmitteln und Gummiprodukten enthalten. Besonders gefährlich ist es für Kinder und schwangere Frauen.

Blei

Die Toxizität von Blei ist schon vielfach untersucht worden. Hohe Bleikonzentrationen im Körper können unter Umständen tödlich sein. Zu den Symptomen einer Bleivergiftung gehören Anämie, kolikartige Unterleibsschmerzen sowie Nerven- oder Gehirnschäden (siehe Hirnschäden und periphere Neuropathie). Viele Expertinnen und Experten sind heute davon überzeugt, dass bereits vergleichsweise niedrige Bleispiegel im Blut zu so genannten subaktuten Vergiftungserscheinungen führen, außerdem zu Totgeburten und angeborenen Missbildungen, zu Lern- und Verhaltensproblemen, Krebserkrankungen, Herzleiden und Bluthochdruck, Nieren- und Stoffwechselkrankheiten, Schwächung des Immunsystems sowie eher undeutlichen Symptomen wie Lethargie, Depressivität, Muskelschmerzen und Neigung zu Infekten. Blei findet sich in Autoabgasen, in Obst und Gemüse, das solchen Abgasen ausgesetzt ist, in manchen unbeschichteten Kochgeräten, in alten Farbanstrichen, Staub, Wasser aus Blei- oder verbleiten Kupferleitungen, der gesprungenen Bleiglasur von Keramikgeschirr, Knochenmehl, alten Zinnsoldaten, Dolomitsteinen, Zigarettenasche und Tabak.

Quecksiber

Hohe Quecksilberkonzentrationen im Körper können Störungen des Nervensystems verursachen. Hutmacherinnen und Hutmacher litten früher häufig unter Quecksilbervergiftungen, weil man zur Hutherstellung früher Quecksilber benutzte (daher der englische Ausdruck mad as a hatter, verrückt wie ein Hutmacher). Niedrigere Quecksilberkonzentrationen können Symptome auslösen, die denen einer Multiplen Sklerose ähneln. Quecksilber wird in Fisch und Meeresfrüchten gefunden, die aus industriell verseuchten Gewässern – vor allem in der Umgebung von Papierfabriken – stammen, außerdem in Trinkwasser, Pestiziden, Zahnamalgam und chemisch behandeltem Weizen.

Genussmittel und Drogen

Drogen oder drogenähnliche Genussmittel zu sich zu nehmen, ist in der Menschheitsgeschichte nichts Neues. Offenbar wurden in vielen Kulturen verschiedene solcher Substanzen zum Spannungsabbau, in geselliger Runde oder aus religiösen Gründen angewendet. Im Krieg nutzte man ihre Wirkung, um die Angriffslust der Kämpfenden zu steigern und sie Sorgen um die eigene Sicherheit vergessen zu lassen. In den heutigen westlichen Gesellschaften geht es im Wesentlichen um Koffein, Tabak, Alkohol sowie »weiche« und »harte« Drogen. Genussmittelmissbrauch also von Tabakwaren, Alkohol und Koffein – betrifft allerdings sehr viel mehr Menschen.

Tabak

Allein in Großbritannien sterben rund 50 000 Menschen jährlich einen vorzeitigen Tod, weil sie Tabak rauchen. Der Rauch von Tabakwaren ist toxisch, denn er enthält Substanzen wie zum Beispiel verschiedene Teere (sie können Krebs verursachen), Nikotin (ein Stimulans und Gefäßgift) sowie Kohlenmonoxid (es vermindert die Fähigkeit des Bluts, Sauerstoff aufzunehmen). Kommerziell gefertigte Zigaretten enthalten außerdem Salpeter, der sie besser brennen lässt. Im Durchschnitt kann man sagen: Die fünf Minuten, die jemand braucht, um eine Zigarette zu rauchen, verkürzen sein oder ihr Leben um etwa die gleiche Zeit. Schätzungen zufolge gehen Sie, wenn Sie 15 bis 20 Zigaretten am Tag rauchen, ein etwa fünfzehnfaches Risiko ein, an Speiseröhrenkrebs zu erkranken. Ihr Risiko, an Blasenkrebs zu sterben, ist rund doppelt so hoch wie das einer nichtrauchenden Person, und das gleiche gilt für den Herzinfarkt.

Eine Raucherin, die schwanger ist, erleidet eher eine Fehl- oder Frühgeburt als eine Nichtraucherin. Oft verzögert sich außerdem das Wachstum des Ungeborenen im Mutterleib, wahrscheinlich aufgrund des Cadmiumgehalts im Tabakrauch (siehe Cadmium, S. 92). Zudem besteht die erhöhte Gefahr, dass das Baby im ersten Lebensjahr erkrankt oder sogar stirbt. Zu weiteren möglichen Risiken gehören verstärkte Koliken im Kindesalter und verminderte Intelligenz. Wenn Schwangere rauchen, ermöglichen sie ihrem Kind also keinen guten Start ins Leben.

Zu weiteren Nebenwirkungen des Rauchens gehören: erhöhte Gefahr von Nierenleiden, Schlaganfall, chronischer Bronchitis, Emphysemen (Lungenblähungen), Herzversagen, Bluthochdruck und Zervixkrebs. Das Risiko ist entsprechend größer, wenn Sie schon in der Adoleszenz angefangen haben zu rauchen, und es steigt noch mehr mit gleichzeitiger Einnahme der Antibabypille.

Auch wer passiv mitraucht, also den Tabakrauch anderer Leute einatmen muss, ist bestimmten gesundheitlichen Gefahren ausgesetzt. Vielleicht rauchen Sie selbst nicht, haben aber einen starken Raucher zu Hause oder neben sich am Arbeitsplatz. Wenn Sie sich häufig in verrauchter Luft aufhalten, gehen Sie ebenfalls ein höheres Risiko ein, an den vorgenannten Leiden zu erkranken.

Das Nikotin im Tabakrauch lähmt teilweise die Funktion der winzigen Härchen (Zilien) in den Bronchien, die normalerweise eindringende Schmutzteilchen nach außen befördern, und es stimuliert die Schleimproduktion, der dann ebenfalls in den Lungen stecken bleibt. Irgendwann stellt sich Raucherhusten ein, mit dem der Körper versucht, diesen überflüssigen Schleim nach draußen zu befördern. Raucherinnen und Raucher haben einen erhöhten Bedarf an Vitamin A, B_1, B_2, C, D, außerdem an Bioflavinoiden und Zink. Mangel an diesen essentiellen Nährstoffen führt zu entsprechenden Krankheitssymptomen.

Trotz ständiger, lauter Warnungen seitens der Ärzteschaft rauchen viele Menschen immer weiter. Es stellt sich die Frage, warum sie dies tun? Manche Leute sind anscheinend anfälliger fürs Rauchen als andere, zum Beispiel Soldaten, Kriminelle, Prostituierte, Taxifahrer und Seeleute. Ein Umstand, den sie alle gemeinsam haben, liegt wohl darin: In ihrem Leben gibt es lange Perioden der Langeweile, die sich mit kurzen Perioden heftiger Aktivität abwechseln. Rauchen mindert die Langeweile, weil Nikotin in kleinen Mengen das Gehirn anregen kann. In großen Mengen kann es hingegen beruhigend wirken. Außerdem kann es in angenehmen Situationen das Gefühl des Wohlbefindens verstärken. Und natürlich ist mit dem Anzünden einer Zigarette auch ein gewisses rituelles Element verbunden.

Wie Sie das Rauchen aufgeben können

Es ist sehr schwierig, mit dem Rauchen aufzuhören, wenn Sie das eigentlich gar nicht so recht wollen. Ihr Wille zum Aufhören kann sich festigen, wenn Sie damit auf Ihre eigene Gesundheit oder die Ihrer Familie Rücksicht nehmen oder aus finanziellen Gründen nicht mehr rauchen wollen. Allerdings ist es meist ziemlich sinnlos zu versuchen, vom blauen Dunst loszukommen, wenn Sie sich nicht gleichzeitig klarmachen, aus welchen Gründen Sie überhaupt rauchen, und sich andere Möglichkeiten überlegen, Ihre damit verbundenen Bedürfnisse zu befriedigen. Wenn Sie rauchen, weil Sie im Stress sind, sollten Sie andere Methoden der Entspannung ausprobieren oder es mit Meditation versuchen (siehe S. 87 f.). Rauchen Sie, weil Ihnen langweilig ist, sollten Sie sich eine Tätigkeit suchen, die Ihr Interesse wachhält.

Es scheint übrigens wenig Sinn zu haben, auf eine Zigarettenmarke mit vergleichsweise wenig Teer oder Nikotin auszuweichen. Statistiken zeigen, dass auch diese gesundheitsschädlich sind – vielleicht deswegen, weil die Leute dann mehr rauchen, länger an einer Zigarette ziehen oder tiefer inhalieren.

Falls Sie zu rauchen aufhören wollen, sollten Sie folgendermaßen vorgehen:

- Schreiben Sie Ihre Rauchgewohnheiten eine Woche lang sorgfältig auf. Notieren Sie bei jeder Zigarette, in welcher Situation Sie sich gerade befinden, und geben Sie sich Punkte von 0 bis 5 für das Ausmaß Ihrer jeweiligen Lust, eine zu rauchen.
- Setzen Sie Ihren Zigarettenkonsum über vier bis zehn Wochen kontinuierlich herab, indem Sie die erste Zigarette des Tages so spät wie irgend möglich rauchen und jede Zigarette weglassen, nach der Sie eigentlich gar kein Verlangen haben. Schließlich sollten Sie bei den zwei oder drei Zigaretten ankommen, die Sie tatsächlich am meisten genießen, beispielsweise zu einer Tasse Kaffee nach den Mahlzeiten.
- Versuchen Sie nun, Gewohnheiten zu entwickeln, in denen das Zusammentreffen dieser beiden Genusssituationen vermieden wird. Zum Beispiel: Trinken Sie nach den Mahlzeiten keinen Kaffee mehr, sondern gehen Sie statt dessen spazieren oder waschen Sie das Geschirr ab. Kauen Sie ein Stück Kaugummi, falls Sie etwas im Mund haben müssen.

Nikotinhaltiger Kaugummi hilft manchen, vom Rauchen wegzukommen. Er sollte ärztlich verordnet werden (4-mg-Dosis, falls Sie mehr als 20 Zigaretten am Tag rauchen, und 2-mg-Dosis, falls Sie weniger rauchen). Hat sich Ihr körperliches Bedürfnis nach Zigaretten einmal gelegt, können Sie auf gewöhnlichen Kaugummi übergehen, am besten zuckerfreien.

Übrigens scheint sich derzeit, von Amerika kommend, die Angewohnheit des Tabakkauens auch auf dieser Seite des Atlantiks auszubreiten. Sie kann allerdings zu Mundgeschwüren und Mundkrebs führen – abgesehen davon, dass sie ebenfalls nikotinabhängig machen und so die Lust aufs Rauchen wecken kann.

Koffein

Koffein ist in Tee, Kaffee sowie Cola- und Schokoladegetränken enthalten. In einer Studie wurde nachgewiesen, dass in Australien einer von drei Menschen körperlich koffeinabhängig ist! Die Probanden dieser Studie tranken täglich mehr als fünf Tassen mittelstarken Instantkaffee, was etwa 200 mg reinem Koffein pro Tag entspricht. Daneben rauchten sie auch mehr Zigaretten als andere, die nicht so viel Kaffee tranken.

Studien ergaben, dass Koffein bis zu 20 Stunden lang im Körper einer Schwangeren verbleibt. Bei Frauen, die die Antibabypille einnehmen, dauert der Ausscheidungsprozess bis zu 13 Stunden, bei Nichtraucherinnen bis zu sieben und bei Kindern bis zu drei Stunden. Bei Nichtraucherinnen und -rauchern kann Koffein die Magenwände irritieren, zu einem Überschuss an Magensäure und schließlich zu Magengeschwüren führen. Interessanterweise wirkt sich entcoffeinierter Kaffee auf Magengeschwüre noch schlechter aus als normaler.

Koffein kann das untere Speiseröhrenende entspannen, so dass leichter Magensäure zurückfließt. Bei manchen Menschen verursacht es außerdem Reizbarkeit, Schlaflosigkeit, rascheren Puls und Herzklopfen. Manchmal führt es zu Kaliummangel, Vitamin-B_1-Mangel und verminderter Eisenaufnahme im Darm, außerdem zu Nervosität, Flüssigkeitsverlust, Angstgefühlen, eventuell auch Bauchspeicheldrüsenkrebs, Hypoglykämie (Unterzuckerung) und Chromosomenschäden. Ganz allgemein verstärkt Koffein die Stoffwechselrate.

Tee enthält nur halb so viel Koffein wie Kaffee. Übermäßiges Teetrinken kann dennoch zu Magengeschwüren sowie zu verminderter Absorption von Proteinen, Eisen und Vitamin Bi führen. Immerhin enthält Tee andererseits große Mengen des essentiellen Spurenelements Mangan.

Was sollten Sie angesichts dieser langen Liste möglicher Gesundheitsgefahren, die Ihnen von Kaffee und Tee drohen, nun tun? Beschränken Sie Ihren täglichen Kaffeekonsum auf ein bis zwei Tassen pro Tag; mäßiger Genuss (bis zu drei Tassen täglich) von entkoffeiniertem Kaffee oder Tee hingegen dürfte Ihnen kaum schaden. Statt dessen können Sie aber auch Mate, Kräutertees oder Malzkaffee trinken, Schokolade lässt sich, sowohl in Süßem als auch in Getränken, ganz gut durch Johannisbrot ersetzen. Colagetränke sollten Sie auf jeden Fall meiden und lieber Fruchtsäfte zu sich nehmen.

Umweltbedingte Gesundheitsschäden

Arbeitsplatz

Jedes Jahr bleiben allein in Großbritannien etwa eine Million Menschen mehr als drei Tage lang der Arbeit fern, weil sie am

Arbeitsplatz Verletzungen oder andere Erkrankungen erlitten haben, und die unglaubliche Zahl von rund zehn Millionen Menschen braucht wegen einer Verletzung Erste Hilfe am Arbeitsplatz.

Damit Sie nicht ein Fall in dieser Statistik werden, sollten Sie alle betrieblichen Sicherheitsbestimmungen stets sorgsam beachten und – eventuell mit Hilfe Ihres Betriebsrats bzw. der Ombudsperson – dafür sorgen, dass Ihre Arbeitsgeräte richtig eingestellt und auch vom Sicherheitsstandpunkt aus in Ordnung sind. Wenn nötig, tragen Sie stets die vorgeschriebene Luftfiltermaske, Augen- oder Ohrenschutz, Arbeitsstiefel, Helme oder schwere Handschuhe. Sollten Sie so etwas an Ihrem Arbeitsplatz fahrlässigerweise nicht vorfinden, verlangen Sie danach. Diese Maßnahmen dienen Ihrer eigenen Sicherheit – führen Sie sich also nicht wie Rambo auf, der glaubt sie nicht zu brauchen! Sollten Sie sich krank fühlen, nachdem Sie eine neue Arbeit aufgenommen oder eine neue Arbeitsmethode begonnen haben, sprechen Sie mit Ihrem Betriebsarzt bzw. den Personen darüber, die für betriebliche Gesundheitsbelange zuständig sind.

Arbeitslosigkeit

Zu den Problemen, die sich infolge von Arbeitslosigkeit und Einkommenseinbußen ergeben, gehören schlechte Wohnverhältnisse, die in der Folge zu Krankheit führen können. Vielleicht ist auch kein Geld für ausreichendes Essen oder ordentliche Heizung da. Kinder aus solchen Familien sind oft kleiner als andere und laufen eher Gefahr, sich zu verletzen oder bei einem Unfall zu Tode zu kommen. Unterernährung, koronare Herzleiden, Magengeschwüre und bestimmte Formen von Krebs sind bei Armen häufiger zu beobachten als bei Wohlhabenden. Wer wenig verdient, hat oft weder die Wahl noch die Einflussmöglichkeit noch die Fähigkeit, die eigene Umgebung umzugestalten. Viele dieser Menschen haben ein sehr geringes Selbstbewusstsein und können schlechter mit Krisen aller Art fertig werden. Auch ihr Immunsystem und ihr Hormonhaushalt werden unter Umständen von der Armut ungünstig beeinflusst. Wenn sie keine Hoffnung mehr haben, aus ihrer Arbeitslosigkeit herauszukommen, stehen sie unter starkem Stress, was wiederum zu Drogen- und Genussmittelmissbrauch führen kann.

Wohnräume
Bis vor gar nicht so langer Zeit wurden Häuser aus Materialien gebaut, die seit langem bekannt und ausgetestet waren, beispielsweise Holz und Ziegelsteinen. In den letzten paar Jahrzehnten jedoch wurden sie zu weiten Teilen durch chemisch vorbehandelte oder synthetische Baumaterialien ersetzt. Andere Arten zu heizen kamen auf, daneben tausend Möglichkeiten, elektrische Geräte zu verwenden.

Viele Erkrankungen im Kindesalter hängen mit feuchten, schlecht belüfteten Wohnräumen zusammen. Oft sind dafür Schimmelpilze verantwortlich. Ihr Wachstum lässt sich verhindern, wenn man Kondenswasser in den Räumen mit entsprechenden Raumtrocknern einfängt oder häufig genug lüftet. Denken Sie daran: Eine fünfköpfige Familie produziert ungefähr zwei Eimer voll Kondenswasser pro Tag!

Das Bett
Das eigene Bett sollte der Ort sein, an den man sich vom Trubel der Welt zurückziehen kann, ein Ort der Ruhe und Entspannung und des erfrischenden Nachtschlafs. Die ideale Matratze hat Sprungfedern, die so gebaut sind, dass sie jeden Teil des Körpers einzeln abstützen. Wenden Sie Ihre Matratze regelmäßig; dann vermeiden Sie, dass sie sich einseitig abnützt. Ersetzen Sie sie, je nach Herstellerempfehlungen, bevor sie Ihrem Rücken schadet oder durchhängt. Benutzen Sie ein kleines flaches Kopfkissen, das Sie zwischen Kopf und Schultern legen. Wer unter dem Halswirbelsäulensyndrom leidet, kann auch auf eine spezielle Kopfstütze zurückgreifen.

Kleidung und Kosmetika
Die Haut nimmt über ihre Oberfläche die unterschiedlichsten Substanzen auf; ein Beispiel dafür sind die Steroide in manchen Cremes und Lotions gegen Ekzeme und Dermatitis. Viele Nagellacke, Deodorants, Antiperspirants und Shampoos enthielten bis vor kurzem Formaldehyd (dieser Inhaltsstoff ist inzwischen gesetzlich verboten, Anm. d. Übers.), und manche enthalten auch heute noch relativ große Mengen Aluminium. Meiden Sie solche Produkte, falls Sie sehr empfindliche Haut oder Hautverletzungen

bzw. -leiden haben. Wenn Sie bei guter Gesundheit sind und gut auf persönliche Hygiene achten, sollte Körpergeruch kein Problem sein. Wechseln Sie immer mal wieder Ihre Kosmetikmarke und meiden Sie alles, was Aluminium enthält. Produkte aus Gesundheitsläden oder dem Body Shop sind in aller Regel aluminiumfrei.

Haustiere
Seit vielen Jahrtausenden werden Tiere im Haus gehalten, sowohl als Nahrungs- und Materialquellen als auch deshalb, weil sie Menschen Gesellschaft leisten. Manchen Leuten fällt es leichter, ihrem Haustier ihre Gefühle anzuvertrauen als ihren Mitmenschen. Haustiere mindern die Einsamkeit und geben Geborgenheit. Sie sollten jedoch auch an Ihr(e) Haustier(e) denken, wenn sich plötzlich unerklärliche Allergien, Atemwegs- oder Darmbeschwerden in der Familie einstellen. Vor allem aber sollten Sie darauf achten, dass Ihre kleinen Kinder nicht in Parks oder Sandkästen und Gärten spielen, in denen Tierexkremente herumliegen.

Lärm
Die Lautstärke von Geräuschen wird in Dezibel (db) gemessen. Eine tickende Uhr kann 20 db abgeben; die Lautstärke beim normalen Sprechen beträgt rund 60 db. Elektronisch verstärkte Rockmusik bringt es auf über 100 db, was zu Ohrenschmerzen und Gehörschäden führen kann. Ungeschützte Ohren werden vom Lärm eines nahen Jets – ca. 130 db – rasch und dauerhaft geschädigt. Wie das Sehen ist auch das Hören eine sehr kostbare Sinneswahrnehmung. Schützen Sie Ihre Ohren deshalb sorgsam! (Siehe auch Ohren, ab S. 331)

Wetter und elektromagnetische Phänomene (Elektrosmog)
Dem Wetter wird viel Unbill zugeschrieben, vor allem in Großbritannien. Studien in Deutschland haben tatsächlich gezeigt, dass sich bei bestimmten Wetterverhältnissen sehr viele Erkrankungen verschlechtern können. Dazu gehören Angina, Erkältungen, Depressionen und Erkrankungen des rheumatischen Formenkreises.

Mit Wind und Wetter mussten wir immer schon leben. Doch nun umgeben uns auch noch jede Menge von Menschen gemachte elektromagnetische Felder – ob zu Hause, in der Arbeit oder im Freien. Ob und wenn ja, welche Krankheiten sie auslösen können, ist noch Gegenstand heftiger Diskussionen. Zweierlei Störfaktoren stehen jedoch bereits außer Zweifel: Hochspannungskabel und Computerbildschirme. Falls Sie in der Nähe von Hochspannungsmasten leben und unter unerklärlichen körperlichen oder geistig-seelischen Störungen leiden, sollten Sie an diese Art von Eletrosmog denken (wie Störungen durch elektromagnetische Felder heute genannt werden). Und wenn Sie schwanger sind, sollten Sie möglichst nicht mehr am Computer arbeiten – allenfalls ein paar Stunden täglich, mit einer zehnminütigen Pause nach jeder Stunde. Achten Sie außerdem darauf, dass die Schrift auf dem Bildschirm scharf, der Schirm aber nicht zu hell ist, nicht flackert, stark leuchtet oder reflektiert. Benützen Sie Strahlenschutzschirme für den Monitor und beachten Sie alle Sicherheitsmaßnahmen wie die richtige Entfernung von Ihrem Stuhl zum Monitor und so fort.

Auch Felsen und Mineralien unter der Erde können elektromagnetische Strahlen aussenden. Wenn Sie sich unwohl fühlen oder nicht mehr richtig schlafen können, seit Sie Schlafzimmer oder Wohnung gewechselt haben, kann es sein, dass Sie diesen so genannten Erdstrahlen oder anderen magnetischen Phänomenen ausgesetzt sind. Verändern Sie in diesem Fall den Standort Ihres Bettes oder schlafen Sie in einem anderen Raum.

Radioaktivität

Jede radioaktive Strahlung, sei sie noch so schwach, kann sich schädlich auf Körperzellen auswirken. Auch heutzutage stammen rund zwei Drittel aller radioaktiven Strahlen noch aus unserer natürlichen Umwelt – abgesehen von Gegenden, die stark von radioaktivem Fall-out, etwa nach einer Kernkraftwerk-Katastrophe, betroffen sind. Mindestens ein Drittel unserer radioaktiven Belastung stammt jedoch von der Verwendung von Röntgenstrahlen in der Medizin.

Sollte es noch einmal zu einer Katastrophe wie der von Tschernobyl kommen, sollten Sie unbedingt folgende Maßnahmen beachten, die Ihre radioaktive Verseuchung verringern können, zumindest bis keine unmittelbare Gefahr mehr besteht:

- Meiden Sie tierische Produkte, die vom Tag der Katastrophe an produziert worden sind, vor allem Milch.
- Essen Sie nur Lebensmittel, die am Tag der Katastrophe schon luftdicht verpackt waren.
- Meiden Sie Lebensmittel, die seitdem mit Regenwasser in Berührung gekommen sind.
- Essen Sie täglich drei bis vier Äpfel, vorausgesetzt natürlich, sie wurden vor dem Fall-out geerntet (trotzdem stets gut waschen!).
- Nehmen Sie täglich Multivitamin- und Mineralstoffpräparate zu sich und schützen Sie sich und Ihre Kinder mit Jodtabletten (doch nur unter ärztlicher Aufsicht).
- Suchen Sie Ihre homöopathische Fachkraft auf und fragen Sie, ob entgiftende bzw. schützende Homöopathika angezeigt sind.

Was die Medizin angeht, so sollten Sie sich so selten röntgen lassen wie irgend möglich. Bei Arztwechsel haben Sie das Recht zu verlangen, dass dem neuen behandelnden Arzt Ihre bisherigen Röntgenaufnahmen zur Verfügung gestellt werden. Bitten Sie außerdem stets um Strahlenschutz-Bleischürzen für die Körperteile, die nicht untersucht werden, falls Ihnen diese vom Praxispersonal nicht automatisch zur Verfügung gestellt werden. Bei Kindern ist ein solcher Schutz ganz besonders wichtig, denn ihre Organe sind höchst strahlenempfindlich.

Licht

Sichtbares Licht stellt einen Teil des elektromagnetischen Wellenspektrums dar. Auf der einen Seite geht es in höherfrequente ultraviolette Strahlung über, auf der anderen in niederfrequentes Infrarot. Dazwischen liegt, was wir als Licht wahrnehmen.

Ultraviolette Strahlen bräunen die Haut nicht nur, sondern können sie verbrennen. Zu den Risiken allzu ausgedehnter Sonnenbestrahlung gehören Kataraktbildung (Grauer Star) und maligne Melanome (Hautkrebs), vor allem bei Hellhäutigen. Sonnenlicht kann außerdem Photoallergien auslösen, wenn Sie gerade bestimmte Medikamente einnehmen müssen, zum Beispiel solche, die Phenothiazine enthalten (ein Mittel, das unter anderem in der Schizophreniebehandlung eingesetzt wird).

Die Nachteile des Sonnenlichts werden allerdings von seinen Vorteilen bei weitem aufgewogen, vorausgesetzt, Sie steigern die Dauer der Sonneneinstrahlung ganz allmählich oder benutzen anfangs Cremes mit hohem Lichtschutzfaktor. Abgesehen davon, dass Sonnenlicht zur Bildung von Vitamin D in der Haut lebensnotwendig ist, kann es auch Depressionen verhüten. Auch bei wolkigem Wetter sollten Sie deshalb täglich eine Weile ins Freie gehen.

Sonnenbänke haben ihre Risiken. Falls Sie sie benutzen, müssen Sie alle Sicherheitsvorkehrungen wie Augenschutz und Versuchsbestrahlungen vorab sorgsam beachten.

Schließlich sollten Sie es auch vermeiden, direkt in irgendwelche Lichtquellen – ob Sonne oder Lampen – zu blicken und Neonröhren in Ihrer Umgebung am besten gegen Vollspektrum-Lampen austauschen. Ihr Augenlicht ist kostbar; schützen Sie es daher gut vor Schäden! (Siehe auch Augen, ab S. 303).

Reisen

Für alle üblichen Reiseschutzimpfungen gibt es auch homöopathische Alternativen. Wissenschaftlich anerkannte Beweise ihres Nutzens stehen zwar bislang noch aus, doch Sie sollten auf jeden Fall darauf zurückgreifen, wenn Sie aus irgendeinem Grund keine schulmedizinischen Impfungen vertragen.

Vielleicht möchten Sie Ihren Erste-Hilfe-Kasten, den Sie auf Reisen mitnehmen, durch Mittel gegen Reisekrankheit ergänzen (siehe dazu S. 510), für etwaige Gefahren wie etwa Schlangenbisse gerüstet sein (siehe Erste Hilfe, S. 144 f.) und auf jeden Fall zwei Mittel für den Darm mitnehmen: Phosphorus in der Potenz C 30, einzunehmen bei leichtem Durchfall, und Arsenicum album C 30 für Gastroenteritis (Magen-Darm-Entzündung).

Natürlich können wir nicht unser ganzes Leben damit zubringen, uns immerzu über Gesundheitsgefahren und Unfallrisiken Gedanken zu machen. Hier in Kürze noch einmal das Allerwichtigste:

1. Stress ist Teil des modernen Lebens; suchen Sie daher rechtzeitig nach Wegen, ihn gut zu bewältigen.
2. Ernähren Sie sich gesund, lernen Sie richtiges Atmen, bewegen Sie sich ausreichend, vor allem in frischer Luft, und achten Sie auf eine gesunde Körperhaltung.
3. Versuchen Sie, Ihren Körper und Ihre Umgebung so wenig wie möglich mit Schadstoffen zu belasten.
4. Greifen Sie bei Gesundheitsstörungen so oft wie möglich zu homöopathischen Mitteln, keinesfalls automatisch zu Medikamenten der Schulmedizin.

Teil 3
Homöopathie im Alltag

Was Sie über Homöopathie wissen sollten

Weltweit werden mehr als 3000 verschiedene homöopathische Heilmittel verwendet. Die meisten sind pflanzlichen oder mineralischen Ursprungs; einige stammen aus tierischen und menschlichen Geweben oder Sekreten, einige wenige aus den Mikroorganismen, die sich im Verlauf von Krankheitsprozessen vermehren, und ein paar sind sogar homöopathische Aufbereitungen moderner Medikamente. In diesem Buch werden rund 250 von ihnen genannt; Sie finden Sie ab Seite 950 mit ihren vollen lateinischen sowie den gebräuchlichen deutschen Namen aufgelistet.

Ausführlichere Details zu 60 der wichtigsten Heilmittel, also ihre Arzneimittelbilder, finden Sie im Anhang ab Seite 971.

Für den täglichen Hausgebrauch ist ein Vorrat von drei oder vier Dutzend Homöopathika mehr als ausreichend. Auf S. 109 haben wir Vorschläge dafür gemacht, wie Sie sich eine Hausapotheke zusammenstellen können. Um die Anschaffungskosten etwas zu verteilen, ist es am sinnvollsten, wenn Sie zuerst die wichtigsten Homöopathika für den Anfang, die Salben sowie die angegebenen Urtinkturen kaufen und andere Mittel erst nach und nach hinzufügen.

Die Anwendung der Homöopathie

Die häufigsten Fragen und Antworten

Wo kann ich homöopathische Heilmittel bekommen?
Homöopathische Arzneien sind in Deutschland apothekenpflichtig; das heißt, Sie bekommen die Mittel in jeder homöopathisch ausgerichteten Apotheke sowie in vielen allopathischen Apotheken, die gebräuchliche Homöopathika auf Lager haben. In jeder Apotheke können Sie darüber hinaus Verordnungen Ihrer homöopathischen Fachkraft sowie Mittel bestellen, die Sie sich selbst aus unseren Arzneisuchtabellen ausgewählt haben. Manche in der Homöopathika-Herstellung ausgebildeten Apothekerinnen und

Apotheker können bestimmte Mittel, nach den Vorschriften des Deutschen Homöopathie-Arzneibuchs, selbst herstellen; ansonsten werden die Bestellungen an die entsprechenden homöopathischen Herstellerfirmen weitergeleitet. Sie müssen dann meist einen Tag, bei Spezialpräparaten auch länger, auf das Eintreffen des Präparats warten. Davon abgesehen, kann auch Ihr Homöopath beziehungsweise Ihre Homöopathin einige Mittel vorrätig haben und Ihnen mitgeben.

Alles, was Sie sonst für Ihre homöopathische Hausapotheke benötigen könnten – etwa Fläschchen, Apothekenschränkchen, Tropfenspender etc. –, bekommen Sie im Apothekenfachhandel.

In welcher Form sind homöopathische Mittel erhältlich?
In Deutschland werden Homöopathika meist in Form von (alkoholhaltigen!) Tropfen oder in Form von Globuli (Kügelchen) oder Tabletten vorrätig gehalten; sie sind aber auch in anderen Darreichungsformen lieferbar.

Homöopathische Tabletten oder Globuli müssen lediglich auf oder unter der Zunge zergehen; Pulver bzw. Granulate müssen je nach Anweisung unverändert im Mund aufgelöst oder aber in wenig Wasser verrührt und kurze Zeit im Mund behalten werden, bevor man sie schluckt. (Granulate sind für Babies empfehlenswert, da sie sich rasch auflösen und nicht so leicht wieder ausgespuckt werden können.) Homöopathische Tropfen müssen in der angegebenen Menge, entweder unverdünnt oder in wenig Wasser aufgelöst, eingenommen werden; vor dem Herunterschlucken ebenfalls etwas im Mund behalten! Sollten Sie gegen Laktose (Milchzucker) allergisch sein, können Sie Tropfenpräparate, die eigentlich auf Laktosepillen zu träufeln sind, auch direkt auf die Zunge geben. Der Tropfenspender sollte dann nach jedem Gebrauch sterilisiert werden. Sollten Sie hingegen keinerlei Alkohol vertragen bzw. ist das Heilmittel für Kinder bestimmt, sind feste Darreichungsformen – Globuli, Tabletten, Pulver, Granulate – empfehlenswert. Sie sind auf spezielle Anforderung hin auch auf Sojabasis, also ohne Laktose, erhältlich.

Einige Homöopathika können Sie, nur für den äußerlichen Gebrauch, als Salben oder Heilöle bekommen, andere als Injektionen oder neuerdings auch als Trinkampullen.

So stellen Sie eine homöopathische Hausapotheke zusammen

Für den Anfang: Aconitum, Apis mellifica, Arnica, Belladonna, Cantharis, Carbo vegetabilis, Hypericum (jeweils C30 und C6; für den Anfang genügt C30); außerdem Chamomilla, Euphrasia, Ledum, Rhus toxicodendron, Ruta (nur in C6).

Weitere sehr gebräuchliche Mittel: Bryonia, Ferrum phosphoricum (C30 und C6; für den Anfang genügt C30); außerdem Allium, Alumina, Argentum nitricum, Arsenicum, Calcium carbonicum Hahnemanni, Colocynthis, Gelsemium, Hamamelis, Hepar sulfuris, Ignatia, Ipecacuanha, Lachesis, Lycopodium, Magnesium phosphoricum, Mercurius, Natrium muriaticum, Nux vomica, Phosphorus, Pulsatilla, Silicea, Sulfur, Urtica (sämtlich nur in C6).

Weniger gebräuchliche, doch nützliche Mittel: Glonoinum (C30), Acidum phosphoricum, Anacardium, Antimonium, Antimonium tartaricum, Barium carbonicum, Calcium phosphoricum, Causticum, Chelidonium, China, Dioscorea, Dulcamara, Graphites, Hyoscyamus, Kalium carbonicum, Natrium sulfuricum, Phytolacca, Sepia, Spongia, Staphisagria, Tarantula, Thuja, Veratrum album (alles in C6).

Urtinkturen: Calendula, Hypericum, Euphrasia (als Badewasserzusätze, für Gurgelwässer usw.).

Zubereitung einer Lotion: 10 Tropfen Urtinktur mit 0,25 l abgekochtem, kühl gestelltem Wasser vermischen. Euphrasia als Augenlotion: der Lösung einen Teelöffel Salz hinzufügen.

Salben: Arnica-, Calendula-, Hypericum- und Urtica-Salbe (antiseptische Salbe zur Behandlung von Hautabschürfungen und -wunden, doch nicht direkt auf offene Wunden oder Hautrisse geben, sondern nur aufs Pflaster!)

Wann und wie sollte man Homöopathika einnehmen?
Homöopathische Heilmittel werden am besten zwischen den Mahlzeiten eingenommen, wenigstens aber eine halbe Stunde nach der letzten Mahlzeit; sie sollten langsam im Mund aufgelöst bzw. als Tropfen eine Weile im Mund behalten werden. Stets auf eine saubere Zunge geben! Nicht einnehmen, wenn der Mund noch nach Zahnpasta, Tabak, Süßigkeiten, stark gewürzten Speisen oder Getränken schmeckt; notfalls den Mund vor der Einnahme gründlich mehrmals ausspülen.

Welche Dosierung ist korrekt?
Einnahmedauer und Dosierungen aller hier genannten Homöopathika werden unter den jeweiligen Beschwerden genau angegeben.

Sowohl für Kinder als auch für Erwachsene bedeutet die Angabe »eine Dosis« jeweils: ein bis zwei große oder zwei bis vier kleine Globuli oder eine Tablette oder zwei bis drei Tropfen bzw. ebenso viel des Granulats, wie auf dem kleinen Fingernagel Platz hätte. Für chronische Leiden wird meist die Potenz C6 verwendet; in Notfällen oder akuten Situationen kann das jeweilige Mittel in der Potenz C30 empfehlenswerter sein.

In akuten Fällen sollte anfangs jede halbe oder jede Stunde eine Dosis eingenommen werden, bis zu maximal zehn Dosen. Sobald eine Besserung eintritt, sollte der Abstand zwischen den Dosiseinnahmen höchstens zwei bis drei Tage lang auf acht oder zwölf Stunden verlängert werden.

Es besteht absolut keine Notwendigkeit, ein homöopathisches Mittel weiterhin einzunehmen, wenn die jeweiligen Symptome bereits deutlich leichter werden!

In chronischen Fällen gilt: Je ausgeprägter die geistigen und seelischen Symptome, desto höher sollte das Mittel potenziert sein, und je stärker die körperlichen Symptome vorherrschen, desto niedriger die Potenzierung.

Denken Sie stets daran: Die Wirksamkeit homöopathischer Mittel hängt sehr davon ab, wie genau Ihr individuelles Krankheitsbild mit dem Arzneimittelbild übereinstimmt. Nehmen Sie stets die kleinstmöglichen Dosierungen über den kürzestmöglichen Zeitraum ein, denn mehr hilft nicht mehr! Wenn das Präparat dem Organismus einmal seine Botschaft übermittelt hat, besorgt Ihre Vitalkraft alles übrige.

Kann ich auch Säuglingen oder Kleinkindern schon Homöopathika geben?

Ja. Vielleicht finden Sie es jedoch einfacher, ihnen Granulate statt Pillen oder Tropfen zu verabreichen, denn sie sind sehr rasch löslich und schwer auszuspucken. Wenn es das jeweilige Präparat nicht als Granulat geben sollte, zerdrücken oder zerreiben Sie jeweils eine Pille zwischen zwei sauberen Löffeln oder lösen Sie sie in etwas warmem Wasser auf.

Was soll ich tun, wenn die Symptome sich verschlimmern?

So genannte Erstverschlimmerungen, die kurze Zeit anhalten, sind bei der Einnahme von Homöopathika nichts Ungewöhnliches. Meist sind sie sogar als gutes Zeichen zu werten – nämlich dafür, dass das Mittel zu wirken beginnt! Sollten Sie hingegen ganz einfach das falsche Mittel eingenommen haben, tritt gewöhnlich überhaupt keine Wirkung ein. In akuten Fällen geht es Ihnen vielleicht ein paar Minuten lang schlechter, selten länger. Bei chronischen Erkrankungen kann die Erstverschlimmerung länger anhalten, jedoch kaum mehr als ein bis zwei Tage.

Unter solchen Umständen sollten Sie schlicht eins tun: mit der weiteren Einnahme aussetzen, bis Ihre Symptome zu verschwinden beginnen (was bei Einnahme des richtigen Mittels fast sicher geschieht). Geht es Ihnen dann kontinuierlich besser, besteht kein Anlass mehr, das Mittel noch einzunehmen. Setzen die Symptome hingegen erneut ein, greifen Sie wieder zu Ihrem Mittel. Sollte es Ihnen eine Zeitlang besser, dann jedoch wieder schlechter gehen und die Beschwerden immer einmal wieder aufflammen, nehmen Sie das Mittel am besten in einer höheren Potenzierung. Beispiel: Hatten Sie bisher die Arznei in C6 geschluckt, nehmen Sie jetzt bis zu zehn Dosen in C30.

Was soll ich tun, wenn einige Symptome sich bessern, andere nicht?

Wenn Sie sich insgesamt besser fühlen, reicht es möglicherweise, die Dosis des Mittels allmählich herabzusetzen (»auszuschleichen«) – die körperlichen Symptome sollten mit der Zeit dann von selbst vergehen. Sollten Sie hingegen das Gefühl haben, auf der Stelle zu treten, brauchen Sie wahrscheinlich noch ein anderes, das bisherige Mittel ergänzende Homöopathikum.

Wenn Ihre körperlichen Symptome nachlassen, Ihre psychischen oder geistigen jedoch bestehen bleiben, kann das unter Umständen bedeuten, dass die Symptome lediglich unterdrückt worden sind (was allerdings bei homöopathischen Behandlungen nur selten vorkommt). Wahrscheinlicher ist jedoch, dass Ihr zugrunde liegendes Leiden sich verändert.

Was soll ich tun, wenn neue Symptome auftauchen?
Zuerst einmal setzen Sie Ihr Homöopathikum ab; es kann sein, dass Sie damit sozusagen eine Arzneimittelprüfung durchführen. Die Symptome sollten daraufhin eigentlich rasch zurückgehen. Wenn nicht, wurde Ihnen höchstwahrscheinlich entweder eine falsche Diagnose gestellt oder das falsche Mittel verabreicht (bzw. Sie selbst haben sich geirrt). Wenn Sie im Zweifel sind, fragen Sie Ihren Hausarzt bzw. Homöopathen.

Was soll ich tun, wenn die Symptome gleich bleiben, also weder eine Verbesserung noch eine Verschlimmerung eintritt?
Notieren Sie Ihre Symptome noch einmal so sorgfältig und ausführlich wie möglich und sehen Sie dann in der Allgemeinen Arzneisuchtabelle nach (ab Seite 863), ob sich nicht ein spezifischeres Mittel für Sie finden lässt.

Muss ich irgendwelche Substanzen meiden, so lange ich Homöopathika einnehme?
Ja. Kaffee, Alkohol, Tabak, Pfefferminz und Dinge mit Pfefferminzgeschmack, stark parfümierte Kosmetika und Toilettenartikel, stark riechende Haushaltsreiniger sowie einige essentielle Öle, die in der Aromatherapie verwendet werden, können sämtlich als so genannte Antidote von Homöopathika wirken – das sind Gegenmittel, die deren Wirkung aufheben – und sollten bei akuten Krankheitserscheinungen unbedingt gemieden werden. Wenn Sie unter einer chronischen Krankheit leiden, die sich während der homöopathischen Behandlung allmählich bessert, können Sie nach

und nach die eine oder andere dieser Substanzen wieder benutzen. Sollte dann jedoch die Besserung auf einmal nicht mehr voranschreiten, liegt es wahrscheinlich genau daran: also Vorsicht!

Wie sollten Homöopathika aufbewahrt werden?
An einem kühlen, trockenen Ort, weit weg von allem, was einen starken Duft oder Geruch ausströmt; achten Sie auch darauf, dass die Verschlusskappen der Fläschchen und Behälter stets fest zugedreht sind. So aufbewahrt, können Homöopathika bis zu 100 Jahre lang wirksam bleiben. Füllen Sie die Mittel nicht in andere Behälter um, und heben Sie sie außer Reichweite von Kindern auf! Homöopathika sind zwar – mit Ausnahme mancher Urtinkturen – nicht giftig, wie viel ein Kind davon auch schlucken mag; Kleinkinder können jedoch von zu viel Milchzucker auch Durchfall bekommen – und Ihre gesamte Hausapotheke ist womöglich auf einmal leergefegt!

Kann ich Homöopathika auch neben schulmedizinischen Medikamenten einnehmen?
Schulmedizinische Medikamente, die Ihr Arzt oder Ihre Ärztin Ihnen verschrieben hat, werden in ihrer Wirkung von Homöopathika nicht beeinträchtigt. Viele solcher Medikamente – etwa Cortisontabletten oder -salben, Tranquilizer und leichtere Beruhigungsmittel, die Antibabypille, Schlafmittel, Antihistaminika – verändern oder blockieren jedoch ihrerseits die Wirkung homöopathischer Mittel. Sollten Sie keine schulmedizinischen Medikamente mehr einnehmen wollen, müssen Sie darüber zunächst einmal mit Ihrem Arzt bzw. Ihrer Ärztin reden. Auf gar keinen Fall dürfen Sie verschriebene Medikamente einfach auf eigene Faust absetzen! Sind Sie bei einem auch homöopathisch arbeitenden Arzt in Behandlung, müssen Sie ihn schon zu Beginn darüber informieren, was Sie derzeit einnehmen.

Werden die Kosten für Homöopathika von der Krankenkasse übernommen?
Das wird von den einzelnen Krankenkassen, trotz einheitlicher Gesetzeslage, unterschiedlich gehandhabt; am besten ist es daher, sich vor Beginn einer homöopathischen Behandlung bei der eige-

nen Kasse genau zu erkundigen. Voraussetzung für eine etwaige Kostenübernahme ist in jedem Fall, dass die Behandlung von einem Arzt oder einer Ärztin mit Kassenzulassung durchgeführt wird beziehungsweise werden soll; Behandlungen bei Heilpraktikern erstatten die Kassen nicht.

So finden Sie eine gute homöopathische Fachkraft

In Deutschland wie auch in anderen europäischen Ländern, etwa England, wird Homöopathie von ganz unterschiedlich ausgebildeten Menschen praktiziert. Zum einen sind das Ärztinnen und Ärzte, die ein normales Medizinstudium und zusätzlich – oft auch erst viel später während ihres Berufslebens – eine gründliche Ausbildung in Homöopathie gemacht haben: nicht an Medizinischen Hochschulen, von denen bislang nur wenige die Homöopathie auch in ihren (freiwillig belegbaren) Lehrstoff aufgenommen haben, sondern in Aus- und Fortbildungskursen, wie sie etwa vom Deutschen Zentralverband homöopathischer Ärzte e. V., der Internationalen Liga homöopathischer Ärzte oder anderen Vereinigungen von Homöopathie-Fachleuten veranstaltet werden. Nach der eigentlichen Ausbildung folgen dann noch Jahre praktischer Erfahrung mit der Homöopathie in eigener Praxis oder in der Klinik- und Krankenhausarbeit, etwa in naturheilkundlich orientierten Abteilungen, bevor diese Ärztinnen und Ärzte sich zu den erfahrenen Fachkräften für Homöopathie zählen können. (Manche allerdings weisen sich auf ihrem Praxisschild durch die Zusatzbezeichnung »Homöopathie« auch dann schon als homöopathische Fachleute aus, wenn sie nur einige wenige anerkannte Homöopathie-Kurse mitgemacht haben – diese Einschränkung ist leider zu konstatieren). Schulmedizinisch ausgebildete Homöopathinnen und Homöopathen können Ihnen sowohl das Arsenal der orthodoxen Diagnostik und Therapie als auch ihre Homöopathie-Kenntnisse anbieten.

Daneben gibt es Heilpraktikerinnen und Heilpraktiker, die nach einer bestimmten Prüfung im örtlichen Gesundheitsamt, entsprechend dem geltenden deutschen Heilpraktikergesetz, eine Praxis eröffnen durften und sich eventuell neben anderen naturheilkundlichen und/oder psychologischen Verfahren – auf die Homöopathie spezialisiert haben. Ihr Ausbildungsgang ist bisher in

Deutschland, trotz vieler Bemühungen der einschlägigen Berufsverbände, nicht einheitlich gesetzlich geregelt; es gibt daher Schulen und Heilpraktiker-Ausbildungskurse sehr unterschiedlicher Qualifikation und Qualität. Ob ein Heilpraktiker bzw. eine Heilpraktikerin tatsächlich den erforderlichen Wissensstand – auch auf medizinischem Gebiet – besitzt, um erfolgreiche und korrekte homöopathische Behandlungen durchführen zu können, müssen Sie nach wie vor selbst herausfinden. Am besten erkundigen Sie sich im Verwandten-, Freundes- und Bekanntenkreis nach vertrauenswürdigen, als gut geltenden Heilpraktiker/innen, wenn Sie in Ihrem Wohnbereich keine ärztliche Homöopathie-Fachkraft finden können: Empfehlungen zufriedener Patientinnen und Patienten sind noch immer die beste Propaganda. Selbst von sehr guten heilpraktisch Tätigen können und dürfen Sie jedoch in aller Regel keine so umfassenden medizinischen Grundkenntnisse erwarten, wie ein Medizinstudium sie vermittelt. Hinzu kommt, dass dieser Berufsstand in bestimmten Fällen – etwa bei Infektionskrankheiten – nicht behandeln darf, sondern Sie dann zu einem Arzt oder einer Ärztin schicken muss, außerdem über bestimmte diagnostische Geräte (etwa Röntgen- und Mammographiegeräte) nicht verfügt und auch keine intravenösen Injektionen verabreichen darf, was den Behandlungsspielraum einengen kann.

Andererseits nehmen sich oft gerade Heilpraktikerinnen und Heilpraktiker die – in ärztlicher Praxis ziemlich schlecht oder gar nicht vergütete – Zeit, das individuelle Krankheitsbild nach allen Regeln homöopathischer Kunst zu erkunden und es mit den Arzneimittelbildern abzustimmen, so dass Sie sich zum einen in ganzheitlichem Sinne ernst genommen fühlen und zum anderen genau das für Sie passende Mittel verordnet bekommen. Eine solche klassische homöopathische Erstanamnese dauert durchschnittlich rund eineinhalb Stunden (und ist ein guter Gradmesser für die Qualifikation des Behandlers bzw. der Behandlerin)[2].

2 Die Kosten für eine homöopathische Behandlung werden in Deutschland von den gesetzlichen Krankenkassen nur dann übernommen, wenn diese von einer Ärztin oder einem Arzt mit Kassenzulassung durchgeführt wird. Sind Sie privat versichert, sollten Sie sich schon vor Behandlungsbeginn bei Ihrer Versicherung erkundigen, ob sie die Kosten übernimmt (Anm. d. Übers.).

Es kann Ihnen übrigens passieren, dass man Ihnen eine homöopathische Fachkraft empfiehlt, die recht unkonventionelle Methoden anwendet. Der Begriff Homöopathie wird heute für mancherlei Konzepte gebraucht und manchmal auch missbraucht. Sollten Sie feststellen, dass die Philosophie dieser Fachkraft weder Ihren Erwartungen entspricht, noch Sie ihr gedanklich folgen mögen, steht es Ihnen selbstverständlich völlig frei, sich eine andere zu suchen.

Wir sind der Meinung, ein guter Homöopath/eine gute Homöopathin müsse das Wohlergehen der Behandlungsbedürftigen über alles stellen, ganz unabhängig davon, was er oder sie von bestimmten homöopathischen Ansätzen halten mag. Wie Hahnemann schon sagte, sind weniger die Theorien über Ursachen und Behandlung von Wichtigkeit, sondern vielmehr die Resultate – oder, wie der Volksmund sagt: Wer heilt, hat recht.

Wie Sie dieses Buch benutzen

In diesem Buch wird unter dem jeweiligen Stichwort immer wieder erläutert, wie Sie vorgehen müssen, um das richtige Mittel zu finden. In den meisten Fällen wird Ihnen das nicht schwer fallen, mitunter gibt es jedoch nicht genau definierbare Probleme, bei denen es schwieriger ist, das richtige Homöopathikum zu finden. Für diese Fälle haben wir im Anhang umfangreiche Allgemeine Arzneisuchtabellen (ab S. 863) zusammengestellt, mit deren Hilfe Sie hoffentlich auch weniger gut definierbare Symptome und Auffälligkeiten und die zugehörigen homöopathischen Mittel finden. Diese Allgemeinen Arzneisuchtabellen sollen Ihnen dabei behilflich sein, Ungleichgewichte aufzuspüren und zu behandeln, bevor sie Ihre Widerstandskraft und Vitalität so schwächen, dass daraus eine medizinisch diagnostizierbare Erkrankung wird. Sie haben folgenden Zweck:

- Sie helfen Ihnen, das richtige homöopathische Mittel unter all denen auszuwählen, die in Teil 5, »Erkrankungen und Beschwerden«, unter den einzelnen Leiden aufgeführt werden. Voraussetzung ist allerdings, dass Sie der Diagnose ganz sicher sind.

- Sie helfen Ihnen, ein homöopathisches Mittel bei unspezifischen Symptomen zu finden, die anzeigen, dass irgend etwas nicht in Ordnung ist oder die Lebenskraft ziemlich zu wünschen übrig lässt, andererseits aber auch noch kein eindeutiges Krankheitsbild ergeben. Bitte beachten Sie in diesem Fall, dass ein Homöopathikum durchaus auch unter scheinbar gegensätzlichen Symptomen genannt werden kann.

Ebenfalls im Anhang können Sie die Arzneimittelbilder der sechzig wichtigsten homöopathischen Mittel nachschlagen (ab S. 971). Falls Sie sich über ein Mittel noch nicht ganz sicher sind, sollten Sie sich immer das betreffende Arzneimittelbild durchlesen – falls es aufgeführt ist –, um zu prüfen, ob das Mittel auch allgemein zu Ihnen oder der Person, die Sie behandeln, passt.

Symptome, die schon sehr lange vorhanden sind, so dass sie eher als Norm, denn als Ausnahme erscheinen, deuten auf eine tieferliegende Störung hin. In solchen Fällen ist es besser, sich von einer gut ausgebildeten homöopathischen Fachkraft konstitutionell behandeln zu lassen, als den Versuch einer Selbstbehandlung zu unternehmen.

Lesen Sie die nun folgende »Gebrauchsanweisung« sorgfältig durch und machen Sie sich auf diese Weise mit der Struktur des Buches vertraut. Mit der Zeit werden Sie den Umgang mit der Homöopathie lernen – auch wenn es jetzt noch völliges Neuland für Sie sein sollte.

So finden Sie das richtige Mittel, wenn noch keine Diagnose feststeht

In Notfällen, wenn rasches Handeln erforderlich ist und keine Zeit bleibt, erst länger zwischen alternativen Mitteln zu wählen, sollten Sie zunächst zu dem homöopathischen Notfallmittel greifen, das unter dem jeweiligen Eintrag in Teil 4, »Erste Hilfe«, oder in Teil 5, »Erkrankungen und Beschwerden« genannt ist. Benutzen Sie das Register ab Seite 1046, um den Eintrag rascher zu finden.

In akuten Fällen, die jedoch keine ausgesprochenen Notfälle sind, sollten Sie Zeit genug haben, unter den »Erkrankungen und Beschwerden« in Teil 5 das richtige der dort aufgeführten Mittel herauszusuchen. Wählen Sie stets dasjenige Mittel, das Ihren jeweiligen Symptomen am nächsten kommt. Sollte die Arznei keinerlei Wirkung zeigen, haben Sie wahrscheinlich falsch gewählt; es lohnt sich also, fünf Minuten mehr Zeit zu investieren und von Anfang an das Mittel zu suchen, das am besten passt!

In chronischen Fällen haben Sie ganz gewiss genügend Zeit, um das richtige Mittel sorgfältig auszuwählen. Sie sollten dabei folgendermaßen vorgehen:

1. Notieren Sie sich die auffallendsten Krankheitssymptome – sie können körperlicher Art sein (etwa Schwellungen, Rötungen, Schmerzen) oder geistig-seelischer Natur (zum Beispiel Angst, Furchtsamkeit, Reizbarkeit, Trauer); sie können mit Nahrungsmitteln zusammenhängen (etwa Abscheu vor Milch, Gier nach Fettem oder Süßem) oder auch mit der Umwelt (große Lärmempfindlichkeit oder Auftreten der Symptome, wenn man in den Regen gekommen ist oder ein Bad genommen hat), und so weiter. Beachten Sie jedoch: Es muss sich um ungewöhnliche, neu aufgetretene Symptome handeln, die für Sie bzw. die zu behandelnde Person bislang nicht normal waren!
2. Nehmen Sie sich jetzt das Register vor und sehen Sie nach, ob die von Ihnen notierten Symptome dort mit einem Eintrag in Teil 5, »Erkrankungen und Beschwerden«, aufgeführt sind. Allgemeine Symptome wie beispielsweise Husten, Kopfschmerzen, Fieber, rauer Hals oder Unterleibschmerzen sind in Teil 5 aufgelistet, dazu die möglichen Ursachen. Haben Sie bereits den Verdacht, es könnte sich um ein ganz bestimmtes Leiden handeln, schlagen Sie im Register nach und suchen sich dann die entsprechenden Eintragungen in Teil 5 heraus.
3. Lesen Sie nun sorgfältig die Eintragung in Teil 5, die am ehesten den von Ihnen beobachteten Symptomen entspricht. Dabei stoßen Sie vielleicht auf den Ratschlag, Erste Hilfe zu leisten, den Notarzt anzurufen oder nach Ablauf von zwei, zwölf, 24 oder 48 Stunden beziehungsweise so bald wie nötig Ihre Hausärztin bzw. Ihren Hausarzt zu konsultieren. Geht es um eine chronische, nicht unmittelbar gefährlich werdende Erkrankung, finden Sie eine Reihe von Homöopathika aufgelistet, die Sie selbstständig anwenden können, oder auch den Rat, eine erfahrene homöopathische Fachkraft aufzusuchen.

4. Falls eine Selbstbehandlung mit Homöopathika in Frage kommt, wählen Sie dazu dasjenige Mittel aus, das den notierten Symptomen am allernächsten kommt. Sollte jedoch kein Mittel so ganz das richtige sein, oder sind Ihres Erachtens bestimmte Symptome mindestens genau so wichtig oder sogar noch wichtiger als diejenigen, die Sie im Buch beschrieben finden, schlagen Sie in der Allgemeinen Arzneisuchtabelle (siehe S. 863-949) nach. Genaue Benutzungsanleitungen dazu finden Sie auf Seite 121.
5. Weitere Informationen entnehmen Sie bitte den Darstellungen der einzelnen Mittel im Abschnitt »Sechzig Arzneimittelbilder« (siehe S. 971–1045).

Hinweis: Die angegebenen Potenzen sind lediglich als Richtlinie zu verstehen. Wenn ein Heilmittel genau indiziert zu sein scheint, Sie aber die jeweilige Potenz nicht verfügbar haben, nehmen Sie das Mittel in der Potenz, in der Sie es besitzen; beachten Sie die beschriebene Einnahmedauer, zumindest so lange, bis Sie sich die richtige Potenz besorgen konnten.

So finden Sie das richtige Mittel, sobald die Diagnose feststeht

Nehmen wir einmal an, Ihr Kind hat Halsweh und erhöhte Temperatur. Sie schlagen nun als erstes das Register am Ende des Buches auf und sehen unter dem Stichwort Halsweh nach. Die Seitenangabe daneben verweist Sie auf Teil 5; dort lesen Sie, dass Sie ärztlichen Rat einholen sollten, falls Ihr Kind Halsweh und hohes Fieber hat. Ihre Kinderärztin diagnostiziert Mandelentzündung. Dieses Stichwort schlagen Sie nun in Teil 5 unter »Erkrankungen und Beschwerden im Kindesalter« nach. Dort sind sieben Homöopathika zur Auswahl genannt, zwischen denen Sie sich aber – nach einem Blick in den Rachen Ihres Kindes – nicht recht entscheiden können. An diesem Punkt erweist die Arzneisuchtabelle Körper (siehe Anhang) ihren Nutzen.

Notieren Sie zunächst, in der Reihenfolge ihrer Bedeutsamkeit, alle Symptome, die vielleicht nicht direkt mit der Mandelentzündung zusammenhängen, doch für das Kind auf jeden Fall ungewöhnlich sind. So hat Ihr Sohn oder Ihre Tochter zum Beispiel einen leeren, abwesenden Gesichtsausdruck, ganz anders als sonst, und ist trotz des hohen Fiebers überhaupt nicht durstig. Dann fällt Ihnen ein, dass das Kind an dem Tag, als das Fieber anfing, in einem sehr zugigen Korridor gespielt hat. Ein Blick in seinen Mund zeigt Ihnen, dass die Zunge viel röter ist als gewöhnlich. Außerdem scheint das Kind nachmittags höheres Fieber zu haben und mehr zu leiden. Diese fünf außergewöhnlichen Symptome – leerer Gesichtsausdruck, Durstmangel, Zugluft verschlimmert Symptome, stark gerötete Zunge und Symptome nachmittags schlimmer – sind sämtlich in der Arzneisuchtabelle Körper aufgeführt, darunter die entsprechenden Homöopathika.

Nun müssen Sie nur noch nachsehen, welches der unter Mandelentzündung genannten Mittel unter diesen fünf Symptomen am häufigsten genannt wird. Am besten machen Sie sich dafür eine kleine Tabelle (siehe unten), bei der Sie die Mittel bei Mandelentzündung in der Waagerechten, die ungewöhnlichen Symptome in der Senkrechten auflisten und jeweils einen Strich für jede Nennung machen.

In diesem Beispiel ist eindeutig Belladonna das Mittel der ersten Wahl. Um doppelt sicher zu gehen, sollten Sie nun das Arzneimittelbild von Belladonna (siehe Anhang) durchlesen. Falls Belladonna in der unter Mandelentzündung angegebenen Dosierung nicht die gewünschte Wirkung haben sollte, greifen Sie zum

Mittel bei Mandelentzündung

Symptome	Apis	Belladonna	Hepar sulfaris	Mercurius	Lachesis	Phytolacca	Lycopodium
leerer Gesichtsausdruck	/	/					
Durstmangel	/						
Zugluft verschlimmert		/					
rote Zunge	/	/		/			
nachmittags schlimmer		/					
zusammen	3	4	0	1	0	0	0

Abbildung 5: Beispiel für die Wahl des richtigen Mittels

Mittel der zweiten Wahl, in diesem Fall Apis, ebenfalls in der dort angegebenen Dosierung.

Am besten ist es, wenn Sie jedes Mal unter mindestens sechs verschiedenen Mitteln auswählen können. Wenn unter der jeweiligen Erkrankung nur eines oder zwei angegeben sein sollten, fügen Sie die Mittel für das zweitwichtigste ungewöhnliche Symptom hinzu, dann die für das drittwichtigste usw., bis Sie mindestens sechs Mittel zur Wahl haben.

Falls mehrere Mittel in Ihrer Tabelle gleich häufig genannt werden, lesen Sie die zugehörigen Arzneimittelbilder (siehe Anhang) nach und entscheiden Sie dann, was am besten zum Gesamtbild zu passen scheint. Kommen Sie damit immer noch nicht weiter, konsultieren Sie Ihre homöopathische Fachkraft.

So finden Sie das richtige Mittel bei unspezifischen Symptomen

Die Allgemeinen Arzneisuchtabellen (siehe S. 863–949) können auch für das Auffinden von Mitteln benutzt werden, die bei allgemeinem Unwohlsein helfen sollen, in Situationen, in denen Sie sich »neben der Schüssel« fühlen, generell stressgeplagt sind oder es Ihnen einfach nicht gut geht. Voraussetzung ist allerdings, dass Sie mindestens sechs verschiedene auffallende Symptome dingfest machen können – sechs Symptome, die für Sie oder die zu behandelnde Person wirklich aus dem Rahmen des Üblichen fallen. Wahrscheinlich stellt sich dabei heraus, dass die meisten dieser Symptome direkt oder indirekt mit äußeren Ereignissen zu tun haben, mit etwas, das kürzlich erst passiert ist, oder mit einem Dauerzustand.

Nehmen wir beispielsweise einmal an, Sie müssen in Kürze ein wichtiges Examen machen. Sie sind ziemlich nervös deswegen und auch geistig sehr erschöpft, weil Sie sehr viel dafür studieren mussten. Da Sie sich außerdem in letzter Zeit schlecht ernährt haben und zu wenig Bewegung bekamen, leiden Sie unter Verstopfung, und Ihre Zunge sieht weißlich belegt aus. Außerdem regen Sie sich über den geringsten Lärm auf und können einfach nicht aufhören, sich mit Süßigkeiten vollzustopfen.

Die sechs genannten Symptome – Nervosität, geistige Erschöpfung, Verstopfung, weißlich belegte Zunge, Lärmempfindlichkeit und Gier nach Süßem – sind teils in der Allgemeinen Arzneisuchtabelle Körper, teils in der Suchtabelle Geist und Seele genannt. Sie müssen jetzt überlegen, welche Symptome die wichtigsten sind, dann die zweit- und drittwichtigsten, und eine Tabelle ähnlich der auf Seite 120 anfertigen. Denken Sie daran: Es ist wichtig, Ihre Symptome so genau wie möglich aufzulisten! Das Mittel, das schließlich am häufigsten in Ihrer Tabelle auftaucht, ist sehr wahrscheinlich auch dasjenige, das am besten geeignet ist, Ihnen über Ihre Examensschwierigkeiten hinwegzuhelfen. Wenn Sie ganz sichergehen wollen, lesen Sie das zugehörige Arzneimittelbild (siehe Anhang) nach und schauen Sie, ob es tatsächlich zu passen scheint. Fällt dieser Check zu Ihrer Zufriedenheit aus, nehmen Sie das gewählte Mittel in der Potenz C6 dreimal täglich, maximal 14 Tage lang, bis es Ihnen allgemein besser geht. Dann sollten Sie es absetzen.

Wenn unter dem wichtigsten Ihrer Symptome nur ein oder zwei Mittel aufgelistet sind, stellen Sie die für Ihre zweit- und drittwichtigsten Symptome dazu, bis Sie unter mindestens sechs Mitteln wählen können. Falls dann immer noch Unklarheit besteht, konsultieren Sie Ihre homöopathische Fachkraft.

Zwei Dinge sollten hier ausdrücklich klargestellt werden. Zum ersten: Die Allgemeinen Arzneisuchtabellen sind keine Aufforderung zur Hypochondrie, sondern eine Möglichkeit, Gesundheitsstörungen rechtzeitig anzugehen, bevor sie die allgemeine Lebens- und Widerstandskraft so stark schwächen, dass eine medizinisch diagnostizierbare Erkrankung daraus wird. Zum zweiten: Homöopathika können sich bei vielen vagen, unspezifischen Störungen als sehr nützlich erweisen; ihr Effekt ist jedoch nur von kurzer Dauer, wenn nicht auch die Ernährung, die Bewegung sowie geistig-seelische Faktoren usw. in eine gesündere Richtung gelenkt werden. Symptome, die schon so lange bestehen, dass sie sozusagen eher die Norm als die Ausnahme geworden sind, weisen darauf hin, dass eine tief liegende Störung vorliegt. In solchen Fällen ist es besser, sich einem gutausgebildeten Homöopathen bzw. einer Homöopathin anzuvertrauen, als auf eigene Faust mit homöopathischen Mitteln herumzudoktern.

Teil 4

Erste Hilfe

Grundlagen der Ersten Hilfe

Erste Hilfe und Homöopathie

Unfälle passieren immer wieder einmal. Wer sich dann in Erster Hilfe auskennt, kann Leben retten, Verletzungen versorgen und damit den Schaden begrenzen, Schmerz und Angst lindern und die richtige medizinische Hilfe herbeiholen. Erste Hilfe leisten zu können, ist ein Aspekt jedes therapeutischen Systems, der sehr viel Befriedigung verschafft, und in jedem Haushalt sollte es mindestens eine Person geben, die theoretisch wie praktisch Erste Hilfe erlernt hat.

In vielen Notfall- und Unfallsituationen kann die Homöopathie eine wichtige Rolle spielen, vor allem dann, wenn es kleinere Wunden zu versorgen gilt. Es gibt jedoch kaum etwas Besseres als die Teilnahme an einem guten Erste-Hilfe-Kurs und die damit verbundene »Erfahrung aus erster Hand«. Die folgenden Basisinformationen sollen Sie in die Lage versetzen, anderen helfen zu können; einen solchen praktischen Kurs können sie jedoch nicht ersetzen.

Erste Hilfe bei einem Unfall oder einer Verletzung zu leisten, bedeutet nicht, sich zwischen Schulmedizin oder Homöopathie entscheiden zu müssen. Im Prinzip geht es erst einmal um eine Mischung zwischen gesundem Menschenverstand und einigen Kenntnissen der menschlichen Anatomie und Biologie.

Ziele der Ersten Hilfe sind, in der Reihenfolge ihrer Wichtigkeit:
- Leben retten,
- die Auswirkungen einer Verletzung so klein wie möglich halten,
- Schmerzen und Schock lindern,
- so rasch wie möglich ärztliche Hilfe herbeiholen, was meist bedeutet: den Notfalldienst anrufen bzw. den oder die Verletzte(n) ins nächste Krankenhaus bringen.

Homöopathika werden erst verabreicht, wenn die akute Lebensgefahr gebannt ist. Ihre vorrangige Aufgabe besteht darin, den

Schock zu mildern, das Unfallopfer zu beruhigen, Schmerzen zu stillen und dem Körper zu helfen, sich selbst zu heilen.

Bei kleineren Verletzungen wählen Sie aus den genannten Alternativen das am besten passende Homöopathikum aus. In einer bedrohlicheren Situation jedoch sollten Sie zunächst einmal versuchen, das Leben der betreffenden Person zu retten und so schnell wie irgend möglich medizinische Hilfe herbeizuholen.

Globuli oder Tropfen sind am leichtesten zu verabreichen: Sie können direkt auf die Zunge gegeben werden und setzen dann sehr schnell den Wirkstoff frei. Falls Sie nur Tabletten zur Hand haben, zerdrücken Sie eine davon am besten zwischen zwei sauberen Löffeln und lösen Sie sie in etwas warmem Wasser auf (falls zur Hand).

Falls die verunglückte Person bewusstlos ist, ziehen Sie an der Unterlippe und geben das Mittel zwischen Lippe und Gaumen. Sollte sie unmittelbar danach erbrechen, wiederholen Sie die Prozedur mit einer weiteren Dosis.

Verabreichen Sie niemals mehr als sechs Dosierungen eines Notfallmittels! Wenn die Lebenskraft der oder des Verunglückten noch stark ist, wird sie rasch darauf reagieren. Wie oft Sie das Mittel verabreichen, hängt davon ab, wie bedrohlich die Lage ist. Falls sich die Situation nach Verabreichung der empfohlenen Dosen nicht zu entspannen scheint, verkürzen Sie den Zeitraum zwischen den nächsten Dosen. In den meisten Fällen ist es besser, Mittel in der Potenz C30 – und nicht C6 – zu geben,

Um Wunden zu reinigen, benutzen Sie am besten Hypericum- und/oder Calendula-Lösungen (fünf Tropfen der Urtinktur beider Mittel in einem Viertelliter abgekochtem kühlen Wasser). Arnicasalbe ist gut bei Schürfwunden.

Was unbedingt in den Erste-Hilfe-Kasten gehört

- sterile Gaze
- ein elastischer Gelenkverband
- Gefäßklemmen
- Armschlinge oder Dreiecktuch
- eine Rolle Pflaster

– eine Schere
– Sicherheitsnadeln
– Ist all das nicht zur Hand, müssen Sie improvisieren. Hemden, Tücher, Strumpfhosen, Gürtel, Papiertaschentücher usw. können bei jedem Notfall nützlich sein.

Das Wichtigste bei einem Notfall

1. Werden Sie nicht selbst zum Notfall! Das klingt vielleicht ein bisschen komisch, doch bedenken Sie: Sie können niemandem wirksam helfen, wenn Sie selbst außer Gefecht gesetzt sind. Springen Sie nicht ins Wasser, um jemandem das Leben zu retten, wenn Sie nicht schwimmen können. Überlegen Sie es sich gut, bevor Sie einen Menschen aus einem brennenden Auto ziehen: Der Tank könnte gleich explodieren. Kühle Logik bleibt in Notfällen oft auf der Strecke.
2. Sehen Sie zu, dass Sie die verunglückte Person und sich selbst so rasch wie möglich aus der Gefahrenzone bringen. Wenn keine akute Gefahr besteht, lassen Sie das Unfallopfer liegen, wo es ist – es fortzutragen, kann ihm noch mehr Schaden zufügen. Die lebensbedrohlichste Verletzung muss stets zuallererst behandelt werden.
3. Vergewissern Sie sich, dass die verletzte Person noch atmet und ihr Herz noch schlägt. Wenn nicht, beatmen Sie sie künstlich oder versuchen Sie, das Herz wiederzubeleben (siehe Atmung, S. 130ff. und Kreislauf, S. 133ff.).
4. Überprüfen und stillen Sie eventuelle schwere Blutungen (siehe S. 149 ff.).
5. Ist die verunglückte Person bewusstlos oder kurz vor einer Ohnmacht, legen Sie sie in die Erste-Hilfe-Position (siehe S. 137; Abb. 10, S. 140) und tasten Sie ihr in regelmäßigen Abständen den Puls (siehe S. 134; Abb. 8). Lassen Sie Bewusstlose niemals unbeaufsichtigt, wenn sich das irgend vermeiden lässt.
6. Behandeln Sie nun alle eventuell vorhandenen ernsthaften Wunden (siehe S. 185f.) oder Verbrennungen (siehe S. 176f.) und stellen Sie Körperteile mit etwaigen Brüchen (siehe S. 162) oder Verrenkungen (siehe S. 181) ruhig.
7. Scheint die Verfassung der verunglückten Person stabil, ergreifen Sie jetzt Maßnahmen, einen Schock (siehe S. 173) zu verhüten, und legen Sie sie in die Erste-Hilfe-Position (siehe S. 137; Abb. 10, S. 140). Halten Sie sie warm, aber achten Sie darauf, dass sie nicht überhitzt wird. Geben Sie ihr auf keinen Fall

etwas zu essen oder zu trinken – es sei denn in Ausnahmefällen wie starken Verbrennungen (siehe S. 176f.), Hitzschlag (siehe S. 160) oder Unterkühlung (siehe S. 175). Es können innere Verletzungen bestehen, oder das Unfallopfer muss später im Krankenhaus eine Narkose bekommen; dazu muss der Magen leer sein.

8. *Holen Sie medizinische Hilfe herbei!* Wenn Sie unterwegs sind, rufen Sie vom nächsten erreichbaren Telefon aus die Notfallnummer an (für Deutschland: Notruf 110 oder Feuerwehr 112). Sind Sie zu Hause, versuchen Sie, Ihren Hausarzt bzw. Ihre Hausärztin zu erreichen, oder wählen Sie ebenfalls die Nummer des Notärztlichen Dienstes 110. Nur wenn Sie ziemlich allein auf weiter Flur sind und es wohl recht lange dauern dürfte, bis Sie Hilfe herbeiholen können, sollten Sie in Erwägung ziehen, das Unfallopfer selbst ins nächste Krankenhaus zu schaffen.

Wenn möglich, sollte jemand anderes den Notruf erledigen, damit Sie selbst bei der oder dem Verunglückten bleiben können. Normalerweise werden Sie am Telefon zunächst um einige wichtige Auskünfte betreffs Unfallhergang, Verletzungen usw. gebeten. Antworten Sie mit ruhiger und klarer Stimme, damit es keine Missverständnisse gibt, und bereiten Sie sich darauf vor, auch Fragen zu beantworten, in denen es um die Zahl der Verletzten, die Art der Verletzungen, so weit erkennbar, die vermutlich nötigen Hilfsmittel, den genauen Unfallort und eventuell Ihre Telefonnummer geht. Falls kein ärztlicher Notfalldienst benötigt zu werden scheint, sollten Sie zumindest sicherstellen, dass das Unfallopfer zur nächsten Notfallambulanz gebracht wird, oder Sie rufen Ihre Hausärztin bzw. Ihren Hausarzt an.

Untersuchung des Unfallopfers

Als erstes sollten Sie Atmung und Puls prüfen (siehe Atmung, S. 130ff.); tun Sie das auch weiterhin alle fünf Minuten. Wenn möglich, Pulsrate aufschreiben! Versuchen Sie, von der verunglückten Person, einer Zeugin oder einem Zeugen zu erfahren, was genau passiert ist. Falls das Unfallopfer bei Bewusstsein ist, fragen Sie nach, ob es Schmerzen hat und wenn ja, wo genau, und untersuchen Sie dann den ganzen Körper sanft, aber nachdrücklich auf etwaige Blutungen, Schürfwunden oder Verletzungen an Armen und Beinen, indem Sie beide Körperseiten miteinander vergleichen.

Achten Sie auch auf die Hautfarbe: Große Blässe kann auf Schock hindeuten. Fühlen Sie die Stirn: Ist sie sehr heiß, hat die betreffende Person offenbar Fieber; ist sie kalt, kann das ein Zeichen für beginnenden Schock sein. Untersuchen Sie auch die Pupillen: Sind sie sehr groß oder unterschiedlich weit geöffnet? Riechen Sie am Atem, ob Alkohol im Spiel ist. Halten Sie nach Notfallausweisen oder -halskettchen, -armband usw. Ausschau, auf denen Vorerkrankungen wie etwa Epilepsie, Diabetes oder Hämophilie vermerkt sind. Meist steht dann auch dabei, welche Art Hilfe in diesem Fall vonnöten ist.

Schreiben Sie, wenn möglich, alle Ihre Beobachtungen auf und geben Sie sie an den medizinischen Notfalldienst weiter, sobald er zur Stelle ist.

Atmung

Falls die Atemwege (Mund, Luftröhre, Bronchien) verlegt oder verletzt sind, kann das Unfallopfer nicht richtig atmen. Die Atmung kann auch zum Stillstand kommen, wenn die Lungen verletzt oder mit Flüssigkeit gefüllt sind oder ein anderes Gas als Luft enthalten. Möglicherweise ist auch das Atemzentrum im Gehirn verletzt oder die Herzfunktion gestört. Sobald die Atmung aufhört, wird dem Körper kein Sauerstoff mehr zugeführt; das verursacht innerhalb weniger Minuten irreversible Schäden.

Halten Sie Ihr Ohr dicht an Nase und Mund des Unfallopfers. Atmet es noch, sollten Sie normalerweise einen leichten Luftzug spüren oder hören. Achten Sie dabei auch darauf, ob sich der Brustkorb hebt und senkt. Sieht die Haut sehr blass aus oder hat einen bläulichen Ton, vor allem um die Lippen herum, ist das ein weiteres Zeichen für Sauerstoffmangel, Atem- oder Kreislaufstillstand.

Künstliche Beatmung

Falls Sie keine Atmung feststellen können, legen Sie das Unfallopfer rücklings auf eine feste Unterlage. Ziehen Sie den Kopf zurück und den Unterkiefer des Opfers nach vorne und hoch, so dass die Zunge nicht zurückfallen und die Luftröhre verschließen kann. Greifen Sie dann in den Mund und holen Sie alles heraus, was die Atemwege blockieren könnte.

Dann halten Sie dem Opfer die Nase zu, atmen ganz tief ein, legen Ihren Mund fest auf den des Opfers und blasen ihm kräftig Ihre Atemluft in die Lungen. Beim Einblasen hebt sich der Brustkorb des Opfers; nehmen Sie dann Ihren Mund wieder weg und beobachten Sie, wie der Brustkorb sich senkt, während die Luft entweicht. Schlägt das Herz noch, müsste der oder die Verletzte nach einigen Malen Mund-zu-Mund-Beatmung wieder von allein weiteratmen können. Verabreichen Sie die ersten sechs bis zwölf Atemzüge ziemlich rasch hintereinander, die nächsten dann nur noch etwa im Rhythmus Ihrer eigenen Atmung, bis die Haut eine einigermaßen gesunde Farbe annimmt.

Sobald die verunglückte Person wieder gut und regelmäßig atmet, legen Sie sie in die Erste-Hilfe-Position (siehe S. 137; Abb. 10, S. 140) und überwachen ihre Atmung, bis ärztliche Hilfe zur Stelle ist.

Falls sie nach sechsmaliger Mund-zu-Mund-Beatmung nicht von selbst weiteratmet, wenden Sie die Herzmassage an (siehe S. 135 ff.).

Homöopathische Mittel

Sollten Sie allein auf sich gestellt sein, sorgen Sie zunächst dafür, dass das Unfallopfer richtig atmet, bevor Sie irgendein Homöopathikum verabreichen. Falls jedoch jemand anderes die Wiederbelebungsversuche übernehmen kann, suchen Sie inzwischen in der folgenden Liste das am besten passende Mittel.

Geben Sie eines der folgenden Mittel alle 60 Sekunden, bis zu maximal zehn Dosen:

▪ Veratrum album C30

Haut kalt und marmorblass, kalter Schweiß auf der Stirn, Gesicht bleich, Unfallopfer erbricht sich bei der Ersten Hilfe.

▪ Carbo vegetabilis C30

Gesicht geschwollen und bläulich verfärbt, kalter Schweiß, Opfer schnappt nach Luft oder gähnt (Luftmangel), möchte kühle Luft

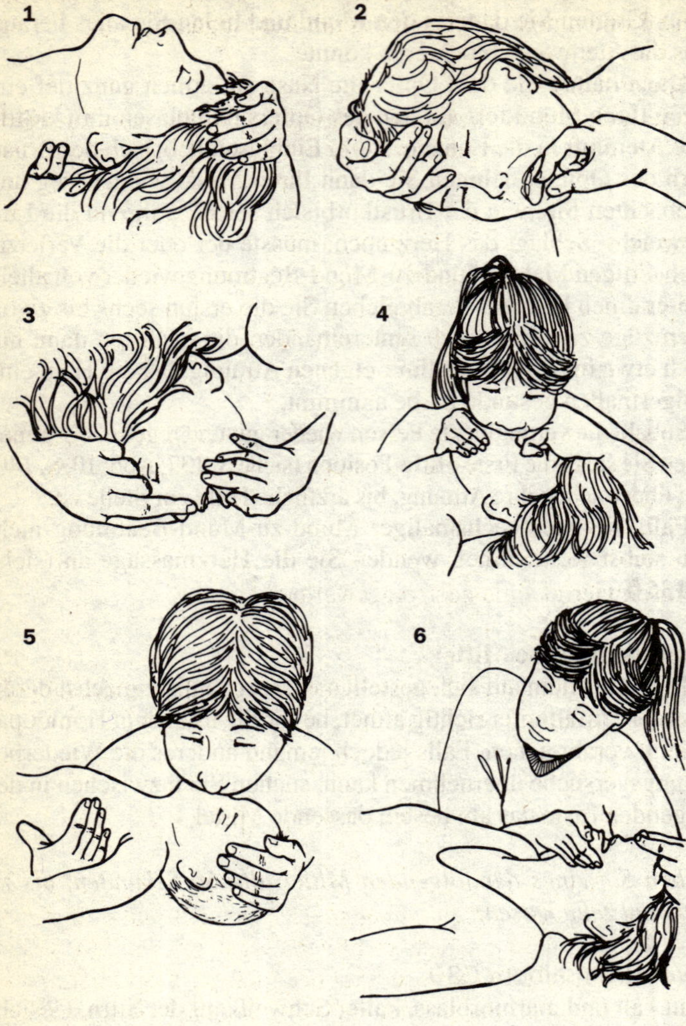

Abbildung 7:
Mund-zu-Mund-Beatmung. Bei Kindern legen Sie Ihren Mund sanft über Mund und Nase und blasen Sie Ihre Atemluft sanft ein (bei einem Baby: in kurzen Stößen).

zugefächelt bekommen, vor allem nach Gasvergiftung, beispielsweise Kohlenmonoxidvergiftung mit Autoabgasen.

- **Opium C30**

Verunglückte(r) ist bewusstlos, geräuschvolles oder unregelmäßiges Atmen, Gesicht heiß und verschwollen, Pupillen sehr klein.

- **Antimonium tartaricum C30**

Schwierigkeiten beim Luftholen, weil blasiger Schleim Mund und Nase verstopft, stoßweiser Atem, schaumiger Auswurf, Gesicht kalt, bläulich und mit kaltem Schweiß bedeckt.

- **Apis C30**

Erschwerte Atmung wegen schwerer, eventuell allergischer Reaktion auf einen Bienenstich oder Insektenbiss, Zunge und Rachen geschwollen.

- **Arnica C30**

Atemschwierigkeiten nach einer Verletzung.

- **Aconitum C30**

Unfallopfer zeigt große Angst oder Panik, selbst nachdem die Atmung wiederhergestellt ist.

- **Carbo vegetabilis C30**

Wenn keines der obengenannten Mittel zu passen scheint.

Kreislauf

Wenn das Herz aufhört zu schlagen, hört auch die Blutzufuhr zum Gehirn und anderen lebenswichtigen Organen auf. Mit jedem Herzschlag wird Blut durch die Adern gepumpt, was sich im Pulsschlag bemerkbar macht, der an verschiedenen Körperstellen ertastet werden kann. Bei erwachsenen Frauen und Männern beträgt die Pulsrate meist 60 bis 80 Schläge pro Minute; bei Babies und kleineren Kindern ist er schneller, bei älteren Menschen und auch bei sehr sportlichen ein wenig langsamer.

Pulsmessung

(siehe unten, Abb. 8). Sie können den Herzschlag eines Menschen wahrnehmen, wenn Sie Ihr Ohr dicht an seinen Brustkorb in Höhe des Herzens drücken. Den stärksten Pulsschlag ertastet man meist am Hals, direkt unterhalb des Kieferbogens, wo die äußere Halsschlagader neben der Speiseröhre nach oben führt. Auch der Puls am Handgelenk nahe dem Daumenansatz ist meist leicht zu tasten.

Fühlen Sie den Puls stets mit Ihren Fingerspitzen (nicht mit dem Daumen, in dem selbst ein Pulsschlag vorhanden ist). Zählen Sie die Pulsschläge pro Minute und achten Sie darauf, ob der Puls rasch oder langsam geht, schwach oder stark ist. Falls das Herz nicht schlägt, werden Sie weder Pulsschlag noch Atmung feststellen können. Das Unfallopfer ist dann bewusstlos, seine Haut entweder sehr blass oder bläulich, vor allem um den Mund herum. Sobald Sie feststellen, dass das Herz nicht schlägt, sollten Sie mit der Herzmassage beginnen.

Herzmassage/Wiederbelebung

(siehe Abb. 9, S. 135). Legen Sie das Unfallopfer auf den Rücken und versetzen Sie dem Brustkorb zunächst einen festen Schlag, und zwar etwa in der Mitte, leicht nach links versetzt (dort liegt das Herz unter dem Rippenbogen). Oft reicht das schon, das Herz

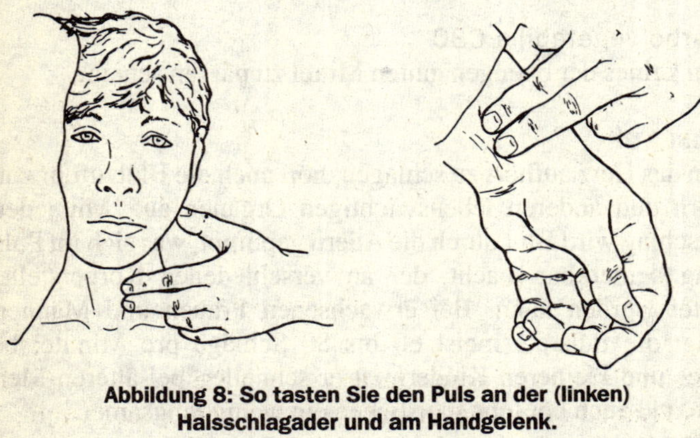

Abbildung 8: So tasten Sie den Puls an der (linken) Halsschlagader und am Handgelenk.

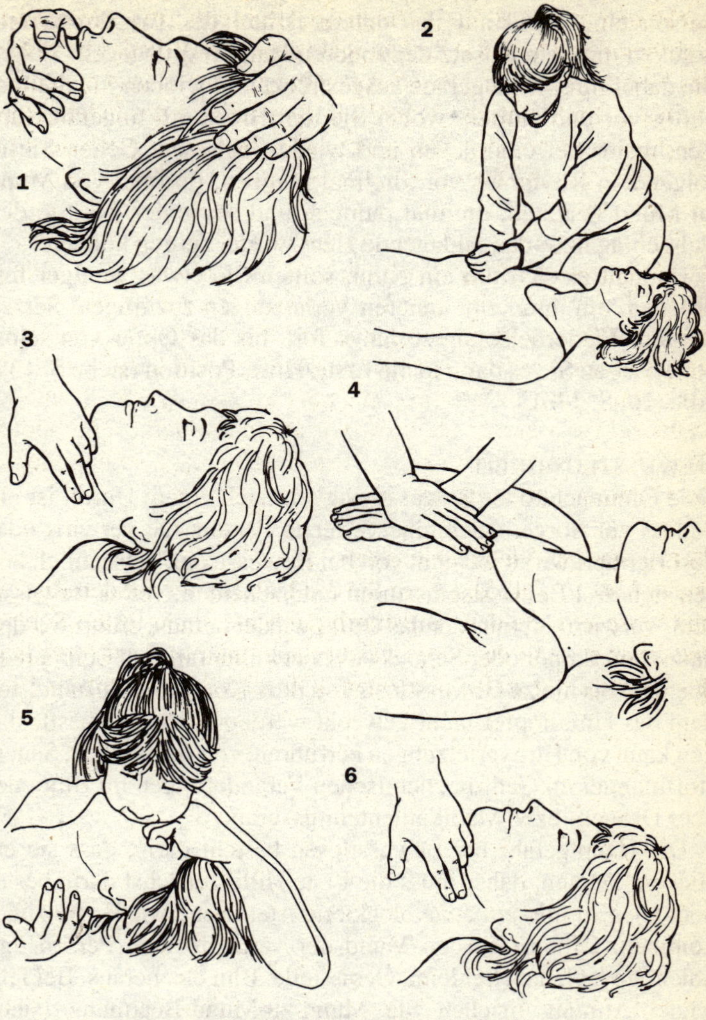

Abbildung 9: Wiederbelebung mit Herzmassage.

wieder in Gang zu bringen. Danach sollten Sie sechs- bis zwölfmal Mund-zu-Mund-Beatmung verabreichen (siehe Abb. 7, S. 132). Die Hautfarbe sollte sich dabei normalisieren.

Falls nichts dergleichen passiert, legen Sie der verunglückten Person eine Hand auf das untere Drittel des Brustkorbs und drücken mit dem Ansatz der anderen Hand fest dagegen. Halten Sie dabei Ihre Arme gerade ausgestreckt und wippen Sie dreimal heftig vor und zurück, wobei Sie den Brustkorb ungefähr fünf Zentimeter tief eindrücken und wieder loslassen. Gehen Sie in folgendem Rhythmus vor: dreimal pumpen, fünfmal von Mund zu Mund beatmen, dreimal pumpen und so weiter, bis Sie den Pulsschlag bzw. das schlagende Herz wieder spüren können.

Handelt es sich um ein Kind, sollten Sie etwas weniger fest drücken, um ihm keine inneren Verletzungen zuzufügen. Setzen Sie die Wiederbelebung so lange fort, bis das Opfer von selbst atmet; legen Sie es dann in die Erste-Hilfe-Position (siehe S. 137; Abb. 10, S. 140).

Bewusstlosigkeit

Jede Ohnmacht oder Bewusstlosigkeit nach einem Unfall ist ein Anlass zur Sorge. Auch eine verletzte Person, die verwirrt oder desorientiert wirkt, ist nicht voll bei Bewusstsein. Tatsächlich lassen sich drei Bewusstseinsstufen unterscheiden: volles Bewusstsein, Verwirrtheit (aus der das Opfer wieder herausgeführt werden kann) und Stupor oder Schock (wobei es allenfalls auf Schmerzen reagiert) bis hin zu Bewusstlosigkeit oder Koma, ein Zustand, aus dem das Unfallopfer nicht geweckt werden kann. Bewusstlosigkeit kann von Hirnverletzungen herrühren, von Blutverlust, Sauerstoffmangel im Gehirn, chemischen Veränderungen im Blut oder aber Drogen- bzw. Medikamentenmissbrauch.

Die Hauptgefahr bei Bewusstlosen besteht darin, dass sie ersticken könnten; daher muss die Erste Hilfe zunächst darin bestehen, alles zu tun, um etwa blockierte Atemwege wieder freizubekommen. Öffnen Sie den Mund der verunglückten Person und holen Sie jeglichen Schleim, Gebissteile, Blut etc. heraus. Bei fehlender Atmung machen Sie Mund-zu-Mund-Beatmung (siehe S. 130ff.). Sobald Atmung und Puls stabil sind, legen Sie das Unfallopfer in die Erste-Hilfe-Position (siehe S. 137). Lockern Sie engere Kleidungsstücke am Hals, in der Taille und an den Handgelenken und überprüfen Sie alle fünf Minuten den Puls (siehe S. 134). Lassen Sie die oder den Verletzten auf gar keinen Fall allein.

Erste-Hilfe-Position

In dieser Position können die Atemwege nicht durch die zurückfallende Zunge oder durch Erbrochenes blockiert werden. Zunächst müssen Sie versuchen, die verunglückte Person in eine Seitenlage zu bringen, bei der eine Schläfe fast den Boden berührt, der Unterkiefer nach außen und oben weist, der obenliegende Arm neben dem Kopf zu liegen kommt, der unten liegende hinter dem Rücken und das oben liegende Bein angewinkelt ist (siehe Abb. 10, S. 140).

Falls Sie den Verdacht auf eine Wirbelsäulenverletzung haben, sollten Sie die verunglückte Person nicht bewegen – es sei denn, sie erbricht sich. Doch selbst dann müssen Sie beim Zurechtrücken äußerst vorsichtig vorgehen, ohne die Wirbelsäule zu beugen, zu drehen oder zu erschüttern. In solchen Fällen droht Lebensgefahr eher durch Erbrechen oder Atemstillstand, als durch die Verletzung der Wirbelsäule.

Falls Sie den Verdacht haben, irgendwelche Knochen seien gebrochen (siehe Knochenbrüche, S. 162), betten Sie die verletzte Person so, dass sie ungefähr in der Erste-Hilfe-Position zu liegen kommt, jedoch ohne dass etwas auf den gebrochenen Körperteilen lastet. Wenn nötig, benutzen Sie zusammengerollte Decken oder Mäntel als Polster, um sie in dieser Position zu halten.

Jedes Unfallopfer, das auch nur für ein paar Sekunden das Bewusstsein verliert oder desorientiert erscheint, sollte ärztlich untersucht werden, auch wenn es sich offenbar rasch erholt hat.

Erste Hilfe von A-Z

Angelhaken-Verletzung

Versuchen Sie niemals, einen Angelhaken aus einer Wunde zu ziehen, wenn Sie nicht sicher sein können, dass innerhalb einer oder maximal zwei Stunden ärztliche Hilfe zur Hand ist!

Sollte solche Hilfe jedoch fern sein, denken Sie daran: Meist ist es sehr viel einfacher, den Angelhaken auf dem kürzestmöglichen Weg aus der Haut herauszudrücken, als zu versuchen, ihn herauszuziehen – und dabei die Gewebe mit dem Haken nur noch ärger zu verletzen (es sei denn, Sie wissen, wie Sie ihn mit einem Stück

Schnur und Druck nach unten lösen können). Auf jeden Fall sollten Sie erst einmal die Angelschnur entfernen. Falls Sie eine Eisenschere zur Hand haben, können Sie auch den Haken, so weit er heraussteht, abtrennen und das verbliebene Stück aus der Wunde ziehen. Waschen Sie sie anschließend gründlich, am besten in Hypericum- und Calendula-Lösung (siehe S. 126). Wegen der Infektions- und Tetanusgefahr sollten Sie anschließend schleunigst versuchen, ärztliche Hilfe zu bekommen.

Amputation

Glücklicherweise gibt es nur selten Unfälle, bei denen Gliedmaßen ganz vom Körper getrennt werden.

Legen Sie das Unfallopfer hin, heben Sie die betroffenen Gliedmaße hoch und wickeln Sie einen festsitzenden Verband um den Stumpf. Blutet die Wunde weiter, legen Sie noch einen Verband darüber und ziehen Sie ihn möglichst straff. Packen Sie das abgetrennte Körperteil in einen sauberen Behälter oder eine saubere Plastiktüte und legen Sie diesen Behälter dann, wenn möglich, in Eisstückchen (oder in einen Kühlschrank, jedoch nicht ins Gefrierfach!). Überprüfen Sie, ob sich Anzeichen von Schock (siehe S. 173) bemerkbar machen.

Sehen Sie zu, dass Unfallopfer und abgetrenntes Körperteil so rasch wie möglich ins nächste Krankenhaus kommen, und weisen Sie das Personal ausdrücklich darauf hin, dass das abgetrennte Glied noch vorhanden ist.

Geben Sie das folgende Mittel jede Minute einmal, bis zu maximal sechs Dosen:

- Hypericum C6

Schmerzstillendes Mittel nach Amputation bei einem Unfall.

Atemnot/Atemstillstand

Wenn Körperzellen keinen Sauerstoff mehr bekommen, sterben sie rasch ab. Sauerstoffmangel kann entstehen durch Ersticken (siehe S. 157 f.), Ertrinken (siehe S. 159), Erwürgen, Strangulieren, Lähmung oder Verletzung der Lungen oder des Brustkorbs. Auch Sauerstoffmangel in der Atemluft führt irgendwann zu

Atemstillstand (medizinisch: Asphyxie = Atemnot; Apnoe = Atemstillstand).

Zu den Symptomen der Atemnot gehören: schnellere und/oder tiefere Atemzüge, geräuschvolles Atmen, blasiger Schaum um den Mund, bläulich verfärbte Lippen, Bewusstlosigkeit (siehe S. 136), schließlich Aufhören der Atemtätigkeit.

Versuchen Sie, alles aus dem Weg zu räumen, was die Atemnot hervorgerufen haben könnte, oder bringen Sie das Opfer an die frische Luft. Beginnen Sie mit der Wiederbelebung durch Mund-zu-Mund-Beatmung (siehe S. 132), legen Sie das Opfer in die Erste-Hilfe-Position (siehe S. 137; Abb. 10, S. 140) und rufen Sie einen Notarzt an.

Aufprallverletzungen

Ein schwerer Aufprall führt zu erheblichen Verletzungen der Haut, der Muskeln, Nerven und Knochen. Innere und äußere Blutungen können auftreten; manchmal ist auch ein Arm oder Bein zeitweilig von der Blutzufuhr abgeschnitten. Aus den beschädigten Blutgefäßen dringt gelegentlich sehr viel Blutplasma in die umliegenden Gewebe, was zu starken Schwellungen und Schock (siehe S. 173) führt. Wird der Körperteil, der bei dem Aufprall besonders zu Schaden kam, vom Druck befreit, werden chemische Substanzen aus den verletzten Muskeln in den Kreislauf ausgeschüttet, die in schweren Fällen ein Nierenversagen auslösen können.

Steckte das Unfallopfer schon mehr als 30 Minuten lang fest, bevor Sie hinzukamen, sollten Sie auf keinen Fall versuchen, es zu befreien, bevor medizinische Hilfe eingetroffen ist. Sind Sie hingegen rechtzeitig an Ort und Stelle, versuchen Sie es aus der Aufprallposition zu lösen, allerdings so, dass sich die oder der Verunglückte möglichst wenig bewegt. Versuchen Sie, etwaige Blutungen zu stillen (siehe S. 149f.), rufen Sie den ärztlichen Notdienst an und beruhigen Sie dann die oder den Verletzten so gut Sie können.

Kleinere Aufprallverletzungen – etwa, sich die Hand in der Autotür zu klemmen oder mit dem Hammer auf den Daumen zu schlagen tun deshalb so weh, weil in Händen und Füßen besonders viele schmerzleitende Nerven verlaufen.

1

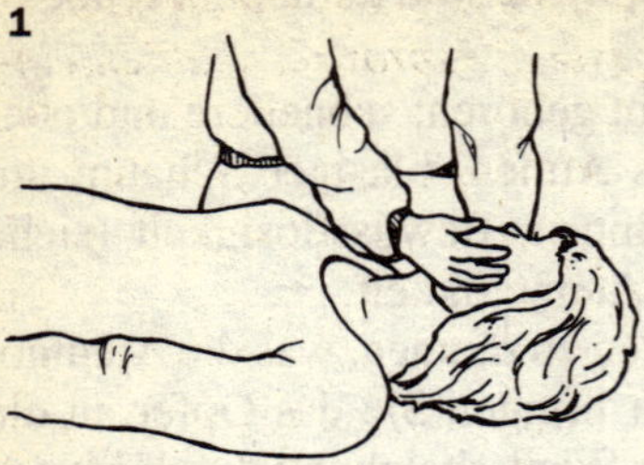

1 Knien Sie neben der verunglückten Person nieder, drehen Sie ihren Kopf zu sich hin und halten Sie dabei Ihren Unterkiefer hoch.

2

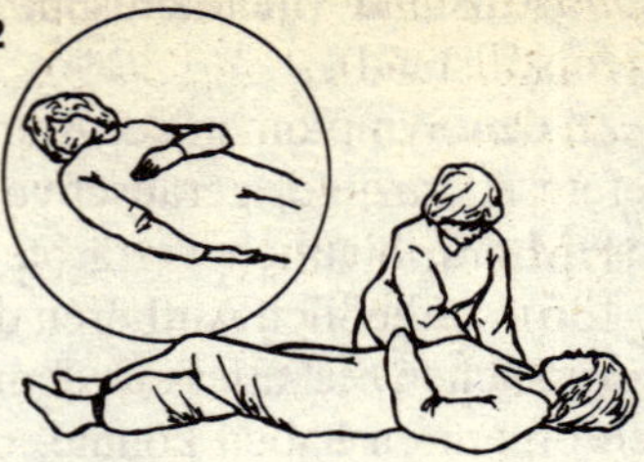

2 Legen Sie den Arm des Unfallopfers, der sich auf Ihrer Seite befindet, ganz dicht an den Körper und schieben Sie die Hand, möglichst mit der Handfläche nach oben, unter das Gesäß. Legen Sie den anderen Arm über den Brustkorb des Opfers, dann das Bein der gleichen Körperseite über das Ihnen zugewandte Bein oder kreuzen Sie zumindest die Knöchel.

3

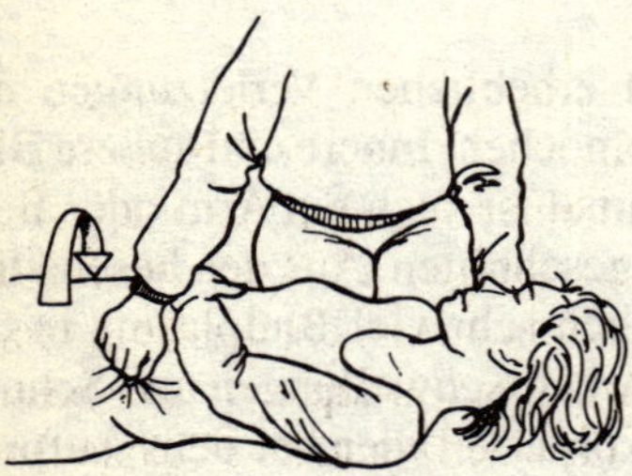

3 Stützen Sie den Kopf des Opfers mit einer Hand ab; mit der anderen packen Sie es bei der Hüfte auf der anderen Körperseite und rollen den Körper rasch zu sich herum, wobei Sie ihn mit den Knien abfangen.

4

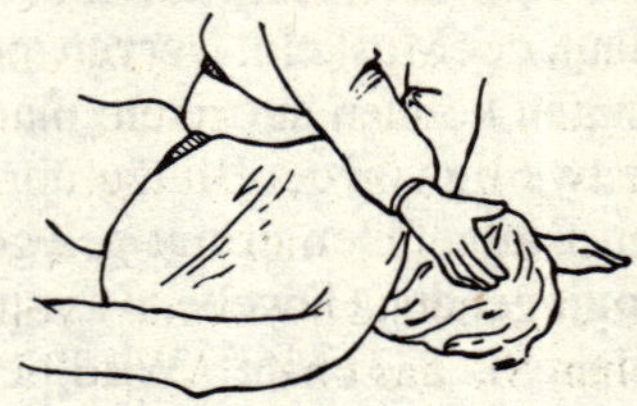

4 Legen Sie den Kopf so hin, dass die Atemwege nicht blockiert sind (Mund und Nase freimachen), und schieben Sie den vor Ihnen liegenden Arm so zurecht, dass er den Oberkörper der verunglückten Person etwas abstützt.

5

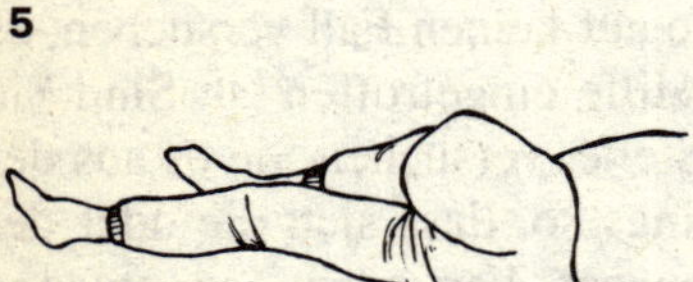

5 Winkeln Sie das oben liegende Knie des Unfallopfers so an, dass das Bein den unteren Körperbereich in der Position hält.

6

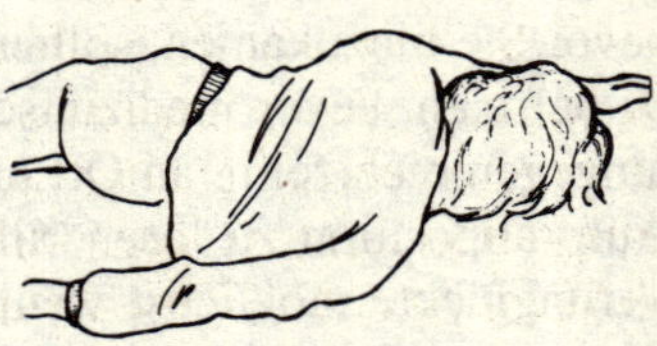

6 Ziehen Sie nun vorsichtig den unter dem Körper befindlichen Arm heraus (von der Schulter abwärts) und legen Sie ihn parallel zum Körper, so dass die oder der Verletzte nicht versehentlich wieder auf den Rücken rollen kann.

Abbildung 10: Erste-Hilfe-Position

Geben Sie das folgende Mittel anfangs alle 15 Minuten, dann drei- oder viermal täglich, bis der Heilungsprozess deutlich eingesetzt hat:

- Hypericum C30.

Augenverletzungen

Ganz allgemein sollte zur Ersten Hilfe bei jeglicher Art von Augenverletzung – außer, wenn nur kleine Fremdkörper aus dem Auge geholt werden müssen – auch eine ärztliche Untersuchung gehören. Die Augenoberfläche ist äußerst sensibel und leicht auf Dauer geschädigt.

Fremdkörper im Auge

Kleinere Fremdkörper, etwa Staubteilchen oder Sandkörner, können mit einem sanften Wasserstrahl aus dem Auge herausgespült werden. Danach sollte das Auge in einer Hypericum- und Calendula-Lösung (siehe S. 126) gebadet werden. Größere Fremdkörper lassen sich meist mit einem Taschentuch, das in die gleiche Lösung getaucht wurde, vom Augapfel abtupfen. Am besten heben Sie das obere Augenlid, so dass der verstärkte Tränenfluss den Fremdkörper zur vorderen Augapfelpartie spülen hilft.

Falls das Auge danach noch wehtut, baden Sie es alle vier Stunden in einer Euphrasia-Lösung (zehn Tropfen Urtinktur auf einen Viertelliter abgekochtes, warmes Wasser) und verabreichen Sie Euphrasia C6 alle zwei Stunden, bis zu maximal drei Dosen.

Tut das Auge zwölf Stunden nach Entfernen des Fremdkörpers immer noch weh, sollte unverzüglich eine augenärztliche Untersuchung erfolgen. Sollten Splitter oder Glasstücke ins Auge gelangt sein – Hände weg! Rufen Sie den Notarzt und decken Sie beide (!) Augen mit einem dicken Gazepflaster ab, damit die Augen möglichst wenig bewegt werden (wenn sich nämlich das gesunde Auge bewegt, macht das verletzte die Bewegung automatisch mit).

Schürfwunden ums Auge

Ein einzelnes schwarzblau unterlaufenes Auge stammt meistens von einem harten Faustschlag. Ist die Haut um beide Augen herum aufgeschürft und blau oder schwarz unterlaufen, hat die oder der Betreffende möglicherweise eine Gehirnerschütterung oder sogar einen Schädelbruch erlitten (siehe Kopfverletzungen, S. 164 ff.).

Geben Sie eines der folgenden Mittel alle 15 Minuten (oder auch seltener, wenn der Schmerz nachlässt), bis zu maximal zehn Dosen:

■ Arnica C6
Sofort nach dem Schlag oder Unfall.

■ Symphytum C6
Falls die Verletzung von einem stumpfen Gegenstand herrührt, unmittelbar danach.

Geben Sie das folgende Mittel alle zwei Stunden, bis zu maximal zehn Dosen:

■ Ledum C6
Falls der Schmerz trotz der Verabreichung von Arnica bestehen bleibt, sich jedoch durch kalte Anwendungen dämpfen lässt.

Schnittverletzung in Augennähe
Ist die Wunde klein, ziehen Sie die Wundränder zusammen und setzen Sie eine oder zwei Gefäßklemmen darauf. Bei größeren Schnittwunden weichen Sie einen Packen Gaze in Hypericum- und Calendula-Lösung (siehe S. 126) ein, wringen ihn gut aus, bandagieren die Wunde fest damit und bringen die verletzte Person unverzüglich zur nächsten Notfallambulanz, damit der Schnitt genäht werden kann.

Spezifische Mittel:

■ Calendula C6
Bei kleineren Schnittwunden in Augennähe, alle acht Stunden, maximal drei Tage lang.

■ Aconitum C30

Bei tieferen Schnitten, von scharfen Gegenständen verursacht, alle fünf Minuten (oder seltener, wenn der Schmerz nachlässt), bis zu maximal zehn Dosen.

Chemikalien im Auge

Bei Augenverletzungen mit Chemikalien ist sehr rasches Handeln geboten. Solche Substanzen können nicht nur fürchterliche Schmerzen bereiten, sondern auch zur Erblindung führen.

Drehen Sie den Kopf so, dass das verletzte Auge tiefer zu liegen kommt als das andere; das verhindert, dass die chemische Substanz vom einen ins andere Auge tropfen kann. Halten Sie das Gesicht der verletzten Person etwa zehn bis 15 Minuten lang unter einen sanften Wasserstrahl und ziehen Sie dabei mit den Fingern Ober- und Unterlid des betroffenen Auges auseinander (bei Verletzungen an beiden Augen brauchen Sie dazu Hilfe!). Bedecken Sie das Auge dann mit steriler Gaze und einem Verband. Bringen Sie die oder den Verunglückten dann sofort zur Augenuntersuchung in die Notfallambulanz.

Geben Sie das folgende Mittel alle fünf Minuten, bis der Schmerz nachlässt:

■ Aconitum C30

Schneeblindheit

Sie ist das Ergebnis allzu langer gleißender Sonneneinstrahlung im Schnee, wenn man weder Sonnenbrille noch Skibrille trägt. Die Augen schwellen an, laufen und tun ziemlich weh.

Baden Sie die Augen mehrmals in Euphrasia-Lösung (zehn Tropfen Urtinktur auf einen Viertelliter abgekochtes kaltes Wasser), bedecken Sie sie dann mit steriler Gaze und nehmen Sie fachliche Hilfe in Anspruch.

Bandscheibenvorfall

Zu einem Bandscheibenvorfall kommt es, wenn eine Bandscheibe in der Wirbelsäule auf die zugehörigen Bänder drückt beziehungsweise der Durchtrittsort der durch die Wirbelsäule verlaufenden

Nerven verengt wird. Meistens gehen den Bandscheibenproblemen Fehlbelastungen oder degenerative Schäden voraus; die »falsche Bewegung« ist dann lediglich der Auslöser. Zu den Symptomen gehören gewöhnlich ein plötzlicher scharfer Schmerz, meist im mittleren oder unteren Rückenbereich, und dann die Unfähigkeit, sich wieder aufzurichten oder den Hals nach vorn beugen zu können. Der Schmerz kann sich bis in eines oder beide Beine ziehen. Manchmal setzen die Symptome jedoch auch ganz allmählich ein.

Die oder der Betreffende sollte sich in die jeweils bequemste Position legen; Seitenlage mit angezogenen Knien, zwischen die ein Kissen gelegt wird, ist oft angenehmer als Rückenlage mit aufgestellten Beinen. Innerhalb von zwölf Stunden sollten Sie ärztliche Hilfe herbeiholen. Ruhe ist zunächst das beste; der Rücken sollte nicht – oder nur von einer Fachkraft – manipuliert werden, bis der Schmerz nachgelassen hat.

Geben Sie folgendes Mittel alle 30 Minuten bis zu maximal zehn Dosen, danach alle vier Stunden bis maximal fünf Tage lang:

- Arnica C30

Bisse und Stiche

Bei Bissen, die tiefe Wunden (siehe S. 186 f.), schwere Blutungen (siehe S. 149 ff.) oder gar Amputation (siehe S. 138) zur Folge haben, schlagen Sie bitte unter den entsprechenden Stichworten in diesem Kapitel nach.

Von einem Tier gebissen zu werden, birgt zwei generelle Gefahren: Tetanusvergiftung und Tollwutinfektion. Tollwut ist in vielen Gegenden Europas verbreitet, auch in Deutschland. Eine schulmedizinische Tollwutimpfung ist unter Umständen angezeigt, wenn Sie sich viel in Gebieten aufhalten, in denen die Tollwut herrscht, oder ständig Umgang mit tollwutgefährdeten Tieren (etwa Hunden, herumstreifenden Katzen, Waldtieren) haben. Jeder Tierbiss, der die Haut verletzt, sollte ärztlich untersucht werden. Das gilt erst recht für Menschenbisse: Sie sind noch gefährlicher als der Biss eines Tieres!

Jegliche Bisswunde sollte in einer Hypericum- und Calendula-Lösung (siehe S. 126) gebadet werden.

Homöopathischer Impfschutz bei häufigem Aufenthalt in Tollwutgebieten:

- Zunächst sieben Tage lang täglich Hydrophobinum C30,
- anschließend zweimal täglich sechs Monate lang Belladonna C6.

Tetanus ist eine potenziell tödlich verlaufende Infektion mit Bakterien, die durch jede verschmutzte Wunde in den Körper eindringen können. Schulmedizinische Impfungen müssen alle fünf Jahre wiederholt werden.

Homöopathische Schutzmaßnahme, falls Sie in den letzten fünf Jahren nicht gegen Tetanus geimpft worden sind:

- Dreimal täglich drei Wochen lang Hypericum C6.

Giftige Bisse und Stiche

In Europa gibt es mehrere Arten von Giftschlangen, allen voran die Kreuzotter (von Schlangen in Terrarien oder Zoos einmal abgesehen). In warmen Ländern sind hingegen viele giftige Tiere zu Hause, von Skorpionen über Giftschlangen bis hin zu giftigen Spinnen.

Zu den Symptomen einer solchen Vergiftung gehören Sehstörungen, Übelkeit, Atemschwierigkeiten, vermehrter Speichelfluss, Schwitzen, manchmal auch Schock (siehe S. 173).

Versuchen Sie, das Unfallopfer möglichst ruhig zu halten, damit sich das Gift nicht noch rascher im Körper verteilt, und reden Sie ihm oder ihr gut zu. Wenn möglich, waschen und kühlen Sie die Biss- oder Stichwunde. Sollte das Opfer die Besinnung verlieren oder ein Atemstillstand eintreten, legen Sie es in die Erste-Hilfe-Position (siehe S. 137; Abb. 10, S. 140) und beginnen Sie mit Mund-zu-Mund-Beatmung beziehungsweise Herzmassage (siehe S. 134f.). Rufen Sie den Notarzt herbei oder fahren Sie die verletzte Person selbst in die nächste Unfallambulanz. Versuchen Sie, das Tier, das gebissen oder gestochen hat, so gut wie möglich zu beschreiben oder fangen Sie es ein und bringen es in einem Behälter unter, aus dem es nicht entwischen kann, und zeigen Sie es dem medizinischen Personal.

Geben Sie eines der folgenden Notfallmittel alle fünf Minuten bis zu maximal zehn Dosen:

■ Arnica C30
Bei Schwellungen, Hautverletzungen und Schmerzen.

■ Moschus C6
Gebissene bzw. gestochene Person fällt in Ohnmacht, hat Atemschwierigkeiten, reagiert überempfindlich auf Zugluft und Kälte.

■ Lachesis C6
Biss- oder Stichwunde verfärbt sich dunkelrot; dunkles Blut fließt aus; die oder der Betreffende fühlt sich nach dem Schlafen noch schlechter (typisches Symptom bei Tarantel-Bissen).

■ Carotalus C6
Rasche Schwellung und Bluterguss; Haut um Biss- oder Stichwunde entfärbt; Person sehr empfindlich gegenüber Erschütterungen.

■ Acidum carbolicum C6
Erbrechen, schwacher Puls, langsames, flaches Atmen, Betäubung, Gefühl, als liege ein enges Band um den Kopf, Gesicht aschgrau und verschwollen, Region um Nase und Mund sehr blass, sehr empfindlicher Geruchssinn.

■ Acidum oxalicum C6
Heftige Schmerzen, an der Haut um die Wunde zeigt sich Ausschlag oder ein Streifen; Opfer fühlt sich klamm und taub; Zittern der Hände und Füße.

■ Apis C6
Nach Berührung mit einer Qualle.

Homöopathische Schutzmaßnahme zur Abwehr giftiger Tiere:

■ Streichen Sie eine Pyrethrum-Lösung (zehn Tropfen Urtinktur auf einen Viertelliter abgekochtes kühles Wasser) auf alle exponierten Körperteile.

Wespen- und Bienenstiche. Ziehen Sie so rasch wie möglich mit einer Pinzette den Stachel aus der Wunde. Saugen Sie jedoch das Gift nicht heraus. Sollte der Stich in Mund oder Rachen erfolgt sein, geben Sie dem Opfer Eisstückchen zu lutschen, die eine Schwellung verhindern können, und bringen Sie es so rasch wie möglich zur nächsten Unfallambulanz oder ärztlichen Praxis.

Unverdünnte Urtinkturen, die direkt auf die Wunde getupft werden können:

■ Bei den meisten Stichen und Bissen: Pyrethrum-Lösung.

■ Bei Bienenstichen: Ledum.

■ Bei Hornissen- oder Wespenstichen: Ledum oder Arnica.

■ Bei Bissen von Nagetieren: Hypericum und Calendula.

Geben Sie eines der folgenden Mittel alle 15 Minuten, bis zu maximal sechs Dosen:

■ Acidum carbolicum C6
Bei Schwäche und Kollaps.

■ Apis C30
Bei rasch erfolgender Schwellung.

■ Cantharis C30
Bei Röte und Brennen.

■ Tarantula C6
Bei bläulicher Verfärbung und Brennen.

■ Hypericum C30

Bei einschießenden Schmerzen in der betroffenen Gliedmaße.

Eine schwere allergische Reaktion, der so genannte anaphylaktische Schock, kann auch bei Bissen oder Stichen auftreten, wenngleich relativ selten (siehe Schock, S. 173; Vergiftungen, S. 179 f.). Am besten sofort in ärztliche Behandlung!

Giftpflanzen

Falls die Haut mit den Giftstoffen einer Pflanze in Berührung gekommen ist, etwa bestimmten Efeu-Arten, sollten Sie die betroffene Region in Milch oder auch Salzwasser baden, in schweren Fällen außerdem bis zu ein Gramm Vitamin C jede Stunde verabreichen (bei Magenbeschwerden Dosis verringern).

Geben Sie folgendes Mittel bei Hautkontakten mit Pflanzengiften alle 15 Minuten, bis die Entzündung abklingt:

■ Anacardium C6.

Blasen

Bei Verbrennungen und Verbrühungen (siehe S. 176 ff.) wirft die Haut oft Blasen, die sich mit Blutserum füllen. Bringen Sie solche Blasen niemals zum Platzen – sie könnten sich entzünden! Baden Sie sie in einer Hypericum- und Calendula-Lösung, lassen Sie frische Luft daran und nur wenn es nötig ist, legen Sie ein Pflaster darüber.

Geben Sie eines der folgenden Mittel alle vier Stunden, bis der Schmerz nachlässt.

■ Cantharis C30

Bei juckenden, brennenden Blasen, die gut auf kalte Anwendungen reagieren.

■ Rhus toxicodendron C6

Bei roten, geschwollenen, stark juckenden Blasen.

Blutungen, äussere

Sie sind immer ein Zeichen für verletzte Blutgefäße. Äußere Blutungen sehen oft viel dramatischer aus als innere Blutungen (siehe S. 151 f.); letztere können jedoch viel gefährlicher sein.

Bei kleinen Kratzern oder Wunden sind meist nur die kleinsten Blutgefäße, die Kapillaren, verletzt. Das Blut dringt langsam in die umliegenden Gewebe und nach außen, gerinnt jedoch rasch (außer bei Hämophilie) und versiegelt dann die Kapillaren, so dass die Blutung aufhört. Wird eine Vene verletzt, dringt dunkelrotes Blut langsam, aber stetig aus der Wunde. Handelt es sich um eine große Vene, muss dem Blutverlust Einhalt geboten werden, weil das Blut dann nicht ausreichend gerinnen kann. Ist eine Arterie verletzt, schießt hellrotes Blut im Rhythmus des Pulsschlages aus der Wunde hervor (arterielles Blut steht unter Druck, weil es direkt vom Herzen in die Arterie gepumpt wird). Eine solche Blutung muss so rasch wie möglich gestoppt werden, weil der Blutverlust sonst rasch zu groß wird und zum Schock (siehe S. 173) führen kann.

Äußere Blutungen sehen, wie gesagt, oft viel schlimmer aus als sie sind, denn bevor aus einer kleinen Wunde gefährlich viel Blut verloren geht, kann es lange dauern. Die meisten Erwachsenen überstehen bis zu einem Liter Blutverlust ohne jede Lebensgefahr. Allerdings kann das Blut auch in die umliegenden Gewebe sickern, zum Beispiel bei Knochenbrüchen (siehe S. 162); was nach außen abfließt, ist oft nur ein Teil des wahren klinischen Bildes.

Behandlung von äußeren Blutungen

Äußere Wunden sollten erst behandelt werden, wenn sichergestellt ist, dass das Herz der verletzten Person schlägt und sie selbstständig atmet.

Entfernen Sie zunächst alle Fremdkörper vorsichtig aus der Wunde, und üben Sie dann Druck auf die Region oberhalb der Wunde aus, indem Sie mit dem Daumen bzw. der Hand fest darauf drücken oder die Wundränder zusammenpressen. Legen Sie einen sauberen Verband oder ein Pflaster auf, das nicht verrutschen kann.

Falls die Blutung aus einem Arm oder Bein einfach nicht aufhört, üben Sie Druck auf die Arm- oder Beinarterie aus (siehe

S. 151, Abb. 11). Achtung: Diese Maßnahme verringert die Blutzufuhr zu den außengelegenen Geweben drastisch und kann sie schwer schädigen, wenn sie länger als 15 Minuten durchgeführt wird! Versuchen Sie, die verletzte Person zu beruhigen und still zu halten – das begünstigt die Blutgerinnung. Lagern Sie das verletzte Bein bzw. den verletzten Arm möglichst hoch, so dass das Blut zum Herzen und zum Gehirn zurückfließen kann – vor allem, wenn der oder die Verunglückte bereits schätzungsweise mehr als einen Liter Blut verloren haben sollte.

Im Notfall können Sie auch auf Tücher, Handtücher, Bett- oder Tischdecken, Schals, Baumwollkleidung, saubere Laken, Papiertaschentücher und viele andere Dinge zurückgreifen, um einen Verband anzulegen. Falls sich ein Blutfleck darauf ausbreitet: nicht abnehmen, sondern weitere Verbandsschichten hinzufügen! Überprüfen Sie alle fünf Minuten den Puls und vermerken Sie die Pulsschläge pro Minute (siehe S. 134). Falls sich der Puls erhöht, sehen Sie nach, ob irgendwo noch weitere Wunden vorhanden sind. Wenn nicht, weist der erhöhte Pulsschlag auf innere Blutungen hin.

Geben Sie eins der folgenden Mittel alle zehn bis 15 Minuten, bis zu maximal zehn Dosen, nachdem die Blutung unter Kontrolle gebracht worden ist:

■ Arnica C30
Blutung aufgrund einer Verletzung, dabei ausgedehnte oder schwere Hautabschürfungen.

■ Arsenicum album C6
Verletzte Person unruhig, ängstlich, über Kältegefühl klagend oder sehr erschöpft.

■ Belladonna C30
Ausströmendes Blut hellrot, Puls stark und beschleunigt, Gesicht heiß und gerötet.

■ Carbo vegetabilis C30
Unfallopfer zusammengebrochen, schnappt nach Luft oder gähnt (Luftmangel), möchte kühle Luft ins Gesicht gefächelt bekommen.

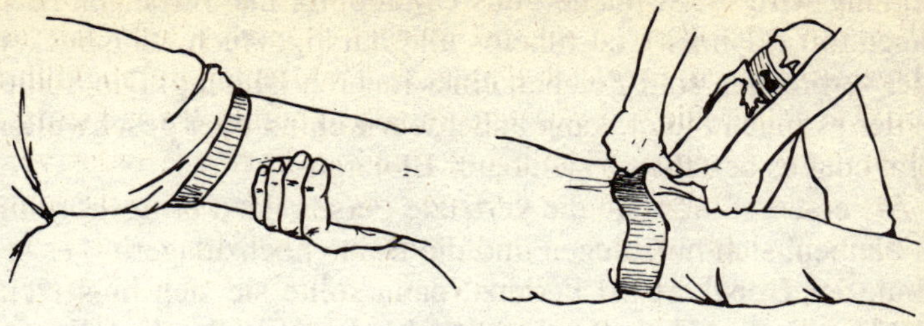

Abbildung 11:
Druckpunkte zur Stillung einer Blutung an Arm und Bein. Fest drücken!

- Ipecacuanha C6

Ausströmendes Blut hellrot, Unfallopfer spürt Übelkeit, ist klamm und verschwitzt, schnappt nach Luft.

- Lachesis C6

Verletzte Person verträgt keine Wärme oder beengende Kleidung um Taille oder Hals.

- Phosphorus C6

Blutung schwer zu stoppen, Blut ist hellrot und strömt stoßweise aus, Verletzte(r) verlangt nach eiskalten Getränken.

Blutungen, innere

Innere Blutungen sind oft viel gefährlicher als äußere. Zu ihren wichtigsten Ursachen gehören Aufprallverletzungen, Knochenbrüche oder ein blutendes Magengeschwür. Blut, das ins Körperinnere fließt, kann sich in umliegenden Geweben stauen und auf lebenswichtige Organe drücken; eine Blutung im Schädelinnern zum Beispiel drückt das Gehirn zusammen (siehe auch Kopfverletzungen, siehe S. 164f.). Sowohl innere als auch äußere Blutungen können den Blutdruck senken und Schock (siehe S. 173) verursachen.

Der Verdacht auf eine innere Blutung sollte aufkeimen, wenn die verletzte Person eine blasse, klamme Haut aufweist und einen raschgehenden, schwachen Puls. (Beachten Sie: Der Puls kann auch verlangsamt sein, wenn eine Hirnblutung vorliegt!) Die

Atmung wird meist flacher; das Unfallopfer hat Verlangen nach Sauerstoff (Gähnen), ist ruhelos und durstig. Auch Blutspucken oder -erbrechen sind Zeichen einer inneren Blutung. Die Stelle, an der es innen blutet, kann außerdem wehtun oder geschwollen sein, oder es besteht ein sichtbarer Bluterguss.

Als erstes sollten Sie die verletzte Person dazu bringen, ruhig zu bleiben, sich hinzulegen und die Beine hochzulagern – es sei denn, der Brustkorb ist verletzt, dann sollte sie sich hinsetzen. Wählen Sie die Notrufnummer und halten Sie das Unfallopfer warm, bis Hilfe eintrifft. Etwas anderes können Sie kaum tun, es sei denn, Sie verfügen über eine spezielle Ausbildung in Erster Hilfe für solche Fälle.

Geben Sie das folgende Mittel alle zwei bis fünf Minuten, bis zu maximal zehn Dosen:

■ Veratrum album C6
Bei inneren Blutungen, Kollaps(gefahr), Verlangen nach Sauerstoff (Gähnen, Luftschnappen), kalter Stirn.

Brustkorbverletzungen

Verletzungen des Brustkorbs fallen meist in eine der drei folgenden Kategorien: tiefe Wunden (siehe S. 185 f.), Druckluftverletzungen oder Knochenbrüche (siehe S. 162).

Tiefe Wunden

Dabei dringt Luft direkt in den Brustkorb ein, was Atemnot (siehe S. 130) verursachen kann. Manchmal wird Blut abgehustet, und die Wunde selbst kann Sauggeräusche von sich geben.

Das erste, was Sie tun müssen, ist, die Wunde so zu bedecken, dass keine Luft mehr ins Körperinnere dringen kann – zum Beispiel mit einem Stück Plastik und einem Pflasterverband darüber; das erleichtert auch die Atmung. Die verletzte Person sollte danach aufrecht hingesetzt werden, leicht nach einer Seite gelehnt, so dass die unverletzte Lunge höher liegt als die verletzte. Rufen Sie dann so rasch wie möglich den ärztlichen Notdienst herbei.

Druckluftverletzungen

Sie entstehen, wenn bei einer Explosion der Luftdruck plötzlich erhöht und dabei der Brustkorb eingedrückt wird. Auch hier kann es zu Zeichen von Atemnot (siehe S. 130) kommen; außerdem können weitere innere Verletzungen bestehen, und das Unfallopfer gerät vielleicht in Panik, was das Atmen zusätzlich erschwert.

Bewegen Sie die verletzte Person nur, wenn es unbedingt sein muss, damit keine weiteren Schäden angerichtet werden. Untersuchen Sie sie und behandeln Sie die Ihnen am ehesten lebensgefährlich erscheinenden Verletzungen zuerst. Dann rufen Sie unverzüglich den Notarzt an.

Geben Sie folgendes Mittel alle 15 Minuten, bis zu maximal zehn Dosen:

- Aconitum C30.

Danach verabreichen Sie folgendes Mittel viermal täglich, maximal sieben Tage lang:

- Arnica C6.

Brüche

Sind Rippen oder Schlüsselbein gebrochen – das passiert oft nach Stürzen, Schlägen oder einem Aufprall –, tut meist die kleinste Bewegung sehr weh. Ein eingedrückter Brustkorb mit mehreren Rippenbrüchen ist oft durch eine so genannte »paradoxe Atmung« gekennzeichnet – beim Einatmen werden die Rippen nach innen gezogen, beim Ausatmen nach außen gedrückt, also das Gegenteil der normalen Bewegung beim Atmen. Die verletzte Person hat auf jeden Fall Atemschwierigkeiten, vielleicht auch innere Blutungen (siehe S. 151).

Legen Sie ihr den Arm der verletzten Seite quer über die Brust und halten Sie ihn dort mit einer Bandage um den ganzen Körper herum in Position. Bringen Sie das Unfallopfer in eine halbsitzende Stellung, wobei die unverletzte Seite möglichst höher liegen sollte als die verletzte. Rufen Sie dann sofort den ärztlichen Notdienst an.

Geben Sie folgende Mittel nacheinander:

- Bryonia C30

Bis der Schmerz nachzulassen beginnt, gefolgt von

- Symphytum C6, zweimal täglich, maximal drei Wochen lang (es kann die Heilung beschleunigen).

CHEMIKALIEN siehe VERÄTZUNGEN oder INHALATION CHEMISCHER SUBSTANZEN

DIABETISCHES KOMA

Sowohl Diabetes mellitus, die gewichts- oder altersbedingte Zuckerkrankheit, als auch Diabetes insipidus, eine andere Form der Bauchspeicheldrüsen-Fehlfunktion (zu beidem siehe Diabetes, ab S. 611 f.), kann zu Bewusstlosigkeit, ja sogar zum Tode führen, wenn die zuckerkranke Person nicht richtig »eingestellt« wurde oder ihr Medikament nicht rechtzeitig bekommt.

Die Symptome einer Überzuckerung des Bluts (Hyperglykämie) setzen meist langsam ein, wohingegen die einer Unterzuckerung (Hypoglykämie) sehr plötzlich und dramatisch sein können. Zuckerkranke tragen normalerweise ein Armband oder einen Notfallausweis bei sich, der auf ihre Erkrankung hinweist und angibt, was bei einem Notfall zu tun ist.

Wenn der Blutzuckerspiegel bei Zuckerkranken plötzlich absackt, sind sie einer Ohnmacht nahe und benehmen sich manchmal, als seien sie betrunken; sie atmen flach, schwitzen, und ihr Puls geht sehr rasch. Verabreichen Sie dann Zucker in irgendeiner Form (eine Süßigkeit, ein Stück Traubenzucker, ein Fruchtsaft- oder Colagetränk zum Beispiel), es sei denn, die oder der Betreffende ist bereits bewusstlos. Betten Sie sie oder ihn dann in die Erste-Hilfe-Position (siehe S. 137; Abb. 10, S. 140) und rufen Sie den Notarzt.

Warnhinweis: Patientinnen und Patienten, die mit den neueren Humaninsulin-Präparaten »eingestellt« sind, zeigen oft keine der klassischen Frühwarnsymptome einer Unterzuckerung!

Elektro-Unfälle

Ein elektrischer Schlag kann den Atem oder das Herz zum Stillstand bringen und zudem Verbrennungen (siehe S. 176ff.) und Schock (siehe S. 173) auslösen.

Hängt das Unfallopfer noch an der elektrischen Leitung, müssen Sie ganz besonders aufpassen, nicht das nächste Opfer zu werden! Schalten Sie erst, wenn möglich, den Strom ab. Wenn das nicht geht, versuchen Sie, die unter Strom stehende Person von der Stromquelle wegzuschubsen oder wegzureißen, indem Sie ein isoliertes bzw. nicht stromleitendes Hilfsmittel benutzen – beispielsweise einen Besenstiel oder einen hölzernen Stuhl. Denken Sie daran, dass Wasser einer der besten Stromleiter ist, und achten Sie daher auf nasse Hände, Füße, Fußböden und alles, was feucht sein und mit dem Strom in Berührung kommen könnte.

Der Kontakt mit Hochstromleitungen – etwa Überland- oder Zugkabeln – ist normalerweise sofort tödlich. Gehen Sie niemals auch nur in die Nähe eines solchen Unfalls: Der Strom aus solchen Leitungen kann mehrere Meter freier Luft überbrücken!

Sobald Sie den Strom abschalten oder das Opfer von dem schadhaften Gerät befreien konnten, überprüfen Sie seine Atmung und seinen Puls und machen Sie Mund-zu-Mund-Beatmung (siehe S. 130f.) oder Herzmassage (siehe S. 134f.), falls nötig. Legen Sie die Person dann in die Erste-Hilfe-Position (siehe S. 137; Abb. 10, S. 140) und rufen Sie unverzüglich den ärztlichen Notdienst oder die Feuerwehr.

Geben Sie folgendes Mittel alle 30 Minuten, bis zu maximal sechs Dosen:

- Phosphorus C6

Nach elektrischem Schock

Epileptischer Anfall

Große epileptische Anfälle kommen oft sehr plötzlich, auch wenn es manchmal Warnsymptome geben kann. Epileptikerinnen und Epileptiker tragen gewöhnlich einen Notfallausweis oder ein Hals- oder Armband bei sich, auf dem Hinweise auf ihre Erkrankung und das Vorgehen im Notfall stehen. Bei dem Epilepsie-Typ, der Grand mal genannt wird, verliert der oder die Betreffende das Bewusstsein und fällt zu Boden; der Körper versteift sich und beginnt heftig zu zucken; die Blase und der Darm können sich entleeren; die Atmung wird sehr geräuschvoll oder hört ganz auf, was blaue Lippen und ein geschwollenes Gesicht zur Folge hat. Die epileptischen Krämpfe können minutenlang anhalten.

Das Wichtigste bei einem epileptischen Anfall ist, Verletzungen zu verhüten und die oder den Betreffenden außer Gefahr zu bringen. Versuchen Sie jedoch nicht, die Zuckungen des Körpers zu unterbinden oder etwas in den Mund zu stecken! Es ist immer noch besser, sich in die Zunge zu beißen (was ziemlich schnell heilt) als an irgend etwas zu ersticken, das sich im Mund befindet. Sobald die Krämpfe nachlassen und der Körper seine Steifheit verliert, legen Sie die betreffende Person in die Erste-Hilfe-Position (siehe S. 137; Abb. 10, S. 140). Sie sollte ein paar Minuten später wieder zu Bewusstsein kommen, wird dann allerdings noch eine Weile benommen sein. Bleiben Sie bei ihr, bis sie sich wieder vollständig erholt hat, und falls sie das erste Mal einen epileptischen Anfall hatte, raten Sie ihr, unverzüglich eine ärztliche Fachkraft aufzusuchen.

Geben Sie folgendes Mittel alle zehn Minuten, bis zu maximal zehn Dosen, sobald die Krämpfe abgeklungen sind:

- Hyoscyamus C6

Erfrierungen und Frostbeulen

Sie entstehen bei niedrigen Außentemperaturen, die den Kreislauf in den Extremitäten (Hände, Füße, Nasen, Ohren) zum Erliegen bringen und nicht selten Dauerschäden verursachen. Von Erfrierung bedrohte Körperteile sind kalt, blass oder marmorweiß entfärbt, fühlen sich hart an und schmerzen nicht (bis der Kreislauf wieder in Gang kommt; das kann sehr weh tun). Die größte Gefahr besteht bei Menschen, die ohnehin Kreislaufschwierigkeiten haben und beispielsweise Beta-Blocker gegen Bluthochdruck einnehmen. Werden tieferliegende Gewebe geschädigt, kann das zum Gewebebrand (Gangräne) führen.

Die Erste Hilfe besteht darin, die oder den Verunglückten an einen geschützten Platz zu bringen, ihr oder ihm warme Getränke einzuflößen und den Körper in warme Decken zu hüllen. Wärmen Sie die kältegeschädigten Stellen mit Ihrem eigenen Körper – legen Sie die Hand oder den Fuß beispielsweise in Ihre Achselhöhle. Rubbeln Sie aber nicht und bringen Sie keine direkte Hitze an die erfrorenen Partien! Beim Auftauen röten sie sich und tun ziemlich weh. Halten Sie das Erfrierungsopfer warm und bringen Sie es so rasch wie möglich ins nächste Krankenhaus bzw. in eine ärztliche Praxis.

Geben Sie eines der folgenden Mittel alle 15 Minuten, bis zu maximal sechs Dosen:

■ Agaricus C6
Bei Erfrierungen, die wie Frostbeulen aussehen.

■ Apis C30
Bei starken, brennenden Schmerzen.

■ Lachesis C6
Bei blaurot verfärbter Haut.

Erfrierungen und Frostbeulen lassen sich verhüten, wenn man wasserdichte Kleidung trägt, darunter mehrere Schichten trockener, nicht-synthetischer Kleidungsstücke (Baumwolle, Wolle, Seide, Leinen), und dafür sorgt, dass Hände, Füße, Nase und Ohren bei sehr niedrigen Temperaturen stets gut geschützt sind.

Ersticken

Essen, Erbrochenes, aber auch die Zunge selbst können die Atemwege verlegen und zum Ersticken führen. Warnzeichen dafür sind Ringen nach Luft, Schwierigkeiten beim Sprechen und manchmal Husten. Wenn das Hindernis vor oder in den Atemwegen nicht entfernt werden kann, läuft die betreffende Person bald blau an und greift sich an die Kehle. Nach ein oder zwei Minuten wird sie bewusstlos. Bei vollem Bewusstsein einen Erstickungsanfall zu erleben, ist eine furchterregende Geschichte. Meist allerdings werden die Atemwege von selbst wieder frei, bevor größerer Schaden entsteht.

Logischerweise besteht die Erste Hilfe vor allem darin, Mund und Rachen von jeglichen Fremdkörpern, Blut, Gebissteilen usw. zu befreien. Wenn das nicht geht, oder wenn die betreffende Person aufhört zu husten und blau anzulaufen beginnt, sollten Sie sie dazu bringen, sich leicht vornüberzuneigen oder sich auf die Seite zu legen; dann schlagen Sie mit dem Handballen drei- oder viermal hart auf den Rücken, genau zwischen die Schulterblätter. Wenn es sich um ein Kind handelt, legen Sie es am besten übers Knie und tun dasselbe, aber mit weniger Kraft bzw. mit der flachen Hand. Reicht das noch nicht, müssen Sie die Schläge nach einigen Sekunden wiederholen. Diese »Schockbehandlung« wirkt meist auch dann, wenn die Atemwege durch einen Stimmritzenkrampf verlegt wurden.

Bleibt das Hindernis immer noch in den Atemwegen, versuchen Sie noch einmal, es mit Fingern oder einer gazeumwickelten Pinzette herauszuziehen. Klappt auch das nicht, sollten Sie den Heimlich-Griff, eine Oberbauch-Pressung (siehe unten), ausführen.

Heimlich-Griff

(siehe unten Abb. 12).

Umschlingen Sie die betreffende Person von hinten und schieben Sie ihr eine Faust genau unter die Mitte des Rippenbogens (unters Zwerchfell); mit der anderen Hand halten Sie sie fest.

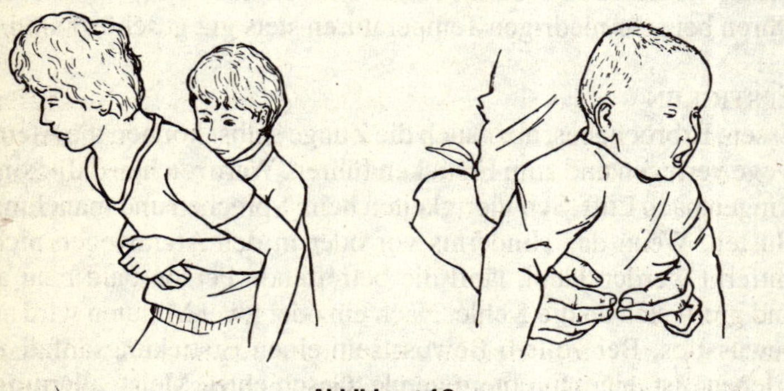

Abbildung 12:
Heimlich-Griff (Oberbauch-Pressung)

Stoßen Sie Ihre Faust jetzt fest nach innen und oben unter den Rippenbogen. Dabei erhöht sich der Innendruck im Brustraum plötzlich, und Fremdkörper werden gewöhnlich herausgedrückt. Wenn nötig, bis zu dreimal hintereinander wiederholen. Rührt sich nichts oder wird die Person bewusstlos, versuchen Sie es mit Mund-zu-Mund-Beatmung (siehe S. 130f.) oder legen Sie sie in die Erste-Hilfe-Position (siehe S. 137; Abb. 10, S. 140). Rufen Sie außerdem unverzüglich medizinische Hilfe herbei.

Bei einem Kind benutzen Sie nur zwei Finger statt der Faust und gehen mit etwas weniger starkem Druck vor.

Dieser so genannte Heimlich-Griff ist selbst nicht ganz ungefährlich, denn er kann zu inneren Verletzungen führen. Die verunglückte Person sollte daher auf jeden Fall anschließend in eine Notfallambulanz gebracht und ärztlich untersucht werden.

Ertrinken

Wenn jemand Wasser in die Lungen bekommen hat und deshalb unter Atemnot leidet, sollte er oder sie zunächst so gelagert werden, dass Wasser aus den Atemwegen herausfließen kann, also mit dem Oberkörper nach unten. Mit leichten Schlägen auf den Rücken den Auswurf fördern; dabei das wahrscheinlich in Panik geratene Unfallopfer beruhigen und ihm einen Atemrhythmus vorgeben; auch das hilft Luft schöpfen. Sofort den Notarzt herbeirufen. Sollte das Opfer beinahe oder ganz bewusstlos sein, beginnen Sie sofort, noch im Boot oder am Ufer, mit Mund-zu-Mund-Beatmung (siehe S. 130f.), die Sie notfalls bis zu einer Stunde lang fortsetzen sollten!

Auch wenn sich die verunglückte Person rasch zu erholen scheint, sollte sie anschließend auf jeden Fall in ärztliche Behandlung, denn in die Lungen eingedrungenes Wasser kann schwere Entzündungen hervorrufen. (siehe auch Atemnot/Atemstillstand, S. 138)

Herzinfarkt

Die Symptome eines Herzinfarkts können dramatisch sein: starkes Druck- oder Quetschgefühl im Brustkorb, das sich manchmal zum Arm, zum Hals- und Rückenbereich ausbreitet; Ohnmachtsneigung und Kurzatmigkeit, unregelmäßiger Puls; blaue Lippen;

schließlich Kollaps und Bewusstlosigkeit. Atem- und Herztätigkeit hören manchmal ganz auf (siehe auch Herzinfarkt, S. 441 f.).

Bleibt das Infarktopfer bei Bewusstsein, helfen Sie ihm in eine halbsitzende Position mit abgewinkelten Knien. Rufen Sie den notärztlichen Dienst herbei. Versuchen Sie, den Patienten oder die Patientin so gut es irgend geht zu beruhigen, halten Sie ihn oder sie warm und so bequem wie möglich, lockern Sie die Kleidung und achten Sie sorgsam auf Puls und Atmung.

Ist das Infarktopfer bewusstlos, prüfen Sie ebenfalls Puls und Atmung und beginnen, falls nötig, mit der Mund-zu-Mund-Beatmung und/oder Herzmassage (siehe S. 130–136). Sobald Atem- und Herztätigkeit Ihres Erachtens wieder regelmäßig sind, legen Sie das Infarktopfer in die Erste-Hilfe-Position (siehe S. 137; Abb. 10, S. 140) und rufen alsdann den Notarzt herbei.

Geben Sie eines der folgenden Mittel alle zwei bis fünf Minuten (je nach Schweregrad des Anfalls) zwischen Unterlippe und Gaumen, bis zu maximal sechs Dosen:

- Aconitum C30

Todesangst, Unruhe, Taubheitsgefühle.

- Cactus C6

Gefühl im Brustkorb, als würde er durch ein Eisenband zusammengepresst; Schmerz im linken Arm; Gefühl des Drucks auf den Brustkorb erschwert das Atmen.

- Latrodectus C6

Heftige Schmerzen im Brustkorb, die bis in die Finger ausstrahlen; Luftschnappen; Taubheitsgefühle; Puls geht rasch und schwach.

- Spongia C6

Herz pocht und schlägt, als wolle es aus dem Brustkorb springen; Ohnmachtsneigung, starke Angstgefühle, Schwitzen.

Hitzschlag und hitzebedingte Erschöpfung

Ein Hitzschlag entsteht, wenn der Flüssigkeits- und Salzverlust in heißem oder heißfeuchtem Klima überhandnimmt; das führt zu allgemeiner Entwässerung (Dehydration) und Erschöpfung. Zu den prädisponierenden Faktoren gehören: allgemeine Entkräftung oder Erkrankung, Alkoholmissbrauch und das Tragen zu vieler oder die Transpiration verhindernder Kleidungsstücke (z.B. aus synthetischen Materialien). Ein beginnender Hitzschlag äußert sich folgendermaßen: Der oder die Betreffende klagt über große Hitze, Kopfweh, Schwindelgefühle und Übelkeit und fängt an, rasch und geräuschvoll nach Luft zu schnappen; die Haut bleibt trocken, auch wenn das Gesicht oft gerötet ist; Krämpfe oder Muskelzucken können sich einstellen. Steigt die Körpertemperatur irgendwann über 40 °C, bricht das Hitzschlagopfer zusammen und wird bewusstlos. Die Erste Hilfe muss vor allem darin bestehen, die Körpertemperatur abzusenken und weitere Dehydration zu verhüten. Ziehen Sie die vom Hitzschlag betroffene Person daher aus, wickeln Sie sie in feuchte Tücher und fächeln Sie ihr kühlere Luft zu. Sobald das Wasser in den Tüchern verdampft, kühlt es den darunter liegenden Körper. Halten Sie die Hülle stets gut durchfeuchtet und reiben Sie das Gesicht mit einem feuchten Schwamm ab. Verabreichen Sie möglichst nur Wasser als Getränk, in dem etwas Salz aufgelöst ist (eine Prise auf einen halben Liter Wasser – nicht mehr, sonst wird Erbrechen und damit weiterer Flüssigkeitsverlust ausgelöst). Sobald die Körpertemperatur abgesunken ist, wickeln Sie das Hitzschlagopfer in ein trockenes Tuch. Sollte die Temperatur danach wieder steigen, rufen Sie den Notarzt.

Geben Sie eines der folgenden Mittel alle fünf Minuten, bis zu maximal zehn Dosen:

■ Cuprum metallicum C6
Bei Muskelkrämpfen.

■ Belladonna C30
Bei geröteter, heißer, trockener Haut, Puls stark und rasch, Pupillen starr und geweitet.

■ Glonoinum C30
Bei pochendem, heftigem Kopfschmerz, heißem Gesicht, schweißbedeckter Haut.

■ Bryonia C30
Bei schwerem Kopfweh, das sich durch die leiseste Bewegung verschlimmert.

Inhalation chemischer Substanzen

Gelangen chemische Dämpfe in die Atemluft, nehmen wir sie beim Atmen unweigerlich auf. Dicker Rauch verursacht Stimmritzenkrämpfe; das Opfer beginnt stark zu husten, schließlich zu ersticken. Kohlenmonoxid aus Autoabgasen ersetzt den Sauerstoff im Blut und verursacht Sauerstoffmangel in den Geweben. Andere Gase – beispielsweise solche, die beim Verbrennen von Schaumstoff oder Plastik aufsteigen – sind sehr giftig und können die Atemmuskulatur lähmen.

Wer eine giftige Chemikalie inhaliert, ringt nach Luft, wird kirschrosa im Gesicht, schließlich benommen, bekommt Kopfschmerzen, schließlich sogar Lähmungserscheinungen und fällt dann in tiefe Bewusstlosigkeit.

Das Wichtigste ist zunächst, die verunglückte Person aus der Reichweite der chemischen Dämpfe zu bringen – aber so, dass Sie nicht selbst zum nächsten Opfer werden! Falls nötig, wenden Sie dann die Mund-zu-Mund-Beatmung (siehe S. 130f.) und/oder Herzmassage (siehe S. 134ff.) an und legen Sie das Opfer anschließend in die Erste-Hilfe-Position (siehe S. 137; Abb. 10, S. 140), so dass seine Atemwege frei bleiben. Dann holen Sie so rasch wie möglich den Notarzt.

Knochenbrüche

Bei einer Fraktur kann der Knochen angeknackst oder ganz durchgebrochen sein (siehe auch Knochenbruch, S. 482). Handelt es sich um einen offenen Bruch, ist die Haut darüber verletzt, und Krankheitskeime können in die Wunde eindringen. Bei einem geschlossenen Bruch ist die Haut unverletzt. In jedem Fall können als Komplikation innere Blutungen (siehe S. 151) bestehen, oder es wurden Nerven oder innere Organe verletzt. Offene Brüche können schweren Blutverlust zur Folge haben.

Manche Knochenbrüche lassen sich nur durch Röntgenaufnahmen feststellen. Dass tatsächlich ein Bruch vorhanden ist, kann allerdings praktisch als sicher gelten, wenn das Unfallopfer gestürzt oder gefallen oder auf etwas hart aufgeprallt ist, dann angibt, ein Schnappen oder Splittern gespürt zu haben, offenbar große Schmerzen hat und unfähig ist, den verletzten Körperteil zu bewegen. Manchmal, jedoch nicht immer, können Sie beim Vergleich der beiden Körperhälften eine sichtbare Verformung feststellen. Auch Schwellungen, Schürfwunden oder Blutverlust sind oft vorhanden.

Bewegen Sie das Unfallopfer nur so viel wie unbedingt nötig. Schwere Blutungen (siehe S. 149f.), Atemnot (siehe S. 138) und Bewusstlosigkeit (siehe S. 136) müssen behandelt werden, noch bevor Sie Hand an die Versorgung des Knochenbruchs legen!

Blutungen lassen sich oft stoppen, wenn Sie Druck auf die Seiten des gebrochenen Knochens ausüben. Bedecken Sie dann die Hautwunde beziehungsweise die aus der Haut ragenden Knochenenden mit steriler Gaze, legen Sie dann einen Ringverband rundherum, damit die Wunde nicht berührt wird oder der Gazepacken verrutscht, und sichern Sie das ganze mit einem weiteren Verband. Rufen Sie sodann den Notarzt herbei.

Sind Sie mit dem Unfallopfer irgendwo allein auf weiter Flur und das nächste Krankenhaus weit weg, sollten Sie die verletzte Partie, so gut es geht, ruhig stellen, um weiteren Schaden und Blutverlust zu verhüten. Beispielsweise binden Sie einen gebrochenen Arm am Brustkorb fest, einen verletzten Unterkiefer am Kopf, ein gebrochenes Bein am anderen. Legen Sie ober- und unterhalb des Bruches einige Gazepacken unter den Verband, so dass dieser wie auch Kleidung und Tücher die Wunde nicht direkt berühren.

Auch hierbei gilt: das Unfallopfer möglichst wenig bewegen. Überprüfen Sie immer wieder einmal, ob das Blut in der verletzten Gliedmaße noch zirkuliert, achten Sie auf Hautfarbe und Allgemeinbefinden und lockern Sie den Verband etwas, falls nötig. Passen Sie auf, ob der oder die Verletzte in Schock (siehe S. 173) verfällt.

Geben Sie die folgenden Mittel:

- Arnica C30 alle zehn Minuten, bis der Unfallschock nachlässt;

■ danach, zum Beschleunigen des Heilungsprozesses, Symphytum C6 alle acht Stunden, maximal drei Wochen lang.

Kopfverletzungen

Jede Bewusstseinsstörung nach einem Unfall, und sei es auch nur für wenige Minuten, deutet darauf hin, dass das Gehirn zumindest zeitweilig geschädigt worden ist. Verunglückte, die in Ohnmacht

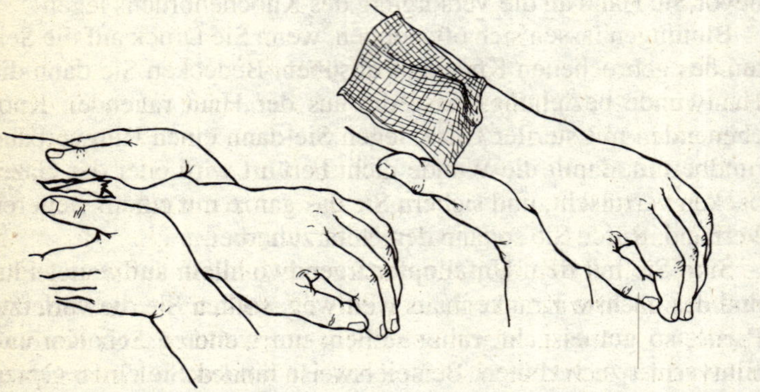

1 Bringen Sie die Blutung zum Stillstand, indem Sie leichten Druck auf die Seiten des verletzten Knochens ausüben.

2 Legen Sie vorsichtig eine Schicht sterile Gaze über den herausragenden Knochen.

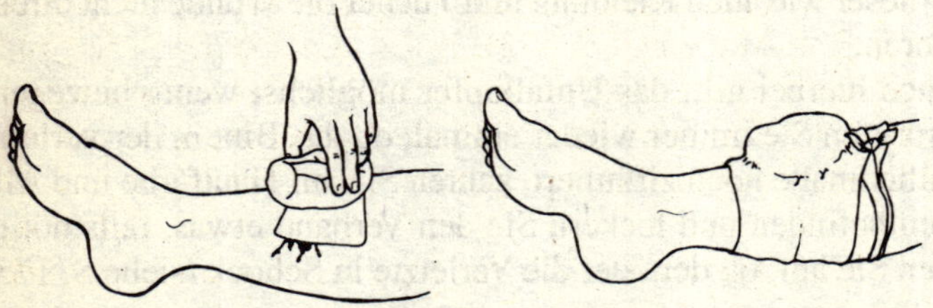

3 Bedecken Sie das Ganze mit einem sauberen Stück Baumwolle oder Leinen und legen Sie ein ringförmiges Gazekissen über den herausragenden Knochen.

4 Bandagieren Sie dann die Wunde, indem Sie die verletzte Stelle so gut schützen wie nur irgend möglich.

Abbildung 13: Offene Knochenbrüche

fallen, verwirrt sind oder die Orientierung verlieren, sollten auf jeden Fall zur ärztlichen Untersuchung.

Gehirnerschütterung
Sie rührt gewöhnlich von einem Schlag auf den Kopf her. Zu ihren Symptomen gehören flache Atmung, kalte, klamme, bleiche Haut, Übelkeit, zeitweilige Bewusstlosigkeit (selbst nur sekundenlang) und manchmal kurz oder länger anhaltender Gedächtnisverlust. Auch eine Stauchung des Rückenmarks, etwa bei einem heftigen Sturz aufs Steißbein, kann Symptome wie die einer Gehirnerschütterung hervorrufen.

Erhöhung des Liquordrucks im Gehirn
Das ist eine gefährliche Komplikation, verursacht durch Hirnblutung oder Schädelbruch. Der erhöhte Innendruck quetscht das Gehirn zusammen. Meist handelt es sich um die Folge einer Gehirnerschütterung; die Symptome treten allerdings oft erst 24 Stunden nach dem Schlag oder Unfall auf. Die Atmung wird dann geräuschvoll; die Körpertemperatur steigt, ohne dass die verletzte Person ins Schwitzen gerät; der Puls ist stark, aber langsam; die Pupillen sind meist leicht bis stark erweitert, und an einer Körperseite können sich Lähmungen zeigen. Unbehandelt fällt das Opfer schließlich ins Koma.

Als erstes müssen Sie Puls (siehe S. 134) und Atmung (siehe S. 130ff.) der verletzten Person überprüfen, sie notfalls in die Erste-Hilfe-Position legen (siehe S. 137; Abb. 10, S. 140) und auf Schock behandeln (siehe S. 173). Rufen Sie außerdem so rasch wie möglich ärztliche Hilfe herbei. Überprüfen Sie dann alle fünf Minuten den Puls, schreiben Sie Ihre Beobachtungen auf und geben Sie sie an den Notarzt weiter, sobald er eintrifft.

Geben Sie folgendes Mittel alle 15 Minuten, bis zu maximal zehn Dosen, sobald das Unfallopfer wieder bei Bewusstsein ist:

- Arnica C30.

Weitere spezifische Mittel:

■ Cicuta C6

Bei Rückensteifigkeit und allgemeinen Muskelkrämpfen, erweiterten Pupillen, geistiger Verwirrung alle sechs Stunden bis zur Besserung.

■ Natrium sulfuricum C30

Bei Nachwirkungen einer Kopfverletzung, von der sich die Person nach eigenen Angaben nie recht erholt hat, alle acht bis zwölf Stunden bis zu maximal zehn Dosen.

Krämpfe und Konvulsionen

(siehe auch Krampfanfälle, S. 243 f.)

Zu den Symptomen eines Krampfanfalls oder einer Konvulsion gehören folgende: zuckende, unkontrollierbare Muskelbewegungen, Gliedersteifigkeit, manchmal Schaumbildung vor dem Mund, unfreiwillige Blasen- und Darmentleerung, Husten und Würgen, in seltenen Fällen auch Atemstillstand und/oder Bewusstlosigkeit. Solche Krampfanfälle können infolge von Epilepsie auftreten, bei hohem Fieber, bei Hirntumoren und anderen Erkrankungen, die sich ungünstig auf die Hirnströme auswirken.

Geben Sie eines der folgenden Mittel alle fünf Minuten, bis zu maximal zehn Dosen, sobald die Krämpfe vorbei sind:

■ Aconitum C30

Krampfanfall infolge großer Angst.

■ Apis C30

Krampfanfall infolge von Hitze oder einem heißen Bad; die oder der Betreffende stößt einen schrillen Schrei aus und beugt den Kopf nach hinten.

■ Belladonna C30

Plötzlicher Krampfanfall, Haut heiß und trocken, Pupillen starr und geweitet, extreme Licht-, Geräusch- und Stoßempfindlichkeit; nach dem Krampfanfall bleiben die Kiefer verkrampft.

■ Chamomilla C6
Krampfanfall nach großem Ärger oder beim Zahnen; eine Wange ist rot, die andere blass.

■ Glonoinum C30
Krampfanfall infolge zu starker Sonneneinstrahlung.

■ Ignatia C6
Krampfanfall mit starker emotionaler oder hysterischer Komponente.

■ Opium C6
Gesicht dunkelrot und verzogen, Pupillen sehr klein, heftige Muskelspasmen, Kopf nach hinten gebeugt.

■ Vetatrum album C6
Gesicht blau angelaufen, kalter Schweiß auf der Stirn, Körper eiskalt.

Nasenbluten

Sehen Sie zu, dass sich die Person mit Nasenbluten über ein Waschbecken oder zumindest vornüber beugt, und drücken Sie die Nasenflügel etwa zehn Minuten lang fest zu; dann lassen Sie langsam locker. Wenn das Blut erneut zu fließen anfangen sollte, halten Sie die Nase noch einmal fünf Minuten lang zu. Legen Sie einen Eisbeutel in den Nacken. Hilft das alles nichts, bringen Sie die oder den Betreffenden zum Arzt. Erlauben Sie nicht, dass sie oder er sich hinlegt! Die nächsten zwei bis drei Tage sollte die Nase nicht kräftig geschnäuzt werden. Sollten die nachstehend angegebenen Mittel nichts nützen, versuchen Sie es mit einem der unter Blutungen, äußere angebenen (siehe S. 149).

Geben Sie eines der folgenden Mittel alle zwei Minuten, bis zu maximal zehn Dosen:

■ Arnica C6
Nasenbluten nach Verletzung.

■ Ipecacuanha C6
Hochrotes Blut fließt aus der Nase.

■ Phosphorus C6
Nasenbluten nach heftigem Schnäuzen.

■ Hamamelis C6
Nasenbluten, begleitet von Kopfweh, das bei Vornüberbeugen schlimmer wird.

■ Vipera C6
Hellroter Blutfluss, Ohnmachtsneigung, vor allem auch große Blässe.

Ohnmacht

Zeitweilige Bewusstlosigkeit tritt auf, wenn die Blutzufuhr zum Gehirn kurzzeitig gestört ist, zum Beispiel bei Gefühlsaufruhr, Schmerz oder großem Hunger. Manche Menschen fallen öfter einmal in Ohnmacht, erholen sich aber meist rasch und vollständig. Sollte die Ohnmacht allerdings länger als ein paar Minuten anhalten, besteht der Verdacht auf eine äußere oder innere Blutung (siehe S. 149 ff.), die wiederum einen Schock (siehe S. 173) auslösen kann.

Legen Sie die ohnmächtige, aber normal atmende Person in die Erste-Hilfe-Position (siehe S. 137; Abb. 10, S. 140). Wenn sie wieder zu sich kommt, beruhigen Sie sie und lassen Sie sie ein paar Schluck kaltes Wasser trinken.

Wenn sich jemand einer Ohnmacht nahe fühlt – Anzeichen dafür sind Übelkeit, Blässe, langsamer oder schwacher Puls und das Gefühl, wacklig auf den Beinen zu sein –, sollte er oder sie sich hinsetzen. Fordern Sie die betreffende Person auf, möglichst tief durchzuatmen, und drücken Sie ihren Kopf sanft Richtung Knie. Oder aber Sie betten sie in die Erste-Hilfe-Position, lockern engsitzende Kleidungsstücke, lassen frische Luft in den Raum und heben den Körper leicht an, um die Blutzufuhr zum Gehirn zu erhöhen.

Geben Sie eines der folgenden Mittel alle fünf Minuten, bis zu maximal zehn Dosen:

■ Ignatia C6
Ohnmacht infolge von Gefühlsaufruhr.

■ Coffea C6
Ohnmacht infolge von Übererregung.

■ Nux moschata C6
Ohnmacht infolge von übergroßer Anstrengung.

■ Aconitum C30
Ohnmacht infolge großer Angst.

■ China C6
Ohnmacht infolge von Blutverlust.

■ Chamomilla C6
Ohnmacht infolge von starken Schmerzen.

■ Hepar sulfuris C6
Ohnmacht infolge von leichteren Schmerzen.

■ Pulsatilla C6
Ohnmacht in heißer, stickiger Umgebung.

■ Nux vomica C6
Ohnmacht beim Anblick von Blut.

■ Silicea C6
Ohnmacht beim Anblick von Nadeln oder Spritzen.

■ Nux moschata C6
Ohnmacht beim Riechen eines starken Parfums oder eines Gestanks.

Ohrverletzungen

Ohren sind sehr empfindliche Körperteile. Gehen Sie deshalb beim Entfernen von Fremdkörpern in den Ohren sehr vorsichtig zu Werke.

Fremdkörper im Ohr

Falls ein kleiner Gegenstand oder ein Insekt in den Ohrgang gelangt ist, sollten Sie ihn mit handwarmer Hypericum- und Calendula-Lösung (siehe S. 126) ausspülen. Halten Sie den Kopf schräg, so dass das nicht betroffene Ohr oben ist, ziehen Sie sanft am Ohrläppchen, um den Ohrkanal zu weiten, und gießen Sie die Lösung hinein. Mit etwas Glück wird der Fremdkörper herausgeschwemmt. Wenn nicht, sollten Sie unverzüglich eine ärztliche Praxis aufsuchen.

Geben Sie eines der folgenden spezifischen Mittel:

- Hypericum C30

Bei Schmerzen, die auch nach Entfernen des Fremdkörpers aus dem Ohr bestehen bleiben; alle 30 Minuten, bis zu maximal zehn Dosen.

- Arnica C30

Nach einer Operation, bei der ein Fremdkörper aus dem Ohr geholt wurde; alle vier Stunden, bis zu maximal sechs Dosen.

Ohrenbluten

Blutungen aus dem Ohr können entstehen, wenn die Ohrmuschel oder der Ohrkanal beschädigt wurde, das Trommelfell durch einen plötzlichen Druckanstieg geplatzt ist (etwa beim Tauchen oder bei einer Explosion in der Nähe) oder ein Schädelbruch vorliegt (siehe Kopfverletzungen, S. 164 ff.). Im letzteren Fall kann aus dem Ohr statt Blut auch eine klare Flüssigkeit austreten. Das Ohrenbluten kann von Ohrenschmerzen, Kopfweh, Taubheit und Bewusstlosigkeit begleitet sein.

Bringen Sie die betreffende Person in eine halbsitzende Position, den Kopf leicht zur blutenden Seite hin geneigt, damit das Blut usw. abfließen kann. Bedecken Sie das Ohr mit steriler Gaze, aber ohne die Blutung zu stoppen. Überprüfen Sie Atmung, Puls und Bewusstseinszustand und rufen Sie den ärztlichen Notdienst an.

Geben Sie folgendes Mittel alle 15 Minuten, bis zu maximal zehn Dosen:

■ Aconitum C30
Bei Ohrenbluten infolge eines Schlages auf das Ohr, verletzte Person ist in Panik.

Operationen
Homoöpathika können vor und nach chirurgischen Eingriffen sehr nützlich sein, vor allem dann, wenn die betreffende Person plötzlich und unter traumatischen Umständen ins Krankenhaus musste. Nach der Operation ist es gut, die Wunde mit Waschungen oder Teilbädern in einer Hypericum- und Calendula-Lösung sauber zu halten.

Geben Sie eines der folgenden Mittel alle 30 Minuten, bis zu maximal zehn Dosen:

■ Aconitum C30
Panikzustand, große Angst vor der Operation.

■ Gelsemium C6
Person macht sich große Sorgen, ist schwach und zittrig.

■ Phosphorus C6
Erbrechen nach der Anästhesie.

■ Arnica C30
Als schmerzstillendes und infektionsverhütendes Mittel nach der Operation.

■ Staphisagria C6
Im Anschluss an Arnica.

Panik
Panik verschlimmert Angst und Schmerzen und behindert jede Erste-Hilfe-Leistung. Beruhigen Sie das Unfallopfer deshalb, zum Beispiel, indem Sie mit ihm gemeinsam regelmäßig atmen.

Geben Sie eines der folgenden Mittel alle paar Minuten, bis zu maximal zehn Dosen:

■ Arnica C30
Mittel der ersten Wahl.

■ Opium C6
Bei lähmender Angst.

■ Gelsemium C6
Bei Schwächegefühl und Zittern, auch wenn die Panik vorbei ist.

Schlaganfall

Ein Schlaganfall passiert, wenn ein Teil der Blutversorgung des Gehirns plötzlich unterbrochen wird, zum Beispiel wegen einer Hirnblutung oder einem Blutpfropfen in einer der Arterien, die dem Gehirn Blut zuführen.

Zu den Symptomen eines Hirnschlags gehören: die Unfähigkeit zu sprechen, schweres Kopfweh, Verwirrtheit und ein stark pochender Puls. In manchen Fällen ist die eine Körperseite schwach oder taub, und die Pupillen sind ungleich geweitet. Bei einem schweren Schlaganfall wird das Opfer meist rasch bewusstlos.

Gehen Sie bei einem Schlaganfall ebenso vor wie bei einem Herzinfarkt (siehe S. 159 f.).

Geben Sie eines der folgenden Mittel alle fünf bis zehn Minuten, bis zu maximal zehn Dosen:

■ Aconitum C30
Infarktopfer hat große Angst.

■ Opium C6
Opfer ist zusammengebrochen, das Gesicht dunkel und gerötet, es atmet laut und »schnarchend«, beim Ausatmen dehnen sich die Wangen nach außen.

Sobald der Zustand nach dem Schlaganfall stabilisiert erscheint:

■ Arnica C6, alle vier Stunden, maximal drei Tage lang.

Schock

Zu einem Schockzustand kommt es, wenn die Blutzufuhr zu den lebenswichtigen Organen nicht mehr ausreicht, zum Beispiel infolge ausgedehnter Blutungen (siehe S. 149ff.), Knochenbrüchen (siehe S. 162), Verbrennungen oder Verbrühungen (siehe S. 176ff.), bei einem Herzinfarkt (siehe S. 159f.) oder einem plötzlichen Blutdruckabfall infolge einer Allergie oder einer Infektion (»anaphylaktischer Schock«). Zu den Symptomen eines Schocks gehören Blässe, kalte, klamme Haut, Angstzustände, Übelkeit, Durst und Ohnmachtsneigung. Der Atem geht rasch und flach, und der Puls ist »fadenförmig«, also schwach und schnell. Bei manchen Menschen können auch Bisse und Stiche (siehe S. 144ff.) von Insekten einen Schock herbeiführen; dabei ist dann der Rachen geschwollen und die Atmung erschwert.

Bei einem Schockzustand geht es um jede Sekunde; rufen Sie also augenblicklich den Notarzt an!

Überprüfen Sie Atmung und Puls und sehen Sie rasch nach, ob irgendwelche Blutungen vorhanden sind, die Sie stoppen müssten. Wenn möglich, legen Sie die betreffende Person auf den Rücken und heben Sie ihr leicht die Knie an (es sei denn, eine Verletzung macht das unmöglich), damit die Blutzufuhr zum Herzen, zu den Lungen und zum Gehirn erhöht wird. Der Kopf sollte leicht nach einer Seite hin geneigt sein, das Kinn nach oben weisen, damit die Atemwege frei bleiben.

Falls das Schockopfer bewusstlos wird oder sich erbrechen muss, legen Sie es in die Erste-Hilfe-Position (siehe S. 137; Abb. 10, S. 140) und möglichst auch die Füße hoch. Lockern Sie jegliche einengende Kleidung und decken Sie die Person mit einer Decke oder einem Mantel zu. Bewegen Sie sie so wenig wie möglich, geben Sie ihr nichts zu trinken und setzen Sie sie keiner unmittelbaren Wärmequelle aus.

Geben Sie eines der folgenden Mittel alle 60 Sekunden, bis zu maximal zehn Dosen:

■ Aconitum C30

Schockopfer extrem ängstlich und unruhig.

■ Carbo vegetabilis C30
Schockopfer gähnt (Sauerstoffmangel), Gesicht bläulich und verschwollen, Kollapsgefahr.

■ Veratrum album C6
Haut kalt und klamm, Stirn kalt und verschwitzt.

■ Arnica C30
Schockzustand nach Verletzung.

Sekundenkleber

Das sind Klebstoffe, die sehr schnell trocknen und fast alles in Sekundenschnelle zusammenkleben – einschließlich menschlicher Haut. In seltenen Fällen kann ein größerer Tropfen auch eine Art Verbrennung (siehe S. 176 ff.) hervorrufen, weil sich die chemischen Substanzen des Klebers beim Trocknen erhitzen.

Tauchen Sie die betroffene Körperpartie in warmes Seifenwasser und schälen oder rollen Sie die zusammengeklebten Hautteile mit Hilfe eines Teelöffelstiels auseinander. Dann waschen Sie die Kleberreste mit Seifenlauge ab. Versuchen Sie nicht, die zusammengeklebten Oberflächen ruckweise auseinander zu reißen!

Wenn das nichts hilft, können Sie auch versuchen, acetonhaltigen Nagellackentferner auf die Stelle einwirken zu lassen, jedoch niemals in der Umgebung von Mund oder Augen.

Falls zufällig die Lippen zusammengeklebt wurden, spülen Sie die Mundregion mit viel Seifenlauge (Vorsicht, nicht schlucken!) und versuchen Sie, den Speichelfluss in Gang zu bringen. Auch hier gilt: nicht die Haut auseinander reißen, sondern sanft eine Lippe von der anderen abpellen. Zwar ist es fast unmöglich, so einen Sekundenkleber hinunterzuschlucken; doch wenn wirklich einmal ein Tropfen in den Mund gelangt, sollten Sie den Kopf so halten, dass die betreffende Person nicht würgen muss, sobald der Kleber sich ablöst.

Splitterverletzungen

Die wesentliche Gefahr, wenn jemand sich Holz oder Eisensplitter einzieht, besteht in einer Tetanusinfektion.

Ragt der Splitter aus der Haut hervor, entfernen Sie ihn vorsichtig mit einer Pinzette. Befindet er sich gerade unterhalb der Hautoberfläche, erhitzen Sie eine Nadel (das sterilisiert sie), lassen sie etwas abkühlen und ritzen damit sacht die Haut über dem Splitter aus, bis Sie ihn mit einer Pinzette greifen können. Liegt er jedoch sehr tief, baden Sie die Wunde in Hypericum- und Calendula-Lösung (siehe S. 126) und gehen zur Ärztin oder zum Arzt.

Geben Sie folgendes Mittel viermal täglich, bis maximal zwei Wochen lang:

- Silicea C6.

STICHE siehe BISSE UND STICHE, S. 144 ff.

UNTERKÜHLUNG

Sie setzt ein, wenn die Temperatur im Körperkern unter 35 °C fällt. Sinkt sie unter 25 °C, ist eine Rettung ziemlich unwahrscheinlich. Sobald die Körpertemperatur unter ein gewisses Maß absinkt, wird der oder die Betreffende sehr ruhig, geradezu verträumt, reagiert nicht mehr und möchte sich auch nicht mehr bewegen. Hände, Füße und Unterleib fühlen sich kalt an; zudem können sich Muskelkrämpfe, Taubheitsgefühle oder Lähmungserscheinungen einstellen, so dass man hinfällt, wenn man sich zu bewegen versucht.

Als erstes sollten Sie Puls und Atmung der unterkühlten Person prüfen und nötigenfalls mit Mund-zu-Mund-Beatmung und/oder Herzmassage beginnen (siehe S. 130–136). Die Wiederbelebung des Herzens sollten Sie jedoch nur dann versuchen, wenn Sie absolut sicher sind, dass das Herz still steht.

Bringen Sie die oder den Verunglückten dann möglichst ins Warme, flößen Sie ihr oder ihm ein paar Schluck gesüßte, heiße Getränke ein, jedoch niemals Alkohol! Sorgen Sie für langsam ansteigende Wärme, damit das Herz nicht überstrapaziert wird. Packen Sie zum Beispiel warme – nicht allzu heiße Wärmflaschen in ein Handtuch und legen Sie sie auf Rücken oder Bauch, jedoch nicht auf Arme oder Beine. Massieren oder rubbeln Sie keinesfalls Arme und Beine und verlangen Sie auch keine aufwärmenden Gymnastikübungen. Das Wichtigste aber: Legen Sie Unterkühlte niemals in ein warmes oder gar heißes Bad!

Säuglinge und ältere Menschen erleiden am ehesten einmal eine Unterkühlung. Ein unterkühltes Baby ist meist schlaff und benommen und verweigert die Nahrungsaufnahme; Gesicht, Hände und Füße können dabei durchaus normal warm wirken. Am besten wärmen Sie das Baby auf, indem Sie ihm Ihre Körperwärme oder Bettwärme zuteil werden lassen oder beim Stillen direkt an die nackte Brust legen. Bei älteren Menschen ist es manchmal nicht so einfach, zwischen einer Unterkühlung und einem Schlaganfall oder einem Herzinfarkt zu unterscheiden. Rufen Sie auf jeden Fall innerhalb von spätestens zwei Stunden ärztliche Hilfe herbei.

Geben Sie folgendes Mittel alle zehn Minuten, bis zu maximal zehn Dosen:

■ Cuprum metallicum C6
Bei Unterkühlung, begleitet von Muskelkrämpfen.

Verätzungen

Ätzende oder oxidierende chemische Substanzen können die Haut und vor allem die Augen sehr schwer schädigen. Dabei geht es durchaus nicht nur um industriell verwendete Chemikalien; viele potenziell gefährlichen chemischen Substanzen werden im Haushalt verwendet.

Achten Sie gut darauf, nicht selbst etwas abzubekommen, wenn Sie einer verätzten Person Erste Hilfe leisten. Die geschädigte Haut ist meist rot, brennt und wirft Blasen. Ein verletztes Auge tut sehr weh, ist rot, geschwollen und tränt heftig. Waschen Sie die chemische Substanz sanft unter fließendem, lauwarmem Wasser ab und gehen Sie dann vor wie bei Verbrennungen und Verbrühungen (siehe unten).

Verbrennungen und Verbrühungen

Verbrennungen werden von Hitze, Reibung oder auch Chemikalien verursacht (siehe oben Verätzungen); Verbrühungen resultieren aus dem Kontakt mit heißen Flüssigkeiten. Beides kann in schweren Fällen den ganzen Körper, nicht nur die betroffene Partie, in Mitleidenschaft ziehen. Die wesentlichen Gefahren bei großflächigen Verbrennungen sind Flüssigkeitsverlust, der zu Schock (siehe S. 173) führen kann, sowie Infektionen. Tiefe Verbrennungen sind weniger schmerzhaft als oberflächliche, weil dabei die in die tieferliegenden Gewebe führenden schmerzleitenden Nerven zerstört worden sind. Jede Verbrennung, die mehr als handtellergroß ist, sollte unverzüglich ärztlich begutachtet werden.

Das sollten Sie tun, um Menschen zu helfen, die sich bei einem Feuer verbrannt haben:

1. Versuchen Sie, den Schaden zu begrenzen, indem Sie die Brandursache beseitigen oder die verletzte Person aus dem Bereich des Feuers ziehen, wobei Sie sehr darauf achten müssen, nicht selbst vom Feuer ergriffen zu werden. Wenn jemand in Brand steht, werfen Sie ihn oder sie zu Boden und löschen Sie die Flammen mit einem Teppich, einem schweren Mantel, Vorhängen oder sonstigen relativ dicken Materialien (kein Kunststoff!); passen Sie aber auf, dass Sie sich dabei nicht die Hände verbrennen. Rufen Sie unverzüglich den Notarzt oder die Feuerwehr an.
2. Haben Sie die verletzte Person aus der Gefahrenzone gebracht, halten Sie die verbrannten Körperteile mindestens zehn Minuten lang unter fließendes kaltes Wasser oder so lange, bis der Schmerz nachlässt; eventuell müssen Sie die Person vorsichtig kühl abduschen oder in ein kühles Bad legen. Fügen Sie dem Teil- oder Vollbad Hypericum- und Calendula-Lösung hinzu (je 20 Tropfen pro Liter Wasser); das lindert ebenfalls die Schmerzen und wirkt Entzündungen entgegen. Legen Sie niemals Eis auf Verbrennungen, das schädigt die Gewebe noch mehr! Wenn die Schmerzen wiederkehren, wiederholen Sie die Wasserkühlung. Sie lindert die Verbrennung und spült auch etwaige ätzende Chemikalien fort bzw. verdünnt sie. Versuchen Sie, Ringe, Arm- oder Halsketten von den verbrannten Körperteilen abzunehmen (ist die Partie erst einmal angeschwollen, lässt sich engsitzender Schmuck nur noch schwer entfernen). Sollten verbrannte Kleidungsfetzen an der Haut festkleben, versuchen Sie nicht, sie zu lösen; halten Sie beides in kaltes Wasser.

3. Treffen Sie Vorsorge gegen Infektionen. Sobald der Verbrennungsschmerz etwas abgeklungen ist, legen Sie sterile Gaze auf die verbrannten Hautstellen, jedoch niemals Wattebäusche oder Heftpflaster! Decken Sie ruhig auch festklebende Kleidungsfetzen damit ab; sie wurden im Feuer sterilisiert. Sollte die Verbrennung ziemlich großflächig sein, legen Sie lieber viele kleine Gazepacken als größere Streifen auf; das macht es später leichter, sie wieder zu entfernen.
4. Bringen Sie Brandblasen nicht zum Aufplatzen und reiben Sie Verbrennungen nicht mit Lotionen, Fett(cremes) oder Antiseptica ein! Achten Sie darauf, die Brandwunden nicht direkt anzuatmen oder darauf zu husten, und fassen Sie sie möglichst nicht an (oder nur mit sehr sorgfältig gewaschenen Händen). Ganz allgemein sollten Sie Brandopfer so wenig wie nur irgend möglich berühren. Versuchen Sie nicht, irgendwelche Verbände zu wechseln oder abzunehmen.
5. Mindern Sie den Flüssigkeitsverlust. Wenn das Brandopfer bei Bewusstsein ist, flößen Sie ihm immer wieder ein paar Schluck Wasser ein, vor allem, wenn es erbrechen muss. Machen Sie das so lange, bis ärztliche Hilfe eintrifft. Durch Flüssigkeiten, die in die Gewebe diffundieren, geraten Brandverletzte oft in Schock (siehe S. 173); achten Sie auf etwaige Warnzeichen.

Geben Sie folgende Mittel alle 15 Minuten, sobald die Brandwunden oder Verbrühungen gekühlt wurden und der Notarzt unterwegs ist:

- Arnica C30 (maximal drei Dosen), gefolgt von

- Cantharis C30 (maximal sechs Dosen);

- Urtica C6

Wenn die Wunde weiter Brandschmerzen verursacht.

Geben Sie folgende Mittel alle vier Stunden, bis maximal zehn Dosen:

- Kalium bichromicum C6

Bei Verbrennungen zweiten Grades, die aussehen wie Geschwüre.

■ Hepar sulfuris C6
Falls sich die Brandwunden entzünden; reinigen Sie sie außerdem mit Hypericum- und Calendula-Lösung (siehe S. 126).

Geben Sie folgendes Mittel viermal täglich bis zu maximal sieben Tage lang:

■ Causticum C6
Falls die Brandwunden oder -vernarbungen längere Zeit wehtun.

Brandverletzte erholen sich rascher, wenn sie jede Stunde bis zu ein Gramm Vitamin C einnehmen (bei Magenbeschwerden Dosis reduzieren).

Sonnenbrand

Der Schmerz bei Sonnenbrand und oberflächlichen Verbrennungen und Verbrühungen lässt sich mildern, wenn Sie ein Gel mit Aloe vera oder eine Salbe mit Urtica urens auftragen. Treten bei einem Sonnenbrand ausgedehnte Brandblasen auf, muss die betreffende Person zur ärztlichen Untersuchung.

Geben Sie folgendes Mittel alle vier Stunden, bis zu maximal zehn Dosen:

■ Sol C30
Vorbeugend als Schutz vor Sonnenbrand, vor allem bei lichtempfindlichen Personen, oder nach einem Sonnenbrand.

Vergiftungen

Sich mit Chemikalien im Haushalt zu vergiften, gehört zu den Unfällen, die sich am leichtesten vermeiden lassen. Grundsätzlich gelangen Gifte über den Mund, die Haut oder die Atemwege in den Körper (siehe Inhalation chemischer Substanzen, S. 162 f.). Sie können zeitweiligen oder auch dauerhaften Schaden anrichten; manchmal sind sie sogar tödlich. Oxidierende (korrosive) Chemikalien verursachen Verätzungen (siehe S. 176); Neurotoxine schädigen das Nervensystem; andere Gifte verhindern den Sauerstofftransport zu den Geweben; wieder andere richten Schäden im

Magen-Darm-Trakt an. Die Symptome einer Vergiftung sind sehr unterschiedlich, von Übelkeit und Erbrechen zu Schwindelgefühlen, Lähmungen, Taubheitsgefühlen, Krämpfen und schließlich Kollaps. Wenn irgend möglich, sollten Sie sicherstellen, was höchstwahrscheinlich zur Vergiftung geführt hat – Medikamentenschachtel oder -flasche, Flüssigkeitsbehälter, eine Probe des Erbrochenen – und sie zusammen mit dem Vergiftungsopfer ins Krankenhaus bringen.

Über die Haut aufgenommene Giftstoffe

Dazu gehören zum Beispiel Pestizide und Insektizide; sie können Krämpfe und Konvulsionen (siehe S. 166) verursachen. Spülen Sie die Chemikalie mit großen Mengen Wasser von der Haut, wobei Sie auch darauf achten sollten, dass sie ins Abwasser und nicht in den Boden oder irgendwo anders hin gelangen, wo sie weitere Schäden anrichten können. Sehen Sie sich vor, nicht auch noch selbst damit in Berührung zu kommen. Rufen Sie dann notärztliche Hilfe herbei.

Über den Mund aufgenommene Giftstoffe

Dazu gehören selbstgekaufte oder ärztlich verschriebene Medikamente, chemische Substanzen für den Haushalt oder den Garten, Nahrungsmittel, die mit gefährlichen Bakterien verunreinigt sind, sowie Giftpflanzen, vor allem Pilze oder Beeren. Zu den Symptomen gehören Krämpfe, Würgen oder Erbrechen, Unterleibsschmerzen und schließlich Bewusstlosigkeit (siehe S. 136). Hat die betreffende Person Haushaltsreiniger oder chemische Flüssigkeiten für den Gartengebrauch geschluckt, können sich um den Mund herum Verätzungen (siehe S. 176) zeigen. Nahrungsmittelvergiftungen machen sich meist etwa zwei bis sechs Stunden nach dem Essen bemerkbar und gehen meist mit Durchfall einher. Bei Medikamenten- oder Drogenvergiftung sollten Sie auf Injektionsstellen beziehungsweise geschwollene Venen auf der Innenseite des Unterarms achten.

Versuchen Sie herauszufinden, was die Vergiftung verursacht hat. Wenn die betreffende Person bewusstlos ist, überprüfen Sie Atmung und Puls, machen notfalls die Mund-zu-Mund-Beatmung (siehe S. 130 ff.) oder eine Herzmassage (siehe S. 134 ff.)

und legen sie dann in die Erste-Hilfe-Position (siehe S. 137; Abb. 10, S. 140). Rufen Sie dann den Notarzt.

Im Allgemeinen sollten Sie nicht versuchen, Erbrechen herbeizuführen oder die chemische Substanz zu »neutralisieren«, indem Sie dem Unfallopfer irgend etwas einflößen. Nur wenn Lippen oder Mundraum verätzt sind, können Sie ein paar Schluck Wasser oder Milch verabreichen. Auch Vergiftungen mit dem Schmerzstiller Paracetamol sind übrigens nicht ungefährlich: Sie haben oft Leberschäden zur Folge. Im Zweifelsfall sollten Sie innerhalb von zwei Stunden Ihre Ärztin oder Ihren Arzt anrufen oder sich bei einer Giftzentrale – etwa an einer Universitätsklinik – telefonischen Rat einholen.

Verrenkungen

Eine Gliedmaße kann ausgerenkt oder verrenkt werden, wenn die Knochen am Gelenk mit Gewalt auseinander gezogen oder -gedreht werden. Das verursacht heftige Schmerzen, manchmal auch Erbrechen, Unfähigkeit, den betreffenden Körperteil zu bewegen, Schwellungen, Hautrötungen und eine offensichtliche Deformierung (siehe auch Verrenkung und Verstauchung, S. 498).

Für Menschen, die Erste Hilfe leisten wollen, ist es oft nicht ganz einfach, eine Verrenkung von einem Knochenbruch (siehe S. 162) zu unterscheiden; Sie sollten daher vorsichtshalber vorgehen, als handle es sich um einen solchen. Wenn Sie keine spezielle Ausbildung darin haben, versuchen Sie nicht, das betroffene Gelenk geradezurichten oder wieder einzurenken. Stützen Sie es nur gut und bequem ab, zum Beispiel mit Kissen oder zusammengeknüllten Mänteln, und rufen Sie notärztliche Hilfe herbei.

Sind Kiefer oder Schulter ausgerenkt, und das vielleicht nicht zum ersten Mal (beide verrenken sich nämlich ziemlich leicht), bringen Sie die betreffende Person in die nächste Unfallambulanz. Binden Sie den Kiefer sanft hoch oder legen Sie den ausgerenkten Arm in eine Schlinge (siehe unten, Abbildung 14), um Erschütterungen möglichst gering zu halten.

Verstauchungen und Zerrungen

Verstauchungen, also die Überdehnung oder Zerrung von Sehnen und Bändern, die Gelenke zusammenhalten, können leicht oder heftig sein und sind manchmal schwer von Knochenbrüchen (siehe S. 162) oder Verrenkungen (siehe oben) zu unterscheiden. Bei Muskelzerrungen können einige oder viele Muskelfasern gerissen sein. Die Symptome sind jeweils ganz ähnlich: Schwellungen, Steifheit und Schmerzen beim Bewegen des verletzten Körperteils. Falls Sie beim Befragen des Unfallopfers irgendwie den Verdacht haben sollten, es könne sich um einen Knochenbruch handeln, richten Sie Ihre Erste-Hilfe-Leistung danach (siehe dazu S. 137).

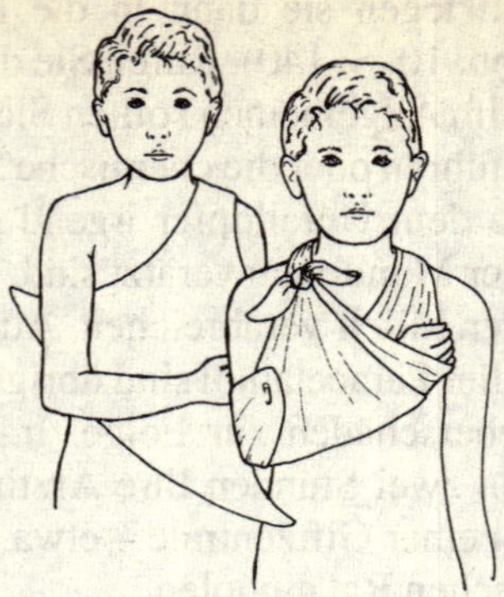

Abbildung 14:
So knüpfen Sie eine Armschlinge: Nehmen Sie ein Dreiecktuch, legen Sie es mit der längsten Seite über die unverletzte Schulter, führen Sie das eine Ende unter dem verletzten Arm durch und binden Sie beide Enden über der Schulter des verletzten Arms fest. Heben Sie ihn in der Schlinge hoch und befestigen Sie sie in dieser Position mit einer Sicherheitsnadel.

Ansonsten stützen Sie das verletzte Körperteil in der bequemsten Position ab. Mildern Sie die Schwellung, indem Sie eine kalte Kompresse auflegen, die Sie in Arnika-Lösung getaucht haben (zehn Tropfen Urtinktur auf einen Viertelliter kaltes Wasser). Auch ein leichter Verband kann die Schwellung in Grenzen halten. Falls der Fuß verstaucht ist – das passiert leicht, wenn man damit umknickt –, ziehen Sie den Schuh aus und bandagieren anschließend das Gelenk fest, um es gut abzustützen. Falls Schmerzen und Schwellung nicht innerhalb von 24 Stunden nachlassen, bringen Sie die verletzte Person in eine Unfallambulanz oder zum Orthopäden.

Geben Sie folgendes Mittel alle 30 Minuten, bis zu maximal zehn Dosen:

- Arnica C30

Anschließend können Sie viermal täglich eines der folgenden Mittel verabreichen, bis Schmerz und Gelenksteifigkeit abgeklungen sind:

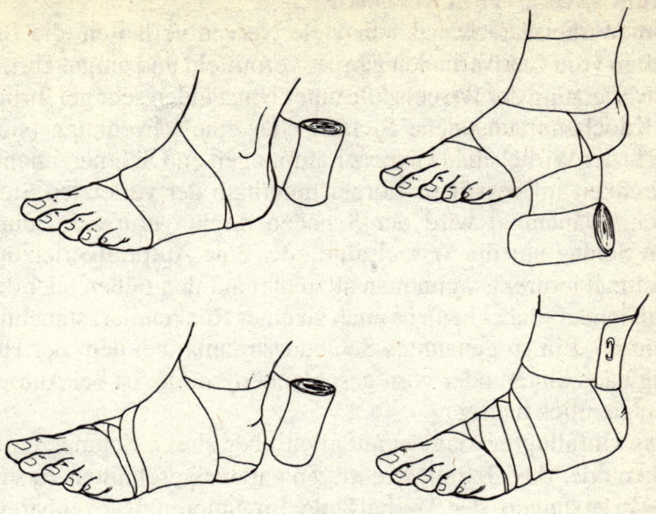

Abbildung 15:
So bandagieren Sie einen verstauchten Knöchel: Beginnen Sie mit dem Anlegen des Verbands unter dem Fuß und wickeln Sie ihn dann mehrmals in Achter-Figuren um Fuß und Knöchel, wobei sich die einzelnen Schichten wie abgebildet überlappen müssen, damit der Verband das Gelenk gut abstützt.

■ Ruta C6

Bei Verrenkungen und Zerrungen, die Bänder, Sehnen oder das Periost (die Knochenhaut) betreffen.

■ Rhus toxicodendron C6

Bei gerissenen Muskelfasern, Gelenk stark geschwollen, heiß und sehr schmerzempfindlich, Schmerz am heftigsten zu Beginn einer Bewegung, anschließend jedoch nachlassend.

■ Bryonia C6

Gelenk stark geschwollen; leichteste Bewegung verursacht große Schmerzen.

■ Ledum C6

Gelenk geschwollen, kalt und taub; kalte Anwendungen nützen jedoch.

Wirbelsäulenverletzungen

Da im Wirbelsäulenkanal sehr viele Nerven verlaufen, die Botschaften vom Gehirn an den Körper vermitteln und umgekehrt, ist jede Verletzung der Wirbelsäule unter Umständen sehr gefährlich. Ein Knochenbruch (siehe S. 162) oder eine Verrenkung (siehe S. 181) der Wirbelsäule kann zu Lähmungen und Schmerzunempfindlichkeit im gesamten Körper unterhalb der verletzten Stelle führen. Manchmal wird der Schaden direkt verursacht, durch einen Schlag auf die Wirbelsäule oder eine Aufprallverletzung, manchmal indirekt, wenn man allzu hart auf den Füßen oder dem Gesäß landet (dabei kann es auch zu einer Rückenmarkstauchung kommen). Ein so genanntes Schleudertrauma, bei dem der Hals heftig nach hinten oder vorn geschleudert wurde, ist bei Autounfällen ziemlich häufig.

Das Unfallopfer klagt womöglich über starke Schmerzen im Rücken oder das Gefühl, wie mitten entzweigeschnitten zu sein. Bei Verletzungen der Wirbelsäule im unteren Rückenbereich kann es vorkommen, dass Blase und Darm sich unwillkürlich entleeren.

In all diesen Fällen geht es bei der Ersten Hilfe vor allem darum, den Schaden so gering wie möglich zu halten. Wenn eine verunglückte Person Finger oder Zehen nicht bewegen kann, so deutet das auf eine Wirbelsäulenverletzung hin. Bewegen Sie sie auf gar keinen Fall, es sei denn, sie befindet sich dort, wo sie ist, in unmittelbarer Lebensgefahr. Blockieren Sie jede Körperbewegung, indem Sie entlang des Kopfes und des Körpers zusammengerollte Decken platzieren. Bedecken Sie das Unfallopfer mit Mänteln oder Decken und versuchen Sie, so gut Sie können, es zu beruhigen. Rufen Sie unverzüglich den Notarzt an.

Geben Sie folgende Mittel:

- Zunächst Arnica C30 alle fünf Minuten, bis zu maximal zehn Dosen, anschließend

- Hypericum C30 alle vier Stunden, bis maximal drei Tage lang.

WUNDEN

Eine Wunde ist jede Form von Haut- oder Schleimhautverletzung, bei der Blut austritt und infektiöse Keime eindringen können; auch die darunter- oder umliegenden Gewebe können verletzt sein. Bei der Ersten Hilfe geht es vor allem darum, Blutungen zu stoppen und Infektionen zu verhüten. Achten Sie also darauf, Wunden so wenig wie möglich zu berühren. Falls es nötig ist, die Wunde zu säubern, wischen Sie sie mit etwas steriler Gaze aus, die Sie vorher in Hypericum- und Calendula-Lösung (siehe S. 126) getaucht haben. Wischen Sie immer aus der Wunde heraus, niemals von den Rändern her in sie hinein.

Kleine Wunden sollten anschließend mit einem sterilen Verband oder Pflaster abgedeckt werden, der zwei bis drei Tage daraufbleibt. Größere Schnitte oder Risse müssen sehr wahrscheinlich genäht werden; bringen Sie das Unfallopfer also in die nächste Unfallambulanz. Hat es in den letzten fünf Jahren keine Tetanus-Auffrischungsimpfung erhalten, sorgen Sie dafür, dass es jetzt eine bekommt. Das ist besonders wichtig, falls die Verletzung beim Hantieren mit (möglicherweise rostigen) Maschinen oder mit Gartengeräten passiert ist oder sich Schmutz in der Wunde befindet.

Geben Sie eines der folgenden Mittel alle 30 Minuten, bis zu maximal sechs Dosen:

- Arnica C30

Bei tiefer Wunde, die genäht werden muss.

- Staphisagria C6

Bei sehr schmerzhafter Wunde; anschließend

- Calendula C6, alle 6 Stunden, maximal drei Tage lang.

Geben Sie eines der folgenden Mittel alle zwei Stunden bis zu maximal sechs Dosen, anschließend dreimal täglich, maximal drei Tage lang.

- Arnica C30

Bei mäßigen bis schweren Wunden.

■ Ledum C6
Bei Wunden, die sich kalt und taub anfühlen; kalte Anwendungen scheinen jedoch zu nützen.

■ Hypericum C30
Bei stechenden Nervenschmerzen nach dem Nähen der Wunde.

Stichwunden
Solche Wunden, zum Beispiel von rostigen Nägeln oder dem Zahn eines bissigen Tieres, können sich ziemlich rasch entzünden, weil sie oft nur wenig bluten, Fremdkörper und Bakterien also nicht gut herausgespült werden. Überprüfen Sie den Tetanusschutz. Auch tieferliegende Gefäße, Gewebe oder Organe können beschädigt sein. Waschen Sie die Wunde sofort mit Hypericum- und Calendula-Lösung (siehe S. 126) aus und rufen Sie ärztliche Hilfe herbei, falls die Wundschmerzen innerhalb der nächsten 24 Stunden zunehmen. Eiter, der aus der Wunde dringt, oder auch rote Streifen, die von ihr wegführen, sind ein sicheres Zeichen für eine Infektion.

Geben Sie eines der folgenden Mittel:

■ Hepar sulfuris C6, alle zwei Stunden, bis zu maximal sechs Dosen, gefolgt von

■ Ledum C6 alle acht Stunden, bis maximal drei Tage lang, falls stechende Nervenschmerzen im Wundbereich auftreten,

■ Hypericum C30 alle acht Stunden, maximal drei Tage lang.

ZAHNOPERATIONEN
Falls der Zahnsockel nach dem Zahnziehen zu bluten anfangen sollte, sollte die betreffende Person das Blut lieber ausspucken und nicht hinunterschlucken.

Bedecken Sie die Wunde im Gaumen mit einem sterilen Gazepäckchen und bitten Sie den oder die Verletzte, zehn bis fünfzehn

Minuten lang fest daraufzubeißen. Ist die Blutung zum Stillstand gekommen, spülen Sie den Mund mit einer Hypericum- und Calendula-Lösung (siehe S. 126) aus, und zwar etwa alle 30 Minuten. Ist die Blutung dann immer noch stark, sollte erneut der Zahnarzt oder die Zahnärztin aufgesucht werden.

Geben Sie eines der folgenden Mittel nach der Zahnbehandlung alle fünf Minuten, bis zu maximal zehn Dosen:

■ Hypericum C30
Bei starken Schmerzen.

■ Phosphorus C6
Bei starken Blutungen.

■ Staphisagria C6
Falls Hypericum nichts nützt.

Geben Sie eines der folgenden Mittel stündlich vor dem Zahnarztbesuch, bis zu maximal sechs Dosen:

■ Aconitum C6
Bei Angst und Panik.

■ Gelsemium C6
Bei starker Besorgnis und weichen Knien.

Teil 5

Erkrankungen und Beschwerden

Geist und Seele

Wenn Sie die Beschreibungen der Beschwerden durchlesen, die in diesem Buch behandelt werden, denken Sie bitte daran: Begriffe wie »Depressionen« oder »Trauer« und die Symptome, in denen sie sich äußern, bezeichnen lediglich gängige diagnostische Kategorien. In der Psychologie und Psychiatrie sind die Schattierungen menschlicher Emotionen und Verhaltensweisen bereits in Hunderte solcher Kategorien eingeteilt worden; derartige Differenzierungen führten dann zu wertvollen neuen Erkenntnissen. Auch die Homöopathie bedient sich solcher Begriffskonventionen; sie verliert dabei jedoch niemals das ganze, unverwechselbare Individuum aus dem Auge, das hinter solchen Bezeichnungen steckt.

Nur sehr wenige Erkrankungen können als »ausschließlich körperlich« oder »ausschließlich psychisch« bezeichnet werden. Körper, Geist und Seele beeinflussen einander kontinuierlich. Schon diese begriffliche Trennung ist eigentlich falsch, denn wer kann behaupten zu wissen, wo in dieser »Dreieinigkeit« das eine aufhört und das andere anfängt? Die Homöopathie behandelt stets das Ganze, die gesamte Vitalkraft, die Energie nämlich, die jedem Aspekt individuellen Verhaltens zugrunde liegt. Wie es um die Vitalkraft jeweils bestellt ist, darüber geben Gedanken und Gefühle ebenso Auskunft wie etwa der Zustand von Herz und Nieren.

Auf der geistig-seelischen Ebene ist es zudem völlig unmöglich, eine klare Trennungslinie zwischen Gleichgewicht und Ungleichgewicht, Gesundheit und Krankheit zu ziehen. Die geistige Gesundheit ist etwas sehr Relatives; was darunter verstanden wird, hängt ausschließlich davon ab, was die jeweilige Gesellschaft und das in ihr lebende Individuum zu akzeptieren bzw. zu tolerieren bereit ist. Wenn Sie mit Ihren Gedanken und Gefühlen nicht zurechtkommen oder sich über bestimmte Ihrer Verhaltensweisen Sorgen machen, so ist das in sich bereits ein Zeichen dafür, dass etwas aus dem Gleichgewicht geraten ist. Wenn Ihre Familie – oder die Gesellschaft insgesamt – Ihr Verhalten einfach unmöglich oder schädlich findet, müssen Sie damit rechnen, geistig oder seelisch als krank eingestuft zu werden, ganz gleich, was Sie vielleicht von dieser Kategorisierung halten.

Sollten Sie an sich selbst oder einem Familienmitglied Tendenzen bemerken, die deutlich lebensverneinend sind – zum Beispiel extremer Rückzug von den Mitmenschen, Apathie, große Unsicherheit, dann suchen Sie am besten eine homöopathische Fachkraft auf. Je eher so etwas konstitutionell angegangen wird, desto besser; unbehandelt können solche Tendenzen nämlich noch schlimmer werden oder auf lange Sicht die Lebensfreude völlig verderben. Die Homöopathika, die Sie im Verlauf einer Konstitutionsbehandlung erhalten, wirken auf Ihre Vitalkraft ein, schenken Ihnen neue Energien und Selbstvertrauen, so dass Sie dann auch darangehen können, sich mit Ihren diversen Problemen auseinander zu setzen. Darüber hinaus wird Ihnen wahrscheinlich geraten, Ihr Leben in einigen Punkten zu ändern, etwa Ihre Ernährung umzustellen, sich mehr zu bewegen und auf bestimmte Gewohnheiten zu verzichten.

Doch was das Allerwichtigste ist: Versuchen Sie auf jeden Fall, freundlich zu sich selbst zu sein und sich zu akzeptieren, wie Sie nun einmal sind. Irgendwo in Ihrem Innern gibt es einen Kern, der seit Ihrer Geburt unverändert zu Ihnen gehört. In diesem Kern wohnen Unschuld, Vertrauen und Furchtlosigkeit. Alles, was er zum Gedeihen braucht, ist Liebe – auch Ihre eigene Liebe zu sich selbst. Wenn sich das für Sie allzu süßlich und hausgestrickt-psychologisch anhören sollte, dann verwehren Sie sich vielleicht nur den Zugang zu diesen Ihren tiefinnerlichen Gefühlen. Wir lernen nämlich schon in sehr zartem Alter, dass Liebe nicht immer erwidert wird. Ganz im Gegenteil, man muss sie sich oftmals erst verdienen. Das zu erkennen, tut weh; und so klappen wir lieber zu wie eine Auster und tun so, als wollten wir gar nicht lieben oder geliebt werden. Im späteren Leben verhindern dann diese abgeblockten Gefühle, dass wir uns anderen Menschen öffnen; sie zwingen uns auf den Weg der Furchtsamkeit, Ängste, Unsicherheit, Einsamkeit und Depression.

Wann auch immer Sie am liebsten zumachen, abblocken, sich verstecken, aufgeben würden ... tun Sie es nicht, sondern versuchen Sie statt dessen, sich zu öffnen! Es gibt zu allem eine Alternative. Viele Probleme entstehen ausschließlich dadurch, dass wir uns in den Kopf gesetzt haben, es gäbe eben keine andere Möglichkeit, keinen Ausweg; in solchen Momenten fühlen wir uns hilf- und hoffnungslos. Solche Empfindungen schwächen die Dreieinigkeit von Körper, Geist und Seele ganz beträchtlich. Versuchen Sie einmal, Ihren kreativen, lebensbejahenden Instinkten Priorität einzuräumen; beschäftigen Sie sich auch einmal mit den Problemen anderer statt immer nur mit Ihren eigenen. Sollten Sie überhaupt nicht (mehr) in der Lage sein, sich einfach hinzusetzen, Ihren Geist zu erfrischen und Zufriedenheit darüber in sich aufkommen zu lassen, dass Sie am Leben sind, dann wäre es dringend an der Zeit, dass Sie eine Entspannungs- oder Meditationstechnik erlernen, die Ihnen wieder zu solchen Erlebnissen verhelfen kann.

Auch wenn die meisten geistigen und seelischen Probleme offenbar in der Erziehung und in Kindheitserlebnissen wurzeln, verlangen doch auch Krankheiten und verschiedene Stressfaktoren des Alltags ihren Tribut. Nach Viruserkrankungen wie einer ernsthaften Grippe, Lymphdrüsenfieber, Herpes oder Hepatitis sind Depressionen zum Beispiel ziemlich häufig. Auch ein schwerer Verlust, zu viel Stress und Verantwortung, familiärer Druck oder Probleme am Arbeitsplatz können sich auf das Anpassungsvermögen des Individuums sehr ungünstig auswirken.

Die schulmedizinische Behandlung seelischer und geistiger Probleme besteht meist darin, Tabletten zu verabreichen, manchmal auch kombiniert mit irgendeiner Form von Psychotherapie. Sollten Sie es lieber mit einer homöopathischen Konstitutionsbehandlung versuchen wollen, fragen Sie am besten erst einmal Ihren bislang behandelnden Arzt bzw. Ihre Ärztin, welche Folgen ein Therapieabbruch haben könnte.

Schwere geistig-seelische Erkrankungen, die einen Klinikaufenthalt erforderlich machen, sind vergleichsweise selten. Sollten Sie sich jedoch in dieser Situation befinden und sich einer homöopathischen Behandlung unterziehen wollen, fragen Sie die psychiatrischen Fachkräfte, die Sie dort behandeln, ob etwas dagegen spricht, dass Sie eventuell ein Homöopathikum oder Vitaminzusätze einnehmen (in der Psychiatrie dürfte es schwer sein, homöopathische Fachkräfte zu finden). Homöopathika beeinträchtigen die Wirkung anderer Medikamente, die Sie eventuell einnehmen müssen, auf keinen Fall (eher umgekehrt). Wenn Sie schließlich entlassen werden, kann es sein, dass Sie von ärztlicher Seite her nicht mehr so viele Medikamente einnehmen müssen oder sie sogar ganz absetzen dürfen; in diesem Fall können Sie dann vollständig auf die homöopathischen Konstitutionsmittel »umschalten«.

Geistig-seelische Probleme von A bis Z

Agoraphobie (Platzangst)

So wird die extreme Angst genannt, die manche Menschen überfällt, wenn sie sich in der Öffentlichkeit, auf weiten Plätzen oder in größeren Menschenansammlungen befinden. Indem sie solche Orte meiden, können sie ihre Angst davor einigermaßen im Zaum halten – gleichzeitig wird sie dabei allerdings immer stärker. Da die Panikgefühle sich infolge von Überatmung (Hyperventilation) oder Unterzuckerung (Hypoglykämie) noch verstärken können, hilft es manchmal schon, diese Symptome zu behandeln, und die Phobie lässt nach. Wenn nicht, kann eine Verhaltenstherapie sehr nützlich sein.

Nehmen Sie das Mittel Ihrer Wahl viermal täglich ein, bis maximal sieben Tage lang, oder auch halbstündig bis zu maximal zehn Dosen, falls die Phobie ganz akut und sehr lebenseinschränkend ist.

■ Natrium muriaticum C6
Phobie beginnt nach dem Tod eines geliebten Menschen.

■ Aconitum C6
Bei schrecklicher Angst davor, sterben oder zusammenbrechen zu müssen, falls Sie einen Laden betreten, in einen Bus einsteigen sollen usw.

■ Arnica C6
Wenn die Angstattacken nach einem Unfall begannen.

■ Arsenicum album C6
Wenn die betreffende Person friert, erschöpft und unruhig ist.

■ Sulfur C6
Notfall-Mittel, wenn kein anderes Homöopathikum genau das richtige zu sein scheint.

ANGSTZUSTÄNDE

siehe auch Agoraphobie, S. 194 f.; Phobien, S. 216 f.

Das sind körperlich-seelische Zustände, in denen sich die betreffende Person sehr ängstlich und besorgt fühlt; zu den körperlichen Symptomen gehören ein beschleunigter Puls, klamme Haut, Schlaf- und Appetitstörungen. Manchmal sind diese Symptome so stark, dass sie an einen Herzanfall denken lassen. Gehen Sie kein Risiko ein; wenn jemand in Atemnot ist, schwitzt, über Schmerzen in der Brust klagt oder aussieht, als wäre er oder sie dem Zusammenbruch nahe, leisten Sie am besten Erste Hilfe wie bei einem Herzinfarkt (siehe S. 159 f.).

Die meisten Leute versuchen bei hochgradiger Angst irgend etwas zu tun, was die (reale oder vermeintliche) Bedrohung abwehrt. In diesem Sinn kann Angst durchaus als positives Mittel zum Überleben verstanden werden. Wird die Angst jedoch zur ständigen Lebensbegleiterin, weil alles Mögliche als Bedrohung empfunden wird, können Depressionen und andere seelische Erkrankungen folgen. Eine Phobie ist eine hochgradige Angst, die an eine bestimmte Situation, ein Tier oder ein Objekt gekoppelt ist. Obsessionen und Zwänge sind Versuche, irgendwie mit der Angst fertig zu werden. Angstzustände können auch symptomatisch sein für Unterzuckerung (Hypoglykämie), Entzugssymptome oder für ein Schilddrüsenleiden, falls sie mit Gewichtsverlust und hervortretenden Augen (Basedow) einhergehen. Überatmen (Hyperventilation) und Nahrungsmittelallergien können innere Ängste noch steigern. Angstzustände sind oft auch ein unbewusster Versuch, mit larvierten Depressionen fertig zu werden.

Die Schulmedizin bietet Medikamente (Benzodiazepine und andere Tranquilizer, unter bestimmten Umständen auch Betablocker) sowie Psychotherapie als Behandlungen an. Die Homöopathie bietet eine konstitutionelle Behandlung bei chronischen Angstzuständen, daneben aber auch eine Reihe von Notfall-Mitteln.

Nehmen Sie das Mittel Ihrer Wahl alle zwei Stunden, bis zu maximal zehn Dosen, wenn die Angstzustände akut sind bzw. Sie auf die Konstitutionsbehandlung noch warten müssen.

■ Lycopodium C6

Angst vor einer neuen Situation oder Lampenfieber, vor allem, wenn daneben Verlangen nach Süßigkeiten besteht und man sich in heißen, stickigen Räumen schlechter fühlt.

■ Arsenicum album C6

Bei Ruhelosigkeit, Unsicherheit, Kältegefühl, Müdigkeit und dem Versuch, Ängste durch extreme Ordnungsliebe im Zaum zu halten.

■ Phosphorus C6

Nervös wie ein Rennpferd vor dem Start, extrem sensibel gegenüber den Gefühlen und Gedanken anderer, dankbar für Beruhigung.

■ Calcium carbonicum C6

Bei Angst, geisteskrank zu werden, Vergesslichkeit, leichter Gewichtszunahme, Kälteempfindlichkeit.

■ Natrium muriaticum C6

Bei Neigung zu morbiden Gesprächsthemen und Abneigung gegen Aufsehen und Sympathiebekundungen.

■ Ignatia C6

Bei Angstzuständen nach dem Verlust eines lieben Menschen oder dem unglücklichen Ende einer Liebesaffäre.

■ Tarantula C6

Wenn das Nervensystem versagt, weil man überarbeitet ist und sich nicht entspannen kann, nicht einmal im Schlaf.

Was Sie sonst noch tun können:

Wenn die Angstzustände an bestimmte Situationen gekoppelt sind, versuchen Sie sie wenigstens eine Zeitlang zu meiden. Meiden Sie außerdem Tee und Kaffee. Entspannungstechniken und

Meditation (siehe S. 87 f.), wie in Teil 2 beschrieben, sollten Ihnen helfen, außerdem zusätzliche Einnahmen von Vitaminen des B-Komplexes, Vitamin C, Kalzium und Magnesium.

Delirium

So wird eine extreme geistige Verwirrtheit genannt, bei der die betreffende Person jeglichen Kontakt mit der Realität verloren hat, desorientiert und erregt ist, Unverständliches von sich gibt, die Umwelt oder andere Menschen kaum wahrzunehmen scheint und möglicherweise auch Halluzinationen hat. Ein solches Delirium kann von Fieber ausgelöst werden, aber auch im Drogen- oder Alkoholentzug auftreten (im letzteren Fall heißt es Delirium tremens).

Nehmen Sie ärztliche Hilfe in Anspruch, wenn innerhalb von zwei Stunden keine Besserung eintritt!

Geben Sie das Mittel Ihrer Wahl alle 15 Minuten, bis zu maximal zehn Dosen, während Sie auf Hilfe warten:

■ Belladonna C30
Fieber, Gesicht stark gerötet und heiß, Pupillen starr und geweitet.

■ Arsenicum album C6
Person sehr unruhig, will auf gar keinen Fall allein gelassen werden, ganzer Körper eiskalt.

■ Aconitum C30
Delirium setzt plötzlich ein; Person besessen von Gedanken an Tod und Sterben.

■ Hyoscyamus C6
Delirium begleitet von sinnlosem Gelächter und obszönen Gesten oder Bemerkungen.

■ Stramonium C6
Person schlägt Krach und windet sich; Neigung zu Gewalttätigkeit.

■ Lachesis C6
Delirium bei einer herzkranken Person.

■ Bryonia C6
Delirium bei einer lungenkranken Person.

■ Opium C6
Delirium bei einer zuckerkranken Person.

Delirium tremens
Dieses Delirium ist die Folge von Alkoholsucht oder Missbrauch von Barbituraten (schweren Schlafmitteln). Wird das körperliche Bedürfnis nicht befriedigt, setzen Entzugssymptome ein; dazu gehören Muskelzittern, Schlaflosigkeit, Herzklopfen und Halluzinationen. Ärztliche Hilfe ist meist unabdingbar. Nehmen Sie deshalb ärztliche Hilfe in Anspruch, wenn innerhalb von zwei Stunden keine Besserung eintritt! In aller Regel muss die oder der Betreffende in eine Klinik, um ruhiggestellt zu werden und Vitamin-B-Injektionen zu bekommen.

Geben Sie eines der folgenden Mittel alle 15 Minuten, bis Hilfe eintrifft.

■ Belladonna C30
Bei gerötetem Gesicht und starrem Blick.

■ Stramonium C6
Bei Halluzinationen, in denen Insekten vorkommen.

■ Hyoscyamus C6
Bei unverständlichem Gemurmel und obszönen Reden.

■ Arsenicum album C6
Bei starker Unruhe und Erregtheit.

DEPRESSIONEN
siehe auch Postpartale Depression, S. 715 f.; Manisch-depressive Psychose, S. 213 f.

Ein kleines Wort, das eine riesige Palette negativer Gedanken und Gefühle umschließt, von Traurigkeit zu abgrundtiefer Hoffnungslosigkeit, und dazu noch ein ebenso großes Spektrum körperlicher Symptome. Hat die Depression eine besondere äußere Ursache, etwa einen schweren Verlust (sie wird dann »reaktive Depression« genannt), ist sie meist nur von kürzerer Dauer; oder anders ausgedrückt, sie erfüllt das Leben nur für kurze Zeit, und danach macht sie wieder der Lebensfreude und den vielfältigsten Interessen Platz. Eine Depression kann sich auch nach der Entbindung einstellen (siehe Postpartale Depression, S. 715 f.), ebenso nach Lymphdrüsenfieber und anderen Virusinfektionen, oder sie kann nach Stoffwechselveränderungen eintreten, die mit einer Abhängigkeit von bzw. Sucht nach Alkohol oder Medikamenten zusammenhängen. Manchmal ist eine Depression auch Zeichen einer sich entwickelnden Schizophrenie. Sehr viel häufiger jedoch produziert sich das Gehirn sozusagen seine eigenen Ursachen für die Depression. Zu solchen Ursachen oder langfristig heimtückisch wirkenden Auslösern gehören zum Beispiel sehr feste, eher lebensfeindliche Regeln und Einstellungen, die dann zu Ängsten, Zorn, Schuldgefühlen, Frustrationen, Verfolgungswahn, Einsamkeit und Hoffnungslosigkeit führen können. Diese wiederum beeinflussen den Körper, der dann seinerseits Geist und Seele in Mitleidenschaft zieht, und so schließt sich der Teufelskreis. Von fünfundzwanzig Menschen fühlt sich statistisch gesehen einer irgendwann in seinem Leben so depressiv, dass er professionelle Hilfe in Anspruch nimmt; im Durchschnitt ist dieses Leiden bei Frauen zweimal so häufig wie bei Männern. Depressionen sind nichts, dessen jemand sich schämen müsste; sie sind vielmehr eine anerkannte, behandlungsbedürftige Krankheit.

Eine Depression wird diagnostiziert, wenn die betreffende Person sich schon eine bestimmte Zeit lang – und zwar eher monateals wochenlang – sehr niedergeschlagen fühlt und einige der nachfolgenden Symptome aufweist:

– signifikante Zu- oder auch Abnahme des Appetits und des Körpergewichts,
– übermäßiges Schlafbedürfnis oder stärkere Schlafstörungen,

- deutliche Verlangsamung der Bewegungen und des Denkvermögens,
- deutlicher Energiemangel, Konzentrationsschwäche und/oder Entschlusslosigkeit,
- allgemeiner Verlust des Interesses an Aktivitäten, die sonst immer Freude gemacht haben,
- Gedanken, die immer wieder um den Tod kreisen, oder gar Selbstmordneigung.

Wenn Sie mehrere dieser Symptome an sich wieder erkennen sollten, zögern Sie nicht länger, professionelle Hilfe zu suchen! Bei schweren oder schon länger bestehenden Depressionen genügen Selbsthilfemaßnahmen oder Hilfe aus dem Freundes- und Verwandtenkreis nicht; Sie brauchen dann fachlichen Rat. Hinzu kommt, dass die Betroffenen und oftmals auch ihre Umgebung – zu stark in der Depression verfangen sind, um sich noch objektiv mit ihr auseinander setzen zu können.

Es stimmt nicht, dass Menschen, die immer wieder von Selbstmord reden, sich dann doch nicht umbringen – ganz im Gegenteil, sie können es durchaus und tun es oft auch. Wenn Sie das Gefühl haben sollten, Ihr Leben sei nicht mehr lebenswert, und anfangen, über Selbstmord und die besten Methoden dafür nachzudenken, rufen Sie augenblicklich die Telefonseelsorge oder Ihren Arzt bzw. Ihre Ärztin an. Sie brauchen nämlich dringend Hilfe, und zwar sofort.

Sollte Ihre ärztliche Diagnose »leichte Depression« lauten, bekommen Sie wahrscheinlich Antidepressiva verschrieben oder eine Überweisung zu einer Psychotherapie. Antidepressiva können die Depression nicht heilen; sie machen die Symptome lediglich leichter erträglich, bis sich die zugrundeliegenden Ursachen irgendwann von selbst lösen.

Leiden Sie unter schweren Depressionen, werden Sie höchstwahrscheinlich zur psychiatrischen Behandlung überwiesen. Auch hier bekommen Sie dann in aller Regel Antidepressiva und Psycho- sowie Soziotherapie, eventuell leichte Neuroleptika oder Hypnotika, kurzfristig (bei Angstattacken und manischen Episoden) vielleicht Tranquilizer. Moderne Therapiemodelle in psychiatrischen Kliniken bieten zudem noch Musik-, Mal-, Bewegungs- und andere Kreativtherapien für Depressive an. Sollte Ihnen aber eine Elektroschock-Therapie zugemutet werden, lehnen Sie sie unbedingt ab: Solche Behandlungen entsprechen erstens längst nicht mehr dem Stand der Wissenschaft, und zweitens können sie unter Umständen Ihr Langzeitgedächtnis und andere Hirnfunktionen schädigen.

Falls festgestellt wird, dass Ihre Depression deutlich auch mit dem Stoffwechselgeschehen zusammenhängt, hilft unter Umständen eine Ernährungsumstellung: Wie heute bekannt ist, können überhöhte Konzentrationen an Vitamin D, Zink, Kupfer und Blei im Körper Depressionen fördern.

Sowohl chronische als auch akute Depressionen sind einer homöopathischen Konstitutionsbehandlung zugänglich. Sollten Sie – bzw. die oder der Betroffene – jedoch Selbstmordabsichten hegen, rufen Sie unbedingt die Telefonseelsorge an oder Fachleute zu Hilfe.

Nehmen Sie das Mittel Ihrer Wahl bei leichter oder mittelschwerer Depression dreimal täglich, bis maximal 14 Tage lang, oder dreimal täglich, bis mit einer Konstitutionsbehandlung begonnen werden kann:

■ Arsenicum album C6
Bei starker Unruhe, Frösteln, Erschöpfung, dazu Perfektions- und Ordnungszwang.

■ China C6
Bei Frösteln, Flatulenzen, Reizbarkeit, Überempfindlichkeit gegenüber Geräuschen, Licht und anderen Reizen, im Kopf herumjagenden Gedanken, die den Schlaf verscheuchen, und lebhaften Träumen, aus denen man erschöpft erwacht.

■ Cadmium phosphoricum C6
Bei Energiemangel und Antriebsverlust nach Virusinfektionen, etwa schwerer Grippe oder Lymphdrüsenfieber.

■ Aurum metallicum C6
Gefühl eines vollkommenen Selbstwertverlustes, Selbstmordgedanken, Ekel vor dem eigenen Ich.

■ Ignatia C6
Depression nach tiefer Trauer oder schwerem Liebeskummer.

■ Natrium muriaticum C6
Aufgestaute Emotionen; Sympathiebezeugungen anderer werden zurückgewiesen, weil sie die Person nur verlegen machen und sie befürchtet, zusammenzubrechen und weinen zu müssen; das Gefühl, am liebsten wegzulaufen und sich zu verstecken.

■ Pulsatilla C6
Wenn man beim geringsten Anlass in Tränen ausbricht und großes Verlangen nach Trost und Zuwendung hat.

■ Nux vomica C6
Äußerste Reizbarkeit, Kritik an allem und jedem.

■ Sepia C6
Reizbarkeit, Weinerlichkeit, Frösteln, Ekel beim bloßen Gedanken an Sex.

Was Sie sonst noch tun können:
Eine leichte Depression lässt sich oft schon beheben, wenn man nur einige Lebensgewohnheiten ändert. Sollten Sie sich stark unter Stress fühlen, geben Sie eine oder zwei Aktivitäten auf, die für Sie nicht lebensnotwendig sind. Wenn Sie sich isoliert und außen vor fühlen, versuchen Sie, öfter aus dem Haus zu kommen und neue Interessen zu entwickeln, bei denen Sie auch Leute kennen lernen. Wenn Sie Kinder haben, organisieren Sie sich einen Babysitter, so dass Sie mindestens einen Abend pro Woche ganz für sich haben. Überprüfen Sie Ihre Ernährung und achten Sie darauf, dass sie nicht zu viel Vitamin D, Zink, Kupfer oder Bleispuren enthält, und trinken Sie so selten wie möglich Kaffee oder Tee. Manchmal ist die Antibabypille mit schuld an depressiven Verstimmungen; falls Sie sie damit verhüten und diesen Verdacht hegen, beraten Sie mit Ihrer Gynäkologin oder Ihrem Gynäkologen, welche Verhütungsmittel sonst für Sie in Frage kommen. Nehmen Sie außerdem mehr Vitamine des B-Komplexes, Vitamin C, Folsäure, Biotin, Bioflavonoide, Kalzium, Kalium und Magnesium ein.

Ess-Brech-Sucht (Bulimie)

Sie besteht, wenn jemand zwanghaft große Mengen an Nahrungsmitteln, vor allem Süßigkeiten, in sich hineinschlingt, danach Schuldgefühle bekommt, sich selbst zum Erbrechen bringt und/oder Abführmittel einnimmt, dann wieder eine Zeitlang ganz normal isst oder aber sich der Nahrungsaufnahme völlig enthält. Heißhungeranfälle (das Wort Bulimie stammt aus den beiden griechischen Wörtern bous = Ochse und limos = Hunger) charakterisieren manchmal auch die Magersucht (siehe S. 211 f.); viele Bulimikerinnen – die meisten der Betroffenen sind Frauen sehen allerdings nicht magersüchtig aus. Sie sind auch meist keine Teenager mehr und leben in eigenen Haushalten; die Dunkelziffer ist bei dieser Erkrankung also sehr hoch.

Ess-Brech-Süchtige haben eher ein psychologisches als ein körperliches Problem. Meist wissen sie recht gut, dass sie sich voll stopfen, um sich zu trösten – zum Beispiel, weil sie nicht genug Zuneigung bekommen oder sich einsam fühlen; aber sie wissen auch, dass das Erbrechen und der Missbrauch von Abführmitteln danach eine Form der Selbstbestrafung darstellt. Bei Depressionen, Unsicherheit oder allgemein mangelndem Selbstbewusstsein ist eine Psychotherapie oder eine homöopathische Konstitutionsbehandlung empfehlenswert. Manche Ess-Brech-Süchtige haben den Eindruck, ihren Appetit besser zügeln zu können, wenn sie sich körperlich sehr viel bewegen. Wenn der Bulimie keine psychischen Ursachen zugrunde zu liegen scheinen, sollte auch die Möglichkeit einer Nahrungsmittelallergie oder eines Ernährungsmangels in Betracht gezogen werden.

Nehmen oder geben Sie das Mittel Ihrer Wahl alle zwölf Stunden, maximal eine Woche lang, immer dann, wenn die Heißhungeranfälle sehr stark sind:

- Natrium muriaticum C30

Kein Ventil für Emotionen, Abneigung gegen Sympathiebekundungen, Gewichtszunahme an Gesäß und Oberschenkeln, dünner Hals.

■ Calcium carbonicum C30
Übergewicht, stetes Kältegefühl, dauernde Besorgtheit, Schüchternheit, Verlangen nach Eiern.

■ Ferrum metallicum C30.
Anämische Blässe, doch leichtes Erröten, Hypersensibilität, körperliche Schwäche.

■ Pulsatilla C30
Schüchternheit, »dicht am Wasser gebaut«, Abneigung gegen stickige Räume.

Gedächtnisschwäche

Ein kurzer Gedächtnisverlust tritt ziemlich oft auf nach Alkoholgenuss oder einem hohen Fieber, einer Operation, einem epileptischen Anfall (siehe Epilepsie) oder nach einem Diabetischen Koma. Auch Depressionen und Angstzustände können zeitweilige Gedächtnisschwäche bedingen. In diesen Fällen brauchen Sie sich keine besonderen Sorgen zu machen, auch nicht bei den Gedächtnislücken, die sich einstellen, wenn wir älter werden. Die meisten von uns behelfen sich dann einfach, indem sie Listen anlegen oder sich ein Notizbuch zulegen. Allgemein neigen wir außerdem dazu, unangenehme Dinge zu vergessen (in der Psychoanalyse heißt das Verdrängung). Eine so genannte hysterische Amnesie ist die teilweise oder vollständige Unterdrückung von Erinnerungen, die zu traumatisch oder lebensbedrohlich sind. Auch nach einem Unfall oder einer Verletzung kommt es oft zu Gedächtnisverlust (retrograder Amnesie); dabei scheint alles, was zu dem Ereignis geführt hat, wie weggewischt. Hirnverletzungen, vor allem ein Schlag auf den Kopf, sowie ein Schlaganfall können irreversiblen Gedächtnisverlust nach sich ziehen und die Intelligenz, die Persönlichkeit, das Sprechvermögen und die Bewegungsfähigkeit beeinträchtigen. Präsenile und senile Demenz (u. a. Alzheimer-Krankheit) blockieren ganz allmählich das Kurzzeitgedächtnis, bis die betreffende Person schließlich nicht mehr in der Lage ist, sich an das zu erinnern, was sie einen Moment zuvor gehört, gesehen oder gesagt hat. Erstes Anzeichen dafür kann eine Vernachlässigung des Äußeren und der persönlichen

Hygiene sein, oder auch Schwierigkeiten damit, einem Gespräch zu folgen oder Instruktionen auszuführen. Gedächtnisschwäche stellt sich auch als Nebenwirkung bei der Einnahme bestimmter verschreibungspflichtiger Medikamente ein.

Falls der Gedächtnisverlust nach einer Kopfverletzung auftritt, nehmen Sie ärztliche Hilfe in Anspruch, wenn innerhalb von zwei Stunden keine Besserung eintritt. Falls der Gedächtnisverlust nach Einnahme eines neuen Medikaments auftritt, suchen Sie einen Arzt auf, wenn innerhalb von 48 Stunden keine Besserung eintritt.

Gedächtnisschwächen sind oft von anderen Symptomen begleitet, die gut auf eine Konstitutionsbehandlung ansprechen. Suchen Sie also am besten Ihre homöopathische Fachkraft auf.

Nehmen bzw. geben Sie das Mittel Ihrer Wahl viermal täglich, bis maximal 14 Tage lang:

■ Calcium carbonicum C6
Bei vorgerücktem Alter, kindischem Benehmen, nachlassender Aufmerksamkeit, Wörter werden am schwersten erinnert.

■ Plumbum C6
Wörter bereiten am meisten Schwierigkeiten, Blutarmut, Neigung zu Koliken oder einem nervösen Leiden.

■ Anacardium C6
Person erscheint geistig abwesend, weil sie im Konflikt mit zwei Seiten ihrer Persönlichkeit liegt; Namensgedächtnis am schwersten betroffen.

■ Sulfur C6
Probleme, sich an Wörter und Namen zu erinnern.

Geben Sie eines der folgenden Mittel bei Gedächtnisverlust nach Kopfverletzungen:

■ Arnica C30 alle zwei Stunden, bis zu maximal zehn Dosen
Person vergisst, was sie eben erst gehört, gelesen, gesagt hat oder sagen wollte, und antwortet auf Fragen nur sehr langsam.

■ Helleborus C6 alle acht Stunden, maximal 14 Tage lang
Falls Arnica nicht genügend geholfen hat und die Gedächtnisschwäche weiter bestehenbleibt.

Geistige Erschöpfung

Sie wird auch nervöse Erschöpfung, Burn-out-Syndrom oder Nervenzusammenbruch genannt – ein griffiges Wort, das zwar in der Psychiatrie nicht benutzt, von der Durchschnittsbevölkerung aber sehr gut verstanden wird. Gemeint ist eine plötzlich eintretende Unfähigkeit, mit den Anforderungen des Alltags noch fertig zu werden, meist bedingt durch Überarbeitung oder anderen starken Druck. Genau wie Sehnen und Bänder überdehnt werden können, kann man auch seine geistigen und seelischen Kräfte überstrapazieren. Manche Menschen können besser mit Stress fertig werden als andere, haben mehr Durchhaltevermögen und Willenskraft. Wenn es jedoch einmal so weit ist, dass nur noch der berühmte Tropfen fehlt, der das Fass zum Überlaufen bringt und Sie in Depressionen oder Angstzustände zu verfallen drohen, sollten Sie sich um eine homöopathische Konstitutionsbehandlung bemühen.

Nehmen Sie das Mittel Ihrer Wahl alle zwei Stunden, bis zu maximal zehn Dosen:

■ Acidum phosphoricum C6
Gefühl, emotional völlig ausgelaugt zu sein, etwa durch Trauer, große Apathie, körperliche Erschöpfung.

■ Acidum picrinicum C6
Bei Mangel an Willenskraft oder Durchsetzungsvermögen.

■ Anacardium C6
Geistige Erschöpfung nach intensivem Lernen aufs Examen.

■ Silicea C6
Kopfweh und Erschöpfung infolge von Überarbeitung.

■ Zincum metallicum C6
Starke Geräuschempfindlichkeit, Vergesslichkeit, Neigung dazu, alles zu wiederholen.

Halluzinationen

Im normalen Wachzustand sind unsere Wahrnehmungen in dem Sinne real, als sie von äußerlichen Reizen hervorgerufen werden. Wenn wir uns jedoch in Hypnose befinden, unter Nahrungsmittel- oder Schlafmangel leiden, normaler Stimuli beraubt sind, großen psychischen Stress durchmachen, halluzinogene Drogen nehmen oder zu viel Alkohol getrunken haben, beginnt das Gehirn, seine eigenen Stimuli zu produzieren – ähnlich wie im Traum –, und wir haben Halluzinationen. Gar nicht ungewöhnlich ist es beispielsweise, wenn jemand, dem gerade ein lieber Mensch verstorben ist, den Betreffenden zu hören oder zu sehen meint. Halluzinationen können auch im Delirium bei hohem Fieber auftreten. Innere Stimmen, die Beschuldigungen ausstoßen oder einen immerzu verfolgen, können ein Zeichen von Depression, Paranoia oder Schizophrenie sein. Im letzteren Fall kann man sich auch einbilden, kleine Tierchen im Leib zu spüren oder mit vergiftetem Essen ermordet werden zu sollen.

Die Schulmedizin wendet in solchen Fällen zunächst Medikamente an und forscht dann nach der zugrunde liegenden Ursache. Die Homöopathie kann konstitutionelle Behandlungen sowie die unten aufgeführten spezifischen Mittel anbieten.

Falls die Halluzinationen von Verwirrtheit, extremer Erregtheit oder körperlichen Symptomen begleitet sind, nehmen Sie ärztliche Hilfe in Anspruch, wenn innerhalb von zwei Stunden keine Besserung eingetreten ist.

Geben Sie das Mittel Ihrer Wahl alle zehn bis 15 Minuten, bis zu maximal 10 Dosen, bei akuten Halluzinationen bzw. während Sie auf Hilfe warten:

- Absinthium C6

Schreckliche Visionen, Gedächtnisverlust, Gefühl, wacklig auf den Beinen zu sein und jeden Moment hintüber zu kippen, vor allem nach der Einnahme von LSD oder anderen halluzinogenen Drogen.

- Agaricus C6

Halluzinationen, in denen ein Spatz zum Elefanten, ein Teelöffel Wasser zum riesigen See, ein kleiner Riss zum klaffenden Abgrund wird; dazu starkes Zittern.

■ Belladonna C30

Vorrangig visuelle Halluzinationen, etwa von Monstern mit furchterregenden Mäulern und Augen; heißes, rotes Gesicht und starre Pupillen.

■ Hyoscyamus C6

Halluzinationen, begleitet von großem Misstrauen, Streitsucht und obszönem Verhalten.

■ Opium C6

Benommenheit, Weggleiten in schweren Schlaf.

■ Stramonium C6

Große Redseligkeit; der oder die Betreffende sagt Gebete her, hört Stimmen, sieht Geister und andere Erscheinungen.

Hypochondrie

Das ist eine obsessive Angst, die sich auf das Funktionieren des eigenen Körpers richtet; sie soll dadurch in Schach gehalten werden, dass man große Mengen von Medikamenten hortet und einen Arzt nach dem anderen aufsucht. Eine erfahrene Homöopathie-Fachkraft könnte mit einer Konstitutionsbehandlung helfen. Dabei lernt der oder die Betreffende, sich selbst wieder als harmonisches Ganzes anzunehmen, statt sich immer nur als Ansammlung verschiedener Teile zu betrachten, an denen herummanipuliert werden kann.

Nehmen bzw. geben Sie das Mittel Ihrer Wahl viermal täglich, maximal 14 Tage lang, während Sie auf den Beginn der Konstitutionsbehandlung warten:

■ Kalium arsenicum C6

Hypochondrische Annahme, an einer Herzkrankheit zu leiden; Haut trocken und schuppig.

■ Arsenicum album C6

Klagen über brennende Schmerzen, Ängstlichkeit, Unruhe, Kältegefühl, Durst auf kleine Schlucke Wasser.

■ Natrium muriaticum C6
Verstopfung, Depression, graubraune Hautfarbe.

■ Nux vomica C6
Hauptsymptom ist gestörte Verdauung; dazu Reizbarkeit, Wutanfälle und gewalttätiges Verhalten.

■ Calcium carbonicum C6
Bei Furcht, langsam verrückt zu werden.

■ Conium C6
Ursache der Hypochondrie ist lange, erzwungene sexuelle Abstinenz.

Was Sie sonst noch tun können:
Fast immer helfen körperliche Bewegung, Entspannungsübungen, Meditation und ähnliche Dinge, bei denen Körper, Geist und Seele eine harmonische Einheit bilden. Nehmen Sie außerdem zusätzlich Vitamin C ein.

Hysterie
Hysterische Reaktionen werden von starkem Stress verursacht. Manchmal kann die betreffende Person ihre Gefühle nicht mehr unter Kontrolle bringen, oder es treten sogar Lähmungen oder Verlust einer Sinneswahrnehmung auf (z. B. hysterische Blindheit). Unter extrem belastenden Umständen kann auch ein sonst sehr stabiler Mensch hysterisch werden. Sollten Sie starkem Stress ausgesetzt sein und Probleme damit haben, Ihre Gefühle im Zaum zu halten, kann Ihnen eine konstitutionelle homöopathische Behandlung wahrscheinlich helfen.

Extrem hysterische Reaktionen wie Gedächtnisverlust, Paralyse oder plötzliche Stummheit, Taubheit oder Blindheit müssen fachärztlich behandelt werden; suchen Sie einen Arzt auf, falls innerhalb von zwölf Stunden keine Besserung eintritt. In der Zwischenzeit kann das eine oder andere der nachstehenden Mittel helfen.

Geben Sie das Mittel Ihrer Wahl alle 15 Minuten oder auch alle zwei Stunden, je nach Schwere des Falles, bis zu maximal zehn Dosen.

■ Ignatia C6

Hysterie infolge von Trauer oder Liebeskummer, plötzliche Stimmungsumschwünge, Klagen über Kloß im Hals und ähnlich eigenartige Symptome (etwa Halsweh, das sich durch Schlucken bessert).

■ Valeriana C6

Hysterie begleitet vom Gefühl zu schweben oder die Persönlichkeit einzubüßen, dazu Schlaflosigkeit.

■ Platinum C6

Bei Überheblichkeit, Verächtlichkeit, Taubheits- und Kältegefühl.

■ Moschus C6

Bei manipulativem und hochdramatischem Verhalten, Herzklopfen, Klagen über Atemnot und Engegefühl in der Brust, sogar Asthma.

■ Asa foetida C6

Bei asthmatischen Anfällen, hysterischem Husten, Gefühl, als würde der Körper gleich explodieren, Speiseröhre und Magen arbeiten sozusagen in verkehrter Richtung, Nahrungsverweigerung und Würgen.

Klaustrophobie

siehe auch Phobien, Seite 216 f.

Dabei handelt es sich um akute Angstzustände, die mit der Vorstellung verknüpft sind, ohne Fluchtweg in geschlossenen Räumen eingesperrt zu sein; typisch ist auch das Gefühl, demnächst ersticken zu müssen. Überatmen und Unterzuckerung können eine solche Attacke noch verstärken; sie sollten also stets zuerst behandelt werden, denn manchmal senkt das die Angst wieder auf ein akzeptables Maß. Wenn nicht, ist eine Verhaltenstherapie angezeigt.

Geben bzw. nehmen Sie das Mittel Ihrer Wahl dreimal täglich, maximal 14 Tage lang, oder alle 30 Minuten bis zu maximal zehn Dosen in Notfallsituationen:

■ Argentum nitricum C6
Bei der Angstvorstellung, hohe Gebäude könnten über einem zusammenstürzen; Angst verursacht Durchfall.

■ Pulsatilla C6
Warme, stickige Räume verstärken die Klaustrophobie; die betreffende Person bricht leicht in Tränen aus.

■ Sulfur C6
Im Notfall, wenn kein anderes Mittel zu passen scheint.

Magersucht

siehe auch Ess-Brech-Sucht, Seite 203 f.

Magersucht wird meist erst diagnostiziert, wenn mindestens zehn Prozent des Körpergewichts infolge permanenten Fastens eingebüßt wurden. Es ist jedoch sehr wichtig, so früh wie möglich fachliche Hilfe zu suchen, denn je länger die Magersucht besteht, desto schwieriger ist es, mit ihr fertig zu werden. Mädchen sind ungefähr zwanzigmal häufiger davon betroffen als Jungen.

Einige Expertinnen und Experten unterscheiden zwischen primärer Anorexie (so heißt Magersucht medizinisch), die in der Adoleszenz auftritt und anscheinend von den Veränderungen in der Pubertätskrise hervorgerufen wird, und der sekundären Anorexie, die erst später im Leben auftritt und dann meist auf eine Phobie gegenüber Gewichtszunahme, soziales Außenseitertum, Depressionen oder generelle Versagensängste zurückzuführen sind. Andere wiederum unterscheiden zwischen Anorexie und Bulimie (Ess-Brech-Sucht), oder sie sehen in der Bulimie nur eine Variante der Magersucht, oder sie subsumieren beides unter dem Begriff »Essstörungen«. Kaum verwunderlich ist die Tatsache, dass es sich bei den Opfern von Anorexie und Bulimie meist um Mädchen oder junge Frauen handelt, denen von der Gesellschaft immer wieder eingeimpft wird, sie müssten »perfekt« sein, wenn sie geliebt und akzeptiert werden wollen.

Magersucht beginnt meist mit ganz normalem Diäthalten, das dann zum Zwang ausartet. Je weniger die Magersüchtige isst, desto weniger möchte sie essen, und je mehr Gewicht sie verliert, desto entsetzlicher wird ihr der Gedanke, womöglich wieder zuzunehmen. Magersüchtige denken sich alles Mögliche aus, um nur ja nichts essen zu müssen, haben eine Entschuldigung nach der anderen, um nicht zu den Mahlzeiten zu erscheinen, essen möglichst allein, damit sie ungehindert Nahrung wegwerfen können, und so fort. Wenn sie sich die Nahrungsaufnahme nicht länger verweigern können, haben sie oft einen Heißhungeranfall. Unmittelbar danach kommt ihnen zu Bewusstsein, was das wohl für Folgen haben könnte, und sie erbrechen sich willentlich oder nehmen Abführmittel ein.

Die Symptome schwerer Magersucht sind unübersehbar: ernste Unterernährung und Entwässerung (Dehydration). Sobald das Körpergewicht unter eine kritische Marke fällt, wird der Hormonhaushalt schwer gestört, und die Menstruation hört auf (siehe Amenorrhö, S. 651 ff.). Anschließend wird Muskelfett aufgespalten, damit der Körper noch mit Energie versorgt wird. Zu den Komplikationen einer Magersucht gehören Magenschleimhautschwellungen, manchmal sogar Magenrisse, Lungenschäden aufgrund von Inhalation des Erbrochenen, Über-Alkalisierung des Bluts, niedrige Chlor- und Kaliumspiegel im Blut, Zahnverfall, Schwellungen der Halslymphdrüsen sowie Entzündungen und Risse der Speiseröhre. Das äußere Erscheinungsbild wird bleich und skelettartig, das Verhalten apathisch und depressiv. Am Ende kann Selbstmordgefahr bestehen.

Jede schwere Magersucht muss fachärztlich behandelt werden, meist in einer Klinik. Nur im Notfall werden Magersüchtige dort zwangsernährt. Am wichtigsten ist die Psychotherapie, bei der die Ursachen der Magersucht aufgedeckt werden.

Empfohlen wird die zusätzliche Einnahme von Zink, Kalium, Magnesium und Multivitaminpräparaten.

Sollten Sie selbst dazu neigen, oft und streng Diät zu halten, obwohl Ihre Familie und Ihr Freundeskreis dazu überhaupt keinen Anlass sieht, oder sollten Sie sich manchmal voll stopfen und dann wieder hungern, statt regelmäßig normale Mahlzeiten zu sich zu nehmen, ist es sinnvoll, sich von einer erfahrenen Homöopathie-Fachkraft konstitutionell behandeln zu lassen.

Manisch-depressive Psychose

siehe auch Depressionen, Seite 198 ff.

Ihre Symptome sind unerklärliche, extreme Stimmungsumschwünge von Freude, ja Euphorie zu Deprimiertheit und Apathie; dazwischen scheint die betreffende Person ganz normal zu sein. Stimmungsschwankungen sind im Prinzip etwas völlig Natürliches; allerdings sind sie meist nicht so exzessiv und haben oft ganz einsichtige Gründe. Manisch-Depressive hingegen erleben sowohl höchste Euphorie als auch tiefste Depression, und zwar jeweils wochenlang, und beides anscheinend ohne jeglichen Zusammenhang mit äußeren Anlässen. Manche Psychiater gehen deshalb davon aus, dass es sich hierbei um ein Ungleichgewicht in der Körperchemie handeln müsse. Einer Theorie zufolge könnte beispielsweise eine Überempfindlichkeit gegen Licht dazu führen, dass die Hormonproduktion in der Zirbeldrüse gestört wird. Studien bei den Amish People, einer ziemlich abgeschlossen lebenden Bevölkerungsgruppe in den USA, deuten darauf hin, dass manisch-depressive Psychosen familiär bedingt sind. Wie auch immer: betroffen sind dreimal mehr Frauen als Männer, häufig nach einer Entbindung oder in den Wechseljahren.

Inmitten der depressiven Phase sind Selbstmordabsichten eher selten; sie können sich jedoch einstellen, sobald die Stimmung sich wieder etwas hebt. In der manischen Phase entwickeln die Betreffenden oft heftige Aktivitäten, sind voller Pläne und Projekte, die allerdings nur selten in die Tat umgesetzt werden. Ihr Verhalten kann außerdem höchst überzogen und sozial inakzeptabel sein. Einige Psychiater unterscheiden zwischen einer vollausgebildeten Manie mit unmöglichem, oft gewalttätigem Verhalten, und einer Hypomanie mit weniger extremem Benehmen.

Manisch-depressive Psychosen werden gewöhnlich mit einer Kombination verschiedener Psychopharmaka, zu denen vor allem Lithium zählt, sowie mit Psychotherapie angegangen. In extremen Fällen ist die Unterbringung in einer psychiatrischen Klinik vonnöten.

Die Homöopathie bietet eine Konstitutionsbehandlung sowie eine Reihe von spezifischen Mitteln im akuten Fall (Mittel gegen Depressionen siehe S. 198). Falls die oder der Betreffende sich mit Selbstmordabsichten trägt, rufen Sie den Notarzt herbei;

wenn Halluzinationen oder unkontrollierte Gewaltausbrüche das Bild bestimmen, rufen Sie einen Arzt, wenn innerhalb von zwei Stunden keine Besserung eintritt.

Geben Sie das Mittel Ihrer Wahl alle vier Stunden, bis zu maximal zehn Dosen, oder alle 30 Minuten, bis zu maximal sechs Dosen, falls die manischen Symptome extrem sind:

- Apis C30

Manisch-depressive Person ist überzeugt davon, sterben zu müssen, verspürt keinen Durst und benimmt sich sehr eifersüchtig.

- Hyoscyamus C6

Bei Halluzinationen, Streitsucht, obszönen Bemerkungen und Angst, vergiftet zu werden.

- Belladonna C30

Aussehen wie bei hohem Fieber, rotes Gesicht, wild blickende, starre Augen.

- Phosphorus C6

Rasch erregbares Gemüt, starke Stimmungsschwankungen, beruhigende Worte und Gesten helfen.

Was Sie sonst noch tun können:
Empfehlenswert ist die zusätzliche Einnahme von Vitamin C; gemieden werden sollten Milchprodukte, Körner, raffinierte Kohlenhydrate, Tee, Kaffee und Nahrungsmittelzusätze.

Obsessionen und Zwänge

Eine Obsession ist ein Gedanke oder eine fixe Idee, die den Geist umklammert hält und einfach nicht weichen will; von Zwängen oder Zwangshandlungen spricht man, wenn ein unwiderstehlicher Drang besteht, einen Gedanken oder eine Idee in die Tat umzusetzen, wie absurd sie auch immer sein mögen. Die *Hypochondrie* zum Beispiel ist eine Obsession, die sich auf die eigene Gesundheit bezieht; die davon Betroffenen kaufen dann ganze Apotheken leer. Die *Magersucht* ist ebenfalls eine Obsession, bei der es – zumindest an der Oberfläche – um das körperliche Aussehen geht und die leicht damit enden kann, dass der oder die Betreffende verhungert. Viele Menschen entwickeln irgendwann in ihrem Leben die eine oder andere, eher harmlose Obsession bzw. Zwangshandlung; meist dreht es sich dabei um ihre Ernährung (Schlankheitskuren!), ihre Gesundheit, die Hygiene (Putzfimmel!) oder ihre persönliche Sicherheit. Wenn jedoch bestimmte Gedanken oder Handlungen das ganze Verhalten zu dominieren beginnen, das Arbeits-, Familien- oder soziale Leben gefährden, dann müssen Sie Hilfe in Anspruch nehmen, zunächst am besten ärztliche. Konventionell werden Ihnen meist Psychopharmaka und eine Psychotherapie verordnet. Die homöopathische Behandlung besteht in einer Konstitutionstherapie und dauert meist etwas länger; sie ist mit einer gleichzeitigen Psychotherapie durchaus vereinbar, oft jedoch nicht mit verabreichten Psychopharmaka.

Geben bzw. nehmen Sie das Mittel Ihrer Wahl alle zwei Stunden ein, bis zu maximal zehn Dosen, falls die Obsession bzw. der Zwang überwältigend zu werden droht:

- Aurum metallicum C30

Bei Gedanken, die unablässig um Tod und Sterben kreisen, dem Gefühl absoluter Wertlosigkeit. Rufen Sie jedoch erst den Notarzt bzw. die Telefonseelsorge an!

- Anacardium C30

Beim Gefühl, als seien Körper und Geist voneinander getrennt oder als hätten sich übernatürliche Kräfte der Seele bemächtigt.

- Silicea C30

Beim unüberwindlichen Gefühl der Unzulänglichkeit, überwältigenden Drang, sich auf den Boden zu kauern und kleine Objekte zu zählen.

- Thuja C30

Bei fester Überzeugung, kleine Tierchen krabbelten im Magen herum oder die Glieder seien gläsern und so porös, dass sie jeden Moment brechen könnten (vor allem, wenn auch Warzen vorhanden sind).

Paranoia

Eine Paranoia ist gekennzeichnet durch ständigen Verfolgungswahn, manchmal auch begleitet von Halluzinationen. Die betreffende Person benimmt sich so, als würde sie tatsächlich verfolgt, als spioniere man ihr nach, bestehle sie oder wolle sie umbringen. Eine vollausgebildete Paranoia wird als Psychose eingestuft, ebenso wie die Schizophrenie oder die manisch-depressive Psychose, und normalerweise medikamentös behandelt. Falls der oder die Paranoia-Kranke sich oder andere verletzt, um der Verfolgung entkommen zu können, sollten Sie spätestens nach zwei Stunden den Notarzt anrufen. Eine Konstitutionsbehandlung nützt höchstens in leichteren Fällen.

Geben Sie das Mittel Ihrer Wahl alle zwölf Stunden, maximal bis zu zehn Dosen, während Sie auf professionelle Hilfe warten:

- Lachesis C30

Bei ziemlich leichten Symptomen.

- Hyoscyamus C30

Bei akuten und schweren Symptomen.

Phobien

siehe auch Agoraphobie, S. 194; Klaustrophobie, S. 210; Angstzustände, S. 195 ff.

Eine Phobie ist eine besonders starke Angst vor bestimmten Objekten oder Situationen, die der betreffenden Person sehr zusetzt, obgleich sie »eigentlich« keinen Anlass hätte, sich so zu fürchten. Mitten in Afrika mag die Angst vor Schlangen verständlich sein, mitten in England schon weniger, und wenn bereits das Bild einer Schlange oder irgend etwas, das schlangengleiche Umrisse hat, schon intensiven Ekel oder Angst auslöst, ist das Gefühl irrational, eben phobisch zu nennen. Viele von uns reagieren auf irgend etwas phobisch, sind jedoch normalerweise in der Lage, entweder die Auslöser dieser Phobie zu meiden oder unsere Angst in Schach zu halten.

Eine Phobie kann aus einer unangenehmen persönlichen Erfahrung heraus entstehen oder auch von den Eltern an die Kinder weitergegeben worden sein. Manchmal wurde die Angst auch nur auf das jeweilige Objekt oder die Situation umverlagert (und betrifft im Grunde eigentlich etwas ganz anderes), oder sie stammt aus den tiefsten Schichten unseres Unbewussten, in denen, wie C. G. Jung meinte, das kollektive Gedächtnis der menschlichen Spezies fortexistiert. Prosaischer, aber auch seltener sind die Phobien, die aufgrund körperlicher Erkrankungen entstehen, etwa infolge von Epilepsie, Hirntumoren oder Hirnverletzungen. Akute Panikattacken können auch durch Unterzuckerung (Hypoglykämie) oder durch Überatmen (Hyperventilation) entstehen (flaches, sehr rasches Atmen, bei dem das Gehirn nicht genügend mit Sauerstoff ernährt wird).

Wenn keine organische Ursache für die Panikattacken zu finden ist, werden schulmedizinisch meist angstlösende Psychopharmaka sowie verschiedene Formen von Verhaltenstherapie verordnet – hier vor allem die Desensibilisierung (schrittweise Annäherung an die phobieauslösende Situation bzw. das Objekt, dazu Entspannungstechniken) oder aber die Schocktherapie (sehr unangenehmer, plötzlicher Kontakt mit dem Phobieauslöser, allerdings in der schützenden therapeutischen Situation). Die Homöopathie hingegen offeriert eine Konstitutionsbehandlung, darüber hinaus auch einige Notfall-Mittel für bestimmte Situationen (siehe dazu auch Schreck, S. 225).

Höhenangst

Nehmen bzw. geben Sie das Mittel Ihrer Wahl viermal täglich, bis maximal 14 Tage lang, oder aber alle 30 Minuten, bis maximal zehn Dosen, falls die Panik allzu schlimm ist:

■ Argentum nitricum C6

Bei Höhenangst verbunden mit dem Impuls, hinunterzuspringen.

■ Borax C6

Bei Höhenangst verbunden mit dem Empfinden, zu fallen.

■ Sulfur C6

Höhenangst verbunden mit extremem Schwindelgefühl.

Dunkelangst

Geben Sie das Mittel Ihrer Wahl viermal täglich, bis maximal 14 Tage lang, oder aber alle 30 Minuten, bis zu maximal zehn Dosen, bei akuter Panikattacke.

■ Stramonium C6

Dunkelangst, dabei ununterbrochenes Reden und/oder Beten.

■ Phosphorus C6

Dunkelangst, dabei extreme Nervosität und überreiztes Nervenkostüm; Trost, Beruhigung, Zuwendung haben augenblicklich einen gewissen Erfolg.

Lampenfieber

Geben bzw. nehmen Sie das Mittel Ihrer Wahl viermal täglich, bis maximal 14 Tage lang, oder aber alle 30 Minuten, bis zu maximal zehn Dosen, bei akutem Angstgefühl:

■ Lycopodium C6

Starkes Lampenfieber, obgleich alles gut klappt, sobald die Vorstellung erst einmal angefangen hat; auch: beim Essen in Gesellschaft nur ein paar Happen herunterbringen zu können, weil man sich sozial inadäquat fühlt.

■ Gelsemium C6

Bei Schwächegefühl in den Knien (»weichen Knien«).

■ Anacardium C6

Für Musikerinnen und Musiker, die es vor Aufregung leicht mit dem Magen zu tun bekommen.

■ Argentum nitricum C6

Bei akutem Lampenfieber, das zu Flatulenzen und Durchfall führt.

Was Sie sonst noch tun können:

Bei bestimmten Phobien und mit einiger Willensanstrengung und guter Motivation kann es Ihnen bis zu einem gewissen Grad gelingen, sich selbst zu desensibilisieren. Das gilt zum Beispiel bei

Phobien vor bestimmten Tieren, bei Klaustrophobie (Angst vor engen Räumen, Lifts etc.) sowie Agoraphobie (Platzangst). Gehen Sie es dabei ganz langsam an, setzen Sie sich dem Gegenstand Ihrer Phobie sehr allmählich, aber jedes Mal ein wenig mehr aus; erlernen Sie einige einfache Atem- und Entspannungstechniken (siehe Teil 2), so dass Sie das Aufwallen der Angst bremsen und mildern können, sobald sie Sie zu überwältigen droht.

Psychosomatische Erkrankungen

Wie Hahnemann immer wieder hervorhob, gibt es keine einseitige, rein auf den Körper (griechisch: soma) oder rein auf die Seele (griechisch: psyche) bezogene Krankheit. Selbst etwas scheinbar ausschließlich Körperliches wie etwa ein Unfall kann einen seelisch-geistigen Hintergrund haben, etwa Kummer oder Unaufmerksamkeit. Zu den psychosomatischen Krankheiten werden heute all jene gerechnet, die deutlich von psychischen Faktoren ausgelöst oder durch sie verstärkt werden, zum Beispiel: Bluthochdruck, Herzinfarkt, Asthma, Ekzeme, Psoriasis, Allergien, Migräne, Magengeschwüre und starkes Übergewicht. In der Homöopathie wird dann zu einer Konstitutionsbehandlung geraten, bei der Körper, Geist und Seele als Einheit angesehen werden.

Schlafstörungen

siehe auch Schlafstörungen bei Kindern, S. 749f. Weshalb wir überhaupt regelmäßig in Schlaf versinken müssen, ist noch weitgehend unbekannt. Immerhin wissen wir, dass ständiger Schlafmangel – vor allem das Fehlen der Traumschlafphasen – zu Konzentrationsmangel, Reizbarkeit, irrationalem Verhalten, Halluzinationen und sogar zum Tode führen kann. Schlaf ist also für das Gehirn offenbar unabdingbar, weniger hingegen für den Rest des Körpers. Auch über die »Schlaftrigger« herrscht noch weitgehende Unklarheit; es könnte sich um eine verminderte Sauerstoffversorgung des Gehirns handeln, um die Abnahme von Sinnesreizen, die im Hirn ankommen, die Fluktuation bestimmter chemischer Substanzen im Gehirn oder ganz einfach einen konditionierten Einschlafreflex. Die meisten Erwachsenen brauchen, selbst in höherem Alter, sieben bis acht Stunden Schlaf.

Allein in Großbritannien gibt es schätzungsweise zehn bis zwölf Millionen Menschen, die unter Schlafstörungen leiden. In der Altersgruppe über 40 sind Frauen achtmal häufiger betroffen als Männer, und nur 22 Prozent aller Menschen zwischen 60 und 80 geben an, jede Nacht gut zu schlafen. Allen Menschen mit Schlafproblemen scheint gemeinsam zu sein, dass sie entweder sehr unter Stress stehen oder ein sehr geringes Selbstbewusstsein haben.

Schlaflosigkeit bedeutet nicht, einmal eine Nacht oder auch mehrere hintereinander zu wenig Schlaf zu bekommen; es handelt sich dabei vielmehr um ein Schlafmuster, bei dem man über einen längeren Zeitraum hinweg zu wenig erholsamen Schlaf bekommt und sich daher ständig unausgeschlafen, erschöpft und reizbar fühlt. Die meisten Menschen, die sich über Schlaflosigkeit beklagen, schlafen rein zeitlich mehr, als sie meinen – aber natürlich längst nicht genug. Zu den Ursachen der Schlaflosigkeit gehören körperliche Probleme wie etwa Kurzatmigkeit, ausgelöst durch Herz- oder Lungenkrankheiten, Probleme mit der Prostata, Sich-unwohl-Fühlen in der Schwangerschaft, nächtliches Erwachen, weil man Harndrang verspürt, zu spät abends eingenommene Mahlzeiten, zu viel Koffein, eine Nahrungsmittelallergie, zu viel Alkohol, Drogen- oder Medikamenteneinnahme, manchmal auch ganz schlicht ein schlecht belüftetes, stickiges oder überheiztes Schlafzimmer. Häufiger jedoch liegen der Schlaflosigkeit seelische Ursachen zugrunde – etwa Angstgefühle wegen finanzieller oder beruflicher Probleme, Depressionen, Trauer, übermäßige Aufregungen. Auch das plötzliche Absetzen von Schlaftabletten oder Tranquilizern kann eine Zeitlang zu Schlaflosigkeit führen. Sehr oft liegt es allein schon an der Angst vor Schlaflosigkeit, dass man dann tatsächlich keinen Schlaf findet.

Zu den ärztlich am häufigsten gegen Schlaflosigkeit verschriebenen Medikamenten gehören Benzodiazepine; sie wirken zwar beruhigend, angstlösend und muskelentspannend, können aber Medikamentenabhängigkeit auslösen und haben eine Reihe teils schwerer Nebenwirkungen.

Neben den oben genannten Gründen gibt es eine ganze Reihe von Faktoren, die den gesunden Schlaf stören können. Dazu gehören: Alpträume, Schlafwandeln, Reden im Schlaf, Herumwerfen im Bett, mit dem Kopf immer wieder gegen das Kopfende stoßen, Zähneknirschen, das »Syndrom der zuckenden Beine« (ein Gefühl, als kröche etwas unter der Haut an den Beinen entlang, oder auch eine motorische Unruhe bzw. ein Muskelzucken, das den Schlaf stört, aber nicht heftig genug ist, um die Betroffenen aufzuwecken), manchmal auch die so genannte Schlaflähmung (wachliegen und das Gefühl haben, sich nicht willentlich bewegen zu können). Ein häufiger Grund für schlechten Schlaf ist zudem die Schlaf-Apnoe: Dabei hört die Person immer wieder kurzzeitig auf zu atmen, und zwar zwischen zehn Sekunden und bis zu drei Minuten lang; das passiert womöglich Hunderte von Malen in einer einzigen Nacht. Danach setzt der Atem mit einem Luftschnappen oder Schnarcher wieder ein, was dazu führt, dass die oder der Betreffende teilweise erwacht.

Alpträume sind bei Kindern häufiger als bei Erwachsenen, möglicherweise deshalb, weil Erwachsene bereits gelernt haben, Ängste auch auf andere Weise zu verarbeiten. Während schlimmer Alpträume kann sich der Herzschlag von den normalen 64 Schlägen pro Minute auf 80 oder sogar 150 Schläge steigern, was dann zum Aufwachen führt. Alpträume deuten einerseits auf einen ungelösten Konflikt (und die Angst davor) hin; andererseits können sie als Symptom geistiger Erschöpfung auftreten, bei Fieber, nach übermäßigem Essen oder Alkoholtrinken, in einer Phase des Schlaftablettenentzugs oder auch als Nebenwirkung bestimmter ärztlich verschriebener Medikamente.

Auch Schlafwandeln, Reden oder Gestenmachen im Schlaf ist bei Kindern häufiger anzutreffen als bei Erwachsenen. In solchen Fällen scheinen die Muskeln sozusagen auf Autopilot eingestellt zu sein, der geistigen Kontrolle und dem Bewusstsein entzogen. Schlafwandelnde erinnern sich später nicht mehr an diese nächtlichen Umtriebe. Psychologen sehen in diesem Abkoppeln des Verhaltens vom Bewusstsein ein Bemühen der Psyche, mit Konflikten fertig zu werden, die sie im bewussten Leben nicht durch Handeln lösen kann. Interessanterweise findet Schlafwandeln niemals in den Traumphasen statt, in denen die Aktivität aller Muskeln – mit Ausnahme der Augen, die sich hin- und herbewegen – wie ausgeschaltet ist. Im Prinzip ist Schlafwandeln nichts

Schlimmes; man muss nur dafür sorgen, dass sich die betreffende Person nicht verletzen kann.

Auch die Schlaflähmung kann eine sehr unangenehme Erfahrung sein. Sie kommt am ehesten morgens vor, kurz vor dem vollständigen Erwachen, ist aber ebenfalls harmlos.

Bei chronischen Schlafstörungen empfehlen wir auf jeden Fall eine homöopathische Konstitutionsbehandlung. Doch auch die nachstehend genannten Mittel können kurzzeitig helfen. Sollten Sie damit innerhalb von drei Wochen keine deutliche Besserung erzielen können, suchen Sie Ihren Arzt bzw. Ihre homöopathische Fachkraft auf.

Nehmen Sie das Mittel Ihrer Wahl zehn Abende lang etwa eine Stunde vor dem Schlafengehen ein; wiederholen Sie die Einnahme, falls Sie von einem Alptraum geweckt werden oder aufwachen und nicht wieder einschlafen können:

■ Coffea C30

Überwacher Geist infolge guter oder schlechter Neuigkeiten; Unfähigkeit, abzuschalten.

■ Nux vomica C30

Schlaflosigkeit infolge großer seelisch-geistiger Belastung, übermäßigen Essens oder Trinkens oder wegen Alkohol- oder Schlaftabletten-Entzugs; Aufwachen gegen drei bis vier Uhr morgens, erneutes Einschlafen erst, wenn es schon Zeit zum Aufstehen ist; Alpträume, Reizbarkeit tagsüber.

■ Pulsatilla C30

Unruhige erste Schlafphasen; weil es zu heiß ist, wird die Bettdecke abgeworfen; dann wird es zu kalt, und man liegt mit den Armen überm Kopf verschränkt; kein Durstgefühl; Schlaflosigkeit schlimmer nach schwerem Abendessen.

■ Aconitum C30

Schlafprobleme schlimmer nach Schock oder Panik; starke Unruhe, Alpträume, Todesangst.

■ Chamomilla C30

Wenn man im ersten Teil der Nacht hellwach und reizbar im Bett liegt; vor allem bei kleinen Kindern, die herumgetragen werden möchten.

■ Lycopodium C30

Geist zur Schlafenszeit noch sehr aktiv; Gedanken drehen sich unentwegt um die Tagesarbeit; viele, oft gut erinnerbare Träume; Reden und Lachen im Schlaf; Aufwachen gegen vier Uhr morgens.

■ Cocculus C30

Gewohnt, nachts aufstehen zu müssen (etwa wegen Pflege von Angehörigen); zu müde zum Einschlafen; Schwindelgefühle; Reizbarkeit.

■ Ignatia C30

Häufiges Gähnen, das jedoch nicht zum Einschlafen führt; Angst vor Schlaflosigkeit, vor allem nach seelischer Aufregung; mit dem Schlaf kommen auch die Alpträume.

■ Arnica C30

Bett scheint zu hart zu sein; Übermüdung; Hin- und Herwälzen im Bett; Träume, in denen man von Tieren gejagt wird.

■ Opium C30

Schläfrigkeit, doch kein Einschlafen möglich; Sinne so geschärft, dass man meint, eine Fliege an der Wand krabbeln zu hören; Bett viel zu heiß; wenn der Schlaf schließlich kommt, ist er so schwer, dass man schnarcht und nicht aufzuwecken ist.

■ Arsenicum album C30

Aufwachen zwischen Mitternacht und zwei Uhr morgens; starke Unruhe, Sorgen, Kummer; Warnträume, in denen es um Feuer oder Gefahr geht.

■ Rhus toxicodendron C 30

Unfähigkeit, einzuschlafen; Reizbarkeit, innere Unruhe, Herumgehen, vor allem bei Schmerzen oder Unbehagen.

■ Aurum metallicum C30
Träume, in denen es um Tod, Hunger oder Probleme bei der Arbeit geht; Gefahr des Abrutschens in tiefe Depression.

Was Sie sonst noch tun können:
Gegen Schlaflosigkeit gibt es viele wirksame Selbsthilfemaßnahmen. Suchen Sie sich aus der folgenden Liste aus, was Ihnen zusagt.

1. Hören Sie eine Stunde vor dem Schlafengehen auf zu arbeiten und entspannen Sie sich mit einer leichten Lektüre.
2. Bewegen Sie sich mehr, vor allem tagsüber; treiben Sie regelmäßig Sport.
3. Vermeiden Sie es, spätabends noch etwas zu essen, und gewöhnen Sie Ihren Körper an feste Essens- und Schlafenszeiten.
4. Trinken Sie abends einen schlaffördernden Kräutertee, zum Beispiel aus Kamille, Baldrian, Passionsblume oder Helmkraut, oder einen Becher warme Milch (enthält die schlaffördernde Substanz Tryptophan); meiden Sie hingegen Kakao, schwarzen Tee, Cola und Kaffee sowie Schlaftabletten.
5. Nehmen Sie ein entspannendes warmes Bad.
6. Sexualverkehr kann ausgesprochen entspannende, schlaffördernde Wirkung haben.
7. Erlernen Sie eine gute Entspannungs- oder Meditationstechnik.
8. Wälzen Sie sich nicht schlaflos im Bett herum, sondern machen Sie lieber das Licht an und lesen ein wenig, oder stehen Sie auf, um noch eine Hausarbeit zu erledigen, und legen Sie sich dann wieder hin; widerstehen Sie jedoch Tee, Kaffee und anderen Stimulanzien.
9. Wenn Sie abends oft übermüdet zu Bett gehen, versuchen Sie, tagsüber ein wenig zu schlafen (jedoch nicht länger als eine Viertelstunde), um den Teufelskreis zu durchbrechen; gehen Sie jeden zweiten oder dritten Abend eine Viertelstunde eher als gewohnt ins Bett, bis Sie endlich wieder zu einem gesünderen Ein- und Durchschlafmuster gefunden haben. Wenden Sie mindestens zweimal täglich eine stressabbauende Entspannungs- oder Meditationstechnik an.
10. Bitten Sie Ihren Partner/Ihre Partnerin um eine entspannende Massage.

11. Lassen Sie sich jeden Tag genau um die gleiche Zeit wecken.
12. Entfernen Sie Uhren, Wecker, Radiouhren aus Ihrem Schlafzimmer.
13. Achten Sie darauf, dass Ihr Schlafzimmer weder zu warm noch zu kalt ist (15 bis 18 Grad C sind ungefähr richtig), Sie genügend Luft bekommen und von Licht oder Lärm so wenig wie möglich gestört werden.
14. Nehmen Sie mehr Vitamin C, B_1, Biotin, Folsäure und Zink zu sich, und falls Sie zusätzlich Vitamin A einnehmen, reduzieren Sie die Dosis. Außerdem sollten Sie einmal prüfen lassen, ob Ihr Organismus zu viel Kupfer oder Blei enthält (durch Umweltverschmutzung oder Nahrungsmittelrückstände).

Schreck

siehe auch Schock, S. 173

Manche Menschen erschrecken bei einem bedrohlichen Ereignis buchstäblich zu Tode. Großer Schreck beschleunigt den Puls und führt manchmal zu Überatmen; Adrenalin wird ins Blut gepumpt und erhöht den Herzschlag, manchmal als starkes Herzklopfen hör- und spürbar; die Verdauung verlangsamt sich, so dass sich der Magen zusammenkrampft; die Blutgefäße in der Haut ziehen sich zusammen, so dass man ganz blass wird.

Wenn irgendeines der vorgenannten Symptome nach einer Verletzung auftritt und womöglich mit Übelkeit und Erbrechen, starken Schmerzen, Ohnmacht oder Bewusstseinstrübungen verbunden ist, hat die betreffende Person wahrscheinlich einen Schock erlitten. In diesem Fall sollten Sie den Notarzt rufen und die entsprechende Erste Hilfe leisten (siehe S. 137).

Geben Sie das Mittel Ihrer Wahl viermal täglich, bis zu maximal 14 Tage lang, oder alle 30 Minuten, bis zu maximal zehn Dosen, bei zu Tode erschrockenen Menschen:

■ Aconitum C30

Deutliches Herzklopfen, Todesangst.

■ Opium C6

Person zu Tode erschrocken, steif und bewegungsunfähig.

■ Ignatia C6
Person hysterisch, weint erst und lacht im nächsten Moment.

■ Coffea C6
Unfähigkeit, nach dem Schreck wieder einzuschlafen; die Gedanken rasen.

Tod und Sterben

siehe auch Trauer, Seite 229 f.

Zu den klinischen Zeichen des Todes gehören das Aufhören von Atmung und Herzschlag, die Pupillen werden weit und starr, die Haut wird bleich, und der Körper beginnt zu erkalten. Hängt die Patientin oder der Patient noch an der Herz-Lungen-Maschine, kann der Tod erst als gesichert gelten, wenn der Hirntod zweifelsfrei festgestellt worden ist. Das erfordert eine Reihe von Tests, die normalerweise von mindestens zwei Ärzten ausgeführt werden müssen. Erst danach dürfen die lebenserhaltenden Maßnahmen beendet, die Maschinen abgeschaltet werden.

Das Wenige, was wir von der subjektiven Todeserfahrung wissen, wissen wir von Menschen, die eine so genannte Nahtodeserfahrung machten. Die meisten von ihnen, die einmal an der Schwelle zwischen Leben und Tod standen und wieder ins Leben zurückkehrten, beschreiben ein Gefühl der Zeitlosigkeit und die Wahrnehmung, wie sie ihren Körper verließen und danach in eine völlig andere, aber sehr reale Form der Wirklichkeit eintauchten. Einer der 116 todkranken Patientinnen und Patienten im Buch des Kardiologen Dr. med. Michael Sabom »Erinnerungen an den Tod. Eine medizinische Untersuchung« meinte: »Das war der allerschönste Augenblick, den es auf der Welt nur geben kann – der Moment, als ich diesen Körper verließ.« Er erinnerte diesen Augenblick als völlig schmerzfrei, wunderbar friedlich, ja euphorisch. Wenn all diese Berichte der Wahrheit entsprechen, ist der Tod wahrscheinlich für die Angehörigen, Freundinnen und Freunde oder diejenigen, die sich um die kranke Person gekümmert haben, sehr viel traumatischer als für den sterbenden Menschen selbst. Manchmal jedoch überträgt sich irgend etwas an diesem Todesgeschehen auf die Menschen, die ihm beiwohnen; statt Verzweiflung zu empfinden, sind sie vielmehr ganz gelöst, im Frieden mit sich und der Welt und von einem großen Staunen erfüllt. Die Erkenntnis, dass wir alle irgendwann einmal sterben müssen, dämmert uns ungefähr im Alter von neun oder zehn Jahren zum ersten Mal. Vor dem vierten Lebensjahr haben wir überhaupt kein Konzept vom Tod. Todesangst gehört möglicherweise zu den tiefsten und grundlegenden Ängsten der Menschheit. Manche überwinden sie mit Hilfe ihres Glaubens, einer spirituellen oder einer Nahtodeserfahrung. Andere unterdrücken die Angst vor dem Sterben und hoffen nur, ihr Tod möge rasch eintreten und schmerzlos sein, wenn er denn einmal sein muss. Wenn das Unvermeidliche dann passiert, weigern sie sich vielleicht, es wahrzuhaben, geraten in Schock oder Panik und sind dann nur sehr schwer zu beruhigen. Bei den meisten von uns gelangt die Angst vor dem Sterben gelegentlich an die Oberfläche unseres Bewusstseins, vor allem, wenn wir älter werden. Wir bringen sie dann nur teilweise wieder unter Kontrolle, und dieses Gefühl der Hilflosigkeit versetzt uns in Angst und Depressionen.

Ganz allgemein gesprochen ist es wichtig, Sterbenden klarzumachen, dass sie im Sterben liegen, damit sie noch Zeit haben, ihre Gefühle, ihr spirituelles Konzept und ihre weltlichen Angelegenheiten zu ordnen. Wichtig ist außerdem, dass Angehörige, Freundinnen und Freunde Bescheid wissen, denn auch sie brauchen Zeit, sich darauf einzustellen.

Bei drei von vier Menschen ist das Sterben ein Prozess und nicht ein plötzliches Ereignis; es kann Wochen oder sogar Monate dauern. Wenn eine kranke Person Sie fragen sollte, ob sie wohl sterben muss, sollten Sie ihr die Wahrheit sagen (falls Sie sie absehen können); Sie sollten allerdings niemandem dieses Wissen aufzwingen, der es ausdrücklich nicht wissen will. »Wie viel Zeit bleibt mir noch?« ist eine Frage, die viel schwerer zu beantworten ist, denn dabei müssen Sie Schätzwerte – Tage, Wochen, Monate – angeben. Die meisten Sterbenden wissen auf irgendeiner Ebene, dass sie im Sterben liegen, auch wenn sie es nach außen hin vielleicht nicht wahrhaben wollen. Die Verleugnung ist dann ihre Art und Weise, noch etwas Unabhängigkeit und Würde zu bewahren.

Die Pflege von Sterbenden. Neuen Statistiken zufolge liegt die häusliche Pflege Kranker und Sterbender zu 95 Prozent in der Hand von Frauen, zumeist Angehörigen. Wer eine solche Pflege zu Hause übernimmt, braucht die Unterstützung eines Arztes oder einer Ärztin, anderer professioneller Pflegepersonen, Verwandter und Bekannter. Auf jeden Fall muss die Pflegerin dafür sorgen, dass sie selbst noch zur Ruhe kommt und ausreichend schläft. Die allererste Pflicht bei der Pflege Sterbender liegt darin, ihnen körperliche Schmerzen und Unannehmlichkeiten zu erleichtern – aber nicht, wenn irgend möglich, auf Kosten ihrer geistigen Klarheit. Ganz gleich, ob Homöopathika oder Mittel der Schulmedizin verabreicht werden: Es ist immer besser, kleinere Dosen in kürzeren Abständen zu verabreichen als größere Dosen in längeren Abständen. Ihre ärztliche bzw. homöopathische Fachkraft kann Ihnen in diesem Punkt sicher das Beste raten.

Im letzten Stadium des Sterbens sind Unruhe und geräuschvolles Atmen nichts Ungewöhnliches. Das liegt daran, dass die Lungensekrete nun nicht mehr abgehustet werden. Zu diesem Zeitpunkt ist die liebevolle Zuwendung vielleicht noch wichtiger als die rein körperliche Pflege. Wenn Sie einem sterbenden Menschen die Hand halten, geben Sie ihm damit mehr Zuneigung und Frieden, als irgendein Medikament es vermag.

Wenn Pflege zu Hause außer Frage steht oder nicht mehr möglich zu sein scheint, kann man auch die Überführung in ein Sterbehospiz in Betracht ziehen, wo man auf die Betreuung Sterbender spezialisiert ist und sie mit mehr Würde aus dem Leben gehen lässt, als das in einem geschäftigen Krankenhaus möglich ist.

Die homöopathische Behandlung Sterbender verlangt beträchtliche Erfahrung. Wenn irgend möglich, konsultieren Sie daher eine gute Fachkraft. Die beiden nachstehend genannten Mittel können jedoch unter Umständen hilfreich sein.

Geben Sie das Mittel Ihrer Wahl so oft, wie die Symptome wieder auftreten oder sich erheblich verschlimmern:

■ Arsenicum album C30

Der oder die Sterbende hat große Angst vor dem Tod, ist sehr unruhig, möchte oft kleine Schlucke Wasser trinken und sich immer wieder aufsetzen.

■ Antimonium tartaricum C30
Die Lungen des sterbenden Menschen sind sehr verstopft, so dass er buchstäblich am eigenen Auswurf zu ersticken scheint.

Nehmen Sie das folgende Mittel alle fünf bis zehn Minuten ein, bis Ihr Schockzustand vorüber ist:

■ Aconitum C30
Bei besonders unerwartetem oder schrecklichen Todesfall, der Sie zutiefst schockiert hat.

Trauer

siehe auch Depressionen, S. 198 ff.; Tod und Sterben, S. 226 ff.

Trauer ist eine ganz natürliche Reaktion auf den Verlust einer Person, eines Tieres oder eines Gegenstandes, in die man viel Liebe und Zuwendung investiert hat. Auf keinen Fall sollte diese Emotion unterschätzt oder gar unterdrückt werden. So ist es nach einem Todesfall für die Zurückgebliebenen sehr wichtig, ihrer Trauer Ausdruck verleihen zu können. Wahre Trauer beginnt meist erst in dem Moment, wo wir erkennen, dass die geliebte Person tatsächlich unwiderruflich tot ist. Eine der wichtigsten Aufgaben eines Rituals wie der Beerdigung oder der Feuerbestattung ist es, uns diese Erkenntnis zu vermitteln und uns einen Anlass an die Hand zu geben, bei dem wir unsere Trauer laut äußern können. Wenn aber Wochen oder gar Monate ins Land gehen und Sie immer noch kein Ventil für Ihre Verlustgefühle gefunden haben, sollten Sie eine Gedächtniszeremonie abhalten oder eine Messe lesen lassen oder wenigstens das Grab oder das Krematorium aufsuchen. Oft genügt das schon, und Ihre aufgestauten Emotionen werden endlich freigesetzt.

Trauern ist ein Prozess, der mehrere, ziemlich gut voneinander unterscheidbare Phasen umfasst. Zunächst besteht oft das Empfinden der Unwirklichkeit; man ist wie vor den Kopf geschlagen und weigert sich zu glauben, dass die geliebte Person tatsächlich tot ist. Dem folgt oft eine Phase sehr gemischter Gefühle, etwa Schuldgefühle (man klagt sich an, der oder dem Verstorbenen nicht genügend Aufmerksamkeit gewidmet, nicht genug für sie oder ihn getan zu haben) sowie Zorn (auf das Krankenhaus oder die Ärzte, die ja wohl nicht alles in ihrer Macht Stehende getan haben, oder den geliebten Menschen, der »kein Recht hatte«, zu sterben). Danach kann eine tiefe Depression einsetzen. Schließlich und endlich jedoch wird das Leben langsam wieder lebenswert, ja sogar schön. Dieser ganze Prozess kann ein bis zwei Jahre dauern, und selbst danach kommt in bestimmten Momenten immer wieder große Trauer hoch, etwa wenn sich der Todestag wieder einmal jährt.

Wie gut wir mit unserer Trauer fertig werden, hängt sehr von der Beziehung ab, die wir zu dem geliebten Menschen hatten. Gab es in dieser Beziehung auch starke Schuld- oder gar Hassgefühle, kann der Trauerprozess davon blockiert werden. Eine Frau, die nach dem Todesfall vereinsamt, hat es außerdem viel schwerer, ihre Trauer zu bewältigen, weil ihr ein Mensch fehlt, mit dem sie sich darüber aussprechen könnte. In der Psychologie wurde zudem die Theorie aufgestellt, Trauern bedeute so etwas wie die Wiederholung des Abstillens von der Mutterbrust: Haben wir als Kinder darauf mit Wut und Verzweiflung reagiert, kann es passieren, dass beim Verlust eines geliebten Menschen ganz ähnliche Gefühle wieder hochkommen, was das »Abtrauern« natürlich um so schwieriger macht. Sollte eine heftige Trauer länger als anderthalb Jahre anhalten, brauchen die Betreffenden wahrscheinlich professionelle Hilfe, damit aus der Depression keine chronische Erkrankung wird.

Die meisten Menschen erfahren in den ersten Wochen nach einem Trauerfall ziemlich viel Trost und Unterstützung; besonders nötig haben sie ihn jedoch ungefähr vier bis fünf Monate später. Zu diesem Zeitpunkt nämlich ist ihnen bitter klar geworden, dass der geliebte Mensch tatsächlich gestorben ist, und das macht ihnen alles ganz besonders schwer. Als Angehörige oder Freundin sollten Sie jetzt so viel praktische Hilfe wie nur möglich anbieten und der oder dem Trauernden immer wieder die Möglichkeit geben, über den Verlust zu sprechen, auch wenn das für den Betreffenden (und Sie selbst) schmerzvoll ist. Sollten Sie irgendwie Grund zur Annahme haben, sie könnte etwa Selbstmordabsichten hegen, nehmen Sie professionelle Hilfe in Anspruch – und kümmern Sie sich weiterhin um den Trauernden, so lange Sie irgend können. Schulmedizinisch werden Trauernden meist Antidepressiva und/oder eine Psychotherapie angeboten. Die Homöopathie hält für die verschiedenen Stadien der Trauer unterschiedliche Mittel bereit. Auch eine Konstitutionstherapie ist angebracht, falls der Übergang von einer Trauerphase zur nächsten größere Schwierigkeiten bereitet.

Nehmen Sie das Mittel Ihrer Wahl viermal täglich, bis maximal 14 Tage lang, oder auch alle zwei Stunden, bis zu maximal zehn Dosen, falls Ihre Gefühle so stark sind, dass Sie mit Ihrem Alltag nicht mehr fertig werden:

■ Arnica C30
Bei starkem Verlangen, in Ruhe gelassen zu werden; Behauptung, es ginge Ihnen doch »gut«, Abneigung gegenüber Berührtwerden; Reaktionen insgesamt wie im Schock.

■ Aconitum C30
Angstgefühle, am Rande des Zusammenbruchs.

■ Opium C6
Durch den Todesfall zu Tode erschrocken, taub vor Schmerz.

In späteren Stadien der Trauer:

■ Nux vomica C6
Bei großem Zorn, Reizbarkeit, ständiger Kritik an anderen.

■ Acidum phosphoricum C6
Bei starken Depressionen, Apathie.

■ Pulsatilla C6
Bei Schlaflosigkeit, hilflosem Weinen, Schnupfen.

■ Natrium muriaticum C6
Trost und Mitleid werden aus Angst vor erneuten Tränenausbrüchen zurückgewiesen; lieber werden die Gefühle unterdrückt.

■ Ignatia C6
Bei Schwierigkeiten, die Gefühle unter Kontrolle zu bekommen, daher Lachen, Seufzen, Weinen usw. am falschen Ort, zur falschen Zeit.

Unsicherheit

siehe auch Angstzustände, Seite 195 f.

Ab und zu fühlen wir uns alle einmal unsicher, und oft aus gutem Grund. Unsicherheit veranlasst uns, unsere Angelegenheiten zu ordnen und neue Pläne zu schmieden. Chronische Unsicherheit hingegen hat weniger mit äußeren Anlässen zu tun als mit unrealistischen Erwartungen und einem mangelhaften Selbstwertgefühl. Sie kann sich unter anderem in Depressionen, übermäßiger Schüchternheit, Mangel an Selbstvertrauen oder der Unfähigkeit äußern, stabile Bindungen einzugehen. In der Homöopathie werden solche Symptome als Zeichen eines konstitutionellen Ungleichgewichts betrachtet; die Behandlung besteht daher in einer längeren Konstitutionstherapie. In akuten Situationen sollten Sie eines der nachstehend genannten Mittel probieren.

Nehmen Sie das Mittel Ihrer Wahl viermal täglich, bis maximal 14 Tage lang:

- Aconitum C30

Unsicherheit nach einem traumatischen Erlebnis oder einer Nahtodeserfahrung.

- Ignatia C6

Unsicherheit nach einem Trauerfall oder dem Ende einer Liebesaffäre.

- Phosphorus C6

Bei Nervosität und Überreiztheit; Sympathiebekundungen haben beruhigende Wirkung.

- Pulsatilla C6

Bei großer Schüchternheit, Neigung zum Weinen, Befinden schlechter in heißen, stickigen Räumen.

Gehirn und Nervensystem

Das menschliche Gehirn enthält zwischen zehn- und vierzehntausend Millionen Neuronen (Nervenzellen) – weit mehr offenbar, als wir jemals in Anspruch nehmen –, und es wiegt zirka 1,5 kg. Dem Gehirn verdanken wir unser Bewusstsein sowie alles, was wir geistig und körperlich zu tun im Stande sind und was in uns abläuft. Ähnlich einer zentralen Exekutive bewertet es Reize, die von innerhalb und außerhalb des Körpers ins Gehirn gelangen, und gibt dann Befehle an den Körper weiter, sich den jeweiligen Stimuli so anzupassen, dass das Überleben gesichert ist.

Zusammen mit dem Rückenmark, das in der Wirbelsäule verläuft, bildet das Gehirn das so genannte zentrale Nervensystem. Es wird unterschieden vom peripheren Nervensystem, das aus den 31 Paar Nerven besteht, die von der Wirbelsäule aus den Körper durchziehen. Die Nerven aus der Halswirbelsäule versorgen Kopf und Arme, die der Brustwirbelsäule den Brustkorb und den Rumpf, die der Lendenwirbelsäule die Beine und die untersten in Steißbeinnähe den Darm und die Blase. Die peripheren Nerven enthalten Nervenfasern (sehr lang gezogene Nervenzellen), die entweder für die motorische Funktion zuständig sind oder als Sinneszellen fungieren. Wenn Sie beispielsweise Ihre Finger in einer Tür einklemmen, schießt ein Schmerzsignal entlang solcher Sinneszellen bis zum Gehirn, und das Gehirn sendet dann über die motorischen Nervenzellen die Botschaft zurück: »Finger weg von der Tür.«

Anders als die meisten anderen Körperzellen können sich Nervenzellen nur in geringem Maße selbst regenerieren. Sie sind nämlich so spezialisiert, und ihre Verbindungen mit anderen Nervenzellen sind so zart, dass sie, einmal geschädigt, rasch ihre Fähigkeit zur Weitervermittlung von Nervenimpulsen (winzigen elektrischen Signalen) verlieren. Und vieles kann ihnen Schaden zufügen: Druck, Verletzung, ein operativer Eingriff, eine Virus- oder bakterielle Infektion oder auch mangelhafte Versorgung mit Sauerstoff. Das Gehirn wird von zahllosen Arterien durchzogen – rund ein Achtel des gesamten sauerstoffreichen Bluts geht von den Lungen direkt ins Gehirn; doch wenn irgendeine Hirnregion auch nur ein paar Minuten lang von der Blutzufuhr abgeschnitten ist, hört sie auf zu funktionieren. So erklären sich beispielsweise die fatalen Auswirkungen eines Schlaganfalls.

Zum Glück hat jede Nervenzelle im Gehirn so viele Verbindungen (Synapsen) zu anderen Zellen, dass sich ein kleiner Schaden kaum auswirkt bzw. fast nicht zu bemerken ist. Die mit dieser Region in Verbindung stehenden Hirnteile können nämlich bis zu einem gewissen Grad die Funktion der ausgefallenen Teile mit übernehmen. Natürlich ist der Schaden, der bei einer Verletzung angerichtet wird, um so größer, je kleiner die Hirnregion ist, die auf eine ganz bestimmte Aufgabe spezialisiert ist. – Verletzungen der Wirbelsäule sind meist weitaus fataler, denn sie können dazu führen, dass Empfindungs- und Bewegungsfähigkeiten in allen Körperteilen unterhalb der verletzten Stelle, die von den dort einmündenden Nerven versorgt werden, verloren gehen oder zumindest schwer gestört werden. Immerhin: Sowohl das Gehirn als auch das Rückenmark sind ziemlich gut geschützt; das Gehirn vom knöchernen Schädel und das Rückenmark von den Wirbeln. Innerhalb dieser harten Hüllen befinden sich außerdem drei zartere Hüllen, die Meningen (Hirnhäute; sie kleiden auch die Wirbelkanäle aus), und sowohl das Gehirn als auch das Rückenmark schwimmen außerdem in einer schockabsorbierenden Flüssigkeit, dem Liquor. Die Nerven selbst werden von einer fettigen Substanz namens Myelin geschützt. Die dicksten Nervenstränge haben auch die dickste Schutzhülle und leiten Nervenimpulse mit einer Geschwindigkeit von rund 500 km/h weiter. Die dünnsten Nerven hingegen besitzen keine Myelinhülle und leiten Nervenimpulse erheblich langsamer weiter.

Entwicklungsgeschichtlich betrachtet sind Kleinhirn (Zerebellum) und Hirnstamm sehr viel älter und »primitiver« als die vielfach gefaltete Hirnrinde (der Kortex). In der Hirnrinde spielen sich die so genannten höheren Hirnfunktionen ab, etwa Gedächtnis, Lernfähigkeit, Vorausplanung, Intellekt sowie die Integration von Bewegung, Sprache, Gesichtssinn und Gehör. Unterhalb des Kortex liegt der so genannte Subkortex, ein Teil des Gehirns, der für fundamentalere Verhaltensaspekte zuständig ist. Die Thalamus zum Beispiel sendet Sinnesreize zu den entsprechenden

Hirnregionen, in denen sie verarbeitet werden, und ermöglicht dem Menschen, sich auf etwas zu konzentrieren. Der darunter-gelegene Hypothalamus reguliert Hunger- und Durstgefühl, Schlaf- und Wachzustand, die Körpertemperatur und grundlegende Emotionen wie Angst oder Zorn. Außerdem kontrolliert er die Hormonausschüttungen der Hirnanhangdrüse, die direkt unter ihm liegt. Sie wiederum reguliert das Wachstum und stimuliert eine Reihe weiterer Hormondrüsen im Körper, ihre Botenstoffe auszuschütten.

Das Kleinhirn agiert sozusagen immerfort wie ein Monitor, der alle Bewegungen, die vom motorischen Zentrum des Gehirns geregelt werden, überwacht und dabei Präzision, Geschmeidigkeit, Koordination und Gleichgewicht garantiert. Nervenimpulse von der Schnecke im Innenohr, unserem Gleichgewichtsorgan, gehen zum Beispiel direkt ins Kleinhirn und werden dort interpretiert.

Der Hirnstamm ist der ursprünglichste Teil unseres Gehirns. In grauer Vorzeit war er kaum mehr als eine zentrale Koordinationsstelle für alle auf- und absteigenden Nerven der Wirbelsäule. Inzwischen jedoch hat er sich zu einer sehr komplexen Relaisstation entwickelt, der mit allen Teilen des Kortex in enger Verbindung steht. Er kontrolliert und reguliert alle automatischen Körperfunktionen wie Atmung und Herzschlag, wahrscheinlich auch unser Bewusstsein. Ohne den kleinen Neuronenknoten inmitten des Hirnstamms befänden wir uns in einem Zustand ständiger Benommenheit.

Wie eine riesige Walnuss ist das Gehirn in zwei deutlich unterscheidbare Hälften geteilt, die über eine breite Brücke von Nervenfasern, den so genannten Corpus callosum, unentwegt und sehr eng miteinander kommunizieren. Die rechte Gehirnhälfte ist für alles zuständig, was die linke Körperhälfte betrifft, und umgekehrt. Diese Einteilung des Gehirns in zwei Hälften hat zu vielen Spekulationen über die jeweils damit verbundenen geistigen Fähigkeiten Anlass gegeben. Bei den meisten Menschen ist die linke Hirnhälfte für logisches Denken, Analysefähigkeit und sprachlichen Ausdruck zuständig (deshalb schreiben auch die meisten mit der rechten Hand), wohingegen die rechte Hirnhälfte vorwiegend kreative Fähigkeiten beherbergt, für assoziatives, intuitives, imaginatives Denken und Fühlen sowie für räumliche Vorstellung zuständig ist.

Beide Hirnhälften gemeinsam müssen täglich mit einer unüberschaubar großen Informationsmenge aus spezialisierten Nervenenden im ganzen Körper fertig werden und ihre entsprechenden Befehle aussenden. Diese Nervenenden signalisieren Hitze, Kälte, Schmerz, Druck, Oberflächenbeschaffenheit des Ertasteten, außerdem Sinnesreize, die über die Augen, die Ohren, die Nase und die Zunge in den Körper gelangen. Visuelle Informationen richtig zu interpretieren, ist allerdings energetisch aufwendiger als die Interpretation aller anderen Sinnesreize zusammengenommen. Erst lange nach den Augen kommen die Tastinformationen von Händen und Füßen, Lippen und Zunge, Ohren und Genitalien. Was schließlich die Motorik anbelangt, so nehmen die Bewegungen von Händen, Füßen, Mund und Zunge – sämtlich zu feinsten und präzis koordinierten Bewegungen im Stande – den größten Teil des motorischen Zeitraums im Kortex in Anspruch.

Erkrankungen und Störungen des Gehirns und des Nervensystems von A bis Z

Enzephalitis (Hirnentzündung)

Eine Hirnentzündung, medizinisch Enzephalitis, wird gewöhnlich von Viren ausgelöst, manchmal von den gleichen, die auch Mumps, Masern oder Lymphdrüsenfieber verursachen und sich natürlich auch auf den gesamten Körper auswirken, gelegentlich allerdings auch von Viren, die ausschließlich das Gehirn befallen. Im letzteren Fall finden sich folgende Symptome: Fieber, Kopfschmerzen, Energieverlust, Appetitmangel, Reizbarkeit, Unruhe, abnorme Schläfrigkeit oder Benommenheit, Lichtempfindlichkeit und in schweren Fällen auch Muskelschwäche, Doppelsehen, Verlust der Sprechfähigkeit und des Gehörs, schließlich Koma und Tod. *Bei Kindern und älteren Menschen ist eine Hirnentzündung besonders gefährlich. Rufen Sie also rasch ärztliche Hilfe herbei.*

Geben Sie das Mittel Ihrer Wahl alle 15 Minuten, bis zu maximal zehn Dosen, während Sie auf Hilfe warten:

■ Belladonna C30
Gesicht gerötet, Pupillen starr, Delirium.

■ Nux moschata C6
Starke Benommenheit, vor allem bei Kleinkindern.

■ Gelsemium C6
Schwindelgefühl; Kranke(r) beklagt sich über starken Druck im oberen Kopfbereich (wie ein enges Band, das um den Kopf liegt), hat keinen Durst, fühlt sich schwach und zittrig.

Gesichtslähmung (Bellsche Lähmung)

Bei der so genannten Bellschen Lähmung handelt es sich um eine zeitweilige Lähmung der Muskeln einer Gesichtshälfte, die dadurch entsteht, dass der Fazialisnerv an seinem Austrittsort aus dem Schädel angeschwollen ist. Manchmal ist die Lähmung begleitet von Ohrenschmerzen auf der betroffenen Seite. Falls das Auge auf dieser Seite nicht geschlossen werden kann, sollte eine Augenbinde getragen werden. Der Zustand bessert sich meist innerhalb von zwei Wochen von selbst. Schulmedizinisch werden Steroide verabreicht; für die homöopathische Behandlung zu Hause stehen zwei Mittel zur Verfügung. Sollten die Symptome jedoch anhalten, suchen Sie am besten eine erfahrene Fachkraft auf.

Geben Sie eines der folgenden Mittel:

■ Aconitum C30, stündlich bis zu maximal sechs Dosen
Bei Gesichtslähmung nach Einwirkung von kaltem, trockenen Wind.

■ Causticum C6, viermal täglich, bis maximal fünf Tage lang
Falls Aconitum nicht genügend hilft.

Hirnverletzung

Ein Schlag auf eine Seite des Schädels kann bewirken, dass das Gehirn zur gegenüberliegenden Schädelseite geschleudert wird. Je nachdem, ob der Schädel dabei gebrochen wurde, können also eine primäre und eine sekundäre Verletzung entstehen. Ein schwerer Schlag hat eine Gehirnprellung (dabei einige Sekunden Bewusstlosigkeit) oder sogar Koma zur Folge (Tage oder Wochen ohne Bewusstsein). Werden Blutgefäße im Gehirn verletzt, kann es eine Hirnblutung, manchmal auch eine Meningitis geben. Im letzteren Fall kommt es relativ häufig zu dauerhaften körperlichen oder geistigen Schäden. Wer hingegen kurz oder länger bewusstlos war, erholt sich meist rascher.

Wenn jemand in Ihrer Nähe einen schweren Schlag auf den Kopf bekommen hat, sollten Sie so rasch wie möglich den Notarzt herbeiholen und Erste Hilfe leisten (siehe S. 164 ff.). Bewusstlose legen Sie am besten in die Erste-Hilfe-Position (siehe S. 137; Abb. 10, S. 140). Wenn möglich, verabreichen Sie alle fünf Minuten Arnica C30.

Folgende Mitteln helfen, die Folgen einer Hirnverletzung rascher zu überwinden. Reicht ihre Wirkung nicht aus, konsultieren Sie Ihre homöopathische Fachkraft.

Geben Sie das Mittel Ihrer Wahl alle vier Stunden, maximal sechs Tage lang, sobald die verletzte Person außer Lebensgefahr ist, aber noch die Folgen der Hirnverletzung spürt:

- Helleborus C6

Ständiges Kopfweh, stark verlangsamte Reaktionen, betroffene Person zupft dauernd an ihrer Kleidung herum.

- Hypericum C30

Kopf sehr druck- und berührungsempfindlich; Kribbelgefühle und Benommenheit.

- Natrium sulfuricum C6

Patient(in) wirkt deprimiert, gleichgültig gegenüber der Umgebung, regt sich über Mitleidsbekundungen auf.

Karpaltunnelsyndrom

Bei dieser Nervenstörung verliert man das Gefühl in der Handfläche, dem Daumen und den ersten beiden Fingern der betroffenen Hand; jedoch schießen Schmerzen vom Handgelenk bis in den Arm hinauf. Ursache ist ein zusammengedrückter Mediannerv, der im Karpaltunnel verläuft, einem Gewebetunnel unter den Knochen des Handgelenks. Die Symptome sind nachts am schlimmsten und werden oft etwas besser, wenn man den Arm seitlich aus dem Bett hängen lässt. Unter Umständen sind die Hormone an dieser Störung beteiligt. Schulmedizinisch wird das Karpaltunnelsyndrom mit Diuretika und entzündungshemmenden Steroiden behandelt, in schweren Fällen auch operativ.

Nehmen Sie das Mittel Ihrer Wahl viermal täglich, bis maximal zwei Wochen lang:

■ Natrium muriaticum C6
Bei gleichzeitigem großen Verlangen nach Salz.

■ Magnesium phosphoricum
Schmerzen vergehen durch Wärme und Rubbeln.

■ Aconitum C30
Schmerzen so stark, dass man nachts aufwacht.

Kopfschmerzen

siehe auch Migräne, S. 246 f.

Die meisten Kopfschmerzen resultieren daher, dass die Muskeln im Kopf-, Hals- und Schulterbereich verspannt oder die zuführenden Blutgefäße verkrampft bzw. verstopft sind. Das Gehirn selbst ist schmerzunempfindlich, denn es enthält keine Schmerzrezeptoren.

Kopfschmerzen können also ein Symptom innerer Ängste sein oder von Stress, körperlicher Anspannung (vor allem in Schultern und Rücken), Schlafmangel, übermäßigem Tee- oder Kaffeegenuss, Nahrungsmittelallergie, überanstrengten Augen, Fieber, Hypoglykämie (Unterzuckerung, vor allem, wenn man längere Zeit nichts gegessen hat), den Nebenwirkungen von Medikamenten (das vor allem, wenn Sie sie zum ersten Mal einnehmen), Nasen- und Stirnhöhlenentzündung (insbesondere nach Verkühlung; dabei entstehen dumpfe Schmerzen im Bereich der Wangenknochen oder um die Augen herum, die sich beim Vornüberbeugen verschlimmern), Zervikalspondylose (einer degenerativen Halswirbelsäulenerkrankung; Anzeichen: steifer Hals, ein Schmerz, der sich von der Wirbelsäule bis zum Scheitel zieht und beim Heben, Autofahren oder langsamen Drehen des Kopfes schlimmer wird) wie auch anderen Wirbelsäulenerkrankungen. Die Kopfschmerzen können auch ein Syrnptom des Prämenstruellen Syndroms sein (Kopfweh vor der Menstruation), einer Neuralgie nach einem Herpesausbruch, schlechter Wundheilung oder gar septischer Entzündung nach einer Zahnbehandlung (zum Zahnarzt gehen!), sowie ein Zeichen von Bluthochdruck. Der so genannte Kater nach übermäßigem Alkoholgenuss wird vor allem durch Dehydration hervorgerufen (Alkohol ist ein starkes Entwässerungsmittel). Manchmal stammen die Schmerzen auch von einer Entzündung der Schläfenarterie her; sie sind dann dumpf und pochend und betreffen eine oder beide Schläfen gleichzeitig.

Kopfschmerzen können auch auf geschädigte Blutgefäße inner- oder außerhalb des Gehirns oder auf Entzündungen der Gewebe um Hirn und Rückenmark hinweisen. In solchen Fällen muss rasch ärztliche Hilfe herbeigerufen werden.

Wenn das Kopfweh nach einer Kopfverletzung beginnt und die betreffende Person benommen ist, Übelkeit verspürt oder sich erbrechen muss, liegt vielleicht eine Hirnblutung vor (das gleiche kann auch ohne Kopfverletzung vorkommen). In beiden Fällen rufen Sie den Notarzt an und geben zwischenzeitlich alle 15 Minuten Arnica C30. Bei sehr starkem Kopfweh und Fieber weit über 38 °C, dazu großer Lichtempfindlichkeit, kann eine Meningitis (siehe S. 244f.) vorliegen. Schmerzen hinter einem Auge, dazu gestörtes Sehvermögen, können auf ein Glaukom oder eine Irisentzündung hinweisen. Beim Verdacht auf eine dieser Erkrankungen nehmen Sie ärztliche Hilfe in Anspruch, falls innerhalb von zwei Stunden keine Besserung eintritt.

Wenn Kopfschmerzen tagelang anhalten, morgens schlimmer sind als sonst und von Übelkeit oder Erbrechen begleitet sind, begeben Sie sich in ärztlicher Behandlung, falls innerhalb von zwölf Stunden keine Besserung eintritt. Der Grund ist möglicherweise Bluthochdruck, Stress oder sogar ein Hirntumor.

Manchmal lohnt sich der Besuch bei einem Chiropraktiker: ausgerenkte Wirbel, vor allem im Halsbereich, sind häufig Ursache für Kopfschmerzen.

Immer wiederkehrende, durch Stress, innere Ängste oder starke Anspannung bedingte Kopfschmerzen werden in der Homöopathie mit einer Konstitutionsbehandlung angegangen. Sollten Sie jedoch wissen oder vermuten, dass das Kopfweh ganz andere Gründe hat, bei denen nicht augenblicklich ein Arzt oder eine Ärztin aufgesucht werden muss, schlagen Sie die unter der jeweiligen Erkrankung aufgeführten Mittel nach und vergleichen Sie sie mit den nachstehend genannten. Haben Sie dann immer noch nichts genau Passendes gefunden, benutzen Sie die Arzneisuchtabellen in Teil 3. Mittel bei schweren, einseitigen Kopfschmerzen finden Sie unter Migräne.

Nehmen Sie das Mittel Ihrer Wahl alle zehn bis 15 Minuten, bis zu maximal zehn Dosen:

■ Aconitum C30
Plötzlich einsetzendes Kopfweh, schlimmer in kalter oder zugiger Umgebung, Gefühl wie ein enges Band um den Kopf oder als würde einem das Gehirn aus dem Schädel gedrückt; Betreffende(r) wirkt sehr sorgenvoll.

■ Arnica C30
Kopf fühlt sich wund an und tut weh, Schmerz manchmal schneidend, schlimmer beim Vornüberbeugen.

■ Apis C30
Stechende, pochende oder brennende Kopfschmerzen, Rest des Körpers fühlt sich wund und schmerzempfindlich an, Symptome schlimmer in heißen, stickigen Räumen.

■ Belladonna C30
Pochendes, klopfendes, dröhnendes Kopfweh, gerötetes Gesicht, erweiterte Pupillen, sehr viel schlimmer in warmem Sonnenschein.

■ Bryonia C30
Kopf fühlt sich wund an, scharfe, pochende Kopfschmerzen, die sich bei den leisesten Augenbewegungen verschlimmern.

■ Gelsemium C6
Kopf fühlt sich übervoll und geschwollen an, Gesicht dunkelrot und wie aufgedunsen, Ausdruck benommen, schwere Lider, erweiterte Pupillen, Arme und Beine schwach und zittrig.

■ Glonoinum C30
Heftiges Kopfweh, das mit dem Herzschlag zu dröhnen scheint, schlimmer beim Vornüberbeugen oder Kopfschütteln.

■ Hypericum C30
Schmerzen, als ob es einem den Kopf zerreißen würde, überempfindliche Kopfhaut, schlimmer bei feuchtem, nebligem Wetter.

■ Ignatia C6
Kopfweh, das sich anfühlt, als liege ein enges Band um den Kopf oder als würde ein Nagel aus dem Schädel herausgetrieben.

■ Nux vomica C6
Betreffende Person oft gereizt, Neigung zu dumpfen, betäubenden Kopfschmerzen, die sich anfühlen, als würde man auf den Kopf geschlagen; am schlimmsten morgens nach dem Aufwachen, jedoch besser, sobald man aufgestanden ist.

■ Ruta C6
Drückendes, ziehendes Kopfweh und Erschöpfung, durch Lesen verschlimmert, durch Ausruhen gebessert.

Geben bzw. nehmen Sie folgendes Mittel bei Alkoholkater (vor allem mit Kopfweh) stündlich ein, bis zu maximal sechs Dosen, dazwischen reichlich Wasser trinken:

■ Chamomilla C6
Beim sprichwörtlichen Kater und Wunsch nach Alleinsein.

■ Coffea C6
Kopf fühlt sich hyperempfindlich an, Gedanken rasen, Tee und Kaffee machen alles nur noch schlimmer.

■ Nux vomica C6
Kopfschmerz, als würde man geschlagen, dumpfes Schwindelgefühl, Reizbarkeit.

■ Pulsatilla C6
Man fühlt sich weinerlich und elend, Kater infolge von zu viel Essen und Alkohol.

Krampfanfälle

Sie können ganz verschieden ausfallen, je nachdem, welcher Teil des Gehirns gerade betroffen ist. Aus noch nicht ganz geklärten Gründen senden die entsprechenden Neuronen plötzlich sehr starke elektrische Signale, stören damit die Funktion der umliegenden Zellen und verursachen unkontrollierbare Krämpfe in verschiedenen Regionen des Körpers. In zwei Dritteln aller Fälle kann dafür keine physiologische Ursache ausgemacht werden. Manchmal hingegen handelt es sich um eine angeborene oder bei einem Unfall zugefügte Hirnverletzung, um eine Hirninfektion wie z. B. Enzephalitis (siehe S. 236f.) oder auch um einen Hirntumor. Bei einem einzigen Krampfanfall liegt noch keine Epilepsie vor. Bei Kindern können solche Krampfanfälle auch durch Luftanhalten, Spastik oder Fieber ausgelöst werden. Falls Sie oder einer Ihrer Familienangehörigen einen Krampfanfall erleben, sollten Sie sich auf jeden Fall ärztlich untersuchen lassen. Nach dem allerersten Anfall werden vielleicht noch keine Medikamente verordnet (je nach den Umständen). Kommen die Krämpfe jedoch öfter einmal wieder, werden Sie zum Neurologen geschickt und bekommen sehr wahrscheinlich Antikonvulsiva verschrieben.

Geben Sie das Mittel Ihrer Wahl alle 60 Sekunden, bis zu maximal zehn Dosen, sobald der Krampfanfall vorüber ist:

■ Aconitum C30
Bei Anfällen, die durch Schreck oder Fieber ausgelöst wurden.

■ Aethusa C6

Bei Anfällen, die nach Magen-Darm-Verstimmung auftreten, vor allem bei kindlichen Allergien gegen Kuhmilch; Patientin oder Patient ist nach dem Erbrechen oder Stuhlgang wie benommen, hat erweiterte Pupillen, beißt die Zähne zusammen und ballt die Fäuste (Daumen innen).

■ Belladonna C30

Rotes Gesicht, Person fiebrig, Augen weit und starr, Symptome verschlimmern sich durch Stöße und Rütteln.

■ Chamomilla C6

Anfall ausgelöst durchs Zahnen oder nach einem Wutausbruch, vor allem, wenn eine Wange rot, die andere weiß ist, grünlicher wässriger Stuhl, Daumen in die Handflächen gepresst.

■ Cuprum metallicum C6

Anfall sehr heftig, Gesicht und Lippen laufen blau an, Daumen in den geballten Fäusten verborgen.

■ Glonoinum C30

Anfall nach starker Sonneneinstrahlung oder großer Hitze, Kopf heiß und verschwollen, Finger und Zehen weit ausgestreckt.

■ Ignatia C6

Anfall infolge großer emotionaler Aufregung, Gesicht bleich, Zuckungen beginnen im Gesicht.

■ Zincum metallicum C6

Patient oder Patientin, vor allem, wenn es sich um ein Kind handelt, im Vorstadium einer infektiösen Krankheit mit Hautausschlag, Kopf rollt von einer Seite auf die andere, zuckende Bewegungen von Beinen und Füßen, vor dem Anfall sehr schlecht gelaunt.

Meningitis (Hirnhautentzündung)

siehe auch Meningitis bei Kindern, S. 736

Das ist eine Entzündung der empfindlichen Hirnmembranen (Meningen), die durch Viren oder Bakterien ausgelöst wurde. Die verantwortlichen Krankheitskeime breiten sich von infizierten Nasennebenhöhlen, Ohren oder Lungen auf dem Blutweg bis ins Gehirn aus oder können bei einer Kopfverletzung direkt in den Schädel gelangen.

Zu den Symptomen gehören Fieber, Übelkeit und Erbrechen, ein steifer Nacken, heftiges Kopfweh, das beim Vornüberbeugen noch schlimmer wird, Lichtintoleranz, möglicherweise auch geistige Verwirrtheit und Delirium, dann abnorme Schläfrigkeit oder Benommenheit und schließlich unter Umständen Koma. Bei Babies kann eine Meningitis auch anders verlaufen (siehe S. 736). Von einer Virusmeningitis erholt man sich meist innerhalb von zirka zwei bis drei Wochen vollständig; eine bakterielle Meningitis – etwa von Tuberkelbazillen ausgelöst kann ernstere Folgen zeitigen: Verlust des Gehörsinns, Hirnabszess, schwere Hirnschäden, manchmal sogar den Tod.

Falls Sie den Verdacht auf Meningitis hegen, rufen Sie nach spätestens zwei Stunden den Arzt! Die Diagnose wird meist mittels Rückenmarkpunktion bestätigt; Antibiotika werden bei bakterieller Infektion verabreicht, ansonsten sind Bettruhe und eventuell fieber- und schmerzlindernde Mittel angebracht.

Geben Sie das Mittel Ihrer Wahl alle zehn Minuten, bis zu maximal zehn Dosen, während Sie auf ärztliche Hilfe warten:

■ Arnica C30
Symptome treten nach einer Kopfverletzung auf

■ Aconitum C30
Meningitissymptome begleitet von starker Unruhe, Angst, trockener Haut, großem Durst.

■ Belladonna C30
Bei heißem Körper, Delirium, starr blickenden Augen.

■ Bryonia C30
Schweres Kopfweh, das sich bei der leisesten Bewegung verschlimmert; die oder der Betreffende wird zunehmend benommener und ist schließlich am Rande des Komas.

MIGRÄNE

Das sind gelegentlich auftretende schwere Kopfschmerzanfälle, gewöhnlich auf eine Seite beschränkt und oft begleitet von Übelkeit und Erbrechen, Sehstörungen, großer Lichtempfindlichkeit, manchmal auch Taubheitsgefühlen und Kribbeln in den Armen. Bei einer schweren Migräneattacke hilft meist nichts anderes, als sich in ein abgedunkeltes Zimmer zu legen, bis die Symptome abklingen. Oft geht der Attacke eine so genannte Aura voraus: Gegenstände am Rand des Gesichtsfelds erscheinen leuchtend, aufblitzend oder verzerrt; außerdem fühlt man sich schlecht und ist ungewöhnlich müde. Sobald dann der Migräneschmerz auftritt, gehen diese Symptome vorüber.

Auslöser der Migräne sind Arterien im Gehirn, die sich plötzlich zusammenziehen und dann wieder ausweiten; weshalb sie das allerdings tun, ist nicht bekannt. Stress, Unterzuckerung und bestimmte Nahrungsmittel gehören zu den häufigsten »Trigger-Faktoren« dieser scheußlichen Erkrankung, an der etwa ein Zehntel aller Menschen in den Industrienationen leidet, davon dreimal mehr Frauen als Männer. Vor der Menstruation ist die Migräne oft am schlimmsten. In den mittleren Lebensjahren wird das Leiden seltener und weniger heftig; es kann in den Wechseljahren allerdings auch wieder verstärkt auftreten. Bei frühzeitiger Einnahme können Vasokonstriktoren, Antihistaminika und Antiemetika manchmal zumindest einige der Migränesymptome abfangen, oder es werden präventiv Kombinationen aus Blutdrucksenkern, Tranquilizern und Antidepressiva empfohlen. Gelegentlich wird Biofeedback als Vorbeugungsmaßnahme angeboten; dabei lernen die Migränepatientinnen und -patienten, ihren Blutdruck, ihre Körpertemperatur etc. bewusst zu regulieren und so vielleicht die Anfälle zu verhüten. Auch eine Chirotherapie ist bei verspannungsbedingter Migräne manchmal erfolgreich.

Die Homöopathie bietet bei Migräne vor allem eine konstitutionelle Behandlung an. In Notfällen kann aber auch eines der nachfolgend genannten Mittel helfen.

Nehmen Sie das Mittel Ihrer Wahl alle 15 Minuten, bis zu maximal zehn Dosen, möglichst bei den allerersten Anzeichen einer nahenden Attacke:

■ Iris C6

Sehstörungen vor der Attacke, Engegefühl in der Kopfhaut, rechtsseitiges Kopfweh, das beim Umhergehen etwas abnimmt, Erbrechen von Gallenflüssigkeit.

■ Lycopodium C6

Kopfweh rechts schlimmer, so als ob die Schläfen aneinandergeschraubt würden, Verschlimmerung, wenn man sich zu konzentrieren versucht, und Schwindelgefühle.

■ Natrium muriaticum C6

Pochendes Kopfweh, das einen schier erblinden lässt, verschlimmert durch Wärme und Umhergehen, Kopf fühlt sich übervoll und geschwollen an; der Attacke gehen Taubheitsgefühle und Kribbeln in Lippen, Nase und Zunge voraus.

■ Pulsatilla C6

Kopfschmerz am schlimmsten morgens oder während der Menstruation, verschlimmert durch schwere, fette Speisen, Kopf scheint gleich zu zerspringen, Migränekranke(r) bricht leicht in Tränen aus.

■ Sanguinaria C6

Kopfschmerz rnorgens am schlimmsten, rechtsseitiger Schmerz, der den Kopf auseinanderzusprengen droht, am Hinterkopf beginnt und sich dann zur rechten Schulter ausbreitet; im Lauf des Tages leichte Besserung.

■ Silicea C6

Schmerz beginnt am Hinterkopf und wandert dann bis zu einem Auge, verschlimmert durch Kälte, Besserung durch warme Kopfbedeckung, Migränekranke(r) neigt zu Kopfschweiß.

■ Spigelia C6

Pfeilscharfer, heftiger Schmerz über dem linken Auge, der mit jedem Herzschlag mitzupochen scheint, verschlimmert durch Vornüberbeugen oder plötzliches Bewegen.

■ Thuja C6
Linksseitiger Migräneschmerz, der sich anfühlt, als würde ein Nagel durch den Kopf getrieben.

Was Sie sonst noch tun können:
Wenn Sie unter Migräne leiden, sollten Sie Stress abbauen und vermeiden lernen, sich mehr entspannen und für genügend Schlaf sorgen, am besten, indem Sie eine Entspannungstechnik benutzen oder meditieren (siehe S. 87f.). Außerdem sollten Sie bestimmte Nahrungsmittel einmal eine Zeitlang weglassen, dann allmählich wieder hinzunehmen und schauen, was passiert. Zu den migräneauslösenden Nahrungsmitteln gehören, in der Reihenfolge ihrer Häufigkeit: Schokolade und andere Formen konzentrierten Zuckers, Käse und Milchprodukte, Zitrusfrüchte, Alkohol (vor allem Rotwein), Fettes und Gebratenes, einige Gemüsesorten (vor allem Zwiebeln, dicke Bohnen und Sauerkraut), Tee, Kaffee, Kakao und Colagetränke (sie enthalten sämtlich Koffein), Weizen und Hefeextrakte, Fleisch (vor allem Schweinefleisch, Leber, Würstchen und Geräuchertes wie Speck und Salami), außerdem Meeresfrüchte. Lassen Sie diese Dinge einzeln je vier Wochen lang weg und nehmen Sie sie dann wieder zu sich. Sie können natürlich auch eine ernährungswissenschaftliche Fachkraft um Rat fragen, der es eventuell gelingt, das verantwortliche Nahrungsmittel noch rascher herauszufinden.

Auch Nahrungsmittelzusätze, vor allem E101, E210–219, E321 und E621, kommen als Migränetrigger in Frage, dazu noch Rauchen, Parfums und die Antibabypille. Auch allzu viel Fernsehen ist nicht gerade ratsam.

Zu den vorbeugenden Maßnahmen gehören: zusätzliche Gaben von Vitamin B_6, C und E, das Öl der Nachtkerze und frische Ingwerwurzel, übers Essen gerieben.

Manche Migränekranke schwören auf die Heilpflanze Frauenminze, auch Mutterkraut genannt. Meiner Ansicht nach jedoch sollte es nur an fünf von sieben aufeinander folgenden Tagen angewandt werden, und auch nur dann, wenn die Konstitutionsbehandlung nicht zu greifen scheint. Frauenminze kann nämlich Unterleibskrämpfe, schwere Menstruationsblutungen, Mundgeschwüre und eine geschwollene Zunge verursachen, wenn sie im Übermaß eingenommen wird.

Wenn Sie die nächste Migräneattacke nahen fühlen, spritzen Sie sich am besten ein paar Minuten lang kaltes Wasser ins Gesicht und legen sich anschließend ein Stündchen irgendwo hin. Manchmal wird die Attacke allein dadurch schon abgefangen.

Neuralgie und Neuritis

Neuralgie heißt medizinisch der Nervenschmerz, Neuritis die Nervenentzündung in peripheren Nerven, die nicht zu Gehirn und Rückenmark gehören. Schmerzen und Kribbeln werden durch geschädigte oder entzündete Nerven verursacht; manchmal ist die Störung leicht und vorübergehend, manchmal immer wiederkehrend (chronisch) und schwer. Bekannte Beispiele sind die Ischialgie (dabei ist der Ischiasnerv in Bein und Rücken betroffen) und die Trigeminusneuralgie (einschießende Schmerzen im Gesichtsnerv). Nervenschäden können entstehen durch Alkohol, Medikamente, Drogen, Glukoseüberschuss im Blut (etwa bei Diabetes), zu viel Vitamin B_6, Arsen-, Quecksilber-, Bleivergiftung oder Intoxikation mit organischen Phosphaten (etwa aus Unkrautvernichtungsmitteln). Auch Vitaminmangel kann Nerven schädigen, vor allem ein Mangel an B-Vitaminen; das gleiche passiert manchmal bei Infektionen, etwa mit Herpesviren, bei Diphtherie, Kinderlähmung, Tetanusinfektion oder Lepra sowie nach Impfungen. Manche Nervenleiden (Neuropathien) treffen rund eine von 400 Personen. Die Symptome variieren von leichtem Kribbeln bis zu schier unaushaltbaren, einschießenden Schmerzen und von Nadelstichen bis zur kompletten Gefühllosigkeit, wobei die unbenutzten Muskeln schließlich schwinden. Schwäche- und Taubheitsgefühle können leicht zu Verletzungen führen.

Ihre Hausärztin oder Ihr Hausarzt empfehlen wahrscheinlich Schmerztabletten bei starken Schmerzen, unter Umständen auch eine Physiotherapie.

In der Homöopathie wird sowohl bei Neuralgien als auch bei Neuritiden ein konstitutionelle Behandlung empfohlen.

Nehmen Sie das Mittel Ihrer Wahl viermal täglich, maximal zwei Wochen lang, während Sie auf die konstitutionelle Behandlung warten:

- **Aconitum C30**

Nervenschmerzen bei Kälte, die betroffenen Körperregionen fühlen sich geschwollen und taub an.

- **Arsenicum album C6**

Schmerzattacke durch trockene Kälte verursacht; Frösteln, Erschöpfung, Unruhe, brennende oder ziehende Schmerzen.

- **Colocynthis C6**

Attacke durch Kälte oder Feuchtigkeit ausgelöst, Schmerz heftig und reißend, besser nach Wärmeanwendungen (vor allem bei Trigeminusneuralgie).

- **Lachesis C6**

Schmerzen nach dem Schlafen schlimmer.

- **Magnesium phosphoricum C6**

Schmerzen bessern sich durch Wärme und Druck.

- **Ranunculus C6**

Neuralgie im Brustkorb oder über dem rechten Auge.

- **Spigelia C6**

Schmerzen über dem linken Auge, verschlimmert durch Bewegung.

Was Sie sonst noch tun können:
Allgemein sind Vitamin B_1, B_2 und Biotin gut für die Nerven. Bei Neuralgie und nach einem Herpesausbruch sollten Sie außerdem zusätzliche Vitamin-E-Gaben einnehmen. Bei diabetischem Nervenleiden werden zusätzlich zu den obengenannten Vitaminen auch noch Vitamin B_{12} und Chrompräparate empfohlen.

Ohnmacht

Dabei fühlt man sich plötzlich schwach und unsicher auf den Beinen und kippt plötzlich weg. Verursacht wird die Ohnmacht durch zeitweilige Unterbrechung der Blutversorgung des Gehirns. Man könnte sogar sagen, eine Ohnmacht zwingt Sie dazu, sich hinzulegen, so dass das Gehirn wieder besser mit Blut und Sauerstoff versorgt werden kann.

Ohnmachtsneigung kann ein Symptom für zu niedrigen Blutdruck sein (beispielsweise nach einigen Tagen Bettruhe oder wenn Ihnen beim Aufstehen aus dem Sitzen oder Liegen schwarz vor Augen wird), für Unterzuckerung (falls Sie an Diabetes leiden und längere Zeit nichts gegessen haben), Überatmen (Hyperventilation, nach dem Fasten oder wenn Sie zu heftig und flach atmen), für Zervikalspondylose (bei über 50jährigen, die nur den Kopf wenden müssen, und schon fühlen sie sich einer Ohnmacht nahe), für Anämie (Anzeichen sind zunehmende Atemnot und Müdigkeit) oder auch Hitzschlag (nach mehreren Stunden Sonneneinstrahlung oder in heißen, stickigen Räumen). Außerdem können Ohnmachtsanfälle als Nebenwirkung von Medikamenten gegen Bluthochdruck auftreten, oder sie werden ausgelöst von heftigem Husten, Dehnen, längerem Luftanhalten oder ungewöhnlicher körperlicher Anstrengung, starker Verstopfung, der Monatsblutung oder einer Schwangerschaft. Bei Bewusstlosigkeit legen Sie den oder die Betreffende in die Erste-Hilfe-Position (siehe S. 137; Abb. 10, S. 140); bei Symptomen einer nahenden Ohnmacht sollte sie sich hin- und die Beine hochlegen oder im Sitzen den Kopf zwischen die Knie nehmen. Vermuten Sie einen Hitzschlag, lesen Sie bitte auf S. 160 nach. Wenn die Ohnmacht mehr als ein paar Minuten anhält oder relativ häufig auftritt, ist eine ärztliche Untersuchung ratsam.

Auch einige akute Erkrankungen gehen mit Ohnmachtsneigung und anderen Symptomen einher; sie machen rasches Handeln nötig. Wenn sich jemand plötzlich benommen und schwach fühlt, sehr blass aussieht und nach Luft schnappt, könnte das ein Anzeichen für eine innere Blutung sein. Rufen Sie dann den Notarzt an, und verabreichen Sie Arnica C30 alle zwei Minuten, bis Hilfe eintrifft.

Bei Taubheitsgefühlen und Kribbeln, Sehstörungen, geistiger Verwirrtheit, Sprechschwierigkeiten oder Empfindungslosigkeit in den Gliedern könnte ein Schlaganfall vorliegen; rufen Sie dann nach spätestens zwei Stunden den Notarzt und geben Sie Arnica C30 alle 15 Minuten, bis ärztliche Hilfe naht.

Bei Menschen mit bestehenden Herzleiden kann die Ohnmacht auf einen so genannten Stoke-Adams-Anfall hindeuten; rufen Sie auch hierbei innerhalb von zwei Stunden den Notarzt und geben Sie inzwischen Aconitum C30, alle 15 Minuten eine Dosis.

Kommen die Ohnmachtsanfälle relativ häufig vor und sind sie mit emotionalem Stress verbunden, empfiehlt sich eine Konstitutionsbehandlung.

Geben bzw. nehmen Sie das Mittel Ihrer Wahl alle fünf Minuten, bis zu maximal sieben Dosen, sobald die Ohnmacht naht oder unmittelbar nach dem Zu-sich-Kommen:

■ Nux moschata C6
Ohnmacht nach ungewöhnlicher Anstrengung und Atemnot.

■ Aconitum C30
Ohnmacht nach heftigem Schreck, betreffende Person sehr bleich, angespannt, hat Todesangst.

■ Gelsemium C6
Ohnmacht nach heftigem Schreck, Person schwach und zittrig.

■ Opium C6
Ohnmacht nach heftigem Schreck, Person wie taub vor Schock.

■ Ignatia C6
Ohnmacht nach emotionaler Aufregung.

■ Veratrum album C6
Ohnmacht nach großem Ärger.

■ Coffea C6
Ohnmacht nach Übererregung.

■ Phosphorus C6
Ohnmacht, verbunden mit wild durcheinanderschießenden Gedanken, großer Durst auf eiskaltes Wasser.

■ China C6
Ohnmacht nach Blutverlust.

■ Cocculus C6
Ohnmacht infolge von Schlafmangel.

■ Nux vomica C6
Ohnmacht beim Anblick von Blut.

Parkinson-Krankheit

siehe auch Zittern und Zucken, S. 260

Bei dieser Krankheit gehen die Nervenzentren im Gehirn, die für die Bewegungskontrolle zuständig sind, allmählich zugrunde, und auch die feine Balance zweier chemischer Substanzen (Neurotransmitter), die für die Übermittlung der Nervenimpulse sorgen, wird immer mehr gestört. In den meisten Fällen kann keine Erkrankungsursache gefunden werden; in einigen Fällen konnte man allerdings nachweisen, dass Kohlenmonoxydvergiftungen, Vergiftungen durch Schwermetalle wie Quecksilber oder Mangan (siehe S. 179f.), eine seltene Form der Enzephalitis oder auch Medikamente (vor allem Phenotiazine, wie sie gegen Schizophrenie verabreicht werden) dafür verantwortlich waren. Medikamentenbedingte Parkinson-Symptome lassen nach Absetzen des Mittels gewöhnlich nach.

Zu den Frühsymptomen der Erkrankung gehören unwillkürliches Kopf- oder Händezittern, das mehr oder weniger aufhört, sobald die oder der Betreffende beschließt, eine willkürliche Bewegung zu machen. Nach und nach sind immer mehr derjenigen Bewegungen, die beinahe schon automatisch ablaufen – Balancehalten, Armeschwingen beim Gehen, leserliches Schreiben, deutliches Sprechen usw. – von der Störung betroffen, schließlich auch die willkürlich ausgeführten Bewegungen: Sie werden immer langsamer, und es fällt schwer, sie überhaupt anzusetzen. Dann wird der Gang schlurfend, und man neigt zum

Hinfallen. Weitere Probleme sind übermäßiger Speichelfluss, Unterleibskrämpfe, Gedächtnis- und Konzentrationsschwäche. Abgesehen davon ist die Erkrankung weder schmerzhaft noch tödlich. Sie betrifft ungefähr einen unter 1000 Menschen, Männer etwas häufiger als Frauen, beginnt selten vor dem 50. Lebensjahr und hat möglicherweise eine genetische Komponente.

In der Schulmedizin werden bei Parkonsonismus meist anticholinerge Mittel gegeben (sie wirken dem schon erwähnten Ungleichgewicht der Neurotransmitter entgegen); allerdings haben sie recht unangenehme Nebenwirkungen. Die Homöopathie hat zwar einige Mittel zur gelegentlichen Einnahme zu bieten; empfehlenswert ist es aber, sich der kontinuierlichen Behandlung bei einer erfahrenen Homöopathie-Fachkraft zu unterziehen.

Geben bzw. nehmen Sie das Mittel Ihrer Wahl viermal täglich, maximal zwei Wochen lang, falls die Symptome besonders schlimm sind oder während Sie auf die homöopathische Konstitutionsbehandlung warten:

■ Mercurius solubilis C6
Übermäßiger Speichelfluss, süßlich-metallischer Geschmack im Mund, zitternde Hände, Tremor von Schwitzen begleitet und auch davon verschlimmert, Überempfindlichkeit sowohl gegenüber Hitze als auch Kälte, Gedächtnis- und Konzentrationsschwäche, Verlust der Willenskraft.

■ Hyoscyamus C6
Ruhelosigkeit, jeder Muskel zuckt, großes Misstrauen und Eifersucht, Neigung zu obszönem Benehmen.

■ Agaricus C6
Glieder zittern und zucken, Klagen über Steifigkeit und Juckreiz in den betroffenen Gliedmaßen, Wirbelsäule extrem empfindlich.

■ Rhus toxicodendron C6
Hauptsymptom Steifigkeit oder Krämpfe, verschlimmert durch Feuchtigkeit oder Bewegungslosigkeit, leichter durch Bewegung; Tremor nicht sehr ausgeprägt.

■ Gelsemium C6
Starkes Zittern und große Schwäche, von der vor allem Zunge, Augen und Schluckversuche betroffen sind, dazu schlenkernder Gang.

■ Manganum C6
Wenn keines dieser Mittel etwas zu nützen scheint.

Was Sie sonst noch tun können:
Zusätzliche Gaben Vitamin B_6 und Vitamin C können möglicherweise helfen. Sollte der oder die Kranke jedoch schulmedizinische Mittel einnehmen, muss erst der behandelnde Arzt oder die Ärztin konsultiert werden: Eventuell ist die Dosierung des Medikaments dann anzugleichen.

Schlaganfall

Ein Schlaganfall tritt auf, wenn das Gehirn nicht genügend oder plötzlich gar nicht mehr mit Blut versorgt wird. Je nachdem, welcher Teil des Gehirns von dieser Mangelversorgung betroffen wird, stellen sich plötzlicher Verlust der Sprech- oder Bewegungsfähigkeit, Schweregefühl in den Gliedern, Taubheitsgefühl, Sehstörungen, Schwindel, Verwirrung oder Bewusstlosigkeit ein. Halten die Symptome 24 Stunden oder länger an, ist der Schlaganfall ziemlich ernst; klingen sie nach ein paar Stunden wieder ab, handelte es sich »nur« um eine so genannte transiente (vorübergehende) ischämische Attacke. In jedem Fall sollten Sie so bald wie möglich den Notarzt herbeirufen. Ist die betreffende Person bewusstlos, legen Sie sie in die Erste-Hilfe-Position (siehe S. 137). Merken Sie sich alle aufgetretenen Symptome; sie können für die Behandlung von Interesse sein bzw. auch als Frühwarnzeichen für einen demnächst zu erwartenden Schlaganfall gelten.

Die Blutleere im Gehirn, die den Schlaganfall verursacht, wird meist von einer Thrombose, von einer Embolie oder einer Hirnblutung ausgelöst. Zu einer Zerebralsklerose kommt es, wenn die das Gehirn mit Blut versorgenden Arterien arteriosklerotisch verengt bzw. geschädigt sind. Der Blutfluss ist dann derart verlangsamt, dass sich ein Pfropfen bilden kann, der das Blutgefäß teilweise oder völlig blockiert. Eine Hirnembolie wird von einem solchen Thrombus ausgelöst, der sich irgendwo im Körper gebildet hat und dann in eine Hirnarterie geschwemmt wurde. Eine Hirnblutung setzt ein, wenn eine schwache Arterienwand unter dem Druck des Blutes aufplatzt oder das Blut hindurchtröpfelt; ist wenig Platz vorhanden, verklumpt das Blut bald nach seinem Austritt und bildet ebenfalls einen Pfropfen. Die Folgen sind stets die gleichen: Irgendein Teil des Gehirns bekommt nicht mehr genügend Blut und Sauerstoff. Einmal geschädigt, regenerieren Gehirnzellen sich nicht mehr; ihre Funktion kann allerdings, zumindest teilweise, von anderen Hirnzellen übernommen werden.

Verhärtete, verstopfte Arterien führen nicht nur zu Schlaganfall, sondern auch zu Herzinfarkt, an dem jährlich weitaus mehr Menschen sterben als am Infarkt des Gehirns. Faktoren, die zur Arterienerkrankung beitragen, sind: Bluthochdruck, Rauchen und erhöhter Cholesterinspiegel, die wiederum meist daher rühren, dass man zu viel tierische Fette zu sich nimmt, sich nicht genügend bewegt und zu sehr im Stress ist.

Einer von drei erstmals auftretenden Schlaganfällen verläuft tödlich. Wer überlebt, kann sich ebenso gut wieder völlig erholen als auch einige Restsymptome behalten; es hängt sehr vom Schweregrad des Anfalls und von der Rehabilitation und Behandlung danach ab. Sprechtherapie und Physiotherapie können Sprech- und Bewegungsfähigkeit wiederherstellen; gerinnungshemmende Mittel wie etwa Aspirin helfen, weitere Blutpfropfen zu verhüten, sollten allerdings nicht verschrieben werden, wenn der oder die Betreffende früher an Magengeschwüren (siehe S. 506) gelitten hat (siehe dort) oder überempfindlich auf Salicylsäure reagiert (siehe auch Ohrensausen, S. 339). Mit einer speziellen Operationstechnik lassen sich verlegte oder verengte Arterien auch erweitern.

Eine homöopathische Konstitutionsbehandlung kann sehr dazu beitragen, die Folgen eines Schlaganfalls rascher zu überwinden. Außerdem stehen bestimmte Homöopathika zur Verfügung, die während und kurz nach einem Schlaganfall sowie in der Rehabilitationsphase verabreicht werden können.

Geben Sie das Mittel Ihrer Wahl alle 15 Minuten, bis zu maximal zehn Dosen, im Verlauf eines Schlaganfalls, während Sie auf ärztliche Hilfe warten:

■ Belladonna C30
Gesicht heiß und rot angelaufen, Kopfschmerzen, Augen geweitet und starr.

■ Nux vomica C6
Bei den ersten Anzeichen eines Schlaganfalls, vor allem nach schwerer Mahlzeit oder Alkoholgenuss.

■ Aconitum C30
Panik oder Todesangst, sobald der oder die Betreffende realisiert, was los ist.

■ Opium C6
In einem späteren Stadium, wenn die betreffende Person nahe daran ist, das Bewusstsein zu verlieren; Gesicht bläulich und geschwollen, Atmung schwer und stoßweise.

Geben Sie folgendes Mittel viermal täglich, maximal zwei Wochen lang, unmittelbar nach dem Schlaganfall:

■ Arnica C6

Geben Sie das Mittel Ihrer Wahl viermal täglich, maximal drei Wochen lang, in der Erholungsphase nach dem Anfall:

■ Barium C6
Bei älteren Menschen, die körperlich und geistig recht schwach sind.

■ Gelsemium C6
Bei Nachwirkungen, zu denen vor allem Taubheitsgefühle, Zittern, Unfähigkeit zu sprechen und Schmerzen im Hinterkopf gehören.

■ Lachesis C6
Bei stark verlangsamtem Sprechen.

■ Hyoscyamus C6
Bei unverständlichem Sprechen und Neigung, sich an die Genitalien zu fassen.

■ Aurum metallicum C6
Bei deutlicher Depression.

Was Sie sonst noch tun können:
Um einen Schlaganfall von vornherein zu verhüten oder zu verhindern, dass ein zweiter eintritt, sollten Sie erheblich weniger tierische Fette (inklusive Milchprodukte) und Proteine zu sich nehmen, ballaststoffreiche Kost sowie täglich Obst und Gemüse essen, ein paar Kilo abzunehmen versuchen oder sich wenigstens mehr bewegen. Hören Sie unbedingt auf zu rauchen, und lernen Sie Meditation oder Entspannungstechniken, falls Sie viel unter Stress stehen oder an Bluthochdruck leiden (siehe dazu auch Teil 2). Zusätzliche Vitamin-C-Gaben können nicht schaden; Vitamin E und Vitamin B_6 sollten jedoch nur unter ärztlicher Aufsicht eingenommen werden.

Schwindelgefühl

Das Gefühl, gleich umzukippen oder Drehschwindel zu haben, kommt oft auf nach einem Schlaganfall (weitere Symptome: Schwäche, Taubheitsgefühle oder Kribbeln in Armen und Beinen, Seh- und Sprechstörungen), bei der Menierεschen Krankheit (Gehörverlust, Geräusche im Ohr), bei Mittelohrentzündung (vor allem nach einer Grippe oder Erkältung) oder anderen Ohrerkrankungen, bei Unterzuckerung (verbunden mit Schwitzen, Gleichgewichtsstörungen, Kopfweh, Hunger, Kribbeln in Lippen oder Händen), bei Zervikalspondylose (Nacken ist steif und schmerzt, durch Kopfdrehen wird der Schwindel noch schlimmer), bei einer Hirnblutung oder einem Hirntumor (immer wiederkehrende Kopfschmerzen, vor allem morgens, dazu Übelkeit und Erbrechen), bei der Reisekrankheit (siehe S. 510) und bei Klaustrophobie (am schlimmsten in engen oder heißen, stickigen Räumen). Schwindelgefühle können auch als Nebenwirkungen von Medikamenten, etwa Chinin, Salizylaten (einschließlich Aspirin), nicht-steriodalen Entzündungshemmern, einigen Antibiotika, Diuretika und Bluthochdruckmitteln, auftreten.

Geben bzw. nehmen Sie das Mittel Ihrer Wahl, so oft es nötig scheint, jedoch nicht mehr als zehn Dosen, sobald das Schwindelgefühl einsetzt:

■ Theridion C6
Symptome verschlimmern sich bei Lärm, etwa im Flughafen, in der Fabrik, in der Disco.

■ Borax C6
Symptome verschlimmern sich bei Bewegungen nach unten.

■ Calcium carbonicum C6
Symptome verschlimmern sich, wenn man nach oben schaut.

■ Conium C6
Symptome verschlimmern sich, wenn man sich hinlegt.

■ Gelsemium C6
Schwindel begleitet von Schwäche.

■ Kalium carbonicum C6
Symptome bessern sich in frischer Luft, verschlimmern sich jedoch, wenn man zu gehen, sich umzudrehen oder zu lesen versucht.

■ Nux vomica C6
Symptome verschlimmern sich bei Flackerlicht (etwa Fernsehen).

Was Sie sonst noch tun können:
Nehmen Sie Vitamin B_2 und B_3 sowie etwas mehr Salz zu sich, falls Sie in heißen Räumen arbeiten und viel schwitzen. Überprüfen Sie Ihre Nahrung und Umgebung auf Blei, Quecksilber, Wismut und Eisenüberschuss.

WIRBELSÄULENVERLETZUNG

siehe auch Erste Hilfe bei Wirbelsäulenverletzung, S. 184 ff.

Sie passieren meist durch Stürze oder Autounfälle, vor allem solche, bei denen der Kopf heftig vor- und zurückgeschleudert wird (Schleudertrauma). Die Anfangssymptome variieren, je nachdem, welcher Teil der Wirbelsäule verletzt wurde. Halsverletzungen können tödlich enden, wenn dabei die Nerven, die mit der Atmung verbunden sind, gequetscht werden. Verletzungen im unteren Wirbelsäulenbereich können dazu führen, dass man kein Gefühl mehr in Armen und Beinen hat oder sie nicht mehr bewegen kann, die Kontrolle über Blase und Darm verliert, starke Schmerzen bekommt oder das Gefühl hat, mitten entzweigeschnitten zu sein.

Ist das Rückenmark nur gestaucht oder gestreift worden, erholt man sich meist wieder vollständig. Bei schwereren Verletzungen können Operationen nötig sein, die der Wirbelsäule wieder den nötigen Halt geben, danach Physiotherapie und Arbeitstherapie. In der Regel dauert es drei bis vier Monate, bevor feststeht, ob eine Behinderung dauerhaft bestehen bleibt oder nicht. Zu den sekundären Auswirkungen der Wirbelsäulenverletzungen können Blasenentzündungen gehören, falls die Blasenmuskulatur gelähmt wurde, sowie wund liegen, wenn man sehr lange flach auf dem Rücken liegen muss.

Geben Sie die folgenden Mittel:

- Arnica C30

Alle 15 Minuten, bis zu maximal zehn Dosen, falls es sich um eine Wirbelsäulenstauchung handelt (etwa nach einem Sturz oder Fehlsprung), danach

- Hypericum C6

Viermal täglich, bis maximal drei Wochen lang.

Zittern und Zucken

Wenn sonst keine aufschlussreichen Symptome vorliegen, kann Zittern und Zucken aus folgenden Gründen auftreten: Nebenwirkungen von Medikamenten (vor allem, wenn Sie gerade ein neues Medikament erhalten), Alkoholentzug (siehe Delirium tremens, S. 198), Kaffeeintoxikation (nach zu reichlichem Tee- oder Kaffeegenuss), Parkinson-Krankheit (das Zittern verschlimmert sich, wenn man ausruht), Schilddrüsenerkrankung (starkes Schwitzen oder Müdigkeit, Gewichtsverlust, eventuell hervorquellende Augen) oder bei rheumatischem Fieber (unwillkürliches Zucken von Händen, Armen und Gesicht, Gelenke schmerzen und sind geschwollen).

Ist das Zittern und Zucken ein Zeichen großer innerer Anspannung und Nervosität, sollten Sie sich konstitutionell behandeln lassen.

Geben bzw. nehmen Sie das Mittel Ihrer Wahl dreimal täglich, bis maximal zwei Wochen lang:

- Belladonna C30

Bei Zuckungen im Schlaf und erschreckenden Alpträumen.

- Sulfur C6

Bei heftigen Zuckungen und großer Unruhe während des Schlafens.

- Agaricus C6

Bei deutlichem Zucken und rhythmischen Spasmen.

- Stramonium C6

Bei unwillkürlichen zuckenden Bewegungen und Aufwachen im Schreck, vor allem nach einem heftigen Schock.

- Gelsemium C6

Bei Schwäche und Zittern wie nach einer schweren Grippe.

- Ignatia C6

Bei Zittern, das nach emotionaler Aufregung schlimmer wird.

- Mercurius solubilis C6

Bei erhöhtem Speichelfluss, Stammeln, Zittern von Zunge und Händen.

Was Sie sonst noch tun können:
Empfohlen werden Vitamin B_2 und B_6 sowie Cholin, Zink, Magnesium und Lezithin. Reduzieren Sie Ihren Koffeinkonsum (also Tee, Kaffee, Kakao und Colagetränke) und überprüfen Sie Nahrung und Umgebung auf hohe Quecksilber- und Wismutanteile. Falls Sie Lithium einnehmen, fragen Sie Ihre Ärztin oder Ihren Arzt, ob Sie nicht die Dosis reduzieren sollten.

Haut, Haar und Nägel

Allein die Haut macht rund 16 Prozent unseres Körpergewichts aus und ist daher das größte Organ des Körpers. Ausgebreitet würde sie etwa zwei bis 2,6 Quadratmeter umfassen. Jeden Monat gehen ungefähr 30 Gramm abgestorbene Hautzellen verloren; die gleiche Menge regeneriert sich jedes Mal – in einem Durchschnittsleben also ungefähr 18 kg. Die äußere Schicht, die Epidermis, ist praktisch leblos; sie besteht aus absterbenden oder bereits leblosen flachen Zellen. Doch auch sie haben noch eine Aufgabe: Sie machen die Haut wasserdicht, schützen sie vor eindringenden Krankheitskeimen und werden deshalb in der darunter liegenden Hautschicht, der Dermis, ständig neu produziert. Diese sehr lebendige Schicht ist von Blut- und Lymphgefäßen und Nervenenden mit Rezeptoren für Hitze, Kälte, Schmerz und Druck durchzogen; außerdem enthält sie Talgdrüsen, die die Haut geschmeidig und wasserdicht halten, Follikel, aus denen Haare und Nägel hervorgehen, Drüsen, die Schweiß und mit ihm die im Körper angesammelten Schadstoffe ausscheiden, Zellen, die bei Sonneneinstrahlung Vitamin D herstellen können, sowie andere Zellen, die das dunkle Pigment Melanin enthalten, das die Haut vor dem schädlichen Anteil der Sonnenstrahlen schützt. Was sie alle verbindet und der Haut ihre Weichheit und Widerstandsfähigkeit verleiht, sind zwei Arten von Gewebe, nämlich das Fettgewebe und das elastische Bindegewebe. Falten entstehen, wenn diese Gewebe schrumpfen bzw. sich verhärten. Unterhalb der Dermis und über flexible Fasern mit ihr verbunden liegen die Muskeln, Sehnen, Bänder und Knochen.

In der Homöopathie werden Hautleiden einschließlich Störungen von Haar und Nägeln als Anzeichen für ein generelles Ungleichgewicht, einen schlecht funktionierenden Stoffwechsel betrachtet. Es werden daher weniger die auffallenden Symptome – Juckreiz, Bläschen, Schuppen und alles Sichtbare – behandelt als vielmehr die gesamte Konstitution. Wenn man die Symptome auf der Hautebene unterdrückt, kann es passieren, dass sich die Störung ein anderes Ausdrucksorgan, nämlich ein inneres und womöglich viel wichtigeres, sucht. Hauttonus und -färbung verraten einer erfahrenen Homöopathie-Fachkraft viel über die jeweilige Person.

Ganz allgemein gesprochen, werden Hautleiden verschlechtert durch Zucker, raffinierte Kohlenhydrate, Schokolade, Tee, Kaffee, Alkohol, scharfe Gewürze, parfümierte Kosmetika sowie durch Verstopfung und Bewegungsmangel, die dazu beitragen, dass sich die Ausscheidung von Schadstoffen verlangsamt.

Um die Haut geschmeidig zu halten, sollten Sie reines Olivenöl extra vergine oder Calendulasalbe benutzen (auf dem Gesicht jeweils nur dünn auftragen). Exzessives Waschen trocknet die Haut aus; Hautbürsten hingegen – mit einem trockenen Bürsthandschuh oder einer weichen Hautbürste – tut diesem Organ sehr gut: Dabei werden tote Epidermiszellen weggebürstet und die in der Dermis liegenden Blut- und Lymphgefäße sanft massiert, was die Schadstoffausscheidung anregt. Bürsten Sie immer in Richtung des Herzens, mit sanften, raschen Bewegungen; das Gesicht besser nicht bürsten. Auch Gesichtsgymnastik, nämlich systematisches Bewegen der wichtigsten Muskelgruppen im Gesicht, trägt dazu bei, die Haut lebendig und geschmeidig zu halten.

Erkrankungen von Haut, Haar und Nägeln von A bis Z

Abszess

Ein Abszess ist oft Folge einer Stichwunde, etwa von unsterilisierten Nadeln, Tierbissen oder ähnlichem. Sobald sie in die Haut eindringen konnten, vermehren sich Bakterien massenhaft darin und produzieren Giftstoffe, die ihrerseits Hitze, Schwellung und Schmerzen verursachen. Um zu verhindern, dass die Toxine ins Blut übertreten, schirmen die umgebenden Gewebe das infizierte Gebiet ab; es füllt sich mit Eiter, einer Mischung aus weißen Blutkörperchen (Abwehrzellen), toten Bakterien und Blutserum. Nach einiger Zeit bricht der Abszess auf, und der Eiter strömt heraus, oder aber die umliegenden Gewebe saugen ihn allmählich auf und scheiden sie aus. Gelegentlich jedoch wird ein Abszess chronisch; die Infektion flackert immer wieder auf, weil der Körper nicht im Stande ist, damit fertig zu werden.

Frühzeitig verabreicht, können Homöopathika die Abszessbildung verhindern; später wird es unter Umständen nötig, ihn aufzuschneiden und den Eiter abfließen zu lassen.

Nehmen Sie das Mittel Ihrer Wahl stündlich, bis zu maximal zehn Dosen:

- Silicea C6

Ziemlich tiefsitzender Abszess, der sich langsam bildet, sowie Schwellung der umliegenden Lymphdrüsen; chronischer Abszess, der nie ganz verschwindet, aber auch keinen Eiterpickel bildet; um die Heilung zu beschleunigen, nachdem ein Abszess einmal eingeschnitten und gesäubert wurde.

- Hepar sulfuris C6

Ein eitriger Abszess, der bei der leisesten Berührung wehtut und scharfe, stechende Schmerzen verursacht, dazu Frösteln und Reizbarkeit.

- Mercurius solubilis C6

Abszess im Frühstadium, vor allem bei übel riechendem Schweiß und starker Abneigung gegen Hitze oder Kälte.

- Belladonna C30

Abszess im Frühstadium, hochrot, pochend, sehr empfindlich gegenüber Berührung und kalter Luft.

Was Sie sonst noch tun können:

Heiße Kompressen können einen Abszess dazu bringen, einen Eiterkopf zu bilden, aus dem dann der Eiter abfließen kann. Sobald er geplatzt ist, mit Hypericum- und Calendula-Lösung baden (siehe S. 126).

Beulen und Karbunkel

Sie entstehen aufgrund von Infektionen der Haarfollikel, meistens mit Staphylokokken (sie sind auch für viele Nahrungsmittelvergiftungen verantwortlich). Ein Karbunkel ist eine besonders große Beule oder eine dichtsitzende Gruppe von Beulen, die ein bisschen tiefer in der Dermis sitzen als gewöhnlich. Wenn die weißen Blutkörperchen die Bakterien angreifen, bildet sich dicker weißer oder gelber Eiter, der Schwellungen und Schmerzen verursacht. Die Beule bekommt dann einen Eiterkopf wie ein Abszess und platzt entweder nach ein bis zwei Tagen auf oder schrumpft langsam und heilt ab. Immer wiederkehrende Beulen und Karbunkel können ein Zeichen von Diabetes sein. In der Schulmedizin werden meist Antibiotika verabreicht und/oder die Beule aufgeschnitten. In der Homöopathie wird eine Konstitutionsbehandlung empfohlen, doch auch die nachstehend genannten Mittel können helfen, Schmerzen und Schwellungen zu lindern.

Nehmen Sie das Mittel Ihrer Wahl stündlich, bis zu maximal zehn Dosen:

■ Belladonna C30
Beule oder Karbunkel im Frühstadium, hochrot und sehr berührungsempfindlich.

■ Hepar sulfuris C6
Bei leicht nässenden Beulen, die sehr berührungsempfindlich sind oder um den Eiter hervorzulocken.

■ Silicea C6
Zum Reinigen einer geplatzten Beule oder zum Abheilen eines Karbunkels, der langsam gewachsen ist und sich ebenso langsam wieder zurückbildet.

■ Anthracinum C6
Bei bläulicher, blasenwerfender und sehr bös aussehender Haut über der Beule, die in der Mitte schwarz ist.

■ Arsenicum album C6
Bei brennendheißer Beule, verschlimmert durch Wärmeanwendungen.

Was Sie sonst noch tun können:
Beim ersten Anzeichen einer Entzündung baden Sie die betroffene Region in Hypericum- und Calendula-Lösung (siehe S. 126). Ein Wattebausch, in heißem Salzwasser getränkt (1 TL Salz auf einen Viertelliter Wasser) und auf den Karbunkel gelegt, nimmt den Schmerz (alle paar Stunden erneuern). Beulen und Karbunkel niemals aufdrücken! Wenn sie von selbst aufplatzen, lassen Sie den Eiter auslaufen. Niemals mit den Händen erst eine infizierte Beule, dann Nahrungsmittel anfassen!

Brennende Füsse

Wer ständig unter brennenden Füßen leidet, hat möglicherweise einen Vitaminmangel; meist jedoch ist keine Ursache auszumachen.

Nehmen Sie das Mittel Ihrer Wahl dreimal täglich, maximal drei Wochen lang; wenn dann keine Besserung eingetreten ist, gehen Sie zu Ihrer homöopathischen Fachkraft:

■ Apis C6
Füße brennen und stechen und sehen geschwollen aus.

■ Sulfur C6
Brennen nachts schlimmer, so dass man die Füße aus dem Bett hält, um sie zu kühlen; generelle Neigung dazu, dass es einem heiß ist.

■ Chamomilla C6
Füße heiß und verschwitzt, Ärger verschlimmert die Symptome.

■ Graphites C6
Brennen, das sich beim Gehen verschlimmert.

■ Pulsatilla C6
Brennen, das sich bei Hitze sowie bei herunterbaumelnden Beinen verschlimmert, beim Hinlegen jedoch bessert.

■ Silicea C6

Brennen, das nachts am schlimmsten ist, auch wenn die Füße kalt und klamm sind; tagsüber schwitzen sie und riechen unangenehm.

Was Sie sonst noch tun können:

Nehmen Sie Vitamine des B-Komplexes ein. Baden Sie die Füße gelegentlich in kaltem Wasser, und gehen Sie barfuß oder in offenen Sandalen, wann immer Sie können.

Chloasma

Chloasmen werden dunkle Flecken, meist im Gesicht und hier vor allem auf den Wangen, genannt, die während einer Schwangerschaft oder der Einnahme der Antibabypille auftreten können. Meist verschwinden sie, wenn die Frau die Pille absetzt oder der Hormonhaushalt nach der Entbindung wieder zu einem neuen Gleichgewicht findet. Sollte das nachstehend genannte Mittel innerhalb eines Monats keinen Erfolg zeitigen, suchen Sie Ihre homöopathische Fachkraft auf.

Nehmen Sie das folgende Mittel alle zwölf Stunden, maximal einen Monat lang:

■ Sepia C6

Ekzem (Dermatitis)

Ein Ekzem ist eine örtliche Entzündung der Haut, begleitet von Juckreiz, Rötung, Nässen, Blasenbildung und Bluten, wenn man daran kratzt.

Ein Kontaktekzem wird von Allergien gegen Pflanzen, Stoffe und Metalle ausgelöst (beispielsweise gegen giftigen Efeu, Tomaten, Primelblätter, Chrysanthemen, Wolle oder Nickel). Oft tritt es im Zusammenhang mit Asthma, Heuschnupfen oder allergischer Rhinitis auf. Talgdrüsenekzeme haben offenbar nichts mit Allergien zu tun, sondern die Neigung dazu scheint angeboren zu sein; sie verursachen Schuppenbildung und Juckreiz in den Lächelfalten zwischen Nase und Mund, um Barthaar, um den Haaransatz herum, auf der Kopfhaut (siehe auch Schuppenbildung), auf dem

Brustkorb, in der Lendengegend, in den Achselhöhlen, manchmal auch zwischen oder unter den Brüsten. Reinigungsmittel-Ekzeme sind eine Berufskrankheit von Hausfrauen, Putzfrauen, Friseurinnen und Friseuren, Krankenschwestern, Mechanikern ... im Prinzip allen, die täglich in Kontakt mit Haushaltsreinigern, Waschmitteln, Shampoos, Fettlösern usw. kommen. Alle diese Mittel enthalten Detergenzien, von denen die Hände rau, rot, schuppig und wund werden und zu jucken beginnen, vor allem an den Knöcheln. Stressekzeme verursachen juckende, nässende Bläschen auf den Handflächen und Fußsohlen; sie entstehen durch Stress, manchmal auch durch Mangelernährung, sind relativ selten und heilen nach zwei bis drei Wochen gewöhnlich von selbst ab. Kreisförmige Ekzeme erscheinen als juckende, rote, runde Flecken auf Armen und Beinen, schuppen sich, bilden Bläschen, nässen und bekommen schließlich eine Kruste. Solche Ekzeme unbekannter Herkunft sind ebenfalls recht selten und können monatelang bestehen bleiben.

Schulmedizinisch werden meist Steroidsalben gegen die Entzündung verschrieben, nötigenfalls auch Antihistamine und Antibiotika gegen den Juckreiz und eine eventuelle bakterielle Infektion. Um herauszufinden, welche Allergene vielleicht daran beteiligt sind, ist ein Hauttest notwendig. Steroidsalben und Antibiotika sollte man jedoch wenn irgend möglich meiden, es sei denn, das Ekzem ist so heftig, dass man nachts nicht mehr schlafen kann und die Störung dadurch nur verschlimmert wird.

Konstitutionstherapie ist das Mittel der Wahl in der Homöopathie. Doch auch die folgenden Homöopathika können helfen, während man auf den Beginn der Behandlung wartet oder der Juckreiz unerträglich ist.

Nehmen Sie das Mittel Ihrer Wahl viermal täglich, bis maximal zwei Wochen lang:

■ Graphites C6

Ekzem vor allem auf den Handflächen und hinter dem Ohr; Austritt einer honigfarbenen Flüssigkeit.

■ Sulfur C6
Haut ist rot, trocken und juckt; Symptome durch Hitze und Waschen verschlimmert; vor allem, wenn Durchfall besteht, der frühmorgens schlimmer wird.

■ Petroleum C6
Betroffene Hautpartie reißt leicht ein.

■ Rhus toxicodendron C6
Bläschen jucken stärker nachts sowie bei feuchtem Wetter, Symptome bessern sich jedoch bei Wärme.

■ Alumina C6
Trockene, juckende Haut, dazu Verstopfung.

■ Hepar sulfuris C6
Sehr empfindliche, oft infizierte Haut, dazu generelles Frösteln und Verschlimmerung bei Kälte.

■ Arsenicum album C6
Haut ist trocken und brennt, doch kalte Anwendungen verschlimmern das Leiden.

■ Psorinum C6
Haut irritiert, schmutzig grau und oft entzündet; generelles Frösteln.

Was Sie sonst noch tun können:
Mittel, die Ihres Wissens Ihre Haut reizen, müssen Sie natürlich meiden. Tragen Sie im Garten, bei der Hausarbeit usw. immer Gummihandschuhe. Wenn Sie Gummi nicht vertragen, ziehen Sie sich Baumwollhandschuhe darunter. Trocknen Sie Ihre Hände nach dem Waschen immer sorgfältig ab, und benutzen Sie Calendula-Creme als Feuchtigkeitsspenderin. Wenn Sie vor lauter Stress ein Hautleiden bekommen, sollten Sie es mit Entspannungstechniken oder Meditation versuchen (siehe S. 87 f.).

Reiben Sie außerdem die nicht betroffenen Hautpartien gelegentlich mit Nachtkerzenöl ein; nehmen Sie zusätzlich Vitamin B und C sowie Zinkpräparate und benutzen Sie echtes Distelöl (eventuell auch in Kapseln zum Einnehmen). Auch die Leberdiät (siehe S. 852), einen Monat durchgehalten, kann sinnvoll sein.

Erysipel (Hautinfektion)

So wird eine Streptokokken-Infektion der Haut genannt, meist im Gesicht oder an den Waden, die leichtes Fieber, Rötung, Berührungsempfindlichkeit, Schwellungen, manchmal auch rote Linien (entzündete Lymphbahnen) verursacht, die vom Erysipel zu den nächstgelegenen Lymphdrüsen führen (siehe Lymphangitis). Bleibt die Entzündung unbehandelt, können die Bakterien ins Blut gelangen und eine Blutvergiftung hervorrufen. Schulmedizinisch werden Antibiotika verabreicht.

Nehmen Sie das Mittel Ihrer Wahl stündlich, bis zu maximal zehn Dosen; sollten Fieber und Schwellung nicht innerhalb von 24 Stunden zurückgehen, suchen Sie den Arzt auf.

- Apis C6

Haut brennend heiß, mit wässrigen Schwellungen unter der Haut.

- Lachesis C6

Haut um die entzündete Region ist bläulichrot verfärbt; vermehrte Schweißabsonderung.

- Rhus toxicodendron C6

Infizierte Hautareale weisen Bläschen auf und jucken stark; allgemeine Unruhe.

- Belladonna C30

Hellrote Hautläsionen, die pochen und berührungsempfindlich sind; kalte Luft verschlimmert alle Symptome.

- Mercurius solubilis C6

Nahegelegene Lymphdrüsen geschwollen, Schweiß riecht unangenehm, Hitze und Kälte sind gleichermaßen schlecht auszuhalten.

Fettige Haut

Fettige Haut, verursacht durch überaktive Talgdrüsen, ist ein familiär bedingtes Problem, das in der Pubertät meist am schlimmsten ist, weil dann auch die Zellen der Epidermis sich besonders rasch abschuppen. Daraus kann Akne entstehen – Komedonen, Talg- und entzündete Pickel. Ähnliches geschieht, wenn die Haut zu fett ist. Ein hormonelles Ungleichgewicht, die Einnahme der Antibabypille oder Steroidtabletten erhöhen die Talgsekretion. Empfohlen wird eine Konstitutionsbehandlung; probieren Sie aber erst einmal eines der nachfolgenden Mittel.

Nehmen Sie das Mittel Ihrer Wahl alle zwölf Stunden, maximal einen Monat lang:

- Natrium muriaticum C6

Gesicht fettig und glänzend, Talgabsonderung besonders stark auf den behaarten Hautpartien, zudem Verstopfung.

- Mercurius C6

Fettige Haut, die unangenehm riecht; Talgabsonderung verstärkt bei kaltem und heißem Wetter, Zittern, erhöhte Speichelproduktion, klebriger Schweiß.

Was Sie sonst noch tun können:

Fettige Haut sollte nur morgens und abends gesäubert werden, am besten mit einer Hamamelislösung (zehn Tropfen Urtinktur auf einen Viertelliter abgekochtes, kühles Wasser). Auch die Sonne hilft, allzu fettige Haut auszutrocknen, vorausgesetzt, der Teint ist dunkel oder wenig empfindlich und bräunt, statt Sonnenbrand zu bekommen. Lassen Sie Steroidpräparate und hormonelle Verhütungsmittel beiseite. Versuchen Sie einen Monat lang die Leberdiät (siehe S. 852), und nehmen Sie zusätzlich Vitamine des B-Komplexes ein.

Fettiges Haar

Es wird von übermäßig arbeitenden Talgdrüsen verursacht, die eine wachsartige Substanz (das so genannte Sebum) produzieren, welche das Haar geschmeidig und wasserdicht hält. Oft bestehen noch weitere Hautprobleme; bei Jugendlichen kommt fettiges Haar meist zusammen mit Akne vor und hat auch mit dem Auf und Ab der Hormone in der Adoleszenz zu tun. Das Haarproblem verschlimmert sich, wenn man die Haare zu oft mit starken Shampoos wäscht, die den pH-Wert (Säuregehalt) der Kopfhaut verändern. Eine konstitutionelle Behandlung wird empfohlen, falls die nachstehend genannten Homöopathika und Selbsthilfe-Tipps das Problem nicht lösen können.

Nehmen Sie das Mittel Ihrer Wahl alle zwölf Stunden, maximal einen Monat lang:

▪ Bryonia C6
Mittel der ersten Wahl.

▪ Mercurius solubilis C6
Fettiges Haar, dazu Engegefühl in der Kopfhaut, die viel Schweiß absondert; überhöhte Speichelproduktion, Hitze- und Kälte-Unverträglichkeit.

▪ Acidum phosphoricum C6
Fettiges, gleichzeitig dünner werdendes Haar, vor allem nach längerem emotionalen Stress oder Trauer.

Was Sie sonst noch tun können:
Oft hilft es schon, weniger raffinierte Kohlenhydrate (Süßigkeiten, Schokolade, Limonade) zu sich zu nehmen und das Haar häufig mit mildem oder stark verdünntem Shampoo zu waschen. Versuchen Sie es einmal mit Kräutershampoos, etwa auf Algen- oder Rosmarinbasis.

Fissuren
Aus Gründen, die nicht genau bekannt sind, die man aber gerne der allgemeinen Konstitution zuschreibt, bekommen manche Menschen leichter als andere aufgesprungene Lippen, Hände, Fingerspitzen etc., so genannte Fissuren. Falls die nachstehend genannten Mittel nicht helfen, machen Sie am besten eine Konstitutionstherapie.

Nehmen Sie das Mittel Ihrer Wahl dreimal täglich, maximal zwei Wochen lang:

■ Petroleum C6
Eingerissene Mundwinkel; Haut ist rau und rot.

■ Sulfur C6
Aufgesprungene Hautfältchen, vor allem, wenn in warm und feucht gehaltenen Arealen sich auch Pilze breitmachen; Haut sieht schmutzig grau aus und juckt stark, Symptome verschlimmern sich durch Waschen.

■ Graphites C6
Fissuren an den Nasenflügeln, den Lippen, hinterm Ohr, auf den Mamillen oder Fingerspitzen.

■ Calcium carbonicum C6
Aufgesprungene Haut im Winter am schlimmsten, dazu Übergewicht, Frösteln und stärkeres Schwitzen.

■ Silicea C6
Bei kaltem Wetter stark aufgesprungene Hände und Fingerspitzen, die nur langsam heilen, verschwitzte Hände und Füße.

Was Sie sonst noch tun können:
Tragen Sie Calendulasalbe auf. Auch Vitamine des B-Komplexes, Vitamin A und C sowie essentielle Fettsäuren sollten Ihnen helfen.

Gesichtsbehaarung
Bei Männern gilt Gesichtsbehaarung als sekundäres Geschlechtsmerkmal, das den Übergang von der Adoleszenz zum Mannesalter markiert. Bei Frauen ist Gesichtsbehaarung meist familiär bedingt und nimmt auch oft in den Wechseljahren zu. Sehr starke Behaarung kann generell ein Zeichen von Hypophysen-Unterfunktion sein, bei Frauen meist begleitet von Gewichtszunahme, tieferer Stimme und Aufhören der Menstruationsblutungen, obwohl die Wechseljahre noch nicht erreicht sind. Auch bestimmte

Medikamente lassen Körper- und Gesichtsbehaarung verstärkt sprießen; wenn das der Fall sein sollte, sprechen Sie mit Ihrer Ärztin oder Ihrem Arzt.

Falls Ihnen die zusätzlichen Haare peinlich sind, können Sie sie durch Auszupfen, Wachsbehandlung, Rasieren oder spezielles Epilieren zeitweise entfernen. Eine Elektrolysebehandlung kann nützen – oder auch nicht, und sie muss auf jeden Fall von einer erfahrenen Kosmetikerin ausgeführt werden. Auch eine Konstitutionsbehandlung ist sinnvoll; an Einzelmitteln gibt es nur das nachstehende.

Nehmen Sie folgendes Mittel alle zwölf Stunden, insgesamt dreimal, ein und warten Sie dann einen Monat ab, was passiert:

■ Thuja C30
Bei Haaren auf der Oberlippe, vor allem, wenn sie nach einer Windpockenimpfung oder einer Impfreaktion stärker wachsen.

Grauwerden

Grundsätzlich bekommen wir alle graue Haare, wenn unsere Gene es dafür an der Zeit finden; sie schalten dann die Pigmentproduktion in den Haarfollikeln ab. Vorzeitiges Ergrauen kann jedoch ein Zeichen für einen Mangel an Vitamin B_5 oder PABA (Para-aminobenzoesäure) sein, für starken Stress oder für ein erhöhtes Risiko, an einem Autoimmunleiden zu erkranken. Wenn gleichzeitig auch Ekzeme oder Haarausfall auftreten, ist eine homöopathische Konstitutionsbehandlung angezeigt. Zuerst sollten Sie es jedoch mit den nachstehenden Mitteln versuchen.

Nehmen Sie das Mittel Ihrer Wahl alle zwölf Stunden, bis maximal einen Monat lang:

■ Acidum phosphoricum C6
Grauwerden und Haarausfall, vor allem nach Trauer oder langdauerndem geistig-seelischen Stress.

■ Lycopodium C6
Ergrauen, dazu Kahlwerden und Ekzeme hinterm Ohr.

■ Acidum sulfuricum C6
Grauwerden, dazu Hitzewallungen und schmerzende Kopfhaut.

Hühneraugen und Hornhaut

Unter ständigem oder immer wiederkehrendem Druck verdickt und verhärtet sich die Haut an der jeweiligen Stelle und bildet die so genannte Hornhaut, zum Beispiel an Händen und Füßen; dabei können sich auch die Ballen entzünden. Hühneraugen entstehen auf den Zehen; sie sind nichts anderes als kleine Stellen verhärteter Haut, die wie eine Art Dorn nach innen ragt. Sowohl Hühneraugen als manchmal auch Hornhaut können sehr druckempfindlich sein; bei Diabetes können darunter auch Geschwüre entstehen. In aller Regel werden Hühneraugen durch schlechtsitzende Schuhe, hohe Absätze oder aber ständige Arbeitsbelastung verursacht. Falls die Hühneraugen sehr wehtun, sollten Sie sie sich von einer Pediküre-Fachkraft entfernen lassen.

Nehmen Sie das folgende Mittel viermal täglich, maximal zwei Wochen lang:

■ Antimonium crudum C6

Was Sie sonst noch tun können:
Hühneraugen und Hornhaut verschwinden nicht, wenn Sie weiterhin die Schuhe tragen, die sie ursprünglich verursacht haben. Kaufen Sie sich flache, bequeme Schuhe, am besten Sandalen, und legen Sie bis zum Abheilen ein Hühneraugenpflaster auf, das den Druck abfängt. Weichen Sie harte Hautstellen regelmäßig mit Calendulasalbe auf oder feilen Sie sie mit Bimsstein ab. Um Ihre Füße zu stärken und die nicht mehr auf hohen Hacken gestützten Füße vor Verstauchungen zu bewahren, sollten Sie regelmäßig ein Fußtraining machen: Heben Sie Gummi-Squashbälle mit den Füßen auf!

Haarausfall

Haarausfall ist etwas Natürliches, denn es wachsen ständig neue Haare nach. Wird jedoch das Haarwachstum eine Zeitlang gebremst, wie das oft nach Entbindungen oder einer fiebrigen

Erkrankung passiert, verlieren wir rascher Haare, als sie ersetzt werden können. Bei Männern wie bei Frauen ist es außerdem normal, dass der Schopf mit dem Alter etwas dünner wird. Kahlköpfigkeit ist ein Phänomen, das vorwiegend Männer betrifft und erblich bedingt ist. Bei Männern weicht meist der Haaransatz zurück, bis er auf den kahl werdenden Scheitel trifft und sich so eine Tonsur bildet; bei Frauen wird meist nur das Scheitelhaar dünner. Wenn Babies mit dem Hinterkopf viel auf dem Kissen hin- und herrubbeln, fällt auch ihnen dort das Haar aus; es wächst jedoch rasch wieder nach.

Manchmal ist Haarausfall auch eine Mangelerscheinung, etwa bei Schilddrüsenunterfunktion, bei Eisenmangelanämie, Mangel an Zink oder B-Vitaminen, vor allem Biotin, oder Inositolmangel, oder das Haar fällt aus, weil man eine Zytostatika-Behandlung gegen Krebs über sich ergehen lassen muss. Auch ein Überschuss an Vitamin A oder Selen oder die Einnahme von hormonellen Kontrazeptiva oder Gerinnungshemmern kann zu Haarausfall führen. Im Allgemeinen wächst es wieder nach, sobald die Ursache beseitigt ist. Es gibt allerdings auch Erkrankungen, etwa Kopfgrind (eine Pilzerkrankung der Kopfhaut) oder Lichen ruber planus (siehe S. 281 f.), die Knötchenflechte, die die Haarfollikel selbst zerstören und permanente kahle Stellen hinterlassen. Bei der so genannten Alopezie tauchen ganz plötzlich solche (oft kreisrunden) kahlen Stellen auf, und aus unbekanntem Grund stellen die meisten Haarfollikel dieser Region ihre Funktion ein.

Eine konstitutionelle homöopathische Therapie kann den gesamten Stoffwechsel anregen und so auch für dichteres Haar sorgen. Versuchen Sie es jedoch auch mit den unten genannten Mitteln.

Nehmen Sie das Mittel Ihrer Wahl alle zwölf Stunden ein, maximal einen Monat lang:

- Lycopodium C6

Bei Haarausfall nach einer Entbindung oder vorzeitiger Kahlköpfigkeit bzw. Grauwerden

■ Aurum metallicum C6
Haarausfall in Verbindung mit Karbunkeln auf der Kopfhaut, dazu Kopfschmerzen, die nachts schlimmer werden, und starken Depressionen.

■ Acidum hydrofluoricum C6
Brüchiges Haar, das in kleinen Büscheln ausfällt.

■ Selenium C6
Haarausfall auch am Körper, Kopfhaut tut bei Berührung weh.

■ Sepia C6
Haarausfall im Zusammenhang mit den Hormonschwankungen nach einer Entbindung oder in den Wechseljahren; innere Gleichgültigkeit gegenüber geliebten Menschen.

■ Acidum phosphoricum C6
Haarausfall nach Trauer oder extremen Gefühlsaufwallungen; Gleichgültigkeit und Erschöpfung gewinnen die Oberhand.

■ Arnica C6
Haarausfall nach schwerer Verletzung.

■ Kalium carbonicum C6
Haarausfall verbunden mit trockener Haut und Kopfhaut.

■ Barium carbonicum C6
Haarausfall bei älterer Person, die einen schlechten Kreislauf hat und im Denken langsam ist.

■ Natrium muriaticum C6
Haarausfall begleitet von Schuppen und weißlichen Krusten auf der Kopfhaut, vor allem am Haaransatz.

■ Phosphorus C6
Haar fällt in großen Büscheln aus.

Was Sie sonst noch tun können:
Haare, die regelmäßig gebleicht, gefärbt, mit Dauerwellen versehen oder geglättet werden, sind erheblich brüchiger als unbehandelte Haare. Allzu häufiges Waschen mit aggressiven Shampoos trocknet das Haar aus und lässt es rasch fettig erscheinen. Einmal Shampoo aufzutragen, reicht in aller Regel völlig aus, das Haar richtig zu waschen; anschließend sollten Sie es möglichst an der Luft trocknen. In manchen Fällen kann es helfen, die Kopfhaut zu massieren, weil dabei die Blutzirkulation angeregt wird. Empfohlen werden außerdem Vitamine des B-Komplexes, Vitamin C, Zink und Eisen. Achten Sie außerdem darauf, dass Ihre Nahrung genügend Proteine aus pflanzlichen, aber auch tierischen Nahrungsmitteln enthält.

HITZBLATTERN (»ROTER HUND«)
So werden stark juckende Hitzepickel genannt, die bei hellhäutigen Menschen in subtropischen oder tropischen Klimata auftreten können (Dunkelhäutige sind nicht betroffen). Auslöser dafür sind: feuchte Hitze, zu viel oder zu dicke Kleidung, Übergewicht, zu häufiger Gebrauch von Seife und eine Überproduktion von Talg. Der prickelnde Juckreiz wird von einer leichten Entzündung ausgelöst, die in den talgverstopften Schweißdrüsen entsteht. Wenn viele Schweißdrüsen ihrer Funktion nicht mehr nachkommen können, besteht die Gefahr eines Hitzschlags. Falls die Hitzblattern sehr unangenehm sind, sollten Sie sich einer homöopathischen Konstitutionsbehandlung unterziehen.

Nehmen Sie folgendes Mittel alle zwei Stunden, bis zu maximal zehn Dosen, sobald sich Hitzepickel bilden und zu jucken beginnen, nicht öfter! Notfalls Behandlung täglich wiederholen:

- Apis C30

Außerdem nehmen Sie am besten vorbeugend:

- Sol C30, dreimal täglich, maximal drei Wochen lang, dann eine Woche Pause, bevor Sie wieder damit beginnen.

Was Sie sonst noch tun können:
Vermeiden Sie, heiß zu duschen oder zu baden, und benutzen Sie Seife nur einmal am Tag. Versuchen Sie, sich eine schützende Lichtschwiele – leichte Bräunung – zuzulegen. Meiden Sie außerdem heiße Getränke, stark gewürztes Essen und Fleischextrakt. Nehmen Sie mehr Vitamin C zu sich.

Ichthyose (Fischschuppenkrankheit)

Das ist eine ziemlich seltene, erblich bedingte Krankheit, bei der die Haut äußerst trocken ist und sich fischschuppenähnlich ständig abschuppt, vor allem im Winter. Die Erkrankung setzt im frühen Kindesalter ein, wird aber in der Adoleszenz langsam besser. Falls die nachstehend genannten Mittel innerhalb eines Monats keinen Erfolg zeitigen sollten, sprechen Sie mit Ihrer homöopathischen Fachkraft.

Nehmen bzw. geben Sie das Mittel Ihrer Wahl alle zwölf Stunden, maximal einen Monat lang:

■ Arsenicum jodatum C6
Starke Schuppenbildung, die darunter liegende Haut ist wund und nässt.

■ Arsenicum album C6
Haut brennt, juckt, ist trocken, rau und schuppt sich; Symptome in kaltem Wetter deutlich verschlimmert.

■ Plumbum C6
Raue Haut, die grau, bläulich oder gelblich verfärbt ist oder dunkelbraune Flecken aufweist.

■ Thuja C6
Schuppende Haut, verschlimmert durch Berührung, dazu Warzen und brüchige, deformierte Nägel.

Impetigo

So heißt eine ansteckende bakterielle Hautinfektion, die häufiger bei Kindern als bei Erwachsenen auftritt, aber meist nichts Ernstes ist – außer bei Neugeborenen, wo die Bakterien sich auf dem Blutweg bis zu den Nieren ausbreiten und eine Nierenbeckenentzündung hervorrufen können. Anzeichen für Impetigo sind kleine Flecken auf der Haut, auf denen sich Bläschen bilden, die irgendwann platzen und dann eine Kruste ähnlich braunem Zucker bilden. Impetigo kann überall am Körper auftreten; meist ist jedoch die Region um Mund und Nase befallen. Die Bakterien werden übertragen, wenn man die Bläschen betastet und sich dann irgendwo anders am Körper anfasst, oder aber durch Benutzen der Handtücher oder Bettwäsche einer bereits infizierten Person. Sollten die nachstehend aufgeführten Mittel nicht helfen, suchen Sie am besten einen Hautarzt auf. Sie bekommen wahrscheinlich eine antibiotische Salbe verschrieben. Danach sollte Ihr Immunsystem mit einer homöopathischen Konstitutionstherapie gestärkt werden, und zwar vor allem dann, wenn es sehr wahrscheinlich ist, dass Sie weiterhin in Kontakt mit einer Impetigo-Infizierten Person gelangen.

Nehmen bzw. geben Sie das Mittel Ihrer Wahl stündlich, bis zu maximal zehn Dosen:

■ Antimonium crudum C6
Blasen um Mund und Nase, vor allem bei Kindern.

■ Mezereum C6
Betroffen ist vor allem die Kopfhaut, Blasen dick verkrustet, Eiter fließt aus, der die umliegenden Gewebe reizt.

■ Croton C6
Betroffen ist vor allem der Hodensack; entzündete Bläschen, aus denen Eiter fließt.

■ Arsenicum album C6
Bläschenbildung, dazu körperliche Erschöpfung, Frösteln und geistige Unruhe.

Was Sie sonst noch tun können:
Baden Sie die betroffenen Hautpartien mehrmals am Tag in Hypericum- und Calendula-Lösung (siehe S. ■) und achten Sie

darauf, dass andere Mitglieder des Haushalts Ihre Handtücher, Wäsche etc. nicht mitbenützen. Waschen Sie Ihre Hände stets sehr sorgfältig, bevor Sie Essen zubereiten. Ein Kind, das an Impetigo erkrankt ist, sollte der Schule bzw. dem Kindergarten fernbleiben, bis die Bläschen verheilt sind.

Keloidbildung

siehe auch Narbenbildung, S. 285

Keloide sind unschön wuchernde Narbengewebe nach einer Verletzung, Verbrennung, Impfung oder Operation oder nach dem Ohrlochstechen. Am häufigsten treten sie bei Dunkelhäutigen auf. Die Wunde scheint erst normal zu verheilen, bis die Narbe auf einmal zu wuchern beginnt; gelegentlich treten Keloide auch auf recht alten Narben oder auf gesunder Haut auf. Schulmedizinisch werden Steroidinjektionen, Kältetherapie, Strahlentherapie oder kosmetische Chirurgie eingesetzt. Falls die nachstehend genannten Mittel innerhalb eines Monats das Narbenwachstum nicht zu stoppen oder rückgängig zu machen scheinen, sollten Sie fachliche homöopathische Hilfe in Anspruch nehmen.

Nehmen Sie das Mittel Ihrer Wahl dreimal täglich, maximal drei Wochen lang:

- Graphites C6

Keloidbildung im Frühstadium

- Silicea C6

Bei schon lange bestehenden Keloiden; anschließend

- Acidum fluoricum C6

Lichen ruber planus (Knötchenflechte)

So wird der Ausbruch juckender, kleiner, glänzender, purpurroter Knötchen genannt, die meist auf Armen oder Beinen, gelegentlich aber auch auf der Kopfhaut auftreten, wo sie dann Haarausfall verursachen. Sie können auch die Nägel deformieren oder weiße, spitzenartige Muster im Mund bilden. Die Ursache dieses Leidens, das vorwiegend Menschen über fünfzig befällt, ist unbekannt; es ist zwar störend, sonst aber harmlos und fängt meist ganz plötzlich mit kleinen Flecken an, die irgendwann bräunlich werden und verblassen. In der Schulmedizin verabreicht man Steroidsalben oder -tabletten. Homöopathisch wird zur Konstitutionsbehandlung geraten, vor allem, wenn die Knötchenflechte wiederkommt, wie es nach dem Ende einer Steroidbehandlung manchmal geschieht. Zuerst sollten Sie es jedoch mit einem der nachstehend genannten Mittel probieren.

Nehmen Sie das Mittel Ihrer Wahl viermal täglich, maximal drei Wochen lang:

■ Sulfur jodatum C6
Mittel der ersten Wahl bei akuter wie chronischer Erkrankung.

■ Arsenicum album C6
Ausschlag juckt und brennt.

■ Juglans C6
Ausbruch am schlimmsten im Gesicht und am Hals, die Flecken prickeln und jucken.

■ Rumex C6
Juckreiz wird beim Ausziehen schlimmer.

Nagelprobleme

Es gibt wenige Erkrankungen, die ausschließlich die Nägel betreffen; meist ist die Entfärbung oder Deformierung Folge einer Verletzung, eines Ernährungsmangels, einer Atemwegs- oder Herzerkrankung.

Bluterguss unterm Nagel. Er entsteht, wenn man sich die Finger einklemmt oder etwas Schweres darauf fällt, und tut sehr weh. Der Nagel verfärbt sich rasch schwarz, weil sich Blut darunter sammelt. Der einzige Weg, den Schmerz zu lindern, besteht darin, das Blut irgendwie abfließen zu lassen. Ihr Arzt oder Ihre Ärztin kann den Nagel dazu steril durchstechen; wenn jedoch keine medizinische Hilfe zur Hand ist, können Sie das auch selbst machen:

Nehmen Sie eine dicke Nadel oder biegen Sie eine Büroklammer gerade; sterilisieren Sie sie in einer Flamme und stechen Sie sie dann ins Zentrum des Blutergusses unterm Nagel, bis Blut austritt. Sofort danach sollten Sie folgendes Mittel nehmen:

■ Arnica C30, stündlich bis zu maximal zehn Dosen.

Eingewachsene Nägel. Sie werden meist von schlechtsitzenden Schuhen oder von der Angewohnheit verursacht, die Zehennägel auch seitlich abzuschneiden anstatt ganz gerade. Manchmal sind auch Nagelbettprobleme schuld. Beim Einwachsen entzündet sich die umliegende Haut und tut weh. In der Schulmedizin wird ein kleiner chirurgischer Eingriff vorgenommen. Im Frühstadium kann das Einwachsen verhindert werden, wenn man ein kleines Stück Leinen seitlich zwischen den Nagel und die darunter liegende Haut schiebt; davor sollte der Nagel längere Zeit in Hypericum- und Calendula-Lösung eingeweicht werden (siehe S. 126). Falls sich der Nagel entzündet, nehmen Sie eines der unter Nagelwallentzündung (siehe unten) genannten Mittel.

Nehmen Sie das Mittel Ihrer Wahl alle zwölf Stunden, maximal einen Monat lang, und wenn das nichts hilft, gehen Sie zum Hautarzt:

■ Magnetis polus australis C6
Zur Stärkung von Nägeln, die ständig einwachsen.

■ Thuja C6
Bei sehr brüchigen, einwachsenden Nägeln.

Pilzinfektion. Dabei werden die Nägel meist weiß und krümelig; danach verdicken sie sich und bekommen eine Art Schwielen. Schulmedizinisch werden pilzhemmende Medikamente oder Salben verschrieben. Zunächst sollten Sie es jedoch mit einem Homöopathikum versuchen.

Nehmen Sie das Mittel Ihrer Wahl viermal täglich, bis zu maximal drei Wochen lang:

■ Antimonium crudum C6
Nägel brüchig mit hornartigen Verdickungen.

■ Silicea C6
Nägel deformiert mit weißen Flecken.

■ Graphites C6
Nägel verdickt, deformiert, brüchig oder krümelig, entzündet und schmerzempfindlich, dazu schwärzlich verfärbt.

■ Thuja C6
Nägel brüchig, Nagelbett rot und geschwollen.

Was Sie sonst noch tun können:
Baden Sie die Nägel zweimal täglich in Calendulalösung (zehn Tropfen Urtinktur auf einen Viertelliter abgekochtes, kühles Wasser), oder tragen Sie Calendulasalbe auf.

Nagelwallentzündung. Sie entsteht durch eine akute bakterielle oder Hefepilz-Infektion, die das nachwachsende Gewebe im Nagelbett befällt. Es wird rot und schwillt an; manchmal bilden sich auch Bläschen entlang der Nagelseiten. Die Nägel verfärben sich dabei oft oder werden deformiert.

Nehmen Sie das Mittel Ihrer Wahl stündlich, bis zu maximal zehn Dosen:

■ Belladonna C30
Im Frühstadium, wenn das Nagelbett heiß, rot, schmerzempfindlich ist und pocht.

■ Hepar sulfuris C6
Aus dem Nagelbett lässt sich Eiter herausdrücken; die Haut um die Nägel tut sehr weh.

■ Silicea C6
Bei nur langsam abheilender Infektion.

Narbenbildung

siehe auch Keloidbildung, S. 281.

Sobald eine Wunde durch geronnenes Blut gut verschlossen ist und bestimmte weiße Blutkörperchen Bakterien und andere wundinfizierende Keime vernichtet haben, fangen Gewebezellen – die so genannten Fibroblasten – damit an, die Wunde von innen her zu heilen. Sie produzieren Narbengewebe, das aus ziemlich starken, jedoch wenig elastischen Proteinfasern besteht, die mit zunehmendem Alter schrumpfen. Unkontrolliertes Wachstum solcher Narbengewebe führt zu Keloiden.

Eine homöopathische Behandlung kann dazu beitragen, dass Narben rascher schwinden oder zumindest nicht dicker werden. Falls die nachstehend genannten Mittel innerhalb eines Monats keinen Erfolg zeitigen, gehen Sie zu Ihrer homöopathischen Fachkraft.

Nehmen Sie das Mittel Ihrer Wahl alle zwölf Stunden, maximal einen Monat lang:

■ Thiosin C6

Um die Narbenbildung möglichst gering zu halten bzw. oberflächliche Narben zur Rückbildung zu veranlassen.

■ Silicea C6

Bei alten Narben, die plötzlich zu jucken oder zu schmerzen anfangen oder sich entzünden.

■ Graphites C6

Bei Narben, die dicker werden oder zu nässen beginnen.

Nesselsucht (Urtikaria)

So nennt man erhabene rote Flecken oder Schwielen, die manchmal ein weißliches Zentrum aufweisen und intensiv jucken. Sie können hervorgerufen werden durch eine Nahrungsmittelallergie (z. B. gegen Meeresfrüchte, Erdbeeren, Nüsse), von Nahrungsmittelzusätzen, bestimmten Medikamenten (vor allem Aspirin), Hautaufkratzen, Insektenstichen, aber auch extremem Stress (etwa beim Tod eines geliebten Menschen). Menschen mit sehr empfindlicher Haut bekommen auch durch Hitze, Kälte oder Sonnenlicht einen solchen Ausschlag. Ganz gleich, was ihn auslöst, Stress und Anspannung verschlimmern ihn. Schulmedizinisch werden Antihistamine verabreicht. In manchen Fällen können Augen, Lippen und Rachenraum dramatisch anschwellen (siehe Ödem) und Erstickungsgefahr heraufbeschwören. Das ist eine Notfallsituation; Sie sollten dann unbedingt sofort den Notarzt anrufen und alle 60 Sekunden Apis C30 verabreichen, bis er eintrifft!

Wenn Sie alle bekannten Ursachen Ihrer Nesselsucht stets meiden und trotzdem immer wieder Ausschläge bekommen, wäre eine homöopathische Konstitutionsbehandlung angebracht.

Nehmen Sie das Mittel Ihrer Wahl stündlich, bis zu maximal zehn Dosen, während und nach der Attacke:

■ Apis C30
Brennende, geschwollene Lippen und Lider, durch Wärme verschlimmert.

■ Urtica C6
Ausschlag von Brennesseln oder anderen Pflanzen verursacht, durch Berühren, Kratzen oder Kontakt mit Wasser verschlimmert.

■ Natrium muriaticum C6
Chronische Neigung zu Hautausschlägen, die bei körperlicher Anstrengung und Stress schlimmer werden.

■ Dulcamara C6
Ausschlag tritt auf, nachdem man sich in feuchtem Wetter überhitzt hat.

■ Rhus toxicodendron C6
Hautausschlag brennt und juckt, Bläschenbildung, große innere Unruhe.

■ Sulfur C6
Haut rot, juckend und geschwollen, Symptome verschlimmert durch Hitze und Kontakt mit Wasser.

■ Pulsatilla C6
Hautausschlag verschlimmert sich in stickigen Räumen oder nach fettem Essen; Person »nahe am Wasser gebaut«.

■ Antimonium crudum C6
Hautausschlag oder Schwielen, begleitet von Magenverstimmung und weißlich belegter Zunge.

■ Arsenicum album C6
Hautausschlag, dazu Unruhe und Ängstlichkeit.

Was Sie sonst noch tun können:
Legen Sie eine Eispackung auf die betroffene Stelle oder kühlen Sie sie mit kaltem Wasser (falls Sie das vertragen). Juckreiz wird durch Urtica-Salbe gemildert.

Ödeme
Abnorme Flüssigkeitseinlagerungen in den Körpergeweben zeigen sich als Schwellungen unter der Haut, vor allem um die Fußknöchel herum. Sie entstehen zum Beispiel bei Herz-, Leber und Nierenleiden oder bei Proteinmangel; viele Frauen entwickeln, vor allem vor der Menstruation (siehe Prämenstruelles Syndrom), bei heißem Wetter oder wenn sie lange stehen müssen, leichtere Ödeme. Ganz genau weiß man nicht, wie sie entstehen; wahrscheinlich spielen sowohl hormonelle, metabolische wie auch nervöse Faktoren dabei eine Rolle, in manchen Fällen auch eine Allergie. Das angioneurotische Ödem ist eine Komplikation der Nesselsucht, einer allergischen Reaktion auf Giftpflanzen und andere Kontaktgifte, und wird möglicherweise durch Stress ausgelöst. Das Lungenödem (Atemnot, Husten, blutdurchsetzter Auswurf, dramatische Verschlechterung innerhalb weniger Stunden) ist lebensbedrohlich; Sie müssen dann sofort ärztliche Hilfe herbeirufen.

Schwere chronische Ödeme verursachen Schwellungen an den Knöcheln, in den Beinen, im Unterleib, im Gesicht und in den Händen. Oft ändert sich das Körpergewicht im Verlauf des Tages. Viele haben dann großen Durst und verspüren häufigen Harndrang, vor allem, wenn sie sich hinlegen, eventuell auch Darm- oder Blasenstörungen. Begleitet sind die Ödeme oft von Kopfschmerzen, Sehstörungen, ja sogar Ohnmachtsanfällen; auch das Denkvermögen ist manchmal gestört. In der Schulmedizin wird dazu geraten, die Kohlenhydratzufuhr zu drosseln; oft werden auch Diuretika (Entwässerungsmittel) verschrieben, doch diese können abhängig machen und auf längere Sicht zu verstärkter Wassereinlagerung führen. Homöopathisch wird eine Konstitutionsbehandlung empfohlen; in der Zwischenzeit sollten Sie es jedoch mit einem der nachstehend aufgeführten Mittel versuchen.

Nehmen Sie das Mittel Ihrer Wahl dreimal täglich, bis maximal zwei Wochen lang:

■ Arsenicum album C6
Schwellungen von Füßen und Knöcheln, Frösteln, Unruhe, häufiger Durst auf heiße Getränke, die in kleinen Schlucken getrunken werden.

■ Apis C6
Schwellungen begleitet von Entzündung und stechenden Schmerzen, verschlimmert durch Hitze und sogar leiseste Berührung.

■ Natrium muriaticum C6
Leichte Ödeme bei heißem Wetter oder in sehr warmen Räumen.

Was Sie sonst noch tun können:
Schränken Sie Ihren Salzkonsum erheblich ein und versuchen Sie, ein paar Kilo abzunehmen. Nehmen Sie zusätzlich Vitamine des B-Komplexes sowie Magnesium ein.

Psoriasis (Schuppenflechte)
Das ist eine wahrscheinlich erblich bedingte Hautkrankheit, bei der die Haut zu rasch neue Zellen produziert, so dass die Keratinbildung ständig »nachhinkt«. Keratin ist ein faseriges Protein, das über Haut, Nägeln und Haaren eine harte, schützende Hülle bildet. Fehlt diese Schicht, werden unschöne Hautflecken sichtbar, vor allem an den Knien, den Ellbogen, dem Kreuzbein oder an der Kopfhaut hinter den Ohren. Die Flecke sind scharf umgrenzt, leicht erhaben, tiefrosa unterhalb ihrer silbrigen Kruste, und müssen nicht unbedingt wund sein oder jucken. Auch die Nägel kön-

nen von der Psoriasis betroffen sein; sie werden dann dicker, rau oder wie eingeritzt, oder sie lösen sich völlig vom Nagelbett ab. In seltenen Fällen schwellen die Hand-, Finger-, Knie- und Knöchelgelenke an und entzünden sich. Die Erkrankung ist chronisch und flammt immer wieder einmal auf. Selten tritt sie vor dem fünften Lebensjahr auf, meist hingegen zwischen 15 und 30. Gelegentlich geht dem Aufflammen eine Infektion (vor allem mit Streptokokken), die Einnahme eines Medikaments wie etwa Chloroquin (gegen Rheuma und Malaria) oder großer Stress bzw. eine Verletzung voraus.

Zu den schulmedizinischen Maßnahmen gehören: Steroid- und Teersalben, zytotoxische Medikamente, die die Zellteilung hemmen, Vitamin-A- und Vitamin-D-Derivate (die sehr toxisch sein können), eine spezielle Therapie mit ultraviolettem Licht (PUVA) sowie Kuraufenthalte am Toten Meer mit seinen besonderen klimatischen Bedingungen. Man kann die Erkrankung zwar nicht heilen, aber doch bei jedem Aufflammen in den Griff bekommen. Eine homöopathische Konstitutionsbehandlung und oben genannte Selbsthilfemaßnahmen haben meist einen positiven Effekt. Falls die nachstehend aufgeführten Mittel nicht innerhalb von zwei Wochen positive Wirkung zeigen, suchen Sie Ihre Fachkraft für Homöopathie auf.

Nehmen Sie das Mittel Ihrer Wahl viermal täglich, maximal zwei Wochen lang:

▪ Arsenicum album C6

Betroffene Hautpartien brennend heiß, geistige Unruhe bei körperlicher Erschöpfung, Frösteln.

▪ Sulfur C6

Trockene, rote, sich schuppende, juckende Hautstellen, Symptome verschlimmern sich nach dem Baden, vor allem, wenn es der oder dem Betreffenden ohnehin oft zu heiß ist.

▪ Graphites C6

Bei Psoriasis hinter den Ohren; aus den Flecken dringt manchmal honigfarbener Eiter.

■ Kalium arsenicum C6
Betroffene Hautpartien schuppen sich extrem; Symptome durch Wärme verschlimmert.

■ Petroleum C6
Schuppenflechte durch Kälte und im Winter verschlimmert.

Was Sie sonst noch tun können:
Vorausgesetzt, Ihre Haut ist nicht besonders sonnenempfindlich, sollten vorsichtige Sonnenbäder (sechsmal, das erste nur zehn Minuten lang, dann langsam bis zu 60 Minuten ausdehnen) oder aber mehrere zehnminütige Sitzungen unter einer Ultraviolettlampe helfen, den Ausbruch abzufangen. Zum Stressabbau sollten Sie lernen, zu meditieren und Entspannungsübungen zu machen (siehe S. 86f.). Versuchen Sie es einen Monat lang mit der Leberdiät (siehe S. 852) und nehmen Sie zusätzlich Zinkpräparate.

Rosazea
Eine Rosazea, auch Akne rosacea genannt, verursacht akneähnliche Symptome, tritt jedoch in mittleren Lebensjahren auf. Wangen und Nase erröten leicht oder werden sogar dauerhaft rot und weisen kleine, eitergefüllte Pickelchen auf. Die Symptome verschlimmern sich gewöhnlich durch heiße, stark gewürzte Nahrungsmittel, Tee, Kaffee, Alkohol und Stress. Zu den vermuteten Ursachen gehören die Antibabypille, Steroidsalben und möglicherweise ein Vitamin-B_2-Mangel. Oft werden Antibiotika verschrieben.

Wenn Stress zu den Hauptauslösern gehört, ist eine homöopathische Konstitutionstherapie sehr sinnvoll. Doch auch eines der nachfolgend genannten Mittel kann helfen.

Nehmen Sie das Mittel Ihrer Wahl dreimal täglich, bis maximal drei Wochen lang:

■ Arsenicum album 6
Gesicht trocken und brennend; kalte Anwendungen machen jedoch alles nur noch schlimmer; die Haut schuppt und schält sich; Unruhe, Frösteln.

■ Belladonna C6
Im Frühstadium, bei roter, trockener und brennend heißer Gesichtshaut.

■ Sulfur jodatum C6
Gesicht stets rot und trocken, mit Pickeln und eitergefüllten Pusteln.

■ Sanguinaria C6
Brennen und Juckreiz, verschlimmert durch Hitze, vor allem bei Frauen mit spärlichen Menstruationsblutungen.

■ Nux vomica C6
Rosazea; Befinden durch Alkohol, Tee und Kaffee verschlimmert, Verstopfung, Reizbarkeit und Frösteln.

■ Rhus toxicodendron C6
Rote, schmerzende oder juckende Hautflecken, Gesicht verschwollen, kaltes oder heißes Wetter verschlimmern die Symptome.

■ Lachesis C6
Hautsymptome deutlich schlimmer des Morgens sowie nach Alkoholgenuss, Gesicht bläulich-rot angelaufen und verkrampft.

Was Sie sonst noch tun können:
Nehmen Sie zusätzlich Vitamin B_2 ein und probieren Sie einen Monat lang die Leberdiät (siehe S. 852). Sollten Sie Steroide oder Hormone verschrieben bekommen haben, hören Sie, wenn irgend möglich, mit der Einnahme auf. Sprechen Sie mit Ihrer Ärztin bzw. Ihrem Arzt darüber.

SCHUPPENBILDUNG
Schuppen sind erhebliche Mengen abschuppender Hautzellen auf der Kopfhaut, manchmal begleitet von Rötung und Juckreiz. Sie können ein Zeichen von Talgdrüsenekzemen sein, eine leichte Ekzem-Form, die auch das Gesicht und den Brustkorb betreffen kann. In selteneren Fällen handelt es sich um ein Psoriasis-Symp-

tom (dabei sind meist auch Knie und Ellenbogen betroffen) oder um eine Pilzinfektion. Normalerweise wird der Haarwuchs von der Schuppenbildung nicht tangiert. Versuchen Sie es auf jeden Fall erst einmal mit den nachstehend genannten homöopathischen Mitteln, bevor Sie sich etwa steroidhaltige Salben für die Kopfhaut verschreiben lassen. Wenn angezeigt, benutzen Sie eines der unter Psoriasis (S. 288) angegebenen Mittel.

Nehmen Sie das Mittel Ihrer Wahl dreimal täglich, maximal zwei Wochen lang:

■ Arsenicum album C6
Kopfhaut trocken, empfindlich und sehr heiß, nachts kaum aushaltbarer Juckreiz, durchs Haar schimmern runde, kahlere Stellen.

■ Sepia C6
Kopfhaut feucht, fettig und um die Haarwurzeln herum empfindlich.

■ Sulfur C6
Dicke Schuppen, nachts verstärktes Kratzen, woraufhin die Haut brennt; Kopfhaut wird durch Haarwaschen eher noch trockener.

■ Mezereum C6
Erheblicher Juckreiz, dicke, lederartige Krusten auf der Kopfhaut mit Eiter darunter und weißen Schüppchen darauf.

■ Acidum fluoricum C6
Schuppige Kopfhaut, Haarausfall.

■ Graphites C6
Kopfhaut feucht, verkrustet und übel riechend, Krustenbildung stärker hinter den Ohren.

■ Oleander C6
Juckreiz wie von Insektenbissen entlang des gesamten Haaransatzes, feuchte, übel riechende Stellen hinterm Ohr, Juckreiz verstärkt sich bei Hitze.

■ Natrium muriaticum C6
Weißliche Verkrustung um den Haaransatz, Haare sind fettig und hängen herab.

Was Sie sonst noch tun können:
Schuppen, die an Haar und Kopfhaut hängen bleiben, können durch eine Spülung mit saurer Milch oder mit einer milden Zitronensaftlösung (zwei TL Zitronensaft auf einen halben Liter abgekochtes kühles Wasser) herausgespült werden. Als Shampoo benutzen Sie am besten reine Kernseifenflocken. Geben Sie Calendulasalbe auf die juckenden Stellen um den Haaransatz. Falls die gesamte Kopfhaut juckt, machen Sie über Nacht eine Packung mit kaltgepresstem Leinsamenöl oder auch kaltgepresstem Olivenöl extra vergine. Schlafen Sie dabei auf einem alten Handtuch und waschen Sie die Packung morgens mit warmem Wasser bzw. Kernseifenshampoo heraus. Wenn das alles nichts nützen sollte, probieren Sie es mit selenhaltigem Shampoo, aber folgen Sie den Herstelleranweisungen genau.

Schweissabsonderung
Schweißdrüsen befinden sich vor allem auf der Stirn, der Kopfhaut, den Handflächen, den Fußsohlen, in der Lendengegend, den Achselhöhlen und auf dem Brustkorb (zwischen den Brüsten). Schwitzen senkt die Körpertemperatur; außerdem werden dabei verschiedene Schadstoffe ausgeschieden. Naturmedizinisch gesprochen ist es ungesund, die Schweißabsonderung mit Antiperspiranzien und Deosprays zu stoppen.

Übermäßiges Schwitzen (Hyperhidrose). Wenn sie nicht ganz offensichtlich auf äußere Hitze oder große körperliche Anstrengung zurückzuführen ist, kann starke Schweißabsonderung ein Zeichen sein von Fieber, Dickleibigkeit, Thyrotoxikose (siehe Schilddrüsenstörungen), der Hodgkinschen Krankheit (geschwollene Lymphdrüsen, vor allem am Hals, und Hautjucken) oder auch Tuberkulose (Nachtschweiß trotz dünner Bettdecken, Gewichtsverlust, Husten). Die beiden letzteren Erkrankungen sollten rasch medizinisch behandelt werden.

Die Körpertemperatur und damit die Schweißabsonderung kann auch erhöht werden durch Alkoholgenuss oder -entzug, Einnahme von Aspirin, Vitamin-B_1-Mangel oder das Tragen synthetischer Kleidung. Bei Angstzuständen bricht oft der Schweiß auf der Stirn, der Oberlippe, den Fußsohlen und Handflächen aus. Hitzewallungen sind ein häufiges Symptom in den Wechseljahren. Kalte Schweißausbrüche können ein Zeichen für Unterzuckerung (Hypoglykämie) sein. In der Pubertät werden die Schweißdrüsen in den Achselhöhlen und der Lendengegend erstmals aktiv; daher schwitzen die Jugendlichen oft mehr als früher, und ihr Körpergeruch verändert sich. Beim Schwitzen werden zahlreiche Mineralstoffe, vor allem Natrium und Zink, sowie Wasser ausgeschwemmt.

Falls Ihnen übermäßiges Schwitzen peinlich ist, Sie aber nicht wissen, wo es herkommt, sollten Sie sich in konstitutionelle Behandlung begeben. In der Zwischenzeit können Sie es mit einem der nachstehenden Mittel versuchen, die innerhalb von etwa zwei Wochen zum Erfolg führen sollten.

Nehmen Sie das Mittel Ihrer Wahl viermal täglich, maximal zwei Wochen lang:

■ Calcium carbonicum C6

Bei Übergewicht, Haut kalt und klamm, Schweiß riecht säuerlich, nachts stärkerer Schweiß auf der Kopfhaut.

■ Silicea C6

Bei sehr schlanken Menschen, die frösteln und oft Schweißfüße haben, die unangenehm riechen.

■ Sulfur C6

Heißer Kopfschweiß und Durchfall gleich nach dem Aufstehen.

■ Acidum hydrofluoricum C6

Schweißabsonderung vor allem auf der Kopfhaut, starkes Schwitzen, säuerlicher Geruch; kaltes Wetter und Spazieren gehen reduzieren die Schweißabsonderung.

■ Mercurius solubilis C6
Schweiß sehr klebrig, mit stechendem Geruch, verschlimmert durch Hitze oder Kälte.

■ Lycopodium C6
Schweiß riecht unangenehm, Schwitzen am stärksten unter den Achselhöhlen und Füßen; der rechte Fuß kann kühl, der linke warm sein.

Fehlendes Schwitzen (Anhidrose). Wer kaum schwitzt, leidet wahrscheinlich unter einer Fehlregulation des autonomen (dem Willen nicht direkt unterworfenen) Nervensystems. Im Warmen besteht dann das Risiko, sich zu überhitzen oder gar einen Hitzschlag zu bekommen. Empfohlen wird eine Konstitutionsbehandlung; versuchen Sie es jedoch auch mit den unten genannten Mitteln.

Nehmen Sie das Mittel Ihrer Wahl dreimal täglich, maximal drei Wochen lang:

■ Aethusa C6; falls das nicht hilft:

■ Alumina C6.

Was Sie sonst noch tun können:
Wenn Sie zu übermäßigem Schwitzen neigen, sollten Sie abends und morgens duschen, um den abgestandenen Schweiß und die darin nistenden Bakterien – verantwortlich für den unangenehmen Körpergeruch – abspülen. Tragen Sie außerdem nur Baumwollunterwäsche und -hemden oder -blusen und wechseln Sie sie täglich. Übel riechende Füße sollten mindestens einmal am Tag gewaschen und dann gründlich abgetrocknet werden. Meiden Sie Socken oder Strumpfhosen aus synthetischen Geweben und tragen Sie lieber offene Sandalen als Schuhe. Wenn Sie unbedingt ein Deodorant oder Antiperspirans benutzen müssen, achten Sie darauf, dass es kein Aluminium enthält (am besten fragen Sie in einem Body Shop oder im Reformhaus danach).

Sonnenkeratose

So werden raue, rote Flecken auf der Haut genannt, die sich nach allzu langer Sonneneinstrahlung entwickeln. Sie treten am häufigsten bei Menschen mit heller, empfindlicher Haut auf und können manchmal ein Vorläufer von Hautkrebs (Sichelzellkarzinom) sein.

Falls die nachstehend genannten Mittel die Symptome nicht innerhalb eines Monats abklingen lassen, sollten Sie zum Hautarzt gehen.

Nehmen Sie das Mittel Ihrer Wahl alle zwölf Stunden, maximal einen Monat lang:

▪ Phosphorus C6

Bei allgemeiner Hitzeempfindlichkeit, heller Haut, die in der Sonne leicht verbrennt, und einer Neigung zu Blutungen.

▪ Arsenicum album C6

Bei roten Flecken, die trocken, schuppig und brennendheiß sind, wobei der Rest des Körpers jedoch kühl ist.

Nehmen Sie folgendes Mittel vorbeugend dreimal täglich, jeweils drei von vier Wochen lang, sobald Sie einen Sonnenurlaub antreten:

▪ Sol C30.

Was Sie sonst noch tun können:

Die einzige wirksame Selbsthilfe bei sonnenempfindlicher Haut besteht darin, möglichst wenig in die Sonne zu gehen oder Sonnenschutzmittel mit besonders hohem Lichtschutzfaktor zu benutzen. Manche Medikamente und auch Johanniskrauttee erhöhen die Lichtempfindlichkeit; wenn möglich, ein bis zwei Wochen vor dem Sonnenurlaub bzw. der sonnigen Jahreszeit absetzen!

Talgzysten

Solche Zysten sehen aus wie glatte, gelbliche Knoten oder Schwellungen unter der Haut, vor allem unter der Kopfhaut;

innen befindet sich ein kleiner Sack (die eigentliche Zyste) mit weißlicher Flüssigkeit. Talgzysten tun meist nicht weh und sind harmlos, es sei denn, sie sind bakteriell infiziert. Dann platzen sie unter Umständen auf und entleeren Eiter.

Solche Entzündungen kehren oft wieder; das beste ist dann, die Talgzyste bei einem kleinen chirurgischen Eingriff entfernen zu lassen; ansonsten werden schulmedizinisch Antibiotika verabreicht. Falls die nachstehend genannten Mittel innerhalb von fünf Tagen keinerlei Erfolg zeitigen, suchen Sie Ihre homöopathische Fachkraft auf.

Nehmen Sie das Mittel Ihrer Wahl alle acht Stunden, maximal fünf Tage lang:

- **Barium C30**

Talgzyste auf der Kopfhaut, die berührungsempfindlich ist und schuppt.

- **Hepar sulfuris C30**

Talgzyste, die Eiter enthält.

VENENGESCHWÜRE

Sie treten vor allem bei älteren Menschen mit schlechtem Kreislauf und Venenleiden auf. Schon ein kleiner Hautriss oder eine Verletzung heilt dann meist nur sehr langsam. Wenn es dann nicht gelingt, den Kreislauf so anzukurbeln, dass frisches Blut mit vielen weißen, der Infektionsabwehr und Schadstoffabfuhr dienenden Blutkörperchen zur Wunde gelangt, kann sich dort ein Geschwür entwickeln, das Monate braucht, bis es abheilt. Ein typisches Venengeschwür hat ein kleines, nässendes Zentrum, umgeben von rotem, juckendem Gewebe und einer bräunlichen Kruste. Meistens treten solche Geschwüre an den Beinen, gerade oberhalb der Knöchel, auf. Normalerweise werden antiseptische Verbände angelegt, damit keine Entzündung entsteht, und das Tragen eines Stützverbands empfohlen, damit der Blutkreislauf in Schwung gebracht wird. In schweren Fällen wird ärztlicherseits ein Krankenhausaufenthalt empfohlen, wobei das kranke Bein operiert wird und eventuell ein Hauttransplantat bekommt.

Die nachstehend aufgeführten Mittel beschleunigen die Heilung. Sollte sich innerhalb von 14 Tagen keine Besserung zeigen, suchen Sie Ihre homöopathische Fachkraft auf.

Nehmen Sie das Mittel Ihrer Wahl viermal täglich, maximal 14 Tage lang:

- Hamamelis C6

Mittel der ersten Wahl bei Venengeschwüren.

- Acidum nitricum C6

Geschwüre, die leicht bluten und Schmerzen verursachen, als habe man sich einen Splitter eingezogen.

- Arsenicum album C6

Geschwüre brennen, vor allem zwischen 24 Uhr und zwei Uhr morgens, tun bei Wärmeanwendung jedoch weniger weh.

- Lachesis C6

Bläulichrote Hautverfärbung um das Geschwür herum.

- Silicea C6

Langsam entstehende und langsam abheilende Geschwüre, die chronisch leicht entzündet sind.

- Belladonna C30

Frühstadium, bevor richtige Geschwüre entstehen; die Haut ist heiß, rot und pocht.

- Kalium bichromicum C6

Ränder des Geschwürs klar gezeichnet, wie mit einer Backform ausgestochen, Absonderung einer weißlichen Flüssigkeit.

- Mercurius solubilis C6

Geschwüre, aus denen übel riechender Eiter und Blutserum dringt.

- Mezereum C6

Geschwüre, die rötliche Schuppen und darunter Eiter bilden.

- Phosphorus C6

Geschwüre, die leicht zu bluten anfangen.

- Carbo vegetabilis C6

Venengeschwüre bei älteren Menschen.

- Arnica C6

Venengeschwüre, die sich nach einer Verletzung bilden.

Was Sie sonst noch tun können:
Wenn Ihre Venengeschwüre mit einem Venenleiden zusammenhängen, legen Sie die Beine über Hüfthöhe, wann immer Sie können, vermeiden Sie langes Stehen und gehen Sie jeden Tag eine Weile spazieren. Nehmen Sie zusätzlich Vitamin C und Zink ein. Legen Sie sterile Gaze mit Hypericum- und Calendulasalbe auf, und wechseln Sie diese Verbände täglich.

Warzen

Warzen werden von Papillomaviren verursacht, die in die Haut eindringen und die Gewebe dazu veranlassen, sich sehr rasch zu teilen. Dabei entstehen über der Hautoberfläche erhabene Zellklumpen. Da der Körper nicht im Stande ist, die Viren abzutöten, baut er einen Gewebeschutzwall um sie herum. Warzen können bei Menschen, die dafür empfänglich sind, ansteckend sein. Wer eine Warze anfasst und dann andere Körperstellen berührt, kann die Viren leicht dorthin transportieren.

Gewöhnliche Warzen sind klein, verhornt und fleischfarben, weißlich oder bräunlich. Meist treten sie an den Händen oder an den Fußsohlen auf, wo der ständige Druck beim Gehen sie hart werden und nach innen wachsen lässt (so genannte Dornwarzen), was ziemlich wehtut.

Zwei andere Warzentypen sind bei Kindern recht häufig: die Planwarzen (sie treten meist in Gruppen auf und sehen aus wie kleine, braune, fleischige Bläschen) und die Dellwarzen (Molluscum contagiosum), das sind kleine, perlartige Warzen mit eingezogenen Zentren, die selten allein auftreten. Langzeitig bestehende Warzen werden schulmedizinisch entweder mit einer speziellen Warzensalbe behandelt, oder sie werden mit dem Laser herausgebrannt oder -geschnitten oder mittels Kältetherapie weggeeist. Warzen, die erst nach dem 45. Lebensjahr entstehen – vor allem die sogenannten seborrhöischen Warzen, die wie größere oder kleinere, raue Leberflecke aussehen – sollten so rasch wie möglich von einem Hautarzt untersucht werden: Meist sind sie völlig harmlos, doch manchmal verbirgt sich auch ein kleiner Hautkrebs dahinter.

Die Homöopathie bietet eine ganze Reihe von Mitteln zur Selbstbehandlung. Sollten die Warzen jedoch innerhalb eines Monats nicht verschwinden, kontaktieren Sie Ihre homöopathische Fachkraft. Es kann sein, dass Sie eine Konstitutionsbehandlung benötigen.

Nehmen Sie das Mittel Ihrer Wahl alle zwölf Stunden, maximal einen Monat lang:

■ Thuja C6
Weiche, fleischige, blumenkohlähnliche Warzen, vor allem am Hinterkopf, die leicht bluten oder nässen.

■ Causticum C6
Viele Warzen, vor allem im Gesicht, auf den Augenlidern und den Fingern, eventuell auch schmerzhafte Dornwarzen.

■ Acidum nitricum C6
Blumenkohlähnliche Warzen, die jucken und stechen, manchmal auch nässen oder bluten oder sich vergrößern und einen rissigen Rand bekommen, vor allem auf der Oberlippe.

■ Calcium carbonicum C6
Viele kleine, verhornte Warzen, die jucken, stechen, nässen und bluten.

■ Antimonium crudum C6
Verhornte Warzen unter Fußschwielen.

■ Dulcamara C6
Harte, glatte, fleischige Warzen, vor allem auf dem Handrücken.

■ Kalium muriaticum C6
Warzen auf den Händen.

■ Natrium carbonicum C6
Nässende, geschwürig veränderte Warzen auf den Zehen(spitzen).

■ Natrium muriaticum C6
Warzen auf den Handflächen, Neigung zu verschwitzten Händen.

■ Sepia C6
Große, schwarze Warzen, auf denen Haare wachsen.

■ Sulfur C6
Harte Warzen, die brennen und pochen.

Was Sie sonst noch tun können:
Tragen Sie zweimal täglich einen Tropfen Thuja-Urtinktur auf die Warzen auf und bedecken Sie sie mit einem Pflaster. Sie können auch Warzentropfen aus der Apotheke verwenden, doch niemals bei Gesichtswarzen. Nur auf die Warzen selbst auftragen, nicht auf die umgebende Haut. Geben Sie acht, dass Sie die Lösung nicht in die Augen bekommen!

Zehrröteln (Pityriasis)
So wird ein Hautausschlag genannt, der wahrscheinlich von Viren verursacht wird und vor allem bei Kindern und Jugendlichen auftritt, insbesondere im Frühjahr und im Herbst. Oft beginnt die Erkrankung mit einem einzigen ringförmigen, rotbraunen, abschuppenden Fleck – ein Frühwarnsymptom – auf dem Rumpf, dem Hals, den Oberarmen oder einem Schenkel. Er verschwindet meist innerhalb von zwei bis drei Monaten von allein, kann gelegentlich etwas jucken oder von Halsweh begleitet sein. In schweren Fällen werden schulmedizinisch Steriodsalben oder Antihistamine verschrieben. Falls die nachstehend genannten Mittel innerhalb von ein bis zwei Wochen keine Wirkung zeigen, konsultieren Sie Ihre homöopathische bzw. ärztliche Fachkraft.

Nehmen Sie das Mittel Ihrer Wahl viermal täglich, maximal drei Wochen lang:

■ Arsenicum album C6

Ausschlag, dazu Ängstlichkeit, innere Unruhe, immerzu Durst auf kleine Schlucke Wasser.

■ Radium bromatum C6

Feuerrote, brennende Flecken.

■ Natrium muriaticum C6

Rote Flecken, die mit dünnen weißen Schuppen bedeckt sind; Wärme oder körperliche Anstrengung verstärkt den Juckreiz.

Was Sie sonst noch tun können:

Geben Sie Urticasalbe auf die betroffenen Hautstellen.

Augen

Das Auge ist so gebaut, dass es Lichtstrahlen bricht (refraktiert) und sie auf der Netzhaut bündelt. Wenn wir uns etwas von Nahem ansehen wollen, kontrahieren winzige Ringmuskeln um die Linse herum und verdicken sie; wenn wir in die Ferne sehen, ziehen sich andere Müskelchen, die Ziliarmuskeln, zusammen und flachen die Linse ab. Alle durchsichtigen Teile der Augen – die Bindehaut, die Hornhaut, die flüssigkeitsgefüllte Augenkammer vor der Linse und die gefüllte dahinter – tragen zur Lichtbrechung etwas bei, doch nur die Linse kann sich auf Nah und Fern einstellen (akkommodieren).

Bei einer kurzsichtigen Person werden die Lichtstrahlen – das heißt also, die Bilder fernliegender Objekte – schon vor der Netzhaut gebündelt. Das passiert zum Beispiel, wenn der Augapfel insgesamt zu lang ist oder wenn die Bänder, mit denen die Ziliarmuskeln an der Linse befestigt sind, abschlaffen. Bei Weitsichtigen geschieht das Gegenteil: Nahe Objekte werden genau hinter der Netzhaut abgebildet, entweder weil der Augapfel zu kurz ist oder weil die Ziliarmuskeln verkrampft sind. In beiden Fällen kann das Objekt in der Ferne bzw. Nähe nicht scharf wahrgenommen werden. Diese und andere Brechungsstörungen des Auges sind relativ leicht korrigierbar.

Der Augapfel besteht aus drei deutlich voneinander getrennten Gewebsschichten: einer festen, undurchsichtigen äußeren Schicht, der Sklera (das »Weiße« im Auge), in der die Hornhaut wie ein durchsichtiges Fenster wirkt; der Aderhaut (Choroidea), die reichlich mit winzigen Blutgefäßen versorgt und stark pigmentiert ist, damit Lichtstrahlen nicht durch den Augenhintergrund dringen oder innerhalb des Augapfels reflektieren können, und der lichtempfindlichen Netzhaut (Retina), buchstäblich ein Teppich aus Nervenfasern mit hochspezialisierten Endungen. Pigmente in diesen Nervenenden, so genannte Photorezeptoren, verändern ihre chemische Zusammensetzung je nach Wellenlänge und Intensität des auf sie fallenden Lichts. Während dieser Veränderungen werden elektrische Impulse zum Optiknerv gesandt und von dort aus weiter ins Sehzentrum des Gehirns, das das Gesehene entziffert. Die Objekte werden zunächst kopfüber auf die Netzhaut projiziert, vom Gehirn jedoch »richtigherum« aufgenommen, weil bestimmte Fasern des Optikusnervs sich überkreuzen, bevor sie das Gehirn erreichen. Die Netzhaut kann sehr leicht beschädigt werden, zum Beispiel durch geplatzte Blutgefäße in der Aderhaut oder eine Erhöhung des Augeninnendrucks.

Im Dämmerlicht, das etwa 125 Millionen stäbchenförmige Rezeptoren am Rand der Netzhaut stimuliert, sehen wir monochrom, das heißt in Abstufungen von weiß, grau und schwarz. In hellem Licht, das etwa sieben Millionen zäpfchenförmige Rezeptoren im Zentrum der Netzhaut stimuliert, sehen wir farbig und sehr viel schärfer. Es gibt drei Arten von Zäpfchen, die jeweils für die Farben Rot, Grün und Blau des Lichtspektrums empfänglich sind. Die wunderbare Farbenvielfalt, die wir wahrnehmen können, stammt daher, dass diese drei Rezeptortypen jeweils unterschiedlich angeregt werden. Das lichtempfindliche Pigment Rhodopsin, das sie enthalten, regeneriert sich im Schlaf – ein Prozess, zu dem Vitamin A benötigt wird. Zäpfchen bleiben etwa neun bis zwölf Monate lang funktionsfähig, wohingegen Stäbchen – sie enthalten ein anderes Pigment – nach ungefähr zwei Wochen erneuert werden müssen. In den ersten drei bis vier Lebensjahrzehnten geschieht das auch regelmäßig; wenn man über 40 ist, regenerieren sich die Zäpfchen jedoch immer langsamer. Bei schweren Regenerationsstörungen kann sich eine Degeneration der Makula, des halbdurchsichtigen Hornhautflecks, einstellen.

Die pigmentierte, muskeldurchsetzte Iris reguliert den Lichteinfall auf die Netzhaut. Im Dämmerlicht ist die Irisöffnung, die Pupille, weit offen; in hellem Licht zieht sie sich auf Stecknadelkopfgröße zusammen. Mit Hilfe der Irisdiagnose können darin geübte Fachleute viele Rückschlüsse auf Krankheiten ziehen. Die Augenbewegungen werden von drei Muskelpaaren ermöglicht, die an der knöchernen Augenhöhle ansetzen und mit der Sklera verbunden sind. Normalerweise bewegen sich beide Augen gleichzeitig in dieselbe Richtung und erhalten so fast identische Abbilder der Welt, die wir dann als ein Bild wahrnehmen.

Die Bindehaut (Konjunktiva), ein Anhängsel der Epidermis, wird ständig von einer salzigen, antibakteriellen Flüssigkeit umspült und gereinigt, die in den Tränendrüsen unmittelbar über dem Auge produziert wird. Wenn nämlich Staub, Bakterien und Reizstoffe nicht ständig von der Bindehaut entfernt werden, wird sie verkratzt, wund und manchmal auch infiziert. Die Tränengänge, durch die die Spülflüssigkeit abtransportiert wird, führen hinten in die Nase hinein. Kein Wunder also, dass unsere Nase läuft, wenn wir Zwiebeln schneiden! Die Flüssigkeit in der vorderen Augenkammer ernährt sowohl die Linse als auch die Hornhaut (Kornea); auch sie wird ständig erneuert. Wird ihr Abflussgang verlegt, kann daraus ein Glaukom entstehen, eine gefährliche Erhöhung des Augeninnendrucks.

Augenerkrankungen und -beschwerden von A bis Z

Aderhautentzündung

Das ist eine Entzündung der Choroidea direkt hinter der Netzhaut. Sie kann zu Narben auf der Aderhaut und auf der Netzhaut führen und dabei die Sehfähigkeit permanent beeinträchtigen, vor allem, wenn das Netzhautzentrum davon betroffen ist. Eine Aderhautentzündung tut nicht weh; der Verdacht sollte jedoch aufkommen, wenn man im Zentrum des Gesichtsfeldes nicht mehr scharf sehen kann und sich vielleicht mit Toxocara-Larven (von Hunden oder Katzen) infiziert hat. Auch Babies, deren Mütter Syphilis (siehe S. 603) haben, erkranken in seltenen Fällen an Aderhautentzündung. Ihr Arzt oder Ihre Ärztin wird Blutuntersuchungen vornehmen und Sie zum Röntgen schicken; dann bekommen Sie meist Steroidpräparate oder, in schweren Fällen, Immunsuppressiva verschrieben, die Ader- und Netzhaut vor weiteren Schäden schützen sollen. Wenn Sie solche Medikamente nicht nehmen wollen oder können, oder wenn die Entzündung nach ihrem Absetzen wiederkehrt, konsultieren Sie am besten Ihre homöopathische Fachkraft.

Nehmen Sie das Mittel Ihrer Wahl alle 30 Minuten, bis zu maximal zehn Dosen, wenn Ihre Sehstörung akut ist bzw. während Sie auf einen Termin beim Homöopathen warten:

■ Belladonna C30
Dumpfe Kopfschmerzen, Lichtblitze.

■ Arsenicum album C6
Wenn alles, was man sieht, grün erscheint.

■ Phosphorus C6
Symptome werden gelindert, wenn man eine Sonnenbrille trägt oder die Augen abschirmt.

Augenhöhlenentzündung

Das ist eine Infektion mit anschließender Schwellung und Entzündung der weichen Gewebe, die die Augenhöhle auskleiden; dabei wird der Augapfel nach vorn gedrückt, was starke Schmerzen, Rötung, Eiterfluss und manchmal auch Sehstörungen verursacht. Die Erreger sind meistens Bakterien, die bei einer Nasenneben- oder Stirnhöhlenentzündung oder einer entzündeten Beule in Augennähe zum Auge gewandert sind. Da ein – wenn auch geringes – Risiko besteht, dass sich die Infektion bis zum Gehirn ausbreitet und eine Meningitis verursacht, sollten Sie spätestens nach zwölf Stunden zur ärztlichen Untersuchung gehen, oder auch schon nach zwei Stunden, falls sich Meningitis-Symptome bemerkbar machen. Ihr Augenarzt wird sehr wahrscheinlich ein Antibiotikum verschreiben. Wenn Sie jedoch die nachstehend genannten Mittel rechtzeitig einnehmen, können sie schon ihre Wirkung entfalten, bevor das Antibiotikum Zeit hat, ihnen entgegenzuwirken.

Nehmen Sie das Mittel Ihrer Wahl alle 60 Minuten, bis zu maximal zehn Dosen:

■ Apis C30
Lider geschwollen und voller Flüssigkeit, Augen brennen und stechen, plötzlich auftretende durchdringende Schmerzen, gelblicher Augenausfluss.

■ Rhus toxicodendron C6
Das Auge hört nicht auf zu tränen.

■ Hepar sulfuris C6
Extreme Empfindlichkeit gegenüber der leisesten Berührung oder Zugluft.

Augenschmerzen

Augenschmerzen – im Unterschied zu geröteten, berührungsempfindlichen oder entzündeten Augen – können in schweren Fällen ein Zeichen von Meningitis oder Hirnblutung sein; im letzteren Fall scheint der Schmerz direkt hinter dem Auge zu sitzen, außerdem bestehen starke Kopfschmerzen; die Augenschmerzen verschlimmern sich in hellem Licht oder durch Vornüberbeugen, die betreffende Person wirkt verwirrt oder benommen. Beim Verdacht auf eine dieser Erkrankungen muss sofort der Notarzt herbeigerufen werden.

Augenschmerzen können auch ein Symptom einer Schläfenarterien-Entzündung sein (Schmerzen im Auge sowie in den Schläfen, Fieber und das Gefühl, vergrippt zu sein), einer akuten Irisentzündung (zusätzliche Sehstörungen) oder eines akuten Glaukoms (Sehstörung und starke Lichtempfindlichkeit). In all diesen Fällen rufen Sie am besten nach spätestens zwei Stunden den Arzt oder die Ärztin.

Am häufigsten jedoch treten Augenschmerzen bei Nasenneben- oder Stirnhöhlenentzündungen auf, oder sie haben mit überanstrengten Augen zu tun.

Nehmen bzw. geben Sie das Mittel Ihrer Wahl alle 15 Minuten, falls der Verdacht auf Meningitis, Hirnblutung oder Arterienentzündung besteht, bis ärztliche Hilfe eintrifft:

■ Aconitum C30
Bei Fieber, Ängstlichkeit, innerer Anspannung und schwerem Kopfweh.

■ Arnica C30
Bei Augenschmerzen nach einer Verletzung des Kopfbereichs bzw. der Augen.

■ Bryonia C30
Bei großen Schmerzen, die sich durch die kleinste Bewegung verschlimmern, und starker Benommenheit.

■ Belladonna C30
Bei hohem Fieber, heißem, roten Gesicht, Augen weit offen und starr, Delirium.

■ Gelsemium C6
Bei Schmerzen in den Augen sowie in den steifen Gelenken, vergripptem Gefühl, keinerlei Durst.

Augenverletzung

siehe auch Blaues Auge, S. 310

Die meisten Augenverletzungen werden durch Fremdkörper im Auge oder durch Schläge auf Augen oder Nase ausgelöst. Wenn das Auge dabei geschnitten oder perforiert wurde oder Sie annehmen, dass Metall-, Rost- oder Glassplitter ins Auge gelangt sind, rufen Sie sofort den Notarzt an, leisten Erste Hilfe (siehe S. 141) und weisen Sie die verletzte Person an, ja nicht ihr unverletztes Auge zu bewegen (am besten eine Binde über beide Augen legen), damit sich das verletzte nicht mitbewegt. Sehr prompte Erste Hilfe ist auch nötig, wenn ätzende Chemikalien ins Auge gelangt sind (siehe S. 143)! Falls sich jemand nach einem Schlag aufs Auge über Sehstörungen oder Schmerzen beklagt, rufen Sie nach zwei Stunden ärztliche Hilfe herbei und geben einstweilen eines der nachstehend genannten Mittel.

Geben Sie das Mittel Ihrer Wahl im Notfall alle fünf bis zehn Minuten, bis zu maximal zehn Dosen:

■ Arnica C 30
Mittel der ersten Wahl.

■ Symphytum C6
Verletzung durch einen stumpfen Gegenstand, Schmerzen tief im Augapfel.

■ Hypericum C30
Falls die Schmerzen auch nach augenärztlicher Behandlung noch bestehenbleiben.

■ Aconitum C30
Falls Hypericum die Schmerzen nicht lindert.

Bindehautentzündung

Eine Entzündung der Konjunktiva, der transparenten Bindehaut über dem Augapfel, wird meist durch virale oder bakterielle Infektion oder eine Allergie ausgelöst; sie ist sehr störend, aber meist nicht gefährlich, außer bei Neugeborenen. Das erste Entzündungszeichen ist meist ein gummiartiger, gelber Augenausfluss morgens beim Aufwachen. Wenn die Entzündung von Heuschnupfen oder einer Allergie, etwa gegen Nahrungsmittel, ausgelöst wurde, verfärbt sich das Weiß in den Augen, die Sklera, meistens rot, und tut weh, als ob sich Glasstaub darin befände; doch ist kein Ausfluss vorhanden. Manchmal wird eine solche Entzündung auch von der Reinigungslösung weicher Kontaktlinsen, von Fremdkörpern oder Ablagerungen unter der Kontaktlinse oder Rissen in ihr hervorgerufen.

Nehmen Sie das Mittel Ihrer Wahl alle 60 Minuten, bis zu maximal zehn Dosen; falls sich innerhalb von 24 Stunden nichts bessert, gehen Sie zur homöopathischen oder augenärztlichen Fachkraft.

■ Aconitum C30
Bindehautentzündung nach Verletzung oder kaltem Luftzug.

■ Argentum nitricum C6
Starker Augenausfluss.

■ Euphrasia C6
Wenig oder gar kein Augenausfluss.

Was Sie sonst noch tun können:
Baden Sie die Augen in Euphrasia-Lösung (zehn Tropfen der Euphrasia-Urtinktur und einen gestrichenen Teelöffel Salz in

einem Viertelliter abgekochten warmen Wasser); das beruhigt das Auge sehr, ob die Infektion nun durch Infektion, Allergie oder Linsenreiniger verursacht worden ist. Alle vier Stunden ein Augenbad, doch nicht öfter als viermal täglich; am besten benutzen Sie dazu eine Wegwerf-Augenbadewanne (aus der Apotheke). Benutzen Sie niemals Handtücher oder Waschlappen von anderen Menschen und achten Sie sorgsam darauf, Ihre Hände gründlich zu waschen, bevor Sie Ihre Augen anfassen.

Blaues Auge

Ein blaues oder schwarz unterlaufenes Auge entsteht dadurch, dass kleine Blutgefäße in der Augengegend reißen und sich das Blut in die umliegenden Gewebe ergießt; rasch bildet sich ein roter, dann violetter und schließlich fast schwarzer Bluterguss. So etwas passiert bei einer Kopfverletzung und kann auf einen Schädelbasisbruch hindeuten (in dem Fall sollten Sie sofort den Notarzt rufen). Meistens jedoch wird ein blaues Auge durch einen Schlag oder Stoß verursacht. Sollten Sie den Verdacht auf einen Knochenbruch oder eine Blutung hegen, verabreichen bzw. nehmen Sie sofort Arnica C30, dann erneut alle 15 Minuten, bis Hilfe eintrifft.

Nehmen bzw. geben Sie das Mittel Ihrer Wahl alle vier Stunden, bis zu maximal zehn Dosen:

- **Arnica C30**

Blaues Auge durch einen Schlag auf den Kopf oder die Augengegend.

- **Ledum C6**

Falls der Schmerz durch Auflegen kalter Kompressen nachlässt.

Was Sie sonst noch tun können:
Eine Eispackung (z. B. ein Beutel tiefgefrorener Erbsen!), die Sie gegen das Auge drücken, kann dazu beitragen, dass sich die kleinen Blutgefäße zusammenziehen und der Bluterguss zumindest nicht größer wird.

Diabetische Retinopathie

So werden Gefäßveränderungen in der Netzhaut genannt, die bei längerwährendem Diabetes auftreten, vor allem bei Zuckerkranken, die nicht regelmäßig ihren Blutzuckerspiegel kontrollieren (lassen). Wenn Blut aus den winzigen Blutgefäßen der Netzhaut austritt, können Narben darauf entstehen, oder der Glaskörper trübt sich. Manchmal bilden sich auch neue Blutgefäße in der Netzhaut, die dann wiederum leicht reißen. Die Folge ist verminderte Sehfähigkeit, schlimmstenfalls sogar Blindheit. Alle Zuckerkranken sollten daher unbedingt regelmäßig ihre Augen untersuchen lassen. Bei den ersten Anzeichen von diabetischer Retinopathie sollten Sie innerhalb von 24 Stunden zum Augenarzt gehen. Die Bildung neuer, leicht einreißender Blutgefäße kann mittels Laserchirurgie verhindert werden; außerdem muss der Blutzuckerspiegel ständig gut eingestellt sein. Die Homöopathie bietet eine Konstitutionsbehandlung für Zuckerkranke.

Nehmen Sie das Mittel Ihrer Wahl alle zwei Stunden, bis zu maximal sechs Dosen:

■ Arnica C30
Sobald Sehstörungen, z. B. Mückensehen, beginnen.

■ Conium C6
Falls sich die Sehstörung innerhalb von zwölf Stunden nach Arnica-Einnahme nicht bessert.

Anschließend, um das Einsprießen neuer Blutgefäße in die Netzhaut zu verhindern:

■ Lachesis C6, alle vier Stunden, bis zu maximal sechs Dosen.

Was Sie sonst noch tun können:
Vernünftig wäre es, zusätzlich Vitamin C, E, B_6 sowie Bioflavinoide, Selen und Zink einzunehmen. Auch Nachtkerzenöl kann sich günstig auswirken.

Gerstenkorn

Wie kleine, in die Haut eingebettete Gerstenkörner sieht eine Entzündung aus, die an der Wurzel einer oder mehrerer Wimpern beginnt. Zunächst entwickelt sich ein kleiner Knoten, der irgendwann ein Eiterköpfchen bekommt. Das Lid rötet sich und tut weh; meist heilt das Gerstenkorn jedoch innerhalb einer Woche von selbst ab. Bei immer wieder auftretenden Gerstenkörnern werden in der Schulmedizin Antibiotika verschrieben. Homöopathisch wird so etwas konstitutionell angegangen: Die Immunabwehr wird gestärkt.

Nehmen Sie folgende Mittel alle 60 Minuten, bis zu maximal zehn Dosen:

- Pulsatilla C6

Mittel der ersten Wahl.

- Staphisagria C6

Falls Pulsatilla keine Wirkung zeigt.

Was Sie sonst noch tun können:
Um ein Gerstenkorn aufzulösen, versuchen Sie es einmal mit dem heißen Löffelbad: Nehmen Sie einen kleinen Holzlöffel, wickeln Sie ein Papiertaschentuch um seinen Griff, tauchen Sie ihn mehrmals in sehr heißes (abgekochtes) Wasser ein und drücken Sie ihn anschließend gegen das Gerstenkorn. Drücken Sie niemals an Gerstenkörnern herum! Ansonsten sollten Sie auf mehr Hygiene achten: nicht mit ungewaschenen Händen an die Augen fassen oder sie reiben!

Glaukom

Wenn sich die Flüssigkeit in der vorderen Augenkammer (dem Raum zwischen Hornhaut und Linse) staut, weil die Kanälchen bzw. Gewebe, durch die diese Flüssigkeit normalerweise abgeleitet wird, blockiert sind, steigt der Druck im Innern des Auges allmählich oder auch plötzlich an: Ein Glaukom entsteht. Der Druck im Augapfel kann die kleinen Blutgefäße im Augenhintergrund, wo Nervenfasern der Netzhaut sich mit dem Optikusnerv verbinden, zum Platzen bringen. Diese Nervenfasern werden dann von der Blutzufuhr abgeschnitten und sterben ab. Das kann zur Erblindung führen.

Engwinkelglaukom. Es entsteht, wenn der Kanal zwischen Iris und Hornhaut blockiert wird; das geschieht häufiger bei älteren Menschen, die weitsichtig sind, passiert meist ziemlich unvermittelt und betrifft normalerweise nur ein Auge. Zu den ersten Warnsymptomen gehören verschlechtertes Sehvermögen oder »Heiligenscheine« um Lampen herum, vor allem abends, wenn sich die Iris weit öffnet, um so viel Licht wie möglich aufzunehmen. Manchmal ist das Auge rot und tut weh. In diesem Stadium ist noch kein Dauerschaden entstanden. Sollten die Symptome jedoch länger bestehen bleiben, kann der erhöhte Augeninnendruck Nervenfasern im Augenhintergrund permanent schädigen. Die Hornhaut bewölkt sich dann und verfärbt sich grünlich-grau, sobald Flüssigkeit aus der Augenkammer in sie hineingepresst wird. Der Druck im Augapfel fühlt sich an, als entstünde er im Kopf; man muss sich unter Umständen erbrechen, fühlt sich erschöpft, kann kein Licht ertragen, und der Augapfel selbst erscheint hart und sehr berührungsempfindlich. Eine von 20 Personen über 65 erkrankt an diesem akuten Glaukom, das so früh wie irgend möglich fachärztlich behandelt werden muss. Sollten bei Ihnen die oben beschriebenen Symptome auftreten, tun Sie gut daran, innerhalb von längstens zwei Stunden zum Arzt zu gehen. Schulmedizinisch werden Tropfen verabreicht, die den Augendruck reduzieren bzw. das Auge entwässern sollen; dann wird meist ein Stückchen Iris unter dem oberen Augenlid weggeschnitten (Iridektomie), so dass wieder ein Drainage-Kanal entsteht.

Nehmen Sie folgendes Mittel alle 15 Minuten, bis zu maximal zehn Dosen, sobald sich Frühsymptome eines Glaukoms bemerkbar machen:

- Belladonna C30

Bei Sehstörungen und Schmerzen in einem Auge, die sich durch Lichteinfall verschlimmern.

Weitwinkelglaukom. Das Weitwinkelglaukom befällt meistens beide Augen gleichzeitig. Dabei ist das netzartige Gewebe im Drainagewinkel zwischen Iris und Hornhaut blockiert. Meist über Jahre hinweg verengt sich das Gesichtsfeld fast unmerklich, bis man nur noch schnurgeradeaus sehen kann, später nicht einmal mehr das. Weitwinkelglaukome haben eine erbliche Komponente; falls also jemand von Ihren Eltern oder Großeltern ebenfalls ein solches Glaukom hat(te), lassen Sie Ihre Augen am besten jedes Jahr fachärztlich untersuchen. Schulmedizinisch werden Ihnen Augentropfen verschrieben, die den Augeninnendruck auf normaler Höhe halten sollen. Sollte jedoch das Sehvermögen noch nicht eingeschränkt sein, ist eine homöopathische Konstitutionsbehandlung zu empfehlen, zusammen mit einer ausleitenden Leberdiät (siehe S. 852). Bei der augenärztlichen Untersuchung wird sich herausstellen, ob diese Maßnahmen genügen, so dass Sie keine Augentropfen nehmen müssen.

Grauer Star (Katarakt)

Eine so genannte Katarakt (weiblich, im Unterschied zu dem Katarakt = Folge von Wasserfällen) liegt vor, wenn sich die Augenlinsen langsam trüben, weil ihre Proteinzusammensetzung sich im Lauf der Zeit ändert. In der Folge sieht man alles wie durch einen Nebel oder verzerrt. Die Störung betrifft meist beide Augen, eines jedoch stärker als das andere. Der Graue Star, wie dieses Leiden auch genannt wird, tritt am häufigsten bei älteren Menschen auf, manchmal aber auch bei Neugeborenen. Er kann aber auch nach einer Irisentzündung, bei Diabetes, nach einer Augenverletzung, nach Einnahme von Steroidhormonen (als Tabletten oder Augentropfen) sowie durch Hantieren mit einem fehlerhaft arbeitenden Mikrowellenherd auftreten. Wenn die Katarakt so schlimm ist, dass das Sehvermögen sich erheblich verschlechtert, wird wahrscheinlich die operative Entfernung der befallenen Linse nötig. Das Auge wird dabei übersichtig (weitsichtig); das lässt sich jedoch mit Hilfe einer Kontaktlinse oder spezieller Brillengläser korrigieren.

Nehmen Sie das Mittel Ihrer Wahl dreimal täglich, maximal sieben Tage lang, anschließend zweimal täglich, maximal einen

Monat lang, falls Sie eine Besserung feststellen können; wenn es danach noch besser zu werden scheint, machen Sie zwei Tage Pause und nehmen das Mittel dann zweimal täglich einen weiteren Monat lang:

■ Phosphorus C6
Wenn sich ein Nebel oder Schleier über die Augen zu legen scheint oder es sich anfühlt, als würde etwas fest übers Auge gezogen.

■ Calcium carbonicum C6
Im Frühstadium eines Grauen Stars, wenn sich in der Linse Kreislinien abzuzeichnen scheinen.

■ Silicea C6
Im späteren Stadium, wenn die Sehstörung immer stärker wird.

Sollten Sie innerhalb von zwei Monaten keinerlei Besserung feststellen können, suchen Sie Ihre homöopathische Fachkraft auf.

Was Sie sonst noch tun können:
Nehmen Sie zusätzlich Vitamin E, Bioflavonoide, Kalium und Selen ein.

Hornhautgeschwür
Ein Hornhaut- oder Korneageschwür ist eine wunde Stelle auf der Hornhaut, der festen, transparenten Hülle des Auges zwischen Bindehaut und Linse. Meist wird das Geschwür von einem Kratzer oder einem Fremdkörper im Auge und anschließender Entzündung hervorgerufen; gelegentlich entsteht es jedoch auch durch direkte Infektion, etwa mit dem Herpes-simplex-Virus. Dieses Virus ist auch für Herpes-Infektionen am Mund verantwortlich. Zu den Symptomen gehören Schmerzen und ein tränendes Auge, dessen Sklera rosa oder rot verfärbt ist. Die Behandlung sollte relativ rasch einsetzen: Falls keine Besserung eintritt, begeben Sie sich nach 24 Stunden in ärztliche Behandlung. Der Augenarzt verschreibt Ihnen wahrscheinlich Antibiotika oder virushemmende Tropfen bzw. eine Augensalbe.

Nehmen Sie das Mittel Ihrer Wahl alle 60 Minuten, bis zu maximal zehn Dosen, zusätzlich zum ärztlich verschriebenen Medikament:

■ Hepar sulfuris C6
Mittel der ersten Wahl, vor allem bei großer Berührungsempfindlichkeit der Augen.

■ Mercurius solubilis C6
Falls die Hornhaut Schaden genommen hat, weil man einer Wärmequelle oder Flamme zu nahe gekommen ist; brennender Augenausfluss.

■ Pulsatilla C6
Bei dickflüssigem grünen oder gelben Augenausfluss, jedoch ohne Brennen.

■ Rhus toxicodendron C6
Falls die obengenannten Mittel nicht helfen und das Geschwür schlimm ist, Licht den Augen wehtut, gelblicher Augenausfluss besteht, die Lider entzündet sind und zusammenkleben.

■ Conium C6
Bei extremer Lichtempfindlichkeit, heftig tränenden Augen, geschwollenen Halslymphdrüsen.

■ Ipecacuanha C6
Falls Übelkeit auftritt, sobald man auf sich bewegende Objekte blickt.

Irisentzündung

Eine Entzündung der Iris in einem oder beiden Augen kann, wenn sie ganz plötzlich auftritt, zu einem Glaukom führen, entweder, weil die weißen, entzündungshemmenden Abwehrzellen den Abflusskanal der vorderen Augenkammer blockieren, oder weil die Iris dabei an der Linse festklebt und so den Kammerwasserabfluss verhindert. Bleibt sie längere Zeit unbehandelt, kann die Irisentzündung auch einen Grauen Star verursachen. Die glücklicherweise recht selten auftretende Erkrankung betrifft meist junge

Erwachsene; manchmal kommt sie als Komplikation einer rheumatoiden Arthritis, einer Spondylis ankylosans, einer Sarkoidose oder auch einer Syphilis vor. Meist jedoch ist kein Auslöser auszumachen. Zu den Symptomen gehören gerötete, empfindliche Augen, leichte Verschlechterung der Sehfähigkeit und manchmal Kopfschmerzen. Bei Augenschmerzen und Kopfweh sollten Sie innerhalb von zwei Stunden ärztliche Hilfe suchen und in jedem Fall so bald wie möglich zum Augenarzt gehen, wegen des Glaukomrisikos. Möglicherweise müssen kortisonhaltige Augentropfen verschrieben werden, die die Entzündung hemmen und das Verkleben der Iris mit der Linse verhindern; der Kern des Problems wird damit allerdings nicht getroffen. Irisentzündungen sind meist ein immer wiederkehrendes, konstitutionelles Problem. Sie sollten sich daher von einer erfahrenen homöopathischen Fachkraft behandeln lassen.

Nehmen Sie das Mittel Ihrer Wahl alle 30 Minuten, bis zu maximal zehn Dosen, bei einer akuten Attacke:

■ Aconitum C30
Bei den ersten Anzeichen einer Irisentzündung.

■ Mercurius corrosivus C6
Wenn Sie das Gefühl haben, die Iris verklebe mit der Linse (oder das augenärztlich bestätigt wurde).

■ Rhus toxicodendron C6
Falls die Irisentzündung nach einer Augenoperation auftritt.

Was Sie sonst noch tun können:
Sollte die Irisentzündung im Zusammenhang mit einem Autoimmunleiden – etwa rheumatoider Arthritis – auftreten, sollte Ihre Ernährung alkalischer (weniger säurehaltig) sein. Das kann einen Rückfall verhindern helfen.

KURZSICHTIGKEIT (MYOPIE)
Kurzsichtigkeit macht sich meist in der Adoleszenz bemerkbar und betrifft einen von sechs Menschen. Sie ist teilweise erblich

bedingt. Entfernte Objekte können nicht scharf wahrgenommen werden, weil die Lichtstrahlen, die von ihnen ausgehen, nicht auf der Netzhaut, sondern schon kurz davor gebündelt werden. Das passiert entweder, weil der Augapfel zu lang ist oder (seltener) Hornhaut und Linse das Licht zu stark brechen. Das Sehvermögen lässt sich durch konkave Brillengläser oder Kontaktlinsen recht gut wiederherstellen; doch auch eine homöopathische Konstitutionsbehandlung kann sehr nützlich sein.

Nehmen Sie das Mittel Ihrer Wahl viermal täglich, maximal zwei Wochen lang, während Sie auf den homöopathischen Behandlungstermin warten:

■ Phosphorus C6
Bei Kurzsichtigkeit, die sich durch nervöse Erschöpfung oder ein sehr reges Sexualleben verschlechtert.

■ Physostigma C6
Bei sich deutlich verschlechternder Kurzsichtigkeit

LIDPROBLEME
siehe auch Gerstenkorn, S. 312

Blepharitis. So wird eine Erkrankung genannt, bei der die Lidränder rot und verkrustet sind und sich manchmal auch abschuppen. Unbehandelt können Lidrandschuppen ins Auge gelangen und dort eine Bindehautentzündung auslösen, oder die Wimpern fallen aus. Wie auch die Schuppenbildung auf der Kopfhaut liegen die Ursachen für Blepharitis ziemlich tief, so dass eine homöopathische Konstitutionsbehandlung sehr zu empfehlen ist. Schulmedizinisch werden meist Antibiotika- oder Kortikoidsalben verschrieben, die allerdings das Problem nur unterdrücken, statt es ursächlich anzugehen.

Nehmen Sie das Mittel Ihrer Wahl alle vier Stunden, maximal zwei Wochen lang:

■ Hepar sulfuris C6
Bei roten, hochempfindlichen Augenlidern.

■ Graphites C6
Bei roten, verschwollenen Augenlidern, die morgens am empfindlichsten sind.

■ Calcium carbonicum C6
Vor allem bei juckenden Augenlidern.

■ Sulfur C6
Bei wunden, brennenden Lidern mit winzigen Geschwüren; Symptome verschlimmern sich, wenn Wasser die Lider benetzt.

Was Sie sonst noch tun können:
Vor dem Schlafengehen baden Sie die Lider in Salzlösung (ein TL Salz auf ein Glas warmes Wasser) und tragen danach eine dünne Schicht Calendula-Salbe auf. Essen Sie weniger tierische Fette und nehmen Sie täglich einen EL kaltgepresstes Leinsamenöl ein. Auch Vitamin B und C sowie Zink sind empfehlenswert.

Herabhängende Lider (Ptosis). Wenn der Lidmuskel oder die ihn versorgenden Nerven beschädigt werden, fällt das Lid schlaff herab. Das geschieht zum Beispiel nach einer Verletzung, bei Myasthenia gravis, Diabetes oder einem Aneurysma im Schädel, manchmal aber auch ganz schlicht beim Älterwerden. Wenn das Lid stark herabhängt, kann man nicht mehr richtig sehen; manchmal sieht man auch alles doppelt. Ein chirurgischer Eingriff löst das Problem oft. Sie sollten es aber auch mit einer homöopathischen Konstitutionsbehandlung versuchen.

Nehmen Sie das folgende Mittel alle zwölf Stunden, bis zu maximal zehn Dosen, während Sie auf den Behandlungstermin warten:

■ Gelsemium C30.

Lidektropie. So heißt es, wenn sich ein Unterlid nach außen wendet, weil der Lidmuskel erschlafft. Dabei wird der untere Teil des Augapfels freigelegt, und die Tränenflüssigkeit kann nicht mehr in die Tränengänge abfließen, sondern rinnt über die Wange. Das Unterlid wird trocken und wund, und der untere Teil der Hornhaut verdickt sich, was das Lid noch weiter abstehen lässt. Meistens kommt so etwas bei alten Menschen vor. Unbehandelt kann sich dabei ein Hornhautgeschwür bilden. Ein kleiner chirurgischer Eingriff ist in schwereren Fällen angebracht.

Nehmen Sie das folgende Mittel viermal täglich, maximal zwei Wochen lang:

- Borax C6

Was Sie sonst noch tun können:
Baden Sie das Auge ein- bis zweimal täglich in Euphrasia-Lösung (siehe S. 309).

Lidentropie. So heißt es, wenn sich das Unterlid nach innen wendet, weil sich die Lidrandmuskeln zusammenkrampfen. Da die Wimpern dabei den Augapfel verkratzen, entsteht kurz darauf eine Bindehautentzündung oder ein Hornhautgeschwür. Meist betrifft dieses Leiden alte Menschen; es wird ausgelöst oder verschlimmert, wenn man oft die Augen zusammenkneift und sie heftig reibt. Ein kleiner chirurgischer Eingriff kann die Entropie in Ordnung bringen.

Nehmen Sie folgendes Mittel viermal täglich, maximal zwei Wochen lang:

- Borax C6

Was Sie sonst noch tun können:
Baden Sie die Augen ein- bis zweimal täglich in Euphrasia-Lösung (siehe S. 309).

Knötchen auf dem Lid. Von Gerstenkörnern (siehe S. 312) einmal abgesehen, handelt es sich bei Knötchen auf dem Augenlid meist entweder um so genannte Hagelkörner (Chalazien), um Xanthelasmen oder um eine Papillomwarze (siehe unten).

Ein *Hagelkorn* ist eine nicht schmerzhafte kleine Zyste, die sich bildet, wenn der Ausgang einer Talgdrüse am Lid verlegt wird. Kleine Hagelkörner bilden sich oft von selbst zurück, größere müssen eventuell chirurgisch geöffnet werden. Solche Hagelkörner kehren oft wieder.

Nehmen Sie das folgende Mittel dreimal täglich, maximal zwei Wochen lang:

- Staphisagria C6

Mittel der ersten Wahl.

- Thuja C6

Falls Staphisagria keinen Erfolg zeitigt.

Ein *Xanthelasma* ist eine gelbliche Fettablagerung direkt unter der Epidermis des Lids, meist nahe der Nase. Sehr selten ist sie ein Zeichen von Hyperlipidämie (zu viel Fettmoleküle im Blut). Ein chirurgischer Eingriff ist nicht zu empfehlen, weil das Xanthelasma trotzdem immer wiederkommt und die Narben das Lid schließlich nur noch unschöner erscheinen lassen. Davon abgesehen, sind Xanthelasmen völlig harmlos.

Nehmen Sie folgendes Mittel alle zwölf Stunden, maximal zwei Wochen lang:

- Calcium carbonicum C6

Falls innerhalb von einem Monat keine Besserung eintritt, wiederholen Sie die Behandlung.

Papillomwarzen sind kleine, gutartige Hauterhebungen, die nur selten so hässlich aussehen, dass ein chirurgischer Eingriff erwogen wird. Sie können dunkel oder rosafarben sein und wachsen sehr langsam.

Nehmen Sie folgendes Mittel dreimal täglich, maximal sieben Tage lang:

- Thuja C6

Bei Papillomwarzen oder nach der chirurgischen Entfernung solcher Hauterhebungen.

Lidzucken. Sollten Ihre Lider – oder nur ein Lid – gelegentlich kurz zucken, ohne dass Sie sonst unter Zittern oder Zuckungen leiden, handelt es sich ziemlich sicher nur um einen harmlosen nervösen Tick, der für Anspannung oder Erschöpfung spricht. In solchen Fällen ist eine homöopathische Konstitutionsbehandlung empfehlenswert.

Nehmen Sie das Mittel Ihrer Wahl alle vier Stunden, bis zu maximal sechs Dosen, wenn das Lid längere Zeit zuckt:

▪ Codeinum C6
Wenn nur ein Augenlid zuckt.

▪ Agaricus C6
Wenn Lid und Augapfel zucken.

▪ Pulsatilla C6
Wenn das Lid zuckt und entzündet ist.

Mückensehen

So nennt man es, wenn winzige Objekte das Gesichtsfeld zu durchqueren scheinen, sobald man die Augen schweifen lässt oder den Kopf wendet. Bei älteren Menschen kann eine Degenerierung der Glaskörperflüssigkeit die Ursache dafür sein, oder es handelt sich um ein Warnzeichen für beginnende Netzhautablösung oder für eine Blutung im Auge. Wenn sicher feststeht, dass es sich um nichts dergleichen handelt, gehen naturheilkundlich arbeitende Fachleute davon aus, dass die Leber angegriffen ist und sich Toxine in den Geweben angereichert haben. Falls das Mückensehen schlimmer wird oder die Sehfähigkeit nachlässt, sollten Sie innerhalb von zwei Stunden zum Augenarzt gehen.

Nehmen Sie das Mittel Ihrer Wahl dreimal täglich, maximal sieben Tage lang:

▪ Arnica C6
Bei Mückensehen, das erstmals nach einer Verletzung auftritt.

■ Hamamelis C6

Bei einer augenärztlich diagnostizierten Blutung im Augenhintergrund.

■ Phosphorus C6

Bei Mückensehen und Sehen wie durch einen Schleier.

Was Sie sonst noch tun können:

Sollte keines dieser Mittel helfen und sollten Sie ganz sicher nicht an einer Netzhautablösung leiden, versuchen Sie es einen Monat lang mit der Leberdiät (siehe S. 852).

Müde Augen

Wenn Ihre Augenregion ständig verkrampft ist, oder wenn Sie öfter die Augen zusammenkneifen oder nicht gut in die Ferne sehen können, nachdem Sie eine Zeitlang Dinge im Nahbereich angeschaut haben, sollten Sie Ihre Augen ärztlich bzw. von einem guten Optiker oder einer Optikerin untersuchen lassen. Falls Sie eine Brille oder Kontaktlinsen tragen, lassen Sie Ihre Sehfähigkeit etwa einmal im Jahr untersuchen.

Nehmen Sie das Mittel Ihrer Wahl viermal täglich, maximal sieben Tage lang:

■ Arnica C6

Wenn der Ziliarmuskel ermüdet, weil Sie lange in die Ferne geschaut haben.

■ Natrium muriaticum C6

Augenschmerzen beim Sehen nach oben, unten oder zur Seite.

■ Ruta C6

Augen brennen und ermüden bei angestrengtem Sehen im Nahbereich oder beim Lesen.

■ Phosphorus C6

Müde Augen, dazu hohe Nervosität und Besorgtheit, oder aber exzessive sexuelle Betätigung.

Netzhautablösung

Die Netzhaut kann sich von der darunter liegenden Aderhaut aus vielerlei Gründen ablösen. Meistens handelt es sich um die Folge einer Netzhautverletzung, oder die Netzhaut wird über viele Jahre zu stark gedehnt, weil der Augapfel zu lang ist (etwa bei Kurzsichtigkeit), und reißt schließlich, oder die Netzhautablösung entsteht nach einer Linsenextraktion aufgrund von Grauem Star. Schließlich kann die Netzhaut auch reißen, wenn die Flüssigkeit in der hinteren Augenkammer sich zusammenzieht. Ist einmal ein Riss entstanden, läuft rasch Flüssigkeit zwischen Netz- und Aderhaut, was den Schaden noch vergrößert. Zu den Symptomen einer Netzhautablösung gehören: Lichtblitze, Mückensehen, danach Einschränkung des peripheren Gesichtsfeldes im betroffenen Auge, als würde ein Vorhang zusammengezogen. Unbehandelt droht Erblindung des Auges. Sobald solche Symptome auftauchen, hat die Netzhautablösung bereits begonnen; Sie sollten daher spätestens nach zwei Stunden den Notarzt anrufen bzw. unverzüglich zum Augenarzt gehen. Eventuell ist ein chirurgischer Eingriff unter Narkose notwendig. Auch nach einer Operation kann es sein, dass sich die Netzhaut erneut ablöst; wahrscheinlicher ist jedoch, dass auch das andere Auge davon betroffen wird. Deshalb sollten Sie Ihre Augen regelmäßig untersuchen lassen. Eine homöopathische Konstitutionsbehandlung kann dazu beitragen, Rückfälle zu verhüten.

Nehmen Sie das Mittel Ihrer Wahl alle 15 Minuten, bis zu maximal zehn Dosen, während Sie auf augenärztliche Hilfe warten:

- **Apis C30**

Bei Auftreten von Frühsymptomen (während sich Flüssigkeit zwischen Netz- und Aderhaut drängt).

- **Gelsemium C6**

Falls Apis nicht innerhalb von zwei Stunden deutlich hilft.

- **Arnica C30**

Falls Sie sich das betroffene Augen einmal verletzt hatten.

Sollten Sie schon einmal unter einer Netzhautablösung gelitten haben, kann folgendes Mittel eine gewisse schützende Wirkung haben:

- Aurum muriaticum C30, alle zwölf Stunden, bis zu maximal zehn Dosen.

Netzhautarterien-Verschluss

Wenn die kleine Arterie, die die Netzhaut mit Blut versorgt, oder einer ihrer Äste blockiert wird, kann das plötzliche, völlige Erblindung auf dem betroffenen Auge zur Folge haben, manchmal auch nur im oberen oder unteren Gesichtsfeld. Solche Blockaden kommen vor, wenn sich örtlich oder in einer kranken Arterie irgendwo anders im Körper ein Blutpfropf (Thrombus) gebildet hat, der die Blutversorgung zum Auge unterbricht. Das ist ein Notfall, daher sofort den Notarzt rufen! Mit Medikamenten und/oder einem chirurgischen Eingriff kann der Pfropf möglicherweise entfernt und wenigstens ein Teil des Sehvermögens gerettet werden.

Nehmen Sie folgende Notfallmittel alle fünf Minuten, bis zu maximal zehn Dosen:

- Aconitum C30, gefolgt von

- Nux vomica C6

Netzhautvenen-Verschluss

Wird die Hauptvene der Netzhaut oder einer ihrer Äste verschlossen, kann das Blut nicht mehr daraus abfließen, staut sich in der Retina und wird dann in den Glaskörper gedrückt. Innerhalb der nächsten paar Stunden stellen sich Sehstörungen ein. So etwas kommt vor allem bei bestehendem Glaukom oder Bluthochdruck vor. Vorausgesetzt, die zugrundeliegende Erkrankung wird rasch behandelt, kann das Blut innerhalb der nächsten Monate langsam reabsorbiert werden, und die Sehfähigkeit bessert sich. Sie sollten innerhalb von zwei Stunden einen Augenarzt aufsuchen bzw. den Notarzt rufen.

Nehmen Sie folgendes Mittel alle 15 Minuten, bis zu maximal zehn Dosen, während Sie auf ärztliche Hilfe warten:

- Arnica C30

Bei den allerersten Symptomen.

- Hamamelis C6

Falls Arnica nicht binnen kurzem Wirkung zeitigt.

- Lachesis C6, alle sechs Stunden, maximal zehn Tage lang.

Nach augenärztlicher Behandlung, um die Reabsorption des Blutpfropfes zu beschleunigen.

Anschließend sollten Sie sich von einer erfahrenen homöopathischen Fachkraft konstitutionell behandeln lassen.

Was Sie sonst noch tun können:
Nehmen Sie zusätzlich Vitamin C, E und B_6 sowie Selen ein, und essen Sie Fisch statt Fleisch.

Optikusneuritis
So wird eine Entzündung des Nervus opticus, des Sehnervs, genannt. Sie kann zu allmählicher, manchmal auch plötzlicher Verschlechterung des Sehvermögens führen, gelegentlich sogar zur Erblindung. Das betroffene Auge tut beim Bewegen weh. Eine solche Entzündung, deren Ursache unbekannt ist, betrifft meist Menschen zwischen 20 und 40 Jahren. Die Symptome geben sich meist von selbst; schulmedizinisch werden Kortikosteroidsalben verschrieben, die die Heilung fördern sollen. In seltenen Fällen kann eine Optikusneuritis ein Frühwarnsymptom für Multiple Sklerose darstellen; in diesem Fall sollte eine Konstitutionsbehandlung eingeleitet werden.

Nehmen Sie folgendes Mittel alle 60 Minuten, bis zu maximal zehn Dosen:

- Apis C30

Bei den ersten Anzeichen einer Optikusentzündung.

Pterygium

Mit diesem komplizierten, aus dem Griechischen stammenden Namen wird ein Gewebe-»Flügelchen« bezeichnet, das aus der Sklera, dem Weißen des Auges herauswachsen und die ganze Hornhaut überziehen kann, wobei das Sehfeld immer stärker eingeschränkt wird. Ursache ist möglicherweise zu lange Bestrahlung mit ultraviolettem Licht. Ein Pterygium lässt sich ganz leicht chirurgisch entfernen; empfehlenswert sind jedoch auch die nachstehend genannten Mittel.

Nehmen Sie folgendes Mittel dreimal täglich, maximal 14 Tage lang:

- Zincum metallicum C6

Bei den ersten Anzeichen eines »Flügels« überm Auge.

- Ratanhia C6

Falls Zincum metallicum nichts nützen sollte.

Retinitis pigmentosa

So wird eine »pigmentierte Netzhaut« genannt, in der sich nach und nach immer mehr schwarze Pigmente ablagern, was das Gesichtsfeld seitlich immer mehr einschränkt und das Sehvermögen bei Nacht verschlechtert. Sie sollten sich so bald wie möglich augenärztlich untersuchen lassen und eine homöopathische Konstitutionsbehandlung beginnen.

Nehmen Sie eines der folgenden Mittel zweimal täglich, maximal drei Wochen lang:

- Nux vomica C6 oder Phosphorus C6

Sollte sich innerhalb eines Monats keine Besserung einstellen, gehen Sie zum Augenarzt.

Schielen

siehe auch Schielen bei Kindern, S. 795

Als Schielen wird bezeichnet, wenn man mit einem Auge genau auf das Zielobjekt blickt, während das andere Auge in eine andere Richtung schaut. Bei Erwachsenen kommt so etwas vor, wenn die Augenmuskulatur oder die sie versorgenden motorischen Nerven beschädigt wurden, etwa bei Diabetes, Hirnverletzung oder -tumor, Bluthochdruck oder Myasthenia gravis. Das Gehirn, das daran gewöhnt ist, zwei sehr ähnliche Sichteindrücke aus beiden Augen zu verarbeiten, kann sich auf so verschiedene Bilder nicht einstellen; man sieht daher beides, was sehr verwirrend ist. Bei Schielkindern hingegen ignoriert das Gehirn meist den Sichteindruck des einen Auges und verarbeitet nur den des anderen. Wird das Schielen nicht rechtzeitig korrigiert, bleibt das abweichende Auge untätig und verliert schließlich seine Sehfähigkeit.

Wenn Sie doppelt zu sehen beginnen, gehen Sie sofort zur augenärztlichen Untersuchung. Ein spezielles Augentrainingsprogramm kann Ihnen helfen, das Schielen zu überwinden, und auch die zugrundeliegende Ursache muss entsprechend behandelt werden. Wenn das nicht reicht, können prismatische Brillengläser, eine Operation des schielenden Auges sowie eine homöopathische Konstitutionsbehandlung helfen.

Nehmen Sie folgendes Mittel dreimal täglich, maximal zwei Wochen lang:

- Gelsemium 6C

Bei Silberblick, Schielen und Doppelsehen.

- Alumina C6

Falls Gelsemium keine Besserung bringt.

Skleritis

Das ist eine Entzündung der Sklera, des Weißen im Auge. Diese Schicht rötet sich dann und ist als schmerzhafter Fleck spürbar. Sollte die Sklera nahe oder hinter der Netzhaut entzündet sein, besteht Gefahr für das Sehvermögen. Meistens sind davon Frauen betroffen, die an rheumatoider Arthritis, Morbus Crohn oder Colitis ulcerosa (alle drei Autoimmunkrankheiten) leiden. Da ein gewisses Risiko besteht, dass die Sklera durchbrochen werden und die Augenflüssigkeit auslaufen könnte, sollten Sie nach spätestens zwölf Stunden zum Augenarzt gehen. Schulmedizinisch werden Entzündungshemmer oder Immunsuppressoren verabreicht, oder es wird eine Operation erwogen. Die Homöopathie bietet eine Konstitutionsbehandlung; außerdem wird die Ernährung umgestellt.

Nehmen Sie folgendes Mittel alle 60 Minuten, bis zu maximal zehn Dosen:

■ Aconitum C30
Beim ersten Verdacht auf Skleritis.

■ Thuja C6
Falls Aconitum keinen Erfolg bringt.

Tränende Augen
Ständig tränende Augen sind relativ selten; meist liegt ihnen eine infektions- oder verletzungsbedingte Blockade der Tränengänge zugrunde, vor allem, wenn die Nase seitlich oder auf dem Nasenrücken einen Schlag erlitten hat. Falls das unten genannte Mittel nicht hilft, sollten Sie sich ärztlich untersuchen lassen. Meist wird dann der verlegte Tränengang abgesaugt, bei vorliegender Infektion ein Antibiotikum verschrieben oder chirurgisch der Abfluss der Tränenflüssigkeit ins Naseninnere wiederhergestellt. Bei Neugeborenen passiert es manchmal, dass sich die Tränengänge nicht öffnen; Sie können dem dann nachhelfen, indem Sie die Nasenseite zum Augenwinkel hin sanft massieren. Sollte das nicht reichen, muss ein kleiner chirurgischer Eingriff vorgenommen werden.

Nehmen Sie folgendes Mittel viermal täglich, maximal sieben Tage lang:

■ Silicea C6
Bei Infektionen der Tränengänge.

Weitsichtigkeit (Hypermetriopie)
Weitsichtigkeit besteht, wenn die Augen sich vom scharfen Sehen in der Ferne nicht auf Dinge im Nahbereich einstellen (akkom-

modieren) können. Das geschieht, wenn der Augapfel zu kurz ist oder wenn Linse und Hornhaut die einfallenden Lichtstrahlen nicht genügend brechen. In beiden Fällen werden die Lichtstrahlen von Objekten in der Nähe nicht direkt auf der Netzhaut gebrochen, sondern irgendwo dahinter, und man sieht unscharf. Meist ist Weitsichtigkeit erblich bedingt und wird gewöhnlich im Kindesalter erstmals diagnostiziert, wenn sich das Kind beklagt, dass es beim Nahsehen oder Lesen Augenschmerzen bekommt oder die Augen rasch müde werden. Weitsichtigkeit entwickelt sich auch bei Erwachsenen, sobald die Linse ihre Flexibilität einbüßt (siehe Kurzsichtigkeit); das wird Altersweit- oder -übersichtigkeit genannt. Konvexe Brillengläser oder Kontaktlinsen korrigieren zwar das Problem sofort, können aber nicht verhindern, dass die Ziliarmuskeln schwächer werden. Hier können nur spezielle Augenübungen (nach Bates) und eine homöopathische Konstitutionstherapie helfen.

Nehmen Sie folgendes Mittel viermal täglich, maximal zwei Wochen lang, während Sie auf den Behandlungsbeginn warten:

■ Ruta C6
Bei schmerzenden, brennenden oder müden Augen nach nur ein- bis zweistündigem Lesen oder Arbeiten im Nahbereich.

■ Jaborandi C6
Falls Ruta keine Besserung bringt.

Ohren

Die Ohren haben zwei Funktionen, nämlich uns das Hören zu ermöglichen und das Gleichgewicht zu erhalten. Sie gehören zu den empfindlichsten und zartesten Strukturen des ganzen Körpers und können daher auch leicht Schaden nehmen. Jeder Ohrenschmerz, jedes Schwindelgefühl und dergleichen sollte deshalb ein Anlass sein, sofort den Hals-Nasen-Ohrenarzt aufzusuchen.

Luftvibrationen wandern durch den mit Ohrenschmalz ausgekleideten äußeren Ohrgang und bringen das Trommelfell zum Vibrieren; dabei vibrieren auch die drei kleinen Gehörknöchelchen mit, die am Mittelohr befestigt sind. Die Vibrationen werden dabei zu einer flüssigkeitsgefüllten, spiralförmigen Kammer weitergeleitet, der so genannten Schnecke, wo sie dann die empfindlichen Endungen ganzer Scharen von Nervenzellen anregen. Sie sind im Schneckennerv gebündelt, der ein Teil des Hörnervs ist und zum Gehirn führt. Im Gehirn werden die Botschaften des Hörnervs dann als Sprache, Musik, Geräusche usw. interpretiert.

Vom Mittelohr gehen zwei Gänge aus: Einer führt zum Mastoidfortsatz, einem Hohlknochen, der die Resonanz verstärkt. Der andere Gang, die so genannte Eustachios-Röhre, führt zur Nase. Diese Röhre sorgt dafür, dass der Druck inner- und außerhalb des Trommelfells derselbe ist; wenn nicht, kann das Trommelfell nämlich nicht richtig vibrieren. Ist die Eustachios-Röhre blockiert, sinkt der Druck im Mittelohr und saugt das Trommelfell nach innen. Geht die Röhre dann wieder auf, so dass der Druckausgleich erfolgen kann, ist ein deutliches »Plop« vernehmbar. Eine solche Blockade kommt bei Schnupfen häufig vor.

Das Innenohr, auch Labyrinth genannt, enthält nicht nur alle Hörnervendigungen, sondern auch drei halbkreisförmige, flüssigkeitsgefüllte Kanälchen, die mit Nervenendigungen ausgestattet sind, welche Bewegungen und Beschleunigungen wahrnehmen können. Das sind die Gleichgewichtsorgane. Während wir uns bewegen, schwappt die in ihnen enthaltene Flüssigkeit gegen die

Nervenendigungen und veranlasst sie, entsprechende Signale ins Gehirn zu schicken. Das Gehirn verarbeitet dann diese Botschaften zusammen mit denjenigen, die es über die Augen und über Druckrezeptoren in der Haut erhält.

Ohrenerkrankungen und -beschwerden von A bis Z

Ertaubung und Schwerhörigkeit

Gehörverlust. Bei der Leitungstaubheit gelangen die Töne nicht mehr zur Schnecke bzw. zum Hörnerv. Das passiert bei einer Infektion des äußeren Ohrs oder akuter Mittelohrentzündung, bei einer Blockade der Eustachios-Röhre (vor allem nach einer Erkältung) oder bei vermehrtem Ohrenschmalz. Sollte die Schwerhörigkeit langsam zunehmen und in Ihrer Familie schon einmal Otosklerose aufgetreten sein, sollten Sie sich vom Hals-Nasen-Ohren-Arzt untersuchen lassen.

Wahrnehmungsverlust. Bei Wahrnehmungsstörungen des Ohrs funktioniert der Schneckennerv nicht richtig, zum Beispiel wegen arbeitsplatzbedingtem Lärm oder beim Menièreschen Drehschwindel (falls dabei auch Schwindelgefühle auftreten). Manchmal sind auch Nebenwirkungen von Medikamenten, Genussmitteln, Drogen, der normale Alterungsprozess, Mangelernährung oder eine Hörschädigung im Mutterleib infolge einer Röteln-Infektion der Mutter daran schuld. Eine homöopathische Konstitutionsbehandlung kann unter Umständen sehr hilfreich sein.

Arbeitsplatzbedingte Lärmschwerhörigkeit. Wird die Schnecke ständig einem hohen Lärmpegel ausgesetzt, kann sie Schaden erleiden, vor allem wenn es sich um sehr schrille Töne von mehr als 90 Dezibel handelt. Dabei tritt ein Wahrnehmungsverlust ein, vor allem der hohen Frequenzen. Arbeitsplätze mit hohem Risiko haben z. B. Boilerhersteller, Traktorfahrer und Arbeiter, die mit Schlagbohrern oder anderen hochfrequenten Elektrogeräten umgehen müssen. Auch stundenlanges lautes Musikhören oder -spielen kann das Ohr schädigen, zumindest auf längere Sicht. Hat sich die Lärmschwerhörigkeit einmal entwickelt, können Hörhilfen nicht mehr viel dagegen ausrichten.

Nehmen Sie das Mittel Ihrer Wahl viermal täglich, maximal sieben Tage lang:

- Phosphorus C6

Bei Schwierigkeiten, Stimmen aus dem Geräuschhintergrund herauszuhören.

- Graphites C6

Wenn sich das Hörvermögen bessert, sobald Hintergrundgeräusche auftreten.

- China C6

Bei kurzen Anfällen von Taubheit, dabei Klingeln, Summen oder Dröhnen im Ohr.

- Aconitum C6

Bei Taubheit nach Kälteeinwirkung.

- Arnica C6

Bei Taubheit nach einem Schlag auf den Kopf.

- Gelsemium C6

Bei Taubheit und nervöser Erschöpfung, dabei Schwächegefühl und Zittern.

- Chenopodium C6

Bei alters- oder arbeitsplatzbedingter Schwerhörigkeit, auch als Mittel zur Vorbeugung.

Was Sie sonst noch tun können:
Sollten Sie an einem lauten Arbeitsplatz arbeiten müssen, tragen Sie unbedingt Ohrenschützer oder Kopfhörer, die das Ohr gut abdecken, und lassen Sie regelmäßig Ihr Gehör überprüfen. Inakzeptable Geräuschpegel bei der Arbeit sollten Sie Ihrem Betriebsrat bzw. Betriebsarzt melden; es gibt Gesetze und Lärmschutzverordnungen, die eingehalten werden müssen.

Geplatztes Trommelfell

Der häufigste Grund für ein geplatztes Trommelfell ist die Mittelohrentzündung, doch so etwas passiert auch bei einem Schlag aufs Ohr, beim Herumbohren im Ohr mit scharfen Objekten oder beim Knall einer Explosion. Manchmal platzt das Trommelfell bei einem Schädelbruch. Chirurgisch muss das Trommelfell geöffnet werden, wenn das Ohr verklebt ist (siehe unten).

Nach einem Trommelfellriss sollten Sie mindestens drei Monate lang Acht geben, keine Ohrinfektion zu bekommen; gehen Sie in dieser Zeit auch nicht schwimmen. Sollten Sie öfter einmal mit den Ohren zu tun haben, ist es am besten, niemals ohne Ohrstöpsel ins Wasser zu gehen.

Nehmen Sie folgendes Mittel alle 60 Minuten, bis zu maximal zehn Dosen:

■ Aconitum C30

Bei Trommelfellriss nach einer Verletzung.

Geräusch-Überempfindlichkeit

Wer sehr geräuschempfindlich ist, leidet meist erheblich darunter, weil Schlaf, Konzentration und gesellschaftliches Leben davon stark beeinträchtigt werden.

Nehmen Sie das Mittel Ihrer Wahl viermal täglich, maximal sieben Tage lang:

■ Nux vomica C6

Wenn die eigene Stimme ungewöhnlich laut im Ohr klingt.

■ Phosphorus C6

Wenn selbst das Zerreißen eines Stück Papiers zu laut in den Ohren klingt.

■ Asarum C6

Wenn das leiseste Geräusch (Blätterrascheln, Kreide auf einer Tafel) sofort auf die Nerven geht und leichte Übelkeit verursacht.

■ Silicium C6
Wenn Geräusche Schmerzen im Ohr verursachen.

■ Opium C6
Bei Schlaflosigkeit und so stark übersteigertem Hörsinn, dass man meint, eine Fliege an der Wand entlanglaufen zu hören.

INNENOHRVERKLEBUNG
Wenn die Eustachios-Röhre blockiert ist, sammelt sich manchmal eine klebrige Flüssigkeit hinter dem Trommelfell (vor allem, wenn bei akuten Ohrentzündungen Antibiotika verschrieben worden sind). Warnzeichen sind eine zunehmende Schwerhörigkeit (die Knöchelchen im Mittelohr können dann nicht mehr richtig schwingen) oder, in extremen Fällen, sogar Taubheit (wenn die Knöchelchen überhaupt nicht mehr vibrieren können). Schulmedizinisch wird eine solche Innenohrverklebung behandelt, indem man einen kleinen Einschnitt ins Trommelfell rnacht, etwas Flüssigkeit absaugt und dann ein kleines Drainageröhrchen legt, aus dem die restliche Flüssigkeit abfließen kann. Sie können es zuerst mit einer homöopathischen Konstitutionsbehandlung versuchen. Sollte sich allerdings ein halbes Jahr später nichts gebessert haben, ist die konventionelle Methode ratsam, weil die Gefahr der Ertaubung doch zu groß ist.

Nehmen Sie das Mittel Ihrer Wahl viermal täglich, maximal 14 Tage lang:

■ Mercurius solubilis C6
Bei dickem, übel riechendem Ausfluss aus dem äußeren Gehörgang und starkem nächtlichen Speichelfluss.

■ Lycopodium C6
Bei Hörverlust, Dröhnen im betroffenen Ohr und Ekzem auf der Ohrmuschel.

■ Pulsatilla C6
Bei Völle- und Verstopfungsgefühl im betroffenen Ohr.

■ Kalium muriaticum C6
Bei Schnappgeräuschen im betroffenen Ohr und geschwollenen Halslymphdrüsen.

LABYRINTHITIS
So wird die Infektion des Gleichgewichtsorgans im Innenohr genannt. Meist wird sie von Viren ausgelöst, die durch die Eustachios-Röhre ins Ohr gelangt sind. Zu den Symptomen gehören Drehschwindel, Übelkeit und Erbrechen, meist verstärkt, sobald man den Kopf dreht, und gelindert, wenn man sich irgendwo ruhig hinlegen kann. Da es sich um eine Virusinfektion handelt, nützen Antibiotika nichts; die Schulmedizin hat dann höchstens Tranquilizer oder Antiemetika (gegen Übelkeit) anzubieten. Im Normalfall dauert eine solche Erkrankung rund drei Wochen. Homöopathika können helfen, diese Leidenszeit zu verkürzen.

Nehmen Sie das Mittel Ihrer Wahl zunächst alle 60 Minuten, dann in größeren Abständen, bis zu maximal zwölf Dosen:

■ Phosphorus C6
Schwindelgefühl, das beim Hinunterschauen schlimmer wird.

■ Conium C6
Schwindelgefühl, das sich beim Hinlegen oder Kopfwenden verschlimmert.

■ Gelsemium C6
Schwindel- und Schwächegefühl, Zittern.

■ Belladonna C30
Schwindelgefühl und das Empfinden, das betroffene Ohr sei zum Bersten vollgestopft, noch verschlimmert durch plötzliche Bewegungen.

■ Bryonia C30
Erbrechen, sobald man nur die Augen bewegt.

■ Calcium carbonicum C6
Schwindelgefühl, das sich verschlimmert, wenn man nach oben schaut.

■ Borax C6
Schwindelgefühl, das sich verschlimmert, wenn man den Körper nach unten bewegt.

■ Natrium muriaticum C6
Schwindelgefühl, begleitet von Kopfweh und Verstopfung.

Menièrescher Drehschwindel

Wenn der Flüssigkeitsdruck im Innenohr steigt, wird das Gleichgewichtsorgan beeinträchtigt. Das verursacht Drehschwindel, Übelkeit und Erbrechen. Auch das Gehör kann angegriffen sein. In schweren Fällen bleiben schlechtes Hörvermögen und Geräusche im Ohr zwischen den Drehschwindel-Anfällen bestehen. Falls Ihr Hals-Nasen-Ohren-Arzt Ihnen bestätigt, dass Sie unter der Menièreschen Krankheit leiden, sollten Sie eine homöopathische Konstitutionsbehandlung durchführen lassen.

Nehmen Sie das Mittel Ihrer Wahl viermal täglich, maximal sieben Tage lang (bei akuten Beschwerden siehe auch unter Labyrinthitis):

■ Acidum salicylicum C6
Bei Drehschwindel und verschlechtertem Hörvermögen.

■ Chininum sulfuricum C6
Als Folgemittel in gleicher Dosierung.

■ Lachesis C6
Falls der Drehschwindelanfall morgens nach dem Aufwachen beginnt.

Was Sie sonst noch tun können:
Nehmen Sie weniger Flüssigkeit und weniger Salz zu sich und hören Sie zu rauchen auf. Bei akuten Attacken sollten Sie Bettruhe einhalten.

Mittelohrentzündung (Otitis media)

Eine Mittelohrentzündung wird im Allgemeinen von Krankheitserregern verursacht, die aus Nase und Rachen über die Eustachios-Röhre ins Mittelohr eindringen, manchmal aber auch von solchen, die über einen Trommelfellriss bis in diesen Teil des Ohrs gelangen. Solche Entzündungen können akut auftreten (dann verursachen sie große Schmerzen und Eiterfluss) oder chronisch sein (ständiges Unwohlgefühl, Druckschmerzen, gelegentlich aufflammende Schmerzen).

Akute Infektion. Wenn sich Eiter hinter dem Trommelfell sammelt, verschlechtert sich das Hörvermögen akut; das Ohr fühlt sich voll an und tut schneidend weh, so dass man sehr schlecht schläft. Die Körpertemperatur kann teils erheblich ansteigen. Durch den Druck des Eiters kann das Trommelfell reißen; dann lässt der Schmerz unvermittelt nach, und der Eiter rinnt heraus. Wird die Infektion nicht richtig behandelt, kann sie chronisch werden oder bis zum Innenohrfortsatz wandern; dann muss eventuell operiert werden. Bei Verdacht auf eine akute Mittelohrentzündung sollten Sie nach spätestens zwölf Stunden den Arzt oder die Ärztin aufsuchen; meist werden dann Antibiotika verschrieben. Eine homöopathische Konstitutionsbehandlung kann Rückfälle verhüten.

Nehmen Sie das Mittel Ihrer Wahl alle 30 Minuten, bis zu maximal zehn Dosen.

▪ Aconitum C30

Bei Ruhelosigkeit und Angst; Mittelohrentzündung entstand nach Kälteeinfluss.

▪ Belladonna C30

Gesicht heiß und gerötet (vor allem bei Kindern), Augen starr, Verhalten erregt und unverständlich, ungewöhnliche Berührungsempfindlichkeit.

▪ Pulsatilla C6

Bei Schmerzen, die sich anfühlen, als würde das Trommelfell nach außen gedrückt; Weinerlichkeit.

Chronische Infektion. In der Kindheit sind Rückfälle häufig die Folge chronisch verstopfter Ohren. Wenn sie nicht richtig ausheilen, können sie zur Leitungsschwerhörigkeit führen, weil die Infektion nach und nach das Trommelfell und die tonübertragenden winzigen Gehörknöchelchen schädigen, oder aber es bildet sich ein Cholesteatom (eine bindegewebige so genannte Perlgeschwulst im Ohr). Chronische Mittelohrentzündungen müssen ärztlich bzw. homöopathisch überwacht werden und können viele Monate bis zur Ausheilung brauchen.

Was Sie sonst noch tun können:
Gehen Sie nicht schwimmen und tragen Sie auch beim Duschen oder Baden einen Ohrstöpsel aus Wachs sowie eine Duschhaube, damit ja kein Wasser in den Gehörgang dringt. Nehmen Sie zusätzlich Zink- und Vitamin-B-Präparate ein. Auch eine Ernährungsumstellung sollte in Betracht gezogen werden.

Ohrensausen (Tinnitus)
Wer unter Ohrensausen leidet, hört ständig Klingel- und andere Geräusche im Ohr. Manchmal sind Insekten oder Fremdkörper im Gehörgang die Ursache (siehe Erste Hilfe, S. 170f.), manchmal ein Barotrauma (nicht vollzogener Druckausgleich, etwa beim Tauchen oder nach Flugreisen), gelegentlich auch die Einnahme bestimmter Medikamente, vor allem Aspirin. Ohrensausen hat oft auch mit dem Alterungsprozess zu tun. Wenn keine Ursache feststellbar ist, sollten Sie möglichst unverzüglich einen Hals-Nasen-Ohren-Arzt aufsuchen; im Frühstadium ist Tinnitus noch am ehesten behandelbar.

Nehmen Sie das Mittel Ihrer Wahl dreimal täglich, maximal zwei Wochen lang:

- **Acidum salicylicum C6**

Dröhnen im Ohr, Schwindelgefühl, Taubheit.

- **Carbonum sulfuratum C6**

Dröhnen oder Klingeln im Ohr, dazu Gefühl, der Gehörgang sei verstopft.

■ China sulfuricum C6
Summen, Singen oder Zischen im Ohr.

■ Kalium jodatum C6
Lang anhaltende Ohrgeräusche ohne sonstige Symptome.

Ohrenschmalz

Das im Ohr produzierte Ohrenschmalz soll den Gehörgang feucht halten und reinigen. Bei Überproduktion kann der Gang blockiert werden; das Ohr fühlt sich dann voll an, man hört seltsame Geräusche, hat unter Umständen Ohrenschmerzen, ertaubt oder bekommt Drehschwindel. Unterproduktion wird manchmal für die Entwicklung von Tinnitus (siehe oben) verantwortlich gemacht. Während einer Ohrinfektion schmilzt das Ohrenschmalz infolge der Entzündungshitze. Flüssiges Ohrenschmalz in Verbindung mit Ohrenschmerzen kann also auf eine Entzündung hinweisen. Wer zur Ohrenschmalz-Überproduktion neigt, kann eventuell von einer homöopathischen Konstitutionsbehandlung profitieren.

Nehmen Sie folgendes Mittel viermal täglich, maximal sieben Tage lang:

■ Causticum C6
Bei starker Ohrenschmalzproduktion und gelegentlichem Hörverlust.

Was Sie sonst noch tun können:
Ein paar Tropfen reines Oliven- oder Mandelöl, mit einem Tropfenspender fünf Nächte hintereinander in den Gehörgang geträufelt, können festsitzendes Ohrenschmalz oft lösen und herausspülen. Oder Sie tauchen bis über beide Ohren in ein warmes Bad (doch nicht bei Neigung zu Mittelohrentzündungen!). Sollte der Ohrpfropf weiter bestehen bleiben, muss er beim Hals-Nasen-Ohren-Arzt herausgespült werden. Auf keinen Fall mit Wattestäbchen im Ohr herumpulen!

Ohrenschmerzen

Bei Ohrenschmerzen sollten Sie stets unverzüglich ärztlichen oder homöopathischen Rat einholen. Zu den Ursachen können gehören: Infektion des Gehörgangs (Zug am Ohrläppchen verstärkt den Schmerz), Barotrauma oder nicht vollzogener Druckausgleich (schmerzhaftes, durch Schlucken, Gähnen, Naseschnauben nicht lösbares Druckgefühl im Ohr, vor allem nach dem Tauchen oder einer Flugreise), akute Mittelohrentzündung, Ohrgangsblockade (plötzlich einsetzende Ohrenschmerzen) oder auch Überproduktion von Ohrenschmalz (allmählich einsetzende Schmerzen). Bei akuter Entzündung des Mittel- oder äußeren Ohrs kann Eiter oder Blut aus dem Ohr rinnen. Ohrenschmerzen nach Kälteeinfluss können auf eine akute Mittelohrentzündung hindeuten. Bei Schmerzen am Kiefer, an den Zähnen, im Gesicht oder im Rachenraum, kann es sich um eine Zahn(fleisch)entzündung, einen schweren Schnupfen bzw. eine Nasennebenhöhlenentzündung oder eine Infektion des Rachenraums handeln. Ohrenschmerzen nach dem Ohrläppchendurchstechen können auf eine Entzündung des äußeren Ohrs hinweisen (siehe unten). Da beim Ohrstechen sowohl Hepatitiserreger als auch AIDS-auslösende Viren übertragen werden können, sollten Sie keinerlei Risiko eingehen und die Ohrläppchen nur in renommierten Juwelierläden durchstechen lassen.

Nehmen Sie das Mittel Ihrer Wahl alle 30 Minuten, bis die richtige Diagnose vorliegt, vorausgesetzt, es bestehen weder Fieber noch Ohrausfluss, noch Schmerzen in anderen Körperbereichen:

▪ Hepar sulfuratum C6

Pochende Ohrenschmerzen, durch Wärme gelindert.

▪ Belladonna C30

Pochende Ohrenschmerzen, durch Wärme verschlimmert.

▪ Chamomilla C6

Schwere Ohrenschmerzen bei Erwachsenen, vor allem bei gleichzeitiger Gereiztheit über Kleinigkeiten, oder bei Kindern mit Ohrenschmerzen, die so lange schreien, bis man sie aufnimmt und herumträgt.

■ Pulsatilla C6
Ohrenschmerzen, als würde das Trommelfell nach außen gedrückt, dazu Weinerlichkeit.

Ohrentzündung aussen (Otitis externa)

Die Infektion kann den gesamten äußeren Gehörgang umfassen oder aber sich als Abszess an der Ohrmuschel oder im Gehörgang bemerkbar machen. In beiden Fällen ist das äußere Ohr äußerst berührungs- und druckempfindlich. Solche Entzündungen werden oft durch Schwimmen, Ohrenschmalz-Entfernen oder Herumbohren im Ohr mit spitzen Gegenständen ausgelöst. Hautverletzungen erleichtern das Eindringen der Krankheitserreger. Die Entzündung meldet sich mit Schmerzen, Eiterausfluss und manchmal auch Hörverlust. Prompte Behandlung ist nötig, damit nicht auch die umliegenden Knorpel und Knochen geschädigt werden. Nach Ausheilen der Infektion müssen Sie ärztlich absichern lassen, dass wirklich kein Gewebe mehr subakut infiziert ist. Eine Konstitutionsbehandlung ist zu empfehlen, wenn die Infektion sich chronifiziert hat und dumpfe, immer wieder einmal aufflammende Schmerzen bereitet.

Nehmen Sie eines der folgenden Mittel:

■ Aconitum C30
Bei akuter Infektion und scharfen, einschießenden Schmerzen; alle 30 Minuten, bis zu maximal zehn Dosen.

■ Belladonna C30
Falls nach fünf Stunden Aconitum-Einnahme keine Besserung eingetreten ist; alle 30 Minuten, bis zu maximal zehn Dosen.

■ Mercurius solubilis C6
Bei akuter Infektion mit eitrigem Ausfluss; alle 60 Minuten, bis zu maximal zehn Dosen. Falls innerhalb von 48 Stunden keine Besserung eingetreten ist, zum Arzt bzw. Homöopathen gehen.

■ Graphites C6
Bei chronischer Entzündung mit Juckreiz, doch ohne Eiter oder Ausfluss; viermal täglich, maximal fünf Tage lang. Hat sich dann nichts gebessert, Arzt oder Homöopath aufsuchen.

Ohrgangsblockade

Sie entsteht meist infolge eines Schnupfens bei Erkältung, durch Mittelohrentzündung (dabei eitriger Ausfluss), Mandelentzündung (Halsweh), Nebenhöhlenentzündung (dabei tun Wangen und Stirn weh) oder infizierten Lymphdrüsen. Der Ohrgang kann auch verlegt werden durch geschwollene Drüsen im Ohrinnern, die die Öffnung der Eustachios-Röhre in die Nase blockieren, oder durch nicht zustande gekommenen Druckausgleich. Es dauert oft lange, bis eine Blockade der Eustachios-Röhre sich löst; eine homöopathische Konstitutionsbehandlung kann dabei sehr hilfreich sein.

Nehmen Sie das Mittel Ihrer Wahl viermal täglich, maximal sieben Tage lang (wenn sich dann nichts tut, gehen Sie zum Homöopathen).

■ Jodum C6
Ohrgangsblockade, Enge im Hals, allgemeines Wärmegefühl.

■ Kalium muriaticum C6
Ohrgangsblockade, laufende Nase, Husten mit Auswurf.

■ Mercurius dulcis C6
Ohrgangsblockade, Schnupfen und geschwollene Lymphdrüsen.

■ Pulsatilla C6
Ohrgangsblockade wird im Freien besser.

■ Silicea C6
Ohrgangsblockade, verbunden mit Symptomen einer Nebenhöhlenentzündung.

Was Sie sonst noch tun können:
Falls die Eustachios-Röhre von etwas Nasenschleim verlegt ist, kann es helfen, drei Tropfen reinen Zitronensaft dreimal täglich in jedes Nasenloch zu schnupfen (maximal fünf Tage lang; legen Sie den Kopf zurück, benutzen Sie einen Tropfenspender und ziehen Sie den Saft dann in der Nase hoch). Bei Kindern sollte der Zitronensaft mit ebenso viel Salzlösung (einen TL Salz auf eine Tasse

lauwarmes Wasser) verdünnt werden. Warnung: Diese Methode nur anwenden, wenn die betreffende Person nicht zu Nasenbluten neigt!

Otosklerose

So wird die Verhärtung der verbindenden Gewebe zwischen den Knöchelchen im Mittelohr genannt, vor allem zwischen den Steigbügeln genannten Gehörknöchelchen und der Membran, die zum Innenohr führt. Dabei besteht die Gefahr fortschreitenden Gehörverlustes. Bei Erwachsenen setzt diese Erkrankung meist ganz allmählich ein, bei Kindern jedoch oft erheblich rascher. Manchmal kommt die Otosklerose zum Stillstand, bevor die Schwerhörigkeit schon stark zugenommen hat; man hört dann besser, wenn Hintergrundgeräusche vorhanden sind. Von Otosklerose sind doppelt so viele Frauen wie Männer betroffen; oft beginnt sie erstmals in einer Schwangerschaft oder verschlechtert sich in deren Verlauf erheblich. Die Betroffenen sind meist zwischen 20 und 40 Jahre alt, und bei der Hälfte von ihnen scheint eine erbliche Komponente vorzuliegen. In schweren Fällen kann sich eine – allerdings nicht immer erfolgreiche – Operation als nötig erweisen. Aber auch die Konstitutionsbehandlung kann helfen.

Nehmen Sie das Mittel Ihrer Wahl viermal täglich, maximal zwei Wochen lang:

- Calcium fluoratum C6

Mittel der ersten Wahl.

- Graphites C6

Hörvermögen erheblich besser, wenn Hintergrundgeräusche vorhanden sind.

Nase

Ob lang oder kurz, Adler- oder Stupsnase: Nasen sind dazu da, die Atemluft zu befeuchten, anzuwärmen und zu filtern, bevor sie in die sensiblen Lungenverästelungen gezogen wird. Mit jedem Atemzug gelangen Millionen winzigster Fremdkörper – Staubpartikel, Sporen, in der Luft schwebende Chemikalien, Viren, Bakterien – in den Körper. Alles, was die Nase, die Lymphknoten und die Mandeln im Rachenraum nicht abfangen können, gerät bis in die Lungen. Es klingt vielleicht komisch, doch bei ruhigem Atmen benutzen wir abwechselnd immer das eine, dann wieder das andere Nasenloch, je nach Tageszeit. Damit die Nase ihre Funktionen stets gut erfüllen kann, muss das Naseninnere feucht, warm und aufnahmefähig sein. Die Wände des Nasenraums, der durch die Nasenscheidewand aus Knorpel und Knochen zweigeteilt und an den Nasenlöchern mit kleinen Auffanghärchen bewachsen ist, sind von unzähligen Blutkapillaren und schleimproduzierenden winzigen Drüsen durchzogen. Am oberen Ende des Nasenraums ragen weitere, mikroskopisch kleine Härchen (Riechhärchen) in die Nase hinein, die jedes vorbeiströmende Duftmolekül auffangen und die Endigungen der Riechnerven stimulieren.

Vom Nasenraum gehen paarweise Nebenhöhlen ab, die sich im Stirnbein-, Keilbein-, Kiefer- und Siebbeinknochen des Schädels ausbreiten. Ihre Funktion besteht darin, der Stimme größere Resonanz zu verleihen. Normalerweise sind sie mit Luft gefüllt; wenn ihre feuchten Wände jedoch gereizt werden oder sich infolge einer Infektion in anderen Teilen der oberen Atemwege entzünden, füllen sie sich mit Flüssigkeit, und der gesamte Bereich um Nase und Augen wird berührungsempfindlich und fühlt sich voll und geschwollen an. Auch Allergien können solche Nebenhöhlenblockaden verursachen.

Einer Theorie zufolge gibt es sieben primäre olfaktorische (Geruchs-)Kategorien, von denen jede über eigene Rezeptoren in der Nase verfügt. Im Gehirn werden dann die Informationen von den rund 50 Millionen Geruchsrezeptoren der Nase zusammengemischt, so dass ein »Geruchsbild« entsteht. Auch wenn Menschen, im Vergleich zu vielen Tieren, einen relativ schlecht entwickelten Geruchssinn haben, können manche doch mehrere tausend verschiedene Gerüche exakt wahrnehmen. Das Riechzentrum, der entwicklungsgeschichtlich älteste Teil des Endhirns, ist mit mehreren Hirnstrukturen auf oder nahe der Unterseite des Hirnvorderlappens verbunden, und zwar vor allem denjenigen, die mit dem Gedächtnis und den Emotionen zu tun haben. Rauchen, wie auch jede Störung, bei der die Nase läuft oder verstopft ist, schränkt die Geruchswahrnehmung ein.

Nasenerkrankungen und -beschwerden von A bis Z

Erkältungen

Erkältungen werden von Viren hervorgerufen, die sich in den Nasenschleimhäuten niederlassen und sie entzünden; dabei entsteht ein wässriger Ausfluss (siehe Schnupfen), der rasch dickflüssig und gelblich wird, manchmal begleitet von leichtem bis mäßigem Fieber. Wenn die körperliche Abwehrlage schlecht ist, kann sich die Erkältung in die Nebenhöhlen, die Ohren, den Rachenraum, die Speise- oder Luftröhre und die Lungen ausbreiten und zu Nebenhöhlenentzündung, Mittelohr- und Innenohrentzündung, Rachen-, Luftröhren-, Speiseröhren-, Mandelentzündung oder Bronchitis führen. Kinder erkälten sich oft leichter als Erwachsene. Immer wiederkehrende Erkältungen, ob bei Kindern oder Erwachsenen, sind ein Zeichen für ein angegriffenes Immunsystem, etwa infolge von Stress oder falscher Ernährung, und verlangen gewöhnlich nach einer guten homöopathischen Konstitutionsbehandlung. Schulmedizinisch werden Aspirin, Antihistamine oder (fälschlicherweise) sogar Antibiotika verabreicht. Letztere können gegen virusbedingte Erkältungen natürlich überhaupt nichts ausrichten; sie wirken nur bei bakteriellen Entzündungen. In akuten Fällen sind die nachstehend genannten Mittel zu empfehlen.

Nehmen Sie das Mittel Ihrer Wahl alle zwei Stunden bis zu maximal vier Dosen:

■ Aconitum C30
Plötzlich einsetzende Erkältung, vor allem nach Aufenthalt in kaltem, trockenen Wind, dabei Niesen, brennender Rachen, Unruhe, Symptome nachts verschlimmert.

■ Belladonna C30
Plötzlich einsetzende Erkältung, hohes Fieber, Haut trocken, heiß und brennend, sehr lichtempfindliche Augen, rauer Hals, rechts schlimmer als links, Kitzelhusten, großer Durst.

■ Ferrum phosphoricum C6
Eher langsam einsetzende Erkältung, leichte Temperatur, der oder die Betreffende neigt zu Nasenbluten.

■ Gelsemium C6
Grippeähnliche Erkältung, Schwächegefühl und Schüttelfrost, Glieder schmerzen, sind kalt und fühlen sich schwer an.

■ Nux vomica C6
Betreffende/r mehr als üblich gereizt und überkritisch, fühlt sich durchfroren, Nase läuft tagsüber und ist nachts verstopft.

■ Natrium muriaticum C6
Erkältung im Frühstadium, Niesen morgens am schlimmsten, Schnupfenausfluss wie Eiklar, verstopfte Nase, Herpesausschlag, kranke Person weist Mitleid zurück und möchte nur in Ruhe gelassen werden.

■ Mercurius solubilis C6
Schwitzen, übermäßiger Speichelfluss, Niesen, Schnupfen dickflüssig und gelblich grün, schlechter Atem.

■ Pulsatilla C6
Kein bisschen Durst, doch großes Verlangen nach Sympathiebezeugungen und Aufmerksamkeit.

■ Hepar sulfuris C6
Schnupfen dickflüssig und gelblich grün, Infektion breitet sich zu den Ohren oder in den Rachenraum aus, die sich anfühlen, als

hätte sich ein Splitter darin festgesetzt, Reizbarkeit, Kältegefühl, große Zugempfindlichkeit, übel riechende Schweißausbrüche.

■ Bryonia C30
Husten, durch Husten sich verschlimmerndes Kopfweh, trockener Mund, großer Durst, Reizbarkeit, Verlangen nach Alleinsein, Symptome verschlimmern sich bei der leisesten Bewegung.

■ Euphrasia C6
Starker Schnupfen, der die Augen brennen macht, tränende Augen, vor allem nachts.

■ Allium cepa C6
Tränende Augen, Schnupfenausfluss brennt auf der Oberlippe, Besserung in frischer Luft.

Was Sie sonst noch tun können:
Die beste Behandlung besteht in Bettruhe oder zumindest Ausruhen, viel Flüssigkeit (etwa heißer Zitrone mit etwas Honig), zusätzlichen Vitamin-C-Gaben (500 mg alle zwei Stunden, bis zu sechs Dosen), einer leichten Ernährung (Suppen, Rohkost) und viel frischer Luft. Manche haben die Erfahrung gemacht, dass sie mit regelmäßigen Gaben von Vitamin A, Vitamin C und Zink Erkältungen gut vorbeugen können. Eine Stoßtherapie mit Echinacea-Tropfen im Anfangsstadium kann die Erkältung oft abfangen.

Geruchsstörung
Die Geruchswahrnehmung ändert sich je nach Lufttemperatur und -feuchtigkeit sowie Gesundheitszustand. Warme feuchte Luft kann mehr flüchtige chemische Substanzen befördern als kalte trockene. Ist die Nase jedoch zu trocken oder verstopft, können die Riechzellen darin die Duftmoleküle nicht wahrnehmen. Erkältungen, Heuschnupfen, allergische Rhinitis (Nasenschleimhautentzündung), Nasenpolypen und Rauchen schränken den Geruchssinn ein. Ein Verlust des Geruchssinns (Anosmie) tritt auf, wenn die Riechnerven beschädigt sind oder wenn ein Hirntumor oder verletztes Hirngewebe auf den Riechkolben am unteren Ende des Hirnvorderlappens drückt. In manchen Fällen kann

dafür auch ein Zinkmangel verantwortlich sein. Manche Menschen leiden genau am Gegenteil, nämlich einem – für unsere »zivilisierten« Begriffe – höchst übersteigerten Geruchssinn und finden viele, auch durchaus angenehme Gerüche äußerst störend. Ein veränderter Geruchssinn beziehungsweise eine plötzlich, scheinbar ohne ersichtlichen Grund erhöhte Empfindlichkeit gegenüber Gerüchen kann manchmal in der Schwangerschaft oder kurz vor der Menstruation auftreten. Auch einige Krebspatientinnen und -patienten berichten, dass sich ihr Geruchs- und Geschmackssinn auf besondere Weise verändert habe.

Nehmen Sie das Mittel Ihrer Wahl alle 60 Minuten, bis zu maximal sechs Dosen, falls bestimmte Geruchswahrnehmungen Sie sehr stören.

■ Graphites C6
Plötzliche Empfindlichkeit gegenüber Blumendüften.

■ Acidum carbonicum C6
Alles riecht überwältigend stark und unangenehm.

■ Belladonna C30
Tabakgeruch wird völlig intolerabel, vor allem bei akuter Erkrankung.

■ Sulfur C6
Plötzlich scheint alles nach geteerten Seilen, brennender Kohle, Seifenabsud oder gekochten Erbsen zu riechen.

■ Kalium bichromicum C6
Plötzliche Wahrnehmung von Verwesungsgeruch.

■ Belladonna C30
Plötzliche Wahrnehmung von Geruch wie nach faulen Eiern.

■ Dioscorea C6
Plötzliche Wahrnehmung eines bitteren Geruchs, wie von Galle.

■ Sanguinaria C6
Alles scheint plötzlich nach gebratenen Zwiebeln zu riechen.

■ Anacardium C6
Plötzlicher Geruch nach Taubendreck oder verbranntem Holz.

■ Ignatia C6
Überempfindlichkeit gegen Tabakgeruch.

Heuschnupfen und allergische Rhinitis

Beide Erkrankungen des Nasenbereichs werden von Reizstoffen in der Luft hervorgerufen. Während Heuschnupfen jedoch saisonbedingt (bei Pollenflug) auftritt, kennt die allergische Nasenschleimhautentzündung keine saisonalen Grenzen. Oft wird sie von irgendeiner Nahrungsmittelallergie verschärft. In beiden Fällen finden sich Asthma oder Neigung zu Ekzemen in der Familienanamnese. Für Heuschnupfen sind vor allem die Pollen von Gräsern, Bäumen und Blumen verantwortlich, außerdem Schimmelpilzsporen aus Bäumen. Die Zahl der Reizstoffe, die eine allergische Rhinitis auslösen können, ist hingegen sehr viel größer; zu ihnen gehören unter anderem Haare, Hautzellen, Pelze, Federn, Hausstaub, Hausstaubmilben, Zigarettenrauch und verschiedene Duftmoleküle als solche. Der Körper reagiert auf manche oder alle dieser Reizstoffe mit einer Überreaktion, produziert dabei Histamine, die wiederum Blut, Lymphe und Abwehrzellen zum Ort des »Angriffs« befördern, und löst auf diese Weise Rötungen, Wärmegefühl, Schwellungen, Juckreiz und Kitzeln aus. Meist sind vor allem die Augen und die Nase betroffen, manchmal auch die Lippen, die Ohren, der Rachenraum und die Lungen. Wiederholtes Niesen ist nicht nur sehr anstrengend, sondern kann auch eine Stress-Inkontinenz verstärken. Hauttests können unter Umständen Aufschluss darüber geben, wogegen Sie alles allergisch sind; je mehr Stoffe Sie nicht vertragen, desto unzuverlässiger werden allerdings solche Hauttests. In der Schulmedizin werden folgende Medikamente verabreicht: Antihistamine (gegen die Rötungen, Schwellungen und den Juckreiz), von denen allerdings viele auch Benommenheit verursachen und die Wirksamkeit von Alkohol vervielfachen; abschwellende Mittel, die jedoch die Nasenschleimhaut schon nach relativ kurzzeitiger Anwendung schädigen können; Nasensprays auf Kortisonbasis, die entzündungshemmend wirken; schließlich auch eine Desensibilisierungstherapie mit Injektionen, die nach und nach die Überempfindlichkeit des Körpers auf bestimmte Allergene eindämmen. Allerdings hat sich herausgestellt, dass solche Injektionen auch geradewegs in einem anaphylaktischem Schock enden oder zu ausgeprägtem Asthma führen können, so dass diese Therapieform – zumindest in Großbritannien – heute kaum noch angewendet wird, höchstens in Allergie-Spezialkliniken. In extremen Fällen kann es helfen, einen Helm zu tragen, dessen Filter alle Reizstoffe aus der Atemluft filtert. Das ist ein effektives, aber höchst unbequemes Verfahren.

In der Homöopathie gelten Heuschnupfen und allergische Rhinitis als Ausdruck einer viel tiefer liegenden Störung, die als erstes einmal einer gründlichen konstitutionellen Behandlung bedarf. Bei Heuschnupfen kann es zwei oder drei Saisons bis zur Heilung dauern. Als vorbeugende Maßnahmen können Nosoden von Pollen oder anderen Allergenen verabreicht werden. Bei akuten Anfällen sind die nachstehend genannten Mittel zu empfehlen.

Nehmen Sie das Mittel Ihrer Wahl jeweils, wenn Sie es benötigen, doch nicht mehr als zehn Dosen im Abstand von je zwei Stunden.

■ Arsenicum jodatum C6

Nach drei bis vier Tagen der Niesanfälle setzt dickflüssiger, honigfarbener Schnupfen ein; Nasenflügel sind wund, brennendes Gefühl in der Nase, Wärme verschlimmert Symptome, Brennen im Rachenraum, Reizhusten, Haut trocken und schuppig, Kranke/r besorgt oder ängstlich.

■ Arsenicum album C6

Temperatur höher als normal, große Erschöpfung, doch Besserung im Warmen, Aufschnupfen von etwas warmem Wasser lindert das Niesen, Licht tut den Augen weh, Keuchen und Engegefühl in der Lunge, Brennen im Rachenraum, Unruhe, Besorgnis.

■ Arundo C6
Frühstadium des Heuschnupfens, Nase kitzelt, Niesen, doch kein Schnupfen, Gaumen und Ohren jucken stark.

■ Gelsemium C6
Dauerniesen, Augen schwer, verschwollen und tränend, Apathie, Benommenheit, Schwindelgefühle und Zittern.

■ Allium cepa C6
Brennender Nasenausfluss, klarer Augen(winkel)ausfluss, Symptome drinnen schlimmer als draußen, Augen sehr lichtempfindlich, Kehle fühlt sich an, als steckten Haken darin, Symptome durch warme Speisen oder Getränke verschlimmert.

■ Euphrasia C6
Dicker, brennender Augenausfluss, stark verschwollende Augen, klarer Nasenausfluss, Husten mit Auswurf, Symptome drinnen schlimmer als draußen.

■ Sabadilla C6
Heftiges Niesen, tränende Augen, Augenlider rot und geschwollen, Kopfweh, als schrumpfe der Schädel ein, Denken sehr verlangsamt, Halsweh, das sich durch warme Getränke bessert, allgemeines Frösteln.

■ Nux vomica C6
Augen brennen und sind sehr lichtempfindlich, verstopfte Nase, Schwierigkeiten beim Luftholen, Jucken am und im Ohr, allgemeine Reizbarkeit.

■ Psorinum C6
Starke Empfindlichkeit gegenüber Kälte, Verlangen, sich hinzulegen, Nase läuft stark, Schnupfen klar oder brennend, Atemnot durch Wegheben der Arme vom Körper gelindert.

■ Pulsatilla C6
Klarer oder gelblicher Ausfluss aus Augen und Nase, der sich im Freien bessert; vor allem bei Neigung zu Weinerlichkeit.

■ Silicea C6

Verstopfte Nase, Nebenhöhlen schmerzen, vor allem morgens beim Aufwachen, allgemeines Frösteln.

■ Dulcamara C6

Ständiges Niesen, verstopfte oder laufende Nase, Augen geschwollen und tränend, alles verschlimmert bei Aufenthalt im Freien oder in feuchter Atmosphäre, beim Riechen frischgemähten Grases oder bei Verkühlung nach körperlicher Anstrengung.

■ Sanguinaria C6

Chronische Rhinitis, Nasenschleimhaut trocken und verschwollen, Nasenpolypen.

■ Arundo C6 oder Wyethia C6

Beim allerersten Anzeichen von Heuschnupfen.

Was Sie sonst noch tun können:

Meiden Sie, wenn irgend möglich, jegliche Allergene und Reizstoffe. Falls Sie an Heuschnupfen leiden, richten Sie sich nach dem Pollenflugkalender und ergreifen Sie entsprechende Vorbeugungsmaßnahmen. Wer nachts und frühmorgens besonders üblen Heuschnupfen hat, sollte beispielsweise Luftfilter über offenen Fenstern installieren und Türen gut abdichten. Solche Luftfilter können ohne großen Aufwand selbst angefertigt werden: Legen Sie eine dünne Schicht Baumwolle zwischen zwei Schichten sehr engmaschiger Gaze und befestigen Sie das ganze an einem Rahmen, den Sie ins Fenster einpassen. Leider verfügen nur wenige Autos über einen eingebauten Luftfilter in der Klimaanlage; Sie können ihn aber ohne große Kosten nachträglich einsetzen lassen. Damit Ihre Nase nicht trocken und wund wird, reiben Sie ein paarmal täglich ein klein wenig Zink- oder Calendulasalbe links und rechts ins Nasenloch, auch mehrmals täglich, oder träufeln Sie einmal in der Woche zwei Tropfen Mandelöl hinein. Die meisten, die an Heuschnupfen leiden, vertragen keine direkte Sonne, weil ihre Augen dann schmerzen oder sie Kopfweh bekommen oder die Haut juckt; tragen Sie also im Sonnenschein stets eine Sonnenbrille und einen breitkrempigen Hut, der Ihr Gesicht beschattet. Schnäuzen Sie sich immer behutsam – starkes Naseputzen bringt nur die Pollen darin zum Aufplatzen und erhöht den Reizeffekt. Tragen Sie in der Pollenflugsaison keine Kontaktlinsen. Versuchen Sie es mit einer Ernährung, die zur Hälfte aus Rohkostsalaten und frischem Obst besteht, und reduzieren Sie Ihren Zuckerkonsum. Manche finden es auch hilfreich, zusätzlich Vitamin C und Magnesium einzunehmen.

Nasenpolypen

Wird die Nasenschleimhaut chronisch gereizt – etwa bei Heuschnupfen oder allergischer Rhinitis –, können sich kleine Schleimhautwucherungen, Polypen genannt, darin bilden. Mangel an Zink und Vitamin B_6 oder aber eine Überempfindlichkeit gegen Aspirin und andere Salizylate können dazu noch beitragen. Polypen sind zwar an sich harmlos, können aber die Atmung und die Geruchswahrnehmung behindern; ein großer Polyp verlegt womöglich den Eingang zu den Nebenhöhlen und bereitet dadurch Entzündungen den Weg. Polypen, die nur auf einer Nasenseite wachsen, sollten Sie vom Hals-Nasen-Ohren-Arzt begutachten lassen, der sie wahrscheinlich bei einem kleinen chirurgischen Eingriff entfernt. Danach ist eine homöopathische Konstitutionsbehandlung angezeigt, weil solche Polypen dazu neigen, erneut aufzutreten.

Nehmen Sie das Mittel Ihrer Wahl viermal täglich, maximal drei Wochen lang:

■ Calcium carbonicum C6

Verlust des Geruchssinns, Schwellung um den Nasensattel, Nasenlöcher trocken, wund und entzündet, übel riechender gelblicher Schnupfen, Gliedmaßen kalt und klamm.

■ Phosphorus C6

Bei Polypen, die leicht zu bluten anfangen.

■ Psorinum C6

Chronischer Schnupfen, der nach hinten in den Rachenraum tropft, Frösteln und Schwächegefühl.

■ Pulsatilla C6
Gelblichgrüner Schnupfen, bei Aufenthalt in warmen Räumen verschlimmert, allgemein »nah am Wasser gebaut«.

■ Teucrium C6
Große Bollen in der Nase, das Gefühl, als krabble etwas in der Nase herum, Weinen und Niesen.

■ Sanguinaria C6
Bei Polypen, die infolge chronischer Rhinitis entstanden sind, starker, übel riechender Schnupfen, Nasenschleimhaut trocken und heiß.

Nebenhöhlenentzündung

Als Sinusitis wird medizinisch die Entzündung der Nasennebenhöhlen-Schleimhaut bezeichnet – meist eine Komplikation viraler oder bakterieller Infektionen in einem anderen Teil der Atemwege, manchmal auch durch eine Verletzung der Nasenknochen, eine Zahnbehandlung, Schwimmen, Inhalieren von Fremdkörpern oder einer Missbildung der Nasenscheidewand entstanden. In sehr seltenen Fällen kann die Entzündung sich zu den Gesichts- oder Schädelknochen oder ins Gehirn ausbreiten. Zu den Symptomen gehören eine verstopfte Nase, nasal klingendes Sprechen und schlechtes Allgemeinbefinden. Sind die Stirnhöhlen betroffen, kann über einem oder beiden Augen Kopfweh entstehen, das meist morgens sowie beim Vornüberbeugen stärker ist. Sind die Kieferhöhlen betroffen, tun die Wangen weh, als hätte man Zahnschmerzen im Oberkiefer. Menschen, die grundsätzlich zu Nebenhöhlenentzündungen neigen, erleben vor allem in Stresszeiten oft Rückfälle. Manchmal tritt gleichzeitig eine Nahrungsmittelallergie auf. Schulmedizinisch werden Antibiotika, abschwellende Mittel und Schmerzmittel wie Paracetamol oder Aspirin verabreicht. Sie sollten jedoch die nachstehend genannten Mittel als erstes versuchen. Erst wenn diese nicht innerhalb von zwei Tagen Besserung brachten, begeben Sie sich am besten in ärztliche Behandlung bei starken Schmerzen auch schon nach zwölf Stunden. Bei häufigen Rückfällen ist eine Konstitutionsbehandlung empfehlenswert.

Nehmen Sie das Mittel Ihrer Wahl alle zwei Stunden, maximal zwei Tage lang:

■ Kalium bichromicum C6
Fadenziehender Schnupfen, Gefühl der Völle und Verstopfung zu beiden Seiten der Nase.

■ Silicea C6
Pochender, reißender Schmerz in den Gesichtsknochen, juckende Nasenspitze.

■ Hepar sulfuris C6
Gelblicher Schnupfen, Gesicht sehr berührungsempfindlich und schmerzend, Attacke ausgelöst durch kalten, trockenen Wind und begleitet von Niesen, dazu Frösteln und Reizbarkeit.

■ Pulsatilla C6
Schmerzen über den Augen, Nase gelegentlich verstopft, gelblicher Schnupfen, Symptome drinnen verschlimmert, Stirnhöhlen und rechte Kieferhöhle mitbetroffen, auf der rechten Gesichtsseite immer wieder neuralgische Schmerzen, Weinerlichkeit.

■ Belladonna C30
Erkrankung setzt plötzlich ein, Stirnhöhlen betroffen, erhöhte Temperatur, Gesicht heiß und rot, Nasenbluten, Symptome verschlimmern sich durch leisesten Druck oder beim Hinlegen.

Was Sie sonst noch tun können:
Meiden Sie trockene Luft, stellen Sie Raumluftbefeuchter auf und inhalieren Sie öfter einmal über einer Schüssel mit heißem Dampf. Putzen Sie Ihre Nase immer sehr behutsam. Empfohlen werden außerdem Vitamin C, Vitamin-B-Komplex, Zink und Eisen.

Schnupfen
So wird landläufig ein gelegentlich auftretender, klarer oder dicklicher Ausfluss aus der Nase genannt, der ausgelöst werden kann durch eine virale oder bakterielle Infektion, durch eine Allergie, chemische Reizstoffe oder trockene Luft, die jeweils die Nasen-

schleimhäute reizen, oder eine Entzündung, manchmal auch der Nebenhöhlen, verursachen. Dann ist die Nase verstopft; manchmal gesellt sich Husten dazu, wenn der Schnupfen nach hinten in den Rachenraum und die Stimmbänder tropft. In der Homöopathie wird chronischer Schnupfen – der offenbar nicht aus den obengenannten Gründen entstanden ist – als Zeichen eines allgemein vergifteten Stoffwechsels angesehen. Der Schnupfen ist dann ein Versuch des Körpers, sich der Toxine zu entledigen, die nicht ordnungsgemäß über die Leber, die Nieren, den Darm und die Blase oder die Haut ausgeschieden werden.

Schnupfen ist ein Symptom vieler Erkältungen (wässriger Ausfluss, der dann dickflüssig und gelblich wird, dazu leichtes oder mäßiges Fieber), von Heuschnupfen und allergischer Rhinitis (klarer Ausfluss, häufiges Niesen, Juckreiz an Augen und im Rachen), von Nahrungsmittelallergie, Nasenpolypen (gestörter Geruchssinn, manchmal Gesichtsschmerzen), von echter Grippe (Gelenkschmerzen, Fieber, Husten, Kopfweh) oder Nebenhöhlenentzündung (Schmerzen und Berührungsempfindlichkeit der Wangen oder Kopfweh über einem oder beiden Augen). Schnupfen kann auch als Reaktion auf stark gewürztes Essen, Staub, Zigarettenrauch und andere chemischen Reizstoffe, Gas oder brennendes Öl, Zentralheizung und zu trockene Luft, Einnahme bestimmter Medikamente sowie Kälte und Feuchtigkeit entstehen.

Bei einer ganzen Reihe homöopathischer Arzneien wird Schnupfen als eines unter vielen Symptomen des Arzneimittelbildes genannt; bei chronischem Schnupfen das richtige Mittel zu finden, ist deshalb eine Kunst. In akuten Fällen kann jedoch das eine oder andere der nachstehend genannten Mittel durchaus helfen.

Nehmen Sie das Mittel Ihrer Wahl viermal täglich, maximal 14 Tage lang:

■ Arsenicum jodatum C6

Starker, dickflüssiger, gelblicher Schnupfen, Nase innen wund und entzündet, Symptome durch Niesen verschlimmert.

■ Graphites C6

Risswunden und Fissuren in der Nase, die sich durch Schnäuzen verschlimmern, Geruchssinn so verschärft, dass selbst Blumenduft unerträglich scheint.

■ Hydrastis C6

Nase läuft ständig, immerfort Schnäuzen nötig, Nasenausfluss nach außen dünnflüssig und brennend, nach hinten in den Rachenraum jedoch dickflüssig, kleine Geschwüre auf der Nasenscheidewand.

■ Kalium bichromicum C6

Schnupfen zieht weißliche Fäden, Druckgefühl um den Nasensattel.

■ Natrium muriaticum C6

Schnupfen sieht aus wie Eiklar, Nase trocken und wund, Verlust des Geruchs- und Geschmacksinns.

■ Sanguinaria C6

Starker, übel riechender, gelblicher Schnupfen, Nase fühlt sich trocken und heiß an, häufiges Niesen.

■ Calcium carbonicum C6

Gelblicher, sehr übel riechender Schnupfen, großer Hunger.

■ Sulfur C6

Trockene Bollen in der Nase, aus der es leicht blutet, Nase drinnen eher verstopft als im Freien, herpesähnlicher Ausschlag auf der Nase.

■ Pulsatilla C6

Gelblicher oder grünlicher, klarer Schnupfen, in stickigen Räumen verschlimmert, Weinerlichkeit.

Was Sie sonst noch tun können:

Putzen Sie Ihre Nase immer sehr behutsam, jeweils nur ein Nasenloch, und halten Sie dabei den Mund leicht geöffnet. Wenn

Sie stark und mit beiden Nasenlöchern gleichzeitig schnauben, kann sich der Schnupfen unter Umständen bis in die Eustachios-Röhre ausbreiten und eine Mittelohrentzündung hervorrufen, und wenn Sie den Mund geschlossen halten, kann die Luft mit solcher Gewalt in den Gehörgang gepresst werden, dass Ihnen das Trommelfell reißt. Heißen Dampf zu inhalieren, kann die Nasenverstopfung lindern; geben Sie jedoch keinen Minzbalsam oder ähnliches ins Wasser, weil solche starken Düfte den Homöopathika, die Sie einnehmen, entgegenwirken! Auch trockene Luft schadet einer verstopften Nase; sorgen Sie also für gut befeuchtete Luft in Ihren Arbeits-, Wohn- und Schlafräumen, vor allem, wenn die Zentralheizung oder Klimaanlage eingeschaltet ist. Sollte Ihr Schnupfen von Staub oder Pollenflug herrühren, kann Ihnen ein Ionisiergerät helfen (siehe S. 89). Versuchen Sie, mit dem Rauchen aufzuhören, und meiden Sie auf alle Fälle verrauchte Räume. Sollten Sie unter chronischem Schnupfen leiden, kann es Ihnen nützen, ab und zu etwas Wasser mit ein oder zwei darin gelösten Körnchen Salz aufzuschnupfen, so dass das Naseninnere nicht austrocknet. Das Wasser sollte warm sein; schnupfen Sie es halbwegs die Nase hoch und blasen Sie es dann wieder heraus. Ziehen Sie das Wasser nicht ganz bis nach hinten hoch – es könnte dabei in die Nebenhöhlen gelangen und eine Infektion auslösen! Nasensprays aus der Apotheke oder irgendwelche rezeptfreien Medikamente, die die Nase freimachen, sollten Sie höchstens dann gelegentlich anwenden, wenn Sie wegen Ihrer verstopften Nase nachts gar nicht schlafen können oder beim Fliegen Druckausgleichprobleme haben. Auch für Babies werden Nasensprays angeboten. Sie können bei Fütter- oder Schlafproblemen helfen, sollten aber jedenfalls nur sehr gering dosiert und selten verwendet werden, weil sie die empfindliche Nasenschleimhaut bei häufigerem Gebrauch schädigen. Empfohlen werden außerdem Vitamine des B-Komplexes, Vitamin C, Zink und Eisen.

Zähne und Zahnfleisch

Ein gesunder Zahn ist eine lebende Struktur, von Blutgefäßen und Nerven durchzogen. Die Zahnwurzel ist in einem speziellen schockabsorbierenden Gewebe, dem Periodontium (der Wurzelhaut), eingebettet, und die Zahnkrone ragt fest verankert aus dem hellrosa Zahnfleisch heraus, das nicht so leicht blutet. Der Zahnschmelz, mit dem die Kronen gesunder Zähne überzogen sind, ist die härteste Struktur im gesamten Körper. Auch die darunter liegende Schicht ist ziemlich hart; in ihr befinden sich Blutgefäße und Nervenendigungen für die Wahrnehmung von Hitze, Kälte, Druck und Schmerz.

Das dauerhafte Gebiss mit seinen 32 Zähnen beginnt das Milchgebiss etwa vom sechsten Lebensjahr an zu ersetzen. Zuerst schieben sich die Schneidezähne hervor, zuletzt – zwischen 17 und 21 – die vier so genannten Weisheitszähne.

Was Zähne am allermeisten beeinflusst, und zwar in jedem Alter, ist natürlich die Ernährung. Ballaststoffreiche, nichtgezuckerte, nicht-säurehaltige Nahrungsmittel, die ordentlich zerkaut werden müssen, halten die Zähne gesund. Säureproduzierende, hochraffinierte, stark zuckerhaltige hingegen verursachen Karies. Gute Zahnpflege kann diesen Prozess nur bis zu einem gewissen Punkt verhindern. Die Ernährung beeinflusst aber auch das Zahnwachstum selbst: Was eine Frau kurz vor der Empfängnis und während der Schwangerschaft zu sich nimmt, kann sich positiv oder negativ auf die Zahnanlagen des Ungeborenen auswirken. Ist das Kind einmal auf der Welt, hilft ihm eine Ernährung, die reich ist an Kalzium sowie den Vitaminen A und D, gesunde Zähne zu entwickeln. Auch die Erbanlagen spielen eine gewisse Rolle, die wir allerdings nicht beeinflussen können.

Was das Zähneputzen anbelangt, so ist regelmäßiges Auf-und-Ab-Schrubben mit einer Zahnbürste, die einen kleinen Kopf hat und möglichst beweglich ist, sowie der häufige Gebrauch von Zahnseide wesentlich wichtiger als die Zahnpastamarke, die Sie benutzen. Viele Zahnpasten, vor allem für Kinder, enthalten übrigens Zucker in der einen oder anderen Form, darüber hinaus auch noch andere, nicht immer nur nützliche Ingredienzien. Auf S. 71 f. können Sie den Neun-Punkte-Plan zur Verhütung von Zahnverfall nachlesen.

Füllungen werden nötig, wenn ein Teil des Zahns kariös oder abgebrochen ist. Der Zahnarzt bzw. die Zahnärztin bohrt die betroffenen Stellen aus, macht dann eine Höhlung für die Zahnfüllung, versiegelt sie mit einem Spezialharz und füllt sie anschließend – entweder mit quecksilberhaltigem Amalgam (was heute immer seltener gemacht wird, weil man sich der potenziellen Toxizität von Amalgamfüllungen immer bewusster wird und viele Leute diese Art Füllungen ablehnen) oder mit besonderen, neuentwickelten Kunstharzen.

Eine Zahnextraktion ist notwendig, wenn der Zahn zu kaputt ist, als dass man ihn noch reparieren könnte, oder wenn er wegen einer Gaumenerkrankung sehr locker geworden ist oder sich ein anderer Zahn unter ihm hervordrängt. Manchmal wird ein Zahn auch gezogen, weil nur auf diese Weise ein richtiger »Biss« hergestellt werden kann oder weil Zähne in einem relativ kleinen Kiefer überkront werden müssen. Kronen aus Gold oder Porzellan sind sozusagen ein Zwischending zwischen Zahnziehen und Füllung; ist die Basis des Zahns gesund und nur seine Krone stark verfärbt, kariös oder abgebrochen, wird lediglich dieser Teil des Zahns ersetzt. Heutzutage können Zahn-Implantologen auch neue Zähne auf einer Titanwurzel fest im Gaumen verankern. Mit ultraviolettem Licht lassen sich Zahn-Plaques gründlich entfernen, unter denen sich gern Bakterien ansiedeln – eine Maßnahme, die das Gebiss wie auch den Gaumen gesund erhält.

Die meisten der obengenannten Prozeduren sind von normalen Zahnärztinnen und -ärzten ausführbar, wenn nötig, unter örtlicher Betäubung. Wenn allerdings die Kieferstruktur oder die Anordnung der Zähne einer Korrektur bedarf, muss eine Kieferorthopädin bzw. ein -orthopäde hinzugezogen werden. Bis in die Pubertät hinein ist das Gebiss noch relativ leicht mit einer Zahnspange oder ähnlichem formbar, so dass die Zähne gerade wachsen und nicht hervorstehen, schief herauskommen, sich gegenseitig den Platz streitig machen und so fort. Heutzutage werden solche Korrekturen sogar noch im dritten und vierten Lebensjahrzehnt vorgenommen. Die meisten Fachleute für Homöopathie vertreten die

Ansicht, dass bestimmte zahnärztliche Maßnahmen, etwa Injektionen, die Wirkung von Homöopathika schwächen oder aufheben können. Sollten Sie also in konstitutioneller Behandlung sein und unbedingt eine Zahnbehandlung brauchen, sprechen Sie mit Ihrer homöopathischen Fachkraft darüber. Möglicherweise wird die Therapie dann ausgesetzt, bis die Wirkungen der Zahnbehandlung abgeklungen sind. Davon abgesehen bietet die Homöopathie jedoch eine ganze Reihe von Mitteln, die Sie vor oder nach einer Zahnbehandlung einnehmen können.

Zahn- und Zahnfleischerkrankungen von A bis Z

Amalgamfüllungen

Zahnfüllungen mit Amalgam sind in zahnärztlichen und ärztlichen Kreisen noch immer ein kontrovers diskutiertes Thema. Amalgam enthält Silber, Zinn, Zink, Kupfer und Quecksilber und wird meist zur Füllung von Backenzähnen verwendet, die eine bissfeste Fläche brauchen. Mehreren Studien zufolge verursachen etwa fünf Prozent aller Amalgamfüllungen, die kürzer als fünf Jahre, und 22 Prozent aller solcher Füllungen, die länger als fünf Jahre im Mund verbleiben, verschiedene Gesundheitsprobleme, unter anderem verstärkten Speichelfluss, gelegentliche Sehstörungen, Magen-Darm-Störungen, Schwächegefühl und Kribbeln in den Gliedern, Frösteln, einen metallischen Geschmack im Mund, Ohrensausen (Tinnitus), Reizbarkeit, Schlafstörungen sowie eine verminderte Abwehr gegenüber Infektionen (Quecksilber hemmt die Produktion weißer Blutkörperchen). Andere Wissenschaftlerinnen und Wissenschaftler fanden beim Studium von Autopsieberichten, dass zwischen dem Quecksilbergehalt des Gehirns und der Anzahl von Amalgamfüllungen im Gebiss ein positiver Zusammenhang besteht. Die Theorie besagt, dass Säure im Mundraum das Quecksilber aus dem Amalgam herauszulösen vermag, so dass es in den Blutkreislauf gelangt. Außerdem können zwischen den Amalgamfüllungen elektrische Ströme im Mund entstehen – vor allem, wenn man etwas Salziges gegessen hat. Quecksilber spielt sehr wahrscheinlich eine Rolle bei Ekzemen, bei immer wiederkehrenden Geschwüren und Präkanzerosen (Krebs-Vorstadien) im Mund sowie bei Totgeburten. Eine Quecksilbervergiftung kann zudem leicht mit einer Multiplen Sklerose verwechselt werden.

Alle Amalgamfüllungen aus dem Mund zu entfernen, ist nicht ganz risikolos, weil auch dabei Quecksilber freigesetzt wird. Allerdings gibt es Homöopathika und andere stoffwechselanregende Mittel, die nach dieser Prozedur die Entgiftung beschleunigen. Falls Sie das Gefühl haben, Ihre Gesundheitsstörungen könnten auf Amalgamfüllungen zurückzuführen sein, sprechen Sie mit Ihrer homöopathischen Fachkraft darüber und/oder suchen Sie sich eine Zahnärztin bzw. einen Zahnarzt, der sich in dieser Materie auskennt und Ihr Gebiss amalgamfrei sanieren kann.

Gebissprobleme

Die so genannten »dritten Zähne«, ein Vollgebiss, das auf dem Gaumen aufliegt, sollte grundsätzlich alle zwei Jahre zahnärztlich untersucht werden, ein Teilgebiss (meist fest mit den verbliebenen Zähnen verbunden) sogar alle sechs Monate. Bei jeder Form von künstlichem Gebiss sollten Sie anfangs nur weiche Nahrung zu sich nehmen und sofort zum Zahnarzt bzw. zur Zahnärztin gehen, falls Sie sich damit irgendwo wundscheuern. Reinigen Sie Ihre »Dritten« immer sehr sorgfältig; lassen Sie sie über Nacht in einer Hypericum- und Calendula-Lösung (siehe S. 126) liegen und bürsten Sie sie täglich. Anfängliche Probleme mit der klaren Aussprache geben sich meist, wenn Sie sie durch lautes Lesen üben.

Ganz allgemein erhöht ein künstliches Gebiss das Risiko, dass sich Mundgeschwüre, Karies in den verbliebenen Zähnen, Zahnfleischentzündungen oder Pilzinfektionen im Mund entwickeln. Manchmal schrumpfen Gaumen und Kiefer auch ein wenig, so dass die Wangen einfallen und die Kiefer leicht vorstehen. Nicht selten treten Schmerzen in den Kiefergelenken auf.

Nehmen Sie das Mittel Ihrer Wahl alle ver Stunden, maximal drei Tage lang:

■ Causticum C6

Bei Spannungsgefühl in den Kiefern und Schwierigkeiten, den Mund richtig zu öffnen, vor allem nach Aufenthalt in kaltem, trockenem Wind.

■ Rhus toxicodendron C6

Bei krampfartigen Schmerzen in den Kiefergelenken, selbst in Ruhestellung, verschlimmert durch kaltes, feuchtes Wetter; Schmerz lässt nach bei festem Druck aufs Kiefergelenk und durch heiße Speisen und Getränke, Kiefergelenke knirschen oft.

Karies (Zahnverfall)

Karies wird von Bakterien im Mund verursacht, die sich an zuckerhaltiger Nahrung mästen und dabei Säure produzieren, die wiederum den harten Zahnschmelz angreift. Die Bakterien können dann in die darunter liegenden Zahnschichten eindringen, schließlich sogar bis zum Nerv. Reagiert die den Nerv umkleidende Gewebeschicht nicht mit einer bakterienabweisenden Verdickung, können die Krankheitserreger auch ihn invadieren, eine Entzündung und das wohl bekannte Zahnweh auslösen. Der Nerv stirbt dann eventuell ab, so dass der Zahn alle seine Funktionen einbüßt, oder die Infektion breitet sich zur Zahnwurzel aus und verursacht dort einen Abszess. Wenn der Zahnverfall noch nicht zu weit fortgeschritten ist, kann der Zahnarzt die Zahnhöhle säubern, den Abszess nötigenfalls drainieren und die Zahnhöhle und den Zahnwurzelkanal versiegeln. Ist das nicht mehr möglich, muss der Zahn in der Regel gezogen werden.

Nehmen bzw. geben Sie das Mittel Ihrer Wahl zweimal täglich, drei Wochen lang, dann eine Woche Pause, maximal drei Monate hintereinander, falls die Zahnkaries nicht nur durch allzu viele Süßigkeiten verursacht wurde:

■ Mercurius solubilis C6

Karies, lose sitzende oder schwarz verfärbte Zähne, oder auch viele Füllungen und Kronen, übermäßiger Speichelfluss, blutendes Zahnfleisch.

■ Silicea C6
Karies in vielen Zähnen, vor allem bei Kindern, die dünn sind und einen relativ großen Kopf haben.

■ Calcium carbonicum C6
Karies in vielen Zähnen, vor allem bei Kindern, die übergewichtig sind und zu Kopfschweiß neigen.

■ Kreosotum C6
Bei schwarz verfärbten, kariösen Zähnen.

■ Sulfur C6
Schwarze Zähne, empfindlich gegenüber der leisesten Berührung, Schmerzen nach Essen oder Trinken.

Was Sie sonst noch tun können:
Reduzieren Sie den Verzehr von Süßigkeiten, Keksen, Kuchen, Limonaden etc. und vergewissern Sie sich, dass weder in der Nahrung noch in der näheren Umgebung hohe Konzentrationen an Selen oder Quecksilber bestehen.

Weisheitszähne
Die vier Weisheitszähne – so werden die letzten Zähne links und rechts im Ober- und Unterkiefer genannt – kommen meist im Alter zwischen 17 und 21 Jahren hervor, manchmal auch erst mit 25 und gelegentlich überhaupt nicht. Letzteres ist normalerweise kein Problem, falls keine Beschwerden auftreten. Wächst ein Weisheitszahn nicht ganz gerade neben dem Nachbarzahn heraus, können sich Essensreste in der Lücke verfangen, die dann zu Zahnfleischentzündungen und einem schlechten Geschmack im Mund führen. Schwieriger wird es, wenn der Weisheitszahn nicht richtig herauswachsen kann, weil ein Nachbarzahn ihm den Weg versperrt. Dabei entsteht oft eine Zahnfleischtasche, in der wiederum Essen hängen bleibt; das kann zu Perikoronitis (Gaumenentzündung, schlechtem Geschmack im Mund und Schmerzen beim Daraufbeißen) führen. In den meisten Fällen werden dann zunächst Schmerzmittel sowie Antibiotika gegen die Entzündung verabreicht; ist sie abgeklungen, wird der Weisheitszahn unter

Allgemeinnarkose gezogen. Das richtige homöopathische Mittel finden Sie unter dem Stichwort »Zahnschmerzen« (siehe S. 372) oder in der folgenden Liste.

Nehmen Sie das Mittel Ihrer Wahl alle sechs Stunden, maximal drei Tage lang, bis zum Zahnarzttermin:

- Calcium carbonicum C6

Einschießende, bohrende Schmerzen, die sich durch kalte Luft, Essen oder Lärm verschlimmern.

- Acidum hydrofluoricum C6

Bei Zahnbeschwerden, die vor allem die linken oberen Backenzähne betreffen, und Wärmegefühl im Kiefer.

- Magnesium carbonicum C6

Schmerzen durch herauswachsenden Weisheitszahn, am schlimmsten nachts, so dass man aufstehen und herumgehen muss.

Was Sie sonst noch tun können:
Um eine Infektion am Weisheitszahn zu verhüten, spülen Sie Ihren Mund viermal täglich mit einer Hypericum- und Calendula-Lösung je fünf Tropfen Urtinktur auf einen Viertelliter abgekochtes kühles Wasser) oder mit einer Salzlösung (1 TL Salz auf einen Viertelliter Wasser).

Zähneknirschen

Bei hohem Fieber oder während eines Krampfanfalls kommt es manchmal zu unwillkürlichem Zähneknirschen, meist eher bei Kindern als bei Erwachsenen. Auch Zähneknirschen im Schlaf ist nicht ungewöhnlich (siehe Schlafstörungen); die Gründe sind psychischer Art: tiefsitzende Ängste oder ein Übermaß an Stress. In solchen Fällen kann eine homöopathische Konstitutionsbehandlung sehr hilfreich sein.

Nehmen Sie das Mittel Ihrer Wahl dreimal täglich, maximal fünf Tage lang, bei Zähneknirschen tagsüber, oder nur zum Schlafengehen, maximal fünf Abende lang, bei nächtlichem Zähneknirschen.

■ Cina C6
Zähneknirschen, verbunden mit Bandwurmplage.

■ Santoninum C6
Falls Cina nicht den gewünschten Erfolg hat.

■ Phytolacca C6
Intensives Verlangen, mit den Zähnen zu knirschen, vor allem bei Kindern.

■ Zincum metallicum C6
Zähneknirschen verursacht Zahnfleischbluten und lockert die Zähne.

■ Arsenicum album C6
Nächtliches Zähneknirschen, vor allem zwischen Mitternacht und zwei Uhr morgens.

Zahnabszess

An der Wurzel eines kariösen Zahns oder an einer abgestorbenen Zahnwurzel bildet sich oft eine eitergefüllte Höhle, sobald Bakterien bis hierher vordringen können, den Nerv abtöten und Toxine produzieren. Der Zahn tut dann bei Berührung sehr weh, vor allem beim Kauen; manchmal pocht es ständig darin, oder der Schmerz breitet sich entlang der Nase oder bis über andere Zähne hin aus. Wenn der Abszess unbehandelt bleibt, sickert der Eiter durch die Wurzel, frisst einen Kanal durch den nebenliegenden Knochen und verursacht eine dicke, sehr schmerzhafte Beule im Gaumen. Bis zu diesem Punkt waren die Toxine noch vom Rest des Körpers abgeschirmt; birst die Beule jedoch, fließt scheußlich schmeckender Eiter in den Mundraum. Der Schmerz lässt jetzt zwar nach, doch kann sich Fieber einstellen, und die Lymphknoten in der Gesichts- und Halsregion schwellen an, weil die körpereigene Abwehr alles tut, um die Toxine nur ja zu neutralisieren, bevor sie etwa in den allgemeinen Blutkreislauf gelangen und eine Blutvergiftung hervorrufen können. Aus diesem Grund ist es notwendig, spätestens innerhalb von zwölf Stunden zahnärztliche Hilfe in Anspruch zu nehmen, falls ein solcher Zahnabszess rasch größer zu werden scheint oder gar birst. Meist werden dann Antibiotika verschrieben, die das Ausbreiten der Infektion verhindern sollen.

Als medizinische Standardmaßnahme wird der Zahnabszess meist drainiert, damit der Eiter abfließt, dann desinfiziert und der Zahn mit einer Füllung versehen, oder die Wurzelspitze wird entfernt, falls sie sonst nicht richtig gesäubert werden kann, oder der Zahn muss gezogen werden.

Nehmen Sie das Mittel Ihrer Wahl alle 60 Minuten, bis zu maximal zehn Dosen, während Sie auf den Termin beim Zahnarzt warten:

▪ Mercurius solubilis C6
Starker Speichelfluss, schwammiger Gaumen.

▪ Belladonna C30
Beim allerersten Anzeichen eines Zahnabszesses, Zahn und Zahnfleisch fühlen sich heiß an, der Mund ist trocken.

▪ Silicea C6
Abszess im Gaumen schon recht weit fortgeschritten und sehr schmerzhaft, Schmerz durch Kaltes und Heißes im Mund noch verschlimmert.

Was Sie sonst noch tun können:
Spülen Sie den Mund alle vier Stunden mit einer Hypericum- und Calendula-Lösung aus (siehe S. 126).

ZAHNARZTBESUCH
Angst vor dem Zahnarztbesuch haben die meisten Leute, sowohl Erwachsene als auch Kinder. Die nachstehend genannten Mittel können helfen, die Nerven zu beruhigen.

Nehmen Sie das Mittel Ihrer Wahl alle 60 Minuten, bis zu maximal sechs Dosen:

▪ Aconitum C30
Bei sehr großer Angst vor dem Gang zum Zahnarzt.

■ Gelsemium C30
Bei besonders schwachen Nerven und Zittern in Händen und Knien.

■ Chamomilla C30
Bei Angst vor dem Zahnarzt wegen extremer Schmerzempfindlichkeit, vor allem auch bei Kindern, die sich mit Händen und Füßen gegen einen solchen Termin sträuben.

Nach dem Zahnarztbesuch können eine Reihe von Homöopathika helfen, die Heilung zu beschleunigen und das Wohlbefinden wieder herzustellen.

Nehmen Sie das Mittel Ihrer Wahl gemäß folgender Angaben:

■ Arnica C30 alle 60 Minuten, bis zu maximal zehn Dosen
Mittel erster Wahl sofort im Anschluss an zahnärztliche Behandlungen aller Art.

■ Hypericum C6 alle 30 Minuten, bis zu maximal zehn Dosen, dann viermal täglich, maximal fünf Tage lang
Bei Schmerzen nach der zahnärztlichen Behandlung.

■ Ledum C6 alle 30 Minuten, bis zu maximal drei Dosen
Bei Schmerzen nach einer Injektion (etwa zur örtlichen Betäubung).

■ Phosphorus C6 alle zehn Minuten, bis zu maximal drei Dosen
Bei Nachblutungen, wenn ein Zahn gezogen wurde; hält die Blutung trotzdem an, zahnärztlichen Rat einholen!

■ Ruta C6 alle drei Stunden, maximal 24 Stunden lang
Bei Infektionen um den Zahnsockel nach dem Zahnziehen; heilt die Entzündung dann noch nicht ab, zahnärztlichen Rat einholen!

Zahnfleischentzündung

Eine Zahnfleischentzündung äußert sich in sichtlich infiziertem oder blutendem Zahnfleisch. Solche Entzündungen werden meist durch Plaques – eine bröckelige Mischung aus Bakterien, Essensresten und Kalk – auf den Zähnen verursacht, die bei der Zahnpflege nicht richtig entfernt wurden; manchmal sind auch Vitaminmangel, Blutkrankheiten oder die Einnahme bestimmer Medikamente dafür verantwortlich. Zahnfleischentzündungen gelten außerdem als psychosomatische Krankheiten, weil sie deutlich häufiger unter großem seelischen Stress auftreten.

Wenn sich Plaques bilden, können die bakteriell produzierten Toxine eine Entzündung verursachen, die das Gewebe um den Zahnsockel anschwellen lässt. In den Zahnfleischtaschen zwischen Gaumen und Zahn bleiben dann noch mehr Essensreste hängen, die Plaques werden immer dicker, und schließlich verhärten sich die inneren Schichten dieser Plaques zu einem so genannten Calculus, der den Zahn vom Sockel zu lösen beginnt. Dabei besteht die Gefahr, dass ein Zahnabszess entsteht. Die zahnärztliche Routinemaßnahme besteht darin, eine antibakterielle Mundspülung zu verabreichen und dann sowohl die Plaques als auch die verkalkten Schichten mittels Ultraschall zu entfernen. Danach heilt das Zahnfleisch meist gut ab, vorausgesetzt, die Zähne werden regelmäßig richtig geputzt.

Falls die Gingivitis schon weit fortgeschritten ist, wird das sehr empfindliche Gewebe um den Zahnhals freigelegt, und man reagiert sehr stark auf heiße, kalte, süße oder salzige Speisen und Getränke. Falls die Zahnfleischtaschen, in denen sich Bakterien und Essensreste verfangen, sehr tief sind, kann eine Gingivektomie (ein chirurgischer Eingriff, bei dem die Taschen vorsichtig entfernt werden) notwendig sein. Sehr gute Zahnpflege vorausgesetzt, wächst das Zahnfleisch anschließend wieder nach.

Nehmen Sie das Mittel Ihrer Wahl alle vier Stunden, maximal drei Tage lang:

■ Mercurius solubilis C6
Schwammiges Zahnfleisch, schlechter Mundgeruch.

■ Kreosotum C6
Rotes, entzündetes, geschwollenes Zahnfleisch, das leicht blutet, freistehende Zahnhälse, vor allem im linken Oberkiefer.

■ Natrium muriaticum C6
Geschwollenes Zahnfleisch, das leicht blutet, Mundgeschwüre, Eitergeschmack im Mund, Zähne sehr hitze- und kälteempfindlich.

■ Phosphorus C6
Zahnfleisch, das bei Berührung rasch blutet, Lücken zwischen Zähnen und Zahnfleisch.

■ Silicea C6
Schmerzendes, geschwollenes, leicht blutendes Zahnfleisch, sehr empfindlich gegenüber kalter Flüssigkeit, Neigung zu Zahn- oder Gaumenabszessen.

Was Sie sonst noch tun können:
Um Zahnfleischentzündungen bzw. Rückfällen grundsätzlich vorzubeugen, sollten Sie sehr sorgfältige Zahnpflege betreiben und sich vor allem nach dem Genuss von Süßem immer die Zähne putzen. Benutzen Sie außerdem täglich Zahnseide und essen Sie vorzugsweise Dinge, die Sie ordentlich kauen müssen (das massiert das Zahnfleisch und fördert die Zahndurchblutung). Meiden Sie jedoch Speisen, die das Zahnfleisch angreifen, aufkratzen oder -scheuern. Achten Sie auf Anzeichen von Entzündung um den Zahnsockel (vor allem von Zähnen mit alten, erneuerungsbedürftigen Füllungen) oder in Zahnzwischenräumen bzw. in der Umgebung künstlicher Zähne, und falls Sie solche entdecken, spülen Sie Ihren Mund viermal täglich mit einer Hypericum- und Calendula-Lösung (siehe S. 126) aus.

Bei *akuter ulzerierender Gingivitis* haben sich bereits Mundgeschwüre gebildet (siehe S. 386f.). Eine solche fortgeschrittene Zahnfleischentzündung wird von starker Karies, schlechter Zahnpflege, Infektionen im Rachenraum oder starkem Rauchen begünstigt; auch hier spielt psychosomatischer Stress eine große Rolle. Oft entsteht dabei ein schlechter Geschmack im Mund sowie Mundgeruch. In schweren Fällen können Antibiotika nötig sein sowie eine Gingivektomie (siehe oben).

Nehmen Sie das Mittel Ihrer Wahl alle zwei Stunden, bis zu maximal zehn Dosen:

■ Acidum nitricum C6
Lockere Zähne, Zahnfleisch weich und schwammig, schlechter Atem.

■ Mercurius corrosivus C6
Zahnfleisch schwammig, purpurrot verfärbt und geschwollen, bitterer oder salziger Geschmack im Mund.

Zahnschmerzen

Zahnweh ist meist ein Symptom für Zahnverfall (Karies) und signalisiert, dass es Zeit für eine zahnärztliche Behandlung ist. Die meisten Leute nehmen Schmerzmittel auf Paracetamol- oder Salizylsäurebasis gegen Zahnschmerzen ein. Sie sollten es jedoch erst einmal mit den nachstehend genannten Mitteln versuchen.

Ständiges Zahnweh, das den Schlaf verhindert oder mit Fieber und Schwellungen im Gesicht oder am Zahnfleisch verbunden ist, oder auch ein locker sitzender oder zu lang erscheinender Zahn können von einem Zahnabszess (siehe S. 367 f.) herrühren; Sie sollten dann innerhalb von zwölf Stunden zum Zahnarzt bzw. zur Zahnärztin gehen. Ist ein Zahn sehr empfindlich gegenüber Hitze, Kälte, Süßem oder Salzigem oder tut länger als minutenlang weh, kann eine Entzündung des Zahnnervs daran schuld sein. Sollte nur beim Kauen Zahnweh auftreten, sind wahrscheinlich entweder der Zahn selbst oder seine Füllung kaputt; lassen Sie sich dann spätestens zwei Tage danach zahnärztlich untersuchen.

Zahnschmerzen oder Überempfindlichkeit gegen kalte Luft oder kalte Getränke sind nach dem Setzen einer Füllung, sobald die örtliche Betäubung nachlässt, nichts Ungewöhnliches. Wenn der Schmerz jedoch anhält oder der Zahn auch empfindlich gegenüber Heißem wird, sollten Sie so rasch wie möglich einen neuen Zahnarzttermin vereinbaren. Das ist auch nötig, falls die Füllung beim Kauen stört oder wehtut, also nachgeschliffen werden muss.

Sowohl bei Zahnfleisch- als auch bei Nebenhöhlenentzündungen können Zahnschmerzen auftreten. Homöopathika sind zwar kein Ersatz für eine prompte zahnärztliche Behandlung, können aber die Schmerzen lindern.

Nehmen Sie das Mittel Ihrer Wahl alle fünf Minuten, bis zu maximal zehn Dosen:

■ Plantago C6 (oder Plantago-Urtinktur, auf betroffene Zähne gerieben)
Zähne sehr empfindlich, vor allem gegenüber kalter Luft und leisestem Druck, besser jedoch beim Essen; Zähne fühlen sich allgemein an, als seien sie zu lang oder hätten zu lange Zahnhälse; starker Speichelfluss.

■ Coffea C6
Zahnschmerz verschlimmert durch Hitze oder heißes Essen, besser durch Auflegen von Eispackungen.

■ Chamomilla C6
Zahnschmerzen fast unerträglich, verschlimmert durch kalte Luft, warmes Essen und heiße Getränke sowie Kaffeetrinken am Abend; Person benimmt sich »wie ein Bär mit Kopfweh«.

■ Mercurius solubilis C6
Empfindliches, schwammiges Zahnfleisch, das leicht blutet, lockere Zähne, schlechter Atem, großer Durst, starker Speichelfluss, Zahnschmerzen schießen bis ins Ohr.

■ Staphisagria C6
Starkes Zahnweh, verschlimmert durch kalte Luft, Essen und leisesten Druck, ziehende oder reißende Schmerzen, Backe rot und geschwollen, betroffener Zahn schwarz oder faul.

■ Pulsatilla C6
Fast unerträgliches Zahnweh, vor allem bei Genuss heißer Speisen oder Getränke, besser bei Berührung mit kaltem Wasser, keinerlei Durstgefühl, Besserung des Befindens an frischer Luft.

■ Arnica C30
Zahnschmerzen nach einer Füllung oder dem Zahnziehen.

■ Belladonna C30
Pochender Zahnschmerz und trockener Mund, beginnender Zahnabszess.

■ Kreosotum C6
Zahnweh, verfärbte und schlechte Zähne, starker Mundgeruch, außerdem Verstopfung.

■ Apis C30
Zahnfleisch gespannt und verschwollen, brennende und stechende Zahnschmerzen.

■ Bryonia C30
Zähne fühlen sich zu lang an, Zahnschmerzen verschlimmert durch warme Speisen und Getränke, doch gebessert durch Liegen, vor allem auf der betroffenen Seite sowie Druck auf den Zahn.

■ Calcium carbonicum C6
Zahnschmerzen immer bei den Mahlzeiten, verschlimmert durch kalte Getränke und kalte Luft, vor allem während der Schwangerschaft.

■ Magnesium phosphoricum C6
Nervenschmerzen im Zahn, die sich anfühlen wie kleine Elektroschocks, gebessert durch Wärme.

Was Sie sonst noch tun können:
Reiben Sie den betroffenen Zahn mit Nelkenöl ein, aber erst, falls drei der obengenannten Mittel versagt haben (das Nelkenöl kann die Wirkung von Homöopathika unter Umständen aufheben).

Zahnverfärbungen

Kariöse Zähne sehen graubraun aus; Zahnverfärbungen durch sonstige Ursachen betreffen meist das ganze Gebiß. Rauchen färbt die Zähne braun; zu viel Fluor verfleckt die Zähne; fleckige Verfärbungen können auch als Nebenwirkung von Keuchhusten oder Masern auftreten; gelbe Zähne entstehen manchmal durch die Einnahme von Tetrazyklinen (bestimmten Antibiotika). Natürlich sollten Sie dann augenblicklich die verfärbende Substanz meiden oder die entsprechende Nosode als schadensbegrenzende Maßnahme einnehmen. Manchmal hilft die zusätzliche Einnahme von Vitamin B_5.

Nehmen Sie das Mittel Ihrer Wahl alle zwölf Stunden ein, insgesamt drei Dosen:

■ Pertussis C30
Als Nosode bei Zahnverfärbungen infolge von Keuchhusten.

■ Morbillinum C30
Als Nosode bei Zahnverfärbungen infolge von Masern.

■ Die jeweilige Tetrazyklin-Nosode, Potenz C30
Als Antidot, falls eine Tetrazyklineinnahme unumgänglich ist (befragen Sie Ihre homöopathische Fachkraft).

Mund, Zunge, Rachenraum und Stimme

Die Verdauung beginnt im Mund: Speichel macht den Speisebrei gleitfähiger und fügt ihm stärkeaufspaltende Enzyme bei; die muskulöse Zunge schiebt ihn im Mund herum und formt kleine Bällchen, die dann geschluckt werden können. Bei jedem Schluckvorgang schließt sich der Kehldeckel (die Epiglottis) wie ein Deckel über der Luftröhre, und der Speisebrei gleitet in die Speiseröhre (den Ösophagus).

Speichel besteht zu 99,5 Prozent aus Wasser und wird unentwegt zum Säubern des Mundraums produziert: Er enthält nicht nur Verdauungs-, sondern auch bakterienhemmende Enzyme. Sobald Essen oder Getränke auf die Zunge gelangen, stimulieren sie die dort befindlichen Geschmacksknospen; ihre Signale gelangen ins Gehirn, das nun die Speicheldrüsen auf Hochtouren laufen lässt. Wir verfügen über drei Paar Speicheldrüsen – ein Paar unmittelbar vor den Ohren sowie zwei Paar unter der Zunge. Jedes Paar produziert Speichel, der sich in seiner Schleim- und Enzymzusammensetzung etwas von den anderen unterscheidet. Am stärksten ist der Speichelfluss, wenn Saures in den Mund gelangt, etwa Essig, Zitronensaft usw. Ist uns übel, wird ein Speichelreflex ausgelöst.

Die meisten der Wahrnehmungen, die wir »Geschmack« nennen, sind in Wirklichkeit Geruchswahrnehmungen. Während des Kauens werden die flüchtigen Bestandteile des Essens in den Nasenraum geweht und dort von den Geruchsrezeptoren aufgefangen. Insgesamt besitzt die Zunge oben und an den Seiten rund 2000 Geschmacksknospen, die vier grundlegende Geschmacksrichtungen wahrnehmen können: salzig, süß, sauer und bitter. Jeder Geschmack, den wir beispielsweise als Käse, Schokolade, Tee oder Apfelkuchen interpretieren, setzt sich prinzipiell aus diesen vier Geschmacksrichtungen zusammen. Süßes wird an der Zungenspitze wahrgenommen, Salziges und Saures an den Seiten und Bitteres auf der hinteren Zungenoberfläche. Ein paar Geschmacksknospen sitzen außerdem am weichen Gaumen und im Rachenraum.

Die Stimmbänder liegen im Kehlkopf (medizinisch: der Larynx), dem oberen Bereich zwischen Rachen (Pharynx) und Luftröhre (Trachea). Wenn wir uns zum Sprechen entschließen, ziehen sich Muskeln um die Stimmritze (Glottis) herum zusammen und ziehen die Stimmbänder – kleine elastische Bänder – straff. Die beim Ausatmen vorbeiströmende Luft (sie zieht beim Sprechen oder Singen schneller durch die nun engere Luftröhrenöffnung) bringt die Stimmbänder zum Vibrieren. Je heftiger die Luft vorbeiströmt, desto lauter ist das Geräusch, das wir dabei machen, und je stärker die Stimmbänder gespannt sind, desto höher klingt die Stimme. Starke Emotionen, Erkältungen, trockene Luft und Reizstoffe wie etwa Zigarettenrauch können verhindern, dass die Stimmbänder frei schwingen; dann klingt die Stimme rau oder versagt uns vollends.

Erkrankungen und Störungen im Mund-Rachen-Stimmbandbereich von A bis Z

Belegte Zunge (Leukoplakie)

Ein weißlicher oder verdickter Belag innerhalb des Mundes oder auf der Zunge, der innerhalb von Wochen entsteht, weist auf einen kariösen Zahn, auf Probleme mit einem künstlichen Gebiss oder auf die Tatsache hin, dass jemand (zu viel) raucht. Weißlicher, grauer, gelblicher oder schwärzlicher Zungenbelag oder auch eine hochrote Zunge weisen auf eine Allgemeinerkrankung hin, beispielsweise eine schwere Erkältung oder eine Vergiftung. Eine echte Leukoplakie hingegen fühlt sich rau und verhärtet an und kann brennen, sobald man scharfe Gewürze zu sich nimmt. Normalerweise geht sie innerhalb von drei bis vier Wochen von selbst zurück, sobald die Ursache beseitigt wurde. Wenn nicht, sollten Sie sich ärztlich untersuchen lassen; es besteht nämlich ein – wenn auch sehr geringes – Risiko, dass es sich um eine Vorstufe von Krebs (Präkanzerose) handelt.

Nehmen Sie das Mittel Ihrer Wahl viermal täglich, maximal 14 Tage lang:

■ Causticum C6
Läsionen an der Wangeninnenseite, die sich beim Kauen und Beißen verschlimmern.

■ Phytolacca C6
Raue Flecken am Gaumen.

■ Hyoscyamus C6
Steife Zunge, die nur schwer ausgestreckt werden kann.

■ Nux moschata C6
Zungenbelag, Mundtrockenheit, Zunge klebt am Gaumen fest.

Halsweh

siehe auch Lymphdrüsenentzündung, Mandelentzündung, Kehlkopfentzündung, Rachenentzündung, Erkältungen.

Halsweh ist ein Symptom bei einer Infektion bzw. Entzündung, die die Halslymphdrüsen, die Mandeln (Tonsillen), den Rachenraum, den Kehlkopf oder die Stimmbänder betreffen kann. Meist handelt es sich um eine Virusinfektion, etwa bei Erkältungen, echter Grippe, Mumps oder Lymphdrüsenfieber, manchmal sind auch Bakterien die Übeltäter, etwa eine Streptokokken-Invasion (rheumatisches Fieber beginnt zum Beispiel meist mit »Kokkenhalsweh«), oder Pilze haben sich ausgebreitet, wie beispielsweise bei einer Candida-Infektion des Mundraums. Entzündungen können sich außerdem einstellen nach starkem Rauchen, übermäßigem Gurgeln mit Gurgelwässern, bei allgemeinem Vitaminmangel (berüchtigt: Skorbut bei Vitamin-C-Mangel) oder einer Nahrungsmittelallergie, oder sie sind ein Zeichen von Bluterkrankungen (etwa Agranulozytose, aplastischer Anämie, Leukämie), von Krebs, Tuberkulose, Syphilis oder AIDS (siehe jeweils unter diesen Stichworten).

Wenn das Halsweh von hohem Fieber und schlechtem Allgemeinbefinden begleitet ist, sollten Sie bei Kindern nach zwölf, bei Erwachsenen nach 48 Stunden ärztliche Hilfe in Anspruch nehmen. Je nach Diagnose werden unter Umständen Antibiotika oder Schmerzmittel verschrieben. Desinfizierende Gurgellösungen sollten stets nur sparsam verwendet werden, weil manche von ihnen ein örtliches Betäubungsmittel enthalten, das allergische Reaktionen auslösen oder die Infektion ganz einfach verlängern kann; außerdem trocknen sie die Gurgel aus. Wer immer wieder einmal unter Halsweh leidet, sollte sich einer homöopathischen Konstitutionsbehandlung unterziehen.

Nehmen Sie das Mittel Ihrer Wahl alle zwei Stunden, bis zu maximal zehn Dosen:

■ Aconitum C30
Plötzlich einsetzendes Halsweh, verschlimmert durch kalten Wind, trockene Kehle, geschwollene Mandeln, großer Durst, Rachenraum sieht rot aus, ist rau und trocken und fühlt sich eng an, dazu brennend und taub oder kribblig; heisere Stimme.

■ Dulcamara C6
Vor allem bei Menschen, die chronisch unter laufender Nase, Hexenschuss oder Ohrenschmerzen leiden; akutes Halsweh nach Aufenthalt in Kälte oder Feuchtigkeit oder großer körperlicher Anstrengung, Rachenraum wund und brennend, dicklicher Speichel, heisere Stimme, (Herpes-) Ausschlag um den Mund, rote, juckende Haut wie bei Nesselsucht, Verlangen nach kalten Getränken; Symptome bessern sich bei körperlicher Bewegung.

■ Barium muriaticum C6
Rechtsseitiges Halsweh, Kloß im Hals, geschwollene Halslymphdrüsen, trockene Lippen, Durst-, aber kein Hungergefühl.

■ Gelsemium C6
Scheußlicher Geschmack im Mund, Schmerzen in Hals und Ohren, die sich beim Schlucken noch verschlimmern, Abneigung gegen Trinken, weil das so weh tut, Schüttelfrost und aufsteigende Hitze, Schweregefühl in den Gliedern, Erschöpfung, Schwäche, Zittern.

■ Calcium sulfuricum C6
Mund im vorderen Bereich normal, im hinteren Rachenraum gelblich belegt, starkes Verlangen nach frischer Luft, drohender Rachenmandelabszess.

■ Apis C30
Halsweh infolge von Allergie, hinterer Rachenraum hellrot, geschwollen und glänzend, auch das Gaumenzäpfchen geschwollen, Schmerz brennend und stechend, dazu Depressivität und Reizbarkeit.

Was Sie sonst noch tun können:
Nehmen Sie reichlich Vitamin C sowie Zink ein und machen Sie eine Kur mit Knoblauchkapseln (aus der Apotheke); gurgeln Sie zudem alle vier Stunden mit Hypericum- und Calendula-Lösung (siehe S. 126).

HERPESINFEKTION
Verursacher der Herpesbläschen ist das extrem infektiöse Herpes-simplex-Virus, das auch Augenhornhautgeschwüre und Genitalherpes (siehe S. 600f.) auslösen kann. Berühren Sie also auf keinen Fall Ihre Augen- oder Intimgegend, nachdem Sie Herpesbläschen angefasst haben! In den ersten Infektionsstadien bilden sich Herpesbläschen im Mund, manchmal auch am Gesicht, begleitet von rotem, geschwollenem Zahnfleisch, einer pelzigen Zunge, leichtem Fieber und generellem Unwohlbefinden. Diese Symptome geben sich zwar nach einigen Tagen wieder, doch heißt das noch lange nicht, dass auch das Virus zugrunde gegangen ist. Es bleibt vielmehr latent (wie schlafend), und die Infektion kann wieder ausbrechen, sobald die Immunkräfte schwächer sind als sonst. Meist erscheinen dann Bläschen um Mund und Lippen, die erst nässen und dann eine Kruste bilden, welche nach fünf bis sieben Tagen abheilt. Antivirale Salben sind zwar oft effektiv, sollten aber, wenn irgend vermeidbar, keinesfalls im Verlauf einer homöopathischen Behandlung aufgetragen werden. Die unten genannten Mittel eignen sich gut zur Behandlung eines akuten Herpesausbruchs; am besten ist allerdings eine Konstitutionstherapie.

Nehmen Sie das Mittel Ihrer Wahl viermal täglich, maximal fünf Tage lang:

■ Sempervivum C6
Viele Herpesgeschwüre im Mund, rasch blutendes Zahnfleisch, Wundgefühl im gesamten Mundraum, am schlimmsten nachts.

■ Natrium muriaticum C6
Tiefer Riss in der Mitte der Unterlippe, große Mundtrockenheit, Bläschen geschwollen und brennend, perlenähnliche Bläschen auf den Lippen.

■ Rhus toxicodendron C6
Mund- und Kinnregion herpesinfiziert, Geschwüre in den Mundwinkeln.

■ Capsicum C6
Eingerissene Mundwinkel, blasse Lippen, roter, juckender Hautausschlag am Kinn, brennende Bläschen auf der Zunge, schlechter Mundgeruch.

Was Sie sonst noch tun können:
Nehmen Sie zusätzlich Lysin (eine Aminosäure), Vitamin C, Zink und Bioflavinoide ein und meiden Sie Nahrungsmittel, die Arginin – ebenfalls eine Aminosäure – enthalten, zum Beispiel Erdnüsse, Schokolade, Samen und Zerealien.

Mandelentzündung

siehe auch Halsweh, S. 378 f.

Eine akute Mandelentzündung (Tonsillitis) kommt bei Kindern häufiger vor als bei Erwachsenen. Die Symptome ähneln denen einer echten Grippe: Halsweh, Kopfschmerzen, Fieber, Schüttelfrost, außerdem sind die Rachenmandeln rot und geschwollen. Meist haben Selbsthilfemittel innerhalb von zwei bis drei Tagen den gewünschten Erfolg. Falls jedoch sehr hohes Fieber besteht und sich die oder der Betreffende sehr schlecht fühlt, sollten Sie innerhalb von zwölf Stunden ärztliche Hilfe hinzuziehen. Bei manchen Menschen flammt die Mandelentzündung immer wieder auf, sobald sie erschöpft oder unter Stress sind; gelegentlich ist auch eine Nahrungsmittelallergie (mit) verantwortlich. Bei immer wiederkehrenden Mandelentzündungen ist eine homöopathische Konstitutionsbehandlung das beste.

Nehmen Sie das Mittel Ihrer Wahl alle zwei Stunden, bis zu maximal zehn Dosen:

■ Belladonna C30

Sehr wunder, berührungsempfindlicher Rachenraum, brennende Schmerzen, die bis in den Kopf einschießen und krampfartig auftreten, sobald die oder der Betreffende sich bewegt; die Schmerzen treten eher rechtsseitig auf, begleitet von Halssteife; Pupillen erweitert, erdbeerrote Zunge, in der Mitte belegt.

■ Hepar sulfuris C6

Rachen fühlt sich an, als stecke eine Gräte darin; Schmerz durch warme Getränke gelindert; Aushusten von eitrigem Auswurf, sehr schlechter Mundgeruch, körperliche und psychische Überempfindlichkeit, trotziges Benehmen, Schüttelfrost, vor allem in Zugluft, Beginn eines Rachenmandelabszesses.

■ Mercurius solubilis C6

Rachenraum dunkelrot, geschwollen und wund, rechts schlimmer als links, Schmerzen nachts ärger, durch Sprechen verschlimmert, gelbe, belegte Zunge, übler Mundgeruch, heiße Schweißausbrüche verschlimmern das Wundgefühl im Rachen, übermäßige Produktion von Speichel, der brennt, sobald er die Kehle hinabläuft.

■ Acidum nitricum C6

Bläschen in den Mundwinkeln, fädenziehender Speichel, Rachenmandeln von dicker Schleimschicht umgeben, Kribbeln in der Kehle, keinerlei Durst.

■ Lycopodium C6

Rechtsseitiges Halsweh, begleitet von Zahnschmerzen oder Blähungen, trockene, geschwollene, jedoch nicht belegte Zunge, Halsweh durch kalte Speisen und Getränke verschlimmert, am ärgsten zwischen vier und acht Uhr oder 16 und 20 Uhr.

■ Lachesis C6

Linksseitiges Halsweh, Schlucken verursacht Schmerzen im linken Ohr, Rachenraum hinten purpurrot verfärbt; Symptome verschlimmert durch Schlafen, Hitze, Flüssigkeiten und alles, was den Hals einengt, jedoch besser beim und nach dem Essen.

■ Lac caninum C6
Schmerzen abwechselnd auf der rechten und auf der linken Seite des Rachens, hinterer Rachenraum von weißlich-silbrigem Film überzogen, Speichel dickflüssig und klebrig; Symptome möglicherweise gleichzeitig mit der Menstruationsblutung.

■ Phytolacca C6
Hals fühlt sich rau und eng an, Rachenmandeln heiß, rot und geschwollen, Schmerzen breiten sich bis zu den Ohren und dem Zungengrund aus, sind rechts ausgeprägter als links und verschlimmern sich durch Hitze; vergrößerte Halslymphdrüsen, Erschöpfung, Benommenheit, starkes Krankheitsgefühl und Klagen über das Empfinden, eine Art Spinnwebe bedecke das Gesicht.

Was Sie sonst noch tun können:
Ein oder zwei Tage Bettruhe und das Trinken erheblicher Mengen Flüssigkeit können die Heilung meist beschleunigen. Bei chronischer Mandelentzündung helfen zusätzliche Gaben von Vitamin C, Vitamine des B-Komplexes, Zink und Eisen.

Mundbrennen
Das so genannte »Syndrom des brennenden Mundes«, bei dem der gesamte Mundraum sich sehr wund anfühlt und zu brennen scheint, kann mitunter Monate, ja sogar Jahre anhalten und betrifft meistens Frauen nach den Wechseljahren. Die Ursachen sind unklar; verantwortlich gemacht werden u. a. die verminderte Hormonproduktion, Nervenschäden, Stress oder Nahrungsmittelallergien. In seltenen Fällen konnte ein Mangel an Vitamin B_{12} oder Folsäuremangel als Auslöser festgestellt werden. Zusätzlich zum Brennen und Stechen kann der Mund sich trocken anfühlen und die Zunge am Gaumen kleben. Manche, die an Mundbrennen leiden, haben zusätzlich starkes Kopfweh oder fürchten – ganz zu Unrecht! –, an Krebs erkrankt zu sein. Die Symptome werden im Verlauf des Tages oft schlimmer, auch wenn Mund und Zunge völlig normal aussehen. Gelegentlich hilft es, etwas (verdünnten)

Minzbalsam auf die Zunge zu geben oder den Mund mit Eiswürfeln bzw. kalten Getränken zu kühlen. Verschlimmert wird das Leiden meist durch starke Gewürze, Saures, Alkohol, Nikotin, Grippeerkrankungen und vieles Sprechen. Örtliche Betäubungsmittel helfen nicht ursächlich, Anti-Pilz-Mittel, Mundspülungen und Tropfen mit »künstlichem Speichel« haben keinerlei Effekt. Empfohlen wird eine homöopathische Konstitutionstherapie; versuchen Sie es jedoch zuerst mit den nachstehend genannten Mitteln.

Nehmen Sie das Mittel Ihrer Wahl viermal täglich, maximal 14 Tage lang:

■ Aconitum C6
Mundbrennen beginnt plötzlich, der Mund ist taub, trocken und innen gerötet, die Zunge weißlich belegt und pelzig.

■ Belladonna C6
Mund ist trocken, stark gerötet und brennt.

■ Arsenicum C6
Mundbrennen durch kalte Getränke verschlimmert, durch warme Getränke gebessert.

■ Phosphorus C6
Die oder der Betreffende trinkt viel kaltes Wasser; Mundbrennen erstreckt sich bis tief in den Rachen.

■ Sulfur C6
Wundgefühl im Mund, trockene Lippen, bitterer Geschmack im Mund, Zunge in der Mitte weiß belegt, an den Rändern und der Zungenspitze jedoch rot.

Was Sie sonst noch tun können:
Bei starken Schmerzen sollten Sie es mit dem Lutschen von Eiswürfeln probieren. Wenn sich die Symptome unter Stress verschlimmern, sollten Sie lernen, sich zu entspannnen (siehe ab S. 86 f.) und zu meditieren. Zusätzliche Gaben von Vitamin C, B_6, B_{12}, Folsäure, Zink sowie Öl der Nachtkerze können eventuell helfen.

MUNDGERUCH

Ein schlechter Atem wird meist von anderen zuerst bemerkt. Sie können aber prüfen, ob Ihr Atem wohlriechend ist oder nicht, wenn Sie in die vorgehaltene Hand aus- und diese Luft dann durch die Nase wieder einatmen. Viele Erkrankungen und Störungen des Mundraums bzw. des oberen Verdauungstraktes können Mundgeruch auslösen, zum Beispiel Karies, Zahnfleischentzündungen, Geschwüre auf der Zunge oder im Mund, Störungen des Speichels sowie Verdauungsprobleme, etwa Blähungen. Daneben tritt schlechter Mundgeruch oft auf bei Erkältungen, Nebenhöhlenentzündungen, Halsweh, Mandel- oder Rachenentzündung, bei Diabetes, manchen Medikamenten, beim Fasten und nicht zuletzt beim Rauchen. Zahnpasten und Mundspülungen helfen dann meist nur wenig.

Nehmen Sie das Mittel Ihrer Wahl dreimal täglich, maximal sieben Tage lang:

- Nux vomica C6

Saurer Mundgeruch, vor allem nach verdorbenem Magen, nach dem Essen oder Alkoholtrinken, leichte Übelkeit, am schlimmsten morgens.

- Mercurius solubilis C6

Atem und Schweiß riechen unangenehm, der ganze Raum riecht nach schlechtem Atem, reichlicher Speichelfluss, Zahnkaries, Zunge gelb und pelzig.

- Pulsatilla C6

Mundgeruch nach fettigem Essen, keinerlei Durst, Mundtrockenheit.

- Aurum metallicum C6

Faulig oder bitter riechender Atem, vor allem bei Pubertierenden.

- Acidum nitricum C6

Faulig riechender Atem, gesundes Zahnfleisch, doch lockersitzende Zähne, Mundgeschwüre.

- Petroselinum C6

Nach Zwiebeln riechender Atem.

- Quercus C6

Nach Kot stinkender Atem.

- Arnica C6

Mundgeruch, weil Blut im Mund ist, vor allem nach einer Verletzung.

Was Sie sonst noch tun können:
Klar, dass Sie alles meiden sollten, was starken Mundgeruch oder Blähungen und Aufstoßen verursacht, etwa Zwiebeln, Knoblauch, fette Speisen, Alkohol, Nikotin. Gehen Sie regelmäßig zum Zahnarzt, pflegen Sie Ihre Zähne gut und hören Sie unbedingt zu rauchen auf.

Mundgeschwüre

siehe auch Herpesinfektion, S. 380; Mundsoor, S. 387 f.

Wie Zahnfleischentzündungen sind auch Mundgeschwüre oft ein Zeichen davon, dass Sie erschöpft sind oder unter starkem Stress stehen. Manchmal entstehen sie auch versehentlich, etwa dadurch, dass man sich in die Wangeninnenseite beißt, die Zahnbürste nachlässig handhabt oder sich an heißem Essen den Mund verbrennt. Mundgeschwüre verschlimmern sich, wenn man zu saures oder zu stark gewürztes Essen zu sich nimmt oder raucht. In manchen Fällen sind solche Geschwüre auch Symptom einer Nahrungsmittelallergie. Normalerweise heilen sie innerhalb von gut zehn Tagen ab, mit einigen Selbsthilfemitteln auch rascher. Falls sie nach drei Wochen immer noch vorhanden sind, sollten Sie zum Arzt oder zur Ärztin gehen. In sehr seltenen Fällen sind Mundgeschwüre ein Frühwarnzeichen für Krebs. Bei immer wieder auftretenden Geschwüren ist eine homöopathische Konstitutionsbehandlung angezeigt.

Nehmen Sie das Mittel Ihrer Wahl viermal täglich, maximal fünf Tage lang:

■ Borax C6

Mundgeschwüre, die nach dem Essen oder nach Berührung bluten, ganzer Mundraum heiß und berührungsempfindlich, manchmal von Candida-Infektion begleitet.

■ Arsenicum album C6

Ganzer Mundraum trocken und brennend, Geschwüre durch warmes Wasser gemildert.

■ Mercurius solubilis C6

Geschwüre hauptsächlich auf der Zunge, wo sie stechen und brennen, vor allem beim Kauen; Zunge belegt und zittrig, verstärkter Speichelfluss, schlechter Mundgeruch, lockere Zähne.

■ Acidum nitricum C6

Geschwüre vor allem am weichen Gaumen, wo sie sich anfühlen, als hätte man sich Splitter eingezogen, schlechter Mundgeruch, verstärkter Speichelfluss.

Was Sie sonst noch tun können:

Meiden Sie stark gewürzte und saure Speisen und geben Sie das Rauchen auf. Reduzieren Sie Ihren Konsum an Süßigkeiten und raffinierten Kohlenhydraten. Spülen Sie Ihren Mund mehrmals täglich mit einer Salzlösung aus (1 TL Salz auf ein Glas abgekochtes kühles Wasser). Bei Erschöpfung helfen außerdem mehr B-Vitamine. Bekommen Sie die Mundgeschwüre vor allem unter Stress, müssen Sie stressabbauende Maßnahmen – Bewegung und Entspannungstechniken – in Ihr Leben einbauen.

MUNDSOOR (PILZINFEKTION)

So genannter Mundsoor, eine Pilzinfektion des Mundraums, tritt am häufigsten bei jungen und bei älteren Menschen auf sowie bei Leuten, die ein künstliches Gebiss tragen. Meist handelt es sich um eine Infektion mit Candida albicans, die aufflammt, wenn die Abwehrkräfte geschwächt sind, etwa nach einer längeren Krankheit, nach Einnahme von Antibiotika oder Kortisontabletten. Im Mund entstehen dann weißliche, klebrige Flecken, die beim Essen oder Zähneputzen abgeschabt werden, was offene Schürfwunden hinterlässt. Ärztlicherseits werden Ihnen wahrscheinlich Antipilz-Mittel empfohlen. Falls der Mundsoor jedoch wiederkehrt – was ziemlich häufig passiert –, sollten Sie eine homöopathische Konstitutionstherapie in Betracht ziehen, die Ihr Immunsystem stärkt.

Nehmen Sie das Mittel Ihrer Wahl viermal täglich, maximal fünf Tage lang:

- Borax C6

Beim allerersten Anzeichen von Mundsoor.

- Mercurius solubilis C6

Bei erhöhtem Speichelfluss und zittriger Zunge.

- Capsicum C6

Bei heißen, wunden Flecken im Mund, verschlimmert durch Trinken kalten Wassers.

- Natrium muriaticum C6

Bei Mundsoor, begleitet von Herpesbläschen auf den Lippen.

- Arsenicum album C6

Bei Mundsoor, begleitet von Geschwüren im Mund und Erschöpfung.

Was Sie sonst noch tun können:
Eine Mundspülung auf der Basis von Aloe vera (erhältlich in Apotheken und Drogerien) dämmt den Pilzbefall ein. Wenn Sie schon länger ein künstliches Gebiss tragen, müssen Sie es regelmäßig sterilisieren.

Rachenentzündung (Laryngitis)

Bei einer Entzündung des Rachenraums, die auch die Stimmbänder betrifft, hört sich die Stimme sehr rau an, oder man kann gar nicht mehr reden. Eine akute Rachenentzündung wird oft von den gleichen Viren und Bakterien verursacht, die auch für Erkältungen, Halsweh, Husten, Nebenhöhlenentzündung und Bronchitis verantwortlich sind. Weniger häufig sind Allergien, Schreien oder Überstrapazieren der Stimme, ständiges Abhusten von Phlegma, Erbrechen, starkes Rauchen oder Alkoholtrinken, Inhalieren giftiger Dämpfe, Atmen durch den Mund statt durch die Nase, Angstzustände oder sehr starke Emotionen die Ursache einer Rachenentzündung. Falls sie nicht innerhalb von sieben bis zehn Tagen zurückgeht, sollten Sie ärztlichen Rat, am besten bei einem Hals-Nasen-Ohren-Arzt, in Anspruch nehmen.

Eine chronische Rachenentzündung hingegen wird meist ausgelöst, wenn man die Stimme ständig überstrapaziert (Berufskrankheit von Verkäufern auf offenen Märkten, Lehrkräften, Sängerinnen und Sängern). Die Stimmbänder schwellen dann an, und manchmal bilden sich kleine Polypen darauf, die chirurgisch entfernt werden müssen. Mehr oder weniger chronische Heiserkeit kann jedoch auch ein Zeichen sein von Schilddrüsen-Überfunktion, chronischer Nebenhöhlen- oder Mandelentzündung oder Nahrungsmittelallergie. Fortschreitende Heiserkeit kann auf einen Tumor im Rachenraum hinweisen; eine Stimmbandlähmung kann infolge von Lungenkrebs, Tuberkulose, starkem Rauchen oder Trinken, nach Schilddrüsenoperation, nach schwerem psychischen Schock oder auch einfach infolge des Alterungsprozesses auftreten.

In akuten Fällen von Rachenentzündung nehmen Sie am besten das unter der jeweiligen Ursache genannte und bestpassende Homöopathikum, oder Sie wählen ein Mittel aus der nachstehenden Liste. Bei chronischer bzw. immer wiederkehrender Entzündung oder Heiserkeit sollten Sie sich konstitutionell behandeln lassen.

Nehmen Sie das Mittel Ihrer Wahl viermal täglich, maximal sieben Tage lang:

■ Aconitum C30

Plötzlich auftretende Laryngitis, durch kalten, trockenen Wind verschlimmert (vor allem bei Krupp-Kindern), dazu Fieber, Ängstlichkeit und innere Unruhe.

■ Hepar sulfuris C6
Rachen fühlt sich morgens sowie nach Aufenthalt in kaltem, trockenem Wind schlimmer an, bessert sich jedoch drinnen im Warmen, dazu lockerer Husten, gelblicher Auswurf und Kloß im Hals.

■ Spongia C6
Trockener, bellender Husten, vor allem bei Kindern mit Morbus Krupp, Stimmverlust.

■ Phosphorus C6
Rachenraum trocken und wund, am schlimmsten abends, kratzende Stimme, das Sprechen ist schmerzhaft, dazu trockener Kitzelhusten.

■ Causticum C6
Rachen trocken und wundgescheuert, Schleim tropft nach hinten in die Kehle, Sprechen ist fast unmöglich, Husten verursacht Harntröpfeln.

■ Carbo vegetabilis C6
Bei älteren Menschen: Rachenentzündung schlimmer abends sowie in feuchtkaltem Wetter, Frösteln und Schweißausbrüche, schlechter Kreislauf.

■ Apis C30
Bei Rachenentzündung infolge einer Allergie und sichtbar geschwollenem Gaumenzäpfchen.

■ Arum C6
Oberer Gaumen fühlt sich wund an, eingerissene Mundwinkel, verstopfte Nase und brennender Schnupfen, Heiserkeit, Rachen ist geschwollen, verengt und brennt.

■ Lachesis C6
Bei chronischer Rachenentzündung, vor allem, wenn die oder der Betreffende sehr viel redet.

■ Arnica C30
Bei plötzlichem Stimmverlust infolge von Überstrapazieren der Stimme.

■ Ignatia C6
Bei hysterischem (emotionsbedingtem) Stimmverlust.

■ Gelsemium C6
Bei Heiserkeit, die sich während der Menstruation verschlimmert.

■ Acidum oxalicum C6
Bei Stimmbandlähmung.

■ Barium carbonicum C6
Bei chronischem Stimmverlust ohne ersichtliche Ursache.

Spezifische Mittel bei Stimmverlust von Sängerinnen und Sängern, viermal täglich einzunehmen, maximal drei Tage lang:

■ Alumina C6
Kitzeln im Rachenraum, das sich bei Kälte verschlimmert, schwache Stimme wegen Überanstrengung.

■ Argentum metallicum C6
Verstärktes Kitzeln im Rachenraum, die Stimme ist schwach, zittrig und bricht leicht.

■ Rhus toxicodendron C6
Stimme zu Beginn des Singens schwach, jedoch nach einigen Minuten stärker.

■ Phosphorus C6
Klarer Schnupfen, Singen bereitet Schmerzen, Rachenraum berührungsempfindlich.

Was Sie sonst noch tun können:
Meiden Sie Nikotin und Alkohol sowie stickige oder rauchgeschwängerte Luft; ruhen Sie die Stimme immer gut aus und trin-

ken Sie jede Menge Flüssigkeit. Empfehlenswert sind außerdem zusätzliche Gaben von Vitamin C, Vitamin-B-Komplex, Kieselsäure, Zink und Eisen. Korrigieren Sie darüber hinaus Ihr Stimmtraining – es könnten sich Fehler eingeschlichen haben.

SPEICHELFLUSS

Die häufigste Erkrankung, die den Speichelfluss stört, ist Mumps, eine Virusinfektion der Drüsen im Rachen-, manchmal auch im Mundraum (siehe S. 788 f.). Bakterielle Speicheldrüseninfektionen sind erheblich seltener; sie verursachen eine Entzündung, bei der die Drüsen anschwellen und sich schließlich übel riechender Eiter aus ihnen in den Mund ergießt. In diesem Fall sollten Sie nach spätestens 48 Stunden ärztliche Hilfe in Anspruch nehmen und einstweilen folgendes Mittel schlucken:

- Mercurius solubilis C6, alle zwei Stunden bis zu maximal sechs Dosen.

Möglicherweise brauchen Sie ein Antibiotikum. Danach ist eine konstitutionelle Therapie empfehlenswert, die Ihre Immunkräfte wieder aufbaut.

Steine im Speicheldrüsengang entstehen durch verhärtete chemische Bestandteile des Speichels. Sie sind relativ selten und betreffen meist die unter dem Kiefer gelegenen Speicheldrüsen, die stark anschwellen, sobald der Speichel nicht mehr aus ihnen abfließen kann. Manchmal entzünden sie sich auch. Wenn man an Zitronenschnitzen lutscht, können solche Steine herausgespült werden, denn Zitronensaft regt die Speichelproduktion stark an. Wenn das nichts nützen sollte, müssen Sie zur Ärztin bzw. zum Arzt gehen; die Steine können auch unter örtlicher Betäubung chirurgisch entfernt werden. In der Zwischenzeit nehmen Sie am besten folgendes Mittel:

- Calcium carbonicum C6, alle vier Stunden, maximal drei Tage lang.

Übermäßiger Speichelfluss ist meist ein Symptom einer Allgemeinerkrankung, das zurückgeht, sobald diese erfolgreich behandelt wurde. Gelegentlich tritt er auch als Begleitsymptom einer Schwangerschaft auf. Erhöht sich die Speichelproduktion ohne deutlich ersichtlichen Grund, können Amalgamfüllungen die Ursache sein. Wenn Sie ganz im Dunkeln tappen und keine weiteren Symptome vorliegen, versuchen Sie es mit einem der nachfolgend genannten Mittel.

Nehmen Sie das Mittel Ihrer Wahl viermal täglich, maximal drei Tage lang:

■ Mercurius solubilis C6
Erhöhter Speichelfluss, dabei wundes Zahnfleisch, vor allem nachts zu starke Speichelproduktion, so dass das Kopfkissen feucht wird.

■ Acidum nitricum C6
Übermäßiger Speichelfluss, außerdem Mundgeschwüre und Schmerzen, als säßen Splitter darin.

■ Iris C6
Erhöhter Speichelfluss und Kopfschmerzen oder Migräne.

■ Allium cepa C6
Übermäßige Speichelproduktion, vor allem beim Essen.

■ Ipecacuanha C6
Starker Speichelfluss, begleitet von Übelkeit.

Zu geringe Speichelproduktion ist meist von erhöhter Körpertemperatur begleitet; sie kann auch bei Mundbrennen auftreten oder dadurch entstehen, dass man ständig durch den Mund statt durch die Nase atmet. Außerdem verursachen eine ganze Reihe von schulmedizinischen Medikamenten als Nebenwirkung Mundtrockenheit (Beipackzettel aufmerksam lesen).

Nehmen Sie das Mittel Ihrer Wahl alle zwei Stunden, bis zu maximal zehn Dosen:

■ Arsenicum album C6
Bei Mundtrockenheit, Unruhe und Angstgefühlen.

■ Belladonna C6
Bei trockenem, heißem Mund und erhöhter Temperatur bzw. Fieber.

■ Bryonia C6
Bei trockenen, rissigen Lippen, großem Durst und Fieber.

■ Capsicum C6
Bei trockenem, brennendem Mund.

■ Nux moschata C6
Bei Mundtrockenheit und am Gaumen festklebender Zunge.

Zungenerkrankungen

siehe auch Mundbrennen, S. 383 f.

Wie die Zunge aussieht oder sich anfühlt, verrät viel über eine ganze Reihe von Erkrankungen. Eine gesunde Zunge ist hellrot und samtig; ist irgend etwas nicht in Ordnung, verfärben sich die Papillen auf ihrer Oberfläche oder ändern ihre Struktur.

Venenverdickung unter der Zunge kann auf einen Vitamin-C-Mangel hinweisen.

Eine belegte oder pelzige Zunge kann ein Begleitsymptom von Fieber oder von Verdauungsstörungen sein, oder sie weist auf eine Vergiftung hin oder entsteht im Zusammenhang mit schulmedizinischer Medikamenteneinnahme. Weißlicher Zungenbelag besteht meist aus Bakterien, Essensresten und toten Zellen, die sich ansammeln, wenn der Speichelfluss nachlässt oder die Zunge weniger aktiv ist als sonst. Leichtes Bürsten mit einer weichen Zahnbürste entfernt den Belag meist. Auch die folgenden Mittel können nützen.

Nehmen Sie das Mittel Ihrer Wahl dreimal täglich, maximal 14 Tage lang:

■ Antimonium crudum C6
Dicker, milchiger oder schmutziggrauer Belag, vor allem bei Kindern.

■ Bryonia C6
Dicker, weißer Zungenbelag, Mund und Zunge trocken, großer Durst.

■ Hydrastis C6
Geschwollene Zunge, die sich anfühlt, als sei sie verbrannt worden; die Zähne hinterlassen Markierungen in gelblichen Streifen entlang der Zungenmitte.

■ Mercurius solubilis C6
Zunge dick und angeschwollen, Zähne hinterlassen deutliche Markierungen darin, Zungenbelag milchig oder dunkel, merkliches Zittern.

■ Sulfur C6
Pelzige, schmutziggelb belegte, geschwollene Zunge.

Landkartenzunge heißt eine Störung, bei der die Papillen auf der Zungenoberfläche nicht gleichmäßig wachsen, manchmal infolge eines Vitamin-B-Mangels. Die Flecken, die aussehen wie die Zeichnungen auf einer Landkarte, fühlen sich wund an, was sich beim Genuss stark gewürzter Speisen noch verschlimmert.

Nehmen Sie das Mittel Ihrer Wahl dreimal täglich, maximal 14 Tage lang:

■ Natrium muriaticum C6
Zunge wirft Bläschen und brennt, die betroffenen Flecken auf der Zunge sind weißlich oder gelblich verfärbt, der Rest der Zunge ist hochrot.

■ Taraxacum C6
Flecken auf der Zunge, die sich schälen.

Eine aufgesprungene Zunge mit vielen tiefen Gräben darin kommt anlagebedingt vor; die Gräben verfärben sich oft schwarz oder braun, sobald Bakterien sich darin ansammeln, was beispielsweise bei Mundsoor oder einer sonstigen Infektion des

Mundraums, aber auch beim Rauchen oder der Einnahme von Antibiotika passiert. Ähnliche Ursachen hat wahrscheinlich die schwarz »behaarte« Zunge, ein Zustand, bei dem die Papillen übermäßig lang wachsen und sich infolge von Bakterienbefall oder Rauchen dunkel verfärben, so dass sie aussehen wie die sprichwörtlichen »Haare auf der Zunge«. Beide Störungen sind zwar unschön, aber harmlos. Empfohlen wird zweimal tägliches Mundspülen mit einer Hypericum- und Calendula-Lösung (siehe S. 126), nachdem man die Zunge vorsichtig mit einer weichen Zahnbürste abgebürstet hat. Auch eines der nachstehend genannten Mittel kann helfen.

Nehmen Sie das Mittel Ihrer Wahl dreimal täglich, maximal 14 Tage lang:

■ Belladonna C6
Zunge aufgesprungen, rot und pelzig.

■ Mercurius solubilis C6
Feuchte, schwärzlich belegte Zunge, die spürbar zittert.

■ Carbo vegetabilis C6
Aufgesprungene, tintenschwarz belegte Zunge.

■ Phosphorus C6
Aufgesprungene, schwarzbraun belegte Zunge.

Was Sie sonst noch tun können:
Vitamin-B_3-Gaben können eventuell helfen, die Risse in der Zunge abheilen zu lassen.

Glossitis wird medizinisch eine entzündliche Veränderung der Zungenschleimhaut genannt. Sie tritt oft im Zusammenhang mit einer Magenschleimhautentzündung, etwa im Verlauf einer Infektionskrankheit, auf. Die Zunge färbt sich tiefrot und tut weh; sehr heiße, stark gewürzte, saure oder aufschürfende Nahrungsmittel sollten unter allen Umständen vermieden werden. Manchmal ist die Glossitis auch auf Eisenmangelanämie oder Mangel an

Vitamin B_{12}, B_3, Biotin oder Folsäure zurückzuführen; sie geht zurück, wenn der Mangel behoben wird. Zusätzlich zu den nachstehend genannten Mitteln können Sie auch die unter Mundbrennen aufgeführten einnehmen.

Nehmen Sie das Mittel Ihrer Wahl viermal täglich, maximal fünf Tage lang:

■ Arsenicum album C6
Wunde, brennende Zunge mit roter Spitze und rotem Streifen in der Mitte.

■ Belladonna C30
Gesamter Mundraum und Zunge sind heiß, trocken und rot.

Atemwege

Die Lungen entwickelten sich erstmals, als Lebewesen des Meeres sich ans Leben auf dem Land zu adaptieren begannen. Mit Hilfe der Lungen wurde es möglich, Sauerstoff direkt aus der Luft aufzunehmen, vorausgesetzt, ihre absorbierende Oberfläche ist stets feucht. Nur 21 Prozent unserer Atemluft besteht aus Sauerstoff, und nicht einmal diesen Anteil nutzen wir vollständig: In der Luft, die wir ausatmen, sind immer noch 16 Prozent Sauerstoff enthalten. Wenn unser Sauerstoffbedarf steigt, wird die Lungendurchblutung gesteigert, indem wir rascher atmen und der Herzschlag schneller wird. Sauerstoff durchflutet unsere Lungen, während Kohlendioxid herausdiffundiert wird. Jede Zelle unseres Körpers ist auf Sauerstoff angewiesen, um Energie aus Glukose freisetzen zu können, und jede Zelle produziert dabei auch das unerwünschte Kohlendioxid. Ein weiteres Nebenprodukt der Zellatmung ist Wasser; ziemlich viel davon geht über die Lungen, also die ausgeatmete Luft, verloren, und ein weiterer Teil wird über den Urin ausgeschieden.

Der Gasaustausch von Sauerstoff und Kohlendioxid findet in winzigen Lungenbläschen statt, den so genannten Alveolen. In der Lunge einer erwachsenen Person haben sie zusammengenommen eine Oberfläche von rund 70 Quadratmetern – etwa so viel wie ein Tennisplatz. Sauerstoffreiches Blut wird durch die Lungenarterie zum linken Teil des Herzens geführt, gelangt von dort in den Kreislauf und in die zahlreichen Blutkapillaren (winzige Blutgefäße), in denen der Sauerstoff-Kohlendioxid-Austausch vor sich geht. Kohlendioxidreiches Blut gelangt über die Venen in den rechten Teil des Herzens und von da aus über die Lungenvene wieder in die Lungen, wo das Kohlendioxid mit der Atemluft ausgeschieden wird.

Die Lunge ist ein paariges Organ mit zwei Flügeln links und rechts des Herzens. Sie sind umgeben von einer doppelten Membran, dem Brustfell (der Pleura), das mit einer Flüssigkeit gefüllt ist und so das freie Bewegen der Lungen im Käfig der Rippen ermöglicht. Das Zwerchfell, der wichtigste Atemmuskel, liegt genau unterhalb von Herz und Lungenflügeln.

Jeder Lungenflügel besteht aus zahlreichen, sich verzweigenden Luftwegen, die immer enger werden, je mehr sie sich den Lungenbläschen nähern. Die Wände dieser Luftwege produzieren Schleim, der die Lungen innen gut durchfeuchtet hält; außerdem sind sie mit Millionen winziger Härchen bewachsen, die sich im Luftstrom wiegen wie Weizen im Sommerwind und dabei Staub und andere Partikel einfangen und sie zurückbefördern, so dass sie durch Husten oder Niesen ausgeschieden werden können. Nikotin lähmt dieses höchst effiziente »Staubsaugersystem« der Atemwege, so dass der berüchtigte Raucherhusten entsteht. Fremdkörper, die in der Lunge verbleiben, und natürlich auch eindringende Viren, Bakterien, Pilze usw. können örtliche Entzündungen verursachen und die Schleimproduktion erheblich verstärken. Werden viele der kleinen Bronchiolen und größere Lungenäste (Bronchien) verlegt oder werden allzu viele Alveolen von dickem Schleim (Phlegma) überzogen, können wir nicht mehr richtig atmen. Bei Bronchitis und Lungenentzündung zum Beispiel ersticken die Lungen teilweise unter dem von ihnen selbst produzierten Schleim.

Vom Atemzentrum im Gehirn geht der automatische Impuls aus, der uns aus- und einatmen lässt; dabei ändert sich der Innendruck der Lunge im Vergleich zum Außendruck ständig. Beim Einatmen spannt sich das Zwerchfell an und wird flacher, der Brustkorb hebt sich, und der Druck in den Lungen geht zurück: So kann Atemluft hineinströmen. Beim Ausatmen weitet sich das Zwerchfell und steigt hoch, der Druck in den Lungen erhöht sich, der Brustkorb sinkt ab, so dass die Luft herausgepresst wird. Auch wenn wir die Geschwindigkeit des Ein- und Ausatmens sowie die Atem»tiefe« bewusst regulieren können, sind wir doch in aller Regel nicht in der Lage, willentlich den Atem anzuhalten, bis wir ersticken: Der Überlebensmechanismus in uns zwingt uns irgendwann, nach Luft zu ringen.

Atemwegserkrankungen und -beschwerden von A bis Z

Asthma

siehe auch Asthma bei Kindern, S. 763 ff.

Als Bronchialasthma bezeichnet man die teilweise, meist reversible Verlegung der größeren und kleineren Bronchien bzw. Bronchiolen in der Lunge infolge einer Entzündung; dabei krampfen sich auch die Müskelchen in den Bronchialwänden zusammen (Spasmen), und es kommt zu Atemnot.

Asthma, das in der Kindheit beginnt, wird normalerweise von allergischen Reaktionen auf Hausstaub(-Milben), Pollen, Tierhaare, Zigarettenrauch und anderen inhalierten Allergenen ausgelöst, kann jedoch auch aufgrund von Medikamenten, seelischen Schocks und Aufregungen sowie starken Wetterumschwüngen entstehen. Zu den Symptomen von Asthma gehören: zeitweilige Kurzatmigkeit, Engegefühl in der Brust, Keuchen, erhöhter Puls, Angstgefühle, manchmal auch Husten. In schweren Fällen ist das Wachstum dann retardiert (eine Auswirkung der häufig verabreichten Kortikosteroide), oder der oder die Asthmaleidende bekommt eine Lungenblähung (Emphysem). Manchmal geht eine Asthmaattacke auch tödlich aus. Wer in der Familie bereits Asthma, Heuschnupfen, allergische Rhinitis oder Ekzeme vorfindet, geht ein höheres Risiko ein, an Asthma zu erkranken. Im mittleren Lebensalter einsetzendes Asthma deutet auf eine schwere Störung des allgemeinen Gesundheitszustandes hin und ist entsprechend schwieriger behandelbar.

Schulmedizinisch werden so genannte Bronchodilatatoren (Medikamente, die die Bronchien und Bronchiolen erweitern) verschrieben, die in der akuten Asthmaattacke inhaliert werden müssen, sowie entzündungshemmende Kortisonpräparate, die allerdings bei Überdosierung oder Langzeiteinnahme auch schwere Nebenwirkungen haben. Sollte die oder der Asthmakranke bei einem Anfall blau anlaufen oder stark erbleichen oder mehr als 40 Atemzüge in der Minute tun, müssen Sie sofort den Notarzt anrufen; wahrscheinlich muss sie oder er dann an ein Sauerstoffgerät angeschlossen werden und muskelrelaxierende Medikamente verabreicht bekommen, so dass die Lungen sich entspannen können.

Homöopathisch wird bei Asthma stets eine konstitutionelle Behandlung angeraten (viele Asthma-Medikamente vertragen sich mit Homöopathika). Beruht das Asthma auf einer Allergie, kann das Allergen in homöopathischer Potenz vor und während einer Attacke verabreicht werden, beispielsweise Katzenhaare C6, stündlich gegeben. Die nachstehend genannten Mittel sind für den akuten Asthmaanfall gedacht. Geht es der oder dem Betreffenden innerhalb von zwei Stunden schlechter oder bessert sich das Befinden nicht wesentlich innerhalb von zwölf Stunden, sollte ärztlicher Rat in Anspruch genommen werden.

Nehmen bzw. geben Sie das Mittel Ihrer Wahl alle 15 Minuten, bis zu maximal zehn Dosen:

■ Arsenicum album C6
Asthmaanfall zwischen Mitternacht und zwei Uhr morgens, große Ängstlichkeit, Unruhe, Frösteln, Verlangen, nach kleinen Schlucken zu trinken, Besserung beim Aufsetzen.

■ Ipecacuanha C6
Abhusten kleiner Mengen Phlegma, ständige Übelkeit, eventuell Erbrechen, Brustkorb fühlt sich an, als läge ein schweres Gewicht darauf.

■ Kalium carbonicum C6
Asthma besonders schlimm zwischen zwei und vier Uhr morgens, Kranke(r) setzt sich auf und legt das Gesicht auf die hochgestellten Knie, sieht blass und müde aus und fröstelt.

■ Antimonium tartaricum C6
Erschöpfung, Schwächegefühl, Schleim in der Lunge kann nicht abgehustet werden, daher rasselndes Atmen, blasse, feuchtkalte Haut.

■ Cuprum metallicum C6
Muskelspasmen in den Lungen sowie im gesamten Körper, Erbrechen nach jedem stärkeren Krampf.

■ Nux vomica C6
Asthma besonders ausgeprägt nach Verdauungsstörung sowie gegen vier Uhr morgens.

■ Natrium sulfuricum C6
Asthma besonders schlimm bei feuchtem Wetter oder feuchter Umgebung, oft begleitet von frühmorgendlichem Durchfall.

■ Aconitum C30
Plötzliche Asthmaattacken, vor allem nach Aufenthalt in kaltem, trockenem Wind, dabei Angstzustände und Todesangst, vor allem bei nächtlichen Anfällen.

■ Lachesis C6
Engegefühl im Hals, verschlimmert durch alles, was den Hals von außen einengt; Kranke(r) sitzt vornübergebeugt; Asthmaanfall morgens beim Aufwachen besonders schlimm.

■ Ignatia C6
Asthmaanfall nach seelischer Erregung oder bei Liebeskummer.

■ Hepar sulfuris C6
Asthma, das sich in feuchter Umgebung bessert.

Was Sie sonst noch tun können:
Während der Attacke hilft es, sich rücklings auf einen Stuhl zu setzen und die Arme auf der Rückenlehne aufzustützen; dabei hebt sich der obere Teil des Brustkorbs, was das Ausatmen erleichtert. Lassen Sie ärztlich diagnostizieren, ob eine Allergie auf Pollen, Nahrungsmittel, Getränke, Staub(milben) oder umweltbelastende Stoffe daheim oder am Arbeitsplatz besteht. Sollten die Anfälle vor allem nachts oder frühmorgens auftreten, ist eine Hausstaubmilben-Allergie recht wahrscheinlich; diese Milben ernähren sich von Hautschuppen und gedeihen am besten in Matratzen und Bettwäsche. Ziehen Sie das Bett ab, saugen Sie die Matratze mit dem Staubsauger sehr gründlich von oben und unten ab, ziehen Sie dann eine luftdichte Plastikhaube über die Matratze, legen Sie anschließend zwei bis drei frische Bettlaken

übereinander und beziehen Sie das ganze Bett neu. Halten Sie das Schlafzimmer so staubfrei wie nur irgend möglich, auch wenn das bedeutet, dass Sie auf Bücher, Teddybären, Vorhänge, Teppiche usw. verzichten und einen Staubfilter (siehe S. 99) über das geöffnete Fenster setzen müssen. Legen Sie sich einen Luftbefeuchter zu: Trockene Luft erschwert das Atmen zusätzlich. Falls eine Allergie auf Bettfedern besteht, verwenden Sie nur Schaumstoffkissen und polyesterflockengefüllte Decken, wenn sie vertragen werden, auch solche aus reiner Baumwolle (als Matratzen eventuell: baumwollgefüllte Futons) oder aus Wildseide. Sollten Sie auf Tierhaare allergisch sein, sich aber um nichts in der Welt von Ihren kleinen Lieblingen trennen wollen, geben Sie sie ab und zu für einen oder zwei Tage außer Haus und machen Sie in dieser Zeit einen sehr gründlichen Hausputz, bei dem Sie mit einer Spezialbürste (im Tierhandel erhältlich) alle Katzen- oder Hundehaare von Vorhängen, Kissen, Decken und Polstern usw. entfernen. Sollte jemand in Ihrem Haushalt rauchen, lassen Sie das Rauchen nur in einem einzigen Raum zu, in dem Sie sich so wenig wie möglich aufhalten, und optieren Sie am Arbeitsplatz für rauchfreie Zonen.

Blutspucken

Das Abhusten von Phlegma, in dem sich hellrote, rosa oder rostigbraune Blutflecken befinden, ist ein Alarmsignal. Möglicherweise steckt ein Lungenödem oder »Wasser in der Lunge« dahinter (dabei besteht selbst in Ruhestellung Atemnot, und das Phlegma ist rosa verfärbt). Sie sollten dann sofort den Notarzt rufen.

Nehmen Sie folgendes Mittel alle fünf Minuten, bis zu maximal zehn Dosen:

■ Ammonium carbonicum C6

Mittel der ersten Wahl.

■ Arsenicum album C6

Falls Ammonium carbonicum nicht vorrätig ist.

Blutspucken kann auch ein Symptom einer Lungenembolie (eines Blutpfropfens, der bis in die Lunge geschwemmt wurde) sein; dabei treten Atemnot und Brustschmerzen auf. So etwas passiert recht oft nach einer Operation bzw. langer Bettlägerigkeit. Auch hier: sofort den Notarzt rufen!

Nehmen Sie folgendes Mittel alle fünf Minuten, bis zu maximal zehn Dosen:

- Aconitum C30.

Wenn das Blutspucken begleitet ist von Fieber über 39 °C, kann eventuell eine Lungenentzündung vorliegen; nach spätestens zwei Stunden ärztliche Hilfe holen. Manchmal ist das Phlegma nur deshalb rot gefärbt, weil bei starkem Husten ein kleines Blutgefäß in der Lunge geplatzt ist, oder der blutige Auswurf weist auf Tuberkulose, Lungenkrebs oder eine andere schwerere, ärztlich behandlungsbedürftige Lungenkrankheit hin. In solchen Fällen holen Sie nach zwölf Stunden den Arzt oder die Ärztin.

Bronchitis

So wird die chronische oder akute Entzündung der Schleimhaut in den Bronchien oder Bronchiolen der Lunge genannt.

Eine akute Bronchitis wird meist von denselben Viren ausgelöst, die auch Erkältungen, Rachenentzündungen und echte Grippe verursachen können; bei älteren Menschen und solchen mit Herzversagen ist die Bronchitis immer ein Grund zur Sorge. Zu den Symptomen gehören Fieber, schmerzhaftes Husten, Abhusten von klebrigem, gelblichem Phlegma, Atemschwierigkeiten, Keuchen. Kalte oder feuchte Luft sowie Reizstoffe aus der Umgebung verschlimmern das Leiden meist noch. Die Symptome geben sich oft nach rund zehn Tagen; bis zur vollständigen Heilung kann es jedoch durchaus vier Wochen dauern. Ist die Abwehr geschwächt, kann aus der akuten eine chronische Bronchitis werden (siehe unten). Antibiotika sollten nur dann verabreicht werden, wenn sicher feststeht, dass eine bakterielle Zweitinfektion (Superinfektion) vorhanden ist – andernfalls nützen sie nämlich nichts! Schulmedizinisch werden meist Bronchodilatatoren oder hustenstillende Mittel gegeben.

Nehmen Sie das Mittel Ihrer Wahl alle zwei Stunden, maximal zwei Tage lang:

■ Bryonia C30
Trockener, stechender, schmerzhafter Husten, Kopfschmerzen, Brustschmerzen bessern sich, wenn man die Ellenbogen auf die Rückenlehne eines Stuhls legt, großer Durst.

■ Phosphorus C6
Kurzer, trockener, kitzelnder Husten, Blässe, Ängstlichkeit, Verlangen, beruhigt zu werden und häufig eiskaltes Wasser zu trinken.

■ Aconitum C30
Plötzlich einsetzende Bronchitis, trockener Stakkato-Husten, Fieber, Symptome verschlimmern sich in kalter Luft, dazu Frösteln, Unruhe und Ängstlichkeit.

■ Antimonium tartaricum C6
Bronchitis bei Kleinkind oder älterem Menschen, sich ansammelnder Schleim verursacht Rasselgeräusch im Brustkorb; Kranke(r) jedoch zu schwach zum Abhusten.

■ Belladonna C30
Plötzlich einsetzende Bronchitis, hohes Fieber, pochendes Kopfweh, stark gerötetes Gesicht, Delirium, Symptome am schlimmsten nachts und beim Hinlegen.

■ Ipacacuanha C6
Übelkeit, Erbrechen, Erstickungsgefühl in der Brust.

■ Kalium bichromicum C6
Fadenziehender Auswurf, Schwierigkeiten beim Abhusten, Befinden am schlechtesten zwischen vier und fünf Uhr morgens.

■ Carbo vegetabilis C6
Nach Luft schnappen, feuchtkalte Haut, Verlangen, Luft zugefächelt zu bekommen, vor allem bei älteren Menschen.

■ Causticum C6
Beim Husten geht unwillkürlich Urin ab.

■ Hepar sulfuris C6
Erstickender Husten, durch Entkleiden irgendeines Körperteils noch verschlimmert, Frösteln und Reizbarkeit.

■ Pulsatilla C6
Symptome der Bronchitis verschlimmern sich beim Hinlegen sowie in stickigen Räumen, Husten nachts trocken, morgens jedoch locker, keinerlei Durstgefühl.

Falls die genannten Homöopathika innerhalb von zwei Tagen keine deutliche Besserung herbeiführen, das Fieber über 39 °C ansteigt, die oder der Kranke Blut spuckt oder das Atmen extrem erschwert ist, sollten Sie den Arzt oder die Ärztin hinzuziehen und einstweilen folgendes Mittel verabreichen:

■ Ferrum phosphoricum, alle zehn Minuten, bis zu maximal zehn Dosen.

Bei *chronischer Bronchitis* sind die Schleimhäute in den Atemwegen mehr oder weniger ständig entzündet. Solche Bronchitiden betreffen vor allem Menschen über 50, Männer dreimal häufiger als Frauen. Meist werden sie durch starkes Rauchen oder durch Luftverschmutzung ausgelöst; auch kaltes, feuchtes Klima sowie Fettleibigkeit können dazu beitragen. Ein Frühsymptom ist morgendliches Husten, auch »Raucherhusten« genannt. Nach und nach erhöht sich die Menge des dabei hochgebrachten Schleims, man hustet auch tagsüber, und Atemnot und keuchendes Atmen sind beinahe schon ständige Begleiter. In diesem Stadium kann selbst eine leichte Erkältung bereits zu einer schweren Atemwegserkrankung führen.

Zu den Komplikationen einer chronischen Bronchitis gehören unter Umständen: Lungenhochdruck, Emphyseme (Lungenblähung), Lungenentzündung sowie Herzversagen, eventuell auch Lungenkrebs.

Schulmedizinisch werden meist Antibiotika und Bronchodilatatoren, auch zum Inhalieren, verschrieben. Die Homöopathie empfiehlt eine Konstitutionsbehandlung; Sie können es an besonders schlimmen Tagen aber auch mit einem der obengenannten Mittel versuchen.

Was Sie sonst noch tun können:
Hören Sie unbedingt zu rauchen auf und meiden Sie rauchgeschwängerte Räume. Um das Abhusten zu erleichtern, sollten Sie oft Dämpfe inhalieren (über einer mit kochendem Wasser gefüllten Schüssel, eventuell mit Minze aromatisiert; Handtuch über Schüssel und Kopf, fünf Minuten lang tief inhalieren). Bei schwerer Bronchitis sollten Sie zwei bis drei Tage das Bett hüten, eine Wärmflasche auf die Brust packen und sehr viel heiße Flüssigkeit zu sich nehmen. Bei chronischer Bronchitis müssen Sie kalte, feuchte, staubige oder verschmutzte Luft möglichst meiden auch wenn das bedeuten sollte, umzuziehen oder den Arbeitsplatz zu wechseln – und sich von Menschen fern halten, die erkältet sind oder Halsweh haben. Empfehlenswert sind auch regelmäßige, mehrwöchige Kuren mit Vitamin B, C, A und Zink. Essen Sie außerdem weniger raffinierte Kohlenhydrate.

EMPYEM
Mit diesem medizinischen Begriff wird die Ansammlung größerer Mengen Flüssigkeit in dem Raum zwischen dem inneren und äußeren Brustfell bezeichnet. Oft ist das eine Komplikation einer Brustfellentzündung, einer Lungenentzündung oder einer Unterleibsinfektion, die sich bis in den Brustraum ausgebreitet hat; ein Empyem kommt aber auch bei rheumatoider Arthritis, Herzversagen, Leber- und Nierenleiden sowie diversen Krebsleiden vor.

Schulmedizinisch werden entzündungshemmende Antibiotika verabreicht und die überschüssige Flüssigkeit abgesaugt. Danach ist eine homöopathische Konstitutionsbehandlung sehr zu empfehlen.

Nehmen Sie folgendes Mittel während der Antibiotika-Behandlung:

- Hepar sulfuris C6, viermal täglich, maximal drei Tage lang.

Husten

Husten wird von Reizen auf die Schleimhaut in der Luftröhre und in den Luftwegen der Lunge verursacht. Es läuft in drei Phasen ab: Zuerst werden die Lungen geweitet, damit Atemluft hereinkann, dann werden sie zusammengezogen, damit die Atemluft wieder entweichen kann; gleichzeitig schließt sich der Kehlkopfdeckel am Ende der Luftröhre. Wird er dann wieder ruckartig geöffnet, strömt die Luft mit einer Geschwindigkeit von fast tausend Stundenkilometern heraus! Husten tritt meist auf bei Erkältung (dabei tropft Schnupfen rückwärts aus der Nase in den Rachenraum) und bei Halsweh, kann aber auch ein Symptom von Herzversagen oder von Ösophagus-Reflux sein (dabei wird verschlucktes Essen wieder nach oben gebracht). Plötzliche Hustenanfälle können auftreten, wenn man Staub, Rauch oder Fremdkörper einatmet, aber auch aus psychischen Gründen. Sollte sich der Husten nicht innerhalb von 24 bis 48 Stunden geben, suchen Sie Ihre homöopathische Fachkraft bzw. Ihren Arzt oder Ihre Ärztin auf.

Ein trockener Husten, der schon über einen Monat lang anhält und bei dem womöglich manchmal Blut gespuckt wird, kann auf Tuberkulose oder auf Lungenkrebs hinweisen. Atemnot, Husten und Fieber deuten möglicherweise auf Lungenentzündung hin; dann sollten Sie innerhalb von zwei Stunden eine medizinische Fachkraft hinzuziehen.

Hüten Sie sich vor den gängigen Hustenmitteln, die den Husten lediglich unterdrücken, statt seine Ursache anzugehen! Überdosierung kann, vor allem bei Kindern, das Atemzentrum im Gehirn irritieren, so dass es zu Atemwegsversagen kommt. Spezielle homöopathische Mittel gegen Husten finden Sie auf S. 887 f.

Keuchen

Eine keuchende Atmung macht sich vor allem beim Ausatmen als lautes Geräusch in den Lungen bemerkbar. Chronisches Keuchen kann auf Asthma, chronische Bronchitis oder ein Emphysem hinweisen (dabei wird häufig graues oder grünliches Phlegma abgehustet). Tritt das Keuchen relativ plötzlich auf, kann eine akute Bronchitis (Fieber, schmerzhafter Husten, gelblicher Auswurf) oder ein Lungenödem (Atemnot, rosa verflecktes Phlegma) dahinter stecken. Bei sehr plötzlich keuchendem Atem handelt es sich höchstwahrscheinlich um einen Asthmaanfall (siehe S. 400 f.).

Nehmen bzw. geben Sie das Mittel Ihrer Wahl alle fünf Minuten, bis medizinische Hilfe eintrifft:

■ Aconitum C30
Bei Verdacht auf Asthmaanfall.

■ Ammonium carbonicum C6
Bei Verdacht auf Lungenödem.

■ Arsenicum album C6
Falls Ammonium carbonicum nicht vorrätig ist.

LUFTRÖHRENENTZÜNDUNG
Eine Luftröhrenentzündung verursacht ein deutlich brennendes Wundgefühl beim Einatmen. Normalerweise wird sie von denselben Viren verursacht, die auch Erkältungen, echte Grippe und Rachenentzündungen hervorrufen. Schulmedizinisch werden Antibiotika verabreicht; das soll einer bakteriellen Superinfektion vorbeugen, hilft aber nicht ursächlich gegen die virale Entzündung.

Nehmen Sie das Mittel Ihrer Wahl zunächst stündlich, dann alle drei Stunden, sobald die Symptome leichter werden, maximal drei Tage lang:

■ Rumex C6
Raues, wundes Gefühl in der Luftröhre, Kitzelhusten, Symptome verschlimmert durch kalte Luft und leisesten Druck auf die Luftröhre.

■ Phosphorus C6
Wundgefühl in der Luftröhre, häufiges abgehacktes Husten, häufiges Verlangen nach eiskalten Getränken zum Durstlöschen.

■ Bryonia C30
Wundgefühl in der Luftröhre durch Sprechen, körperliche Bewegung, warme Räume und Zigarettenrauch verschlimmert, schmerzhafter Husten.

■ Lachesis C6
Gefühl, die Luftröhre schwelle zu, durch Schlucken nicht gelindert, Schmerz scheint bis in den Zungengrund zu ziehen; Symptome am schlimmsten nach dem Schlafen; Kehle darf weder berührt noch umwickelt werden.

■ Kalium bichromicum C6
Zäher, klebriger Schleim, der nur schwerlich abgehustet werden kann.

■ Stannum C6
Luftröhre fühlt sich an, als hätte sich eine raue, wunde Rinne darin eingegraben; Phlegma zu tiefsitzend, als dass es abgehustet werden könnte.

Was Sie sonst noch tun können:
Nehmen Sie zusätzlich Vitamin C ein und sorgen Sie für Luftbefeuchtung, falls Ihre Wohnung und Arbeitsräume zentral beheizt werden.

Lungenabszess
Ein solcher Abszess entwickelt sich meistens bei Menschen mit Alkoholproblemen oder solchen, die unter Unterernährung leiden. Daneben löst das Einatmen von Fremdkörpern im Zustand der Bewusstlosigkeit – etwa bei einem Unfall – oft einen Lungenabszess aus. Gelegentlich handelt es sich auch um die Komplikation einer Lungenentzündung. Zu den Symptomen gehören Schüttelfrost und Fieber, Brustschmerzen sowie Husten; das Phlegma enthält Eiter, manchmal auch Blut. Innerhalb von zwei Stunden sollten Sie den Arzt benachrichtigen; gewöhnlich werden dann Antibiotika verschrieben. Im Anschluss daran ist eine homöopathische Konstitutionstherapie und auch eine Veränderung der Lebens- und Essgewohnheiten dringend zu empfehlen.

Bis die antibiotische Behandlung jedoch greift, oder falls Sie keine solchen Medikamente einnehmen wollen oder können, können Sie ein Mittel aus der nachfolgenden Liste wählen.

Nehmen Sie das Mittel Ihrer Wahl alle 30 Minuten, bis zu maximal zehn Dosen:

■ Aconitum C30
Bei vermutetem Lungenabszess, heißer, trockener Haut, Unruhe und Angstzuständen.

■ Belladonna C30
Bei Abszess im Frühstadium, gerötetem Gesicht, pochendem Kopfweh, Halluzinationen und Brustschmerzen, die sich beim Liegen auf der betroffenen Seite noch verschlimmern.

■ Hepar sulfuris C6, Dosierung hier: alle 60 Minuten, bis zu maximal sechs Dosen:
In späteren Stadien, wenn der Abszess bereits Eiter gebildet hat (als Flecken im abgehusteten Phlegma sichtbar).

Sollte nach zwölf Stunden keine Besserung eingetreten sein, rufen Sie Ihre homöopathische Fachkraft an.

Lungenentzündung

Eine Lungenentzündung (Pneumonie) wird meist von denselben Viren hervorgerufen, die Erkältungen und echte Grippe auslösen, manchmal auch von Bakterien, nämlich Pneumokokken. Eine Entzündung in den Lungenflügeln kann außerdem durch Inhalieren von Flüssigkeiten – etwa bei einem Schwimmunfall – oder giftigen Gasen, zum Beispiel Chlor, entstehen. Sie kann mild verlaufen, wenn der Allgemeinzustand ansonsten gut ist, oder lebensbedrohlich sein: dies vor allem bei sehr jungen oder sehr alten Menschen, bei Bettlägerigen oder solchen, die sich aus anderen Gründen wenig bewegen (können), bei Alkoholikerinnen und Alkoholikern, bei vorbestehenden Atemwegs-, Herz- oder Nierenleiden oder auch bei Menschen, die über längere Zeit immunsuppressive oder entzündungshemmende Medikamente einnehmen mussten. Ist nur ein Lungenflügel betroffen, spricht man von *lobärer* oder *alveolärer Pneumonie*; bei der *lobulären* oder *bronchopneumonischen* Form sind meist Entzündungsherde in beiden Flügeln, aber auch in angrenzenden Geweben vorhanden, und bei der *interstitiellen Pneumonie* ist die – hier stets viral bedingte Entzündung diffus über die Lunge verteilt, mit Ausnahme der Alveolen. Zu den möglichen Komplikationen einer Lungenentzündung gehören die Rippenfellentzündung, das Empyem sowie der Lungenabszess.

Die Symptome setzen meist innerhalb weniger Stunden ein, variieren jedoch in ihrer Heftigkeit je nach Angriffslust des auslösenden Krankheitserregers. Warnzeichen sind Atemnot, auch in Ruhestellung, Schüttelfrost, rasch ansteigendes Fieber um 39 bis 40 °C, Husten, Schweißausbrüche. Falls auch Brustschmerzen bestehen oder Blut gespuckt wird oder die Lippen blau anlaufen, sollten Sie nach spätestens zwei Stunden den Arzt bzw. die Ärztin herbeiholen.

Die Lungenentzündung, die die meisten Todesopfer fordert, wird von Viren ausgelöst: Gegen sie sind Antibiotika wirkungslos; sie können höchstens eine bakterielle Superinfektion verhindern. Nur bakterielle Lungenentzündungen lassen sich mit Antibiotika ursächlich angehen.

Die nachstehend genannten Homöopathika sollten nur dann angewendet werden, wenn die Lungenentzündung vergleichsweise mild verläuft oder Antibiotika aus irgendeinem Grund kontraindiziert sind. Zeigt sich nach 24 Stunden keine Besserung, sollten Sie ärztliche Hilfe herbeiholen. Während und nach der Rekonvaleszenz ist eine homöopathische Konstitutionsbehandlung zu empfehlen, die die Abwehrkräfte gegen Infektionen aufbauen und die Heilung beschleunigen hilft.

Nehmen Sie das Mittel Ihrer Wahl alle zwei Stunden, bis zu maximal zehn Dosen:

■ Aconitum C30

Plötzlicher Beginn der Lungenentzündung, vor allem bei kaltem, trockenem Wetter; Brustschmerzen, Fieber, Ängstlichkeit bis zu Todesangst.

■ Phosphorus C6

Husten, rostigbraunes Phlegma, Schwächegefühl, Zittern, Nervosität, taubes Gefühl in den Gliedmaßen, Symptome durch Liegen auf der linken Seite verschlimmert.

■ Bryonia C30

Stechende Brustschmerzen, die sich bei der leisesten Bewegung verschlimmern, doch beim Liegen auf der betroffenen Seite bessern.

■ Chelidonium C6

Rechter Lungenflügel betroffen, tiefes Atmen verursacht Schmerzen, die ins rechte Schulterblatt ausstrahlen, erschöpfender Stakkato-Husten, Kurzatmigkeit, vor allem bei Menschen, die eine angegriffene Leber haben.

■ Sanguinaria C6

Lungenentzündung, die sich nach einem grippalen Infekt entwickelt, rechter Lungenflügel betroffen, rostigbraunes Phlegma, das sich schwer abhusten lässt, Kitzelhusten, der aus der Brustkorbmitte zu kommen scheint, Kurzatmigkeit, Symptome in Rückenlage gelindert, auch wenn das Verlangen besteht, sich im Bett aufzusetzen.

Was Sie sonst noch tun können:

Nehmen Sie zusätzlich Vitamin C und halten Sie strenge Bettruhe ein, möglichst in sitzender Position. Trockene Luft verstärkt eine Lungenentzündung noch; sorgen Sie daher dafür, dass die Luft im Zimmer befeuchtet wird.

Pneumothorax

So wird es medizinisch genannt, wenn in den Raum zwischen Brust- und Rippenfell um die Lungenflügel herum Luft eindringt, dabei Druck auf die Lunge ausübt und ihr Ausdehnen behindert. Ein Teil der Lunge oder auch die gesamte Lunge kann dabei in sich zusammenfallen (kollabieren), was schließlich zu Atemstillstand führt. Ein solches Eindringen von Luft in den Pleuraraum passiert entweder bei einer Verletzung des Brustkorbs, oder die Luft stammt direkt aus der Lunge. Aus unbekannten Gründen kommt so etwas am häufigsten bei ansonsten gesunden jungen Männern vor, gelegentlich auch bei Menschen über 50, vor allem, wenn ihre Lungen bereits durch Asthma, chronische Bronchitis etc. geschädigt sind. Je nach Schweregrad des Pneumothorax stellt sich dabei Atemnot ein, ein Engegefühl über dem Brustkorb oder ein scharfer Schmerz genau unterhalb des Schlüsselbeins auf der betroffenen Seite. Schulmedizinisch wird die Luft durch einen Einwegkatheter herausgelassen; notfalls wird das Loch, durch das die Luft in den Pleuraraum dringen konnte, chirurgisch verschlossen. Eine kleine Lufttasche, die danach eventuell noch vorhanden ist, löst sich mit etwas Bettruhe von selbst auf. Tritt öfter einmal ein Pneumothorax auf, muss möglicherweise die Pleura operiert werden.

Nehmen Sie das Mittel Ihrer Wahl alle fünf Minuten, bis zu maximal zehn Dosen, sobald Verdacht auf Pneumothorax besteht:

▪ Aconitum C30
Bei aufsteigender Todesangst.

▪ Bryonia C30
In allen anderen Fällen.

Rippenfellentzündung

Eine Rippenfellentzündung folgt meist auf eine Lungenentzündung oder Tuberkulose; dabei entzündet sich die Pleura, die feuchte Membran, die die beiden Lungenflügel umgibt. Manchmal entsteht die Entzündung auch infolge einer Verletzung bzw. einströmender Luft in den Raum zwischen Brust- und Rippenfell. Sie verursacht in jedem Fall starke, meist einseitige Schmerzen und erschwert das Atmen. Dringt Flüssigkeit in den Raum zwischen beiden Membranen ein, lässt der Schmerz nach, weil Brust- und Rippenfell nun nicht mehr direkt aneinanderreiben; allerdings wird die Atemnot durch den Flüssigkeitsdruck noch stärker ausgeprägt. Infiziert sich auch das mit Flüssigkeit gefüllte Gewebe, entsteht ein Empyem (siehe S. 407). Je nach auslösenden Erregern werden schulmedizinisch meist Antibiotika und dazu Schmerzmittel verschrieben. Homöopathische Mittel finden

Sie unter den obengenannten Ursachen der Rippenfellentzündung oder in der folgenden Liste.

Nehmen Sie das Mittel Ihrer Wahl alle 60 Minuten, bis zu maximal zehn Dosen (falls dann innerhalb von zwölf Stunden keine Besserung eintritt, rufen Sie die Ärztin bzw. den Arzt):

■ Bryonia C30
Schmerzen im Rippenfell durch Bewegung verschlimmert, durch Liegen auf der betroffenen Seite jedoch gebessert, großer Durst und Reizbarkeit.

■ Sulfur C6
Flüssigkeit drückt auf betroffenen Lungenflügel, scharfe, schneidende Schmerzen, die sich bei der leisesten Bewegung verschlimmern.

■ Squilla C6
Trockener Stakkato-Husten, Niesen, stechende Brustschmerzen, Verlangen danach, tief durchatmen zu können.

■ Aconitum C30
Scharfe Schmerzen, die unmittelbar nach Aufenthalt in kaltem, trockenem Wind auftreten, Kurzatmigkeit, Ängstlichkeit bis hin zu Todesangst.

■ Cantharis C30
Flüssigkeit drückt auf die Lunge und verursacht Atemnot und brennende Schmerzen, leichtes Fieber, Herzschlag rasch und unregelmäßig, häufiges trockenes Husten.

■ Belladonna C30
Brustschmerzen setzen sehr plötzlich ein, Gesicht heiß und gerötet, großer Durst, Delirium.

■ Hepar sulfuris C6
Nur sehr langsame Erholung nach akuter Rippenfellentzündung, kompliziert durch Flüssigkeitserguss in den Pleuraraum.

Schluckauf

Ein Schluckauf entsteht durch plötzliches Zusammenziehen des Zwerchfells, wobei Luft ruckartig in die Lunge gezogen wird, was wiederum die Stimmbänder veranlasst, sich mit einem deutlich hörbaren »Hick« zu schließen. Meistens ist das Zwerchfell ganz einfach mechanisch gereizt – durch Lachen, oder wenn man gekitzelt wird, oder durch zu viel Luft im Magen, der direkt unterhalb des Zwerchfells liegt. Manchmal hat der Schluckauf auch psychische Gründe, zum Beispiel Lampenfieber.

Nehmen Sie das Mittel Ihrer Wahl alle 15 Minuten, bis zu maximal sechs Dosen:

■ Nux vomica C6
Schluckauf, begleitet von Aufstoßen oder Würgen, vor allem, wenn er rund eine Stunde nach sehr reichlichem oder zu fettem Essen auftritt.

■ Ignatia C6
Schluckauf nach dem Essen oder Trinken, nach dem Rauchen oder nach einer Aufregung.

■ Cicuta C6
Sehr heftiger, geräuschvoller Schluckauf, begleitet von Aufstoßen.

■ Magnesium phosphoricum C6
Hartnäckiger Schluckauf, Würgen, Schmerzen im Brustkorb.

■ Cyclamen C6
Schluckauf, der sich durch Trinken kleiner Schlucke Wasser bessert, vor allem bei Menschen mit bestehenden Atemwegsleiden.

■ Aethusa C6
Schluckauf bei Kleinkindern, die »schlechte Esser« sind.

■ Arsenicum album C6
Schluckauf, der sich durch kalte Getränke noch verschlimmert, dazu Fieber und Frösteln.

Das homöopathische Mittel lässt sich leichter einnehmen, wenn Sie die Globuli zwischen zwei sauberen Plastiklöffeln zerdrücken und in etwas warmem Wasser auflösen. Trinken Sie die Lösung dann in kleinen Schlucken aus.

Was Sie sonst noch tun können:
Es gibt sehr viele Tricks, den Schluckauf zu stoppen: Man kann den Atem anhalten, sehr rasche Atemzüge tun, in eine Papiertüte hineinatmen, erst kaltes Wasser trinken und dann die Luft anhalten, mit den Fingern die Zunge weit aus dem Mund ziehen, ein plötzlicher Schlag auf den Rücken… Manchen Menschen hilft es, wenn sie etwas Zitronensaft in die Kehle rinnen lassen. Schluckauf bei Kleinkindern lässt sich meist unter Kontrolle bringen, wenn man ihnen etwas in Wasser aufgelöste Glukose (Traubenzucker) einflößt.

Überatmen (Hyperventilation)

Wer rasch und unregelmäßig atmet, kann leicht überatmen (hyperventilieren): Dabei wird die Atemluft nicht mehr tief genug in die Lunge gesogen, und es entsteht Sauerstoffmangel, obwohl man viele – allerdings flache – Atemzüge tut; auf der anderen Seite wird zu viel Kohlendioxid in den Lungen zurückgehalten, so dass die Körperflüssigkeiten zu stark basisch (alkalisch) und die Nerven überreizt werden. Dabei kann sich Prickeln in Armen und Beinen, eventuell auch Tetanie (Muskelspasmen, schließlich -lähmung, beginnend bei Armen und Beinen) einstellen. Einige Wissenschaftler sind der Ansicht, Hyperventilation sei der entscheidende Auslöser für Herzrasen, Brustkorbschmerzen wie bei Angina pectoris, Schwindelgefühl, (allergisches) Asthma, Phobie-Symptome und Panikattacken – und nicht etwa umgekehrt, wie man vielleicht denken könnte. Wer ständig zu flach atmet, wird davon sowohl müde als auch übererregt (Schlafmangel plus Stress beispielsweise). Die Neigung zum Überatmen kann auch mit organischen Hirnproblemen zusammenhängen (etwa den Nachwirkungen eines Schlaganfalls) oder seinen Ursprung in einem Lungenleiden haben. Ob chronische Hyperventilation vorliegt, kann ein dreiminütiger Provokationstest an den Tag bringen. Akute Attacken sind hingegen Reaktionen auf ein psychisches oder körperliches Trauma, etwa bei der Entbindung, bei einem Unfall, dem Erhalt schlechter Nachrichten usw.

Bei akuter Hyperventilation sollten Sie sich sofort beide Hände wie einen Helm vor den Mund legen und in die Höhlung hineinatmen oder Sie atmen in eine Papier- oder Plastiktüte hinein, bis Ihre Atmung sich beruhigt. Dabei gleicht sich nämlich die Säuren-Basen-Bilanz Ihrer Körperflüssigkeiten wieder aus. Bei chronischem Überatmen ist eine homöopathische Konstitutionsbehandlung zu empfehlen, außerdem stressabbauende und den guten Schlaf fördernde Maßnahmen, unter Umständen auch spezielle Atemübungen.

Nehmen Sie das folgende Mittel alle fünf Minuten, bis zu maximal sechs Dosen:

- Aconitum C30

Bei einem akuten Hyperventilations-Anfall.

Herz, Blut und Kreislauf

Das Herz gleicht eigentlich zwei Pumpen, von denen jede aus einer unteren und oberen Kammer sowie zwei Ventilen (den Herzklappen) besteht, eins zwischen der oberen und unteren Kammer und ein weiteres am Ausgang der unteren Kammer. Die rechte Seite des Herzens (medizinisch: das rechte Herz) ist die weniger muskulöse der beiden Pumpvorrichtungen; sie erhält sauerstoffarmes Blut aus dem Venensystem und schickt es in die Lunge, wo es wieder mit Sauerstoff angereichert wird. Die linke Seite des Herzens, oder das linke Herz, erhält sauerstoffreiches Blut aus den Lungenflügeln und pumpt es durch die große Aorta (Herzschlagader) in den gesamten Körper.

Von der Aorta gehen zahlreiche Arterien und Arteriolen ab, deren Wände muskulös und elastisch sind, so dass die Pumpkraft des Herzens bis in die entlegensten Bereiche des Körpers wirksam werden kann. Das Blut aus allen Körperregionen wird im Venensystem gesammelt, die vergleichsweise dünnwandig und in ihrem Verlauf immer wieder mit Ventilen, den so genannten Venenklappen, bestückt sind. Sie stellen sicher, dass das Blut in den Venen nur in eine Richtung fließen kann, nämlich herzwärts. Es wird von der so genannten Muskel-Venen-Pumpe dorthin zurückbefördert, die wir in Gang setzen, wenn wir uns bewegen.

Winzige Blutgefäße, die Kapillaren, verbinden die feinsten Ausläufer des venösen und des arteriellen Systems miteinander. Sie sind so klein, dass in jeden Quadratmillimeter eines größeren Körperorgans oder Muskels buchstäblich Tausende von ihnen hineinpassen. Der pulsierende Herzschlag schickt unentwegt sauerstoffbepackte rote Blutkörperchen durch die Kapillaren. Der Blutdruck im Kreislaufsystem hängt von dreierlei ab: dem Tonus (der Spannkraft) der Arterienwände, der Pumpkraft des Herzens und dem Blutvolumen, das sich gerade im Kreislauf befindet. Ganz allgemein gesprochen, erhöht sich der Blutdruck mit zunehmendem Alter, und zwar deshalb, weil die Fähigkeit der Nieren, den Wassergehalt des Blutes zu regulieren, mit der Zeit etwas nachlässt und die Arterienwände immer mehr an Elastizität einbüßen. Das Herz muss also immer kräftiger schlagen, um den Blutkreislauf aufrechtzuerhalten.

Erzfeindinnen der Arterien sind arteriosklerotische Plaques, also Fettablagerungen, die ihre Innenwände aufrauen, ihre Elastizität vermindern und sie allmählich innen verengen. Derart veränderte Arterien sind die Ursache von Schlaganfällen, Herzinfarkten, Thrombosen, Embolien und teilweise auch Aneurysmen (sackförmigen Arterienerweiterungen).

Blut ist, neben der Lymphflüssigkeit, das universale Transportmittel des Körpers. Es befördert alles, was die Gewebe brauchen – Sauerstoff, Zucker, Fette, Proteine, Hormone, Mineralstoffe, Spurenelemente, Blutgerinnungsfaktoren, Antikörper und andere Bestandteile des Immunsystems und so weiter. Und es befördert auch all das, was die Gewebe eigentlich überhaupt nicht brauchen können: Kohlendioxid und andere im Blut gelöste Gase, feindliche Mikroorganismen und ihre Toxine, Stoffwechselschlacken und so fort. Eine erwachsene Person verfügt, je nach Größe und Körperumfang, über ungefähr fünf bis sechs Liter Blut, über den Daumen gepeilt etwa acht Prozent ihres Körpergewichts. Das Blutplasma – eine strohfarbene, zu großen Teilen aus Wasser bestehende Flüssigkeit macht rund 55 Prozent des Blutvolumens aus; rote und weiße Blutkörperchen sowie Blutplättchen bilden die restlichen 45 Prozent. Rote Blutkörperchen (Erythrozyten) befördern Sauerstoffmoleküle, die sich mit ihrem eisenhaltigen Farbstoff, dem Hämoglobin, verbinden; Blutplättchen klumpen sich zusammen, wenn irgendwo am Körper eine blutende Wunde entsteht, und verhindern mit diesem Gerinnungsvorgang allzugroße Blutverluste. Beide Blutbestandteile kommen in weitaus größerer Zahl vor als die weißen Blutkörperchen (Leukozyten); nur bei Infektionen bzw. der Abwehr eindringender Fremdkörper vermehren sich diese mit enormer Geschwindigkeit. Die weißen Blutkörperchen sind Teil des körpereigenen Immunsystems, das Krankheitserreger abwehren hilft. Die einzelnen weißen Blutkörperchen leben selbst im gesündesten Körper selten länger als drei Monate; sie werden, wie auch die roten Blutkörperchen und die Blutplättchen, schließlich von Leber und Milz zersetzt. Abbau und Neuproduktion müssen sich die Waage halten; bei Gesunden produziert das Knochenmark ungefähr ebenso viele rote Blutkörperchen nach wie gleichzeitig zugrunde gehen.

Weiße Blutkörperchen entstehen in den Lymphdrüsen, die bei Infektionen anschwellen, weil sie so stark damit beschäftigt sind, mehrere Formen weißer Zellen zu produzieren. Diese Lymphknoten sind Teil eines weiteren Transportsystems, nämlich des so genannten lymphatischen Systems. Zu ihm gehören auch die Milz, die Rachenmandeln, das Knochenmark und die Thymusdrüse (in ihr werden bestimmte weiße Abwehrzellen, die so genannten T-Zellen, für ihre Aufgabe geschult). Lymphbahnen haben noch viel dünnere Wände als die Venen; doch auch sie enthalten klappenförmige Ventile und sind auf Muskelbewegungen angewiesen, welche die Lymphflüssigkeit durch den Körper pumpen. Dabei werden Lymphozyten zum Ort der Verletzung oder Erkrankung befördert; in Gewebewasser gelöste Fette im Dünndarm werden von der Lymphe aufgenommen, Flüssigkeit in den Zellzwischenräumen – sie enthält Proteine und andere wichtige Substanzen, die von den Blutgefäßen nicht absorbiert werden können – wird von ihr wegtransportiert und gefiltert. Was der Lymphstrom mit sich schwemmt, gelangt durch zwei größere Verbindungsgänge links und rechts am Hals, wo die Subclavian- und die Jugularvene aufeinander treffen, in den Blutkreislauf.

Herz-, Blut- und Kreislaufleiden von A bis Z

Anämie

Eine Anämie bedeutet ganz allgemein, dass das Blut aus irgendeinem Grund nicht genügend Sauerstoff aufnehmen bzw. transportieren kann. Die klassischen Symptome jeder Anämie sind Blässe, Müdigkeit, Kurzatmigkeit und Herzklopfen.

Unterschieden wird zwischen gutartigen, aus einem behebbaren Mangel heraus entstehenden, und bösartigen Ursachen für Anämie, zum Beispiel einer erblich bedingten Fehlbildung der roten Blutkörperchen (Sichelzellenanämie, Thalassämie) oder eine Krebserkrankung des Blutes (Leukämie). Da die Homöopathie in diesen Fällen allenfalls allgemeine immunstärkende

Maßnahmen, aber keine ursächlichen Behandlungen anzubieten hat, wird im Folgenden nur auf Anämien gutartiger Herkunft eingegangen.

Eisenmangelanämie. Sie ist bei weitem die häufigste Form der Anämie und betrifft vor allem Frauen. Sie wird von einem Mangel an dem Spurenelement Eisen hervorgerufen, das unbedingt benötigt wird, damit sich der sauerstofftransportierende Blutfarbstoff Hämoglobin bilden kann. Entweder fehlt Eisen in der Nahrung, oder es kann – wie etwa bei der Darmerkrankung Zöliakie – nicht richtig absorbiert werden, oder aber die Eisendepots im Körper werden bei einer Schwangerschaft (vom Ungeborenen) oder bei Blutverlust (infolge einer Verletzung, einer Entbindung, der monatlichen Menstruation oder bei Blutungen aus Magengeschwüren, Hämorrhoiden oder Krebs des Magen-Darm-Trakts) geleert. Bei bestimmten Erkrankungen, etwa rheumatoider Arthritis oder chronischem Nierenversagen, kann der Körper auch seine Eisendepots nicht richtig verwerten. Eine Eisenmangelanämie ruft Blässe und Müdigkeit hervor und verstärkt die Anfälligkeit gegenüber Infektionen, vor allem Pilzinfektionen. Falls Sie den Verdacht hegen, an einer Eisenmangelanämie zu leiden, sollten Sie sich unbedingt eine ärztliche Diagnose der zugrundeliegenden Ursachen stellen lassen. Eisentabletten oder -injektionen können das Problem oft lösen; in schweren Fällen sind sogar Bluttransfusionen erforderlich.

Vorausgesetzt, der Eisenmangel selbst wird behoben, können Sie außerdem eines der nachstehenden Mittel einnehmen.

Nehmen Sie das Mittel Ihrer Wahl alle zwölf Stunden, maximal zwei Wochen lang:

■ China C30

Anämie aufgrund von Blutverlust, Überempfindlichkeit, Frösteln, Erschöpfung.

■ Ferrum metallicum C30

Blasses Gesicht, das jedoch auch rasch errötet, allgemein robuste Erscheinung, Überempfindlichkeit.

■ Natrium muriaticum C30
Anämie, Verstopfung, stumpfer oder graugelblicher Teint, Kopfschmerzen, trockene Lippen, Mundtrockenheit, Neigung zu Herpesausbrüchen.

■ Calcium phosphoricum C30
Anämie in der Wachstumsphase (in den ersten beiden Lebensjahren oder in der Adoleszenz), Reizbarkeit, schlechte Verdauung.

■ Acidum picrinicum C30
Anämie, verbunden mit geistiger Überlastung.

Was Sie sonst noch tun können:
Achten Sie darauf, dass Ihre Nahrung viel Eisen und Vitamin C enthält. Das ist besonders wichtig, wenn Sie sich vegetarisch ernähren, da Vollkornprodukte und Hülsenfrüchte das Eisen binden und so die Absorption vermindern. Meiden Sie Tee zu Essenszeiten – das darin enthaltene Tannin hemmt ebenfalls die Eisenabsorption.

Vitamin-B_{12}-Mangelanämie. Auch dieses Vitamin ist unbedingt nötig, damit sich Hämoglobin bilden kann. Da hiervon jedoch nur sehr geringe Mengen verarbeitet werden, kann es zwei bis drei Jahre dauern, bis sich eine Anämie auszuprägen beginnt. Manchmal ist zu wenig Vitamin B_{12} in der Nahrung (vor allem der veganischen, also Vorsicht!), oder der Dünndarm ist nicht in der Lage, es adäquat zu absorbieren (etwa bei Morbus Crohn oder Zöliakie), oder der Magen produziert keine ausreichenden Mengen der Faktoren, die zur Absorption benötigt werden (diese Erkrankung heißt perniziöse Anämie). Zu den Symptomen einer Vitamin-B_{12}-Mangelanämie gehören Müdigkeit, Blässe, Kurzatmigkeit, gelbliche Haut, Unterleibsschmerzen, Gewichtsverlust, Appetitmangel und manchmal auch neurologische Störungen – etwa des Gleichgewichtssinns, Kribbeln in den Gliedern, Verwirrtheit und Depressivität. Wenn es sich um eine Vitamin-B_{12}-Absorptionsstörung handelt, muss das Vitamin regelmäßig gespritzt werden; ansonsten wird es der Nahrung zugefügt. Vorausgesetzt, der Vitaminmangel wird behoben, kann Ihnen auch das nachstehend genannte Mittel von Nutzen sein. Sollte sich innerhalb eines guten Monats keine Besserung einstellen, fragen Sie Ihre homöopathische Fachkraft um Rat.

Nehmen Sie folgendes Mittel alle zwölf Stunden, maximal zwei Wochen lang:

- Arsenicum album C30

Bei Vitamin-B_{12}-Mangelanämie.

Was Sie sonst noch tun können:
Eine gesunde, abwechslungsreiche Ernährung enthält – auch wenn sie vegetarisch ist – meist ausreichend Vitamin B_{12}, eine veganische hingegen nicht; fragen Sie in diesem Fall in Bioläden nach speziellen Produkten. Viele Vitamine des B-Komplexes enthält vor allem Bierhefe.

Folsäuremangel-Anämie. Sie betrifft schwangere Frauen und ältere Menschen häufiger als andere und kann sich innerhalb weniger Wochen bemerkbar machen. Auch Folsäure wird zur Hämoglobinproduktion benötigt. Entweder enthält die Nahrung zu wenig Folsäure (vor allem, wenn man zu wenig grüne Salate und Gemüse isst), oder sie wird nicht richtig absorbiert, etwa bei Zöliakie. Die Symptome sind dieselben wie bei Eisenmangelanämie. Normalerweise werden eine Zeitlang hohe Dosen Folsäure-Präparate verordnet. Nehmen Sie sie aber nicht über den ärztlich vorgeschriebenen Zeitraum hinaus ein: Die Präparate könnten einen Vitamin-B_{12}-Mangel maskieren, der wiederum zu neurologischen Störungen führen kann.

Aneurysma

Ein Aneurysma ist eine sack- oder zigarrenförmige Erweiterung in einer Arterienwand. Sie entsteht, wenn die mittlere Muskelschicht der Arterie schwach ist (ein angeborener Defekt), bei einer Arterienentzündung (etwa bei Polyarteriitis nodosa oder bakterieller Endokarditis) oder infolge von Gefäßablagerungen (Arteriosklerose). Bei jeder dieser Erkrankungen kann die Arterienwand platzen; dabei sinkt der Blutdruck abrupt ab, und das

Blut ergießt sich in die umliegenden Gewebe. So etwas kann tödlich enden, wenn die große Halsschlagader (Aorta) oder die das Gehirn versorgenden Arterien davon betroffen sind; im letzteren Fall handelt es sich meist um ein angeborenes, lange Zeit »stummes« Leiden, das sich erst bemerkbar macht, wenn die Arterie birst. Schwillt die Arterie an der betreffenden Stelle nur stark an, kann sie auf die umgebenden Organe, Nerven oder Blutgefäße drücken. Eine solche Schwellung im oberen Teil der Aorta führt zu Brustschmerzen, ständigem Husten und Schluckschwierigkeiten. Ein Aortenaneurysma kann sich überdies bis zur Herzklappe ausdehnen und diese beschädigen. Ein weiteres Risiko besteht darin, dass sich ein Thrombus (Blutpfropf) innerhalb des Aneurysmas bildet und eine Embolie hervorruft. Manchmal bahnt sich das Blut einen neuen Weg innerhalb der Schichten der Arterienwand und verursacht starke Schmerzen; so etwas wird als »dissoziiertes« Aneurysma bezeichnet.

Aneurysmen treten am häufigsten in der herznahen Aorta auf, in der den Unterleib versorgenden Schlagader (dort machen sie sich als pochende Schwellungen bemerkbar) oder in Arterien innerhalb des Schädels. An anderen Stellen sind sie eher selten und können ganz ohne Symptome, also »stumm« bleiben, es sei denn, sie drücken auf umliegende Nerven.

Verdacht auf ein geplatztes Aneurysma sollte aufkommen, wenn jemand plötzlich unter sehr starkem Hinterkopfschmerz oder unter Brustbeschwerden leidet und womöglich zusammenbricht. In diesem Fall sollten Sie augenblicklich den Notarzt anrufen.

Geben Sie das folgende Mittel alle fünf Minuten, bis Hilfe eintrifft:

- Aconitum C30

In aller Regel muss ein Aneurysma operiert werden. Manchmal erweist sich das jedoch als unmöglich oder nicht ratsam. Bis zum Operationstermin sollten Sie eine homöopathische Konstitutionsbehandlung durchführen lassen oder eines der nachstehend genannten Mittel einnehmen. Sollte sich der Zustand jedoch verschlechtern, unbedingt die Ärztin bzw. den Arzt informieren!

Nehmen Sie das Mittel Ihrer Wahl alle vier Stunden, maximal 14 Tage lang:

- Barium carbonicum C6

Erhöhter Blutdruck, Herzklopfen schlimmer, wenn man auf der linken Seite liegt; fortgeschrittenes Alter, vorbestehende Arteriosklerose, Blässe infolge von Durchblutungsmangel.

- Lycopodium C6

Verdacht auf Aorten-Aneurysma, Unfähigkeit, auf der linken Seite zu liegen, Symptome am schlimmsten zwischen 16 und 20 Uhr.

- Kalium jodatum C6

Verdacht auf Aneurysma, Knochenschmerzen, nachts und in warmen Räumen verschlimmert, in frischer Luft besser.

Was Sie sonst noch tun können:
Siehe unten, Angina pectoris.

Angina pectoris

Eine solche »Herzenge« ist durch einen dumpfen Verengungsschmerz in der Brustkorbmitte gekennzeichnet, der in Hals und Kiefer, meist auch in den linken Arm ausstrahlt. Wiederholen sich die Attacken, steht ein Herzinfarkt kurz bevor. Die Angina pectoris tritt typischerweise auf, nachdem einem ohnehin durch ein koronares Herzleiden, Bluthochdruck, Anämie usw., strapazierten Herzen noch mehr – eventuell auch psychischer Stress – zugemutet wurde. Zu den weiteren Symptomen können Schwindelgefühl, Übelkeit, Schweißausbrüche und Schwierigkeiten beim Atmen gehören. Anders als die Schmerzen bei einem Herzinfarkt hören Angina-pectoris-Schmerzen auf, sobald der Stress oder die körperliche Anstrengung nachlassen.

Um ganz sicherzugehen, sollten Sie jedoch sofort den Notarzt anrufen und Erste Hilfe wie bei einem Herzinfarkt verabreichen (siehe S. 159), falls die Schmerzen nicht nach fünf Minuten nachlassen oder zumindest dann, wenn die Belastung vorbei ist. Sollte sich die Zahl der Angina-pectoris-Anfälle häufen oder durch immer geringfügigere Belastungen ausgelöst werden, warten Sie beim nächsten Mal maximal zwei Stunden ab und holen Sie dann den Notarzt.

Die schulmedizinische Behandlung hängt von der Ursache der Angina pectoris ab; unter Umständen werden Mittel verschrieben, die die Sauerstoffzufuhr zum Herzmuskel erhöhen, oder Betablocker, die die Zahl der Herzschläge pro Minute reduzieren. Bei stark verengten Koronararterien muss eventuell ein Bypass gesetzt werden. Die Homöopathie bietet bei immer wiederkehrenden Anfällen eine Konstitutionstherapie an; bei leichten bis mäßig schweren Anfällen kann auch eines der nachstehend genannten Mittel helfen.

Nehmen Sie das Mittel Ihrer Wahl alle zwei Minuten, bis zu maximal zehn Dosen, sobald die Angina-pectoris-Attacke beginnt:

■ Cactus C6

Brustkorb fühlt sich an, als werde er von einem engen Band zusammengedrückt, Atemschwierigkeiten, kalte Schweißausbrüche, Schmerzen den linken Arm entlang, niedriger Blutdruck.

■ Spigelia C6

Atemnot, die sich beim Liegen auf der rechten Seite und erhobenem Kopf bessert, Herzrasen, Verlangen danach, heißes Wasser zu trinken.

■ Lilium C6

Brustkorb fühlt sich an wie in einer Umklammerung, Herz rast, als müsse es gleich zerspringen, starkes Herzklopfen, Schmerzen den linken Arm entlang.

■ Glonoinum C6

Herzflattern, Gefühl, als ströme vermehrt Blut ins Herz, Atemnot, Ohnmachtsneigung, pochendes Gefühl im ganzen Körper, Hitze verschlimmert die Symptome.

■ Naja C6

Puls unregelmäßig, Herz fühlt sich an, als laste ein Gewicht auf ihm, Angstzustände bis hin zu Todesangst, aufputschende Mittel machen alles nur noch schlimmer.

■ Latrodectus C6
Starke Brustkorbschmerzen, Taubheit in den Fingern, schwacher und schneller Puls.

Was Sie sonst noch tun können:
Am besten ist es, Sie verlieren bestehendes Übergewicht – doch nicht durch krasses Diäthalten, sondern durch Umstellung Ihrer Ernährungsgewohnheiten (siehe auch Arteriosklerose, S. 431 f.). Bewegen Sie sich behutsam, aber regelmäßig, allerdings nicht im Freien, wenn es draußen sehr kalt ist, und hören Sie augenblicklich auf, wenn sich Schmerzen im Brustkorb einstellen. Stellen Sie auf jeden Fall das Rauchen ein und achten Sie darauf, nicht zu überatmen (hyperventilieren).

Arrhythmien

Unregelmäßige Herzschläge werden medizinisch Arrhythmien genannt. Sie treten auf, wenn bestimmte Zellen im rechten Vorhof des Herzens, die so genannten Sinusknoten, nicht richtig funktionieren. Diese Zellen leiten elektrische Impulse an andere »Relaisstationen« im Herzen weiter und veranlassen die vier Herzkammern dazu, sich in der richtigen Abfolge zu bewegen. Eine Sinusknoten-Störung kann auftreten, wenn das Gehirn den herzeigenen »Schrittmacher« durcheinander bringt oder wenn das Herz – beispielsweise infolge einer koronaren Herzkrankheit oder eines rheumatischen Fiebers – geschädigt ist. Manchmal treten sie auch bei Menschen auf, deren körperliche Kondition zu wünschen übriglässt und die sich ungewohnten oder übermäßigen Anstrengungen unterziehen.

Herzflimmern. So heißt das unkoordinierte Zucken von Muskelfasern in den Herzkammern (Ventrikeln), das zu Herzstillstand führen kann. Wenn jemand in Ihrer Umgebung plötzlich und aus unerklärlicher Ursache das Bewusstsein verliert, zu atmen aufhört und kein Puls mehr fühlbar ist, rufen Sie sofort den Notarzt an und beginnen Sie mit der Wiederbelebung (siehe S. 134 ff.). Das gleiche gilt für die im Folgenden genannten Notfallsituationen.

Herzblockade. Dabei ist, vereinfacht gesagt, das Schlagen der Herzkammern mit dem des Herzvorhofs nicht richtig koordiniert, so dass das Herz »aus dem Schritt kommt«. Ob so etwas ernste Folgen hat, hängt vom Schweregrad der Störung ab; eine Herzblockade dritten Grades verursacht Bewusstlosigkeit, oft auch Krampfanfälle.

Vorhofflimmern. Dazu kommt es, wenn die Muskeln des Herzvorhofs erheblich rascher vibrieren als die der Herzkammern. Dabei können sich Symptome wie Atemnot, Schwindelgefühl, Herzrasen, Ohnmacht und Brustschmerzen ähnlich wie bei Angina pectoris einstellen. Vorhofflimmern ist meist nicht unmittelbar lebensbedrohlich, kann jedoch auch zu Herzversagen oder Vorhofembolie führen; sie sollten daher nach spätestens zwei Stunden den Arzt rufen.

Paroxysmale Tachykardie. So wird medizinisch eine krampfartige Verdoppelung des Herzschlags genannt, die Stunden, ja Tage anhalten kann und ähnliche Symptome verursacht wie das Vorhofflimmern. Auch hier besteht keine unmittelbare Lebensgefahr; Sie sollten jedoch zum Kardiologen gehen.

Extrasystolen. Dabei setzt das Herz gelegentlich einen Schlag aus, oder es schlägt mehrmals schnell hintereinander, dann wieder normal, oder es scheint zu stolpern. So etwas fühlt sich alarmierend an, ist aber ohne große Bedeutung. Schon der Genuss von Kaffee, Tee, Alkohol oder Nikotin kann Extrasystolen hervorrufen. Sollten Sie sehr oft Extrasystolen haben, lassen Sie sich sicherheitshalber kardiologisch untersuchen.

Bei manchen Herzrhythmusstörungen sind spezielle Medikamente erforderlich, die das Herz wieder im Rhythmus schlagen lassen, oder es müssen Gerinnungshemmer oder Betablocker eingenommen werden. Gelegentlich gelingt es, mit einer Elektroschocktherapie den Herzrhythmus wieder völlig herzustellen. Bei kompletter Herzblockade ist das Einsetzen eines Herzschrittmachers notwendig. Wo Angstzustände eine bedeutende Rolle spielen, empfiehlt sich eine gute homöopathische Konstitutionsbehandlung.

Nehmen Sie das Mittel Ihrer Wahl alle zwei Minuten, bis zu maximal zehn Dosen, sobald die Herzrhythmusstörungen beginnen (vorausgesetzt natürlich, Sie werden nicht ohnmächtig):

- **Spigelia C6**

Atemnot, die sich beim Liegen auf der rechten Seite mit möglichst hoch gelagertem Kopf bessert, Zittern am ganzen Körper, Abneigung gegen jede Form von Berührung.

- **Cactus C6**

Schmerzen wie bei Angina pectoris und heftige Arrhythmien, die sich beim Liegen auf der linken Seite verschlimmern, bestehende Arteriosklerose.

- **Naja C6**

Gefühl, als ströme plötzlich alles Blut zum Kopf, Puls unregelmäßig, doch kräftig, Angina-ähnliche Brustschmerzen, Todesangst.

- **Lilium C6**

Pulsschlag im ganzen Körper spürbar, Anginaähnliche Schmerzen, die in den rechten Arm ausstrahlen, Symptome verschlimmern sich in warmen Räumen.

- **Iberis C6**

Puls kräftig, aber unregelmäßig, Herzrasen, Schwere- und Druckgefühl in der Herzgegend, gelegentlich scharfe, stechende Schmerzen, die vom Brustkorb in den Rücken gehen, Symptome verschlimmern sich beim Lachen, Husten oder geringster Anstrengung.

Sollte sich innerhalb von 30 Minuten nach Einnahme des Homöopathikums keine Besserung zeigen, rufen Sie Ihre Ärztin bzw. Ihren Arzt herbei.

Was Sie sonst noch tun können:
Meiden Sie Tee, Kaffee, Alkohol und Nikotin: Sie können sämtlich den Herzrhythmus beeinflussen. Falls Sie unter Angstzuständen leiden, erlernen Sie Stressabbau und Entspannungstechniken,

etwa Meditation (siehe S. 87 f.); auch tägliches mäßiges Bewegen oder Gymnastik können helfen.

Falls bei Ihnen eine paroxysmale Tachykardie diagnostiziert wurde, versuchen Sie es einmal mit folgendem, sobald die Symptome einsetzen: Atem anhalten, dann langsam etwas Wasser trinken oder das ganze Gesicht in kaltes Wasser tauchen. Manchmal hilft es auch, die Nase zuzuhalten und dann kräftig durch die Nase zu blasen, bis der Druck in den Ohren mit einem »Pflopp« ausgeglichen wird.

Arteriosklerose

So wird die allmähliche Verengung und Verhärtung von Arterien genannt, an deren inneren glatten Muskelwänden sich Fettablagerungen (Atherome, atheromatöse Plaques) gebildet haben. Je größer und härter diese Plaques werden, desto mehr verlieren die Arterienwände an Elastizität, und desto mehr verengt sich ihr Innendurchmesser, so dass das Blut schließlich nicht mehr ungehindert hindurchfließen kann. Manchmal fressen sich die Plaques buchstäblich in die Arterienwände hinein, bis sie anschwellen oder gar platzen (siehe Aneurysma, S. 424 f.). Verstärkt wird dieser Prozess noch durch altersbedingte Arterienverhärtung. Oft zeigen sich keine Symptome, bis die Arteriosklerose auch die Koronararterien erreicht hat und eine koronare Herzkrankheit entstanden ist, oder es sind die zum Gehirn führenden und andere lebenswichtige Arterien betroffen, so dass sich ein Schlaganfall oder Nierenversagen einstellt. In solchen sklerotisch veränderten Arterien bilden sich auch eher einmal Blutpfröpfe (Thromben).

Wer sehr viel Fleisch, Eier, Butter, Sahne und andere tierische Fette zu sich nimmt, die viel gesättigte Fettsäuren und Cholesterin enthalten, fällt leicht der Arteriosklerose zum Opfer. Bis zu einem gewissen Grade leiden wir Menschen der westlichen Industrieländer alle darunter, sogar schon Kinder. Die weiblichen Hormone scheinen Frauen einen gewissen Schutz vor Arteriosklerose zu geben, der allerdings nach den Wechseljahren meist verloren geht; Frauen erkranken dann etwa ebenso häufig daran wie Männer. Neuere amerikanische Studien weisen darauf hin, dass gechlortes Trinkwasser Arteriosklerose begünstigt; andere Studien machen einen Kupfer- und Vanadiummangel dafür zumindest mitverantwortlich. Bluthochdruck, Diabetes, Nierenleiden, Übergewicht und Rauchen erhöhen das Risiko einer Arteriosklerose beträchtlich.

Da der Verengungsprozess ziemlich langsam vonstatten geht, wird der verminderte Blutfluss in den sklerotischen Gefäßen oft dadurch kompensiert, dass sich das Blut verstärkt einen Weg durch benachbarte Gefäße sucht; das maskiert unter Umständen lange Zeit die Diagnose. Frühwarnzeichen können Gefäßspasmen oder Muskelkrämpfe nach Anstrengung oder Angina-pectoris-Schmerzen im Brustkorb sein.

Die orthodoxe Behandlung beschränkt sich auf Maßnahmen, die die Gefäße erweitern und den Blutdruck und den Cholesterinspiegel senken, dazu natürlich Ratschläge für eine cholesterinarme Ernährung und geeignete Bewegung, die den Kreislauf insgesamt in Schwung hält. Die nachstehend genannten Mittel haben eher palliative (lindernde) als ursächliche Wirkung, können aber trotzdem nützlich sein. Alles in allem ist keine Medizin ein Ersatz für Änderungen der Ernährung und Lebensführung!

Nehmen Sie das Mittel Ihrer Wahl zweimal täglich einen Monat lang:

■ Barium carbonicum C6
Fortgeschrittenes Alter, bestehender Bluthochdruck, Herzrasen, vor allem auch bei Bestehen eines Aneurysmas.

■ Phosphorus C6
Häufige Ohnmachtsanfälle, Hunger nach Salz, große Nervosität und Übererregbarkeit.

■ Vanadium C6
Ohnmachtsanfälle, Schwindelgefühl, Verwirrtheit, allgemeiner geistiger Abbau, Leberprobleme, Herz fühlt sich an, als würde es im Brustkorb zusammengedrückt.

■ Glonoinum C6
Engegefühl im Kopf, starke Kopfschmerzen, Pochen in den Arterien.

Was Sie sonst noch tun können:
Die folgenden Ratschläge dienen eher der Vorbeugung als der Heilung, denn wenn sich eine Arteriosklerose einmal entwickelt hat, kann sie nur bis zu einem gewissen Grad wieder rückgängig gemacht werden. Sie können damit aber weiteren Verengungen und Cholesterinablagerungen und damit Herzschäden vorbeugen. Sollte in Ihrer Familie schon öfter Arteriosklerose aufgetreten sein, ist auch Ihr Risiko, daran zu erkranken, besonders hoch.

Als allerersten sollten Sie fetten Käse und Vollmilch fast ganz von Ihrem Speisezettel streichen, ebenso Sahne, Butter, Eier, fettes Fleisch und Wurstwaren, Schmalz, fette Saucen und hydrogenisierte pflanzliche Fette. Essen Sie statt dessen Margarine und Öl mit mehrfach ungesättigten Fettsäuren (am besten Oliven-, Sonnenblumen- und reines Distelöl) und erhitzen Sie diese Fette nicht über 120 °C. Zweimal in der Woche sollten fetthaltige Fische (etwa Hering, Makrelen) auf Ihrem Menüplan stehen. Fügen Sie reichlich Knoblauch zum Essen und nehmen Sie zusätzlich Bierhefepräparate ein (sie enthalten Vitamine des B-Komplexes sowie das Spurenelement Chrom); all das hilft, Ihren Cholesterinspiegel zu senken. Frischer Ingwer verringert die Gefahr der Blutplättchenverklebung und damit der Thrombusbildung. Essen Sie weniger raffinierte Kohlenhydrate, also Zucker, Süßigkeiten, Schokolade, Kekse, Kuchen, und trinken Sie keine gesüßte Limonade. Aufpassen sollten Sie außerdem beim Konsum von Meeresfrüchten und Salz; meiden Sie vorgesalzene Nahrungsmittel und salzen Sie bei Tisch nicht nach! Wenn Sie sich das Kaffee- und Alkoholtrinken gar nicht abgewöhnen können, versuchen Sie zumindest, es auf zweimal in der Woche zu begrenzen. Essen Sie möglichst viel Rohkost und ballaststoffhaltige Nahrung, also vor allem Vollkornprodukte, Blattgemüse und Hülsenfrüchte (falls Sie letztere gut vertragen). Nehmen Sie zusätzlich Vitamin B_6, Vitamin C und E zu sich (letzteres nur, wenn Ihr Arzt nichts dagegen hat bzw. Sie keine gerinnungshemmenden Medikamente einnehmen müssen). Nehmen Sie eventuell außerdem Fischölkapseln, Nachtkerzenöl sowie die täglich empfohlene Menge Mangan, Kalzium, Selen, Magnesium, Jod, Lezithin und Rutin (ein gefäßstärkendes pflanzliches Mittel) zu sich.

Natürlich müssen Sie unbedingt zu rauchen aufhören, wenn Sie Arteriosklerose haben, und wahrscheinlich auch lernen, Stress abzubauen und sich zu entspannen, denn das hilft, Ihren Cholesterinspiegel zu senken.

Wenn irgend möglich, sollten Frauen, die zu Arteriosklerose neigen, weder die Antibabypille noch sonstige Hormonpräparate einnehmen; sprechen Sie darüber mit Ihrer Ärztin oder Ihrem Arzt.

Bluterguss

Wenn ein Blutgefäss verletzt wird, ergießt sich das darin befindliche Blut in die umliegenden Gewebe, und es entsteht ein Bluterguss (Hämatom). Unmittelbar danach strömen zahlreiche Blutplättchen zur Wunde, das Gefäß zieht sich zusammen, und der Gerinnungsprozess beginnt: Proteinstränge im Blutserum verbinden sich miteinander; in diesem Netz fangen sich weitere Blutplättchen, und schließlich wird die Wunde mit einer Kruste verschlossen. Menschen, deren Blut bestimmte Gerinnungsfaktoren fehlen – etwa Bluter –, bekommen sehr leicht Blutergüsse (auch im Körperinnern, was diese Erkrankung so gefährlich macht), ebenso Menschen, deren Blutplättchenproduktion durch bestimmte Medikamente oder Strahlen(-Therapie) stark verringert wurde.

Das gleiche gilt, wenn Antikörper die Blutplättchen rascher dezimieren, als sie vom Knochenmark produziert werden können, zum Beispiel bei einer Erkrankung namens Thrombozytopenie (siehe unten, Blutgerinnungsstörungen). Auch ein Mangel an Vitamin C, das für die Kollagenbildung in den Gefäßwänden benötigt wird, kann dazu führen, dass jemand leicht blutet oder Blutergüsse bekommt (berüchtigtes Beispiel: das blutende Zahnfleisch bei der Vitamin-Mangelkrankheit Skorbut).

Nehmen Sie das Mittel Ihrer Wahl viermal täglich, maximal drei Tage lang (falls dann keine Besserung eintritt, fragen Sie Ihre homöopathische Fachkraft):

■ Arnica C30
Bluterguss aufgrund einer Verletzung.

■ Hamamelis C6
Bluterguss um offene Wunde, auch Schürfwunde, oder infolge eines Venenleidens (vor allem Krampfadern).

■ Hypericum C30
Bluterguss an Körperstellen, die viele Nervenendigungen aufweisen, etwa Finger- oder Zehenspitzen.

■ Bellis C6
Bluterguss auf der Brust.

■ Ruta C6
Wenn sich der Bluterguss anfühlt, als befinde er sich an oder in einem Knochen.

Was Sie sonst noch tun können:
Machen Sie einen kalten Umschlag, oder tragen Sie Arnikasalbe auf. Nehmen Sie zusätzlich Vitamin C und E ein.

Blutgerinnungsstörungen

siehe auch oben Bluterguss

Blutplättchen, die im Knochenmark gebildet werden, sind für den Blutgerinnungsprozess von ausschlaggebender Bedeutung: Nur mit ihrer Hilfe können sich Wunden schließen. Bei abnormer Klebfähigkeit der Blutplättchen besteht die Gefahr von Blutpfröpfen in den Gefäßen (siehe Thrombose, S. 453 f.; Herzinfarkt, S. 441 f.; Schlaganfall, S. 255 f.); so etwas beschleunigt auch die Arteriosklerose (siehe S. 431 ff.). Vitamin B_6, C und E sowie Nachtkerzenöl, Fischöl(-Kapseln), Knoblauch und Ingwer können das Zusammenballen der Blutplättchen verhindern helfen. Bei einer Thrombozytopenie enthält das Blut insgesamt zu wenig Plättchen, so dass leicht innere und äußere Blutungen entstehen und Wunden sich schlecht schließen. Manche Medikamente haben einen derartigen Nebeneffekt, also Vorsicht bei ihrer Einnahme! Eine homöopathische Konstitutionsbehandlung ist auf jeden Fall empfehlenswert.

Nehmen Sie eines der folgenden Mittel viermal täglich, maximal sieben Tage lang:

■ Crotalus C6
Als Mittel erster Wahl bei Blutgerinnungsstörungen.

■ Phosphorus C6
Wenn Crotalus nicht (genügend) hilft.

Bluthochdruck (Hypertonie)

Der Druck innerhalb des Kreislaufsystems hängt von vielen Faktoren ab: der Elastizität der Arterienwände, dem kreisenden Blutvolumen, nicht zuletzt auch von der Tätigkeit der Nieren, die den Salz- und Wasserhaushalt regulieren. Je höher der Blutdruck, desto mehr muss das Herz sich anstrengen und desto stärker werden die Arterien belastet, was wiederum das Risiko vieler Krankheiten, von Angina pectoris bis Nierenversagen, erhöht.

Der Blutdruck wird in zwei Zahlen ausgedrückt, zum Beispiel 130/80. Die erste Zahl bezieht sich auf den systolischen Blutdruck (er bezeichnet die Pumpkraft des linken Herzens während eines Herzschlags), die zweite Zahl auf den diastolischen Blutdruck (er gibt an, wie hoch der Blutdruck zwischen zwei Herzschlägen, also bei erschlafftem Herzen ist). Medizinisch als behandlungsbedürftig gilt eine Person, deren systolischer Blutdruck über 160 oder deren diastolischer Druck über 90 bis 100 liegt (jeweils an drei verschiedenen Tagen, doch etwa zur gleichen Tageszeit, gemessen). Bluthochdruck bleibt, da er lange keine Symptome verursacht, oft unerkannt, bis schließlich Organschäden entstanden sind. Deshalb ist es wichtig, dass Sie sich regelmäßig – auch als jüngerer Mensch! – den Blutdruck messen lassen, mindestens im Abstand von ein bis zwei Jahren.

Ein Bluthochdruck, der ohne sonstige Erkrankung entsteht, wird als essentielle Hypertonie bezeichnet. Eine sekundäre Hypertonie kann zum Beispiel bei Nierenleiden, in der Schwangerschaft, bei Einnahme der Antibabypille oder anderer Medikamente usw. auftreten. Sehr plötzlich auf hohe Werte schnellender Blutdruck wird als maligne Hypertonie bezeichnet; so etwas kommt öfter bei starken Rauchern vor und kann innerhalb eines halben Jahres tödlich enden, wenn nicht sofort medikamentös (und durch Nikotinverzicht!) gegengesteuert wird.

Je nach Ursache und Form des Bluthochdrucks hält die Schulmedizin eine Palette von Medikamenten dagegen bereit; außerdem sind Ernährungsumstellungen (siehe Arteriosklerose, S. 431 ff.), mehr Bewegung, Stressabbau, Entspannungsübungen und manchmal auch Psychotherapie Teil des Therapieprogramms, denn auch seelische Verkrampfungen können den Blutdruck ansteigen lassen. Homöopathisch wird unbedingt zur Konstitutionsbehandlung geraten; auch die unter Arteriosklerose (S. 431 ff.), Angina pectoris (S. 426 f.) und Herzversagen (S. 445 f.) genannten Mittel können, je nach Symptombild, helfen.

Blutniederdruck (Hypotonie)

Liegen die systolischen und diastolischen Blutdruck-Messwerte ständig unter der Norm, also unter 100/60 bei Frauen bzw. 110/60 bei Männern, spricht man medizinisch von chronischer konstitutioneller Hypotonie. Sie ist im Prinzip harmlos und nur dann behandlungsbedürftig, wenn die betreffende Person oft unter Schwindelgefühlen oder Ohnmachtsanfällen zu leiden hat. Eine symptomatische (sekundäre) Hypotonie liegt vor, wenn der Blutdruck infolge einer Erkrankung – etwa eines Herzleidens –, einer Schwangerschaft, bei Fieber usw. absinkt, sich aber wieder auf Normalwerte erholt, sobald die Erkrankung erfolgreich behandelt, die Entbindung oder das Fieber überstanden sind. Eine so genannte orthostatische Hypotonie besteht, wenn jemand im Liegen normale Blutdruckwerte aufweist, die beim Aufstehen aber rasch absinken, so dass ihr oder ihm schwarz vor Augen wird, die Knie zittern, Ohnmachtsneigung besteht. Das kann bei Unterernährung bzw. beim Fasten oder zu strengem Diäthalten passieren, durch eine orthostatische Regulationsstörung im Gehirn bedingt oder auf großen psychischen Stress, große Hitze oder allgemeine Erschöpfung zurückzuführen sein.

Die Behandlung richtet sich nach der zugrundeliegenden Ursache. Eine homöopathische Konstitutionsbehandlung ist ratsam, wenn der Blutniederdruck Probleme bereitet. Einzelmittel finden Sie außerdem unter den Ihren Symptomen entsprechenden Stichworten dieses Buches.

Gangrän

Eine Gangrän, auch Wundbrand genannt, tritt ein, wenn lebende Gewebe allzu lange von der Blutzufuhr abgeschnitten sind, zum Beispiel bei einer Embolie, bei schlechtem Kreislauf (siehe Diabetes, Arteriosklerose), bei Erfrierungen oder mangelhaft versorgten größeren Wunden, die sich infiziert haben. Das absterbende Gewebe verursacht zunächst starke Schmerzen, wird dann taub und verfärbt sich schwarz, wobei das gesunde vom erkrankten Gewebe klar zu unterscheiden ist. Eine trockene Gangrän liegt vor, wenn das Gewebe nicht infiziert ist; eine nässende Gangrän entsteht bei der Infektion absterbenden oder toten Gewebes mit Bakterien, die auch oder gerade ohne Sauerstoff bestens gedeihen. Manche Bakterienstämme sind höchst angriffslustig und verursachen eine eitrige, sehr übel riechende so genannte Gasgangrän, die rasch zu Kollaps und Tod führt. Unbehandelte Gangrän kann zu Blutvergiftung und damit ebenfalls zum Tode führen.

Schulmedizinisch werden durchblutungsfördernde Medikamente und sonstige Maßnahmen angewendet; oft bleibt jedoch nur die Amputation des gangränösen Gewebes bzw. der Gliedmaße. Die noch verbleibenden Bakterien werden mit Antibiotika, Antiseren und einer Sauerstoff-Überdruck-Therapie bekämpft.

Wenn Sie den Verdacht auf Gangrän haben, holen Sie nach längstens zwölf Stunden ärztliche Hilfe herbei und wählen Sie inzwischen ein Mittel aus der nachstehenden Liste.

Nehmen bzw. geben Sie das Mittel Ihrer Wahl alle 30 Minuten, bis zu maximal zehn Dosen:

■ Lachesis C6

Betroffene Körperregion ist bläulichviolett verfärbt und befindet sich auf der linken Körperseite; Schmerz nach dem Schlafen verschlimmert.

■ Secale C6

Brennen in der betroffenen Körperregion, vermindert durch kalte Anwendungen, verschlimmert durch Zudecken oder warme Anwendungen.

■ Arsenicum album C6
Geschwür um die betroffene Körperregion, Kälte verschlimmert den Schmerz, Frösteln und Unruhe.

■ Carbo vegetabilis C6
Betroffene Körperregion kalt, bläulich und wund bzw. aufgeschürft, Symptome beginnen in den Zehen, vor allem bei älteren Menschen.

■ Echinacea C6
Bei sich entzündender (septischer) Wunde oder nässender Gangrän, die übel riecht.

■ Euphorbia C6
Bei Geschwüren, die schon länger bestehen und eine nässende Gangrän entwickeln, vor allem bei älteren Menschen.

Herzbeutelentzündung (Perikarditis)

Das ist eine Entzündung des Perikardiums, der Membran, die das Herz umhüllt; manchmal sammelt sich dabei auch Flüssigkeit zwischen Herzbeutel und Herzmuskelgewebe. Eine akute Perikarditis entsteht plötzlich infolge einer Virusinfektion, bei rheumatischem Fieber, systemischem Lupus erythematodes (einer Hautkrankheit), bei Nierenversagen, chronischem Herzversagen oder einem Herzinfarkt. Zu den Symptomen gehören Schmerzen in der Mitte des Brustkorbs, manchmal zur linken Schulter ausstrahlend, die sich gewöhnlich beim Husten, Drehen, Seitwärtsneigen oder tiefen Einatmen verschlimmern; auch Atemnot kann auftreten. Da die zugrundeliegende Erkrankung meist ziemlich ernst ist, sollten Sie nicht zögern, zum Arzt bzw. zur Ärztin zu gehen und einstweilen eines der nachstehend genannten Mittel einzunehmen. Möglicherweise muss Flüssigkeit abgesaugt werden; meist werden Kortikosteroide verabreicht.

Eine längerdauernde Herzbeutelentzündung kann dazu führen, dass sich eine so genannte konstriktive Perikarditis entwickelt, das heißt, der Herzbeutel vernarbt, verdickt sich und schrumpft, so dass das Herz schließlich eingezwängt wird und nicht mehr richtig schlagen kann. Dabei sackt der Blutdruck ab, und in den unteren Körperbereichen bilden sich Ödeme. Schließlich versagt das Herz. Als einzige Behandlung kommt eine Operation in Frage, bei der das vernarbte Perikardium entfernt wird.

Nehmen Sie das Mittel Ihrer Wahl alle 15 Minuten, bis zu maximal zehn Dosen:

■ Arsenicum jodatum C6
Trockener Husten, Erschöpfung, Herzbeutel voller Flüssigkeit.

■ Bryonia C30
Scharfe, stechende Schmerzen inmitten des Brustkorbs, verschlimmert durch Wärme und selbst leiseste Bewegungen, gelindert durch kalte Getränke und Liegen auf der linken Seite, großer Durst.

■ Aconitum C30
Plötzlicher Schmerz, verschlimmert durch Kälte oder emotionalen Schock, Todesangst.

■ Spigelia C6
Stichähnliche Schmerzen im Brustkorb, die beim Liegen auf der rechten Seite mit hochgelagertem Kopf abklingen.

■ Arsenicum album C6
Flüssigkeitsansammlungen um das Herz herum, Atemnot, trockener Husten, geschwollene Fußknöchel.

■ Spongia C6
Plötzlich eintretende Schmerzen, schwere Atemnot, vor allem nach Mitternacht, heißes und gerötetes Gesicht, Todesangst, Gefühl, als spränge das Herz gleich oben aus dem Brustkorb heraus.

■ Colchicum C6
Starke Schmerzen, Schwere- und Engegefühl im Brustkorb, Kurzatmigkeit, fadenförmiger Puls, Symptome beim Vornüberbeugen gelindert, jedoch deutlich verschlimmert durch Schlaflosigkeit.

Herzinfarkt

siehe auch Erste Hilfe, S. 159f.

Ein Herzinfarkt entsteht dadurch, dass der Herzmuskel nicht mehr genügend Sauerstoff erhält, gewöhnlich infolge einer Verstopfung (Thrombose) der Koronararterie oder einer ihrer Verzweigungen. Medizinisch wird das als Koronarthrombose bezeichnet. Ein Myokardinfarkt, wie der Herzinfarkt medizinisch heißt, bedeutet, dass mehr oder weniger ausgedehnte Teile des Herzmuskels bei diesem Prozess abgestorben sind. Zu den Symptomen eines Herzinfarkts gehören Schmerzen im Brustkorb, die bis zum Hals in den linken oder beide Arme ausstrahlen können, außerdem Kurzatmigkeit, Schwindelgefühl, Schweißausbrüche und Frösteln, Übelkeit und nicht selten Todesangt, unter Umständen auch Kollaps und Bewusstlosigkeit. Manchmal verläuft ein Infarkt auch »stumm«, das heißt, er tritt weitgehend ohne alarmierende Symptome auf. Wie schwer die Schmerzen in der Herzgegend sind, hängt vom Grad der Ischämie (= Blutleere) im Herzmuskel und damit vom Grad des Sauerstoffmangels ab. Die Schmerzen werden oft folgendermaßen beschrieben: unverträglich, durchdringend, als ob eine Faust das Herz zusammendrücke oder es zu bersten drohe; andere wiederum nehmen nur ein gewisses Engegefühl im Brustkorb wahr. Ein Herzinfarkt kann ganz unerwartet einsetzen oder er kann sich durch Angina-pectoris-Anfälle (siehe S. 426f.) ankündigen.

Was Sie in den ersten drei Minuten nach einem Herzinfarkt zu tun vermögen, kann buchstäblich über Leben und Tod entscheiden; prägen Sie sich deshalb die Erste-Hilfe-Maßnahmen (siehe S. 159f.) dazu gründlich ein! Einer von drei Herzinfarkten endet tödlich, meist innerhalb von zwei Stunden. Dann hat entweder der künstliche Herzschrittmacher versagt, oder der Herzmuskel ist unrettbar geschädigt, oder die betreffende Person erliegt einem Kreislaufschock. Wer allerdings den ersten Herzinfarkt überlebt, hat eine etwa siebzigprozentige Chance, sich wieder vollständig zu erholen und mindestens noch fünf Jahre, oft auch erheblich länger, zu leben – vorausgesetzt, sie oder er ist zu bestimmten Veränderungen von Ernährung und Lebensführung bereit.

Zu den Risikofaktoren für Herzinfarkt siehe Arteriosklerose (S. 431ff.); hinzu kommen Bewegungsmangel, Einnahme hormoneller Verhütungsmittel (vor allem im Alter über 35, wenn die Frau auch noch Raucherin ist) sowie erbliche Faktoren und ein sehr stressreiches Leben.

Nehmen Sie folgendes Mittel alle drei Stunden tagsüber, maximal eine Woche lang, während Sie sich von einem Herzinfarkt erholen:

- Rhus toxicodendron C6

Wenn der linke Arm noch eine Weile schwach und gefühllos ist.

Was Sie sonst noch tun können:
Unmittelbar nach einem Herzinfarkt sollten Sie erst einmal sehr viel schlafen und ruhen sowie Situationen meiden, in denen Sie sich aufregen, überanstrengen, ärgern, ängstigen oder hilflos fühlen. Nach vier bis fünf Wochen (am besten in einer Rehabilitationsklinik) hat sich Ihr Herz wahrscheinlich schon wieder so weit erholt, dass Sie es wieder vorsichtig belasten dürfen und die meisten Ihrer gewohnten Aktivitäten erneut aufnehmen können, einschließlich des Sexualverkehrs – allerdings alles in Maßen! Fürchten Sie sich nicht vor Bewegung; Sie brauchen sie, um gesund zu werden. Versuchen Sie es mit täglich mindestens 20 Minuten gemächlichem Gehen, Schwimmen oder Rad fahren (langsam steigern); steigen Sie die Treppen hinauf, statt den Lift zu nehmen, lassen Sie die Autoschlüssel gelegentlich zu Hause und rauchen Sie auf gar keinen Fall! Erlernen Sie Entspannungsübungen bzw. Meditation; auch Yoga ist sehr hilfreich für den Stressabbau. Achten Sie darauf, dass Sie nicht überatmen (siehe S. 417).

Herzmuskelentzündung (Myokarditis)

Eine Entzündung des Herzmuskels ist eine vergleichsweise seltene, aber ernste Komplikation von Mumps, Diphtherie, Toxoplasmose und verschiedenen Virusinfekten der Atemwege. Sollte eine dieser Erkrankungen begleitet sein von Brustschmerzen und Atemnot, rufen Sie spätestens innerhalb von zwölf Stunden den Arzt oder die Ärztin herbei. Die betreffende Person muss dann sehr wahrscheinlich ins Krankenhaus unter ärztliche Beobachtung und bekommt Kortisonpräparate, Antibiotika und strenge Bettruhe verordnet, damit das Herz heilen kann. Unbehandelt kann die Erkrankung zu Herzversagen führen. Falls die Atemnot schlimmer wird und/oder die Lippen blau anlaufen, sollten Sie den Notarzt rufen.

Nehmen bzw. geben Sie das folgende Mittel alle 15 Minuten, bis zu maximal sechs Dosen, bei akuter Myokarditis:

■ Lachesis C6
Ohnmachtsneigung, unregelmäßiger Puls, bläuliche Lippen und Zunge.

Nehmen bzw. geben Sie eines der folgenden Mittel alle zwei Stunden, bis zu maximal sechs Dosen:

■ Digitalis C6
Bei Herzklopfen oder -rasen, das sich bei der leisesten Anstrengung verschlimmert, raschem Puls, Kurzatmigkeit, Herz fühlt sich an, als wolle es zu schlagen aufhören, geschwollene Fußknöchel.

■ Vipera C6
Geschwollene Knöchel, die sich anfühlen, als wollten sie gleich bersten, vor allem beim Hängen lassen der Beine, und berührungsempfindliche Oberlippe.

Herzrasen

Manchmal klopft das Herz erheblich rascher, unregelmäßiger oder härter, als es bei der jeweiligen Tätigkeit eigentlich sollte. Solches Herzrasen kann auf eine Herzerkrankung hindeuten (siehe Arrhythmien, S. 428 f.; Arteriosklerose, S. 431 ff.), auf eine überaktive Schilddrüse (siehe Schilddrüsenstörungen, S. 618 f.) oder auch auf eine akute Nahrungsmittelallergie; auch hohes Fieber bringt das Herz aus dem gewohnten Rhythmus. Herzrasen infolge großer Freude, Aufregung, Angst etc. oder übermäßigem Kaffee- oder Nikotinkonsum ist nichts Beängstigendes, es sei denn, es besteht bereits ein Herzleiden.

Falls das Herzrasen oder -stolpern von Brustschmerzen, Atemproblemen, Schwindelgefühl, Schweißausbrüchen oder Ohnmachtsneigung begleitet ist, sollten Sie nach spätestens zwei Stunden die Ärztin oder den Arzt anrufen und bis dahin ein Mittel aus der nachstehenden Liste wählen. Ärztlicherseits wird wahrscheinlich ein Betablocker oder ein Medikament gegen Herzarrhythmien verschrieben, je nach zugrundeliegender Ursache. Sollte das Herzrasen öfter mit Angstzuständen zusammenhängen, ist eine homöopathische Konstitutionstherapie sehr empfehlenswert.

Nehmen Sie das Mittel Ihrer Wahl alle fünf Minuten, bis zu maximal sechs Dosen, sobald das Herzrasen eingesetzt hat:

■ Nux vomica C6
Herzrasen nach großer Mahlzeit oder hohem Alkoholkonsum oder längerer nervlicher Verausgabung, dazu Frösteln und Reizbarkeit.

■ Cactus C6
Heftiges Herzklopfen, verschlimmert durch Liegen auf der linken Seite und besonders schlimm kurz vor der Menstruation, Schwindelgefühl, Kurzatmigkeit, Blähungen.

■ Lachesis C6
Ohnmachtsneigung, Engegefühl im Brustkorb, Ängstlichkeit, vor allem in den Wechseljahren.

■ Moschus C6
Herzrasen, das infolge heftiger (hysterischer) Gefühlsaufwallungen oder Kälte entsteht, Herzzittern, schwacher Puls, Ohnmachtsneigung.

■ Natrium muriaticum C6
Herzklopfen, das den ganzen Körper erschüttert, Engegefühl im Brustkorb, Hitze und Sympathiebekundungen machen alles nur noch schlimmer.

■ Pulsatilla C6
Herzrasen infolge von Hitze oder übermäßigem, fettigem Essen, allgemeiner Schwächezustand.

■ Spigelia C6
Herzrasen, übler Mundgeruch, Verlangen nach heißen Getränken bzw. heißem Wasser, Trinken scheint das Herz zu beruhigen.

■ Digitalis C6
Herzklopfen beginnt mit dem Empfinden, das Herz sei stehen geblieben, leiseste Bewegung verstärkt dieses Gefühl.

■ Aconitum C6
Plötzliches Herzrasen, vor allem nach einem Schock, Todesangst.

Was Sie sonst noch tun können:
Siehe Tipps unter dem Stichwort Arteriosklerose (S. 431 f.). Hören Sie auf jeden Fall auf zu rauchen und meiden Sie koffeinhaltige Getränke.

Herzversagen (Herzinsuffizienz)
Das ist ein ziemlich drastischer Name für einen Zustand, der medizinisch auch als Herzinsuffizienz (Herzmangelzustand) bezeichnet wird und keineswegs unmittelbar lebensbedrohlich sein muss. Gemeint ist damit nichts anderes, als dass das linke oder rechte Herz nicht genügend Pumpkraft besitzt, entweder weil die Herzklappen einen Defekt aufweisen oder weil Bluthochdruck, eine koronare Herzkrankheit, angeborene Herzfehler oder ähnliches vorliegen.

Bei *Rechtsherz-Insuffizienz* steigt der Blutdruck in den zum Herzen führenden Stammvenen an und treibt damit Flüssigkeit in Organe und Gewebe. Zu den typischen Symptomen zählen Müdigkeit, Schwäche, Schwellungen an den Fußknöcheln, den Beinen oder am Unterleib (die Haut bleibt eingedellt, wenn man daraufdrückt), manchmal auch Oberbauchschmerzen rechts infolge einer Leberschwellung.

Bei *Linksherz-Insuffizienz* steigt der Druck in den großen Lungenvenen, weil die linke Herzseite nicht mehr ausreichend pumpen kann; Flüssigkeit wird dabei in die Lungen gepresst, so dass Atemnot, Keuchen, manchmal auch Schmerzen im Brustkorb und Auswurf blasigen, blutgefärbten Phlegmas die Folge sind. Bei solchen Symptomen sollten Sie unverzüglich den Notarzt holen und die betreffende Person zu einer sitzenden Position bewegen.

Geben Sie eines der nachstehenden Mittel alle 15 Minuten, bis zu maximal sechs Dosen, während Sie auf den Notarzt warten:

■ Ammonium carbonicum C6
Mittel der ersten Wahl bei Anzeichen von Herzinsuffizienz.

■ Arsenicum album C6
Falls Ammonium carbonicum nicht vorrätig ist.

Bei einer *Globalinsuffizienz* funktionieren weder das rechte noch das linke Herz ausreichend. Zusätzlich zu den bereits genannten Symptomen kann Appetitlosigkeit bestehen, manchmal auch geistige Verwirrtheit; die Muskeln beginnen zu schwinden, auch wenn das zunächst meist durch Wasseransammlungen im Gewebe (Ödeme) maskiert wird. Füllen sich erst einmal die Lungen mit Flüssigkeit, kann leicht eine Lungenentzündung folgen.

Je nach Ursache der Herzinsuffizienz werden schulmedizinisch Diuretika (Entwässerungsmittel), herzstärkende Medikamente und/oder Gerinnungshemmer verabreicht. Sollten diese Arzneien nichts mehr nutzen, bleibt oft nur noch die Herztransplantation (wobei allerdings die Nachfrage weit größer ist als die Zahl der verfügbaren Explantate).

Eine homöopathische Konstitutionstherapie bei einer erfahrenen Fachkraft ist auf jeden Fall sehr empfehlenswert. In der Zwischenzeit können Sie ein Mittel unter denjenigen wählen, die unter Ödem, Bluthochdruck oder Arteriosklerose oder in der nachstehenden Liste genannt sind.

Nehmen Sie das Mittel Ihrer Wahl viermal täglich, maximal drei Tage lang:

■ Digitalis C6
Herzrasen oder starkes Herzklopfen nach leisester Anstrengung, geschwollene Knöchel, langsamer, unregelmäßiger Puls, gelegentlich blau anlaufende Lippen, plötzliches Empfinden, das Herz habe zu schlagen aufgehört.

■ Cactus C6
Symptome einer Herzinsuffizienz und auch von Angina pectoris, in den linken Arm ausstrahlende Schmerzen.

■ Naja C6
Symptome sowohl von Herzinsuffizienz als auch von Angina pectoris, starker, unregelmäßiger Puls, Ängstlichkeit bis hin zu Todesangst.

■ Spigelia C6
Symptome einer Herzinsuffizienz, gelindert durch Liegen auf der linken Seite, Kopf hochgelagert und Trinken heißen Wassers.

■ Carbo vegetabilis C6
Symptome einer Herzinsuffizienz, dazu allgemeines Frösteln, Arme und Beine blau angelaufen und wie verschrumpelt, Verlangen danach, Luft zugefächelt zu bekommen.

■ Arsenicum jodatum C6
Ziemlich fortgeschrittenes Herzleiden, Arteriosklerose, Flüssigkeitsansammlungen im Pleuraraum der Lungen.

Was Sie sonst noch tun können:
Sie sollten viel ausruhen, und zwar am besten in sitzender Position statt im Liegen, dabei aber die Beine immer wieder bewegen (»Rad fahren«, Fußgymnastik, Knie abwinkeln und wieder strecken usw.). Sollten Sie nachts Atemnot haben, stützen Sie Ihren Rücken mit zusätzlichen Kissen ab. Nehmen Sie möglichst wenig Salz zu sich und beachten Sie die unter Bluthochdruck (S. 436) angegebenen Ernährungsregeln.

KRAMPFADERN

Stark erweiterte, sich schlängelnde oder knotig verdickte »Krummadern« (daher leitet sich der deutsche Begriff Krampfader ab) sind ein Zeichen dafür, dass die Venenklappen nicht richtig funktionieren, so dass das Blut in den Venen stockt, statt zum Herzen transportiert zu werden. Die Venen füllen sich dann mit Blut; kleinere Venen können als rötlichblaue Besenreiser unter der Haut sichtbar werden. Mit der Zeit diffundiert Flüssigkeit ins umliegende Gewebe, das nicht mehr genügend Sauerstoff bekommt und dabei regelrecht »versumpft«. Es bilden sich braune Flecken oder sogar schlecht abheilende Geschwüre (»offene Beine«). Meist sind die Beinvenen betroffen – in aller Regel, weil sich die Venenleidenden viel zu wenig bewegt und ihre Muskel-Venen-Pumpe nicht richtig in Schwung gehalten haben oder weil sie berufsbedingt sehr viel sitzen oder stehen müssen. Die Beine schwellen dann rasch an, tun weh oder jucken, und es entstehen auch bei leichtem Stoß oder Druck rasch Blutergüsse. Auch an den Hoden können sich Krampfadern entwickeln (siehe S. 628), ebenso im Enddarm und am After (siehe Hämorrhoiden, S. 539 f.). Eine angeborene Venenklappen- oder Bindegewebsschwäche, Verstopfung, Übergewicht oder eine Schwangerschaft begünstigen dieses Leiden. Als Folgekomplikationen kann eine Venenentzündung (Phlebitis) oder die gefürchtete Venenthrombose auftreten. Schulmedizinisch werden variköse Venen, wie der Fachausdruck lautet, meist durch Injektion einer Substanz verödet; sie ruft eine leichte Entzündung der Venenwände hervor, so dass sie anschließend zusammenkleben (verstärkt durch einen festanliegenden Druckverband). Reicht das nicht aus, muss die Stammvene »gestrippt«, also operativ herausgezogen werden, oder es werden chirurgisch die am stärksten betroffenen Venenabschnitte entfernt. Umliegende kleinere Venen übernehmen dann rasch kompensatorisch das venöse Blut, so dass der Kreislauf erhalten bleibt. Auch Stützverbände und -strümpfe sind sehr hilfreich bei Krampfadern.

Die Homöopathie hält – neben einer Konstitutionsbehandlung – die nachfolgenden Mittel für Krampfaderleidende bereit. Sollte sich nach drei Wochen keine Besserung einstellen oder sich Ihr Zustand dramatisch verschlechtern, suchen Sie am besten einen Gefäßspezialisten (Phlebologen) auf.

Nehmen Sie das Mittel Ihrer Wahl alle zwölf Stunden, maximal sieben Tage lang:

- Hamamelis C30

Bei Krampfadern, die berührungsempfindlich und wund sind, dazu eventuell Hämorrhoiden.

- Pulsatilla C30

Wärme und Herabhängen der Beine verschlimmern das Venenleiden, vor allem in der Schwangerschaft; allgemeines Frösteln.

- Ferrum metallicum C30

Beine sehen sehr blass aus, röten sich aber rasch; Schwäche- und Schmerzgefühl lässt bei langsamem Gehen nach.

- Carbo vegetabilis C30

Haut über den Krampfadern marmorartig verfärbt und schrumpelig.

Was Sie sonst noch tun können:

Legen Sie beim Sitzen die Beine über Hüfthöhe, wann immer das möglich ist, und stehen Sie so wenig, wie es irgend geht. Tragen Sie stets Stützstrümpfe; beenden Sie jedes warme Bad und jede warme Dusche mit einer kalten Beindusche (erst rechts, dann links, stets herzwärts). Tragen Sie venenstärkende Rosskastaniensalbe auf die Beine auf und gehen Sie so oft wie möglich zu Fuß! Meiden Sie direkte Sonnenbestrahlung der betroffenen Körperregionen. Falls eine Vene platzen und bluten sollte, legen Sie ein Gazepflaster auf und einen gutsitzenden Stützverband an. Lagern Sie dann das Bein hoch, bis die Blutung aufhört; tut sie das innerhalb der nächsten 30 Minuten nicht, gehen Sie sofort in die ärztliche Sprechstunde bzw. holen Sie den Notarzt. Essen Sie viel ballaststoffreiche Nahrung (dazu ausreichend trinken!) und nehmen Sie zusätzlich Vitamin E, Vitamin C und Bioflavonoide zu sich.

Lymphbahnentzündung

Eine Entzündung der Lymphbahnen ist meist an dünnen roten Linien unter der Haut ablesbar, die sich vom Infektionsort – zum

Beispiel einer mit Streptokokken infizierten Wunde, wie beim Erysipel – zu den nächstgelegenen Lymphknoten ausbreiten. Zur Sicherheit und wenn die nachfolgenden Mittel nichts bringen, sollten Sie sich nach zwölf Stunden in ärztliche Behandlung begeben: Immerhin besteht das Risiko einer Blutvergiftung. Sie bekommen dann sehr wahrscheinlich Antibiotika verschrieben.

Nehmen Sie das Mittel Ihrer Wahl alle 60 Minuten, bis zu maximal zehn Dosen:

■ Belladonna C6

Bei den ersten Anzeichen einer Lymphbahnentzündung, Haut trocken, heiß und berührungsempfindlich, benachbarte Lymphdrüsen geschwollen.

■ Lachesis C6

Vor allem linke Körperseite betroffen, Haut bläulich verfärbt, Symptome nach dem Schlafen verschlimmert.

■ Hepar sulfuris C6

Dünne rote Linie, die sich von einer infizierten Wunde das Bein oder den Arm entlangschlängelt.

Nehmen Sie das folgende Mittel alle zehn Minuten, bis zu maximal zehn Dosen, falls die Lymphgefäße relativ stark entzündet sind:

■ Crotalus C6

Haut geschwollen und verfärbt, Schmerzen und Unbehagen durch Druck gelindert, Körpertemperatur beginnt zu steigen, Symptome auf der rechten Körperseite schlimmer als links.

Milzvergrösserung

Eine vergrößerte Milz ist eines der Symptome von Malaria, Leberzirrhose, Leukämie, Lymphom, Morbus Hodgkin, Polyzythämie und anderer vergleichsweise seltener Erkrankungen. Die Milz vergrößert sich im Prinzip immer dann, wenn es gilt, große Mengen roter Blutkörperchen, defekter Zellen oder Krankheitserreger aus dem Blutkreislauf zu entfernen. Schwillt sie stark an, fühlt man das als dumpfen Schmerz unterhalb des linken Rippenbogens. Sollte es keine weiteren Symptome geben, begeben Sie sich nach etwa zwölf Stunden in ärztliche Behandlung.

Bei Erwachsenen muss die Milz entfernt werden, falls sie im Zuge einer Verletzung gerissen ist oder, wie bei der hämolytischen Anämie, zu viele rote Blutkörperchen zerstört. Ihre Funktion wird danach vom verbleibenden Teil des retikulo-endothelialen Systems (zu dem u. a. Leber und Knochenmark gehören) übernommen. Bei Kindern versucht man, möglichst ohne eine solche Operation auszukommen, weil die Milz bei ihnen eine größere Rolle im Kampf gegen Krankheitserreger spielt.

Vor dem Arzttermin können Sie eines der nachstehend genannten Mittel einnehmen bzw. verabreichen, oder Sie lesen unter den obengenannten Stichworten nach, falls die Milz aufgrund einer bestimmten Erkrankung geschwollen ist.

Nehmen Sie das Mittel Ihrer Wahl viermal täglich, maximal zwei Wochen lang:

■ Ceanothus C6
Milz stark vergrößert, Unbehagen verstärkt durch Bewegung und Liegen auf der linken Seite, oder auch bei leukämisch bedingter Milzvergrößerung und Schmerzen tief unter dem linken Rippenbogen.

■ Quercus C6
Milzvergrößerung, außerdem alkoholbedingte Leberzirrhose, geschwollene Fußknöchel.

■ Squilla C6
Stechende Schmerzen unter dem linken Rippenbogen, kurzer, trockener Husten, Niesen, unwillkürlicher Harnabgang.

■ Natrium muriaticum C6
Geschwollene Milz, begleitet von Verstopfung und starkem Verlangen nach Salz, vor allem bei genereller psychischer Überempfindlichkeit, die sich bei Sympathiebekundungen noch verstärkt.

Raynaud-Syndrom (»Abgestorbene« Finger oder Zehen)

Nach dem französischen Internisten Maurice Raynaud wurde ein Symptomenkomplex benannt, der sich folgendermaßen entwickelt: Kleine Arterien in Fingern und Zehen ziehen sich plötzlich zusammen, so dass die Haut sehr weiß wird und sich dann bläulich verfärbt. Zunächst passiert das nur gelegentlich und hinterlässt kurzzeitig Schwäche- und Taubheitsgefühle in den betroffenen Fingern oder Zehen; kommt der Kreislauf wieder in Gang, kribbelt es unangenehm. Schreitet das Leiden fort, bleibt das Gewebe über längere Zeit blutleer; dann können sich Venengeschwüre oder sogar eine trockene Gangrän (siehe S. 438 f.) entwickeln. Das Raynaud-Syndrom kann viele verschiedene Ursachen haben: Unterkühlung, Stress, häufige Benutzung von Schlagbohrern oder Motorsägen, oder es tritt als (seltene) Nebenwirkung von Betablockern auf. Manchmal ist es auch ein Symptom der Buerger-Krankheit (einer chronisch-entzündlichen Gefäßkrankheit, vor allem bei Rauchern), Sklerodermie (eines Hautleidens), Arteriosklerose, Lungenhochdruck, Diabetes oder Neuralgie bzw. Nervenentzündung. Wenn Ihre Finger oder Zehen häufig »absterben« sollten, lassen Sie sich auf jeden Fall ärztlich untersuchen. Schulmedizinisch werden gewöhnlich gefäßerweiternde Medikamente verabreicht. Vor einer homöopathischen Konstitutionsbehandlung können Sie es auch mit den nachstehend genannten Mitteln versuchen.

Nehmen Sie das Mittel Ihrer Wahl alle 30 Minuten, bis zu maximal zehn Dosen:

- **Secale C6**

Brennendes Gefühl in Fingern oder Zehen, durch Hitze verschlimmert; der Rest des Körpers fühlt sich kalt an.

- **Carbo vegetabilis C6**

Haut eiskalt und schrumpelig, durch fächelndes Bewegen kehrt die natürliche Farbe zurück.

- **Lachesis C6**

Haut blaurot verfärbt, vor allem nach dem Schlafen.

- Pulsatilla C6

»Abgestorbene« Finger oder Zehen, Symptome verschlimmert durch Hitze oder Hängen lassen der Arme bzw. Beine.

- Ferrum phosphoricum C6

Haut in den betroffenen Körperpartien sehr bleich, rötet sich aber rasch; Symptome durch Kälteanwendungen gebessert.

- Arsenicum album C6

Schwellung, Brennen und Jucken in den betroffenen Partien, Kälte verschlimmert die Symptome.

- Cactus C6

Hände eiskalt und geschwollen, Füße ebenfalls angeschwollen, unwillkürliches Beinzucken (»Restless-legs-Syndrom«).

Was Sie sonst noch tun können:
Um den Kreislauf in den Gliedmaßen anzuregen, lassen Sie Arme und Hände kreisen und schwingen Sie Ihre Beine vor und zurück. Achten Sie darauf, dass Ihre Hände und Füße immer gut durchwärmt sind, bevor Sie in die Kälte hinausgehen; wärmen Sie Handschuhe und Socken oder Strümpfe auf der Heizung vor, bevor Sie sie anziehen, und tragen Sie keine, die zu eng anliegen. Hören Sie unbedingt auf zu rauchen (Nikotin verengt die peripheren Gefäße) und trinken Sie gelegentlich ein kleines Glas Alkohol zum Aufwärmen, das die Gefäße erweitert.

THROMBOSE

siehe auch Blutgerinnungsstörungen, S. 435 f.; Krampfadern, S. 448 f.; Venenentzündung, S. 456

Normalerweise gerinnt das Blut nur, wenn ein Blutgefäß platzt oder verletzt worden ist. Ein Thrombus ist ein Blutpfropf, der sich an der aufgerauten oder entzündeten Innenwand einer Vene oder Arterie bildet.

Ein schlechter Kreislauf oder hohe Cholesterinspiegel im Blut (siehe Arteriosklerose) begünstigen diesen Prozess. Wird der Thrombus größer, kann das Blut im betreffenden Gefäß nicht mehr zirkulieren, oder der Blutstrom hört sogar ganz auf. Passiert das in einer Herz- oder Hirnarterie, sind Koronarthrombose bzw. Hirnschlag die Folge. Ein solcher Blutpfropf oder seine Fragmente können auch mit dem Blutstrom in andere Organe geschwemmt werden und dort zu einer Verstopfung (Embolie) führen. Geschieht das in Herz, Hirn oder Lunge, verursacht das ebenfalls einen Herzinfarkt, einen Schlaganfall oder eine Lungenembolie.

Das Krankheitsbild, bei dem es um die Bildung solcher Thromben geht, wird medizinisch als Thrombose bezeichnet. Schulmedizinisch werden in aller Regel Antikoagulantien (Gerinnungshemmer) verabreicht, die die Blutpfröpfe auflösen sollen. Die Homöopathie bietet demgegenüber eine konstitutionelle Behandlung an; auch die Mittel der nachstehenden Liste sind zu empfehlen.

Nehmen Sie das Mittel Ihrer Wahl viermal täglich, maximal sieben Tage lang:

■ Bothrops C6

Schlechter Kreislauf; in der Familie und/oder früher im Leben sind bereits Schlaganfälle oder leichtere Herzinfarkte aufgetreten.

■ Lachesis C6

An der Stelle, wo der Thrombus sitzt, hat sich die Haut darüber bläulichrot verfärbt.

Was Sie sonst noch tun können:

Nehmen Sie zusätzlich Vitamin B_6 und Vitamin C ein. Auch Vitamin E ist empfehlenswert, doch nur dann, wenn Sie nicht zusätzlich Antikoagulantien einnehmen müssen. Essen Sie zweimal in der Woche ölhaltigen Fisch, etwa Hering oder Makrelen, und würzen Sie Ihre Mahlzeiten oft mit frischem Knoblauch und Ingwer. Auch das Öl der Nachtkerze hat einen positiven Effekt auf den Blutkreislauf.

Tiefe Venenthrombose. Dabei hat sich ein Blutpfropf in einer tief liegenden Vene – meist in einem Bein oder im Unterleib – gebildet, der verhindert, dass das venöse Blut zurück zum Herzen strömen kann. Der Druck im Venensystem unterhalb des Thrombus steigt an und verursacht Schmerzen, Schwellungen und manchmal auch eine tiefdunkelrote Hautverfärbung. Es besteht die Gefahr, dass sich ein Teil dieses Pfropfes losreißt und in die Lunge geschwemmt wird, was dann eine gefürchtete Lungenembolie verursachen würde. Lange Bettlägerigkeit, Polyzythämie (eine seltene Blutkrankheit), starkes Übergewicht sowie die künstlichen Östrogene der Antibabypille und Hormonpräparate für die Wechseljahre steigern das Risiko einer tiefen Venenthrombose. Schulmedizinisch werden Schmerzmittel, Antikoagulantien und thrombusauflösende Medikamente verabreicht, oder der Thrombus muss operativ entfernt werden.

Nehmen Sie das Mittel Ihrer Wahl alle zwei Stunden, bis zu maximal sechs Dosen, bevor Sie zum Arzt gehen:

▪ Lachesis C6
Gliedmaßen bläulichrot verfärbt, Schmerzen und Schwellungen bessern sich bei Wärmeanwendung, betroffen ist vor allem die linke Körperseite.

▪ Vipera C6
Bein extrem geschwollen und berührungsempfindlich, unerträgliches Gefühl, als würde es gleich platzen, das Bein baumeln lassen macht alles nur noch schlimmer.

▪ Hamamelis C6
Tiefe Venenthrombose bei Krampfaderleiden, große Schmerzen, Erschöpfung.

▪ Bothrops C6
Vor allem rechte Körperseite betroffen, Beine geschwollen und kalt, Thrombusentwicklung nach heftiger Stoß- oder Schürfwunde.

Was Sie sonst noch tun können:
Setzen Sie auf jeden Fall die Antibabypille bzw. östrogenhaltige Hormonpräparate ab und besprechen Sie mit Ihrer ärztlichen bzw.

homöopathischen Fachkraft, welche Alternativen es für Sie gibt. Hören Sie zu rauchen auf, bauen Sie Übergewicht langsam, aber stetig durch eine vollwertige Ernährung ab, bewegen Sie sich möglichst viel, sobald das Thromboseleiden abgeklungen ist (nicht jedoch bei akuter tiefer Thrombose, damit sich der Blutpfropf nicht etwa losreißt und in Herz, Lunge oder Gehirn gelangt!), und folgen Sie den obengenannten Ernährungsratschlägen.

Venenentzündung (Thrombophlebitis)

Eine Venenentzündung, medizinisch Phlebitis genannt, entsteht meist aufgrund einer Verletzung oder Infektion der betreffenden Vene; sind auch Thromben vorhanden (siehe Thrombose), wird fachlich von Thrombophlebitis gesprochen. In aller Regel sind oberflächliche Beinvenen von diesem Leiden betroffen, die sich bereits zu Krampfadern (siehe S. 448 f.) erweitert haben. Zu den Symptomen gehören Schmerzen, bläulichrote Hautverfärbung, Berührungsempfindlichkeit, Juckreiz und harte Schwellungen entlang der jeweiligen Vene. Ist sie außerdem infiziert, kann man Fieber bekommen; in diesem Fall sollten Sie spätestens nach 48 Stunden ärztliche Hilfe herbeiholen. Die wichtigsten Risiken sind Blutvergiftung und Embolie. Schulmedizinisch werden meist Antibiotika verschrieben, außerdem ein fester Stützverband ums Bein. Die Homöopathie bietet eine konstitutionelle Behandlung an, die darauf abzielt, die Widerstandskräfte gegen Infektionen ganz allgemein zu erhöhen und etwaige Thromben dazu zu bewegen, sich aufzulösen. In der Zwischenzeit können die folgenden Mittel die Schmerzen lindern und die Heilung begünstigen.

Nehmen Sie das Mittel Ihrer Wahl viermal täglich, maximal sieben Tage lang:

■ Arnica C30
Bei Thrombophlebitis, die infolge einer Verletzung entstanden ist.

■ Hamamelis C6
Nach Einnahme von Arnica, falls dann noch »offene Beine« oder Schürfwunden und Schmerzen bestehen.

■ Pulsatilla C6
Bei stark geschwollenen Venen und Schmerzen, die sich bei Hitze sowie beim Herabhängenlassen der Beine noch verschlimmern.

■ Lachesis C6
Bei bläulichroter Hautverfärbung über der betroffenen Stelle.

Was Sie sonst noch tun können:
Legen Sie abwechselnd warme (falls Sie sie vertragen) und kalte Kompressen auf, die Sie in Hamamelis- oder Beinwell-Lösung getaucht haben; nehmen Sie zusätzlich ein Zinkpräparat sowie Multivitamin- und Multimineralpräparate ein und bewegen Sie die Beine jeden Tag ausreichend, nachdem die Thrombophlebitis abgeklungen ist (bis dahin Bein hochlegen und nur auf ärztlichen Rat hin bewegen).

Muskeln, Bänder, Knochen und Gelenke

Der menschliche Körper besitzt ein wunderbares Knochengerüst, das Sehnen und Bänder miteinander verbinden und das von Muskeln bewegt, gestützt und geschützt wird. Wo bewegliche Knochen aufeinander stoßen, werden sie durch Gelenke vereint. Die meisten Gelenke besitzen eine Hülle aus festem Bindegewebe, an deren Innenwänden bestimmte Zellen die Gelenkflüssigkeit (Synovialflüssigkeit) absondern. Die Knochenenden wiederum sind von einer speziellen Knorpelschicht, dem hyalinen Knorpel, umgeben, die glatt und zäh ist und von der Gelenkflüssigkeit ernährt wird. Beide zusammen garantieren die geschmeidige, druck- und reibungsfreie Bewegung. Die größten Gelenke des Körpers sind die Schulter-, Ellbogen-, Hüft- und Kniegelenke sowie das Ileosakralgelenk.

Zudem gibt es noch eine Anzahl kleinerer Gelenke. Die Oberflächen der Wirbel in der Wirbelsäule, die das Körpergewicht tragen, sind durch knorpelige Bandscheiben voneinander getrennt, die außen härter, innen weicher und daher sehr gut geeignet sind, Stöße abzufangen. Die Kniegelenke, die sowohl Körpergewicht tragen als auch frei beweglich sein müssen, besitzen eine flüssigkeitsgefüllte Gelenkkapsel mit zwei getrennten Knorpelscheiben, den beiden Meniskusscheiben, darin.

Wo die an den Muskeln befestigten Bänder die Gelenke überqueren, sind kleine flüssigkeitsgefüllte Säckchen (Bursae) aus Bindegewebe angebracht, die eine Reibung verhindern. Solche Säckchen befinden sich über und hinter dem Kniegelenk, oben auf dem Hüft- und Oberschenkelknochen, hinter und vor dem Ellbogen und so fort. Das Knie enthält als einziges Gelenk einen knöchernen Schild, die Kniescheibe (Patella), ohne die es uns unmöglich wäre, uns hinzuknien. Zudem würden die Bänder des Quadrizeps, des großen Muskels an der Vorderseite des Oberschenkels, sich rasch durchscheuern oder im Kniegelenk verfangen, sobald wir das Bein strecken, wenn die Kniescheibe nicht wäre.

Jeder Knochen unseres Skeletts hat einen gewissen Bewegungsspielraum. Am größten ist derjenige des Schultergelenks, gefolgt vom Handgelenk, dem Kopf- und Halsgelenk und der Hüfte.

Gesunde Muskelbänder sorgen dafür, dass die Gelenke sich nicht stärker verdrehen, als ihnen guttut; das gleiche gilt für gesunde Muskeln, deren weit weniger elastische Sehnen in Gelenknähe mit dem Knochen verbunden sind. Ein besonders bewegliches Gelenk ist daher nicht unbedingt auch ein besonders gesundes. Zeigt sich beispielsweise ein Gelenk der Wirbelsäule hyperbeweglich, heißt das meistens, dass die anderen weit weniger beweglich sind, als sie sein sollten.

Sind die Muskeln schwach und können daher das Gelenk nur wenig schützen und stabilisieren, fällt diese gesamte Aufgabe den Bändern und der Gelenkkapsel selbst zu. Anders als die Muskeln können diese Körperstrukturen sich jedoch nicht zusammenziehen (kontrahieren), sondern nur dehnen (eventuell auch ausleiern). Wird ein Gelenk verletzt oder zu stark belastet, kann es sich entzünden oder versteifen und Schmerzen, Schwellungen und Mobilitätsverlust verursachen. Das Gelenk kann auch ausgerenkt werden und ist dann bewegungsunfähig, weil die Gelenkbeuge, der gegenüber die Muskeln ihre Hebekraft ausüben, in zwei Teile gespalten ist. Tritt ein Trauma plötzlich und heftig ein, können die Bänder und Sehnen reißen oder sich von ihrer Verankerung im Knochen lösen; auch Muskelfasern können zerreißen und Knochen brechen oder absplittern. Den meisten Muskel- und Gelenkschmerzen, mit denen Leute zum Arzt bzw. zur Ärztin, zum Orthopäden, Chiropraktiker, zur Physiotherapeutin oder Akupunktur-Fachkraft gehen, liegen jedoch keine derart spektakulären Ursachen zugrunde. Sie sind vielmehr die Folge von schlechter Körperhaltung, Depressionen, tiefsitzenden Ängsten, beruflicher Überlastung, Bewegungsmangel und nicht zuletzt dem allmählichen Alterungsprozess.

Schmerzen und Steifigkeit der Gelenke können durch Kortisonspritzen oft drastisch gebessert werden. Diese Prozedur ist alles andere als angenehm, und wiederholte Kortisoninjektionen können den Gelenken auch schaden; versagt jedoch jedes andere Mittel, sollte man es durchaus einmal damit versuchen.

Danach (und auch bei Folgebeschwerden) hilft dieses Homöopathikum:

- Ledum C6, alle acht Stunden, bis zu maximal sechs Dosen.

Im Gegensatz zur landläufigen Meinung gehören die Knochen zu den aktivsten Geweben des gesamten Körpers. Sie werden von zahlreichen Blutgefäßen durchzogen und regenerieren sich pausenlos selbst, um Schäden durch Stress und Belastung auszumerzen. Bewegung, Kalzium und Vitamin D begünstigen Wachstum, Erhalt und Regenerationskraft der Knochen. Zwischen Blut und Knochen findet ein reger Kalziumaustausch statt, der sicherstellen soll, dass das Blut genügend Kalzium enthält und Nerven und Muskeln gut funktionieren können. Viele Blutbestandteile – die roten und weißen Blutkörperchen sowie die Blutplättchen – werden darüber hinaus im Mark bestimmter Knochen gebildet, und zwar im Knochenmark der Wirbelsäule, des Schlüsselbeins, der Rippen, der Beckenknochen und in den Köpfen der Hüft- und Oberschenkelknochen.

Muskel-, Bänder- und Knochenerkrankungen von A bis Z

Arthritis

Unter Arthritis versteht man eine Entzündung eines oder mehrerer Gelenke. Sie kann schleichend-chronisch verlaufen oder akut mit starken Schmerzen einsetzen. Manche Gelenkentzündungen reagieren gut auf Wärme, andere besser auf Kälteanwendungen. Schulmedizinisch werden, je nach Ursache, meist Kortisonpräparate, örtlich entzündungshemmende Mittel, Infrarot- oder Blaulichtbestrahlungen, auch oberflächliche Laserbehandlungen angeboten; das Gelenk sollte möglichst ruhiggestellt werden, bis die Entzündung abgeklungen ist.

Die relativ seltene *infektiöse Arthritis* wird von Bakterien ausgelöst; sie verursacht Gelenkschwellungen, Schmerzen und Rötung und betrifft meist nur ein einzelnes Gelenk. Die Bakterien sind entweder über eine Wunde oder von einer nahegelegenen infizierten Stelle zum Gelenk vorgedrungen, oder sie wurden mit dem Blutstrom dorthin geschwemmt. Eine unverzügliche ärztliche Behandlung ist nötig, damit das Gelenk nicht etwa dauerhaft steif bleibt; suchen Sie deshalb innerhalb der nächsten zwölf Stunden eine Ärztin oder einen Arzt auf. Es kann sein, dass Gelenkflüssigkeit abgesaugt werden muss, und Sie werden Antibiotika verschrieben bekommen.

Nehmen Sie das Mittel Ihrer Wahl alle 60 Minuten, bis zu maximal zehn Dosen, bevor Sie zum Arzt gehen:

■ Aconitum C30
Bei plötzlich einsetzender Gelenkinfektion, hohem Fieber, Schmerzen, großer Besorgtheit.

■ Bryonia C30
Geschwollenes, schmerzendes Gelenk, bei leisester Bewegung verschlimmert, äußerst berührungsempfindlich.

■ Belladonna C30
Hohes Fieber, Delirium, leiseste Gelenkbewegung verursacht unerträgliche Schmerzen, rotes Gesicht, starre Augen.

■ Hepar sulfuris C6
Geschwollenes, eitergefülltes Gelenk, extrem empfindlich gegenüber Zugluft oder leichtestem Druck (in diesem Spätstadium sind Antibiotika unumgänglich!).

Die *rheumatoide Arthritis* ist ein so genanntes Autoimmunleiden (eine ohne äußere Ursache, aus dem Immunsystem selbst entstehende Erkrankung), bei der die Synovialmembranen der Gelenkkapseln sich entzünden und anschwellen. Die Entzündung breitet sich meist zu anderen Geweben des Gelenks, in schweren Fällen auch bis zum Knochen aus und kann dabei schwere Deformierungen und Behinderungen hervorrufen. Die Gelenksymptome können plötzlich einsetzen oder aber schleichend, wobei man vage Muskelschmerzen verspürt, an Appetit und Gewicht verliert und sich allgemein schlecht fühlt. Viele an rheumatoider (also zu den Erkrankungen des rheumatischen Formenkreises gehörender) Arthritis leidende Menschen entwickeln außerdem Blutgefäß-

oder Herzmuskelentzündungen, manche auch eine Anämie. In den meisten Fällen sind die kleineren Gelenke der Finger und Zehen, die Handgelenke, das Halsgelenk, die Fußknöchel oder Knie betroffen. Schmerzen und Gelenksteifigkeit sind morgens am schlimmsten; tagsüber geht es meist besser. Fast die Hälfte aller Kranken erholt sich nach ein oder zwei Arthritis-Attacken wieder vollständig. Schulmedizinisch werden Schmerzmittel, Kortisonpräparate und andere Entzündungshemmer sowie Physiotherapie verordnet; Operationen gelten hingegen als riskant und sind besonderen Fällen vorbehalten. Die Homöopathie bietet eine Konstitutionsbehandlung und legt außerdem großen Wert auf eine Ernährungsumstellung. Spezielle Einzelmittel finden Sie unten unter Beinschmerzen und Fußbeschwerden (S. 469f.), Knöchelbeschwerden (S. 479f.), Hals(Wirbelsäulen-)beschwerden (S. 471 f.) sowie unter den Stichworten Osteoarthritis (S. 486f.) und Rheuma (S. 489).

Ausrenkung

siehe auch Erste Hilfe, Seite 181

Gelenke werden von Bändern zusammengehalten. Bei einem scharfen Schlag oder einem Sturz können deren das Gelenk umschließende Oberflächen jedoch ausgerenkt, verrissen oder überdehnt werden, wobei die Gelenkkapsel, vielleicht auch Blutgefäße und Nerven beschädigt werden. Entweder schnappt das Gelenk dann von selbst zurück, oder es muss per Hand wieder eingerenkt werden. Jede Ausrenkung bedeutet allerdings, dass das Gelenk anschließend geschwächt ist; es kann daher leicht erneut ausgerenkt werden, und in der Folge entwickelt sich möglicherweise eine Osteoarthritis. Am leichtesten schnappen Schulter- und Kiefergelenke aus; wird ein Teil der Wirbelsäule stark verrenkt, kann dabei das Rückenmark dauerhaft geschädigt werden. Ist ein Gelenk von Geburt an besonders schwach, kann es sich auch ohne Verletzung ausrenken. Eine angeborene Hüftausrenkung trifft etwa eines von 60 Neugeborenen. Auch Gelenke, die durch rheumatoide Arthritis schwer deformiert wurden, renken sich leicht aus.

Wenn das immer wieder einmal vorkommt, ist wahrscheinlich eine Operation notwendig, bei der die Bänder gestrafft oder die

Gelenkbasis rekonstruiert werden muss; danach wird Physiotherapie verordnet. Nach der allerersten Ausrenkung sollte das betreffende Gelenk zwei bis drei Wochen ruhiggestellt werden, damit die Gewebe gut abheilen können; nachfolgende Ausrenkungen sind dann meist weniger schmerzhaft.

Nehmen Sie das folgende Mittel alle vier Stunden, bis zu maximal drei Dosen:

- Ruta C30

Zur Beschleunigung des Heilprozesses nach einer Ausrenkung.

Bänderriss

Wenn Sie nach einem tiefen Schnitt oder einer anderen schweren Verletzung der Hand, des Unterarms, eines Fußes oder einer Wade nicht mehr in der Lage sind, Ihre Finger oder Zehen richtig zu bewegen, haben Sie sich möglicherweise einen Bänderriss zugezogen. Holen Sie in diesem Fall sofort ärztliche Hilfe herbei. Eventuell müssen die gerissenen oder durchschnittenen Enden der Bänder chirurgisch wieder zusammengefügt werden; das geht am Bein bzw. Fuß meist leichter als am Arm oder an der Hand.

Nehmen Sie folgendes Mittel alle fünf Minuten, bis zu maximal sechs Dosen:

- Arnica C30

Mittel der ersten Wahl nach einer schweren Verletzung.

Nehmen Sie folgendes Mittel viermal täglich, maximal eine Woche lang:

- Ruta C6

Nach Arnica-Einnahme, zur Beschleunigung des Heilprozesses.

Beinschmerzen

Bei Schmerzen im Oberschenkel oder in der Wade kann es sich um eine Muskelzerrung oder auch nur um einen Muskelkater oder -krampf handeln (vor allem nach ungewohnter Anstrengung bzw. Gymnastik ohne vorherige Aufwärmübungen), oder sie signalisieren ein Gefäßproblem, etwa Krampfadern (dabei schmerzen die Beine vor allem nach längerem Stehen), eine Thrombophlebitis (harte Schwellung, Berührungsempfindlichkeit, oft auch Juckreiz entlang der betroffenen Vene), Arteriosklerose oder das Buerger-Syndrom (der Schmerz lässt bei Bewegung nach und verschlimmert sich in Ruhelage), eventuell auch um eine tiefe Venenthrombose (Wadenschmerz, Schwellung und Druckempfindlichkeit).

Bei örtlich begrenzten Beinschmerzen, Fieber und schlechtem Allgemeinbefinden kann es sich um eine Knochenmarkentzündung (Osteomyelitis) handeln. Schießt jedoch ein Schmerz ins Bein, wenn Sie niesen oder husten müssen, ist wahrscheinlich eine Ischiaserkrankung die Ursache.

Unter den genannten Stichworten finden Sie entsprechende homöopathische Einzelmittel, ebenso in der nachstehend genannten Liste. Tritt nach 48 Stunden keine Besserung ein, sollten Sie zur Ärztin bzw. zum Arzt gehen.

Nehmen Sie das Mittel Ihrer Wahl alle zwei Stunden (tagsüber), maximal zwei Tage lang:

■ Belladonna C30
Einschießende Beinschmerzen, die sich von einer Seite zur anderen verschieben, oder auch rheumatische Schmerzen, die Hinken und plötzliche Muskelkrämpfe verursachen.

■ Guaiacum C6
Schmerzen zwischen Wade und Knöchel, die zum Hinken veranlassen, oder »Wachstumsschmerzen« im unteren Beinbereich.

■ Kalium sufuratum C6
Diffuse Beinschmerzen, die sich in warmen Räumen deutlich verschlimmern.

■ Rhododendron C6
Reißende Schmerzen, vor allem im rechten Bein und am schlimmsten bei warmem, gewittrigem Wetter.

■ Rhus toxicodendron C6
Reißende Beinschmerzen, Steifigkeit, verschlimmert durch feuchtkaltes Wetter und Stillsitzen oder -liegen, gebessert durch leichte Gymnastik.

Beinzucken (Restless-leg-Syndrom)

Von 100 Menschen erleben fünf bis zehn gelegentlich, dass ihre Beine unwillkürlich zucken oder hochschnellen; dabei verspüren sie auch ein Kitzeln, Brennen oder Kribbeln im betreffenden Bein. Medizinisch wird das, in Anlehnung an die englische Bezeichnung, »Syndrom der unruhigen Beine« (restless legs) genannt. Es scheint sich dabei um eine nervöse, teilweise ererbte Störung zu handeln, die oft bei Diabetes auftritt, aber auch mit einem Mangel an Eisen, Vitamin B oder Magnesium einhergeht oder mit Medikamenten- bzw. Drogenentzug oder überhöhtem Kaffeegenuss zusammenhängt. Schulmedizinisch werden meist Tranquilizer, manchmal auch Schmerzmittel verschrieben.

Nehmen Sie das Mittel Ihrer Wahl viermal täglich, maximal 14 Tage lang:

■ Tarantula C6
Starkes Zucken der Beine, unwiderstehlicher Drang, sie zu bewegen, Gähnanfälle.

■ Arsenicum album C6
Beine sehr unruhig, auch allgemeine Ruhelosigkeit, Angstzustände, Frösteln.

■ Phosphorus C6
Beinzucken verschlimmert sich beim Liegen auf der rechten Seite, vor allem bei älteren Leuten, die unter Gliederzittern (Tremor) leiden, kleine Nickerchen zwischendurch scheinen die Beine zu beruhigen.

■ Zincum metallicum C6
Zitternde, zuckende, unruhige Beine, selbst im Schlaf.

■ Agaricus C6

Beine zucken, schnellen hoch und zittern, dazu Juckreiz und Kribbeln darin, Symptome verschlimmert bei kaltem Wetter oder in den Anfangsstadien des Schlafes, so dass man mit einem Ruck wieder aufwacht.

■ Belladonna C6

Beinzucken und Muskelkrämpfe, allgemeines Wärmegefühl trotz kalter Gliedmaßen, leisestes Rütteln verstärkt das Zucken, Unbehagen verstärkt sich, wenn man einzuschlafen versucht.

■ Ignatia C6

Beinzucken stellt sich nach Trauerfall oder bei Liebeskummer ein, Beine zucken im Schlaf, so dass man ruckartig erwacht und fürchtet, nie wieder einschlafen zu können.

■ Kalium carbonicum C6

Beinzucken, am schlimmsten zwischen zwei und vier Uhr morgens.

■ Sepia C6

Beinzucken am schlimmsten tagsüber, durch Gymnastik bzw. Bewegung jedoch gelindert.

Was Sie sonst noch tun können:

Wärme, ob warme Bettsocken oder eine Wärmflasche, ist das beste, um zuckende Muskeln zu beruhigen. Achten Sie darauf, dass Ihre Nahrung genügend Vitamin B, Vitamin E, Folsäure, Eisen und Magnesium enthält, und versuchen Sie, Stressabbau und Entspannungsübungen – zum Beispiel Autogenes Training – zu erlernen; das beruhigt die Nerven.

Dupuytren-Kontraktur

Die nach dem französischen Chirurgen Baron Guillaume Dupuytren benannte Beugekontraktur der Hand entsteht, wenn sich das Bindegewebe der Handfläche verhärtet, derb wird und schrumpft. Dabei werden meist der dritte und vierte Finger in die Handfläche gezogen, und es bilden sich Knoten an den Fingern. Die Ursache ist unklar, teils wahrscheinlich erblich. Am häufigsten betroffen sind Männer über 40, vor allem Alkoholiker und auch Epileptiker. Im Frühstadium kann die Erkrankung chirurgisch und mit Physiotherapie noch korrigiert werden. Versuchen Sie es vor dem Arztbesuch jedoch mit den nachstehend genannten Mitteln.

Nehmen Sie das Mittel Ihrer Wahl alle zwölf Stunden, maximal 14 Tage lang:

■ Gelsemium C30
Beugekontraktur der Hand im Frühstadium.

■ Thiosin C30 oder Calcium fluoratum C30
Beugekontraktur in fortgeschrittenem Stadium.

Was Sie sonst noch tun können:
Zusätzliche Gaben von Vitamin E können das Leiden bekanntermaßen lindern.

Fibromyalgie
Bei dieser Erkrankung, die medizinisch auch Fibrositis-Syndrom oder Tendomyopathie genannt wird, sind einzelne Muskelfäserchen miteinander verklebt, was Muskelschmerzen – vor allem an ganz bestimmten, diagnostisch wichtigen Druckpunkten – und morgendliche Steifigkeit mit sich bringt. Zu 80 Prozent sind davon Frauen betroffen, oft Rheumapatientinnen. Die Fibromyalgie prägt sich aus durch Überanstrengung, berufliche Fehlbelastung, Haltungsschäden, Kälte, Stress, Angstzustände, Depressionen und emotionale Belastungssituationen. In leichten Fällen kann sie nach drei bis vier Tagen abklingen; manchmal bleiben die Schmerzen auch monatelang bestehen. Im Alter bessert sich dieses Syndrom meist von selbst.

Nehmen Sie das Mittel Ihrer Wahl alle drei Stunden, maximal zwei Tage lang:

■ Aconitum C30
Plötzlich bei kaltem, trockenem Wetter einsetzende Muskelschmerzen, die sich bei Bewegung verschlimmern, dazu Unruhe und Besorgtheit.

■ Arnica C30
Muskeln fühlen sich wund an, als habe man in einem zu harten Bett geschlafen, Schmerzen durch Bewegung verschlimmert, körperliche Unruhe, Reizbarkeit.

■ Bryonia C30
Fibromyalgie im Hals, Rücken und in den Gliedern, verschlimmert durch Bewegung und kalte, trockene Ostwinde, gelindert durch Druck.

■ Causticum C6
Reißende Schmerzen in den Gliedermuskeln, Steifigkeit oder Schwäche, Schmerzen lassen bei warmem, feuchtem Wetter nach, verschlimmern sich jedoch bei Kälte.

■ Chamomilla C6
Schmerzen und Steifigkeit, die einen nachts aus dem Bett treiben, schlechte Laune, als ob aber auch gar nichts gelingen könnte.

■ Ledum C6
Kältegefühl in den betroffenen Muskeln; Schmerzen und Steifigkeit verschwinden jedoch durch kalte Anwendungen.

■ Nux vomica C6
Schmerzen und Steifigkeit durch feuchtes Wetter, kaltes, trockenes Wetter, Gymnastik verschlimmert, am ärgsten nachts gegen vier Uhr, Umdrehen im Bett tut weh, Druck bringt etwas Erleichterung, große Reizbarkeit.

■ Rhus toxicodendron C6
Muskelsteife nach Überanstrengung, durch vorsichtiges Bewegen gebessert, Unruhe.

Was Sie sonst noch tun können:
Nehmen Sie öfter einmal ein heißes Bad und legen Sie abwechselnd heiße und kalte Kompressen auf, um den Blutkreislauf anzuregen. Auch eine Bindegewebsmassage, von einer Fachkraft ausgeführt, kann eventuell helfen. Probieren Sie es außerdem einen Monat lang mit der Leberdiät (siehe S. 852 f.).

FUSSBESCHWERDEN

siehe auch Warzen, Seite 299 f.; Arthritis, S. 460; Knochenbruch, S. 482; Verrenkung und Verstauchung, S. 498

Fußbeschwerden sind bei uns, die wir selten barfuß, aber oft in falschem (zu engen, zu hochhackigen) Schuhwerk gehen, ziemlich häufig. Die Füße müssen die gesamte Last des Körpers tragen, werden aber oft überstrapaziert – etwa durch starkes Übergewicht oder stundenlanges Marschieren –, selten ausreichend bewegt und ausgeruht und häufig auch nicht richtig gepflegt, so dass beispielsweise Zehennägel einwachsen, sich Hühneraugen bilden, die Zehen in ihrer Bewegungsfreiheit eingeschränkt werden und sich verkrümmen, sich Spreiz- oder Senkfüße entwickeln und so weiter. Oft kann den Füßen nur noch mit orthopädischen Einlagen und/oder radikaler Umstellung des Schuhwerks geholfen werden. Fußbeschwerden und -schmerzen stellen sich auch bei Erkrankungen des rheumatischen Formenkreises ein (siehe Rheuma, S. 489 f.). Wer häufig mit dem Fuß umknickt, eine Verstauchung oder Verrenkung (siehe dort) erleidet, hat meist eine angeborene oder erworbene Bindegewebs- bzw. Bänderschwäche. Bei Kreislaufleiden, etwa infolge von Diabetes oder Arteriosklerose, ist die periphere Durchblutung oft stark eingeschränkt, was unter Umständen zur Gangrän führt (siehe S. 438 f.). Füße wie auch Hände, Nase und Ohren sind außerdem am ehesten anfällig für Erfrierungen. Pilzinfektionen schnappt man sich oft an den Füßen zuerst auf; der Fußschweiß riecht dann sehr unangenehm. Das gleiche passiert bei häufigem Tragen von luftundurchlässigen (Gymnastik-)Schuhen oder Nylonsocken und -strümpfen. Manchmal brennen oder schmerzen die Füße auch ohne ersichtlichen Grund; dann kann eine Nervenstörung vorliegen.

Einzelmittel gegen viele der genannten Fußbeschwerden finden Sie unter den entsprechenden Stichworten sowie in der nachfolgenden Liste.

Nehmen Sie das Mittel Ihrer Wahl alle vier Stunden, maximal drei Tage lang; sollte nach 48 Stunden keine Besserung eintreten, suchen Sie ärztlichen Rat:

- Arnica C30

Füße schmerzen nach allzu langem Gehen oder Stehen.

- Apis C30

Füße brennen, sind steif und geschwollen.

- Graphites C30

Brennende Fußsohlen, beim Gehen verschlimmert.

- Silicea C30

Füße sehr heiß, übel riechend und verschwitzt, reißende Schmerzen in der Ferse oder bohrender Schmerz im großen Zehen, vor allem nachts.

- Rhus toxicodendron C30

Füße schmerzen vor allem in Ruhestellung, Schmerz durch Bewegung gelindert, Gefühl, als habe man sich den Fuß verrenkt oder verstaucht.

- Caulophyllum C30

Rheumatische, ziehende Schmerzen in Knöcheln und Zehen.

- Acidum muriaticum C30

Fußsohlen tun beim Auftreten weh, Engegefühl und Schmerzen in einer oder beiden Achillessehnen.

- Sulfur C30

Fußsohlen brennen und jucken, verschlimmert durch heiße Bäder und am schlimmsten im Bett.

- Petroleum C30

Fußsohlen schmerzen, vor allem beim Gehen auf Straßenpflaster, Berührungsempfindlichkeit, Schwellungen und Wärmegefühl zu den Fußballen hin am schlimmsten.

- Acidum nitricum C30

Fußsohlen verschwitzt und schmerzend, so als ob man auf Nadeln ginge.

Ganglion

So wird eine kleine Schwellung in einer Gelenkkapsel oder in einer Sehnenscheide genannt, die mit einer gelähnlichen Substanz gefüllt ist und sich weich oder auch verhärtet anfühlen kann. Ein solches Ganglion ist harmlos und bereitet meist auch keine Schmerzen; am häufigsten entwickelt es sich am Handgelenk oder auf der Fußoberseite. Lassen Sie es aber dennoch ärztlich untersuchen, und sei es nur, um sicherzugehen, dass nichts Ernsthaftes dahinter steckt. Eine Operation ist nur selten angezeigt, weil Ganglien ohnehin die Neigung haben, immer wiederzukommen und sich auch oftmals ganz von selbst zurückbilden. Stört die Schwellung kosmetisch sehr, kann die Flüssigkeit im Ganglion abgesaugt werden.

Nehmen Sie das Mittel Ihrer Wahl viermal täglich, maximal sieben Tage lang:

■ Ruta C6
Ganglion in der Sehnenscheide eines Arms oder Handgelenks.

■ Acidum benzoicum C6
Ganglion, außerdem stark riechender Urin.

Hals-(Wirbelsäulen-)Beschwerden

Ein steifer Hals kann aufgrund von Verkühlung oder unbequemer Schlafhaltung entstehen. Ist er begleitet von schweren Kopfschmerzen, Übelkeit, Erbrechen, hoher Lichtempfindlichkeit, großer Müdigkeit, Schläfrigkeit oder geistiger Verwirrtheit, kann das auf eine Hirnhautentzündung (Meningitis) oder eine Hirnblutung hinweisen. In diesem Fall sollten Sie rasch handeln: den Notarzt anrufen und Arnica C30 alle fünf Minuten verabreichen, bis Hilfe eintrifft.

Ein so genanntes Schleudertrauma entsteht, wenn der Hals heftig nach vorn, dann nach hinten geschleudert wird, meist bei einem Auffahrunfall. Ist die Verletzung sehr schwer, kann sogar das Rückenmark dabei geschädigt und die Region vom Hals abwärts bewegungs- und empfindungsunfähig werden. Bei jedem Schleudertrauma unbedingt den Notarzt anrufen!

Nehmen bzw. geben Sie folgende Mittel, falls verfügbar:

- Arnica C30, alle fünf Minuten, bis Hilfe eintrifft, gefolgt von

- Hypericum C30, alle acht Stunden, insgesamt fünf Tage lang.

Bei einem *Halsbandscheiben-Vorfall* tut es sehr weh, wenn man versucht, den Hals aufzurichten; Schmerzen schießen in Schultern und Arme, sobald man versucht, den Kopf zu drehen; manchmal breitet sich auch ein Kribbeln in Armen und Händen aus. In diesem Fall sollten Sie innerhalb von zwölf Stunden einen Arzt oder eine Ärztin aufsuchen; Sie müssen dann wahrscheinlich eine Zeitlang eine »Halskrause« (Stützverband um den Hals) tragen.

Wer sich den *Hals verrenkt* (siehe Verrenkung und Verstauchung, S. 498), bekommt rasch einen steifen Hals und Schmerzen. Homöopathische Einzelmittel finden Sie unter den angegebenen Stichworten. Sollte sich dabei innerhalb einer Woche keine Besserung einstellen, gehen Sie am besten zum Orthopäden.

Eine *Zervikalspondylose* (siehe S. 498) beginnt mit allmählich einsetzenden Schmerzen und einem langsam immer steifer werdenden Hals. Sind nur die Halsmuskeln verspannt oder sitzen die Halswirbel aufgrund einer längeren Fehlhaltung nicht richtig aufeinander, kann eine Behandlung beim Chiropraktiker sehr nützlich sein. Vorsicht jedoch bei allen degenerativen Wirbelerkrankungen: Eine Manipulation, gerade der Halswirbelsäule, kann dann einen Wirbelbruch oder Schlimmeres zur Folge haben; in solchen Fällen darf nicht chirotherapeutisch behandelt werden. Lassen Sie sich erst von einem guten Orthopäden eine Diagnose stellen, bevor Sie diese Therapieform in Erwägung ziehen.

Nehmen Sie das Mittel Ihrer Wahl alle vier Stunden, maximal drei Tage lang:

- Cimicifuga C6

Steifer Hals, Kinn in erhobener Position fixiert, die gesamte Wirbelsäule im Hals- und Brustkorbbereich ist sehr berührungsempfindlich.

■ Lacnanthes C6

Schmerzen, die sich die rechte Halsseite hinunterziehen und bis in den Oberarm und Ellbogen ausstrahlen, durch Bewegung verschlimmert, dazu übermäßiges Schwitzen.

■ Dulcamara C6

Schmerzen dort, wo der Hals in den Hinterkopf übergeht, als habe man sich verlegen, gemildert durch Hitze, verschlimmert durch Verkühlung bei warmem Wetter.

■ Bryonia C6

Schmerzen im Hals, die sich bei leisester Bewegung oder Berührung verschlimmern.

■ Causticum C6

Dumpfe Schmerzen dort, wo der Hals in den Hinterkopf übergeht, Steifheit zwischen den Schulterblättern, Schmerz lässt bei feuchtem, regnerischem Wetter nach.

Was Sie sonst noch tun können:

Wärmeanwendungen, z. B. heiße Kompressen, ein warmer Wollschal oder eine Wärmflasche, helfen den Halsmuskeln, sich zu entspannen. Wenn Sie zu Hals-(Wirbelsäulen-)Beschwerden neigen, sollten Sie ein festes, niedriges Kopfkissen – oder am besten gar keines – benutzen, damit Ihr Hals nachts möglichst nicht abgeknickt wird.

Hernie

Mit diesem medizinischen Begriff wird ein Bruch weichen Gewebes bezeichnet, das durch eine (angeborene, durch Überlastung oder Konditionsmangel entstandene) schwache Stelle in einer Muskelschicht oder zwischen zwei Muskeln hindurchsackt. Meist passiert ein solcher Bruch in der Bauchwand direkt ober- oder unterhalb des Nabels oder in der Beuge zwischen Unterleib und Oberschenkel (Leistenbruch). Manche Hernien entwickeln sich langsam, andere treten sehr plötzlich auf, etwa nach dem Heben eines allzu schweren Gewichts. In manchen Fällen tritt der Bruch sichtbar nach außen, in anderen verursacht er lediglich ein

Schwere- und Wundgefühl. Falls ein kleiner Teil der Eingeweide heraustreten sollte, besteht die Gefahr, dass er lädiert oder abgeklemmt wird; Sie sollten dann sofort den Notarzt rufen. Ein abgeklemmter Gewebebruch ist hochrot, geschwollen und extrem schmerzhaft; ein verletzter Bruch verursacht Unterleibsschmerzen, Übelkeit und Erbrechen.

Wenn Sie den Verdacht auf einen Gewebebruch hegen, sollten Sie sich ärztlich untersuchen lassen. Das Gewebe kann zwar wieder an seinen Platz geschoben werden, doch bleibt die Bruchstelle stets geschwächt, und Rückfälle sind häufig. Meist muss die Muskelwand chirurgisch verstärkt werden; bis zum Operationstermin müssen Sie ein Korsett oder Bruchband tragen.

Nehmen Sie eines der folgenden Mittel viermal täglich, maximal 14 Tage lang, während Sie auf den Operationstermin warten:

■ Nux vomica C6
Mittel der ersten Wahl.

■ Aesculus C6
Rechtsseitiger Leistenbruch, schneidende Schmerzen.

Was Sie sonst noch tun können:
Vermeiden Sie auf jeden Fall, irgend etwas auch nur mäßig Schweres zu heben. Nach der Operation sollten Sie mindestens drei bis vier Monate lang überhaupt nichts heben – nicht einmal Einkaufstüten!

Hexenschuss
Plötzlich einschießende, heftige und bewegungsunfähig machende Schmerzen im Kreuz, gewöhnlich nach einer »falschen« Bewegung, werden im deutschen Volksmund als »Hexenschuss« (Lumbago) bezeichnet. Ein Hexenschuss bedeutet stets, dass die Rückenmuskulatur verspannt und mangelhaft durchblutet ist, entweder infolge schlechter Haltung oder wegen ständiger Fehlbelastung und/oder Bewegungsmangel. In schlimmeren Fällen ist ein Band in der Wirbelsäule von der Blutzufuhr abgeschnitten oder gar gerissen. Manchmal entwickelt sich eine Lumbago auch

etwas langsamer über Nacht, und nicht selten wird sie mehr oder weniger chronisch. Am ärgsten spürt man sie dann, wenn das Wetter feuchtkalt ist.

Sollten Bettruhe und die nachstehend genannten Mittel nicht innerhalb einiger Tage helfen, gehen Sie am besten zum Orthopäden, noch besser zu einem, der gleichzeitig ein guter Chirotherapeut (Chiropraktiker) ist. Vielen hilft es am besten, sich möglichst sofort nach dem Hexenschuss chirotherapeutisch behandeln zu lassen.

Nehmen Sie das Mittel Ihrer Wahl alle 60 Minuten, bis zu maximal zehn Dosen, bei plötzlichem Hexenschuss:

▪ Aconitum C30
Scharfe Kreuzschmerzen, durch Aufenthalt in kaltem, trockenem Wetter sowie durch Zugluft noch verschlimmert.

▪ Arnica C30
Hexenschuss, der nach einer Rückenverletzung auftritt.

Nehmen Sie das Mittel Ihrer Wahl viermal täglich, maximal zehn Tage lang:

▪ Rhus toxicodendron C6
Steifheit und Schmerzen im Kreuz, vor allem nach Ruhe und bei feuchtkaltem Wetter, durch Bewegung gelindert.

▪ Bryonia C6
Hexenschuss, der bei kaltem, trockenem Wetter auftritt und sich bei leisester Bewegung verschlimmert, Kreuzregion tut sehr weh und ist extrem berührungsempfindlich.

▪ Antimonium tartaricum C6
Ständige Kreuzschmerzen, dazu Übelkeit und Erbrechen, Kälte verschlimmert die Schmerzen und verursacht kalte Schweißausbrüche und Erschöpfung; Schmerzen werden durch Aufstehen und Herumgehen gelindert, durch Essen hingegen verstärkt.

■ Sulfur C6
Heftige, stechende Schmerzen beim Vornüberbeugen, verschlimmert durch Bewegen und am ärgsten nachts in der Bettwärme.

■ Cimicifuga C6
Lumbago, die Unruhe und Schlaflosigkeit verursacht.

■ Dulcamara C6
Kreuzschmerzen, die sich beim Vornüberbeugen sowie bei Anstrengung und anschließendem Aufenthalt im Feuchtkalten verschlimmern.

■ Rhododendron C6
Kreuzschmerzen, die sich vor einem Gewitter oder bei kaltem, trockenem Wetter verschlimmern.

■ Nux vomica C6
Lumbago, die bei Bewegung oder Erkältung schlimmer wird.

■ Aesculus C6
Schmerzen im unteren Teil des Rückens, die sich beim Herumgehen oder Vornüberbeugen verschlimmern.

Was Sie sonst noch tun können:
Sorgen Sie dafür, dass Ihr Rücken möglichst immer gut durchblutet, die Muskulatur elastisch, kräftig und weder unterfordert noch überlastet ist. Machen Sie regelmäßig eine spezielle Rückengymnastik (sie wird auch an »Rückenschulen« in vielen orthopädischen Kliniken gelehrt) oder besuchen Sie einen guten Hatha-Yoga-Kurs, bei dem Sie viele, in jedem Alter durchführbare Übungen für den Rücken erlernen können. Halten Sie den Rücken außerdem stets warm, schützen Sie sich vor Zugluft und sorgen Sie für ein rückengerechtes Bett.

Ischialgie
Schmerzen im Ischiasnerv, der sich bis ins Bein zieht, werden medizinisch Ischialgie genannt (gesprochen »Iskialgie«). Ein solcher Ischiasschmerz kann nach einem Bandscheibenvorfall,

einem degenerativen Bandscheibenleiden, bei Osteoarthritis (verdrehter oder verdickter Wirbelsäule) oder ankylosierender Spondylitis (einem Leiden, bei dem die Wirbel miteinander verwachsen sind) auftreten. Manchmal ist auch »nur« ein sehr verspannter und verhärteter Muskelstrang an den Schmerzen schuld, wenn er genau auf den Ischiasnerv drückt. Der Schmerz schießt bis ins Gesäß und ins Bein ein, vor allem, wenn man sich vornüberbeugt, niesen oder husten muss. Stehen ist oft bequemer als Sitzen. In der Schulmedizin hängt die Behandlung von der Ursache ab; meist werden jedoch Schmerzmittel (auch als Injektionen), Muskelrelaxantien, Kortisonspritzen und Physiotherapie angeboten. Aber auch Chirotherapie und Akupunktur helfen gut gegen Ischiasschmerzen – je eher begonnen, desto besser. Die Homöopathie hält die nachstehenden Mittel für Sie bereit.

Nehmen Sie das Mittel Ihrer Wahl alle 60 Minuten (bei akutem Schmerz alle 30 Minuten), bis zu maximal zehn Dosen:

■ Colocynthis C6

Ischiasschmerzen, die ins rechte Bein bis zum Fuß hinunter einschießen, gelegentlich Taubheits- und Schwächegefühle verursachen, bei kaltem oder feuchtem Wetter verschlimmert.

■ Ammonium muriaticum C6

Ischiasschmerzen, die sich im Sitzen verschlimmern, Strecken des betroffenen Beins schwierig, weil die Sehnen sich verkürzt haben, Schmerzen lassen beim Gehen, Hinlegen und Schlafen nach.

■ Gnaphalium C6

Starke Ischiasschmerzen, Taubheitsgefühle und Krämpfe im zugehörigen Bein, verschlimmert durch Bewegung, gebessert durch Ruhe und Hinsetzen.

■ Rhus toxicodendron C6

Reißende Ischiasschmerzen, gelindert durch Hitze und Bewegung, verschlimmert durch Bewegungslosigkeit, Kälte und Feuchtigkeit.

■ Arsenicum album C6
Ischiasschmerzen bei Invaliden oder alten Menschen, am schlimmsten nachts, durch Kälte noch verstärkt, durch leichte Gymnastik gelindert.

■ Lycopodium C6
Ischiasschmerzen, die ins rechte Bein ausstrahlen, verschlimmert durch Druck und Liegen auf der rechten Seite, am schlimmsten zwischen 16 und 20 Uhr.

■ Dioscorea C6
Reißende Schmerzen, vor allem im rechten Bein; Hintüberbeugen lindert den Schmerz, alle anderen Bewegungen, vor allem Aufsetzen, verschlimmern ihn.

■ Carbonum sulfuratum C6
Ischiasschmerzen, die ins linke Bein ausstrahlen, verschlimmert durch Kälte wie auch durch Hitze, zunehmende Steifheit und Gehschwierigkeiten.

■ Kalium carbonicum C6
Brennende Ischiasschmerzen, die ins Knie und in den zugehörigen Fuß einschießen, durch Husten verschlimmert, Juckreiz am Bein, Schmerzen besonders schlimm gegen drei Uhr nachts.

■ Magnesium phosphoricum C6
Blitzartig einschießender Schmerz im rechten Bein, durch Hitze gelindert, durch Husten verstärkt.

■ Gelsemium C6
Brennende Ischiasschmerzen, vor allem nachts, daher Schlaflosigkeit, verstärkt außerdem nach Ruhe oder zu Beginn des Gehens.

Was Sie sonst noch tun können:
Siehe unter Hexenschuss, S. 474 f.

KNÖCHELBESCHWERDEN

Verletzungen. Wurde ein Fußknöchel schwer verletzt, so dass starke Schmerzen und Schwellungen auftreten und es nicht mehr möglich ist, ihn zu bewegen, liegt wahrscheinlich ein Knochenbruch vor (siehe S. 482). Eine Verrenkung oder Verstauchung (siehe S. 498) verursacht zwar ebenfalls große Schmerzen; das Gelenk kann jedoch noch bewegt werden. Auch ein Riss der Achillessehne ist sehr schmerzhaft; zudem kann eine Entzündung (Tendonitis) entstehen. In allen genannten Fällen sollten Sie sich ärztlich untersuchen lassen. Nach solchen Verletzungen kann es Monate dauern, bis die Schwellungen und Blutergüsse zurückgehen.

Schwellungen. Eine Schwellung am Knöchel, die nicht verletzungsbedingt ist, stellt meist eine Wasseransammlung im Gewebe (Ödem) infolge einer Allgemeinerkrankung oder Störung im Wasserhaushalt dar. Solche Ödeme oder auch entzündliche Schwellungen entstehen beispielsweise bei tiefer Venenthrombose, rheumatischem Fieber, infektiöser Arthritis, Präeklampsie (Schwangerschaftsvergiftung), Nieren- oder Herzleiden sowie starken Krampfadern. Manche Frauen klagen kurz vor der Menstruation oder bei Einnahme der Antibabypille über geschwollene Knöchel und schwere Beine (siehe Prämenstruelles Syndrom, S. 660f.).

Einzelmittel finden Sie unter den angegebenen Stichworten sowie in der nachstehenden Liste. Ist die Ursache der Knöchelbeschwerden nicht auszumachen, empfiehlt sich eine homöopathische Konstitutionstherapie.

Nehmen Sie folgendes Mittel noch einer Knöchelverletzung:

- Arnica C30, alle 60 Minuten (tagsüber), maximal über 48 Stunden, gefolgt von

- Arnica C6, viermal täglich, maximal fünf Tage lang.

Nehmen Sie das Mittel Ihrer Wahl viermal täglich, maximal fünf Tage lang:

■ Bellis C6
Falls Arnica nach 48 Stunden noch keine Besserung gebracht hat.

■ Ruta C6
Knöchelverletzung, Wundschmerz in den Gelenkknochen.

■ Rhus toxicodendron C6
Knöchelverletzung, rheumaähnlicher Schmerz, der sich bei Ruhelage verschlimmert, bei vorsichtiger Bewegung jedoch nachlässt.

■ Hamamelis C6
Geschwollene Fußknöchel und Krampfadern.

■ Apis C6
Knöchel schwellen bei warmem Wetter an.

Nehmen Sie das Mittel Ihrer Wahl alle zwölf Stunden, maximal eine Woche lang:

■ Causticum C30
Ziehender oder reißender Schmerz im Fußknöchel, der sich bei kaltem, trockenem Wetter verschlimmert.

■ Natrium muriaticum C30
Schwache Fußknöchel, die leicht umknicken und oft wehtun, vor allem bei Hitze, dazu Neigung zu Verstopfung und Kopfschmerzen.

■ Viscum C30
Reißende Schmerzen im Fußknöchel, von den Fußsohlen bis zum Kopf aufsteigende Wärme, Körper fühlt sich an, als brenne er.

Was Sie sonst noch tun können:
Wer zu angeschwollenen Knöcheln neigt, sollte so oft wie möglich die Beine hochlegen, mit erhöhtem Fußteil des Bettes schlafen (Klötzchen unterlegen) und den Kreislauf mit heißkalten Wechselduschen, vor allem der Beine, stärken (Dabei sollten Sie den Strahl stets herzwärts lenken).

KNIEBESCHWERDEN

Die beiden zusätzlichen Knorpelscheiben zwischen den oberen und unteren Schenkelknochen befähigen die Knie zwar sehr gut dazu, das Körpergewicht – und zusätzliche Lasten, die wir uns aufbürden – zu tragen, doch kann dieser Knorpel mit zunehmendem Alter degenerieren, so dass die einzelnen Teile des Kniegelenks aneinanderscheuern oder unerwartet nachgeben. Dann kann unter Umständen nur eine Operation helfen, bei der diese beiden Knorpelscheiben entfernt werden; das schwächt die Knie zwar, doch bleiben sie, falls stets in vernünftigem Rahmen belastet, dennoch voll funktionsfähig. Nach einer Knieoperation muss der Quadrizeps-Muskel oberhalb des Knies, der die Kniescheibe fest an ihrem Platz hält, fleißig mit Gymnastikübungen gekräftigt werden.

Angeborene oder durch Haltungsfehler, falsches Schuhwerk oder berufliche bzw. sportliche Überlastungen erworbene unphysiologische Kniestellungen – beispielsweise X- oder O-Beine können die Knie zusätzlich belasten. Solche Fehlstellungen lassen sich im Kindesalter leichter korrigieren als im Erwachsenenalter.

Wie alle anderen Gelenke können auch die Knie ausgerenkt, verstaucht, gebrochen werden oder von Rheuma, Arthritis und anderen entzündlichen oder degenerativen Leiden betroffen werden. Entsprechende homöopathische Einzelmittel finden Sie unter den jeweils in diesem Abschnitt genannten Stichworten.

Nehmen Sie das Mittel Ihrer Wahl alle zwei Stunden, maximal drei Tage lang:

■ Acidum benzoicum C6

Knie schmerzen und sind geschwollen, Haut darüber sehr trocken, Knacken im Kniegelenk.

■ Causticum C6

Knie knacken beim Gehen.

■ Berberis C6

Knie fühlen sich steif und wund an, als ob sie Schläge abbekommen hätten.

■ Agnus castus C6
Knie fühlen sich kalt an.

Knochenbruch

siehe auch Erste Hilfe, S. 162

Alle Knochen können brechen, wenn genügend Aufprallwucht oder Druck auf sie ausgeübt wird. Sind sie infolge von Osteoporose, Knochentumoren oder höherem Alter (Entkalkung) geschwächt, können sie auch schon bei leichteren Belastungen brechen (eine Fraktur erleiden, wie es medizinisch heißt).

Eine geschlossene Fraktur betrifft nur den Knochen selbst; die Haut über dem Bruch ist unverletzt. Bei einer offenen Fraktur klafft auch die Haut auseinander; manchmal sind die umgebenden Gewebe schwer verletzt, wenn sich ein Knochenende hineingebohrt hat, oder Knochensplitter haben Nerven oder Blutgefäße verletzt, oder der Knochen infiziert sich (siehe infektiöse Arthritis, S. 460 f.). Bei einer kompletten Fraktur ist der Knochen vollständig durchgebrochen; eine unvollständige Fraktur bedeutet, dass der Knochen angebrochen ist. Sind Schädel oder Wirbelsäule gebrochen, kann das die übelsten Folgen haben, weil dabei Gehirn oder Rückenmark beschädigt werden können.

Auch wenn die Haut über dem Bruch keinen sichtbaren Schaden erlitten hat, verursacht eine Fraktur doch stets starke Schmerzen, Schwellungen, Blutergüsse und Bewegungsunfähigkeit. Knochenbrüche müssen fast immer geschient, oft auch chirurgisch behandelt werden. Eine pulsierende Magnettherapie oder eine Laserlicht-Therapie können helfen, das verletzte Gewebe schneller heilen zu lassen (in vielen deutschen orthopädischen Kliniken bereits im Einsatz). Außerdem muss das gebrochene Bein oder der Arm im Rahmen der Möglichkeiten bewegt werden, damit keine Lungenembolie entsteht und kein Muskelschwund eintritt. Auch Bewegung ist nötig, um Knochengewebe zur Regeneration anzuregen.

Nehmen Sie folgendes Mittel alle fünf Minuten, bis zu maximal zehn Dosen, unmittelbar nach einem Knochenbruch:

■ Arnica C30
Nehmen Sie folgendes Mittel zweimal täglich, maximal drei Wochen lang.

■ Symphytum C6
Bei Knochenbrüchen, die langsam heilen.

KNOCHENSCHMERZEN
Bei grippalen Infekten, Erkältungen, echter Grippe oder Malaria schmerzen oft alle Glieder bis in die Knochen. Sollten Sie allerdings keine solche Erkrankung, aber trotzdem immer wiederkehrende oder ständige Knochenschmerzen haben, ist es am besten, Sie lassen sich einmal gründlich von einer Ärztin oder einem Arzt untersuchen, damit nicht etwa haarfeine Frakturen, Knochentumoren oder -metastasen, eine Knochen(haut)entzündung oder ähnliches unbehandelt bleiben. Zur Behandlung von Wachstumsschmerzen im Kindesalter siehe S. 805.

Nehmen Sie das Mittel Ihrer Wahl viermal täglich, maximal drei Tage lang, während Sie auf den Arzttermin warten:

■ Ruta C6
Knochen fühlen sich aufgeschlagen an, wie nach einem Sturz.

■ Aurum metallicum C6
Knochenschmerzen, die vor allem nachts auftreten und in der Hauptsache den Schädel, die Nase oder die Gaumenplatte betreffen, verschlimmert durch Kälte.

■ Eupatorium C6
Gliederschmerzen bei Erkältungen, Grippe oder Malaria.

■ Mezereum C6
Rheumatische Knochenschmerzen, verschlimmert durch Kälte, Druck oder Bewegung und am ärgsten nachts.

■ Calcium phosphoricum C6
Schmerzende, taube, fröstelnde Glieder, große Erschöpfung beim Treppensteigen.

■ Acidum fluoricum C6
Blitzartig einschießende Knochenschmerzen.

Muskelkrämpfe

Bei einem Muskelkater, meist nach angestrengter, aber ungewohnter Betätigung einer oder mehrerer Muskelpartien, besteht ein relativer Sauerstoffmangel im verkrampften Muskelgewebe; Milchsäure sammelt sich darin an, und möglicherweise sind auch haarfeine Risse in den Muskelfasern zu verzeichnen.

Nächtliche Wadenkrämpfe in den Beinen sind oft ein Zeichen von Magnesium-, Kalzium- oder Natriummangel (speziell nach großer Anstrengung oder Hitze und vermehrtem Schwitzen, wobei der Mineralstoff- und Flüssigkeitsverlust nicht entsprechend ausgeglichen wurde).

Schmerzhafte Muskelkontraktionen können außerdem u. a. auftreten beim Schwimmen im (zu) kalten Wasser, überlangem Sitzen oder Stehen, Liegen in unbequemer Haltung, bei arteriellen Durchblutungsstörungen (»Schaufensterkrankheit«, weil das Gehen krampfartige Schmerzen bereitet, so dass man häufig stehen bleibt, wie um Schaufensterauslagen zu betrachten) sowie als Nebenwirkung mancher Medikamente.

Nervöse Zuckungen (Ticks), vor allem im Gesicht, sind ebenfalls nichts anderes als kleine Muskelkrämpfe, meist stressbedingt, manchmal auch als medikamentöse Nebenwirkung. Sie vergehen in aller Regel nach einer Weile bzw. nach Absetzen des Mittels (siehe auch Beinzucken S. 465 f.).

Kontraktionen der Gebärmutter, die ja ein Hohlmuskel ist, treten oft vor oder während der Menstruation auf; der Muskel zieht sich zusammen, um die in der Gebärmutter aufgebaute Schleimhaut ausstoßen zu können. Stress und ambivalente Gefühle gegenüber der Menstruation verstärken diese Krämpfe. Während oder am Ende einer Schwangerschaft eintretende Gebärmutterkontraktionen werden Wehen genannt; sie zeigen an, dass der Embryo bzw. Fetus in Gefahr ist, vorzeitig ausgestoßen zu werden, oder dass die Geburt des Kindes termingerecht beginnt.

Haben Sie häufig Muskelkrämpfe, ohne dass eine eindeutige Ursache auszumachen wäre, sollten Sie sich einer homöopathischen Konstitutionsbehandlung unterziehen. Die nachstehend genannten Mittel sind für den Notfall gedacht.

Nehmen Sie das Mittel Ihrer Wahl alle fünf Minuten, bis zu maximal sechs Dosen:

- Cuprum metallicum C6

Schwere Krämpfe, vor allem in Füßen oder Beinen, die mit Muskelzuckungen anfangen.

- Nux vomica C6

Muskelkrämpfe, begleitet von Kopfschmerzen, Appetitverlust, Übelkeit und Verstopfung, oft nachts verschlimmert.

- Arnica C30

Muskelkrämpfe oder Muskelkater vor Erschöpfung.

- Calcium carbonicum C6

Muskelkrämpfe, dazu Übergewicht, schwabbeliger Körper, blasse Haut, Frösteln, häufig Kopfschweiß.

- Camphor C6

Wadenkrämpfe, eiskalte Füße.

- Veratrum album C6

Wadenkrämpfe, die durch Massage gelindert, durch Herumgehen verschlimmert werden, dazu kürzlich erst Durchfall und Erbrechen.

- Chamomilla C6

Krämpfe in Oberschenkeln oder Waden.

- Cuprum arsenicosum C6

Als vorbeugendes Mittel gegen nächtliche Wadenkrämpfe; Dosierung hier: eine Gabe jeden Abend vor dem Schlafengehen, 14 Tage lang.

Was Sie sonst noch tun können:
Sobald sich ein Muskelkrampf bemerkbar macht, versuchen Sie, den betreffenden Muskel sanft (!) zu strecken; rubbeln Sie ihn warm, packen Sie ihn warm ein, halten Sie ihn unter warmes Wasser und/oder massieren Sie ihn, damit die Blutzufuhr verstärkt wird. Bei nächtlichen Wadenkrämpfen kann es helfen, das Fußende des Bettes etwa zehn Zentimeter höher zu stellen. Auch Extragaben Magnesium können helfen.

Muskelzerrung
Bei übergroßer Anstrengung oder ungewohnter Belastung können Muskelfasern gezerrt werden oder sogar reißen, so dass Schwellungen und Blutergüsse innerhalb des Muskels auftreten, außerdem Schmerzen und Versteifung, sobald der Muskel sich verkrampft. Schulmedizinisch werden meist muskelrelaxierende Medikamente und Schmerzmittel verabreicht; eine Krücke oder eine Armschlinge können nötig sein, damit die betreffende Gliedmaße ruhiggestellt wird. Im Anschluss an die Heilung der Muskelfasern ist Physiotherapie sinnvoll. Ein gezerrter Muskel muss stets eine Weile geschont werden; sind viele Fasern gerissen, hilft nur eine Operation.

Nehmen Sie folgende Mittel nach einer Muskelzerrung:

■ Arnica C30
Sofort nach der Zerrung: stündlich, maximal sechs Dosen; anschließend viermal täglich, maximal drei Tage lang.

■ Rhus toxicodendron C6
Falls nach Arnica-Einnahme immer noch Schmerzen bestehen: viermal täglich, maximal sieben Tage lang.

Osteoarthritis/Osteoarthrose
Mit zunehmendem Alter, nach einer Verletzung oder übermäßiger Belastung wird das knorpelige Gewebe an der Knochenoberfläche beschädigt bzw. es nutzt sich ab. Der darunter liegende Knochen verdickt sich und sieht deformiert aus; die Beweglichkeit des Gelenks ist eingeschränkt; manchmal flammen Entzün-

dungen auf, die Schmerzen und Schwellungen verursachen. Am stärksten von einer solchen Knochenentzündung (Osteoarthritis) oder degenerativen Knochenveränderung (Osteoarthrose) betroffen sind die lastentragenden Gelenke unseres Körpers, also die Hüft- und Kniegelenke sowie die Wirbelsäule. Ab 40 sind bei rund 90 Prozent aller Menschen eines oder mehrere Gelenke leicht oder schwerer von einer solchen Knochen- und Knorpelerkrankung betroffen. So etwas verstärkt sich noch, wenn man übergewichtig ist, eine übersäuerte Ernährung bevorzugt oder Abführmittelmissbrauch betreibt. Schulmedizinisch werden Schmerzmittel, Entzündungshemmer oder Kortisonspritzen in die betroffenen Gelenke verabreicht. Physiotherapie soll Muskelschwund verhindern helfen, und gelegentlich müssen auch künstliche Gelenke eingesetzt werden, z. B. ein künstliches Hüftgelenk, das zwar das alte sehr gut ersetzen kann, aber nach 20 bis 30 Jahren ausgetauscht werden muss.

Die Homöopathie bietet eine konstitutionelle Behandlung; bei einzelnen, akuten Beschwerden können Sie aber auch ein Mittel aus der folgenden Liste nehmen. Wenn sich danach nichts bessern sollte, lassen Sie sich ärztlich untersuchen oder gehen Sie zu Ihrer homöopathischen Fachkraft. Viele an Osteoarthritis oder -arthrose Leidende profitieren übrigens sehr von Akupunktur (vor allem bei Schmerzzuständen) und Mitteln der Naturheilkunde. Bei degenerativen Erkrankungen der Knochen darf keine chirotherapeutische Behandlung durchgeführt werden.

Nehmen Sie das Mittel Ihrer Wahl viermal täglich, maximal zwei Wochen lang:

- Rhus toxicodendron C6

Schmerzen durch Hitze gemildert, durch Kälte und Feuchtigkeit verschlimmert, stärker in Ruhelage, abklingend bei ständiger Bewegung; Steifigkeit am schlimmsten morgens.

- Bryonia C30

Starke Schmerzen, durch Hitze und Bewegung verschlimmert, durch Kälteanwendungen gemildert.

■ Pulsatilla C6
Gelenkschmerzen durch Wärme und Aufenthalt in warmen Räumen verschlimmert, dazu Weinerlichkeit.

■ Calcium phosphoricum C6
Betroffene Gelenke fühlen sich kalt und steif an, Schmerzen und Steifigkeit verschlimmern sich, sobald das Wetter umschlägt; Schwächegefühl beim Treppensteigen.

■ Ledum C6
Für die Nachwirkungen von Kortisoninjektionen oder auch für kleine Gelenke, vor allem der Zehen, die schmerzen und knackende Geräusche von sich geben; Schmerzen durch kalte Anwendungen gelindert.

■ Arnica C30
Gelenkschmerzen als Folge von – oder verschlimmert durch – Verletzung.

■ Aconitum C30
Osteoarthritis oder -arthrose, die sich bei kaltem, trockenem Wetter stark verschlechtert.

Was Sie sonst noch tun können:
Zwei Drittel aller Patientinnen und Patienten mit entzündlichen oder degenerativen Knorpel- und Knochenleiden, die es einmal mit der Arthritisdiät (siehe S. 846 ff.) probiert haben, finden, dass sie ihnen Linderung bringt. Machen Sie sie ganz strikt einen Monat lang und schauen Sie, ob sie Ihnen ebenfalls guttut. Helfen Sie außerdem, Ihre Gelenke weniger zu belasten, indem Sie gelegentlich eine Gehhilfe benutzen und, wenn nötig, ein paar Kilo abnehmen. Schlafen Sie auf einer festen Matratze und ruhen Sie sich mehrmals am Tag für kurze Zeit aus. Machen Sie regelmäßig Gymnastik bzw. verschaffen Sie sich die nötige Bewegung – Ihre Muskeln brauchen Sie, um elastisch und stark zu bleiben. Manchen helfen Extrakte aus Teufelskralle, zusätzliche Gaben Vitamin B_5 und Kelp (Riementang). Empfohlen werden außerdem Vitamin A, B, C und E sowie Eisen, Zink, Kupfer, Selen und Mangan als Zusatzpräparate.

Rheuma (Erkrankungen des rheumatischen Formenkreises)

Wie die medizinische Bezeichnung bereits besagt, gibt es viele Formen von Rheuma. Zahlreiche Menschen leiden unter Muskel- und Gelenkschmerzen, wenn das Wetter umschlägt oder kalt und feucht ist; das muss jedoch noch kein echtes »Rheuma« sein. Allen rheumatischen Erkrankungen sind lediglich bestimmte Symptome gemeinsam: reißende oder dumpfe Schmerzen in Muskeln und Bindegewebe, Steifigkeit, Schwellungen, oft auch in den Gelenken, sowie eine Beteiligung der Bindegewebe innerer Organe (etwa Herz, Gefäße, Lunge, Leber, Darm oder Zentralnervensystem). Die rheumatische Erkrankung kann – muss aber nicht – mit einer Entzündung einhergehen. Nach einer allgemein verbindlichen, von der Rheumaliga aufgestellten internationalen Klassifikation werden folgende rheumatische Erkrankungen unterschieden:

1. Primäre Gelenkerkrankungen, z. B. im Zusammenhang mit Infektionen (Beispiel: rheumatisches Fieber), entzündliche Polyarthritis, Gicht, Kristallablagerungen in den Gelenken, Arthrosen der peripheren Gelenke (z. B. Hände, Füße);
2. Systemische Erkrankungen des Muskel-Skelett-Apparates, u. a. angeborene Erkrankungen (Beispiel: Mittelmeerfieber) und diffuse Bindegewebserkrankungen (Beispiel: systemische Sklerodermie);
3. Erkrankungen der Wirbelsäule, infektionsbedingt oder degenerativ;
4. Erkrankungen der Weichteile (Muskeln, Bänder, Sehnen usw.; Beispiel: Sehnenscheidenentzündung, Karpaltunnelsyndrom);
5. Erkrankungen des Knochens und des Knorpels, ob angeboren, entzündlich oder degenerativ.

Bei manchen dieser Erkrankungen spielt der so genannte Rheumafaktor (ein spezieller Blutfaktor) eine Rolle, bei anderen nicht. Rheumatische Erkrankungen bieten oft ein verwirrendes Symptombild und werden deshalb zunächst häufig fehldiagnostiziert. Die Palette der schulmedizinischen Maßnahmen ist groß; meist werden Kortisonpräparate und andere Entzündungshemmer sowie Schmerzmittel und Fangobäder verordnet. Die Homöopathie bietet eine gründliche konstitutionelle Behandlung an; probieren Sie es aber zunächst einmal mit den nachstehend angegebenen Einzelmitteln.

Nehmen Sie das Mittel Ihrer Wahl viermal täglich, maximal 14 Tage lang:

■ Bryonia C6
Rheumatische Schmerzen, die sich bei kaltem Wetter und bei Bewegung verschlimmern, bei Druck bessern.

■ Pulsatilla C6
Rheumatische Schmerzen, die mal diesen, mal jenen Körperteil befallen, verschlimmert in warmen Räumen, dazu Weinerlichkeit und Verdauungsstörungen durch fette Speisen.

■ Causticum C6
Rheumaschmerzen vor allem in Kiefer und Hals, mit Muskelkrämpfen verbunden, Schmerzen lassen bei warmem oder feuchtem Wetter nach.

■ Rhus toxicodendron C6
Rheumatische Schmerzen und Steifigkeit, vor allem bei feuchtkaltem Wetter, morgens oder nach dem Ausruhen, Steifheit lässt nach, sobald man sich zu bewegen beginnt, was innere Unruhe verursacht.

■ Colchicum C6
Rheumatische Schmerzen und Steifigkeit, die sich nachts und im Winter verschlimmern.

■ Dulcamara C6
Rheumatische Schmerzen und Steifigkeit, die sich bei feuchtkaltem Wetter verschlimmern, vor allem, wenn man sich vorher überhitzt hat.

■ Mercurius solubilis C6
Rheumatische Schmerzen, die sich nachts verschlimmern, unangenehm riechender Schweiß, Unbehagen sowohl durch Hitze wie auch durch Kälte noch vergrößert.

■ Ruta C6
Rheumatische Schmerzen an den großen Gelenken und den Sehnenscheiden, weniger den Muskeln selbst.

■ Rhododendron C6
Rheumatische Schmerzen in Muskeln und Bändern, die sich kurz vor einem Gewitter sowie bei Kälte noch verschlimmern.

■ Calcium hypophosphorosum C6
Scharfe rheumatische Schmerzen in Handgelenken und Händen.

■ Aconitum C6
Scharfe rheumatische Schmerzen, die plötzlich einsetzen, vor allem bei kaltem, trockenem Wetter, allgemeine Angstgefühle und innere Unruhe.

Was Sie sonst noch tun können:
Folgen Sie einen Monat lang den Empfehlungen für eine säureabbauende (alkalische) Ernährung (siehe S. 846). Wenn Ihre rheumatischen Beschwerden dann nachlassen, sollten Sie die Grundlagen dieser Diät zumindest großenteils beibehalten. Nehmen Sie außerdem zusätzliche Gaben Vitamin B_6, Magnesium und Kalzium (es sei denn, Sie leiden unter Kristallablagerungen in den Gelenken; in dem Fall sollten Sie rheumatologischen Rat einholen).

Schleimbeutelentzündung
Eine Entzündung der kleinen Schleimbeutel um die Gelenke – medizinisch Bursitis genannt –, die Knochen und Sehnen ermöglichen, sich ohne Reibung über- und gegeneinander zu bewegen, wird meist entweder durch eine Verletzung oder durch konstanten Druck aufs Gelenk ausgelöst. Die entzündeten Schleimbeutel (Bursae) füllen sich mit Flüssigkeit, schwellen an und tun weh.

Ein wohl bekanntes Beispiel aus alter Zeit ist das so genannte »Hausmädchen-Knie«, das sich beim ständigen Bodenschrubben entzündete. In aller Regel geht die Entzündung nach einer guten Woche von selbst zurück; wenn nicht, sollten Sie sich ärztlich untersuchen lassen. Wahrscheinlich wird der Schleimbeutel dann drainiert, das Gelenk bandagiert und absolut ruhiggestellt, und Sie bekommen Kortisoninjektionen. Bei häufigen Rückfällen kann der entsprechende Schleimbeutel auch chirurgisch entfernt werden; das Gelenk bleibt dann allerdings weniger belastbar.

Nehmen Sie das Mittel Ihrer Wahl viermal täglich, maximal sieben Tage lang:

■ Apis C30
Brennende, stechende Schmerzen im Gelenk, die sich durch Hitze verschlimmern.

■ Rhus toxicodendron C6
Reißender Schmerz im Gelenk, das steif und geschwollen ist, verschlimmert durch Ruhe und feuchtkaltes Wetter, gebessert durch Wärme und vorsichtiges Bewegen.

■ Pulsatilla C6
Ziehender Schmerz und Engegefühl über der Schleimbeutelregion, Unbehagen noch größer, wenn man das betreffende Gelenk baumeln lässt, allgemeines Frösteln.

■ Sticta C6
Ins Gelenk einschießende Schmerzen.

■ Kalium jodatum C6
Gelenkschmerzen nachts stark verschlimmert.

■ Bryonia C30
Schmerzen verschlimmern sich durch Hitze oder selbst leiseste Bewegungen.

■ Belladonna C30
Schmerz verschlimmert sich schon bei leichtem Rütteln, Gelenk rot, heiß, geschwollen und pochend.

■ Ruta C6
»Hausmädchen-Knie«, Schmerzen im Oberschenkel, sobald das Knie gestreckt wird, oder auch bei aufgeschürften, schwachen Gelenken.

Was Sie sonst noch tun können:
Halten Sie das betroffene Gelenk so ruhig wie nur irgend möglich (Arm z.B. in eine Schlinge legen) und vermeiden Sie jeglichen Druck darauf. Je nach Verträglichkeit können heiße oder kalte Kompressen, in Calendula-Lösung getaucht, die Schwellung zurückgehen lassen.

SCHULTERBESCHWERDEN

siehe auch Ausrenkungen, S. 462

Wenn die Schulter sich nach einem Unfall gar nicht mehr oder nur unter großen Schmerzen bewegen lässt, ist sehr wahrscheinlich das Gelenk ausgerenkt oder zumindest verrenkt. Halten Sie in diesem Fall das Gelenk ruhig und holen Sie sofort den Notarzt herbei.

Nehmen Sie folgendes Mittel alle fünf Minuten, bis zu maximal zehn Dosen:

■ Arnica C30
Bei starken Schulterbeschwerden nach Verletzung.

Wird die Schulter durch ungewohnte Arbeiten, Heben etc., überanstrengt, kann eine Muskelzerrung oder eine Schleimbeutelentzündung die Folge sein; die Schulter tut dann zwar weh, bleibt aber noch beweglich. Sie sollte mit einer Schlinge ruhiggestellt werden; nach Abheilung gehen Sie am besten zur Physiotherapie. Sollte sich die Schulter häufig ausrenken, kann eine Operation nötig werden, bei der die Bänder gestrafft werden oder der Gelenksockel so aufgebaut wird, dass das Gelenk sich nicht ständig auskugeln kann. In einem Schultergelenk, das schwer verletzt wurde und lange Zeit ruhiggestellt werden musste, kann sich eine Osteoarthritis entwickeln, oder die Schulter tut noch lange Zeit weh, kann nicht richtig bewegt werden und versteift sich. Gezielte Physiotherapie kann dem entgegenwirken. Von rheumatischen Erkrankungen werden die Schultern nur höchst selten betroffen, von Gicht noch weniger.

Ist der gesamte Rücken in Höhe der Schulterblätter stark verspannt, zum Beispiel weil man sich »zu viel auf den Buckel geladen« hat, wird dabei auch das Schultergelenk weniger beweglich. Viele Menschen ziehen gewohnheitsgemäß die Schultern hoch, als müssten sie sich einen Schildkrötenpanzer zulegen, um sich vor seelischen Verletzungen zu schützen. Solche inneren und äußeren Verkrampfungen lassen sich am besten in einer körperbetonten Psychotherapie (etwa Feldenkrais-Therapie, Bioenergetik etc. oder auch einer Atemtherapie) auflösen.

Nehmen Sie das Mittel Ihrer Wahl viermal täglich, maximal 14 Tage lang:

■ Sanguinaria C6
Rheumaähnliche Schmerzen in der rechten Schulter, die im Schlaf nachlassen, sich durch Bewegung oder Druck jedoch verschlimmern.

■ Chelidonium C6
Schmerzen im rechten Schulterblatt, vor allem um den unteren Rand herum, dazu Spannungskopfschmerzen.

■ Ferrum metallicum C6
Rheumaähnliche Schmerzen in der Schulter, die beim Gehen nachlassen und sich bei Kälte, Stillsitzen oder Überwärmung verschlimmern; gegen Mitternacht sind sie am ärgsten.

■ Rhus toxicodendron C6
Brennender Schmerz in der Schulter, verschlimmert durch feuchtkaltes Wetter, Schlaf oder Ruhe, gelindert durch vorsichtiges Bewegen.

■ Sulfur C6
Rheumaähnliche Schmerzen in der linken Schulter, die sich taub und schwer anfühlt; Neigung, die Schulter nach vorn zu ziehen, als müsse man sich schützen.

Sehnenentzündung

Wenn bei einer Verletzung oder Überanstrengung winzige Fasern der Sehnen reißen, die die Muskeln mit den Knochen verbinden, entsteht daraus oft eine schmerzhafte Entzündung; sie wird medizinisch Tendinitis genannt (im Unterschied zur Tendinose oder Tendopathie, eine Bezeichnung, die auf degenerative Veränderungen der Sehnen oder ihrer Ansätze hinweist). Sehr verletzlich sind zum Beispiel die Achillessehnen in der Ferse, außerdem die Ellenbogensehnen – bekannt ist der so genannte Tennisellenbogen, der allerdings auch bei Leuten auftreten kann, die nie einen Ball aufschlagen! Falls die nachstehend genannten Mittel innerhalb einer Woche nicht helfen, sollten Sie sich ärztlich untersuchen lassen; in schweren Fällen können Kortisoninjektionen verabreicht werden.

Nehmen Sie das Mittel Ihrer Wahl viermal täglich, maximal sieben Tage lang:

■ Rhus toxicodendron C6
Reißende Schmerzen, verschlimmert durch Ruhe, Bewegung oder feuchtkaltes Wetter, langsam nachlassend bei kontinuierlicher Bewegung.

■ Ruta C6
Reißende Schmerzen in der Achillessehne, Lahmen, betroffene Ferse fühlt sich wund oder sogar wie gebrochen an.

Was Sie sonst noch tun können:
In den ersten paar Tagen nach einer Sehnenverletzung müssen Sie die betroffene Gliedmaße unbedingt ruhig stellen, etwa mit einer Bandage oder Armschlinge. Erst wenn die Schmerzen deutlich nachgelassen haben, dürfen Sie wieder mit vorsichtigen Bewegungen beginnen, sollten aber all jene vermeiden, bei denen die

Sehne verletzt wurde. Es kann zwei bis drei Monate dauern, bis eine angerissene oder entzündete Sehne ausheilt.

Sehnenscheidenentzündung

Eine so genannte Tendosynovitis ist eine Entzündung der Sehnenscheide, in die die Sehne eingebettet ist. Besonders häufig betroffen sind die Sehnen der Finger- und vor allem der Daumengelenke (daran erkranken vor allem Sekretärinnen und andere, die viel an Schreibmaschinen bzw. Computertastaturen arbeiten). Wenn die Sehnenscheide abheilt, kann sie etwas einschrumpfen; dabei wird die Beweglichkeit eingeschränkt, oder die Bewegungen werden leicht ruckartig. Gelegentlich wird eine Sehnenscheidenentzündung auch durch eine Infektion ausgelöst. Die betroffenen Finger tun weh und geben beim Beugen oder Strecken ein leises knackendes Geräusch von sich. Schulmedizinisch werden in solchen Fällen meist nicht-steroidale entzündungshemmende Medikamente verabreicht.

Nehmen Sie das Mittel Ihrer Wahl alle zwei Stunden, bis zu maximal zehn Dosen, in akuten Fällen:

■ Apis C30
Betroffene Finger-(Gelenke) heiß und geschwollen, stechende Schmerzen darin.

■ Arnica C30, gefolgt von Ruta C6
Sehnenscheidenentzündung nach Verletzung.

■ Bryonia C30
Finger schmerzen bei leisester Bewegung.

■ Rhus toxicodendron C6
Betroffene Finger geschwollen, Bewegen schmerzhafter nach Ruhe und in feuchtkaltem Wetter, Schmerzen gelindert durch Wärme und vorsichtiges Bewegen.

Nehmen Sie folgendes Mittel viermal täglich, maximal 14 Tage lang:

■ Causticum C6

Bei einer chronischen Sehnenscheidenentzündung (falls danach keine Besserung eintritt, gehen Sie zum Arzt!).

Steissbeinschmerzen

Ständige ziehende Schmerzen im Steißbein am unteren Ende der Wirbelsäule werden medizinisch als Coccodynie bezeichnet. Sie können durch eine Verletzung oder einen Sturz auftreten (wobei nicht selten auch das Rückenmark erschüttert wurde, mit Symptomen ähnlich einer Gehirnerschütterung), manchmal auch als Folge einer den Beckenbereich stark dehnenden Entbindung.

Sollten die nachfolgend genannten Mittel keine Besserung bringen, suchen Sie am besten Ihre homöopathische Fachkraft auf.

Nehmen Sie das Mittel Ihrer Wahl dreimal täglich, maximal sieben Tage lang:

■ Hypericum C6

Steißbeinschmerzen nach einem Sturz.

■ Causticum C6

Steißbein fühlt sich wund an und tut weh; Schmerzen bei feuchtem Wetter gebessert.

■ Silicea C6

Steißbeinschmerzen, die sich durch Druck und Zugluft verschlimmern, dazu Verstopfung.

■ Antimonium tartaricum C6

Steißbein fühlt sich an, als hänge ein schweres Gewicht daran.

■ Cicuta C6

Immer wiederkehrende reißende oder stechende Schmerzen im Steißbein.

■ Kalium bichromicum C6

Steißbeinschmerzen, die sich beim Hinsetzen oder Gehen verschlimmern.

Was Sie sonst noch tun können:
Ruhen Sie sich so viel wie möglich aus, wobei Sie am besten auf dem Bauch liegen, um das Steißbein zu entlasten. Auch Sitzen auf einem Gummiring (Schwimmring) entlastet, gelegentlich auch örtliche Wärmeanwendungen. Falls die Beschwerden durch einen Sturz entstanden sind, lassen Sie sich einmal von einem guten Chirotherapeuten behandeln.

Verrenkung und Verstauchung

Bei einer Verrenkung oder Verstauchung können die Bänder, die die Gelenke zusammenhalten, entweder stark überdehnt oder sogar ganz oder teilweise gerissen sein (siehe Bänderriss, S. 463). Am ehesten von einem solchen Unfall betroffen sind die Fuß-, Hand-, Knie- und Fingergelenke. Bei einer leichteren Verstauchung oder Verrenkung bleibt das Gelenk funktionsfähig, wenn es auch sehr wehtun kann und anschwillt. Halten Sie es ruhig, legen Sie einen Stützverband an, machen Sie Eispackungen gegen die Schwellungen und bewegen Sie das Gelenk nach dem Abheilen anfangs nur sehr vorsichtig. Bei einer schweren Verstauchung lassen die Symptome oft an einen Knochenbruch (siehe S. 482) denken.

Nehmen Sie folgendes Mittel alle zwölf Stunden, maximal eine Woche lang:

- Natrium carbonicum C30

Bei häufigen Verstauchungen des gleichen Gelenks.

Zervikalspondylose

siehe auch Hals-(Wirbelsäulen-)Beschwerden, S. 471 f.; Arthritis, S. 460 f.

Bei dieser Form von Arthritis wächst zusätzliches Knochengewebe an der Halswirbelsäule, so dass die umliegenden Nerven unter Druck geraten. Man bekommt Schmerzen und einen steifen Hals, dazu Kribbeln, Taubheitsgefühle oder Schmerzen in den Händen und Füßen, entweder nur auf einer oder auf beiden Körperseiten. Gelegentlich treten auch Kopfschmerzen, Doppelsehen und Schwindel oder Gleichgewichtsstörungen auf, wenn der Hals auf bestimmte Weise gedreht wird.

Die Homöopathie bietet in solchen Fällen eine ähnliche Behandlung wie bei Osteoarthritis (siehe S. 486f.); doch auch eines der nachstehend genannten Mittel kann helfen.

Nehmen Sie das Mittel Ihrer Wahl viermal täglich, maximal 14 Tage lang:

■ Argentum nitricum C6
Zervikalspondylose mit Stirnkopfschmerzen, taube Glieder, außerdem Flatulenzen (Blähungen, Winde).

■ Agaricus C6
Schmerzen und Berührungsempfindlichkeit in der unteren hinteren Halsregion, Brustkorb fühlt sich an wie zusammengepresst, allgemeine Schwäche und Zittrigkeit.

■ Acidum picrinicum C6
In die Wirbelsäule und den Kopf einschießende, vom Hals ausgehende Schmerzen, brennendes Gefühl in der Wirbelsäule.

Speiseröhre, Magen und Zwölffingerdarm (oberer Verdauungstrakt)

Der Verdauungsprozess, der im Mund beginnt, setzt sich im Magen sowie im Darm fort. Alles, was wir essen, wird rhythmisch durch die Speiseröhre – ein muskulöses Hohlorgan, das bei Erwachsenen rund 24 cm lang ist – nach unten befördert, passiert am Ende eine Art Ventilklappe, den Magensphinkter, und landet schließlich im Magen. Dort bleibt der Speisebrei etwa drei bis vier Stunden und wird dann durch ein weiteres Ventil (den Pylorus oder Magenpförtner) in den Zwölffingerdarm (das Duodenum) geleitet, der so heißt, weil er etwa zwölf Fingerbreit lang ist. War das Essen sehr schwer und fett, kann das alles mehr Zeit in Anspruch nehmen; unter Stress geht es oft schneller.

Sobald unser Blick auf appetitliche Nahrungsmittel fällt oder wir ihren Duft wahrnehmen oder uns auf ein gutes Essen freuen, signalisiert das Gehirn der Magenschleimhaut, schon einmal mit der Produktion bestimmter Verdauungsenzyme zu beginnen. Darüber hinaus wird die Ausschüttung des Hormons Gastrin angeregt, das wiederum die Produktion der Magensäfte anregt. Zu den wichtigsten im Magen produzierten Verdauungsstoffen gehören Chlorsäure und die Enzyme Pepsin und Lipase. Die Magensäure ist stark genug, Fleisch aufzulösen und sämtliche normalerweise in den Magen gelangende Bakterien abzutöten, die den Speisebrei zersetzen könnten, schützt also den gesamten Verdauungskanal vor Schäden durch Zersetzungsprozesse. Außerdem ist diese Säure nötig, damit Kalzium, Eisen und andere Nährstoffe aus der Nahrung herausgelöst werden können. Pepsin ist im Stande, Proteine in kleinere Bestandteile aufzulösen; Lipase hingegen zerlegt Fettmoleküle. Beide Enzyme benötigen eine stark saure Umgebung. Wäre die Magenwand nicht von einer dicken, schützenden Schleimhaut überzogen, würde er sich sozusagen selbst verdauen. Wo Magengeschwüre entstehen, hat diese Schutzschicht ein Loch bekommen.

Der Magen produziert vor allem Substanzen, die den Nahrungsbrei zersetzen; daneben kann er aber auch kleinmolekuläre Substanzen aufnehmen, etwa Wasser, Salze, Vitamin B_{12} und Alkohol, und sie in den Blutkreislauf einspeisen.

Sobald das halbverdaute Essen im Zwölffingerdarm angekommen ist, wird es dort alkalinisiert, so dass es nicht mehr sauer ist, und dann von Sekreten der Bauchspeicheldrüse (dem Pankreas) in noch kleinere Bestandteile aufgelöst. Gleichzeitig zersetzt Galle aus der Gallenblase das darin enthaltene Fett in winzigste Tröpfchen. Sowohl Bauchspeicheldrüse als auch Gallenblase besitzen Gänge, die im Zwölffingerdarm enden. Der Zu- und Abfluss von Verdauungssäften in diesen Organen wird von einer Reihe von Hormonen reguliert, deren Produktion beginnt, sobald der Speisebrei im Zwölffingerdarm angelangt ist.

Erkrankungen und Beschwerden des oberen Verdauungstrakts von A bis Z

Achalasie

So wird eine Erkrankung der Speiseröhre genannt, bei der die Peristaltik – das rhythmische Zusammenziehen der Muskeln am unteren Speiseröhrenende, während der Speisebrei hinuntergleitet – gestört ist. Dann staut sich die Nahrung in der Speiseröhre, es tut weh beim Schlucken, Schmerzen im Brustkorb, Mundgeruch, schlechter Geschmack im Mund, in schweren Fällen stellen sich auch Gewichtsverlust und Mangelernährung ein. Der Grund für diese Störung ist unbekannt; man vermutet, dass ein Vitamin-E-Mangel dabei eine Rolle spielt. Zu Beginn ist es schwierig, Flüssigkeiten zu schlucken, dann bringt man auch feste Nahrung nicht mehr hinunter. Wird das Geschluckte wieder heraufgewürgt, kann es in die Luftröhre und von dort aus in die Lungen gelangen und zu einer Lungenentzündung führen. Schulmedizinisch wird die Diagnose Achalasie gestellt, indem man eine Kontrastmitteldarstellung mit Bariumbrei und/oder eine Endoskopie durchführt; die Behandlung besteht zunächst aus der Verabreichung krampflösender Mittel; anschließend wird meist das Speiseröhrenende mit einem wassergefüllten Ballonkatheter oder speziellen Instrumenten gedehnt, oder es muss eine Kardiomyotomie vorgenommen werden, das heißt, einige der Muskeln am Speiseröhrenende werden durchschnitten.

Eine Achalasie sollte unbedingt von einer erfahrenen homöopathischen Fachkraft behandelt werden; Selbsthilfe reicht hier nicht aus. Während Sie auf den Termin warten, können allerdings die nachstehenden Mittel helfen, die Beschwerden zu lindern.

Nehmen Sie das Mittel Ihrer Wahl viermal täglich, maximal drei Wochen lang:

■ Cimicifuga C6
Mittel der ersten Wahl.

■ Alumina C6
Symptome begleitet von trockener Kehle, die sich wie zugestöpselt anfühlt, sowie von chronischer Verstopfung, wobei der Stuhlgang selbst dann anstrengend ist, wenn der Stuhl weich ist; man kann nur sehr kleine Mengen Essen oder Trinken auf einmal hinunterschlucken.

■ Phosphorus C6
Magendrücken, starkes Verlangen nach eiskaltem Wasser, das jedoch wieder erbrochen wird, sobald es sich im Magen erwärmt hat, Essen wird kurz nach dem Hinunterschlucken wieder aufgestoßen, saurer Geschmack im Mund, saures Aufstoßen.

Was Sie sonst noch tun können:
Zusätzlich werden Vitamin-E-Gaben empfohlen.

Appetitstörungen

siehe auch Magersucht, S. 211 f., Ess-Brech-Sucht, S. 203 f.

Appetitverlust. Er tritt ziemlich häufig auf bei akuten oder chronischen Erkrankungen, kann sich durch Einnahme bestimmter Medikamente verschlimmern und wird manchmal direkt durch übermäßige Zufuhr von Vitamin A, Vitamin D oder Fluor verursacht, manchmal auch durch Eisen-, Zink-, Vitamin-B_1- Folsäure- oder Biotinmangel. Der Appetit kehrt meist zurück, wenn diese Zustände ausgeglichen werden. Tritt jedoch nach drei bis vier Wochen keine Besserung ein, sollten Sie ärztliche bzw. homöopathische Hilfe in Anspruch nehmen. In seltenen Fällen ist der kontinuierliche Appetitverlust ein Frühwarnzeichen für Magenkrebs.

Nehmen Sie das Mittel Ihrer Wahl alle acht Stunden, maximal zwei Wochen lang, vorausgesetzt, der Appetitmangel hat nichts mit den genannten Überschuss- oder Mangelzuständen oder einer ärztlich diagnostizierten Erkrankung zu tun:

■ Ignatia C30
Appetitverlust infolge von Trauer oder Kummer; keinerlei Interesse an irgendwelcher Nahrung, an Genussmitteln, Zigaretten etc., allerdings auch keine starke Abneigung dagegen.

■ Pulsatilla C30
Keinerlei Durst, große Aversion gegen Fett und Eier.

■ Nux vomica C30
Bitterer Geschmack im Mund, deshalb kein Appetit auf Essen, gelblich belegte Zunge, allgemeines »Katergefühl«.

■ Lycopodium C30
Hunger, dennoch Völlegefühl nach nur wenigen Bissen, sehr viel Luft im Magen.

Nehmen Sie folgendes Mittel bei Appetitmangel nach akuter Erkrankung:

■ Gentiania C30
einzunehmen in Tropfenform, eine halbe Stunde vor jeder Mahlzeit jeweils fünf Tropfen, maximal zehn Tage lang.

Gesteigerter Appetit. Das kann ein Zeichen einer Schilddrüsenüberfunktion sein (dabei sind alle Stoffwechselvorgänge beschleunigt) oder von Unterzuckerung, manchmal auch von Depression; bei Bulimie hingegen folgen dem gelegentlichen Heißhungeranfall sofort Schuldgefühle, selbstinduziertes Erbrechen und Abführmittelmissbrauch. Ein (übermäßig) gesteigerter Appetit kann auch seelische Gründe haben, zum Beispiel Heimweh, Liebeskummer oder Einsamkeit (Essen als Ersatz).

Nehmen Sie das Mittel Ihrer Wahl dreimal täglich, maximal zwei Wochen lang:

■ Jodum C6
Gesteigerter Appetit, doch keine Gewichtszunahme, oft Hitze- und Schwächegefühl, nagende Magenschmerzen, falls die Mahlzeiten nicht regelmäßig eingenommen werden, zunehmende Vergesslichkeit, so dass man alles zweimal kontrolliert.

■ Natrium muriaticum C6
Gesteigerter Appetit, dazu Gewichtsverlust, vor allem um den Hals herum, sowie starkes Verlangen nach Salz.

■ China C6
Gesteigerter Appetit, dazu Würmer im Verdauungstrakt.

■ Psorinum C6
Heißhunger, der kein Ende hat.

■ Lycopodium C6
Gesteigerter Appetit, doch Völlegefühl nach nur wenigen Bissen.

AUFSTOSSEN

siehe auch Verdauungsstörungen, S. 516ff.; Blähungen, S. 529f.

Aufstoßen wird meist dadurch verursacht, dass man Luft schluckt, wenn man nervös ist oder zu schnell isst. Manchmal ist häufiges Aufstoßen Zeichen einer Verdauungsstörung, vor allem nach schwerem, fettem Essen, eines Leistenbruchs (falls sich das Aufstoßen beim Vornüberbeugen oder Hinlegen verschlimmert), eines Verschlusses des Magenpförtners (Pylorusstenose) oder ein Symptom von Gallensteinen (Aufstoßen nach Genuss fetter Speisen). Bekannt ist, dass kleine Babies ihr »Bäuerchen« machen müssen, weil sie beim Trinken oft Luft schlucken; auch in den Spätstadien einer Schwangerschaft kommt es oft vor, dass die Frau aufstoßen muss, weil die Gebärmutter von unten gegen den Magen drückt.

Nehmen Sie das Mittel Ihrer Wahl alle 30 Minuten, bis zu maximal zehn Dosen:

- **Carbo vegetabilis C6**

Wenn das Aufstoßen die Druckbeschwerden sofort lindert.

- **China C6**

Wenn das Aufstoßen die Beschwerden nicht zu lindern vermag.

- **Argentum nitricum C6**

Verlangen nach Süßem, aufgedunsener Leib, Durchfall, Aufstoßen verschlimmert, wenn man sich Sorgen um Kommendes macht.

- **Lycopodium C6**

Großer Hunger, doch Völlegefühl nach wenigen Bissen, dazu heftiges Aufstoßen von Luft.

- **Pulsatilla C6**

Aufstoßen begleitet von Übelkeit, Verschlimmerung in warmen Räumen.

Gastritis

So wird eine Entzündung der Magenschleimhaut genannt. Sie ist ein »klassisches« psychosomatisches Leiden, wird aber gelegentlich auch durch den zu häufigen Genuss von sauren Speisen oder solchen, welche die Magensäureproduktion zu stark anregen, verursacht.

Homöopathische Einzelmittel finden Sie unter dem Stichwort »Verdauungsstörungen« (S. 516ff.). Eine chronische Gastritis sollte konstitutionell angegangen werden.

Was Sie sonst noch tun können:

Die Magenschleimhaut kann gut abheilen, wenn Sie bei den ersten akuten Symptomen 24 Stunden lang nichts außer abgekochtem, kühlen Wasser zu sich nehmen, dann 24 Stunden lang nur Pfeilwurz-, Tapioka- oder Weizengrieß und Wasser. Am dritten und vierten Tag dürfen Sie viele kleine, aber leichte Mahlzeiten essen – ungewürzte Kartoffeln, Vollkornreis (gut kauen!) und Apfelmus, aber keinerlei Saures oder Gesüßtes. Am fünften Tag dürfen Sie wieder normal essen, sollten sich aber an die Empfehlungen auf S. 66f. halten. Falls Sie rauchen oder Alkohol trinken, hören Sie am besten ganz damit auf! Auch Vitamin E sowie Zink können heilungsfördernd wirken.

Magengeschwür/Zwölffingerdarmgeschwür

Ein Geschwür, das sich im Magen oder im Zwölffingerdarm befindet, wird mit dem medizinischen Fachausdruck »peptisches Ulkus« bezeichnet. Zwölffingerdarmgeschwüre sind bei Männern viermal häufiger als bei Frauen, Magengeschwüre hingegen auf beide Geschlechter etwa gleichermaßen verteilt. Bei Frauen steigt das Risiko, ein solches Geschwür zu bekommen, nach den Wechseljahren, möglicherweise deshalb, weil die vorher hohen Östrogenspiegel einen gewissen Schutzeffekt ausübten.

Magengeschwüre sind meist etwa markstückgroße »Löcher« in der Magenschleimhaut, die zum Beispiel infolge von Magensäure-Überproduktion entstanden sind, oder die Magenwanddrüsen haben zu wenig Schleim produziert, oder es wurde Gallenflüssigkeit aus dem Zwölffingerdarm in den Magen gespült, was wiederum passieren kann, wenn man viel raucht, viel trinkt, unregelmäßig isst, eine Allergie gegen Weizen-(produkte) oder Milch(produkte) hat, unter großem Stress steht oder häufig bestimmte Medikamente – vor allem Aspirin, Kortisonpräparate oder andere Entzündungshemmer – einnimmt.

Zu den Symptomen eines Magengeschwürs gehören nagende oder brennende Schmerzen in der Magengegend, die manchmal zwei bis drei Stunden anhalten, Verdauungsstörungen, Übelkeit und Erbrechen. Die Schmerzen können mit dem Essen zusammenhängen, müssen das aber nicht. Am höchsten ist das Risiko, ein Magengeschwür zu bekommen, bei älteren Personen, Menschen aus sozial niedrigen Schichten bzw. mit niedrigem Einkommen sowie bei Menschen der Blutgruppe A. Unbehandelte Magengeschwüre führen mit der Zeit zu Appetitverlust (siehe S. 502), Gewichtsverlust, in selteneren Fällen auch zu Magendurchbruch, Verschluss des Magenpförtners oder gar Magenkrebs. Wenn – was nicht oft vorkommt das Magengeschwür zu bluten beginnt, kann dabei rasch ein hoher Blutverlust eintreten, der (vor allem bei Älteren) zum Schock oder zu einer ausgeprägten Anämie führt.

Schulmedizinisch werden Bettruhe, Antazida (Säurehemmer) und bestimmte Magen-Rezeptorenblocker verschrieben. Nur wenn alle diese Mittel nicht greifen, wird eine teilweise Magenresektion (eine Operation, bei der ein Teil des Magens entfernt wird) in Erwägung gezogen.

Zwölffingerdarmgeschwüre sind »Löcher« in der Schleimhaut des Duodenums, die durch Einwirkung von Magensäure entstehen. Meist sind sie etwas kleiner als Magengeschwüre und verursachen nagende Schmerzen im oberen Bereich des Unterleibs, die bevorzugt etwa drei bis vier Stunden nach den Mahlzeiten auftreten. Die Ursachen bzw. verstärkenden Faktoren sind die gleichen wie bei Magengeschwüren. Zwölffingerdarmgeschwüre treten vor allem bei Menschen der Blutgruppe 0, Emphysem- oder Leberzirrhose-Leidenden auf. Zu den möglichen Komplikationen gehören innere Blutungen, die wiederum Anämie, Magenpförtner-Verschluss oder Bauchfellentzündung zur Folge haben können (letzteres dann, wenn das Geschwür die Wand des Zwölffingerdarms durchbricht und die dahinterliegende Bauchhöhle infiziert).

Schulmedizinisch werden Antazida (Magensäure-Hemmer) oder andere Mittel verabreicht, die die Produktion der Magensäure reduzieren; eine Operation ist selten notwendig.

Von einem perforierten Ulkus spricht man, wenn das Geschwür die Wand des Magens oder Zwölffingerdarms durchbrochen hat. Zu den Symptomen gehören schwere Magen- bzw. Unterleibsschmerzen, die mehr als eine Stunde anhalten, mit oder ohne Erbrechen; manchmal findet sich Blut im Erbrochenen. Sie sollten in diesem Fall sofort zum Arzt bzw. den Notarzt holen.

Am besten ist eine homöopathische Konstitutionsbehandlung bei einer erfahrenen Fachkraft, vor allem, wenn Sie schon öfter unter peptischen Ulzera gelitten haben. Einzelmittel finden Sie unter den Stichworten »Verdauungsstörungen«, S. 517 ff., oder »Übelkeit und Erbrechen«, S. 514 f. Zur Selbsthilfe siehe unter Gastritis, S. 505.

Magengrippe

Was im Volksmund Magengrippe heißt, wird medizinisch als Gastroenteritis bezeichnet: eine Entzündung des Verdauungstrakts, vor allem des Magens, meist durch ein im persönlichen Kontakt übertragenes Virus ausgelöst oder aber durch kontaminiertes Essen oder Wasser, eine heftige Nahrungsmittelallergie, Nahrungsmittelunverträglichkeit bei Reisen in ferne Länder oder irgendeine Erkrankung oder Medikamenteneinnahme, bei der die normale Darmflora geschädigt wurde. Die Symptome hängen vom Schweregrad der Magengrippe ab, geben sich aber meist nach rund 48 Stunden. In schlimmen Fällen kommt es zu wiederholter Übelkeit und Erbrechen, Durchfall, Magen- bzw. Unterleibskrämpfen, Fieber und Erschöpfung. In leichten Fällen stellen sich lediglich etwas Übelkeit und Stuhldrang ein, bei dem weicher Stuhl abgeht. Bei Kleinkindern und älteren Menschen müssen solche Magenbeschwerden ernster genommen werden, weil sie rasch zu Austrocknung (Dehydrierung) und sogar zum Kreislaufschock führen können, wenn die verlorene Flüssigkeit und die darin gelösten Salze nicht sofort wieder ersetzt werden. Schulmedizinisch werden oft Antiemetika (gegen Erbrechen) oder Anti-Diarrhö-Mittel (gegen Durchfall) verordnet; die beste Hilfe sind jedoch Bettruhe und reichliche Flüssigkeitszufuhr, etwa schwarzer Tee mit ein paar Körnchen Salz und etwas Zucker oder auch lauwarme Colagetränke sowie leicht gesalzene Fleisch- oder Gemüsebrühe.

Nehmen Sie das Mittel Ihrer Wahl alle 60 Minuten, bis zu maximal zehn Dosen:

■ Arsenicum album C6

Brennende Leibschmerzen, Frösteln, Unruhe, Ängstlichkeit, Verlangen nach kleinen Schlucken Wasser, Symptome verschlimmern sich zwischen Mitternacht und zwei Uhr morgens.

■ Pulsatilla C6

Symptome nachts schlimmer als tags, kein Stuhlgang gleicht dem anderen, fettes Essen verschlimmert den Durchfall, Weinerlichkeit.

■ China C6

Schaumiger, gelblicher Stuhl, Flatulenzen (Winde), Frösteln, Erschöpfung, Zugluft oder leichter Druck auf den Leib verschlimmern die Symptome.

■ Acidum phosphoricum C6
Magengrippe mit Durchfall, der sich durch Bewegen verschlimmert, entfärbter Stuhl, keine Schmerzen oder Erbrechen.

■ Phosphorus C6
Durchfall, Brennen beim Stuhlgang, Erbrechen, Verlangen nach eiskaltem Wasser, das erbrochen wird, sobald es sich im Magen erwärmt hat.

■ Podophyllum C6
Schwerer Durchfall, Stuhl grünlich und verschleimt, vor allem frühmorgens, Leibkrämpfe, Schwächegefühl.

■ Carbo vegetabilis C6
Magengrippe mit Kälte- und Ohnmachtsgefühl, klamme Glieder, Fächeln bringt Erleichterung.

■ Sulfur C6
Brennender Durchfall, bei dem man gegen fünf Uhr morgens schleunigst aus dem Bett muss, Anus rot und juckend.

■ Baptisia C6
Stuhl dunkel, blutig, faulig riechend und beinahe flüssig, aufgetriebener Leib, Schwäche- und Erschöpfungszustand, Liegen auf der rechten Seite verschlimmert die Symptome; Verdacht auf Salmonellen-Infektion.

■ Colocynthis C6
Kolikartige Schmerzen, die sich durch Druck auf den Leib oder Vornüberbeugen bessern, »verdorbener Magen« im Zusammenhang mit extremem Ärger.

■ Mercurius corrosivus C6
Magengrippe mit Durchfall, Stuhl blut- und schleimdurchsetzt.

■ Nux vomica C6
Ständige Leibschmerzen, die beim Stuhlgang besser werden, Durchfall ruft Hämorrhoiden hervor, Frösteln, Reizbarkeit.

■ Ipecacuanha C6
Unentwegte Übelkeit, faulig riechender, grünlichgelber Stuhl voller fermentierender Nahrungsreste.

Sollten die obengenannten Symptome nach einer Stunde nicht abklingen, sondern in voller Stärke weiter bestehen bleiben oder sogar zunehmen, handelt es sich möglicherweise nicht um eine Magengrippe, sondern um eine Blinddarmentzündung. In diesem Fall holen Sie sofort den Notarzt und verabreichen inzwischen folgendes Mittel:

■ Lachesis C6
Alle fünf Minuten, bis zu maximal zehn Dosen, während Sie auf ärztliche Hilfe warten.

Was Sie sonst noch tun können:
Bei jeder Magengrippe sollten Sie viel ruhen und viel trinken; fügen Sie jedem Liter abgekochten Wassers etwa 1 TL Salz (keinen Zucker) hinzu. Milch ist nicht zu empfehlen, da sie manchmal eine sekundäre Laktose-Intoleranz hervorruft. Essen Sie möglichst gar nichts, bis es Ihnen vom Magen her bessergeht, und anschließend nur leicht Verdauliches. Sorgen Sie für sehr gute persönliche Hygiene, damit Sie das Magengrippe-Virus nicht an andere Familienmitglieder weitergeben (z. B. nur eigene Handtücher und eigenes Geschirr benutzen, WC-Sitz und -Schüssel nach jedem Stuhlgang desinfizieren, einige Tage möglichst wenig Hautkontakt).

Reisekrankheit
Schaukeln und Schütteln beim Reisen, Wellengang bei Schiffsreisen oder Durchfliegen von Turbulenzen sowie die Druckveränderung bei Start und Landung – vor allem dann, wenn man zu lesen oder sich auf einen festen Punkt zu konzentrieren versucht – können manchmal das Gleichgewichtsorgan im Innenohr durcheinander bringen. Kinder sind dafür besonders anfällig, aber auch Menschen, die schwere Ohrerkrankungen durchgemacht haben. Zu den Symptomen der Reisekrankheit gehören Blaßwerden, Frösteln, kalte Schweißausbrüche, Übelkeit und Erbrechen (siehe

auch unter diesem Stichwort, S. 513 f.). Stickige Räume, drangvolle Enge, Essensgerüche oder Tabakrauch verschlimmern das ganze meist noch.

Nehmen Sie das Mittel alle 15 bis 60 Minuten, je nach Schweregrad der zu erwartenden Reisekrankheit, ab eine Stunde vor Reisebeginn:

■ Aconitum C30

Bei starker Angst vor Katastrophen, Absturz oder anderen tödlichen Gefahren der Reise.

■ Tabacum C6

Übelkeit, Erbrechen, Schwäche- bis Ohnmachtsgefühl, Blässe, Frösteln, kalte Schweißausbrüche, Gefühl, als liege ein enges Band um den Kopf, besonders starke Abneigung gegen Zigarettenrauch.

■ Rhus toxicodendron C6

Leichte Übelkeit, die sich beim Hinlegen bessert.

■ Cocculus C6

Bloßer Anblick von Essen verursacht Übelkeit und erhöhten Speichelfluss, Schwindelgefühl und Erschöpfung, Verlangen, sich hinzulegen.

■ Petroleum C6

Hungergefühl, das nach wenigen Bissen aufhört, plötzlich stark erhöhter Speichelfluss, Schwindelgefühl, das sich durch laute Geräusche oder plötzliches Aufsetzen verschlimmert, Schmerzen im Hinterkopf und im Hals.

■ Borax C6

Angst vor plötzlichen Bewegungen nach unten (zum Beispiel Wellentälern oder Absacken des Flugzeugs bei Turbulenzen).

■ Nux vomica C6

Schwindelgefühl, Kopfschmerzen im Hinterkopf oder über einem Auge; Essen, Tabakrauch oder Kaffee verschlimmern den Schwindel, schmerzhaftes Würgen und Erbrechen, Frösteln, Verstopfung.

Schluckbeschwerden

Beschwerden beim Schlucken werden medizinisch Dysphagie genannt. Sie können durch – bewusste oder unbewusste – Ängste oder durch Nervosität verursacht werden, wobei der berühmte »Kloß im Hals« entsteht: Die Peristaltik der Speiseröhre funktioniert mit angekratztem Nervenkostüm nicht mehr richtig. Ein ähnliches Kloßgefühl entsteht, wenn die Schilddrüse vergrößert ist (siehe Schilddrüsenprobleme, S. 617 f.). Schluckbeschwerden hat auch, wer eine Gräte in den Hals bekommt. Eine gewisse Halsenge ist ganz normal bei Halsschmerzen oder Mandelentzündung. Das Gefühl, es bleibe einem der Bissen im Halse stecken, vor allem beim Vornüberbeugen oder im Liegen, kann ein Zeichen für Leistenbruch, Reflux-Ösophagitis (eine Speiseröhrenentzündung, bei der der Speisebrei teilweise wieder zurück, nach oben fließt) oder Speiseröhrenkrampf bzw. -verengung sein. Chronische Schmerzen in der Speiseröhre, verbunden mit unerklärlichem Gewichtsverlust, sind eventuell ein Warnzeichen für Speiseröhrenkrebs. Sie sollten sich auf jeden Fall unverzüglich ärztlich untersuchen lassen.

Einzelmittel finden Sie unter den oben angegebenen Stichworten oder in der folgenden Liste.

Nehmen Sie das Mittel Ihrer Wahl alle vier Stunden, maximal zwei Tage lang:

- **Ignatia C30**

Gefühl, als säße ein Kloß im Hals, Schlucken ansonsten nicht behindert.

- **Lachesis C30**

Große Abneigung gegen Halstücher, Schals oder andere Dinge, die den Hals einengen.

- **Acidum nitricum C30**

Gefühl, als stecke eine Gräte in der Kehle, obwohl man keinen Fisch gegessen hat.

- **Stramonium C30**

Krämpfe der Speiseröhrenmuskulatur beim Schlucken.

Übelkeit und Erbrechen

siehe auch Reisekrankheit, S. 510

Anfälle von Übelkeit, mit oder ohne Erbrechen, die weniger als 24 Stunden anhalten, sind oft mit Migräne, Magengrippe, akuter Gastritis, Lebensmittelvergiftungen, Innenohrentzündung und Menièreschem Drehschwindel verbunden, können aber auch bei Gelbsucht, Keuchhusten und Blasenentzündungen auftreten. Falls solche Anfälle oft auftreten oder mehr oder weniger über zwei bis drei Tage anhalten, steckt wahrscheinlich eher ein Leistenbruch, eine chronische Gastritis, eine Gallenblasenentzündung, ein Gallensteinleiden oder ein Verschluss des Magenpförtners dahinter. Genaueres entnehmen Sie bitte den jeweiligen Stichworten.

Übelkeit und Erbrechen können auch Warnzeichen einer ernsthafteren Erkrankung sein, etwa eines Magen- oder Zwölffingerdarmgeschwürs (vor allem, wenn es blutet oder durchbricht), einer schweren Magenschleimhautentzündung, einer Blinddarmentzündung, einer Hirnverletzung oder Hirnblutung, eines Hirntumors, eines akuten Glaukoms (Erhöhung des Augeninnendrucks), einer Hirnentzündung (Meningitis) oder auch eines Magenkrebses. In jedem dieser Fälle müssen Sie sich rasch in ärztliche Behandlung begeben.

In der Schwangerschaft sind Anfälle von Morgenübelkeit in den ersten Schwangerschaftsmonaten recht häufig; Gefahr besteht nur, wenn daraus ein mehr oder weniger unstillbares Erbrechen wird. Übelkeit und Erbrechen können auch rein seelisch bedingt sein (z. B. wenn man etwas buchstäblich »zum Kotzen« findet, Lampenfieber oder Angst hat).

Falls Übelkeit und/oder Erbrechen von schweren Leibschmerzen begleitet sind, die länger als eine Stunde anhalten, oder wenn sie nach einer Kopfverletzung auftreten (Verdacht auf Gehirnerschütterung oder Schädelbruch), oder falls sich Blutflecken oder geronnenes Blut im Erbrochenen befinden, sollten Sie sofort den Notarzt herbeiholen und mittlerweile eines der folgenden Mittel wählen.

Nehmen Sie das Mittel Ihrer Wahl alle fünf Minuten, bis zu maximal zehn Dosen:

■ Aconitum C30
Erbrechen und schwere Leibschmerzen, die mehr als eine Stunde anhalten, Schmerzen durch Erbrechen nicht gelindert, Verdacht auf durchgebrochenes Magengeschwür oder Blinddarmentzündung.

■ Phosphorus C6
Erbrechen von dunkelrotem oder geronnenem Blut, Verdacht auf blutendes peptisches Ulkus.

■ Arnica C30
Erbrechen nach einer Kopfverletzung.

■ Belladonna C30
Übelkeit und Erbrechen, dazu Bewusstseinsstörungen, Verwirrtheit, Lichtintoleranz und Kopfweh, das sich beim Vornüberbeugen verschlimmert.

Auch nach einer Strahlenbehandlung, einer Nahrungsmittelallergie oder bei Mangel an Zink und Vitamin B_6 (vor allem in der Schwangerschaft), Natrium, Magnesium und Biothin oder bei einem Überschuss an Vitamin D, Kalzium oder Lithium kann es zu Übelkeit und Erbrechen kommen, desgleichen als Nebenwirkung vieler – auch pflanzlicher! – Arzneimittel.

Nehmen Sie das Mittel Ihrer Wahl alle 15 Minuten (oder auch in längeren Abständen, je nach Schweregrad), bis zu maximal zehn Dosen:

■ Ipecacuanha C6
Ständige Übelkeit, kneifende Leibschmerzen, Erbrechen kann grünlichen Schleim enthalten, Symptome verschlimmern sich beim Autofahren oder beim Betrachten sich bewegender Objekte, dazu Kopfweh und Schweißausbrüche.

■ Arsenicum album C6
Übelkeit und Erbrechen, begleitet von Durchfall, etwa nach Genuss angefaulter Nahrungsmittel (vor allem überreifer Früchte)

oder bei Bestehen eines Magen- oder Zwölffingerdarmgeschwürs; Magenschmerzen gelindert durch warme Getränke, Erschöpfung, Unruhe, Frösteln, Symptome am schlimmsten zwischen Mitternacht und zwei Uhr morgens.

■ Nux vomica C6

Erbrechen zwei bis drei Stunden nach den Mahlzeiten, schmerzhaftes Würgen, Neigung, nachts gegen vier Uhr aufzuwachen und dann zwei bis drei Stunden nicht wieder einschlafen zu können, Katergefühl, vor allem nach ausgedehnter Mahlzeit oder bei Bestehen von peptischem Ulkus.

■ Phosphorus C6

Verlangen nach kaltem Wasser, das wieder erbrochen wird, sobald es sich im Magen erwärmt hat, Blut im Erbrochenen, brennende Schmerzen in der Magengrube, Verdacht auf peptisches Ulkus.

■ Pulsatilla C6

Erbrechen nach fettem, schwerem Essen, gelbgrüner Ausfluss aus der Nase, Besserung aller Symptome in frischer Luft, generell »nah am Wasser gebaut«.

■ Antimonium crudum C6

Erbrechen unmittelbar nach den Mahlzeiten (vor allem ausgedehnten), kein Hunger nach dem Erbrechen, Zunge weiß und pelzig, Magen »zieht nach unten«, Befinden verschlechtert sich in heißen, stickigen Räumen.

Was Sie sonst noch tun können:

Bei mehrmaligem Erbrechen gehen dem Körper viel Flüssigkeit und Mineralsalze verloren; trinken Sie deshalb möglichst viel (vor allem abgekochtes, kühles Wasser oder Schwarztee mit einer Prise Salz darin, mit kleinen Schlucken beginnen) und meiden Sie ein bis zwei Tage lang feste Nahrung. Hören Sie zu rauchen auf. Falls Sie den Verdacht haben, Ihre Beschwerden seien auf Medikamenteneinnahme zurückzuführen, reden Sie mit der Ärztin bzw. dem Arzt.

Verdauungsstörungen

Unter diesem sehr unspezifischen Oberbegriff werden viele Arten von Störungen zusammengefasst: vom Aufstoßen über vages Magendrücken nach dem Essen, Sodbrennen, Schluckbeschwerden, Magenschmerzen, Übersäuerung des Magens, Blähungen, die den oberen Verdauungstrakt betreffen. Weitaus mehr werden es, wenn wir auch den unteren Teil des Verdauungstraktes betrachten (siehe dazu ab S. 520), also Dick- und Dünndarm, Leber, Galle, Bauchspeicheldrüse, außerdem den Harntrakt, der streng genommen ebenfalls dazu gehört, also Nieren, Harnleiter, Harnröhre und Blase.

Sämtliche Stationen der Verdauung – etwa die ohne unseren Willen ablaufenden Muskelkontraktionen des Darms, die Ausschüttung der verschiedenen Verdauungsenzyme, -säfte und -hormone – können durch seelischen Aufruhr oder starke Emotionen (Angst, Zorn, Wut, Hass, Ungeduld usw.) in Mitleidenschaft gezogen werden. Zudem lassen die Verdauungsfunktionen allmählich etwas nach, je älter wir werden, und sie können in Schwung gebracht oder auch behindert werden, je nachdem, welche Nahrung und Getränke wir zu uns nehmen und wie viel. Schwangerschaft, Rauchgewohnheiten, Bewegungsmangel, starkes Übergewicht und eine Reihe von Erkrankungen – nicht nur des Stoffwechsels bzw. der Verdauungsorgane – wirken sich ebenfalls auf die Verdauung aus.

Die meisten Verdauungsbeschwerden können Sie selbst beseitigen; nachstehend dazu einige Ratschläge. Bei chronischen Beschwerden ist jedoch eine gute homöopathische Konstitutionsbehandlung sehr empfehlenswert. Schulmedizinische Mittel gegen Verdauungsbeschwerden wirken nur selten kausal, meist lediglich symptomatisch, gehen das Übel also nicht an der Wurzel an. Zudem kann man unter Umständen von ihnen abhängig werden, oder ihr Dauergebrauch schadet. Das ist beispielsweise bei Abführmitteln (Laxanzien), auch pflanzlicher Herkunft, und bei Appetitzüglern der Fall, ebenso bei Antazida (Magensäure-Hemmern), die Menschen mit Bluthochdruck, Nierenleiden oder Darmblutungen unbedingt meiden müssen.

Dickdarmkrebs ist, wie Magenkrebs auch, ein typisches »Zivilisationsleiden« und hängt unter anderem mit der Ernährung zusammen (zu viel Fett, zu viel Fleisch, zu wenig Ballaststoffe in der Nahrung). Damit es gar nicht erst so weit kommt, sollten Sie die Ratschläge für gesunde Ernährung beherzigen (siehe ab S. 66), Ihrem Verdauungstrakt bei Erkrankungen auch einmal eine Pause gönnen, indem Sie gemäßigtes Heilfasten machen, Ihre Darmflora gesund halten (z. B. so wenig Antibiotika einnehmen wie nur irgend möglich), Ihre Leber nicht unnötig mit Alkohol, fetten Speisen, Medikamenten und Hormonpräparaten (auch der Antibabypille!) belasten, für einen natürlich geregelten Stuhlgang sorgen (dreimal die Woche reicht völlig aus) und lernen, Stress abzubauen und sich zu entspannen (was auch die Verdauung positiv beeinflusst).

Nehmen Sie das Mittel Ihrer Wahl alle zehn bis 15 Minuten, bis zu maximal sieben Dosen, bei akuten Verdauungsstörungen:

- Carbo vegetabilis C30

Bauch stark gebläht, selbst nach leichtestem Essen, Aufstoßen bringt etwas Erleichterung, Verdauung scheint langsamer als normal, schwaches Brennen im Magen, das sich bis in den Rückenbereich fortsetzt, Verlangen nach Frischluft.

- Nux vomica C6

Sodbrennen ca. eine halbe Stunde nach den Mahlzeiten, schmerzhaftes Würgen, das faulen Geschmack im Mund hinterlässt, Beschwerden vor allem nach zu reichlichem Essen, zu viel Alkohol oder Überarbeitung, erhöhte Reizbarkeit.

- Pulsatilla C6

Beschwerden setzen etwa zwei Stunden nach zu schwerem Essen ein, abends am schlimmsten, Druckgefühl unter dem Schlüsselbein, Herzklopfen, schlechter Geschmack im Mund, Kopfweh um die Augen herum, Übelkeit mit oder ohne Erbrechen, Weinerlichkeit.

- Arsenicum album C6

Sodbrennen nach dem Essen, das sich spätnachts verschlimmert, Gefühl, als läge ein Stein im Magen, Würgen und Erbrechen bis zur Erschöpfung, danach Frösteln und Unruhe, Besserung durch Wärme und kleine Schlucke Wasser, Verdacht auf peptisches Ulkus.

■ Bryonia C6
Gefühl, als läge jedes Essen wie ein Stein im Magen, Sodbrennen, Übelkeit und Schwächeanfälle, Mund füllt sich mit bitter schmeckender Flüssigkeit, Verlangen nach großen Schlucken kalter Getränke, Symptome verschlimmern sich durch Druck oder selbst leichte Bewegungen, lassen jedoch nach bei Rückenlage.

■ China C6
Starke Magenblähungen, die sich durch Aufstoßen nicht bessern, kürzlicher Verlust von Körperflüssigkeiten (viel Schweiß, Blut, auch Sperma), Apathie und Nachlässigkeit, Symptome nachts verschlimmert, Stuhl sieht aus wie klein geschnittene harte Eier.

■ Anacardium C6
Verdauungsbeschwerden ein bis zwei Stunden nach den Mahlzeiten, die jedoch durch erneutes Essen kupiert werden können, schlechter Geschmack im Mund, Magen fühlt sich wie blockiert an, kalte Getränke verschlimmern alles, oft vergeblicher Stuhldrang, dazu Vergesslichkeit; Verdacht auf peptisches Ulkus.

■ Argentum nitricum C6
Häufiges Aufstoßen, vor allem nach Genuss von Süßem, abwechselnd Verstopfung und Durchfall, »Schmetterlinge« im Magen, Verdacht auf peptisches Ulkus.

■ Sepia C6
Plötzliches Leeregefühl im Magen, vor allem abends, das durch Essen verschwindet, Verlangen nach Eingelegtem und Saurem, weißlich belegte Zunge, saurer Geschmack im Mund, häufige Blähungen, auch im Darm, Druckempfindlichkeit in der Lebergegend, Übelkeit beim Geruch von Essen, Besserung beim Liegen auf der rechten Seite.

■ Lycopodium C6
Sodbrennen, Magen gebläht und voller Luft, rasche Sättigung, selbst bei großem Hunger, vor allem aber deshalb, weil Essen

sofort zu Verdauungsbeschwerden führt, die sich durch Aufstoßen nicht bessern, Verstopfung, Verdacht auf peptisches Ulkus.

■ Phosphorus C6

Brennendes Gefühl im Brustkorb, Verlangen nach eiskaltem Wasser, was sofort erbrochen wird, sobald es sich im Magen erwärmt hat, peptisches Ulkus sehr wahrscheinlich.

■ Graphites C6

Brennende Hungerschmerzen, die sich durch Essen oder heiße Getränke (vor allem Milch) rasch geben, doch gleich gefolgt werden von Verdauungsbeschwerden, Übelkeit durch Genuss von Süßem, Verdacht auf peptisches Ulkus.

■ Kalium bichromicum C6

Übelkeit und Erbrechen nach Biertrinken, Gefühl, die gesamte Verdauung sei zum Stillstand gekommen, Magen aufgetrieben, Magenschmerzen an einer bestimmten Stelle, peptisches Ulkus sehr wahrscheinlich.

Dick- und Dünndarm, Leber, Gallenblase und Bauchspeicheldrüse (unterer Verdauungstrakt)

Vom Magen aus gelangt alles, was wir essen und trinken, zuerst in den Zwölffingerdarm (das Duodenum) und in den Dünndarm, wird dann durch ein kleines Ventil in den Blinddarm (das Zäkum, zu unterscheiden vom Wurmfortsatz des Blinddarms, der sich oft entzündet) gepresst und wandert anschließend durch die auf- und absteigenden Schlingen des Dickdarms (Kolon) bis in den Enddarm (Rektum) und schließlich zum After (Anus) hinaus. Die Entfernung vom Magenausgang bis zum After beträgt ungefähr acht Meter, und die ganze Verdauungsreise dorthin dauert etwa 18 bis 30 Stunden, von dem Moment gerechnet, wenn der Speisebrei den Magen verlässt. Leber und Bauchspeicheldrüse (Pankreas) leiten ihre Verdauungssäfte durch einen gemeinsamen Gang, den Gallengang, in den Zwölffingerdarm ein. Die Gallenflüssigkeit emulsiert Fette, und die von der Bauchspeicheldrüse ausgeschütteten Enzyme arbeiten sich durch Proteine, Stärke und Fett.

Die Leber ist nicht nur für die Verdauung sehr wichtig. In ihr wird Glykogen – eine kompakte Form von Glukose, also Zucker – gespeichert, außerdem die Vitamine A, B, D, E und Biotin. Sie eliminiert Toxine, beispielsweise Alkohol, aus dem Blutkreislauf; sie stellt Blutproteine und Gerinnungsfaktoren her; sie synthetisiert Cholesterin, ein wesentlicher Bestandteil aller Zellmembranen und Vorläufer vieler Hormone; in ihr werden gesättigte in ungesättigte Fettsäuren umgewandelt, wenn dem Körper keine Glukose zur Verfügung steht und er daher auf die Fettreserven zur Energiegewinnung zurückgreifen muss. In der Leber wird das eisenhaltige, sauerstofftransportierende Pigment Hämoglobin aufgespalten und dann rezykliert; sie spaltet darüber hinaus auch überschüssige Aminosäuren auf und schüttet ihre stickstoffhaltigen Komponenten als Harnstoff ins Blut aus (Harnstoff ist ein Bestandteil des Urins). Und sie produziert sehr viel Wärme, die bei all diesen chemischen Reaktionen freigesetzt wird.

Die Bauchspeicheldrüse – sie ist rund 15 Zentimeter lang und liegt unterhalb und hinter dem Magen – produziert große Mengen Natriumbikarbonat sowie Verdauungsenzyme. Natriumbikarbonat ist basisch und kann daher die Magensäure neutralisieren. Außerdem werden hier zwei wichtige Hormone, das Insulin und das Glukagon, hergestellt, die den Zuckerstoffwechsel jeder Körperzelle regulieren.

Die Gallenblase produziert selbst keine Sekrete, sondern fängt die von der Leber herbeiströmende Gallenflüssigkeit auf, konzentriert sie und entlässt sie dann in den Zwölffingerdarm, wenn ein Hormon namens Cholezystokinin – das ausgeschüttet wird, sobald fettes Essen den Magen verlässt – ihr den Befehl dazu gibt.

Der Dünndarm hat zwei Funktionen zu erfüllen: Einmal muss er den Speisebrei weiter aufspalten, und zum anderen muss er Nährstoffe aufnehmen, die von hier aus in den Blutkreislauf gelangen. Obwohl er »nur« ca. 6,4 Meter lang ist, hat er eine Absorptionsoberfläche von rund 18,5 Quadratmetern – und zwar deshalb, weil seine inneren Wände von Millionen kleiner »Finger«, den so genannten Zotten (Villi), durchsetzt ist. Jede Zotte enthält Blutkapillaren und winzige Lymphgefäße, so genannte Laktealen. Aminosäuren, Glukose, kleine Fett-Tröpfchen, Vitamine und Mineralstoffe werden von den Kapillaren aufgenommen, größere Tropfen Fett von den Laktealen.

Was vom Dünndarm nicht aufgenommen wird – etwa fünf Prozent der Fette, zehn Prozent der Aminosäuren, Ballaststoffe, einige Vitamine, Bakterien, Darmsekrete, Salze und Wasser –, gelangt weiter in den Dickdarm, wo die ganze Masse langsam zu Kot (Stuhl) eingedickt wird. Die bakterielle Darmflora hilft beim Aufspalten der Vitamine Biotin, B_{12}, B_1 und B_5 und bestimmter Aminosäuren. Sie alle werden dann, gemeinsam mit Salzen, Wasser und anderen wertvollen Substanzen, von der Darmwand absorbiert. Wie lange der »Rutsch« durch den Dickdarm dauert, hängt wesentlich von der Menge der Ballaststoffe in der Nahrung ab. Wer zu wenig davon zu sich nimmt, bekommt Verstopfung und damit zusammenhängende Leiden wie Hämorrhoiden oder Divertikulitis (eine Entzündung der Darmeinbuchtungen).

Erkrankungen und Beschwerden des unteren Verdauungstrakts von A bis Z

AFTERJUCKEN

Unangenehmer Juckreiz um die Afteröffnung herum entsteht oft durch übermäßiges Schwitzen, Tragen von Woll- oder Kunstfaser-Unterwäsche, mangelhafte persönliche Hygiene, Reizstoffe in Waschpulvern und möglicherweise auch farbiges Toilettenpapier sowie Paraffinlösungen, die als Abführmittel verwendet werden, außerdem durch Hämorrhoiden-Ausfluss, eine Analfissur oder Analfistel, manchmal auch durch Ausfluss aus der Vagina. Darüber hinaus kann Afterjucken ein Symptom von Diabetes mellitus, Pilzinfektion, Bandwürmern oder Durchfall und Alaktasie (Milchzuckerintoleranz bei Kindern) sein. In manchen Fällen ist der Juckreiz auch seelisch bedingt.

Nehmen Sie das Mittel Ihrer Wahl viermal täglich, maximal 14 Tage lang:

■ Ambra C6

Bei Juckreiz an Anus, Vulva oder Skrotum, der in Gesellschaft schlimmer zu werden scheint.

■ Ignatia C6

Heftiger Juckreiz und Krabbelgefühl um den Anus, die sich bei Wärme verschlimmern.

■ Acidum nitricum C6

Juckreiz, der sich beim Spazieren gehen im Freien und nach dem Stuhlgang verschlimmert.

■ Alumina 6

Juckreiz, als würde man von tausend Nadeln gepiekst, Brennen im Anus, Stuhl weich, doch Schwierigkeiten beim Stuhlgang.

■ Teucrium C6

Juckreiz wegen Bandwurmbefall, ständige Irritation, vor allem beim Zubettgehen, Unruhe, krabbelndes Gefühl im Enddarm nach Stuhlgang.

■ Cina C6
Bei Kindern, die scheinbar unerklärliche Abneigungen gegen bestimmte Menschen haben, Juckreiz, der nachts schlimmer wird, Zähneknirschen im Schlaf.

■ Antimonium crudum C6
Juckreiz und Brennen, das sich nachts verstärkt, abwechselnd Durchfall und Verstopfung, vor allem bei älteren Menschen, schleimiger Ausfluss aus dem Anus, Juckreiz verschlimmert sich durch Hitze, Weintrinken, saure Nahrungsmittel und Wasser.

■ Sulfur C6
Analbereich rot und wund, brennender Durchfall, am schlimmsten morgens.

Was Sie sonst noch tun können:
Versuchen Sie, sich nicht zu kratzen: das reißt nur die Haut auf und fördert weitere Reizung durch abgehenden Stuhl. Tragen Sie Baumwollunterwäsche. Benützen Sie im akuten Stadium keinerlei Toilettenpapier, sondern waschen Sie die Analgegend – auch frühmorgens und vor dem Zubettgehen – mit warmem oder kühlem Wasser (Kernseife, keine parfümierte Seife benutzen), spülen sie dann gut mit Wasser ab und tupfen sie mit einem speziell dafür reservierten (Einmal-)Handtuch trocken. Tragen Sie dann Hamamelislösung auf den Anusbereich auf und waschen Sie sich zum Schluss gründlich die Hände.

ANALFISSUR
Das ist ein Längsriss im Enddarm nahe dem Schließmuskel, oft verbunden mit inneren Hämorrhoiden. Meist sind Menschen im mittleren Lebensalter betroffen, gelegentlich auch Kinder. Beim Stuhlgang wird der Riss gereizt und verursacht schmerzhafte Schließmuskelkrämpfe oder eine Blutung. In aller Regel entstehen Analfissuren im Zuge einer Verstopfung.

Schulmedizinisch wird Paraffinöl oder ähnliches gegen Verstopfung verordnet, oder es wird ein örtliches Betäubungsmittel oder Vaseline angewendet, damit der Stuhlgang nicht so weh tut. In manchen Fällen ist es nötig, den After mit einem Instrument zu dehnen oder zu operieren.

Nehmen Sie das Mittel Ihrer Wahl viermal täglich, bis zu maximal 14 Tage lang:

■ Aesculus C6
Anusfissuren, die brennen und schmerzen, Kreuzschmerzen, Stuhl kommt in großen, harten, trockenen Bollen.

■ Graphites C6
Wundgefühl und stechende Schmerzen beim Stuhlgang, Stuhl klumpig und schleimbedeckt.

■ Acidum nitricum C6
Scharfe, stechende Schmerzen vor und nach dem Stuhlgang, Verstopfung, Frösteln, Reizbarkeit.

■ Ratanhia C6
Brennen oder Stechen im Rektum, durch Stuhlgang verschlimmert, Stuhl weich oder verklumpt.

Was Sie sonst noch tun können:
Erhöhen Sie den Anteil der Ballaststoffe in Ihrer Nahrung, vor allem rohes Gemüse, trinken Sie viel dazu und nehmen Sie maximal zwei bis drei Wochen lang jeden dritten Tag ein pflanzliches Abführmittel ein, bis Ihr Darm sich wieder an regelmäßiges Entleeren gewöhnt hat; setzen Sie das Mittel dann sofort ab (Dauereinnahme schädigt den Darm).

Analfistel
Eine recht seltene Erkrankung, bei der ein Abszess im Enddarm sich durch die Haut nahe dem After frisst, so dass ein kleiner Gang entsteht, durch den Eiter austritt. Meist tut das weh, manchmal auch nicht. Normalerweise muss der Abszess ärztlich unter örtlicher Betäubung entfernt werden, so dass die Fistel heilen kann.

Nehmen Sie das Mittel Ihrer Wahl alle vier Stunden, maximal 14 Tage lang:

■ Calcium sulfuricum C6
Schmerzhafter Abszess am After.

■ Silicea C6
Falls noch Eiter austritt, obwohl der Abszess gereinigt wurde.

■ Lachesis C6
Stechende Schmerzen, die in den Enddarm hochschießen und sich beim Husten oder Niesen verschlimmern.

Was Sie sonst noch tun können:
Baden Sie die Analregion mehrmals täglich in einer Hypericum- und Calendula-Lösung (je fünf Tropfen Urtinktur auf einen Viertelliter abgekochtes kühles Wasser).

Bauch- und Unterleibsschmerzen
Genau genommen umfasst der Ausdruck Bauchschmerzen alle Arten von Schmerzen (Ziehen, Krämpfe, Koliken usw.), die zwischen Zwerchfell- und Lendenhöhe auftreten; der Begriff Unterleibsschmerzen umfasst alle Schmerzen zwischen Nabel, After und Vagina bzw. Skrotum und Penis. Beides kann ineinander übergehen oder von einer Region des Bauchraums in die andere ausstrahlen. Schmerzen und Beschwerden des oberen Verdauungstrakts – Magen, Zwölffingerdarm, Bauchspeicheldrüse, Gallenblase und Leber – werden meist im oberen Teil des Bauchraums verspürt, hinter den unteren Rippenbögen oder zwischen Rippen und Nabel.

Sehr starke Bauch- oder Unterleibsschmerzen, die nach einer Stunde nicht vergehen bzw. in der Schwangerschaft auftreten, sind stets ein Grund, den Notarzt anzurufen. Trinken oder essen Sie inzwischen absolut nichts und nehmen Sie auch keine Schmerzmittel ein! Eine Wärmflasche, alternativ eine Eisbeutelpackung (je nachdem, was vertragen wird), können die Schmerzen einstweilen lindern helfen.

Nehmen Sie das Mittel Ihrer Wahl alle fünf bzw. alle zehn Minuten, bis zu maximal zehn Dosen, während Sie auf ärztliche Hilfe warten:

■ Lachesis C6 (alle fünf Minuten)
Bei Verdacht auf Blinddarmdurchbruch.

■ China C6 (alle fünf Minuten)
Bei Verdacht auf Darmverschluss.

■ Aconitum C30 (alle zehn Minuten)
Bei großer Angst und Kreislaufkollaps.

■ Arnica C30 (alle zehn Minuten)
Bei Bauch- oder Unterleibsschmerzen nach einer Verletzung.

Immer wiederkehrende Bauch- und Unterleibsschmerzen können viele verschiedene Ursachen haben, unter anderem Unterleibsentzündung, Zwerchfellbruch, Verdauungsstörungen, Magen- oder Zwölffingerdarmgeschwür, Bauchspeicheldrüsenentzündung, Gallensteine, Reizkolon, Colitis ulcerosa, manchmal auch ganz einfach starke Blähungen. Einzelmittel finden Sie unter den angegebenen Stichworten. Sollten die Schmerzen oft wiederkehren, ohne dass sich eine eindeutige Ursache ausmachen lässt, ist eine gute homöopathische Konstitutionsbehandlung angezeigt.

Nehmen Sie das Mittel Ihrer Wahl alle 30 Minuten, bis zu maximal zehn Dosen, sobald die Schmerzen einsetzen:

■ Belladonna C30
Schmerzen, die plötzlich kommen und gehen, als greife eine Hand fest zu und lockere dann den Griff, Gesicht heiß und rot, Leib sehr empfindlich gegenüber Druck und leisestem Rütteln.

■ Bryonia C30
Stechender Schmerz, Leib fühlt sich an, als würde er gleich platzen, Druck verschlimmert den Schmerz, der so stark ist, dass man sich weder bewegen noch denken oder reden kann, dazu flache Atmung.

■ Chamomilla C6
Schneidender Schmerz, bei dem man sich vornüberbeugen und aufschreien muss, Leib gebläht, Anfall eventuell nach großem Ärger.

■ Colocynthis C6

Heftiger, schneidender Schmerz genau unterhalb des Nabels, der durch Windablassen, Vornüberbeugen oder Druck auf Unterleib nachlässt.

■ Magnesium phosphoricum C6

Schmerz so heftig, dass man aufschreit, gelindert durch Wärme, Reiben und Druck auf den Leib.

Bauchspeicheldrüsen-Entzündung (Pankreatitis)

Eine akute oder chronische Entzündung der Bauchspeicheldrüse kommt oft im Zusammenhang mit Gallensteinen vor. Sie tritt auf, wenn stark wirksame Pankreasenzyme, die eigentlich in den Darm gelangen sollten, statt dessen in das Gewebe der Bauchspeicheldrüse diffundieren.

Akute Pankreatitis. Dabei ist oft der Pankreasgang durch einen Gallenstein blockiert, oder die Nebenschilddrüsen sind erkrankt, oder man hat übermäßig gegessen oder Alkohol getrunken. Die Entzündung kann auch nach einer Bauchverletzung oder, in seltenen Fällen, bei Mumps auftreten. Die Symptome stellen sich meist etwa zwölf bis 24 Stunden nach einer größeren Mahlzeit ein: sehr heftige Oberbauchschmerzen, die in Brust und Rücken ausstrahlen, sowie Erbrechen, manchmal sogar Kreislaufschock. Rufen Sie dann sofort einen Notarzt! Im Krankenhaus werden Schmerzmittel verabreicht und ein intravenöser Tropf mit Nährstoffen gelegt, damit das Verdauungssystem sich erst einmal erholen kann. Eventuell muss die Gallenblase operativ entfernt werden.

Geben bzw. nehmen Sie folgendes Mittel alle 15 Minuten, bis zu maximal sechs Dosen, bis Hilfe eintrifft:

■ Aconitum C30

Bei Verdacht auf akute Bauchspeicheldrüsen-Entzündung.

Chronische Pankreatitis. Sie entwickelt sich langsam, manchmal infolge einer akuten Entzündung der Bauchspeicheldrüse. Dabei entstehen dumpfe Schmerzen im Oberbauch, die beim Vornüberbeugen gelindert werden. Die meisten, die an chronischer Pankreatitis leiden, sind entweder alkoholkrank oder sie haben Gallensteine. Bei fortschreitender Erkrankung stellt die Drüse ihre Enzym- und Hormonproduktion allmählich ein, was zu chronischen Verdauungsstörungen, leichter Gelbsucht oder Zuckerkrankheit (Diabetes) führt. Schulmedizinisch werden Schmerzmittel und Enzympräparate verschrieben; in schweren Fällen wird auch der besonders stark betroffene Teil der Bauchspeicheldrüse entfernt. Homöopathisch empfiehlt sich eine gründliche Konstitutionstherapie. Bis dahin können die folgenden Einzelmittel helfen.

Nehmen Sie das Mittel Ihrer Wahl alle 30 Minuten, bis zu maximal zehn Dosen:

■ Atropin C6
Jegliches Essen wird wieder erbrochen, alles erscheint größer als gewöhnlich, trockene Kehle, Schluckbeschwerden.

■ Kalium jodatum C6
Nagendes Leeregefühl im Oberbauch, das sich bei Kälte sowie durch Essen und Trinken (vor allem Milch) verschlimmert, großer Durst, Magenblähungen, schmerzhaftes Brennen in der Nabelgegend.

■ Mercurius solubelis C6
Stechende Schmerzen im Oberbauch, Frösteln, übel riechender Schweiß, Anzeichen von Gelbsucht.

■ Iris C6
Schneidende Schmerzen im Oberbauch, wässriger Stuhl, Brennen im Gedärm und im Rektum.

■ Jodum C6
Schneidende Schmerzen im Oberbauch, die in warmer, ruhiger Umgebung noch zunehmen, vor allem beim Liegen auf der rechten Seite.

■ Arsenicum jodatum C6
Heiße, brennende Schmerzen im Oberbauch, die zwischen Mitternacht und zwei Uhr morgens noch schlimmer werden, dabei Frösteln und Unruhe.

■ Phosphorus C6
Gelbsucht, dabei große gelbe Flecken auf dem Leib, Leeregefühl im Magen, scharfe, schneidende Schmerzen im Oberbauch, großes Verlangen nach kalten Getränken, die aber erbrochen werden, sobald sie sich im Magen erwärmt haben.

Was Sie sonst noch tun können:
Geben Sie jegliches Alkoholtrinken vollkommen auf! Sie haben sonst nur sehr geringe Chancen, sich jemals wieder zu erholen, wenn Ihre Bauchspeicheldrüse weiterhin durch Alkohol vergiftet wird. Essen Sie möglichst fettarm.

Blähungen
Ein aufgeblähter, offenbar luftgefüllter Leib kann viele verschiedene Ursachen haben: Luftschlucken beim Essen oder Trinken, Unfähigkeit zu normalem Stuhlgang (etwa beim Reizkolon, siehe S. 546), Verstopfung, übermäßiger Genuss von Hülsenfrüchten oder anderen blähenden Nahrungsmitteln (Lauch, Zwiebeln, Knoblauch, Kohlgerichte, Pilze, hefehaltige oder fette Speisen, manchmal auch Milch oder Milchprodukte), außerdem Unterproduktion von Magensäure, Nahrungsmittel-Intoleranz, Candida-Befall im Darm und so weiter. Manchmal gehören Blähungen auch zum Bild des Prämenstruellen Syndroms, oder sie haben seelische Gründe (etwa Luftschlucken und »Aufblasen«, weil man sich geärgert hat, das aber nicht zeigen mag).

Die wohl schwersten Erkrankungen, die sich durch Blähungen anzeigen können, sind Darmverschluss (starke Schmerzen, mit oder ohne Erbrechen, Unfähigkeit zum Windablassen, Fieber) und Blinddarmentzündung (vor allem bei Blinddarmdurchbruch). Wenn Sie einen solchen Verdacht hegen, sollten Sie sofort den Notarzt holen (siehe auch Bauch- und Unterleibsschmerzen, S. 525 f.).

Einzelmittel finden Sie unter den obengenannten Stichworten oder in der folgenden Liste.

Nehmen Sie das Mittel Ihrer Wahl alle 30 Minuten, bis zu maximal zehn Dosen:

- Lycopodium C6

Starke Verstopfung, Abgang von Winden.

- Dioscorea C6

Abgang von Winden, Leibschmerzen gemildert durch Hintüberbeugen, häufiger Stuhldrang.

- Ignatia C6

Blähung aus seelischen Gründen, vor allem bei Trauer oder Kummer.

- Thuja C6

Gedärme fühlen sich an, als wüte ein Tier in ihnen, viele Winde und Rumpelgeräusche, geblähter Leib, chronischer Durchfall.

Was Sie sonst noch tun können:
Manchmal treten zunächst Blähungen auf, wenn man die Ernährung auf gesunde Vollwertkost mit viel Vollkornprodukten und rohem Gemüse umstellt. Das gibt sich in der Regel nach einiger Zeit, wenn sich der Darm daran gewöhnt hat; Fencheltee, in kleinen Schlucken getrunken, bringt Erleichterung. Kohletabletten (zwei Stück dreimal täglich) binden die Gase und lindern die Blähungen. Ansonsten sollten Sie stark blähende Nahrungsmittel und auch Getränke (etwa stark kohlensäurehaltige Mineralwässer und Weißbier, vor allem Hefeweißbier) meiden.

Colitis ulcerosa

Diese Darmerkrankung, bei der die Wand von End- und Dickdarm sich nach und nach mit Geschwüren bedeckt, ist nicht sehr häufig, verursacht aber anfallsweise auftretende, starke linksseitige Leibschmerzen, Durchfall, Schleim- und Blutabgang im Stuhl, in besonders schweren Fällen auch Übelkeit und Fieber. Zu den Komplikationen blutender Geschwüre kann eine Anämie hinzutreten, manchmal auch eine Blutvergiftung, wenn Toxine aus dem Stuhl über die Geschwüre in den Blutkreislauf gelangen. Das

Darmkrebsrisiko ist bei Menschen, die an Colitis ulcerosa leiden, leicht erhöht. Die Erkrankung gilt als Autoimmunleiden mit noch nicht genau bekannter Ursache; die Einnahme von Breitband-Antibiotika kann es verschlimmern. Schulmedizinisch werden Kortisonpräparate verabreicht, manchmal auch über den intravenösen Tropf, ebenso die Nährstoffe; auf diese Weise hat das Verdauungssystem Zeit, sich auszuruhen und besser zu heilen. Als Mittel der letzten Wahl müssen die erkrankten Darmteile herausoperiert werden (was jedoch keineswegs vor Rückfällen schützt).

Nach dem ersten, ärztlich diagnostizierten Colitis-ulcerosa-Anfall ist eine homöopathische Konstitutionsbehandlung sehr zu empfehlen. In der Zwischenzeit stehen Ihnen die folgenden Einzelmittel zur Verfügung.

Nehmen Sie das Mittel Ihrer Wahl alle zwei Stunden, bis zu maximal zehn Dosen, während eines akuten Schmerzanfalls:

- Mercurius corrosivus C6

Heißer, übel riechender, mit Blut und Schleim durchsetzter Stuhl, schneidende Schmerzen beim Stuhlgang, die danach nicht nachlassen.

- Arsenicum album C6

Frösteln, Unruhe und Angstgefühle, brennende Leibschmerzen, dazu Erbrechen, Symptome verschlimmern sich nach Mitternacht, Verlangen nach warmen Getränken, die häufig in kleinen Schlucken getrunken werden.

- Phosphorus C6

Blut im Stuhl, Stuhlgang scheint die Schmerzen zu lindern, doch bleibt das Gefühl bestehen, der After sei weit geöffnet.

Was Sie sonst noch tun können:
Möglicherweise können Sie weitere Attacken verhindern, indem Sie fortan keine Milch und Milchprodukte sowie keine Weizenkleie und andere Weizenprodukte mehr zu sich nehmen und für ausreichende Mengen Ballaststoffe in der Nahrung sorgen (dazu

immer viel trinken, damit sie im Darm nicht austrocknen und Verstopfung herbeiführen). Lernen Sie Stressabbau, Entspannung und das Loslassen von Gefühlen; das entspannt auch Ihren Darm. Nehmen Sie möglichst keine Antibiotika ein (Ärztin oder Arzt darauf hinweisen, dass Sie an Colitis ulcerosa leiden). Und hören Sie auf jeden Fall zu rauchen auf!

Darmlähmung und Darmverschluss

Eine Störung der motorischen Darmpassage infolge Darmlähmung oder Darmverschluss wird medizinisch Ileus genannt. Es handelt sich dabei um einen lebensgefährlichen Notfall; holen Sie also sofort den Notarzt herbei! Zu den Ursachen zählen unter anderem ein durchgebrochenes peptisches Ulkus, eine Blockade im Darm (etwa durch festsitzende Kotballen, verschluckte Fremdkörper, Gallensteine, Darmpolypen usw.), eine Lähmung der Darmmuskulatur infolge einer Unterleibsentzündung, eine Darmverschlingung, die den Darm an einer Stelle abquetscht, oder auch Komplikationen nach einer Unterbauchoperation. Der Speisebrei, der nun nicht mehr weiterrutschen kann, produziert Gase, die den Leib stark blähen und Schmerzen verursachen; außerdem tritt oft Fieber auf, und manchmal wird eine fauligriechende Flüssigkeit oder Kot erbrochen. Danach weichen die stechenden Schmerzen einem dumpfen Darmschmerz, der langsam abklingt.

Bei Verdacht auf Ileus sollten Sie absolut nichts essen oder trinken (höchstens den Mund mit Wasser ausspülen, dann ausspucken), auch dann nicht, wenn der Schmerz nachlässt!

Nehmen Sie das Mittel Ihrer Wahl alle fünf Minuten, bis zu maximal zehn Dosen, während Sie auf ärztliche Hilfe warten:

■ Raphanus C6

Winde können weder durch Aufstoßen noch durch den Darrn abgehen, Leib hart und geschwollen, kneifende Schmerzen in der Nabelgegend, Erbrochenes sieht wie Kot aus.

■ Opium C6

Ileus-Symptome begleitet von Benommenheit und Schwerfälligkeit, fast dümmlicher Gesichtsausdruck.

Durchfall

Bei Durchfall, medizinisch Diarrhö genannt, kann der Darm kein Wasser aus dem Stuhl absorbieren, so dass dieser immer flüssiger wird und zu rasch durchrutscht. Die Gründe dafür sind sehr vielfältig: Säuglinge haben oft Durchfall, sobald sie abgestillt werden und ihr Darm sich an Kuhmilch gewöhnen muss (die so genannte Abstill-Dyspepsie); auf Reisen kann man sich mit ungewohnten Bakterien infizieren (»Montezumas Rache«, Reisediarrhö, aber auch Cholera); auch Nahrungsmittelallergien oder -intoleranz, Lebensmittel- und andere Vergiftungen, Wurmbefall, entzündliche Darmleiden oder psychischer Stress (Nervosität, Lampenfieber usw) können Durchfall herbeiführen. Die Einnahme von Antibiotika hat gleichfalls oft Diarrhö zur Folge, desgleichen eine ganze Reihe anderer Medikamente (Beipackzettel beachten), zum Beispiel Antazida wegen ihres hohen Magnesiumgehalts (Magnesium beruhigt die Darmmuskulatur – manchmal zu sehr). Durchfall stellt sich auch bei Vitamin-B_3- oder Folsäuremangel sowie bei übermäßiger Zufuhr von Vitamin C oder Vitamin D ein. Bei Empfindlichen können Hülsenfrüchte, Knoblauch etc. der Auslöser sein. Schwangere haben zu Beginn der Schwangerschaft oft sehr häufigen, durchfallähnlichen Stuhlgang.

Bei Durchfall, der mehr als 48 Stunden anhält oder von Fieber oder Blut im Stuhl begleitet ist, kann der Körper ernsthaft austrocknen. Schulmedizinisch werden dann zwölf bis 24 Stunden lang Elektrolytlösungen verabreicht, anschließend eventuell durchfallhemmende Medikamente. Homöopathisch ist eine Konstitutionsbehandlung empfehlenswert, falls öfter einmal Diarrhö-Attacken auftreten. Im akuten Fall helfen jedoch auch die nachstehend genannten Mittel.

Nehmen Sie das Mittel Ihrer Wahl alle 30 Minuten, bis zu maximal zehn Dosen:

- Aconitum C30

Durchfall, der plötzlich nach einem Schock oder Aufenthalt in kaltem Wind oder sommerlicher Überhitzung einsetzt, Blähungen, Besserung nach Stuhlgang.

■ Aloe C6
Durchfall nach sommerlicher Verkühlung oder nicht vertragenen Lebensmitteln oder Zornesausbruch, Zungenspitze sehr rot, Symptome am ärgsten morgens und verschlimmert durch Essen, schmerzhafte Blasenentleerung, gelblichgrüner Stuhl, viele Flatulenzen (Winde), schwer zu entscheiden, ob man Stuhldrang hat oder nur Wind ablassen möchte.

■ Argentum nitricum C6
Durchfall, Ängstlichkeit, Besorgtheit, Aufstoßen, starkes Verlangen nach Salzigem und Süßem.

■ Arsenicum album C6
Spärlicher, geruchloser, brauner Stuhl, der die Haut um den After zum Brennen bringt, vor allem nach Genuss von kalten Getränken, Speiseeis oder überreifen Früchten, kleine Schlucke warmer Getränke wirken beruhigend.

■ Podophyllum C6
Reichlich Abgang von übel riechendem, wie Erbsensuppe aussehendem, körnigem Stuhl, viele Flatulenzen (Winde), Koliken, Stuhldrang frühmorgens, danach ein eigenartiges Leeregefühl.

■ Acidum phosphoricum C6
Profunder wässriger Stuhl mit Essensresten durchmischt, Besserung nach Stuhlgang.

■ Sulfur C6
Plötzlicher Stuhldrang treibt morgens um fünf aus dem Bett, After fühlt sich heiß an, eventuell Hämorrhoiden.

■ Veratrum album C6
Sehr viel Stuhlabgang, Erbrechen, kalter Schweiß auf der Stirn, starkes Verlangen nach geeistem Wasser.

■ China C6
Stuhl wie geschlagene Eier, viele Flatulenzen (Winde), verschlimmert durch sommerliche Verkühlung oder Obstessen, große Reizbarkeit.

■ Colocynthis C6
Durchfall mit krampfartigen, kneifenden Schmerzen, die sich beim Vornüberbeugen oder Druck auf den Unterleib bessern, Abgang von viel Stuhl, der dünn, schaumig und gelblich ist, Durchfall eventuell durch Ärger ausgelöst.

■ Dulcamara C6
Durchfall, der bei feuchtem Wetter oder bei Verkühlung nach körperlicher Bewegung beginnt, schleimiger, grüner oder gelblicher Stuhl, eventuell mit Blutspuren.

■ Pulsatilla C6
Durchfall ist nachts am ärgsten und verschlimmert sich auch durch kalte Getränke, Zwiebeln sowie schweres, fettes Essen; kein Stuhlgang gleicht dem anderen.

Was Sie sonst noch tun können:
Um der Austrocknung vorzubeugen, sollten Sie viel abgekochtes, kühles Wasser mit etwas Honig darin oder das Kochwasser von Reis oder Roggen trinken; auch ein paar Kohletabletten, in größeren Abständen eingenommen, helfen, Blähungen und Durchfall zu stoppen, Wenn die Diarrhö abgeklungen ist, essen Sie am besten ein bis zwei Tage lang nur Haferschleim oder Grießbrei, bevor Sie zu Ihrer normalen Ernährung zurückkehren.

Falls die Diarrhö auf Antibiotika zurückzuführen ist, nehmen Sie Acidophilus-Kapseln ein oder essen Jogurt mit lebenden Lactobazillen. Nehmen Sie zusätzlich einen Monat lang Folsäure- und Vitamin-B-Präparate und reduzieren Sie Ihre Vitamin-D-Aufnahme (nicht so viel in die Sonne gehen). Meiden Sie Schmerzmittel aller Art.

Gallenblasenentzündung

siehe auch Gallensteine, S. 537

Bei einer akuten Entzündung der Gallenblase, medizinisch Cholezystitis genannt, ist die Gallenblase stark geschwollen und gereizt, meist deshalb, weil der Gallenabfluss in den Zwölffingerdarm infolge von Gallensteinen oder -grieß blockiert ist. Dadurch kommt es zu Gallenkoliken – heftigen Schmerzen im rechten

Oberbauch, die bis zu den Schultern ausstrahlen können, Verdauungsstörungen, vor allem nach fettem Essen, sowie Übelkeit mit oder ohne Erbrechen. Unbehandelt kann eine Gallenblasenentzündung zu Gelbsucht und in schweren Fällen, falls sie platzt, auch zu Bauchfellentzündung führen. Schulmedizinisch werden meist Schmerzmittel, Antibiotika, gallensteinauflösende Mittel und krampflösende Medikamente verschrieben. Eventuell muss die Gallenblase operativ entfernt werden. In manchen Fällen besteht auch die Möglichkeit, die Gallensteine mit Ultraschallwellen oder Laserstrahlen aufzulösen, ohne die Gallenblase zu entfernen. Gallenleiden gelten darüber hinaus als psychosomatische Leiden, vor allem bei Frauen, die Gefühle wie Enttäuschung, Zorn, Angst etc. in sich stauen, statt ihnen ein Ventil zu geben. Bei häufigen Gallenbeschwerden ist eine homöopathische Konstitutionsbehandlung anzuraten; Einzelmittel für den akuten Notfall finden Sie in der nachstehenden Liste.

Nehmen Sie das Mittel Ihrer Wahl alle 30 Minuten, bis zu maximal sechs Dosen, während Sie auf die Behandlung warten:

■ Berberis C30
Gallengang blockiert, reißende, ausstrahlende Schmerzen, die sich durch Rütteln verschlimmern, entfärbter Stuhl, Anzeichen von Gelbsucht.

■ Chelidonium C30
Gallenschmerzen, die sich vom unteren rechten Rippenbogen bis zum rechten Schulterblatt erstrecken, vor allem nach fettem Essen.

■ China C30
Starke Flatulenzen (Winde), die durch Aufstoßen nicht vergehen, Frösteln, vor allem bei Zugluft, lieber Bewegen statt Stillsitzen, Vornüberbeugen verringert die Beschwerden.

■ Colocynthis C30
Schneidende Schmerzen, die sich durch Vornüberbeugen bessern, Gedärme fühlen sich an, als würden sie zwischen zwei Steinen zerdrückt, Durchfall.

■ Dioscorea C30
Kneifende, ziehende, reißende oder schneidende Schmerzen, die sich bei Druck auf den Leib verschlimmern und beim Hintüberbeugen besser werden.

■ Magnesium phosphoricum C30
Schmerzen in der Gallengegend, die sich bessern, wenn man eine Wärmflasche auf den Oberbauch legt.

Gallensteine

siehe auch Gallenblasenentzündung, S. 535

Manchmal klumpen sich die in der Gallenflüssigkeit vorhandenen Substanzen, vor allem Kalzium und Cholesterin, zu Grieß oder kleinen bis größeren Gallensteinen zusammen. Oft verursacht das wenig bis gar keine Symptome (viele Gallensteine werden nur zufällig bei einer Ultraschall- oder Röntgenuntersuchung entdeckt). Blockiert ein Stein jedoch den Zu- oder Abfluss aus der Gallenblase, schwillt die Gallenblase unter dem Druck der Gallenflüssigkeit an, und Fette gleiten unverdaut in den Zwölffingerdarm, was zu Koliken oder schneidenden Schmerzen im rechten Oberbauch führt, die bis zu den Schultern ausstrahlen können, dazu Übelkeit mit oder ohne Erbrechen sowie Beschwerden nach fettem Essen. Gallenblasenentzündungen verursachen praktisch die gleichen Symptome; deshalb ist es oft nicht leicht, zwischen beidem exakt zu unterscheiden.

Frauen sind stärker anfällig für Gallensteine, vor allem solche, die mit der Antibabypille verhüten oder andere Hormonpräparate (etwa gegen Beschwerden in den Wechseljahren) einnehmen. Das Risiko erhöht sich mit steigendem Übergewicht und zunehmendem Alter. Außerdem erhöhen Gallensteine das Risiko einer akuten Bauchspeicheldrüsenentzündung (siehe S. 527 f). Zu den Ursachen von Gallensteinen zählen Mangelproduktion an Gallenflüssigkeit in der Leber, so dass die Flüssigkeit zu hoch konzentriert ist, übermäßige Toxinausscheidung über die Leber, Nahrungsmittelunverträglichkeiten oder -allergien sowie ein zu hoher Cholesterinspiegel im Blut.

Gallensteine können mit Ultraschall-Schockwellen oder Laserstrahlen zerkleinert, medikamentös aufgelöst oder samt Gallenblase herausoperiert werden. Wenn Sie öfter unter Gallenbeschwerden leiden bzw. bei Ihnen Gallensteine festgestellt wurden, sprechen Sie mit Ihrer homöopathischen Fachkraft.

Nehmen Sie folgendes Mittel viermal täglich, maximal 14 Tage lang, bis zum Behandlungsbeginn:

■ Berberis C6
Mittel der ersten Wahl bei Gallensteinen.

■ China C6
Falls Berberis nicht gewirkt hat oder die betreffende Person besonders nervös und überempfindlich ist und leicht fröstelt.

Was Sie sonst noch tun können:
Meiden Sie auf jeden Fall Alkohol, fette Speisen und scharfe Gewürze, essen Sie cholesterinarm, dafür viel Obst und Gemüse. Lassen Sie sich auf Nahrungsmittelallergien hin untersuchen.

Falls Sie zwar Gallensteine, aber keine akute Gallenblasenentzündung haben, können Sie es mit folgender gallensteintreibender Diät versuchen: zunächst fünf Tage lang normal essen, dazu aber sehr viel frischgepressten Apfelsaft trinken. Am sechsten Tag normal zu Mittag essen, abends jedoch nur Zitrusfrüchte oder ihren Saft. Vor dem Zubettgehen ein halbes Glas warmes Olivenöl mit einem halben Glas frischgepressten Zitronensaft vermischen und trinken; im Bett dann auf die rechte Seite legen, die Knie zur Brust herangezogen; 30 Minuten so verharren. Beim Stuhlgang am nächsten Morgen werden die Gallensteine höchstwahrscheinlich abgehen, und zwar als unregelmäßige, gelatinöse, grüne Böllchen im Stuhl. Falls Sie Verstopfung haben, nehmen Sie vier Stunden, bevor Sie die treibende Mischung trinken, zwei EL Glaubersalz auf etwas Wasser ein, ebenso morgens vor dem Aufstehen, oder essen Sie einige eingeweichte Pflaumen.

Zwar besteht eine – wenn auch sehr geringe – Gefahr, dass die Gallensteine nicht herausgespült werden, sondern im Gallengang stecken bleiben; das ist aber in der Praxis des Autors noch nie vorgekommen. Falls es Ihnen gelingt, die treibende Öl-Saft-Mischung zu trinken, ohne sie wieder auszuwürgen, ist diese Kur meist sehr effektiv.

GELBSUCHT

siehe auch Hepatitis, S. 542 ff.

So wird es genannt, wenn sich das Weiße (die Sklera) der Augen sowie auch die Haut infolge einer Leber- oder Gallenfunktionsstörung gelb verfärbt. Normalerweise filtert die Leber das gelblichbraune Blutpigment Bilirubin – es entsteht beim Abbau verbrauchter roter Blutkörperchen – aus dem Blut und befördert es mit der Gallenflüssigkeit in die Gallenblase und von dort aus in den Darm, wo es den Stuhl braun färbt. Bei Gelbsucht staut sich das Bilirubin im Blut; der Stuhl ist entfärbt bis kalkig, der Urin dunkler als sonst. Neugeborene, deren Verdauungssystem bei der Geburt noch nicht gut funktioniert, bekommen oft Gelbsucht; sie werden dann mit Blaulichtbestrahlungen behandelt (dabei zerfällt das Bilirubin). Eine Gelbsucht kann auch durch Gallensteine, Gallenblasenentzündung, Leberleiden und überhöhten Alkoholkonsum auftreten, außerdem als Nebenwirkung vieler Medikamente, etwa Paracetamol, Anabolika, MAO-Hemmer, einige Antibabypillen sowie starke Tranquilizer (die sämtlich in der Leber abgebaut werden müssen und sie überlasten können). Eine hämolytische Anämie – dabei werden die roten Blutkörperchen schneller abgebaut als ersetzt – kann ebenfalls zu Gelbsucht führen.

Die Gelbsucht verschwindet, sobald ihre Ursache beseitigt ist. Einzelmittel finden Sie unter den obengenannten Erkrankungen.

Nehmen Sie folgendes Mittel alle vier Stunden, maximal drei Tage lang:

■ Crotalus C6

Bei Gelbsucht infolge von hämolytischer Anämie.

HÄMORRHOIDEN

siehe auch Krampfadern, S. 448 f.

Hämorrhoiden sind geschwollene, erweiterte oder an einigen Stellen strangulierte Venen im unteren Teil des Enddarms oder um den After herum. Sie entstehen meist infolge von Verstopfung; dabei erhöht sich der Blutdruck in den Venen, so dass sie in den Darmkanal oder aus der Afteröffnung hervorstehen. Beim Stuhlgang tut es weh, und sie können auch aufplatzen und bluten (oder das Blut in ihnen gerinnt). Hämorrhoiden werden außerdem verursacht von starkem Husten, in der Schwangerschaft, beim Gebären, durch langes Stehen, Abführmittelmissbrauch, Sitzen auf zu warmen oder zu kalten Flächen – etwa bei langen Autoreisen – sowie durch ungewohnt häufiges scharfes Würzen von Speisen.

Blutungen aus dem After sollten niemals ignoriert werden, weil auch Darmpolypen, Colitis ulcerosa, eventuell sogar Darmkrebs, dahinter stecken können. Die schulmedizinische Behandlung richtet sich nach der Ursache. Meist wird zunächst die Verstopfung behoben, die Afteröffnung kann geweitet werden (das mindert den Druck auf die Venen, vor allem beim Stuhlgang), oder die Hämorrhoiden werden verödet bzw. operativ entfernt.

In der Homöopathie werden sie als konstitutionelles Problem betrachtet und entsprechend behandelt. Versuchen Sie es jedoch zunächst mit den nachstehenden Einzelmitteln und Selbsthilfemaßnahmen.

Nehmen Sie das Mittel Ihrer Wahl viermal täglich, maximal fünf Tage lang:

■ Aesculus C6
Hämorrhoiden im Enddarm, Gefühl der Trockenheit und Schmerzen wie von Stacheldraht im Rektum, klumpiger Stuhl, der beim Austritt stechende, reißende oder splitterähnliche Schmerzen verursacht, After heiß, trocken und juckend.

■ Aloe C6
Hämorrhoiden, die wie kleine Weintrauben aus dem After hervorschauen, häufiges Bluten, das durch kalte Anwendungen gestillt wird, Brennen in Rektum und After, gelegentlicher Durchfall, schwer zu entscheiden, ob Stuhlgang wegen Abgang von Winden oder von Stuhl nötig ist.

■ Collinsonia C6
Starker Juckreiz in der Aftergegend, ständiges Bluten, Verstopfung, Stuhldrang.

■ Hamamelis C6
Blutende Hämorrhoiden, After fühlt sich wund an.

■ Acidum nitricum C6
Brennende, schneidende Schmerzen vor, während und nach dem Stuhlgang, Analfissuren.

■ Nux vomica C6
Sitzende Beschäftigung, häufiger Stuhldrang, doch stets das Gefühl, als werde der Darm nicht richtig geleert, häufiges nächtliches Erwachen, bleischweres Einschlafen, kurz bevor man eigentlich aufstehen müsste, Frösteln, Reizbarkeit, große Hämorrhoiden, die brennen und stechen.

■ Pulsatilla C6
Schmerzhafte Hämorrhoiden, die leicht bluten und beim Liegen noch mehr Beschwerden bereiten, keinerlei Durstgefühl.

■ Sulfur C6
Hämorrhoiden, die nicht bluten, sich aber durch Wärme verschlimmern, Haut um den After wund und rot.

■ Ammonium carbonicum C6
Extrem schmerzhafte Hämorrhoiden, Schmerzen beim Liegen oder während der Menstruation noch verstärkt.

■ Capsicum C6
Hervorstehende Hämorrhoiden, Brennen am After.

■ Causticum C6
Hämorrhoiden, die sich wund anfühlen, Unfähigkeit, sich beim Stuhlgang anzustrengen.

Was Sie sonst noch tun können:
Stellen Sie sich einen Monat lang auf die Leberdiät um (siehe S. 852), meiden Sie stopfende und scharf gewürzte Speisen sowie Kaffee, Tee und Milch, bewegen Sie sich mehr und legen Sie sich täglich auf die Kippliege (siehe S. 61). Sorgen Sie für regelmäßigen Stuhlgang – drei- bis viermal die Woche reicht völlig aus! –, ohne Abführmittelmissbrauch zu betreiben, und meiden Sie allzu warme oder scheuernde Sitzflächen. Auch Reiten und Rad fahren sollten Sie lieber lassen, bis die Hämorrhoiden verschwunden sind.

Gegen äußerliche Hämorrhoiden helfen Päonien- oder Hamamelislösung (mehrmals täglich eine Kompresse auflegen) sowie Eispackungen; auch lauwarme Sitzbäder mit Salz, Kamillen- oder Weidenrindenextrakt können heilend wirken.

Hepatitis

siehe auch Gelbsucht, S. 539f.

So wird medizinisch eine Entzündung der Leber genannt. Auslöser sind verschiedene Viren oder aber Alkoholexzesse, manchmal auch bestimmte Medikamente. Die Infektion kann chronisch sein und sich über Jahre hinziehen oder akut ausbrechen. Manchmal geht die akute in eine chronische Hepatitis über; dann besteht die Gefahr einer Leberzirrhose.

Hepatitis A. Sie beginnt ziemlich unvermittelt, wenn auch die Inkubationszeit bis zu drei Monate betragen kann. Das Virus wird über Kot und verunreinigte Nahrung oder Abfälle übertragen. Die Anfangssymptome ähneln denen einer Grippe (allgemeines Gliederreißen, Fieber, Schwäche), oft mit Übelkeit und Appetitverlust sowie Abneigung gegen Fettes, Gebratenes, Alkohol und bestimmte Gerüche. Sobald diese Symptome abklingen, macht sich eine Gelbsucht bemerkbar, die etwa zwei bis drei Wochen anhält, bis sich die Leber so weit erholt hat, dass sie das Pigment Bilirubin wieder aus dem Blut abbauen kann. Man fühlt sich ein bis zwei Monate lang schwach, erschöpft, eventuell auch depressiv. Hepatitis A hinterlässt jedoch fast nie bleibende Leberschäden.

Hepatitis B. Diese Virusinfektion verursacht ganz ähnliche Symptome, jedoch ist die Inkubationszeit länger (drei bis sechs Monate) und die Erkrankung insgesamt potenziell gefährlicher, weil sie in seltenen Fällen zu akutem Leberversagen führen oder in eine chronische Hepatitis bis hin zur Leberzirrhose übergehen kann. Das Virus kann durch kontaminierte Lebensmittel (z. B. Meeresfrüchte), auf dem Blutweg (nichtsterile Tätowier- oder Akupunkturnadeln, Ohrstechen, Blutübertragungen in Ländern mit niedrigem medizinischen Standard, verunreinigtes Spritzbesteck Drogensüchtiger) sowie durch Übertragung von Körperflüssigkeiten wie Speichel, Sperma und Vaginalsekrete in den Körper gelangen. Manche Menschen sind Virusträger bzw. -trägerinnen, ohne sich dessen bewusst zu sein, denn nicht jede Hepatitis B wird als solche erkannt und behandelt. Seit einigen Jahren steht ein Hepatitis-B-Impfstoff für besonders Infektionsgefährdete zur Verfügung.

Non-A-Non-B-Hepatitis. Sie wird von noch unbekannten Viren ausgelöst und hat eine Inkubationszeit von zwei bis fünf Wochen, manchmal auch bis zu 26 Wochen. Diese Hepatitis beginnt schleichend, mit extremer Müdigkeit und Abmagerung, aber ohne Fieber und nur in einem Viertel der Fälle mit Gelbsucht. Meist heilt sie nach acht bis zehn Wochen aus; aber auch chronische Verläufe geben sich oft spontan und folgenlos. Das Virus oder die Viren werden in aller Regel durch Bluttransfusionen übertragen.

Da Leberentzündungen von Viren und nicht von Bakterien verursacht werden, können Antibiotika nicht das geringste ausrichten. Man muss vielmehr der Leber helfen, sich selbst zu heilen. Das bedeutet: Ruhe, am besten Bettruhe, zumindest aber viel liegen (dabei wird die Leber um ca. 30 Prozent besser durchblutet), kein Alkohol, keine fetten oder schwer verdaulichen Speisen, dafür möglichst viel Flüssigkeit (sehr gut: frische Fruchtsäfte) sowie aminosäurenhaltige Nahrungsmittel, etwa Quarkspeisen. Pflanzliche Medikamente können den durch Bilirubinüberschuss im Blut ausgelösten starken Juckreiz mindern. Bei chronischer Hepatitis werden auch Kortison (als Entzündungshemmer) und Gammaglobuline als »Aufputschmittel« für das Immunsystem verschrieben. Gammaglobulin-Injektionen können darüber hinaus ungefähr sechs Monate lang vor Hepatitis A schützen (empfehlenswert, falls Sie mit Hepatitis-A-Kranken leben oder in Länder reisen, in denen die Erkrankung endemisch ist).

Bei chronischer Hepatitis ist eine homöopathische Konstitutionsbehandlung angezeigt. Bei akuter Hepatitis können Sie es mit einem Mittel aus der nachstehenden Liste versuchen.

Nehmen Sie das Mittel Ihrer Wahl viermal täglich, sieben Tage lang (falls dann keine Besserung eintritt, Fachkraft aufsuchen):

■ Bryonia C30
Symptome setzen nach Kälteeinwirkung ein, scharfe Schmerzen und Empfindlichkeit in der Leberregion, die sich durch Bewegung verschlimmern, durch Druck jedoch bessern.

■ Mercurius solubilis C30
Zunge schmutzig gelb, schlechter Mundgeruch, Gelbsucht, übel riechender Schweiß, Überempfindlichkeit gegenüber Hitze und Kälte, Leber ist druckempfindlich, vor allem beim Liegen auf der rechten Seite.

■ Phosphorus C30
Schwäche-, Leere- und Kältegefühl in der Bauchregion, Verlangen nach kaltem Wasser, das aber erbrochen wird, sobald es sich im Magen erwärmt hat.

■ Lachesis C30
Leber geschwollen und berührungsempfindlich, alles, was die Taille einengt, ist unerträglich, geblähter, empfindlicher, schmerzender Leib, Symptome erheblich verschlimmert durch Wärme oder nach dem Schlafen.

■ Chelidonium C30
Gelbsucht, Leib fühlt sich zugleich gebläht und beengt an, wie von einem enggezogenen Gürtel, Schmerzen in der Leberregion strahlen bis zum rechten Schulterblatt aus.

■ Hydrastis C30
Leber geschwollen und berührungsempfindlich, aus Nase und Rachen dringt gelblicher, fädenziehender Schleim.

Leberzirrhose

siehe auch Hepatitis, S. 542 f.

Die zarte Struktur der Leber kann durch vielerlei Einflüsse schwer geschädigt werden: Alkohol, Mangelernährung, Hepatitis, Herzversagen sowie Toxine verschiedenster Art und bestimmte Medikamente (vor allem Steroide und Hormone). Auch Magnesiummangel kann zu Leberleiden beitragen. Die Leber hat zwar große Regenerationskräfte, doch irgendwann versagen auch diese. Das geschädigte Gewebe wird dann von hartem, gelblichem (das griechische Wort cirrhos bedeutet gelblichbraun) Narbengewebe durchzogen, das die noch funktionierenden und schwer arbeitenden Leberzellen mit der Zeit von der Blutversorgung abschneidet. Je schlechter die Leber funktioniert, desto deutlicher werden Appetit- und Gewichtsverlust, Übelkeit und Erbrechen, Verdauungsstörungen, allgemeine Schwäche, Müdigkeit, Lethargie und eine Neigung, rasch zu bluten oder sich Blutergüsse zu holen. Im späteren Stadium stellt sich Gelbsucht ein, die Menstruationsblutungen hören auf, es bilden sich Wasseransammlungen im Körpergewebe (Ödeme), und schließlich droht Leberversagen. Menschen mit Leberleiden müssen daher unbedingt von Alkohol und Zigaretten lassen und ihren Salz- und Fettkonsum erheblich reduzieren. Manchmal werden auch Diuretika, Vitamine, Aminosäuren und Mineralstoffe verordnet.

Die folgenden Einzelmittel können Erleichterung bringen, während Sie auf einen Termin für eine gründliche homöopathische Konstitutionsbehandlung warten. Weitere Mittel siehe auch unter Hepatitis.

Nehmen Sie das Mittel Ihrer Wahl viermal täglich, maximal sieben Tage lang:

- China C30

Leber geschwollen, Schmerzen unter rechtem Rippenbogen, die sich bei der leisesten Berührung verschlimmern, Frösteln und große Zugempfindlichkeit, Magen voller Luft, die durch Aufstoßen jedoch nicht abgeht.

■ Arsenicum album C30
Ödeme, vor allem um die Knöchel herum und in der Bauchregion, Erschöpfung, Frösteln, Unruhe, Symptome deutlich verschlimmert zwischen Mitternacht und zwei Uhr morgens.

Was Sie sonst noch tun können:
Hände weg vom Alkohol, sonst kann Ihre Leber sich nie mehr erholen! Fett- und salzarm essen, keinerlei Medikamente einnehmen, die nicht ausdrücklich ärztlich verschrieben wurden (auch keine Antibabypille!). Empfehlenswert sind frischgepresste Fruchtsäfte, Magerquark, Vitamin A, Zink, Magnesium, Nickel und Selen als Zusatzpräparate.

Reizkolon
Diese Störung hat viele Namen: Syndrom des reizbaren Darms, spastisches Kolon, Reizkolon, funktionelle oder nervös bedingte Diarrhö, Colitis mucosa oder vegetative Kolon-Dystonie. Alle bedeuten soviel wie: Störung der Darmmotorik aus unbekannten, nicht-organischen Gründen. Zu den Symptomen gehören Verstopfung, alternierend Durchfall, gelegentliche Krämpfe im Unterleib, manchmal auch Schmerzen beim Stuhlgang. Das Leiden betrifft Frauen doppelt so oft wie Männer. Manchmal wird es von einer Nahrungsmittelunverträglichkeit – etwa gegenüber Milch- oder Weizenprodukten, Zitrusfrüchten, Tee, Kaffee, Äpfel, Erbsen oder Salat – ausgelöst; häufig ist seelischer Stress der Auslöser, etwa familiäre oder berufliche Probleme. Organische Ursachen wie etwa eine echte Darminfektion oder auch Abführmittelmissbrauch müssen für die Diagnose des Reizkolons ausgeschlossen werden.

In der Homöopathie wird das Reizkolon als konstitutionelles Problem angesehen und entsprechend behandelt. Sie können es auch mit den nachstehend oder unter Bauch- und Unterleibsschmerzen sowie Durchfall genannten Mitteln versuchen.

Nehmen Sie das Mittel Ihrer Wahl viermal täglich, maximal 14 Tage lang:

■ Argentum nitricum C6
Starke Flatulenzen (Winde), abwechselnd Verstopfung und Durchfall, Schmerzen in linkem Oberbauch, schleimdurchsetzter Stuhl, Spannungsgefühl und Zittern in der Magengegend.

■ Cantharis C6
Brennende Leibschmerzen, großer Durst, Übelkeit und Erbrechen, daneben auch Blasenentzündung.

■ Colchicum C6
Wässriger Stuhl, reißende Schmerzen, Übelkeit, die sich durch Essensgeruch verstärkt.

■ Colocynthis C6
Kneifende Leibschmerzen, die sich durch Vornüberbeugen oder Druck auf den Bauch bessern, Anfall hängt zusammen oder wird ausgelöst durch Ärger.

Verstopfung

Wenn der Speisebrei sich nicht mit normaler Geschwindigkeit, sondern verlangsamt durch den Darm bewegt, wird der Stuhlgang unregelmäßig, seltener und meist auch schwieriger. Je länger die Darmpassage dauert, desto stärker wird dem Stuhl Wasser entzogen, desto härter wird er und desto schwieriger ist die Ausscheidung. Auch das Risiko, dass Toxine aus dem Stuhl durch die Darmwand in den Blutkreislauf gelangen, erhöht sich.

Viele Menschen glauben, wenn sie nicht jeden Tag Stuhlgang haben, litten sie bereits unter Verstopfung. Das ist jedoch nicht richtig: Medizinisch gelten drei bis vier Stuhlgänge die Woche als völlig ausreichend. Einem in dieser Weise funktionierenden Darm muss nicht mit Abführmitteln nachgeholfen werden (die im Übrigen, auch wenn sie pflanzlicher Herkunft sind, schon nach wenigen Wochen Einnahme den Darm schädigen und ihn außerdem noch träger machen, weil er sich zu sehr an sie gewöhnt). In aller Regel sind Bewegungsmangel und falsche Ernährung schuld an der Verstopfung: zu wenig Ballaststoffe, zu wenig Flüssigkeit, Mangel an B-Vitaminen, Kalium, Magnesium und Zink, zu viele Fleisch- und Milchprodukte, Vitamin D, Aluminium, Essig und

Gewürze sowie allgemein zu viel stopfende Speisen (Schokolade, Bananen usw.). Auch wer viel faserreiche Kost isst, dazu aber zu wenig trinkt, hat bald Verstopfung.

Alle Erkrankungen – auch seelische –, die den Stoffwechsel allgemein bzw. die Muskelfunktionen verlangsamen (etwa Schilddrüsenunterfunktion, Depressionen, Leberleiden, auch Einnahme muskelrelaxierender Medikamente und Tranquilizer), können den Darm träge werden lassen; das gleiche gilt für verschiedene Darmleiden. Nach Operationen mit Vollnarkose kommt er ebenfalls erst wieder langsam in Gang. Wer Durchfall hatte und/oder mehrere Tage wenig gegessen hat, braucht sich über Ausbleiben des Stuhlgangs nicht zu wundern: Es ist ganz einfach noch nichts da, was ausgeschieden werden könnte. Nach dem Absetzen von Abführmitteln braucht es ebenfalls einige Tage, bis der Darm wieder von selbst funktioniert (in dem Fall nur Leicht verdauliches essen, viel trinken).

Verstopfung ist nicht nur ein Symptom vieler Erkrankungen, sondern wird auch für viele Leiden mittel- oder unmittelbar verantwortlich gemacht: von Kopfschmerzen und Migräne bis zu Hämorrhoiden und Rheuma. Nicht immer ist der Zusammenhang eindeutig nachweisbar, wenn auch vom Darm aus dem Stuhl aufgenommene Toxine dabei sicher eine Rolle spielen. Heilfasten ist die beste Methode, sich zu entschlacken und den Darm wieder in Gang zu bringen.

Sollten Sie beim Stuhlgang Blutspuren im Stuhl feststellen – z. B. von Darmpolypen oder geplatzten Hämorrhoiden –, lassen Sie sich ärztlich untersuchen. Schulmedizinisch werden bei Verstopfung meist Abführmittel verordnet, eventuell auch Zäpfchen und, falls nötig, ein Einlauf. In der Naturheilkunde werden u. a. Darmspülungen empfohlen. Homöopathisch wird Verstopfung als konstitutionelles Leiden betrachtet und mit einem Konstitutionsmittel, eventuell auch mit einer Darm-Nosode behandelt. Die nachstehend genannten Mittel sind für den akuten Not- und Ausnahmefall, wie zum Beispiel auf Reisen, gedacht.

Nehmen Sie das Mittel Ihrer Wahl alle zwei Stunden, bis zu maximal zehn Dosen:

■ Nux vomica C6

Starker Stuhldrang, doch ohne Erfolg, oder das Gefühl, es sei längst nicht alles ausgeschieden, vor allem bei viel sitzenden, schwer am Schreibtisch arbeitenden oder älteren Leuten, bei chronischem Abführmittelmissbrauch, Frösteln, Reizbarkeit.

■ Bryonia C30

Stuhl groß, hart, trocken und wie verbrannt aussehend, vor allem bei älteren Menschen, Mundtrockenheit, Kopf schmerzt und fühlt sich wie verstopft an, geblähter Leib, Brennen im Rektum nach dem Stuhlgang, großer Durst und Reizbarkeit.

■ Alumina C6

Kein Stuhldrang, bis der Darm nicht wirklich ganz gefüllt ist, auch weicher Kot schwer auszuscheiden, manchmal schleimbedeckt oder lehmähnliche Konsistenz, Gefühl, der Stuhl würde sich unter dem linken Rippenbogen stauen (dort, wo der Darm seine Abwärtsbewegungen beginnt).

■ Natrium muriaticum C6

Rektum fühlt sich beim Drücken trocken an und schmerzt, Stuhl hart und krümelig, Stuhlgang maximal jeden zweiten Tag, während der Menstruation auch noch seltener, Unterscheidung zwischen Stuhldrang und Windabgang fällt schwer.

■ Sulfur C6

Erfolgloser Stuhldrang, dabei Brennen im Darm, Stuhl groß, dunkel, hart und trocken, ständiges Gefühl, es sei noch nicht alles ausgeschieden worden, zudem Hämorrhoiden oder Analfissuren, Verstopfung wechselt ab mit Durchfall, im Verstopfungsstadium nur alle zwei bis vier Tage Stuhlgang möglich.

■ Silicea C6

Afterschließmuskel zieht sich nicht stark genug zusammen, um Stuhl vollends auszuscheiden, der daraufhin wieder zurückgleitet, After fühlt sich wund an, Stuhl spärlich, hart und schleimbedeckt, zudem Frösteln und Neigung zu Kopfschweiß.

■ Opium C6

Tagelang kein Stuhldrang, schließlich ausgeschiedener Stuhl ist hart und kleinbollig, träger Darm, schlechter Appetit, tagsüber Benommenheit, abends und nachts jedoch Wachheit, Aufschrecken beim leisesten Geräusch.

■ Graphites C6

Tagelang kein Stuhldrang, dann kneifende, kolikähnliche Darmschmerzen, danach Abgang von reichlichem, mit weißem Schleim bedecktem Stuhl, anschließend Schmerzen im Darm, eventuell Hämorrhoiden oder Analfissuren und Übergewicht.

■ Aesculus C6

Rektum trocken und heiß, Gefühl, als klemmten Stöcke oder Stacheldraht darin, beim Stuhlgang schneidender Schmerz wie von Messern, Völlegefühl im Darm, Schmerzen im Kreuz, krabbelndes Gefühl im After, Symptome nach dem Schlafen verschlimmert, vor allem bei älteren Menschen.

■ Acidum nitricum C6

Kochendheißes Brodeln im Darm, splitterähnliche Schmerzen im Rektum, die nach dem Stuhlgang noch länger anhalten, als sei etwas gerissen, dazu Brennen und Juckreiz.

■ Plumbum C6

Scharfe, kneifende Schmerzen, Drücken bringt Stuhl hervor, der Schafköteln ähnelt, Darm fühlt sich dabei an, als werde er mit einer Schnur die Wirbelsäule hochgezogen, chronische Verstopfung.

■ Lycopodium C6

Starke Flatulenzen (Winde), tagelang kein Stuhldrang, dann schmerzhafte, schwierige Ausscheidung von etwas Stuhl, wobei einiges zurückbleibt, Darmblähungen durch Bauchmassagen gelindert, starkes Verlangen nach Süßigkeiten, Verschlechterung des Befindens zwischen 16 und 20 Uhr.

Was Sie sonst noch tun können:

Achten Sie auf gesunde, ballast- und flüssigkeitsreiche Ernährung mit viel Obst und Gemüse; nehmen Sie außerdem Vitamin C und

Magnesium zu sich. Massieren Sie Ihre Bauchregion jeden Morgen fünf Minuten lang mit sanften, kreisenden Bewegungen, und essen Sie dann zwei bis drei EL Backpflaumen oder ein bis zwei TL Leinsamen, beides am Abend vorher in etwas Wasser eingeweicht. Meiden Sie Abführmittel, die Sennablätter oder Faulbaumrinde enthalten; sie können die Darmschleimhaut schädigen. Erziehen Sie Ihren Darm zu einer gewissen Pünktlichkeit (eine hilfreiche Autosuggestion: stets etwa zur gleichen Zeit das WC aufsuchen, wenn man entspannt ist und genügend Zeit hat, nie jedoch in Hetze); machen Sie eventuell vorher zehn Minuten schweißtreibende Gymnastik oder nehmen Sie gelegentlich ein kurzes kaltes Bad. Generell sollten Gleitzäpfchen gemieden werden; nur im Notfall sollten Sie auf einen EL Oliven- oder Sesamöl (am Abend schlucken) oder ein Glyzerinzäpfchen für den Darm zurückgreifen.

Nieren, Harnwege und Blase

Die paarig angelegten Nieren durchschnittlicher Erwachsener filtern die gesamte Blutmenge ungefähr 300mal am Tag und produzieren dabei rund einen Liter Urin, der vier- bis sechsmal täglich ausgeschieden wird. Der Harn wird in Sammelbecken am Nierenhals aufgefangen und tröpfelt dann die Harnleiter entlang in die Blase. Sobald die Blase etwa halbvoll ist – sie kann bis zu einem halben Liter Urin aufnehmen –, melden Dehnungsrezeptoren ihren Füllungszustand ans Gehirn, und es entsteht der Drang, auf die Toilette zu gehen. Säuglinge haben noch keine Kontrolle über den Blasenschließmuskel zur Harnröhre hin; sie erlernen sie erst im Laufe der ersten vier Lebensjahre.

Die männliche Harnröhre, die sowohl Urin als auch die Spermaflüssigkeit nach außen leitet, ist etwa viermal länger als die weibliche. Diese Länge zusammen mit der Tatsache, dass die Harnröhrenöffnung an der Penisspitze vom After relativ weit entfernt ist, erklärt, weshalb Bakterien vergleichsweise seltener in die männliche Harnblase eindringen und dort zu Entzündungen führen. Tritt eine solche Infektion jedoch einmal auf, ist sie weitaus hartnäckiger und schwerer zu behandeln. Frauen haben eine ihrer Anatomie angepasste kurze Harnröhre, die zudem häufigem Bakterienansturm (beim Geschlechtsverkehr, bei der Intimhygiene, beim Stuhlgang, bei Scheidenentzündungen, nicht zuletzt beim Gebären) standhalten muss. Entbindungen, eine Gebärmuttersenkung und andere äußere wie innere Ursachen können die weibliche Blase und ihre Muskulatur schwächen und damit anfällig machen für Blasenentzündungen (siehe S. 554 ff.). Harn, das sterile (also praktisch bakterienfreie) Produkt der unentwegt filtrierenden Nieren, besteht zu 96 Prozent aus Wasser und zu vier Prozent aus organischen und anorganischen festen Stoffen. Seine Farbe ist nicht nur sehr aufschlussreich für die Feststellung der Nierenfunktion, sondern auch für den Status von Leber und Gallenblase. Die Nieren regulieren sowohl den Wasserhaushalt des Körpers als auch das Säuren-Basen-Gleichgewicht im Blut, die beiden wichtigsten Dinge also, auf denen alle chemischen Funktionen des Körpers beruhen.

Innerhalb jeder der beiden Nieren verzweigen sich die Nierenarterien millionenfach in winzige Blutgefäße, Glomeruli genannt. Kleine Moleküle – zum Beispiel Wasser, Salze, verschiedene Mineralstoffe, Glukose sowie Abfallprodukte wie die Harnsäure, die bei der Proteinaufspaltung entsteht – werden unter Druck durch ihre zarten Wände hindurchgepresst und treten in Millionen kleinster Röhrchen, die so genannten Nephronen, über, in denen sie reabsorbiert werden. Sind die Nieren gesund, werden 99 Prozent des Wassers und die gesamte Glukose wieder aufgenommen. Dieser Prozess wird von Hormonen aus der Hirnanhangdrüse (an der Hirnbasis) und den Nebennieren (oben auf der Niere) gesteuert. Auch die Nieren selbst produzieren eine Anzahl von Hormonen, die den Blutdruck regulieren helfen, die Produktion roter Blutkörperchen im Knochenmark anregen und die Vitamin-D-Synthese in der Haut aktivieren.

Urin ist normalerweise weizengelb. Wenn jedoch Nieren, Harntrakt oder Leber nicht richtig funktionieren, kann sich die Farbe ändern. Blutspuren im Urin sollten niemals ignoriert werden: So bald wie möglich ärztlich untersuchen lassen, was dahinter steckt! Dunkelgelber bis orangefarbener Urin weist auf Eindickung hin; sie ist eine häufige Begleiterscheinung bei Hitze, erhöhtem Schwitzen, Fieber, Durchfall und Erbrechen, denn dabei geht dem Körper Wasser verloren. Rhabarber, der Vitamin-B-Komplex sowie Sennesblätter (in Abführmitteln) färben den Harn ebenfalls orange. Dunkelbrauner Urin, begleitet von entfärbtem Stuhl und Gelbfärbung der Haut und Augensklera, ist normalerweise ein Zeichen von Gelbsucht. Wolkig durchsetzter Urin deutet auf eine Infektion hin; bläulich oder grünlich verfärbter Urin zeigt an, dass man etwas gegessen hat, das mit Lebensmittelfarben versetzt war. Fast farblos bis wasserklar ist der Urin, wenn man sehr viel Flüssigkeit – vor allem harntreibenden Tee oder helles Bier getrunken hat und viel Harn produziert hat.

Längeres Harnverhalten, beispielsweise bei einem Blasentumor, führt zur schleichenden Vergiftung des gesamten Körpers und kann tödlich enden, wenn die Ursache nicht behoben oder der Harn künstlich (mit einem Katheter) abgeleitet wird.

Erkrankungen und Beschwerden der Nieren und des Harntrakts von A bis Z

Blasenentzündung

Die medizinische Bezeichnung für Blasenentzündung, nämlich Zystitis, wird oft recht unspezifisch für drei unterschiedliche Formen von Blasenleiden angewandt, die sich allerdings in den Symptomen ähneln: häufiger Harndrang, spärlich fließender Urin, der stark riecht und beim Wasserlassen sticht oder brennt, manchmal auch dumpfe Unterleibsschmerzen.

Die echte Zystitis ist eine infektiöse Entzündung der Blase, meist ausgelöst durch Escherichiacoli-Bakterien, die vom Darm in die Harnröhre gelangt sind. Sie tritt sehr häufig in den ersten Schwangerschaftsmonaten auf und wird oft chronisch. In Harnblase und Urin sind stark erhöhte Bakterienmengen nachweisbar.

Eine Urethritis bzw. ein Urethralsyndrom ist eine bakterielle Entzündung, die nur die Harnröhre und die benachbarten Drüsen, nicht aber die Blase betrifft. Von einer Zystitis ist sie manchmal schwer zu unterscheiden.

Die so genannte Reizblase kann nach Entzündungen auftreten, geht aber selbst nicht mit einer solchen einher. Es handelt sich vielmehr um einen chronischen Reizzustand, ausgelöst beispielsweise durch die Einnahme von Antibiotika oder hormonellen Verhütungsmitteln, Hormonstörungen infolge von Stress oder Angst, blasenreizenden Nahrungsbestandteilen, einer Nahrungsmittelallergie, unsachgemäßer Intimhygiene, scheuernder oder aus Kunstfasern bestehender Kleidung, ständigem Verkneifen des Harndrangs oder (schmerzhaftem) Geschlechtsverkehr. Die Urinanalyse ergibt meistens, dass der Harn steril ist oder nur wenig Bakterien aufweist. Trotzdem werden schulmedizinisch allzuhäufig Antibiotika verabreicht, die dann die Blase weiter schwächen, so dass immer wieder Rückfälle auftreten.

Immer wiederkehrende Blasenentzündungen oder -reizungen werden in der Homöopathie als konstitutionelles Problem betrachtet und entsprechend behandelt. Die nachstehend genannten Mittel können bei akuten Anfällen helfen.

Nehmen Sie das Mittel Ihrer Wahl alle 30 Minuten, bis zu maximal zehn Dosen:

- **Cantharis C30**

Brennender, schneidender Schmerz in der Blasenregion und unentwegter Harndrang, Kreuzschmerzen, vor allem nachmittags; beim Versuch, Wasser zu lassen, nur sehr geringes Urintröpfeln mit Blutspuren; Unfähigkeit, die Blase richtig zu entleeren.

- **Nux vomica C6**

Häufiger Harndrang, der meist erfolglos bleibt.

- **Apis C30**

Brennender, scharfer, stechender Schmerz in der Blase, der sich nach dem Wasserlassen noch verstärkt, häufiger Harndrang, Absonderung von kleinen Mengen heißen, mit Blutspuren durchsetzten Urins, Symptome verschlimmern sich bei Wärme und bessern sich bei Kälte.

- **Belladonna C30**

Brennendes Gefühl in der Harnröhre, Blase empfindlich gegenüber Rütteln, Urin hellrot mit kleinen Blutklümpchen darin, Harndrang bleibt auch nach dem Wasserlassen bestehen.

- **Tarantula C6**

Hohes Fieber, heftigste Schmerzen in der Blasenregion, Blase hart und geschwollen, erhebliche Unrast und Gefühl großer Eile.

- **Berberis C6**

Schleimiger, wolkiger Urin, brennende, ausstrahlende Schmerzen, die während und nach dem Wasserlassen sowie nach Ruhe schlimmer werden.

- **Causticum C6**

Häufiger Harndrang, verschlimmert durch Husten und Niesen, starke Kälteempfindlichkeit, wenn man dem Harndrang nachgibt, passiert zunächst gar nichts, doch 15 Minuten später unwillkürlicher Harnabgang, Brennen um die Harnröhrenöffnung, eventuell auch Scheidenausfluss.

■ Dulcamara C6
Zystitis- oder Reizblasen-Attacke, sobald man verschwitzt ist und sich verkühlt hat, etwa nach Sport oder Anstrengung, vor allem im Herbst, häufiges Wasserlassen, Blutspuren im Urin.

■ Sarsaparilla C6
Schmerzen beginnen, sobald der Urinfluss nachlässt, Harn dick und milchig, häufiger starker Harndrang, großer Durst.

■ Therebinthis C6
Häufiges Brennen beim Wasserlassen, dazu Kreuzschmerzen, Blut im Urin, Mattigkeit und Müdigkeit, Klingeln im Ohr, Zunge rot und leuchtend, Ruhe verschlimmert Symptome, Gehen an frischer Luft lindert sie.

■ Staphisagria C6
Blasenentzündung beginnt nach Sexualverkehr oder Anlegen eines Blasenkatheters wegen Operation, Harnröhre fühlt sich an, als ob ständig ein wenig Harn in ihr tröpfelt, fast unentwegtes Brennen, auch ohne Wasserlassen.

■ Clematis C6
Harnstrahl kommt langsam und mit Unterbrechungen.

■ Arsenicum album C6
Brennende Schmerzen im Unterleib, große Unruhe, Frösteln und Angstzustände.

■ Camphora C6
Schmerzen schlimmer zu Beginn des Wasserlassens; trotz aller Mühe kein Harnabgang, Krämpfe des Blasenschließmuskels, Kälte verschlimmert alle Symptome.

Was Sie sonst noch tun können:
Bei einer akuten Blasenentzündung können Sie sehr viel selbst für sich tun. Um den Säuregrad des Urins herabzusetzen – er ist die Ursache dafür, dass es beim Wasserlassen sticht und brennt – und den keiminfizierten Harn so rasch wie irgend möglich aus dem

Körper herauszuspülen, sollten Sie alle zwanzig Minuten einen Viertelliter kaltes Wasser, alkoholfreies Bier (nicht, wenn eine Pilzinfektion vorliegt!) oder Wasser mit etwas Natriumbikarbonat (Sodawasser) trinken. Übertreiben Sie es aber nicht mit dem Soda – ein Teelöffel pro Stunde, bis zu drei Stunden lang, ist das Äußerste; sollten Sie ein Herzleiden haben, bleiben Sie bei Wasser oder Gerstensaft. Erleichterung bringt auch, sich mit einer Wärmflasche oder einer Eispackung auf dem Unterleib eine Weile zusammenzurollen (ausprobieren, was Ihnen besser bekommt).

Gleichgültig, ob Sie an Zystitis, einer Reizblase oder einer Urethritis leiden: Auch vorbeugend können Sie einiges dafür tun, dass Sie keinen Rückfall bekommen.

Entleerung der Blase: Den Gang zur Toilette sollten Sie sich niemals verkneifen. Versuchen Sie, sich anzugewöhnen, regelmäßig alle vier Stunden die Blase zu entleeren, und lassen Sie den Harn dabei stets zweimal abfließen; nur so können Sie sichergehen, dass keine Urinreste in der Blase verbleiben.

Flüssigkeitsaufnahme und Ernährung: Erhöhen Sie Ihre Flüssigkeitsaufnahme auf drei Liter täglich, oder trinken Sie wenigstens so lange erheblich mehr als sonst, bis Ihr Urin wieder seine normale Farbe aufweist. Tee, Kaffee und Alkohol sollten Sie lieber beiseite lassen oder maximal zweimal die Woche trinken. Je alkalischer (weniger sauer) Ihr Harn ist, um so besser; das erreichen Sie, indem Sie jeden Tag eine Tasse Gemüsebrühe oder zweimal täglich ein Glas Sodawasser (siehe oben) trinken. Ein alkalischer Urin färbt rosa Litmuspapier blau ein; kaufen Sie also in der Apotheke etwas Litmuspapier und testen Sie Ihren Harn selbst. Sollten Blase oder Harnröhre allerdings mit Candida befallen sein, darf Ihre Ernährung nicht allzu alkalisch sein, denn das würde das Pilzwachstum begünstigen.

Nahrungsmittel: Blasenentzündungen und ähnliche Erkrankungen werden von bestimmten Nahrungsmitteln eher verschlimmert; dazu gehören: Spargel, Spinat, rohe Karotten, Kartoffeln, Tomaten, Zitrusfrüchte und Erdbeeren, Rind- und Schweinefleisch, Milch und Speiseeis, Pampelmusen (vor allem rote sowie auch

Grapefruitsaft), scharfe Gewürze, Fast food im Allgemeinen und chloriertes Trinkwasser. Alkohol, vor allem Rotwein, macht den Urin sauer und entzieht dem Körper Wasser, sollte also vermieden werden. Bier und bierhaltige Getränke sind weniger problematisch, es sei denn, Ihre Harnröhre oder Blase ist von Candida befallen; dann sollten Sie solche Getränke meiden. Liköre und andere hochprozentige Drinks sind nichts für Sie! Wenn Sie unbedingt etwas Weißwein oder Champagner/Sekt trinken wollen, sollten Sie vorher und nachher reichlich Wasser oder ein Tafelwasser trinken oder das alkoholische Getränk mit Mineralwasser verdünnen. Adukibohnen (in Reformhäusern erhältlich) sollen die Zystitis-Behandlung unterstützen können, und Preiselbeersaft beeinträchtigt die Fähigkeit von Bakterien, sich in der Blasenwand einzunisten. Die meisten Preiselbeersaft-Produkte auf dem Markt enthalten jedoch viel zu viel Zucker; Sie müssen daher versuchen, einen mit geringem Zuckergehalt zu finden (etwa in Reformhäusern oder Bioläden). Zucker und Koffein sollten vermieden werden, wo es nur irgend geht.

Hygienemaßnahmen: Wischen Sie die Analregion mit weichem, ungefärbtem Toilettenpapier ab, und zwar von vorn nach hinten.

Waschen Sie sich die Hände.

Seifen Sie sich die Hände mit unparfümierter Seife ein und waschen Sie sich die Analregion (nicht den Scheidenbereich!).

Spülen Sie sich die Hände gut ab.

Füllen Sie eine kleine Flasche mit warmem Wasser, setzen Sie sich wieder aufs WC und lassen Sie das Wasser von vorn über die Klitoris, die direkt dahinter liegende Harnröhrenöffnung und den Scheidenbereich fließen; mit der freien Hand können Sie dabei alle Falten und Winkel waschen.

Wenn alle Seifenreste fortgespült sind, trocknen Sie sich vorsichtig mit einem weichen Wegwerfhandtuch (oder gutsaugenden Haushaltspapier) ab – auf keinen Fall mit einem Handtuch, das Sie oder andere sonst noch benutzen!

Bei dieser Waschmethode sollten Sie nur Ihre sauberen Hände, unparfümierte Seife sowie klares fließendes Wasser benutzen. Der Gebrauch von Flanell- oder Baumwollhandtüchern, Waschlappen oder Wattepads wird hingegen nicht empfohlen, da sie von Keimen besiedelt sein können. Auch Bidets, die mit hohem Wasserdruck funktionieren, sowie das Abduschen in der Badewanne mit einer Handdusche können wir nicht empfehlen – dabei werden möglicherweise Keime in die Harnröhre einmassiert. (Sie können sich natürlich über dem Bidet statt auf dem WC wie oben angegeben waschen, falls Sie über ein solches verfügen.) Nicht verwenden sollten Sie außerdem Intimsprays und andere Vaginaldeodorants, Vaginalduschen, rezeptfreie medikamentenhaltige Salben, Badezusätze wie Badesalz, -creme, -öl, Schaumbäder, Talkumpuder oder Antiseptika für den Intimbereich; sie können die Haut zusätzlich reizen. Wenn möglich, sollten Sie auch keine Tampons verwenden, bis Ihre Entzündung ausgeheilt ist.

Sexualverkehr: Wenn irgend möglich, trinken Sie vorher ein Glas Wasser und entleeren Sie Ihre Blase! Versuchen Sie, sich so gut es irgend geht zu entspannen, und dehnen Sie die Zeit des Vorspiels so lange wie möglich aus. Benutzen Sie Vaseline oder ein Lubrikationsgel, um Ihre Scheidenfeuchtigkeit zu erhöhen, und probieren Sie auch ruhig einmal andere Positionen aus, bei denen möglichst wenig Druck auf Ihre Blase bzw. Harnröhre ausgeübt wird. Nach dem Verkehr sollten Sie Ihre Blase erneut entleeren und etwaiges Sperma mit der oben beschriebenen Waschmethode fortspülen. (Am besten ist es allerdings, Ihr Partner benutzt ein Kondom; dann steckt er sich nicht mit Keimen an und kann Sie auch nicht, wie beim Ping-Pong, erneut infizieren!)

Der Mann sollte sich vor dem Verkehr auf jeden Fall Hände und Genitalien gründlich waschen. Da sich unter langen Fingernägeln leicht Keime ansiedeln können, sollten Sie beide Ihre Nägel kurz schneiden.

Kleidung: Sollten Sie gewöhnlich Nylonunterwäsche tragen, vertauschen Sie sie jetzt mit Baumwollunterwäsche und tragen Sie ausschließlich Strumpfhosen mit Baumwollzwickel. Wechseln Sie diese Kleidungsstücke jeden Tag! Waschen Sie sie mit reiner Kernseife – niemals mit biologischen Vorwasch-, Wasch- oder Bleichmitteln – und spülen Sie sie danach sehr gründlich aus.

Antibiotika: Sie sollten, wenn irgend möglich, vermieden werden, da sie die Blase noch mehr schwächen können und zudem Pilzinfektionen der Scheide, der Blase und des Darms begünstigen. Müssen Sie unbedingt Antibiotika einnehmen, etwa weil Sie hohes Fieber haben, das eine Ausbreitung der Infektion in den oberen Harntrakt vermuten lässt, essen Sie täglich mehrmals Jogurt mit lebenden Lakto- und Bifidobazillen sowie Milchzucker (spätestens, wenn die Antibiotika-Einnahme beendet ist). Das hilft, die natürliche Darmflora wiederherzustellen, die leider von den Antibiotika ebenso zerstört werden wie die Erreger der Entzündung.

Blasensteine

Blasensteine bestehen aus Kalzium und anderen im Urin ausgefällten Salzen, die sich manchmal an der Harnröhrenmündung bilden. Dann entstehen häufiger Harndrang, Schmerzen beim Wasserlassen sowie Blutspuren im Urin, weil die innere Blasenwand von den Steinen gereizt wird. Sie sollten dann innerhalb von zwölf Stunden zum Arzt oder zur Ärztin gehen. Die Steine können ohne Einschnitt per Ultraschall oder mit dem Zytoskop zerkleinert und dann herausgespült werden. Geht das nicht, wird die Blase operativ geöffnet, und die Steine werden herausgesaugt.

Aus unerklärlichen Gründen sind sowohl Nieren- als auch Blasensteine heutzutage viel seltener als noch vor 40 Jahren. Männer sind etwas häufiger betroffen als Frauen, vor allem, wenn sie eine Vasektomie (Samenstrangdurchtrennung) hinter sich haben. Das Risiko der Steinbildung steigt, wenn man viel schwitzen muss und sich der Urin daher besonders stark konzentriert. Eine homöopathische Konstitutionsbehandlung ist auf jeden Fall empfehlenswert.

Nehmen Sie das Mittel Ihrer Wahl viermal täglich, maximal 14 Tage lang, bis zur Blasensteinentfernung:

- Lycopodium C6

Rotes Sediment im Urin, häufiger Harndrang, vor allem nachts, ganz besonders, falls gleichzeitig auch Verstopfung und Flatulenzen (Winde) bestehen.

■ Uva ursi C6
Blasensteine unterbrechen oder hemmen den Harnfluss, Urin enthält Blut und Schleim und brennt in der Harnröhre, im ganzen Bereich Wundgefühl.

■ Sarsaparilla C6
Schleimiger Urin, der ein sandiges Sediment und kleine Schleimpartikel enthält, starke Schmerzen an der Harnröhrenöffnung am Ende des Wasserlassens, so dass man aufschreien muss, sehr häufiger Harndrang.

■ Calcium carbonicum C6
Urin enthält kleine Steinchen, kalte Schweißausbrüche, vor allem an den Füßen, Übergewicht und schlechte körperliche Verfassung, Verlangen nach Eiern.

■ Chimaphila C6
»Schmetterlinge« in der Nierengegend, Schleim im Urin, deutliches Empfinden, als säße man auf einem Ball.

■ Staphisagria C6
Mittel der Wahl nach einer operativen Blasensteinentfernung.

Was Sie sonst noch tun können:
Trinken Sie mindestens eineinhalb bis zwei Liter Wasser am Tag, alternierend auch durchspülende Blasen- und Nierentees oder ein gelegentliches Glas Weißbier. Manchmal reicht der berühmte Sprung von der Bettkante, kleinere Steine auszutreiben. Blasenschmerzen reagieren oft gut auf heiße oder kalte Anwendungen (ausprobieren, was besser bekommt).

Blasentumoren
Gelegentlich wachsen in der Blasenwand warzen- oder blumenkohlförmige Geschwülste, die sowohl gut- als auch bösartiger Natur sein können. Möglicherweise hängen sie mit der westlichen Ernährungsform zusammen, die dazu führt, dass der Blutspiegel einer bestimmten Aminosäure, des L-Leukins, zu hoch ansteigt. Sie können aber auch aufgrund beruflicher Schadstoffbelastungen entstehen. Wenn der Tumor den Harnleiter verlegt, staut sich

der Urin darin und kann zu Hydronephrose (»Überschwemmung« der Nieren) oder akuter Nierenbeckenentzündung führen. Die Blase entzündet sich auch leichter. Die Symptome entsprechen denen eines Blasensteinleidens; manchmal tut auch die Nierengegend weh. Im Frühstadium können solche Geschwülste gut operativ entfernt werden. Nur wenn ein großer Teil der Blasenwand von ihnen durchsetzt ist, muss die ganze Blase entfernt und eine künstliche Blase angelegt werden. Eine homöopathische Konstitutionsbehandlung ist auch in diesem Fall sehr empfehlenswert und verträgt sich mit der Operation.

Nehmen Sie folgende Mittel ein:

- Thuja C30, alle zwölf Stunden, maximal drei Tage lang

Bei starken Schmerzen in der Blasenregion, während Sie auf die Operation warten.

- Staphisagria C3, dreimal täglich, maximal fünf Tage lang

Sofort im Anschluss an die Operation.

Harndrang

siehe auch unten, Harninkontinenz

Häufiger als sonst zur Toilette zu müssen, ist ganz normal, wenn es draußen kalt ist, im ersten und letzten Schwangerschaftsdrittel sowie in Situationen, die von Stress, Aufregung, Angst und Lampenfieber geprägt sind. Auch mit zunehmenden Alter hat man häufiger Harndrang, desgleichen, wenn man Tee, Kaffee, Alkohol, übermäßig viel Vitamin D sowie bestimmte Medikamente (vor allem Diuretika bei Bluthochdruck, Ödemen und manchen Herzleiden) zu sich nimmt. Bei manchen Erkrankungen gehört häufiger Harndrang zum Symptombild; dazu zählen Diabetes, Reizblase und Stress-Inkontinenz (oft begleitet von unwillkürlichem Harntröpfeln), Prostataprobleme (ist die Prostata vergrößert, fließt der Urin anfangs nur schwach und endet mit Tröpfeln), einer Verengung der Harnröhre, vor allem bei Männern (siehe Penisprobleme S. 633), sowie Blasenentzündung.

Einzelmittel finden Sie unter den entsprechenden Stichworten. Scheint keines davon recht zu passen, können Sie die folgende

Liste zu Rate ziehen. Hilft auch das nichts, ist eine ärztliche Untersuchung ratsam, außerdem eine konstitutionelle Therapie bei einer erfahrenen homöopathischen Fachkraft.

Nehmen Sie das Mittel Ihrer Wahl alle vier Stunden, maximal drei Tage lang:

- Causticum C6

Vor allem bei älteren Menschen, die Tag und Nacht unter Harndrang leiden.

- Kalium carbonicum C6

Harndrang am stärksten gegen vier Uhr morgens, Wasserlassen anfangs schwierig.

- Nux vomica C6

Häufiger Harndrang, dazu Verstopfung und Reizbarkeit.

- Lilium C6

Sehr intensiver Harndrang, ziehende Schmerzen im Unterleib.

- Copaiva C6

Unentwegter Harndrang, doch mit wenig Erfolg (nur tropfenweiser Abgang), brennende Schmerzen im Blasenhals und in der Harnröhre, vor allem bei älteren Frauen.

Harninkontinenz

Unwillkürlicher Harnabgang kann viele unterschiedliche Ursachen haben: bei Frauen beispielsweise eine Schwäche der Beckenbodenmuskulatur oder Gebärmuttervorfall (beim Niesen, Husten, Lachen, Laufen, Heben usw. geht etwas Harn ab), eine Reizblase, die bei nervösen Frauen auch mit Stress-Inkontinenz (Harnabgang unter Stress) oder Reiz-Inkontinenz (plötzlicher Harndrang, der kaum kontrollierbar ist) gekoppelt sein kann; bei Männern Prostataprobleme (siehe S. 638 ff.), bei beiden Geschlechtern Harnwegsinfekte und -verletzungen sowie Folgekomplikationen von Operationen (etwa einer Gebärmutterentfernung, durch die einer solchen Inkontinenz ironischerweise vielleicht gerade vorgebeugt werden sollte). Die Kontrolle über den Blasenschließmuskel kann außerdem bei einem epileptischen Anfall, bei Herz- oder Hirninfarkt, Demenz und Todesangst, bei Kindern wie bei Erwachsenen auch im Verlauf nächtlicher Alpträume, verloren gehen. Gelähmte können ihre Schließmuskeln meist ebenfalls nicht mehr kontrollieren.

Eine allgemeine Bindegewebs- und Muskelschwäche ist der homöopathischen Konstitutionstherapie zugänglich. Sie können es aber auch mit einem Mittel aus der nachstehenden Liste versuchen.

Nehmen Sie das Mittel Ihrer Wahl viermal täglich, maximal drei Wochen lang:

■ Causticum C6
Harninkontinenz beim Husten, Lachen, Niesen oder bei Aufregung, wobei das Tröpfeln oft unbemerkt bleibt.

■ Pulsatilla C6
Harninkontinenz, die sich beim Hinsetzen, Gehen, Windablassen verschlimmert; verstärkter Harndrang, wenn man sich hinlegt.

■ Ferrum metallicum C6
Harninkontinenz am ärgsten tagsüber, Kitzeln in Blase und Harnröhre, vor allem bei Menschen mit blassem Teint.

■ Sepia C6
Harninkontinenz sowie das Gefühl, die inneren Organe sackten nach unten und drängten aus der Vagina nach außen; anfangs Schwierigkeiten beim Wasserlassen.

■ Gelsemium C6
Harntröpfeln, dazu schwache, zitternde Beine, herabsackende Augenlider.

■ Nux vomica C6
Unwillkürlicher Harnabgang, starke Reizbarkeit.

Was Sie sonst noch tun können:
Die Muskeln des Beckenbodens können durch eine spezielle Beckenbodengymnastik gut gestrafft werden, es sei denn, die Gebärmutter ist stark abgesunken und drückt heftig auf die Blase (siehe Gebärmuttervorfall, S. 649 f). Lassen Sie sich von einer Ärztin zeigen, wie die Gymnastik gemacht wird. Hilfreich ist auch die Übung, den Harnstrahl immer wieder kurz abzustoppen und dann wieder loszulassen, mindestens sechs- bis siebenmal bei jedem Gang zur Toilette. Übergewicht abzunehmen, entlastet die Unterleibsorgane zusätzlich. Trinken Sie vor Stresssituationen möglichst wenig; verkneifen Sie sich niemals den Harndrang, sondern suchen Sie sofort eine Toilette auf.

Harnverhalten

Ein akutes Harnverhalten verursacht meist große Schmerzen, weil die Blase dabei von der darin enthaltenen Harnmenge überdehnt wird. So etwas kommt relativ häufig nach Verletzungen des Harntrakts, Unterleibsoperationen und nach Entfernen eines Blasenkatheters vor. Bei Männern kann auch eine vergrößerte Prostata die Ursache sein. Bei Harnverhalten muss rasch gehandelt werden; rufen Sie deshalb spätestens nach zwei Stunden die Ärztin oder den Arzt, denn es muss ein Blasenkatheter gelegt werden, durch den der gestaute Urin abgehen kann.

Zunehmende Schwierigkeiten beim Wasserlassen – über Monate, ja Jahre hinweg wird jedes Mal immer weniger Urin ausgeschieden – führen dazu, dass die Blase stark gedehnt wird, in schweren Fällen sogar fast bis hoch zum Nabel! Beim Niesen, Husten, Lachen usw. geht dann stets etwas Urin ab, und man wird erheblich anfälliger gegenüber Nierenbecken- und Blasenentzündungen. Früher oder später kommt es dann zu akutem Harnverhalten.

Nehmen Sie das Mittel Ihrer Wahl alle 30 Minuten, bis zu maximal zehn Dosen, bei Unfähigkeit zum Wasserlassen:

- Arnica C30

Harnverhalten nach Unterleibsverletzung.

■ Causticum C6
Harnverhalten nach einer Operation.

■ Natrium muriaticum C6
Harnverhalten, wenn andere Menschen dabei sind.

■ Opium C6
Blasenschmerzen, jedoch kein Harndrang.

■ Tarantula C6
Starke innere Anspannung und Unruhe, so dass der Blasenschließmuskel nicht entspannt werden und Urin abgehen kann.

■ Ignatia C6
Harnverhalten aus seelischen Gründen, etwa Schock oder Trauer.

Nierenbeckenentzündung

Eine bakterielle Entzündung der Nieren und des Nierenbeckens wird medizinisch Pyelonephritis genannt. Bei Frauen folgt sie oft auf eine Blasen- oder Harnröhrenentzündung, bei Männern auf eine Verengung oder Verletzung des Harntrakts.

Akute Pyelonephritis. Dabei ruft die Entzündung plötzliche, intensive Schmerzen in der Nierengegend hervor, die meist auf einer Seite stärker sind als auf der anderen. Sie ziehen sich dann bis in die Lendengegend hinein. Hinzu kommen Fieber, Übelkeit und Erbrechen, starkes Zittern, Schmerzen beim Wasserlassen und häufiger Harndrang. Der Urin färbt sich rosa oder ist wolkig, und man friert oder hat Schüttelfrost. Das Risiko einer akuten Nierenbeckenentzündung erhöht sich, wenn man Nierensteine, Blasentumoren oder Prostataprobleme hat (dann verlangsamt sich die Passage des Urins durch den Harntrakt). Bei den genannten Symptomen sollten Sie spätestens nach zwölf Stunden die Hausärztin oder den Hausarzt rufen; sehr wahrscheinlich werden Antibiotika und Bettruhe verordnet, dazu eine Röntgenuntersuchung der Nieren, sobald die Attacke abgeklungen ist.

Nehmen Sie das Mittel Ihrer Wahl alle 60 Minuten, bis zu maximal zehn Dosen, während Sie auf ärztliche Hilfe warten:

■ Arsenicum album C6
Spärlich fließender Urin, Brennen beim Wasserlassen, Erschöpfung und innere Unruhe.

■ Aconitum C30
Plötzlicher Beginn der Symptome, dabei Furcht, Fiebrigkeit, Durst, Schmerzen beim Wasserlassen, deshalb Angst davor, Urin heiß, rot und spärlich, Nierengegend sehr empfindlich, Symptome beginnen nach Einfluss von kalter, trockener Luft.

■ Uva ursi C6
Häufiger Harndrang, brennende oder reißende Schmerzen in der Nierengegend, Blut und Schleim im Urin, Erbrechen.

■ Cantharis C30
Ständiger Harndrang, schneidende, brennende Schmerzen in der Nierengegend.

Chronische Pyelonephritis. Sie beginnt manchmal schon in der Kindheit und flammt immer wieder einmal auf, ohne aber je deutliche Symptome zu verursachen, bis die Nierenfunktion irgendwann stark geschädigt ist. Manchmal verläuft sie auch symptomlos (medizinisch: stumm), oder sie bereitet Koliken, die ein Nierensteinleiden nahe legen, ohne dass im Röntgenbild jedoch feste Steine sichtbar wären. Irgendwann setzen Frühwarnzeichen für bevorstehendes Nierenversagen ein: Müdigkeit (infolge schleichender Harnvergiftung), immer häufigeres Wasserlassen, Hautjucken, Übelkeit. In den meisten Fällen wird die chronische Infektion zufällig bei einer ärztlichen Untersuchung entdeckt. Zu den wiederholten Infektionen kommt es meist dadurch, dass die Ventilklappen zwischen Blase und Harnleiter, die einen Rückfluss des Urins verhindern sollen, schwach sind, so dass Bakterien eindringen und im Harnleiter zu den Nieren gelangen können. Bei Kindern kann diese Ventilschwäche unter Umständen noch operativ behoben werden. Bei Erwachsenen gibt man schulmedizinisch meist über längere Zeit niedrige Antibiotika-Dosen. Das kann das Problem allerdings noch verstärken, denn dabei werden die Krankheitserreger oft nicht abgetötet, sondern können Resistenzen gegen das Medikament – oder die verschiedenen Antibiotika – entwickeln.

Die Homöopathie bietet in diesen Fällen eine gründliche konstitutionelle Therapie an. Sie können aber bis zum Behandlungstermin auch eines der unter Nierenversagen (S. 571 f.) genannten Mittel einnehmen.

Nierenentzündung

Eine Entzündung der winzigen Nierenfilter (Glomeruli) oder anderer Nierenkörperchen wird medizinisch Glomerulonephritis genannt. Eigentlich handelt es sich um eine Sammelbezeichnung sehr verschiedenartiger, ursprünglich nicht infektiös bedingter, dann aber durch Bakterienbefall verstärkter entzündlicher Nierenerkrankungen. Sie treten zum Beispiel als Komplikation von Malaria, Masern, Bazillenruhr, Cholera, Unterleibstyphus, Streptokokkeninfektionen und der Weil-Krankheit (einer meldepflichtigen Leptospira-Infektion) auf. Im Verlauf der Erkrankung treten rote Blutkörperchen und Proteine in den Urin über und werden mit ihm ausgeschieden; dabei kann – vor allem bei Kindern – ein nephrotisches Syndrom entstehen (Anzeichen von Nierenversagen), oder es bildet sich eine Anämie aus. Sind viele Glomeruli betroffen, so dass die Niere den Harn nicht mehr richtig filtern kann, erhöht sich der Blutdruck, und Harn beginnt den Körper zu vergiften. Die Symptome der Glomerulonephritis sind oft unspezifisch. Dazu gehören Kopfschmerzen, starke Müdigkeit, Schmerzen in der Nierengegend, Fieber, Ödeme (vor allem im Gesicht und an den Knöcheln), Übelkeit und Erbrechen und schlechtes Allgemeinbefinden. Die Erkrankung kann akut sein oder sich schleichend über Monate bis Jahre hinziehen. Schulmedizinisch wird die Entzündung bekämpft, die Wassereinlagerung medikamentös verringert, der Blutdruck gesenkt usw., in schweren Fällen muss der oder die Betreffende eine Dialyse (Blutwäsche) erhalten. Bei chronischer Glomerulonephritis ist eine gute homöopathische Konstitutionstherapie sehr zu empfehlen.

Nehmen Sie folgendes Mittel, bis die Konstitutionstherapie beginnen kann:

■ Arsenicum album C6, viermal täglich, maximal sieben Tage lang.

In akuten Fällen können Sie ein Mittel aus der folgenden Liste wählen.

Nehmen Sie das Mittel Ihrer Wahl alle 30 Minuten, bis zu maximal zehn Dosen, während Sie auf ärztliche Hilfe warten:

■ Apis C30
Im Frühstadium der Nierenentzündung, bei milden Symptomen, doch deutlichen Ödemen.

■ Cantharis C30
Brennende Schmerzen in der Nierengegend, Schmerzen beim Wasserlassen oder Harnverhalten, anzuwenden vor allem nach vorausgegangenem Scharlach.

■ Arsenicum album C6
Ödeme am ganzen Körper infolge Proteinausschwemmung über den Urin, Durst nach kleinen Schlucken kalten Wassers, Frösteln, Unruhe.

Nierensteine

siehe auch Blasensteine, S. 560

Manchmal akkumulieren Kalzium und andere Mineralsalze in den Nierenkelchen oder den abführenden Harnleitern, zum Beispiel im Zusammenhang mit Gicht-, Nieren- oder Schilddrüsenleiden. Sind sie sehr klein, können sie unbemerkt bis zur Blase wandern und werden mit dem Urin ausgeschieden. Sind sie zu groß, bleiben sie entweder im Harnleiter stecken (das verursacht sehr schmerzhafte Koliken), oder sie verbleiben in den Nieren, wo sie eventuell dumpfe oder stechende Schmerzen, im Lauf der Zeit möglicherweise auch eine Nieren(becken)entzündung oder Nierenversagen verursachen. Wird der Harnabfluss von einem Stein behindert, muss meist operiert werden, oder die Steine werden medikamentös oder mittels Stoßwellentherapie aufgelöst; das gilt auch, wenn sie vor der Harnröhre in der Blase stecken bleiben.

Bei einer Nierenkolik sollten Sie spätestens nach zwei Stunden ärztliche Hilfe herbeiholen und inzwischen eines der Notfallmittel aus der nachstehenden Liste einnehmen bzw. verabreichen. Das richtige Mittel hilft, den Harnleiter so zu entspannen, dass der Stein bis zur Blase rutschen kann.

Nehmen Sie das Mittel Ihrer Wahl alle zehn Minuten, bis zu maximal zehn Dosen, während Sie auf Hilfe warten:

■ Berberis C6
Stechende Schmerzen, die beim Wasserlassen zwischen unterem Rippenbogen und Hüftknochen auftreten; der Schmerz strahlt von einem bestimmten Punkt aus und verschlimmert sich bei der leisesten Bewegung, bessert sich hingegen beim Liegen auf der schmerzenden Seite.

■ Nux vomica C6
Rechtsseitige Kolikschmerzen, die Richtung Genitalien und das rechte Bein hinunter ausstrahlen, dabei Übelkeit und Erbrechen verursachen, oder rechtsseitige Kolikschmerzen, die ins Rektum ausstrahlen und Stuhldrang bewirken, schwacher Harnfluss, der ganz aufhört, sobald man sich anstrengt, Wasser zu lassen, zudem Frösteln und Reizbarkeit.

■ Lycopodium C6
Rechtsseitiger Kolikschmerz, der bis zur Blase, aber nicht bis ins Bein ausstrahlt, außerdem Rückenschmerzen, die durch Wasserlassen gelindert werden, Urin klar, mit rotem Sediment, Symptome verschlimmert zwischen 16 und 20 Uhr.

■ Tabacum C6
Kolikschmerzen, die den Harnleiter abwärts strahlen und Übelkeit und kalte Schweißausbrüche verursachen.

■ Cantharis C6
Schmerzen fühlen sich an wie Messer, die in alle Richtungen stechen, Brennen in der Blase und unerträglicher Harndrang, Durst, doch heftige Abneigung allein schon gegen den Gedanken an Essen.

Nehmen Sie folgendes Mittel viermal täglich, maximal fünf Tage lang, nach dem Entfernen eines oder mehrerer Nierensteine:

- Staphisagria C6

Was Sie sonst noch tun können:
Je nach Verträglichkeit kann eine kalte Packung oder eine Wärmflasche in der Nierengegend die Schmerzen lindern. Um etwaige Rückfälle zu verhüten, sollten Sie folgende Regeln beachten:

Meiden Sie hohe Gaben Vitamin C über längere Zeiträume, Kalzium- und Vitamin-D-Gaben sowie sucrose- und laktosehaltige Nahrungsmittel; essen Sie weniger Salz und tierische Proteine, trinken Sie weniger Alkohol und auf keinen Fall harte Getränke. Falls Ihre Nierensteine zuvor aus Oxalat bestanden, nehmen Sie erheblich weniger Tee, Kaffee, Schokolade, Erbsen, Spinat, Rhabarber und rote Bete zu sich als früher. Trinken Sie mindestens zwei Liter Flüssigkeit am Tag (keinen Schwarztee und nicht nur Wasser, falls es in Ihrer Gegend sehr kalkhaltig ist, sondern mehr Obst- und Gemüsesäfte sowie gelegentlich ein durchspülendes Bier oder Weißbier). Essen Sie ballaststoffreich; nehmen Sie zusätzlich Vitamin B_6 sowie Magnesium ein und versuchen Sie, Übergewicht abzubauen sowie das Rauchen aufzugeben.

Nierenversagen

Wenn die Nieren ihren Dienst aufkündigen – das kann plötzlich oder auch schleichend geschehen –, wird der gesamte Organismus von gestautem Wasser und Toxinen im Blut vergiftet.

Akutes Nierenversagen. Davon spricht man, wenn die Nieren innerhalb einiger Stunden bis Tage versagen. Ursache kann ein Kreislaufschock sein (etwa infolge eines Unfalls oder einer Herzattacke), eine plötzliche Verlegung der Harnleiter, beispielsweise durch Nierensteine oder, in selteneren Fällen, eine Nierenentzündung. Die Symptome entsprechen den unter Nierensteinen bzw. Nieren(becken)entzündung angegebenen Beschwerden; hinzu kommen abnorme Schläfrigkeit, Benommenheit und schließlich Koma. Die schulmedizinische Behandlung hängt von der Ursache ab; eventuell muss die oder der Nierenkranke für einige Tage bis

Wochen an die künstliche Niere angeschlossen und eine Dialyse (Blutwäsche) durchgeführt werden. Manchmal hilft nur noch eine Nierentransplantation.

Bei Nierenversagen nach Herzanfall oder schwerem Blutverlust rufen Sie sofort den Notarzt und verabreichen einstweilen folgendes Mittel:

■ Aconitum C30, alle fünf Minuten, bis zu maximal sechs Dosen.

Bei Nierenversagen aus anderen Gründen kann ein Mittel aus der nachstehenden Liste helfen; rufen Sie aber trotzdem nach spätestens zwölf Stunden ärztliche Hilfe herbei.

Nehmen Sie das Mittel Ihrer Wahl alle 60 Minuten, bis zu maximal zehn Dosen:

■ Aconitum C30

Im Frühstadium des Nierenversagens, bei Fieber und Ängstlichkeit bis hin zu Todesangst.

■ Belladonna C30

Im Frühstadium des Nierenversagens, bei Fieber, gerötetem Gesicht und starrem Blick.

■ Terebinthis C6

Nierenversagen, Unfähigkeit zum Wasserlassen oder ausschließlich Abgang von Blut.

■ Apis C30

Gesicht und Knöchel ödemgeschwollen, brennende, stechende Schmerzen in der Nierengegend.

■ Opium C6

Benommenheit, vor allem, wenn Hirn- oder Herzinfarkt hinzutreten.

■ Camphora C6

Beginnendes Nierenversagen, alle Symptome verschlimmern sich bei Kälteeinwirkung.

Chronisches Nierenversagen. Dazu kommt es, wenn die Nieren oder Nierenbecken immer wieder Entzündungen erleiden und sich das Nierengewebe nach und nach narbig verhärtet. Auch bestimmte Medikamente – vor allem Aspirin, Paracetamol, Phenacetin und das giftige Element Cadmium – können solche Entzündungen auslösen bzw. verstärken. Die Symptome sind oft unspezifisch. In späteren Stadien können Anämie, Osteomalazie (ein Knochenleiden) und eine übersteigerte Funktion der Nebenschilddrüsen hinzukommen. Der Eisen- und Kalziumstoffwechsel entgleist. Ist das Nierenversagen einmal weit fortgeschritten, lässt es sich höchstens aufhalten, nicht aber wieder umkehren. Homöopathisch werden eine Konstitutionstherapie und die Beachtung spezieller Ernährungsregeln – viel Eisen, Vitamin-B-Komplex und Vitamin E, wenig Proteine, viel Flüssigkeit empfohlen. Die obengenannten Homöopathika können ebenfalls von Nutzen sein.

Infektionen, Parasitenbefall und das Immunsystem

Infektionen sind etwas ganz Alltägliches; im gesunden Zustand wird unser Immunsystem damit fertig, bevor wir überhaupt irgend etwas davon bemerken. Die meisten Mikroorganismen dringen über Nase und Mund in den Körper ein – mit der Atemluft, mit der Nahrung und manchmal auch auf unseren ungewaschenen Händen. Andere Keime benutzen Schürf- und Schnittwunden als Eingangspforten, wieder andere die Harnröhre oder die Vagina.

Die meisten der Mikroorganismen, mit denen wir auf dieser Erde zusammenleben, sind für uns harmlos. Einige wohnen ständig innerhalb unseres Körpers oder auf seiner Oberfläche; einige produzieren sogar Substanzen, die für uns wichtig sind, oder hindern schädliche Keime daran, im Körper Fuß zu fassen. Das gilt zum Beispiel für die Darmflora und die Milchsäurebakterien in der Vagina. Einige Bakterien sind an bestimmten Körperstellen harmlos, können an anderen jedoch Schaden anrichten – zum Beispiel Escherichia coli, die Kolibakterien, die uns nichts anhaben können, so lange sie sich im Darm befinden, doch Erkrankungen begünstigen können, falls sie in die Harnröhre, die Scheide oder den Mund gelangen.

Alle Mikroorganismen – gleichgültig, ob es sich um Bakterien, Viren, Pilze etc. oder Blutparasiten handelt – besitzen spezielle chemische Marker, die so genannten Antigene. Bestimmte Arten von Lymphozyten (diejenigen nämlich, die in den Lymphknoten, der Milz, dem Knochenmark, den Rachenmandeln und Darmwänden produziert werden) sind in der Lage, Antigene aufzuspüren. Sie stimulieren dann andere weiße Blutzellen, Proteine – die so genannten Antikörper – zu produzieren, die sich dann auf die Antigen-tragenden Mikroorganismen stürzen, um sie zu »entwaffnen«. Wieder andere Lymphozyten attackieren die Eindringlinge direkt und suchen sie zu vernichten. Ungefähr ein halbes Jahr lang werden Neugeborene noch von den mütterlichen Antikörpern geschützt, die in ihrem Blut kreisen; dann ist ihr Immunsystem reif genug, eigene Antikörper zu bilden.

Eine künstliche Immunisierung gegen bestimmte Mikroorganismen erreicht man dadurch, dass man entweder große Mengen Antikörper oder aber winzige Mengen Antigene (bzw. lebende oder abgetötete Erreger) injiziert und dadurch versucht, die Antikörperproduktion erheblich anzuregen. Auf diesem Konzept beruhen schulmedizinische Impfungen. In der Homöopathie geht man völlig anders vor: Man bereitet homöopathische Mittel aus winzigen Mengen des erkrankten Gewebes bzw. aus Ausscheidungen, und zwar genau nach dem Hahnemannschen Prinzip des Dilutierens und Verschüttelns (siehe ab S. 38). Wie andere Homöopathika auch, enthalten diese Mittel schließlich die Ausgangssubstanz – nämlich den Krankheitserreger und seine Toxine – in hochpotenzierter Form. Solche speziellen Mittel werden Nosoden genannt. Das Immunsystem reagiert darauf, als habe man ihm ein Aufputschmittel verabreicht. Sollten Sie schulmedizinischen Impfungen gegenüber skeptisch sein oder Angst vor unliebsamen Nebenwirkungen haben und Gefahr laufen, sich mit Erregern potenziell schwerer Krankheiten zu infizieren, sprechen Sie am besten mit Ihrer homöopathischen Fachkraft.

Die Produktion von Antikörpern als Reaktion auf Antigene – die so genannte Antigen-Antikörper-Reaktion oder Immunantwort – ist nicht die einzige Möglichkeit des Körpers, sich gegen unerwünschte Eindringlinge zu verteidigen. Das Immunsystem beginnt bei der Haut, deren Säuremantel (ausgedrückt durch den pH-Wert) viele Mikroorganismen bereits im Vorfeld unschädlich macht; das gleiche gilt für das saure Milieu der Scheide. Reflexe wie Husten und Niesen befördern ebenfalls schädliche Keime und Fremdkörper wieder nach außen. Auch die Magensäure vermag mit der Nahrung eindringende Keime großenteils aufzulösen. Im Darm sorgt die gesunde Darmflora dafür, etwaigen »Bösewichten« den Garaus zu machen (sie lassen sie ganz einfach nicht an den »Futternapf«). Gelangen Krankheitserreger trotzdem ins Blut, bekommen sie es mit Killer- und Fresszellen (Makrophagen) zu tun, zwei Arten von weißen Blutkörperchen, die ständig im Blutkreislauf patroullieren und sofort auf chemische und thermische Signale infizierter Gewebestellen reagieren. Unterdrückt man diese Entzündungen und damit auch die Signale, zum Beispiel durch fiebersenkende Mittel, wissen die weißen Blutkörperchen nicht mehr, dass sie hier eigentlich eingreifen müssten. Normalerweise jedoch sind sie unentwegt damit beschäftigt, Krankheitserreger, Fremdkörper und Giftstoffe unschädlich zu machen und buchstäblich aufzufressen. Eiter ist nichts anderes als eine Mischung aus nekrotischem Gewebe, toten Bakterien und sterbenden weißen Blutkörperchen.

Infektionen können auf zweierlei Weise angegangen werden: Entweder versucht man, die Erreger abzutöten oder zumindest abzukapseln, oder man hilft dem Immunsystem, selbst mit ihnen fertig zu werden, oder vielleicht sogar beides – je nach allgemeinem Gesundheitszustand und Potenz der Krankheitskeime. Antibiotika lassen sich nur gegen Bakterien, nicht aber gegen Viren einsetzen (und wer zu oft Antibiotika nimmt, läuft Gefahr, dass die überlebenden Bakterien gegen das Mittel resistent werden, sich anschließend massenhaft vermehren und noch mehr Schaden anrichten können – ein immer akuteres Problem der derzeitigen Antibiotika-Therapie, das auch Schulmedizinern zunehmend Sorgen bereitet). Nach einer Antibiotika-Therapie sollten Sie etwa fünf Tage lang viel Biojoghurt mit lebenden Bifido- und Laktobazillen essen; das stellt die Darmflora wieder her, die unter der Antibiotika-Einnahme ebenfalls zugrunde gegangen ist. Homöopathische Mittel, eine gesunde Ernährung, frische Luft, Bewegung und ausreichende Ruhe können ein angegriffenes Irnmunsystem wieder fit machen. In manchen Fällen wird es sicher notwendig sein, sowohl Antibiotika als auch ein Homöopathikum einzunehmen, etwa bei besonders schweren Infektionen. Danach ist eine homöopathische Konstitutionstherapie jedoch sehr empfehlenswert.

Gelegentlich, zum Beispiel in höherem Alter oder infolge einer Infektion mit bestimmten Viren, Bakterien, Chemikalien bzw. Umweltschadstoffen, verliert das körpereigene Immunsystem einen Teil seiner Fähigkeiten, zwischen eindringenden Fremdzellen und eigenen Zellen zu unterscheiden. Es greift dann mitunter Zellen des eigenen Körpers an oder ist nicht mehr in der Lage, abnorme eigene Zellen auszusondern. Im ersten Fall entstehen so genannte Autoimmunleiden (etwa rheumatoide Arthritis oder Lupus erythematodes), im zweiten Fall Krebs.

Allergien sind sozusagen die andere Seite der Medaille: Nur weil wir überhaupt ein so gut funktionierendes Immunsystem besitzen, reagiert es manchmal besonders empfindlich auf bestimmte Substanzen, etwa Medikamente, Chemikalien, Nahrungsmittel usw., die von anderen Leuten scheinbar ohne größere Schwierigkeiten vertragen werden.

Die Psyche spielt bei allen Reaktionen des Immunsystems eine wichtige Rolle, ja kann geradezu als Teil der Abwehrkräfte bezeichnet werden. Vielen Studien zufolge erhöhen Stress, Kummer, Sorgen und andere seelische Belastungen das Unfall-, Erkrankungs- und Infektionsrisiko, und wer einsam, mutlos, hoffnungslos oder mit den Nerven fertig ist, erholt sich langsamer oder gibt sich selbst eher auf. Umgekehrt beeinflusst es jeden Krankheitsprozess positiv, wenn es gelingt, den Betroffenen neuen Lebensmut und Hoffnung einzuflößen, sie zum Lachen zu bringen, zu entspannen, ihre seelische Belastung zu verringern oder sogar den psychischen »wunden Punkt« zu heilen, der sich in dem körperlichen Leiden ausgedrückt hat. Die psychosomatisch orientierte Heilkunst spürt solche Zusammenhänge auf und versucht, nicht nur den Körper, sondern auch die Seele gesunden zu lassen.

Infektionen, Parasitenbefall und Erkrankungen des Immunsystems von A bis Z

Allergien

Schulmedizinisch gelten Allergien als überschießende Reaktionen, die zwischen Antigenen (Allergenen, also potenziell allergieauslösenden Substanzen) und den Antikörpern im Organismus ablaufen. Erblich bedingt produzieren manche Menschen erhebliche Mengen von Antikörpern, die wiederum große Mengen des Gewebegiftes Histamin freisetzen, sobald sie sich an die Antigene binden, um sie zu vernichten. Histamine bewirken, dass aus Blutgefäßen und Geweben größere Flüssigkeitsmengen austreten und die gefürchteten Allergiesymptome sich bemerkbar machen: örtliche Schwellungen, Rötung und Juckreiz. In diese Kategorie allergischer Reaktionen fallen zum Beispiel Heuschnupfen und allergische Rhinitis, Zöliakie, bestimmte Formen von Asthma und

Bindehautentzündung, Ekzeme sowie Nesselsucht. Manchmal ergreift die allergische Reaktion auch den gesamten Organismus (anaphylaktischer Schock); das kann zum Tod durch Ersticken bzw. im Schockzustand führen.

Auf der anderen Seite können extreme Allergien auch Kopfschmerzen und schweren Kopf, übermäßige Benommenheit nach dem Essen, Schlaflosigkeit, Ohrensausen, immer wiederkehrenden Schnupfen, Ohrentzündungen, Halsweh, Übelkeit und Erbrechen, Durchfall, Verstopfung, Flatulenzen (Winde), Unterleibsschmerzen, chronische Müdigkeit, Gelenk- und Muskelschmerzen, dazu noch Panikattacken, Depressionen, Tränenausbrüche, ungewöhnlich aggressives Verhalten, Apathie, Verwirrtheit, Hyperaktivität, Konzentrationsmangel und vieles mehr (mit) bewirken. In solchen Fällen spielt ganz sicher nicht nur die klassische Antigen-Antikörper-Reaktion eine Rolle.

Zu den zahlreichen Substanzen, die bekanntermaßen Allergien auslösen können, gehören Hausstaub(-Milben), Pelze, Federn, Baum-, Strauch- und Gräserpollen, die unterschiedlichsten Pflanzen, Wolle und andere Stoffe, Nickel und weitere Metalle, Reinigungsmittel, Farben, Lösungsmittel, Kunststoffe, Pestizide und ihre Rückstände, Lacke und nichtklebende Substanzen, verschiedene Medikamente – einschließlich Antibiotika –, und natürlich sehr viele Nahrungsmittel und -zusätze.

Die schulmedizinische Desensibilisierungstherapie besteht darin, das Individuum den allergieauslösenden Stoffen auszusetzen und dabei, von winzigen Mengen an, die Dosis immer mehr zu steigern, so dass der Organismus sich allmählich daran gewöhnen kann. Das klappt jedoch meist nur dann, wenn die Person lediglich gegen eine oder maximal zwei Substanzen allergisch ist. Meines Erachtens sollten Desensibilisierungen nur ausprobiert werden, wenn alle anderen Methoden versagen. Oft schlägt die Behandlung zwar für eine Weile an; danach kehrt die Allergie jedoch zurück, gelegentlich sogar in verstärkter Form, was ihre Behandlung weiter erschwert. Allergische Symptome lediglich mit Hilfe von Antihistaminen, Cortisonpräparaten und abschwellenden Medikamenten zu unterdrücken, halte ich nicht für empfehlenswert, es sei denn, die Symptome machen das Leben schlechthin unerträglich. Zuerst sollten Sie es stets mit den homöopathischen Mitteln versuchen, die unter den obengenannten Erkrankungen jeweils aufgeführt sind.

Sehr allgemein gesprochen, können Allergien in zwei Kategorien eingeteilt werden: die »fixierten« und die »zyklischen«.

Eine fixierte Allergie tritt bereits vor dem zweiten Lebensjahr auf. Einer Theorie zufolge soll sie mit allzu durchlässigem Darmgewebe zusammenhängen: Bestimmte Proteine, so dieser Erklärungsversuch, können die Darmwände zu leicht durchdringen und ins Blut übergehen, wo sie dann als Fremdstoffe erkannt werden und die Antikörperproduktion in Gang setzen. Der »durchlässige Darm« kann entweder angeboren oder eine Folge von Entzündungen bzw. Candida-Infektionen sein. Die allergischen Reaktionen treten dieser Theorie zufolge auf, weil ständig überhöhte Antikörperkonzentrationen im Blut vorhanden sind. Die meisten »fixierten Allergien« beziehen sich nur auf eine allergieauslösende Substanz.

Wenn Sie den Verdacht haben, es könne sich um ein bestimmtes Nahrungsmittel handeln, ist es am vernünftigsten, diese Substanz aus Ihrer Ernährung zu eliminieren und außerdem eines der Homöopathika einzunehmen, die in der Allgemeinen Arzneisuchtabelle Nahrungsmittel und Getränke (ab S. 924) aufgeführt sind. Beispielsweise werden allein schon zehn Mittel unter dem Symptom »Milch verschlimmert Symptome« aufgeführt. Wenn das bereits Erfolge zeitigt, Sie aber noch nicht ganz sicher sind, ob Sie wirklich die richtige(n) Substanz(en) verdächtigt haben, sollten Sie es mit dem Allergie-Ausschluss-Test versuchen (siehe unten). Ihre homöopathische Fachkraft kann Ihnen außerdem eine Darmreinigung sowie Acidophilus-Kapseln empfehlen, die das Darmgewebe »verdichten« und weniger durchlässig machen. Erst wenn das alles nichts nützt, sollte eine Desensibilisierung ins Auge gefasst werden.

Zyklische Allergien treten nicht in der frühen Kindheit, sondern erst später auf, und zwar in der Regel erst nach mehrfachem Kontakt mit der allergenen Substanz. Meist ist das Individuum dann gegen mehrere Stoffe allergisch. Bei den ersten Kontakten mit dem Allergen muss noch nicht unbedingt eine allergische Reaktion auftreten, denn der Organismus kann die Substanz bis zu einem gewissen Punkt durchaus tolerieren. In solchen Fällen spricht man von maskierter Allergie. Unserer Erfahrung zufolge sind zyklische Allergien meist Ausdruck einer sehr viel tiefer liegenden Störung. Bei vielen Menschen nämlich führt das Aufdecken und Eliminieren einer allergenen Substanz dazu, dass neuerliche allergische Symptome gegen einen anderen Stoff auftreten – als müsse der Organismus sich nun, da ein Allergen ausgeschaltet wurde, einen anderen und möglicherweise noch unangenehmeren Weg suchen, um auf das zugrundeliegende Ungleichgewicht aufmerksam zu machen. (Medizinisch wird so etwas »Symptomverlagerung« genannt.) Aus diesem Grund sollte bei jeder zyklischen Allergie zunächst einmal eine sorgfältige homöopathische Konstitutionstherapie durchgeführt werden. Bringt sie keine ausreichenden Erfolge, besteht der nächste Schritt logischerweise darin, alle verdächtigen Substanzen schrittweise aus der Umgebung, dem Essen usw. zu eliminieren immer vorausgesetzt natürlich, die Nahrungsaufnahme wird dadurch nicht allzu krass begrenzt. Wenn diese Gefahr besteht, sollte man (unter ärztlicher bzw. homöopathischer Kontrolle) auf jeden Fall genügend Vitamine und Mineralstoffe zu sich nehmen und eine strikte Rotationsdiät mit den als »sicher« erkannten Nahrungsmitteln einhalten (also nur das essen und trinken, was keine allergischen Symptome auslöst und diese Dinge alle paar Tage abwechseln), damit nicht etwa neuerliche Allergien auftauchen. Desensibilisierung, ob schulmedizinisch oder homöopathisch, sollte stets das letzte Mittel der Wahl sein.

Nahrungsmittelallergien können sowohl fixiert als auch zyklisch sein. Neben den bekannten allergischen Symptomen sollten Sie auch Verdacht auf eine solche Allergie schöpfen, wenn bestimmte Nahrungsmittel oder Getränke ungewöhnliche psychische Reaktionen bei Ihnen auslösen, etwa Hyperaktivität, Gereiztheit, innere Unruhe, Aggressivität, Depressivität, Gier auf (ganz andere, die verdächtigen Substanzen »ausgleichende«) Lebensmittel oder Getränke oder auch starke Aversionen, die Sie nicht zu deuten wissen.

Allergietests. Dermatologen bzw. Fachärzte und -ärztinnen für Allergologie halten heute ein ganzes Arsenal verschiedener Allergietests bereit, mit denen sich die meisten Allergene zweifelsfrei aufspüren lassen. Daneben gibt es jedoch noch eine Reihe alternativer Verfahren, etwa die Kinesiologie (Aufspüren der allergieauslösenden Substanz mit speziellen Muskeltests; dabei diagnostizierte »Muskelschwäche« während des Kontakts mit dem verdächtigen Stoff heißt, dass die richtige Substanz getestet wurde), die Aura-Massage und das Reiki (durch »Handauflegen« und Wahrnehmen der feinstofflichen Reaktion des Individuums wird das Allergen ausgetestet) oder die Elektro-Akupunktur nach Voll (ein Spezialverfahren, mit dem auch die individuell genau passenden Heilmittel ausgetestet werden können). Selbst Auspendeln bringt gelegentlich die richtigen Hinweise. Keine dieser Methoden ist allerdings stets hundertprozentig genau – das gilt jedoch auch für alle schulmedizinischen Testverfahren.

Was Sie sonst noch tun können:
Eine ganze Reihe von Allergietests können Sie auch selbst zu Hause vornehmen. Einer der wichtigsten ist der Eliminationstest bei vermuteten Nahrungsmittelallergien: Lassen Sie jeweils eine einzige allergenverdächtige Substanz bzw. ein Nahrungsmittel mindestens vier Tage lang, besser eine Woche vollständig aus Ihren Speisen und Getränken weg (nie zwei oder mehr auf einmal!). Nach etwa zwölf bis vierzehn Tagen fügen Sie diese Substanz Ihrem Speiseplan wieder hinzu.

Haben Sie sich um einiges besser gefühlt ohne dieses Nahrungsmittel, und fühlen Sie sich jetzt wieder schlechter, sind Sie höchstwahrscheinlich allergisch darauf: in Zukunft also ganz weglassen! Dann machen Sie mit einer weiteren Substanz (Speise oder Getränk) den nächsten Test, und so weiter. Achten Sie auch darauf, dass das potenzielle Allergen vielleicht in Fertigprodukten vorhanden sein könnte! Wenn Sie einmal festgestellt haben, welche Nahrungsmittel für Sie keine oder nur eine sehr geringe Gefahr darstellen, machen Sie davon eine Liste und essen oder trinken Sie die einzelnen Dinge fortan nur in gewissen Abständen, keinesfalls täglich (Rotationsdiät), denn sonst stellen sich womöglich erneut Allergien ein.

Sie können auch Ihren Puls auf etwaige allergische Reaktionen hin testen: Bevor Sie eine bestimmte Speise oder ein Getränk zu sich nehmen, fühlen Sie Ihren Puls am Handgelenk (Finger oder Daumen leicht auf die Innenseite des Handgelenks legen, Stoppuhr auf 30 Sekunden stellen, Pulsschläge innerhalb dieses Zeitraums zählen). Dabei sollten Sie nicht aufgeregt sein, nicht reden und ruhig atmen. Nach dem Essen oder Trinken zählen Sie erneut Ihren Pulsschlag aus. Ist er weitgehend gleich geblieben, liegt sehr wahrscheinlich keine Allergie gegen die Substanz vor. Schlägt Ihr Puls hingegen – ohne sonstige äußere Gründe – nun sehr viel rascher, besteht Allergieverdacht. – Dieser Test funktioniert nur, wenn Ihr Puls sich konstitutionell nicht unentwegt beschleunigt oder verlangsamt. Das testen Sie so: Sitzen Sie eine Viertelstunde ganz ruhig und messen Sie in dieser Zeit fünfmal den Puls. Ergeben sich keine größeren Veränderungen, klappt dieser Allergietest bei Ihnen mit hoher Wahrscheinlichkeit.

Sollten Sie den Verdacht haben, dass Sie gegen Farben, Lacke oder im Haushalt oder am Arbeitsplatz verwendete Chemikalien allergisch sind, versuchen Sie es einmal mit dem »Schnüffeltest«: Gehen Sie eine Stunde in der frischen Luft spazieren, und wenn Sie wieder zurück sind, machen Sie eine Runde durch die Wohnung bzw. Ihr Arbeitszimmer und beschnuppern Sie alles, was Ihre Nase mit einem deutlich wahrnehmbaren Geruch reizt. Der Geruch, auf den Sie am stärksten reagieren, kann durchaus von einer Substanz herrühren, gegen die Sie allergisch sind.

Bei Allergien ist eine homöopathische Konstitutionsbehandlung sehr zu empfehlen.

Blutvergiftung

Blutvergiftungen kommen vor allem dann vor, wenn die Immunabwehr bereits geschwächt oder überstrapaziert ist. Schädliche Bakterien dringen über eine Hautwunde, einen Abszess oder einen anderen Infektionsherd in den Blutkreislauf ein und vermehren sich dort massenhaft, wobei sie sehr stark wirkende Toxine produzieren. Dann setzt Fieber ein, begleitet von Übelkeit, Schwäche und Ohnmachtsneigung; der Puls beschleunigt sich, die Haut wird bleich und kalt, und wenn immer mehr Toxine akkumulieren, kann ein septischer Schock – Benommenheit, Verwirrtheit, schließlich Bewusstlosigkeit und Kreislaufkollaps – die Folge sein. Oft zeigt sich eine Blutvergiftung äußerlich an einem dünnen roten Streifen, der sich von der Wunde hoch bis zum nächsten Lymphknoten zieht.

Bei den ersten Anzeichen einer Blutvergiftung sollten Sie ärztliche Hilfe herbeiholen und ein passendes Mittel aus der nachstehenden Liste auswählen.

Nehmen bzw. geben Sie das Mittel Ihrer Wahl alle 15 Minuten, bis zu maximal zehn Dosen:

■ Arnica C30
Blutvergiftung nach einer Verletzung oder Operation.

■ Lachesis C6
Bei einer Wunde, die sich septisch infiziert hat.

■ Pyrogenium C6
Blutvergiftung, hohes Fieber, langsamer Puls.

■ Baptisia C6
Blutvergiftung, dazu das Gefühl, vom Körper wie getrennt zu sein.

■ Ignatia C6
Blutvergiftung, dumpfes Kopfweh, Rückenschmerzen, Frösteln, Schwäche, Depressivität.

Bei Schock müssen Sie Erste Hilfe leisten (siehe S. 173) und folgendes Mittel verabreichen:

■ Aconitum C30
Bei Blutvergiftung und Schock alle fünf Minuten, bis der Notarzt eintrifft.

BORNHOLMER KRANKHEIT (PLEURODYNIE)
Diese Erkrankung, eine Infektion mit dem Coxsackie-Virus, ist auch als epidemische Myalgie bekannt. Sie verursacht Anfälle von heftigen, stechenden Brustschmerzen, dazu Fieber, Kopfweh, Husten und Appetitverlust. Meist dauert die Erkrankung drei bis vier Tage; bis zur vollständigen Heilung können jedoch auch zwei Wochen vergehen. Schulmedizinisch werden Schmerzmittel ver-

abreicht; außerdem sollten die Betroffenen sehr viel trinken. Falls die nachstehend genannten Mittel nicht zu passen scheinen, sehen Sie unter dem Stichwort Husten (S. 887 f.) nach.

Nehmen Sie das Mittel Ihrer Wahl alle zwei Stunden, bis zu maximal zehn Dosen:

■ Bryonia C30
Brustschmerzen, die durch Husten oder leichte Bewegungen schlimmer werden.

■ Rhododendron C6
Alle Symptome verschlimmern sich bei düsterem, gewittrigen Wetter.

Drüsenfieber (Infektiöse Mononukleose)

Das Drüsenfieber, medizinisch »infektiöse Mononukleose« genannt, ist eine durch persönlichen Kontakt übertragene Virusinfektion, die mit grippeähnlichen Symptomen beginnt. Innerhalb von ein oder zwei Tagen schwellen dann die Lymphdrüsen an und schmerzen, die Rachenmandeln vergrößern sich und sehen schmutzig grau belegt aus, und es stellt sich Gelbsucht oder auch ein den Röteln ähnlicher Hautausschlag ein. Diese Symptome klingen zwar nach zwei bis drei Wochen ab, doch bis zur vollständigen Wiederherstellung kann es erheblich länger dauern. Da Antibiotika bei Viruserkrankungen nichts ausrichten können, besteht die einzige Behandlung in Bettruhe und viel Flüssigkeit. Von ärztlicher Seite wird wahrscheinlich ein Bluttest vorgenommen, der die Diagnose sichern soll; das bringt allerdings oft wenig, denn Drüsenfieber kann von vielen verschiedenen Virustypen ausgelöst werden. Sollte die Rekonvaleszenzphase allzu lange dauern, ist eine homöopathische Konstitutionsbehandlung sehr zu empfehlen.

Nehmen Sie das Mittel Ihrer Wahl alle vier Stunden, bis zu maximal zehn Dosen, in der akuten Phase:

■ Belladonna C30
Plötzlicher Beginn mit hohem Fieber, Erregtheit, unverständliches Sprechen, gerötetes Gesicht.

■ Cistus C6
Schüttelfrost, Herausstrecken der Zunge tut an den Rachenmandeln weh, kalte Luft und geistige Erschöpfung verschlimmern die Symptome.

■ Ailanthus C6
Kopfweh, Schwäche, Muskelschmerzen, Geschwüre im Mund, die Schluckbeschwerden verursachen.

■ Phytolacca C6
Dunkelrote Mandeln, Schluckbeschwerden, die bis zu den Ohren hochschießen, Essen und heiße Getränke verschlimmern sie noch.

■ Barium carbonicum C6
Drüsen stark geschwollen; Mittel hilft vor allem bei Kindern, die sich relativ spät entwickeln.

■ Calcium carbonicum C6
Schüttelfrost, Schweißausbrüche, saurer Geschmack im Mund, geistige und körperliche Erschöpfung.

■ Mercurius solubilis C6
Übel riechender Schweiß, druckempfindliche Lymphdrüsen.

Was Sie sonst noch tun können:
Ruhe ist die beste Medizin: Meiden Sie körperliche Anstrengungen und tun Sie nur 75 Prozent dessen, wozu Sie eigentlich im Stande wären (so packen Sie Energie aufs »Energiesparkonto«). Nehmen Sie außerdem zusätzlich Vitamin C, den Vitamin-B-Komplex, Zink und Nachtkerzenöl ein.

Gelbfieber
Das ist eine Virusinfektion, die in Süd- sowie Zentralamerika und manchen Teilen Afrikas endemisch ist. Sie wird von Moskitos über-

tragen. Die Viren greifen die Leber an und verursachen grippeähnliche Symptome, in schweren Fällen auch Gelbsucht, Übelkeit und Erbrechen sowie Leibschmerzen, oft auch starke Depressionen, Verwirrtheit und manchmal Koma. Wie bei vielen Viruskrankheiten ist die schulmedizinische Behandlung hier nur lindernd, nicht kausal. Eine Gelbfieberattacke verleiht lebenslange Immunität. Schulmedizinische Impfungen halten etwa zehn Jahre vor; sie müssen bei der Einreise in bestimmte Länder obligatorisch nachgewiesen und mindestens zehn Tage vor Reiseantritt verabreicht werden. Falls Sie nicht geimpft waren oder der Impfschutz schon nachgelassen hatte, können Sie es mit einem der folgenden Mittel probieren.

Nehmen Sie das Mittel Ihrer Wahl alle 60 Minuten, bis zu maximal zehn Dosen, während der akuten Gelbfieberattacke:

■ Aconitum C30
Fieber, Erbrechen, Gelbsucht, starke Unruhe.

■ Bryonia C30
Schmerzen im Unterleib, Würgen, Erbrechen, Symptome verschlimmern sich bei der leisesten Bewegung.

■ Arsenicum album C6
Erschöpfung, Unruhe, Frösteln, Verlangen nach kleinen Schlucken Wasser.

Grippe

In der Medizin wird zwischen echter Grippe (Influenza) und grippalen Infekten unterschieden. Letztere gehören zu den banalen Alltagserkrankungen, die nur Menschen mit schon stark geschwächtem Immunsystem gefährlich werden können (etwa AIDS-Kranken oder solchen, die eine Organtransplantation hinter sich haben und Medikamente einnehmen müssen, die das Immunsystem unterdrücken). Die echte Grippe hingegen flammt immer wieder einmal epidemisch auf und kann durchaus tödlich enden. So wurden beispielsweise in den dreißiger Jahren dieses Jahrhunderts mehrere Millionen Menschen in Europa von einer Virusgrippe hinweggerafft. – Sowohl Influenza als auch grippale

Infekte werden von Viren verursacht; Antibiotika sind daher wirkungslos (werden aber dennoch manchmal verschrieben; das soll einer bakteriellen Superinfektion, etwa im Rachen, vorbeugen). Die Viren werden durch Tröpfcheninfektion, zum Beispiel beim Niesen, übertragen und verursachen dann einen rauen Hals, Halsschmerzen, Husten, manchmal auch Brustschmerzen, allgemeine Muskel- und Gliederschmerzen, Schüttelfrost, Kopfweh und Fieber. Die Inkubationszeit beträgt zwei Tage, das Fieber hält meist zwei bis drei Tage an, und bis der Infekt ausgeheilt ist, vergehen oft ein bis zwei Wochen. Kleinkinder, ältere Menschen, Raucherinnen und Raucher, Zuckerkranke und Menschen mit chronischen Lungenleiden trifft es oft am schwersten. Zu den möglichen Komplikationen gehören Lungenentzündung und schwere Bronchitis. Bei einfachen grippalen Infekten ist es am besten, im Bett zu bleiben und viel zu trinken. Sollte das Fieber nach vier Tagen immer noch sehr hoch sein, sprechen Sie mit Ihrer Ärztin oder Ihrem Arzt bzw. mit Ihrer homöopathischen Fachkraft. Im Prinzip ist es allerdings günstig, Fieber nicht zu unterdrücken, sondern aufflammen zu lassen oder sogar hervorzulocken, denn dabei werden die auslösenden Viren abgetötet.

Nehmen Sie das Mittel Ihrer Wahl alle zwei Stunden, bis zu maximal zehn Dosen:

■ Gelsemium C6
Frösteln die Wirbelsäule entlang, Müdigkeit, Schwäche, Schüttelfrost, jedoch kein Durst, berstendes Kopfweh, Wasserlassen scheint die Symptome zu mildern.

■ Bryonia C30
Gefühl, auszutrocknen, innere Hitze, Reizbarkeit, vor allem beim Herumgehen, in kurzen Abständen immer wieder höllischer Durst, Kopfweh, das sich durch Husten verschlimmert, Verlangen, sich zu Hause zurückzuziehen.

■ Arsenicum album C6
Augen und Nase laufen und fühlen sich heiß an, Frösteln, Erschöpfung, Durst nach kleinen Schlucken Wasser.

■ Baptisia C6
Plötzlich einsetzendes Gefühl, gleich umzukippen, hohes Fieber, benommener Gesichtsausdruck, als stünde man unter Drogen.

■ Eupatorium C6
Starke Gliederschmerzen, als ob die Knochen gebrochen wären, schreckliches Kopfweh, Schüttelfrost, Augäpfel fühlen sich wund an.

■ Aconitum C30
Plötzlich einsetzende Symptome, vor allem bei kaltem, trockenem Wetter, große Besorgnis.

■ Pyrogenium C6
Starke Schmerzen die Rückseite der Oberschenkel entlang, Schüttelfrost, raschgehender Puls, leicht erhöhte Temperatur, Unruhe, das Bett fühlt sich zu hart an.

■ Rhus toxicodendron C6
Gliederreißen und Unruhe.

■ Nux vomica C6
Starkes Kältegefühl, das sich bei leisester Bewegung noch verschlimmert, nachts verstopfte Nase, die tagsüber läuft, Trinken scheint die Symptome zu verschlimmern, Magendrücken.

■ Phytolacca C6
Halsschmerzen, die sich bis zu den Ohren hinziehen, Lymphdrüsen geschwollen und druckempfindlich.

■ Belladonna C30
Plötzlich einsetzende Grippesymptome, sehr hohe Temperatur, erregtes oder unverständliches Verhalten, gerötetes Gesicht, starr blickende Augen.

■ Glonoinum C6
Grippesymptome und schreckliches, pochendes Kopfweh.

Immunisierung bzw. Vorbeugung

Da jeder grippale Infekt und jede echte Grippe von etwas unterschiedlichen Virusstämmen ausgelöst wird, kann jegliche Impfung – ob schulmedizinischer oder homöopathischer Art – immer nur teilweise effektiv sein. Manche Ärzte empfehlen jährliche Grippeimpfungen, vor allem für immunschwache Menschen. Die Homöopathie bietet demgegenüber eine Immunisierung mit einer Grippe-Nosode C30 oder eine Kombination von Grippe-Nosode C30 und Bacillinum-Nosode C30, einmal alle drei Wochen in den Wintermonaten eingenommen.

Gürtelrose (Herpes zoster)

Die Gürtelrose wird von denselben Viren hervorgerufen, die auch Windpocken auslösen. Diese Viren »schlafen« oft viele Jahre lang, eingekapselt in einer Nervenwurzel der Wirbelsäule, bis sie durch ungünstige Umstände, etwa großen Stress, reaktiviert werden. Dann vermehren sie sich plötzlich und greifen den Nerv an, wobei sie reißende oder schneidende Schmerzen den ganzen Nervenstrang entlang verursachen. Innerhalb weniger Tage entwickeln sich auf der zugehörigen Hautpartie kleine, juckende Bläschen. Sie heilen meist innerhalb einer Woche ab; die Nervenschmerzen bleiben hingegen oft wochenlang bestehen. Ist der Gesichtsnerv betroffen, kann das Gesicht auf der jeweiligen Seite auch zeitweilig gelähmt sein. Ist der Optikusnerv betroffen, kann die Hornhaut des Auges schwer geschädigt werden (siehe Hornhautgeschwüre, S. 315 f.).

Wenn sich Ausschlag und Nervenschmerzen am Rumpf bemerkbar machen, sollten Sie sich nach 24 Stunden in ärztliche Behandlung begeben, bei Erkrankung im Gesicht oder am Auge innerhalb von zwei Stunden. Schulmedizinisch werden Ihnen Schmerzmittel, Anti-Herpes-Salben oder -Tabletten bzw. Infusionen fürs Auge verschrieben.

Nehmen Sie das Mittel Ihrer Wahl alle zwei Stunden, bis zu maximal zehn Dosen, während Sie auf ärztliche Behandlung warten:

■ Rhus toxicodendron C6
Rote, bläschenübersäte, juckende Haut, vor allem bei Befall der Kopfhaut oder sehr jungen Menschen; Wärme und Herumgehen lindern die Symptome etwas.

■ Arsenicum album C6
Brennende Schmerzen, am schlimmsten zwischen Mitternacht und zwei Uhr morgens, einzelne Ausschlag-Herde werden zahlreicher und wachsen zusammen, Unruhe, Ängstlichkeit, Erschöpfung, Frösteln, Symptome durch Wärme gelindert.

■ Mezereum C6
Starke Nervenschmerzen, Haut juckt und brennt und bekommt braune Schuppen; vor allem anwendbar bei Menschen im mittleren oder höheren Alter.

■ Ranunculus C6
Nervenschmerzen, Juckreiz, leiseste Berührung oder Bewegung verschlimmert Symptome, ebenso Essen.

■ Lachesis C6
Linke Körperseite betroffen, einige Schwellungen, verschlimmert durch Wärme, doch gelindert durch Kälte.

Vorbeugung: Immunschwache oder erschöpfte Menschen, die mit einer an Gürtelrose oder Windpocken erkrankten Person in näheren Kontakt gekommen sind, sollten vorbeugend folgendes Mittel nehmen:

■ Variolinum C30
Alle zwölf Stunden, insgesamt drei Dosen, als Vorbeugungsmaßnahme gegen Herpes-Zoster-Infektion.

Was Sie sonst noch tun können:
Ist die Infektion einmal zum Ausbruch gekommen, sollten Sie so viel ruhen wie nur irgend möglich. Betupfen Sie die betroffenen Hautstellen mit Hypericum- und Calendula-Lösung (je fünf Tropfen Urtinktur auf 1/4 Liter Wasser). Auch heiße bzw. kalte Kompressen lindern die Nervenschmerzen.

Krätze

Krätze wird von Milben hervorgerufen, die sich in die Haut einbohren, darunter Eier legen, aus denen dann weitere Milben ausschlüpfen, die wiederum Eier legen; und so weiter. Sie verursachen einen heftigen Hautausschlag mit Juckreiz, vor allem auf den Händen, Handgelenken, Genitalien oder am Po. Solche Milben holt man sich bei persönlichen, vor allem intimen Kontakten oder durch infizierte Kleidungsstücke und Bettwäsche. Milben gedeihen am besten dort, wo viele Leute sich auf engem Raum zusammendrängen und/oder schlechte hygienische Verhältnisse herrschen. Falls die nachstehend genannten Selbsthilfemaßnahmen und Homöopathika nicht innerhalb einer Woche anschlagen, sollten Sie ärztliche Hilfe in Anspruch nehmen; wahrscheinlich bekommen Sie dann ein – allerdings hochgiftiges – Insektizid verschrieben, in dem Sie baden oder mit dem Sie sich einreiben müssen.

Nehmen Sie folgendes Mittel alle zwölf Stunden, maximal drei Tage lang, und verabreichen Sie es auch allen Familienmitgliedern, ob infiziert oder nicht (es sei denn, sie leiden unter Ekzemen):

- Sulfur C30

Mittel der ersten Wahl bei Krätzemilbenbefall.

Was Sie sonst noch tun können:

Tragen Sie reines Lavendelöl aus kontrolliertem biologischen Anbau (erhältlich in Gesundheits- und Kräuterläden) auf die infizierten Hautstellen auf. Geben Sie die gesamte zu der Zeit im Haushalt benutzte Bettwäsche und Kleidung in die chemische Reinigung; falls das nicht möglich ist, benutzen Sie sie nicht mehr, sondern lüften Sie sie mindestens vier Tage lang im Freien. Milben können außerhalb menschlicher Haut nur wenige Tage lang überleben.

Krebs

Jeden Tag produziert der menschliche Körper im Zuge seiner Wachstums- und Regenerationsprozesse ungefähr 500 Milliarden neuer Zellen. Manchmal sind einige davon aus irgendwelchen Gründen defekt, entwischen den Spähern des Immunsystems und beginnen, unkontrolliert rasch zu wachsen. Schnelles, unkontrolliertes Wachstum charakterisiert die allermeisten Krebserkrankungen. Die anomale Anhäufung von Zellen, die sich in Windeseile immer wieder teilen, werden zu einem Tumor, der in das normale Körpergewebe eindringt. Können Krebszellen auf dem Blut- oder Lymphweg zu anderen Körperregionen vordringen, entstehen dort Sekundärtumoren, auch Metastasen genannt.

Wie entstehen solche defekten Zellen überhaupt? Zum Beispiel durch Chromosomenschäden, angeborene oder erworbene Immunstörungen oder auch altersbedingt (denn je älter wir werden, desto mehr lässt unser Immunsystem nach, und bei der Zellproduktion kann es immer öfter vorkommen, dass die Erbinformationen in den Chromosomen sozusagen »falsch abgeschrieben« werden). Anomale Zellen können außerdem entstehen durch Bestrahlung (meist Röntgenstrahlen, aber auch häufige, starke Sonneneinstrahlung), bestimmte Nahrungsmittel, sexuelle Promiskuität (je mehr Sexualpartner eine Frau hat, desto größer ist ihr Risiko, ein Zervixkarzinom zu bekommen, und zwar deshalb, weil sich im Smegma unter der Penis-Vorhaut Krankheitserreger und Krebs erregende Substanzen befinden können), durch erheblichen Alkoholkonsum, Nahrungsmittelzusätze, Viren, Tabakrauch, Asbestfasern und andere Krebs erregende Substanzen am Arbeitsplatz oder in der Wohnung, in verschmutzter Luft enthaltene Reizstoffe, toxische Stoffwechselprodukte und viele andere Gründe mehr. Wie oft welche Krebsart wo vorkommt, hängt unter anderem von Ernährungsgewohnheiten, Klima und kulturellen Gewohnheiten – zum Beispiel der Umweltverschmutzung – ab. Experten sind sich darüber einig, dass mindestens zwei oder mehr Ursachen zusammenkommen müssen, damit im Einzelfall Krebs entsteht.

Die Psyche spielt beim Ausbruch von Krebserkrankungen sicher eine Rolle, wenn auch noch heftig darüber diskutiert wird, in welcher Art und Weise. So erkranken zum Beispiel Menschen, die einen geliebten Menschen durch Tod verloren haben, innerhalb von 18 Monaten danach ungewöhnlich häufig an Krebs – weit über die statistische Wahrscheinlichkeit hinaus. In der psychosomatischen Medizin und in der Psycho-Neuro-Immunologie wird versucht, solchen Zusammenhängen zwischen Seele und

Krebs auf die Spur zu kommen und die Psyche weit stärker als bisher in die Krebstherapie einzubeziehen.

Eine homöopathische Behandlung allein reicht bei Krebserkrankungen nicht aus; wohl aber können Schulmedizin und Homöopathie (dazu noch weitere Alternativverfahren der Erfahrungsheilkunde) einander in vielen Fällen ergänzen. Neben gesunder Ernährung, regelmäßigen Selbstuntersuchungen der Brüste bzw. der Hoden, dem Meiden von Umwelt- und Genussgiften, so weit das nur irgend möglich ist, einer guten körperlichen Hygiene, auch im sexuellen Bereich, und anderen wichtigen Vorbeugungsmaßnahmen können spefizische homöopathische Konstitutionsbehandlungen viel dazu beitragen, den Organismus und die Psyche so zu stärken, dass sie mit potenziellen Krebserregern aus eigener Kraft leichter fertig werden. Mittels Homöopathie lassen sich außerdem manche Krankheiten, die einer krebsigen Zellentartung den Boden bereiten könnten, unter Umständen so tief greifend auskurieren, dass diese Gefahr gebannt wird. Spezifische homöopathische »Krebsvorbeugungsmittel« oder gar »Wundermittel gegen Krebs« gibt es hingegen nicht. – In der Krebstherapie können Homöopathika helfen, das Immunsystem zu stärken, die Psyche zu entlasten und den Allgemeinzustand bestmöglich aufzubauen. Das erhöht die Lebensqualität und lindert die – praktisch unvermeidlichen – Begleiterscheinungen schulmedizinischer Krebsbehandlungen. Für das Überwinden der Krebskrankheit kann so etwas entscheidend wichtig sein. Solche Behandlungen müssen jedoch einer erfahrenen homöopathischen Fachkraft überlassen bleiben; sie können nicht in eigener Regie geleistet werden.

Malaria

Diese Krankheit wird von einzelligen Parasiten (Plasmodien) verursacht, die von einer bestimmten Moskito-Art, den Anopheles-Mücken, auf Menschen übertragen werden. Die Parasiten gelangen beim Mückenbiss ins Blut und lassen sich in der Leber nieder, wo sie sich massenhaft vermehren. Nach neun bis 30 Tagen strömen sie plötzlich zu Tausenden in den Blutkreislauf und verursachen die ersten Malaria-Symptome: typischerweise Kopfschmerzen, Erschöpfung und Übelkeit. 24 Stunden später setzt erst

Schüttelfrost, dann Fieber ein, begleitet von raschem Atmen. Dann schwitzt man ausgiebig, und die Temperatur sinkt. Das alles dauert etwa zwölf bis 24 Stunden. Danach fühlt man sich äußerst erschöpft und schwach, und die Leberregion tut weh und ist sehr druckempfindlich. Sobald Malaria-Verdacht auftaucht, sollten Sie die Ärztin oder den Arzt benachrichtigen, die Ihnen Anti-Malaria-Tabletten verschreiben werden. Nehmen Sie diese nicht, erleiden Sie sehr wahrscheinlich innerhalb der nächsten zwei bis drei Tage einen neuerlichen Malaria-Anfall (so lange dauert es, bis die Parasiten sich wieder vermehrt haben). Sollte die Malaria von dem Erregertyp Plasmodium falciparum verursacht worden sein, dauert die akute Phase meist zwei bis drei Tage und verläuft sehr schwer; Rückfälle sind dann allerdings eher unwahrscheinlich. Unbehandelt kann Malaria zu Anämie und schweren Organschäden führen, denn die Erreger schädigen die roten Blutkörperchen, die dann miteinander verkleben und die Blutgefäße in den Organen verstopfen.

Die nachstehend genannten Homöopathika sollten zusammen mit den schulmedizinischen Anti-Malaria-Mitteln eingenommen werden.

Nehmen Sie das Mittel Ihrer Wahl viermal täglich, maximal sechs Tage lang:

- **China C6**

Durst vor oder nach einem Malaria-Anfall, aber nicht währenddessen, Schüttelfrost, der durch Wärme nicht gelindert wird, Schwitzen und Schwäche, vor dem Anfall aufkommende Ruhelosigkeit und Gelenkschmerzen.

- **China sulfuratum C6**

Schüttelfrost, Fieber, Schweißausbrüche, Durst, Schmerzen in der Wirbelsäule.

- **Arsenicum album C6**

Brennendes Fieber, große Schwäche und Mattigkeit, Wasseransammlungen im Gewebe, Verlangen nach kleinen Schlucken Wasser.

■ Sulfur C6
Falls keines der obengenannten Mittel recht zu passen scheint.

Vorbeugung: Falls Sie in ein Land reisen, in dem Malaria auftritt, erkundigen Sie sich bei Ihrem Hausarzt oder einem Tropeninstitut nach Anti-Malaria-Medikamenten; sie müssen einige Wochen vor Antritt der Reise, währenddessen sowie einige Wochen danach eingenommen werden. Sollten Sie diese Medikamente aus irgendeinem Grund nicht einnehmen können oder wollen, rüsten Sie sich mit China sulfuratum C6 oder Arsenicum album C6 und nehmen Sie täglich zwei Dosen, während Sie sich in dem betreffenden Land(strich) aufhalten.

Milzbrand
Das ist eine bakterielle Infektion, die durch kontaminierte Tierprodukte verbreitet wird und heute ziemlich selten geworden ist. Früher sind vor allem Hafenarbeiter daran erkrankt. Ein Befall der Lungen oder Gedärme mit Milzbrandbakterien war meist tödlich, die Hautinfektion eher nicht. Antibiotika sind unbedingt notwendig. Außerdem sollten Sie die nachfolgend genannten Mittel einnehmen.

Nehmen Sie das folgende Mittel alle zwölf Stunden, insgesamt drei Dosen:

■ Anthracinum C30
Zur Vorbeugung einer Milzbrandinfektion bei erhöhter Ansteckungsgefahr.

Nehmen Sie das folgende Mittel alle zwei Stunden, jeweils ein bis zehn Tropfen:

■ Urtinktur Echinacea
Bei diagnostizierter Milzbrand-Infektion.

Sexuell übertragbare Krankheiten
AIDS (erworbenes Immunschwäche-Syndrom)
So weit bis heute bekannt ist, wird AIDS vor allem durch das so genannte Humane Immundefizienz-Virus, abgekürzt HIV, aus-

gelöst. Es ist jedoch auch noch für eine ganze Reihe weiterer Erkrankungen zumindest mitverantwortlich, abgesehen von der reinen HIV-Infektion: »Nur« HIV-Positive haben zwar das Virus im Blut, weisen aber keine Krankheitssymptome auf, und ein Teil von ihnen entwickelt auch niemals solche. Zu den HIV-bedingten Erkrankungen gehören: die persistierende generalisierte Lymphadenopathie (PGL); dabei bleiben die Lymphknoten mindestens drei Monate lang geschwollen, manchmal auch schmerzhaft; der AIDS-korreliertes Symptomenkomplex (eine Reihe relativ leichter Symptome einschließlich seborrhöischer Dermatitis, allgemeinem Krankheitsgefühl, Fieber, Nachtschweiß, starker Erschöpfung, sich verschlimmernder Akne, Herpesbläschen um den Mund, Gürtelrose, Gewichtsverlust, Durchfall); und schließlich AIDS. Zu dessen möglichen Symptomen gehören Fieber, allgemeines Krankheitsgefühl, Kopfschmerzen, Kurzatmigkeit, trockener Husten, Mundsoor, Druckempfindlichkeit des Unterleibs, Durchfall, geschwollene Lymphknoten, ein subkutaner Hautkrebs, genannt Kaposi-Sarkom, rapider Gewichtsverlust, Zerebralabszesse, Krampfanfälle, Enzephalitis und Meningitis, Lungenentzündung (verursacht auch durch sonst harmlose Erreger wie beispielsweise Pneumocystus carinii), Depressionen, psychotische Erkrankungen, Demenz sowie Persönlichkeitsveränderungen.

Das HI-Virus löst diese schrecklichen Symptome aus, indem es sich ins Zentrum des Immunsystems einschmuggelt und dort die T4-Helferzellen außer Gefecht setzt, ohne die das Immunsystem eindringende Krankheitserreger nicht als Fremdlinge ausmachen kann. Diese Zellen werden außerdem dazu benötigt, noch weitere Faktoren des Immunsystems zu aktivieren. HIV kann darüber hinaus zu Veränderungen im Magen-Darm-Trakt führen und bewirken, dass einerseits die fürs Immunsystem notwendigen Nährstoffe nicht mehr richtig absorbiert werden und andererseits Mikroben und deren Stoffwechselprodukte ins Blut gelangen, die dort nichts zu suchen haben.

HIV wird von einem Menschen zum nächsten vor allem über das Blut und Blutprodukte sowie über andere Körpersekrete übertragen. Zu den Hauptrisikogruppen zählen homosexuelle Männer sowie Drogenabhängige, die ihr Spritzbesteck untereinander austauschen. Über Drogenmissbrauch, bisexuelle Kontakte sowie heterosexuelle Beziehungen zu Menschen aus Ländern, in denen AIDS bereits endemische Ausmaße angenommen hat (unter anderem: Sextourismus in südostasiatische Länder) hat AIDS allmählich auch die rein heterosexuell orientierte Bevölkerung erreicht und beginnt sich in ihr auszubreiten. Ein Infektionsrisiko gehen außerdem Personen ein, die bei Bluttransfusionen, Organtransplantationen oder Faktor-VIII-Injektionen für Bluter (Hämophile) mit Blutprodukten in engste Berührung kommen, die nicht ordnungsgemäß vorgetestet worden sind.

Nicht jeder Kontakt mit HIV-Infizierten führt zur Übertragung, und nicht jeder infizierte Mensch erkrankt auch an AIDS. Doch kann jede Person, die mit dem HIV infiziert ist, andere damit anstecken, ob über Blut und Blutprodukte (Blutspenden, Kontakt mit blutenden Wunden) oder andere Körperflüssigkeiten (Vaginalsekret, Sperma, Speichel). Meist geschieht die Ansteckung bei Sexualkontakten.

Wenn Sie den Verdacht haben, Sie könnten mit HIV in Berührung gekommen sein, oder wenn Sie irgendwelche verdächtigen Symptome entwickeln, setzen Sie sich bitte sofort mit Ihrem Hausarzt bzw. Ihrer Hausärztin oder (auch anonym) mit dem nächsten Gesundheitsamt in Verbindung und lassen Sie einen Bluttest machen. Sollte dieser Test positiv, also »mit HIV-Befund« ausfallen, verzweifeln Sie nicht, sondern nehmen Sie alle ganzheitlich-medizinischen Möglichkeiten in Anspruch, die Ihnen irgend zur Verfügung gestellt werden! Dazu können unter Umständen auch ärztlich verschriebene Antibiotika gehören. Nach neuesten Erkenntnissen nehmen allerdings gerade AIDS-Kranke oft viel zu viele Antibiotika auch gegen kleinere Infekte oder sogar »vorbeugend« ein, was erstens ihr Immunsystem und ihren Verdauungstrakt stark beeinträchtigt und zweitens zu erheblichen, in ihrem speziellen Fall unter Umständen lebensgefährlichen Resistenzen und Kreuzresistenzen der Mikroben führt. Das Für und Wider einer gezielten Antibiotikabehandlung muss daher im Einzelfall sorgsam abgewogen werden; auf keinen Fall solche Medikamente horten und auf eigene Faust einnehmen!

Versuchen Sie außerdem, Ihr Immunsystem und Ihre Psyche auf jede erdenkliche Weise zu stützen und zu stärken; nutzen Sie die unten beschriebenen Tipps und gehen Sie zu einer erfahrenen homöopathischen Fachkraft, die eine Konstitutionstherapie zur Stärkung Ihres Immunsystems mit Ihnen durchführen kann.

In jüngster Zeit sind Zweifel daran lautgeworden, welche Rolle das HI-Virus tatsächlich beim Ausbruch von AIDS spielt (bei einigen AIDS-Kranken konnte beispielsweise keinerlei HIV im Blut nachgewiesen werden). Einige Experten sind inzwischen der Ansicht, dass allgemeine Faktoren der Lebensführung sowie vorbestehende Erkrankungen – etwa ständige Infektionen – bzw. Drogenmissbrauch als solche viel stärker zum AIDS-Ausbruch beitragen als das HI-Virus. Sollte sich das bewahrheiten, wäre es ein Argument mehr für den oben erläuterten ganzheitlichen Ansatz.

Was Sie sonst noch tun können:
Benutzen Sie stets ein Kondom bei vaginalem oder analem Sexualverkehr. Wenn irgend möglich, vermeiden Sie Operationen, Bluttransfusionen und Blutprodukte sowie Injektionen in Entwicklungs- oder anderen Ländern, in denen AIDS endemisch ist. Teilen Sie niemals Rasierapparate, Zahnbürsten und andere Artikel, auf denen sich (selbst winzige) Blutspuren befinden könnten, mit anderen Menschen. Verbrennen Sie Monatsbinden oder, falls das nicht möglich ist, werfen Sie sie doppelt verpackt selbst in den Müll; spülen Sie Tampons im WC weg; verbinden Sie so rasch wie möglich jede noch so kleine Wunde. Nach einem etwaigen Unfall oder wenn Sie sich im Haushalt geschnitten haben: Wischen Sie sorgfältig jede Blutspur von der Haut und den Möbeln, Autositzen usw. ab und säubern Sie die Gegenstände anschließend mit verdünnter Haushaltsbleiche (ein Teil Bleichmittel auf zehn Teile Wasser) und einem Wegwerftuch/Haushaltspapier; auch dieses sowie alle benutzten Mullbinden, Pflaster usw. sollten Sie anschließend verbrennen oder sorgfältig verpackt in den Müll werfen.

Falls es um ein HIV-positives Kind geht, machen Sie ihm eindringlich klar, dass es auf gar keinen Fall an irgendwelchen spielerischen Blutaustausch-Ritualen teilnehmen darf, sich nicht die Ohren durchstechen oder tätowieren lassen und im naturwissenschaftlichen Schulunterricht keinen einzigen Blutstropfen für Experimente »spenden« darf. Lehren Sie es außerdem, die obengenannten Regeln zu befolgen. Es sollte außerdem so wenig wie irgend möglich sein Spielzeug oder andere Gegenstände wie Blei-

und Buntstifte, an denen es gelutscht oder herumgekaut haben könnte, mit anderen Kindern teilen.

Filzläuse

Das sind Läuse, die etwa zwei Millimeter lang sind und wie winzige Krabben aussehen. Sie leben vorzugsweise im Schamhaar und an den Haaren um den After, saugen dort Blut und verursachen starkes Hautjucken vor allem nachts in der Bettwärme. Ausgewachsene Filzläuse können beim Sexualverkehr von einem Körper zum anderen gelangen, doch treten die ersten Symptome des Filzlausbefalls meist erst ein paar Wochen später auf, weil die Eier (Nissen), die diese Läuse im Haarbalg legen, erst ein bis zwei Wochen lang ausreifen müssen. Wenn Sie den Verdacht hegen, mit Filzläusen infiziert zu sein, lassen Sie sich ärztlich untersuchen; Sie bekommen dann eine spezielle Salbe oder Tinktur verschrieben, die die Läuse abtötet (etwaige Warnhinweise und Gegenanzeigen, z. B. Schwangerschaft oder Stillzeit, die auf dem Beipackzettel stehen, beachten!). Wahrscheinlich wird Ihnen auch empfohlen, sich die Haare im befallenen Bereich vorsichtig abzurasieren, um die Nissen zu entfernen; sie lösen sich nämlich beim normalen Waschen, Duschen oder Baden nicht ab.

Gonorrhö (Tripper)

Das ist eine bakterielle Infektion, die vorrangig durch Mund-, Scheiden- oder Analverkehr mit einer Person übertragen wird, die sich in der Inkubationszeit befindet oder bereits Erkrankungssymptome aufweist. Die Infektion hat viel mit Promiskuität (häufig wechselnden Sexualpartnern bzw. -partnerinnen) zu tun und betrifft Männer etwa doppelt so oft wie Frauen. Die Inkubationszeit beträgt drei bis fünf Tage; danach setzen bei Männern Schmerzen und Unbehagen beim Urinieren ein, und aus der Penisspitze dringt zunehmend stärker werdender, dickflüssiger Eiter. Gelegentlich jedoch bleibt der Betroffene auch völlig symptomfrei. Auch infizierte Frauen haben häufig keinerlei augenfällige Symptome oder ungewöhnlichen Scheidenausfluss. Falls das Rektum infiziert ist, kann sich der Darm innerlich nass anfühlen, oder es finden sich Eiterspuren im Stuhl; nach oraler Infektion ist der Hals oft rau und wund. Unbehandelt breitet sich die Infektion im ganzen Körper aus und kann Hautausschläge, Gelenkerkrankungen, Unterleibsinfektionen oder, beim Mann, eine Verengung der Harnröhre hervorrufen (siehe hierzu Penisprobleme, S. 633 ff.).

Haben Sie den Verdacht, an Gonorrhö erkrankt zu sein, sollten Sie sich unverzüglich ärztlich untersuchen lassen. Wird die Diagnose bestätigt, müssen Sie Penicillin oder ein anderes, in Ihrem Fall verschriebenes Antibiotikum genau anweisungsgemäß einnehmen (keinesfalls zu früh absetzen!). Bis zum Abschluss der Behandlung und dem Verschwinden sämtlicher Symptome sollten Sie keinen Sexualverkehr haben und sich außerdem mit einer erfahrenen homöopathischen Fachkraft in Verbindung setzen, die Ihr Immunsystem mit einer Konstitutionstherapie gegen weitere Infektionen wappnen kann. Es gibt außerdem spezifische Mittel zur Gonorrhö-Behandlung; sie sollten jedoch nur unter guter fachlicher Anleitung eingenommen werden.

Herpes genitalis

Herpesinfektionen im Genitalbereich werden von denselben Viren ausgelöst, die auch Herpesbläschen um den Mund verursachen. Infektionsquelle ist der oral-genitale oder genital-genitale Sexualverkehr mit einem Menschen, der sich in der Inkubationszeit befindet oder bereits Infektionssymptome aufweist. Mindestens 90 Prozent aller Menschen werden im Lauf des Lebens mit Herpesviren angesteckt. Die Infektion bleibt sehr oft latent und verursacht keine Symptome; unter Stress oder nach einer heftigen Zweitinfektion kann sie jedoch ausbrechen. Die Inkubationszeit beträgt in solchen Fällen rund zehn Tage; dann fängt der Genitalbereich an zu jucken, und an Penis oder Vulva zeigen sich kleine Gruppen von Bläschen. Diese brechen kurze Zeit später auf und entzünden sich; die Lymphdrüsen in dieser Lendengegend schwellen an und werden druckempfindlich, und es stellt sich leichtes Fieber ein. Innerhalb von zwei Wochen verschwinden die Symptome meist von selbst wieder. Bei etwa der Hälfte aller Betroffenen setzt sich das Herpesvirus jedoch in einem Bündel Nervenzellen am unteren Ende der Wirbelsäule fest und führt immer wieder zu neuen, milderen und mit der Zeit weniger häufig auftretenden Herpes-Ausbrüchen, und zwar stets dann, wenn es mit der Gesundheit ganz allgemein nicht zum besten bestellt ist. Für

Neugeborene kann eine Herpes-Infektion allerdings fatale Folgen haben; eine Schwangere, die zum Geburtstermin hin einen Herpesausbruch hat, muss daher mit einer Schnittentbindung rechnen. Falls Sie den Verdacht haben, an einer Herpes-Infektion erkrankt zu sein, lassen Sie sich bitte unverzüglich ärztlich untersuchen; Sie bekommen dann sehr wahrscheinlich ein Anti-Virus-Mittel (Virostatikum) verschrieben und sollten bis zur völligen Ausheilung auf den Sexualverkehr verzichten. Sie können sich aber auch selbst behandeln, und zwar mit Hilfe der im Folgenden genannten Maßnahmen und Homöopathika. Eine Konstitutionstherapie bei einer erfahrenen homöopathischen Fachkraft kann darüber hinaus dazu beitragen, weitere Herpes-Ausbrüche zu verhüten.

Nehmen Sie das Mittel Ihrer Wahl viermal täglich, maximal 14 Tage lang,

■ Sempervivium C6
Schwerer Herpesbefall mit blutenden, nässenden Bläschen, vor allem nachts, und allgemein stark schmerzender, empfindlicher Genitalregion.

■ Natrium muriaticum C6
Haut im Genitalbereich sehr trocken, heiße, geschwollene Läsionen und perlenähnliche Bläschen.

■ Rhus toxicondendron C6
Juckende, brennende Genitalien, verschlimmert durch Kälte oder Feuchtigkeit, allgemeine Ruhelosigkeit.

■ Capsium C6
Brennen und Stechen im Genitalbereich, aufgesprungene Haut mit rotem, juckendem Ausschlag.

Was Sie sonst noch tun können:
Vermeiden Sie Sexualverkehr während einer Herpes-Attacke sowie auch dann, wenn Sie das typische Jucken oder die Druckempfindlichkeit verspüren, die einem Ausbruch oft unmittelbar vorausgeht. Waschen Sie Ihre Hände nach dem Berühren der Herpesläsionen immer sorgfältig mit Wasser und Seife, und setzen

Sie die Bläschen, so oft es geht, der frischen Luft aus. Sie können die Läsionen bis zu viermal täglich mit einer Hypericum- oder Calendula-Lösung waschen (fünf Tropfen Urtinktur auf 1/4 Liter abgekochtes, kühles Wasser) oder eine Calendulasalbe auftragen. Oft helfen häufig warme Bäder, denen ein paar Esslöffel Salz zugesetzt worden sind, das Unbehagen zu lindern und die Heilung zu beschleunigen.

Nichtspezifische Urethritis (NSU)
Das ist eine Infektion und Entzündung der Harnröhre, die in etwa 45 Prozent aller Fälle von Chlamydien hervorgerufen wird – kleinen Erregern, die zwischen Viren und Bakterien anzusiedeln sind. In den restlichen Fällen ist oft unklar, woher die Entzündung kommt. Drei Viertel der Betroffenen sind Männer. Gewöhnlich, doch keineswegs wird die Infektion beim Sexualverkehr weitergegeben; die Inkubationszeit beträgt eine Woche bis fünf Wochen. Bei Männern macht sich die NSU meist zuerst als Jucken an der Eichel bemerkbar, vor allem nach dem morgendlichen Urinieren. Später kommt ein zunächst klarer, dann immer dickflüssiger und stärkerer Ausfluss aus der Penisspitze hinzu. Betroffene Frauen verspüren oftmals überhaupt keine Symptome oder haben nur leichten Scheidenausfluss, der etwas stärker ist als üblich.

Bei Verdacht auf nichtspezifische Harnröhrenentzündung sollten Sie sich augenblicklich ärztlich untersuchen lassen, ggf. verschriebene Antibiotika anweisungsgemäß einnehmen und bis zum Ende der Behandlung und Verschwinden jeglicher Symptome keinen Sexualverkehr haben. Auch Ihr Partner bzw. Ihre Partnerin sollte sich behandeln lassen, selbst wenn er (noch) keinerlei Symptome aufweist. Danach empfiehlt sich eine Konstitutionstherapie bei einer erfahrenen homöopathischen Fachkraft.

Reiter-Syndrom
So wird eine Kombination aus Augenbindehaut-Entzündung (Konjunktivitis), Gelenkschmerzen und akuter Harnröhrenentzündung oder Durchfall genannt, die wahrscheinlich aufgrund von infektionsbedingten Immundefekten entsteht. Das Reiter-Syndrom kann akut oder chronisch sein, tritt vorwiegend bei Männern auf und wird gelegentlich beim Sexualverkehr übertragen;

auch eine erbliche Disposition scheint eine gewisse Rolle zu spielen. Im akuten Stadium werden schulmedizinisch meist Antibiotika (Tetrazykline) sowie nichtspezifische Entzündungshemmer (Antiphlogistika) verschrieben. Sollte das homöopathische Mittel, das ich nachstehend empfehle, innerhalb von zwei Wochen nicht zu einer Besserung geführt haben, ist eine Konstitutionstherapie bei einer erfahrenen homöopathischen Fachkraft anzuraten.

Nehmen Sie folgendes Mittel alle vier Stunden, maximal zwei Wochen lang:

- Sulfur C6.

Syphilis
Das ist eine bakterielle Infektion, die bei oralem, analem oder vaginalem Sexualverkehr übertragen wird. Früher raffte sie zahlreiche Menschen hinweg; heute gilt sie als relativ selten und wird meistens auskuriert, bevor sie in ein gefährlicheres Stadium übergeht. Zwei Drittel aller Betroffenen sind Männer (oft auch Homosexuelle); in Bluttests bei AIDS-Kranken zeigt sich häufig auch eine Syphilis-Infektion. Die Inkubationszeit beträgt neun bis 90 Tage. Im ersten, hochinfektiösen Stadium entsteht ein nicht schmerzhaftes Geschwür (Schanker) auf dem Penis, am After oder an der Vulva, das nach ein paar Wochen wieder verschwindet. Im zweiten, ebenfalls äußerst infektiösen und nur wenige Wochen dauernden Stadium entsteht ein nichtjuckender Hautausschlag am ganzen Körper, auch an den Handinnenflächen und Fußsohlen, begleitet von geschwollenen Lymphknoten und nässenden Warzen um den After oder unter den Achseln. Anschließend geht die Krankheit in ein Latenzstadium (ohne Symptome) über, kann aber Jahre später wieder zum Ausbruch kommen und dann die Herzklappen und die Wände der Arterien befallen, die das Gehirn und andere lebenswichtige Organe mit Blut versorgen.

Jegliche Geschwüre auf der Vulva, am Penis oder um den After sollten Sie unverzüglich ärztlich begutachten lassen. Ganz wichtig ist es auch, die verschriebenen Antibiotika anweisungsgemäß einzunehmen und alle (!) Sexualpartner bzw. -partnerinnen, die in der fraglichen Zeit mit Ihnen Sexualkontakt hatten, aufzuspüren und ihnen zu Untersuchung und Behandlung zu raten. Vom Geschlechtsverkehr sollten Sie so lange Abstand nehmen, bis die Behandlung beendet und sämtliche Symptome restlos abgeklungen sind. Im Anschluss daran empfiehlt sich eine homöopathische Konstitutionstherapie.

Tetanusvergiftung

Sie entsteht, wenn Tetanusbakterien (der Gattung Clostridium) in den Körper eindringen können. Deren Toxine greifen Nerven im Rückenmark an und verursachen schmerzhafte Krämpfe und Versteifung der Muskeln in der Wirbelsäule, den Gliedern, dem Unterleib, Brustkorb und Hals (Wundstarrkrampf). Dank vorbeugender Impfungen und guter Notfallmaßnahmen sind Tetanusvergiftungen heute selten geworden, können jedoch unter Umständen auch tödlich verlaufen, wenn ungeimpfte Menschen sich infizieren und die Muskelkrämpfe das Atmen unmöglich machen. Tetanusbakterien leben im Erdboden und dringen selbst durch kleinste Wunden oder Kratzer in den Körper ein; deshalb sollte man bei Gartenarbeit etc. stets schützende Handschuhe tragen. Die Inkubationszeit kann zwischen zwei Tagen und mehreren Monaten betragen. Schulmedizinisch wird eine spezielle Serumtherapie durchgeführt; außerdem verabreicht man Muskelrelaxanzien. Manchmal wird auch künstliche Beatmung notwendig. Die nachstehend genannten Homöopathika sollten zusätzlich eingenommen werden.

Nehmen Sie das Mittel Ihrer Wahl alle 60 Minuten, bis zu maximal zehn Dosen, während des akuten Wundstarrkrampfes:

■ Aconitum C30

Bei den allerersten Anzeichen von Muskelkrämpfen.

■ Cicuta C6

Zurückgeworfener Kopf, Kiefer- und Halsmuskeln sind verkrampft und zucken.

■ Hypercium C30

Tetanusvergiftung im Anschluss an eine punktförmige Wunde oder Nervenverletzung, Wunde tut immer noch sehr weh.

■ Oenanthe C6
Bei Wundstarrkrampf und Maulsperre.

Immunisierung und Vorbeugung. Jegliche Wunde sollte immer gut mit einer Hypericum- und Calendula-Lösung (siehe S. 126) gereinigt werden. Sollte die Wunde mit Erde verunreinigt sein und Sie in den letzten fünf Jahren weder gegen Tetanus geimpft worden sein noch eine Auffrisch-Impfung erhalten haben, nehmen Sie folgendes Mittel:

■ Hypericum C6
dreimal täglich, drei Wochen lang, zur Tetanusvorbeugung.

Im Kindesalter wird heute meist zu einer Dreifachimpfung gegen Diphtherie, Keuchhusten und Tetanus geraten. Meiner Meinung nach werden die Risiken einer Tetanusimpfung in diesem Alter bei weitem aufgewogen durch die Gefahren, denen nicht geimpfte Kinder ausgesetzt sind (auch wenn diese Ansicht von vielen meiner homöopathisch arbeitenden Kolleginnen und Kollegen nicht geteilt wird). Auffrisch-Impfungen sollten alle fünf bis zehn Jahre verabreicht werden.

Tollwut

Diese Infektion zieht man sich zu, wenn man von einem Tier gebissen oder gekratzt wird, das mit Tollwutviren infiziert ist. Einmal in den menschlichen Körper gelangt, wird dieses Virus entweder von der Immunabwehr neutralisiert, oder es greift das Zentralnervensystem an und verursacht dabei Fieber, »tollwütiges« Verhalten und heftige Halskrämpfe, die sich beim Anblick von Wasser noch verschlimmern. Ohne Behandlung im Krankenhaus (dabei wird meist ein Kehlschnitt gemacht, künstlich beatmet und ein Beruhigungsmittel verabreicht) kann es zu starker Austrocknung kommen, die dann zum Tode führt. Allerdings entwickelt von zehn Menschen, die sich mit Tollwutviren infizieren, nur einer tatsächlich diese Krankheit. Verlassen sollte man sich darauf jedoch nicht, denn die Inkubationszeit kann zwei Wochen, aber auch bis zu zwei Jahre betragen.

Falls Sie von einem tollwutverdächtigen Tier angefallen worden sind (es hat sich merkwürdig benommen, war aggressiv, hat drohende Knurrgeräusche von sich gegeben oder Schaum vor dem Maul gehabt), begeben Sie sich am besten unverzüglich in ärztliche Behandlung und informieren auch die örtliche Polizei, die das betreffende Tier dann entweder tötet oder einfängt und in Quarantäne nimmt. Überlebt es zehn Tage lang, hatte es keine Tollwut. Sie selbst bekommen jedoch sofort eine Tollwutimpfung, die auch dann noch wirkt, wenn Sie bereits infiziert sind.

Nehmen Sie das Mittel Ihrer Wahl alle zwei Stunden, bis zu maximal zehn Tagen, beim ersten Verdacht auf Tollwut-Infektion:

■ Belladonna C30
Mittel der ersten Wahl, gefolgt von

■ Stramonium C6
Komplementärmittel bei Tollwutverdacht.

■ Lachesis C6
Tollwutverdacht, Zerren an der Kleidung um den Hals herum.

■ Hydrophobinum C6
Tollwutverdacht, Symptome verschlimmern sich durch Wasser, starke Wasserphobie.

Vorbeugung: Sollten Sie sich in Regionen aufhalten, in denen Tollwut endemisch ist, nehmen Sie folgende Mittel ein:

■ Hydrophobinum C30
Einmal täglich, sieben Tage lang, gefolgt von

■ Belladonna C6
Zweimal täglich, sechs Monate lang.

Spezielle Risikogruppen – Förster, Waldarbeiter, Tierärztinnen und -ärzte etc. – müssen sich allerdings schulmedizinisch impfen lassen.

Hormone und Stoffwechsel

Der Stoffwechsel, medizinisch Metabolismus genannt, umfasst alle chemischen Prozesse, die im lebenden Körper ablaufen, und wird genau genommen von den Informationen gesteuert, die in den Chromosomen jedes einzelnen Zellkerns enthalten sind. Allerdings müssen die Zellen ihre einzelnen Aktivitäten miteinander koordinieren, und das heißt, sie müssen miteinander kommunizieren. Im Nervensystem geschieht das mit Hilfe elektrischer Impulse, die in Bruchteilen von Sekunden die Nervenbahnen entlangflitzen und dabei Informationen übermitteln. Im endokrinen (= Stoffwechsel-)System sind Hormone die Botenstoffe. Sie kreisen im Blut und gelangen dabei von allen Sende- zu allen Empfangsstellen.

Chemisch gesehen, sind Hormone entweder Proteine oder Abkömmlinge von Aminosäuren oder Cholesterin-Derivate. Sie werden aufgrund von Nervenimpulsen ausgeschüttet, die wiederum davon abhängen, was wir wahrnehmen, sehen, berühren, hören, schmecken, riechen, denken und fühlen. Darüber hinaus hängt ihre Produktion von einer Reihe anderer chemischer Substanzen im Blutkreislauf ab; dazu gehören wiederum bestimmte Hormone. So schüttet zum Beispiel die Hirnanhangdrüse eine ganze Reihe von Hormonen aus, deren Aufgabe es ist, andere hormonproduzierende Drüsen in Aktion zu setzen. Die daraufhin ausgeschütteten Hormone dieser Drüsen zirkulieren dann im Blut. Sinkt ihre Menge – medizinisch: ihr Blutspiegel – irgendwann unter ein bestimmtes Maß ab oder steigt zu stark an, produziert auch die Hirnanhangdrüse entsprechend weniger oder mehr anregende Botenstoffe. Diese Drüse ist jedoch nur die »Dirigentin« des endokrinen Systems. Die eigentliche »Musik«, die das harmonische Zusammenspiel der Hormone garantiert, wird sozusagen vom Hypothalamus komponiert.

Als Hypothalamus wird eine spezielle Gruppe von Zellen an der Vorderhirnbasis bezeichnet, die ausgedehnte Beziehungen zur Gehirnrinde, zum Hirnstamm und zum hinteren Teil des Gehirns unterhält. Anregende und hemmende Hormone, die je nach ankommenden Nervenimpulsen vom Hypothalamus ins Blut ausgeschüttet werden, gelangen blitzschnell zur direkt unter ihm liegenden Hirnanhangdrüse, die dann ihrerseits ihre Sekretion entsprechend erhöht oder senkt.

Im Hypothalamus bildet sich das Hormon Vasopressin, das den Wasserhaushalt des Körpers reguliert, die Darmtätigkeit und andere Muskelfunktionen anregt und die Blutgerinnung fördert. Im Vorderlappen der Hirnanhangdrüse werden Wachstumshormone, Prolaktin (das weibliche Milchbildungshormon) sowie Hormone zur Stumilierung der Schilddrüsen, der Nebennierenrinden, der Eierstöcke (bei Frauen) und der Hoden (bei Männern) produziert. Im Hinterlappen hingegen bildet sich das so genannte adrenocorticotrope Hormon ACTH, das die Bildung von Stresshormonen in der Nebennierenrinde anregt, außerdem das Melanozyten-stimulierende Hormon MSH (es regt die Pigmentbildung in der Haut an). Im Zwischenhirn wird darüber hinaus noch das Hormon Oxytocin produziert, das Wehen und Milchfluss in Gang bringt, den Blutdruck herabsetzt und das Vergessen von Gebärschmerzen beschleunigt.

An der Hirnbasis sitzt schließlich auch noch die Zirbeldrüse, die das Schlaf- und Regenerationshormon Melatonin produziert, und zwar um so mehr, je weniger Lichtimpulse über die Augen und die Haut aufgenommen werden. Deshalb werden wir im Dunkeln müde.

Die Schilddrüse, die sich – wie ein Schmetterling geformt – knapp über der Halsgrube um die Speiseröhre schmiegt, produziert Thyroxin. Dieses Hormon reguliert die Geschwindigkeit, mit der der Stoffwechsel in allen Körperzellen vonstatten geht. Zu seiner Produktion wird ausreichend Jod benötigt. Direkt hinter der Schilddrüse liegen die vier Nebenschilddrüsen, die das so genannte Parathormon ausschütten. Gemeinsam mit dem von der Schilddrüse außerdem hergestellten Hormon Calcitonin regeln Parathormone den Kalziumstoffwechsel.

Die beiden Nebennierenrinden, die wie kleine Kappen auf den Nieren sitzen, produzieren das »Flucht-oder-Angriffs«-Hormon Adrenalin, auch Stresshormon genannt, sowie seinen Gegenspieler Noradrenalin, und zwar entsprechend den Impulsen, die vom vegetativen Nervensystem eintreffen. Außerdem schütten sie

Steroide – sämtlich aus Cholesterin gebildet – in den Blutkreislauf aus. Zu den wichtigsten Steroidhormonen gehören Aldosteron (es reguliert den Natrium- und Kaliumhaushalt des Körpers) und Cortison. Dieses bedeutsame Hormon spielt eine sehr wichtige Rolle im Kohlenhydrat-, Eiweiß- und Fettstoffwechsel, bei entzündlichen Erkrankungen und vielen anderen Abläufen im Körper. Daneben produzieren die Nebennierenrinden noch kleine Mengen von »männlichen« Androgenen, und zwar sowohl bei Männern als auch bei Frauen.

Die wichtigsten Androgenproduzenten sind allerdings die Hoden; sie stellen das »männliche Geschlechtshormon«-Testosteron her, außerdem kleine Mengen des »weiblichen Geschlechtshormons« Östrogen. Bei Frauen werden die Geschlechtshormone – rund 30 verschiedene Östrogene sowie Progesteron – in den beiden Eierstöcken gebildet; sie sorgen für weibliche Körperformen, Fruchtbarkeit und den Menstruationszyklus.

Eine weitere wichtige hormonausschüttende Drüse ist das Pankreas, die Bauchspeicheldrüse. Sie liegt unterhalb und hinter dem Magen und produziert zwei Hormone, Insulin und Glucagon, die für die Regulierung des Blutzuckerspiegels zuständig sind. Insulin sorgt dafür, dass die Körperzellen Glukose (Zucker) speichern, und Glucagon dafür, dass Glukose in den Blutkreislauf entlassen wird. Die Produktion dieser beiden Hormone richtet sich nach dem Blutzuckerspiegel. Erkranken die Inselzellen der Bauchspeicheldrüse, in denen die Hormone hergestellt werden, oder reagieren nicht mehr auf Impulse von außen, wird der Mensch zuckerkrank (Diabetes).

Neben diesen wichtigen Drüsen enthalten noch viele weitere Teile des Körpers – zum Beispiel das Herz, die Nieren, der Magen, der Darm, der Mutterkuchen (die Plazenta) schwangerer Frauen – Zellverbände, die Hormone produzieren.

Häufige Hormon- und Stoffwechselerkrankungen von A bis Z

siehe auch Erkrankungen und Beschwerden des oberen (ab S. 500) und unteren Verdauungstrakts (ab S. 520)

Addison-Krankheit

Dieses auch Bronzehautkrankheit genannte Leiden tritt auf, wenn die Nebennierenrinden nicht genügend Steroidhormone produzieren, vor allem Hydrocortison, das unter anderem die Reaktion auf entzündliche Prozesse im Körper hemmt. Die Symptome setzen langsam ein: zuerst Müdigkeit, Verdauungsstörungen, Appetitverlust, später Gewichtsverlust, Anämie, immer wieder einmal Übelkeit und Erbrechen sowie Durchfall oder Verstopfung, außerdem verfärbt sich die Haut bronzebraun, als hätte man sie oft der Sonne ausgesetzt. Schließlich kann es zu einer Unterzuckerung (Hypoglykämie) kommen. Versagen die Nebennierenrinden vollständig, kollabiert der Kreislauf; es können Herzrhythmusstörungen, Muskelkrämpfe, Atem- und Bewusstseinsstörungen, Halluzinationen und schließlich Koma eintreten. Je schwerer die Symptome, desto rascher muss gehandelt und der Arzt herbeigeholt werden.

Auch beim ersten Verdacht auf Addison-Krankheit sollten Sie sich sofort ärztlich untersuchen lassen. Sind Ihre Steroidhormon-Blutspiegel abnorm niedrig, muss der Mangel medikamentös ausgeglichen werden, und zwar in aller Regel lebenslang. Vorher jedoch sollten Sie es mit einem der nachstehend genannten Homöopathika versuchen.

Nehmen Sie das Mittel Ihrer Wahl viermal täglich, maximal sieben Tage lang:

- Natrium muriaticum C30

Verstopfung, gelbbrauner Teint, trockene Lippen, Mundtrockenheit, starkes Verlangen nach Salz, Symptome verschlimmern sich in der Sonne.

- Argentum nitricum C30

Zittern, große Besorgtheit, Verlangen nach Salz und nach Süßigkeiten.

- Silicea C30

Energiemangel, starker, unangenehm riechender Fußschweiß, kaltes Wetter verschlimmert die Symptome.

DIABETES

Diabetes mellitus Typ I und Typ II. Es gibt viele verschiedene Formen der Zuckerkrankheit. Die häufigste ist der so genannte Diabetes mellitus Typ I, bei der die Bauchspeicheldrüse (das Pankreas) nicht genügend oder überhaupt kein Insulin produziert. Ohne Insulin können jedoch die Körperzellen keine energiereiche Glukose aus dem Blut aufnehmen, und die Leber kann sie nicht absorbieren und lagern. Die ungenutzte Glukose wird mit dem Urin ausgeschieden; er muss üppiger fließen und mehr Wasser enthalten als sonst, um die Glukose aufnehmen zu können. Die Gründe für diese Störung sind nicht immer klar; Erbfaktoren können sie begünstigen, desgleichen bestimmte Giftstoffe und Infektionen sowie Schwangerschaften. Manchmal bestehen auch Anzeichen für ein Autoimmunleiden (bei dem der Körper aus ungeklärten Gründen quasi Agressionen gegen sich selbst richtet). Wie rasch sich die Krankheit entwickelt, hängt sowohl vom Alter als auch vom Schweregrad der Pankreasstörung ab. Infantiler und juveniler Diabetes (bei Kindern bzw. Jugendlichen) sind Unterformen des Typs I; hier treten die Frühsymptome – unter anderem Zucker im Urin, ständiger Durst, große Harnmengen, Mattigkeit, Neigung zu Ekzemen, schlecht heilenden Wunden und häufige Harnwegsinfektionen – schon in jungen Jahren auf, und viele Betroffene sind in der Pubertät bereits auf Insulingaben angewiesen. In allen Fällen von Zuckerkrankheit Typ I muss eine bestimmte Ernährungsform (viele kleine Snacks, Zählen von »Broteinheiten« statt Kalorien) eingehalten werden, damit der Insulinspiegel stets ungefähr gleich hoch ist; außerdem wird eine homöopathische Konstitutionstherapie empfohlen.

Diabetes mellitus Typ II ist nicht primär vom Insulinspiegel abhängig, sondern vor allem vom Alter (dieser Diabetes tritt vorwiegend zwischen 60 und 70 Jahren auf), von Übergewicht und von falscher, nämlich zu kohlenhydratreicher Ernährung. Die Bauchspeicheldrüse produziert zwar noch Insulin, aber nicht genügend, um den allzu gut gepolsterten Körper noch ausreichend zu versorgen, und wird ohnehin mit zunehmendem Alter etwas schwächer. Erbfaktoren begünstigen das Auftreten dieser Form von Zuckerkrankheit. Hierbei muss vor allem die Ernährung umgestellt, Übergewicht abgespeckt und eine homöopathische Konstitutionstherapie durchgeführt werden, damit sich keine schweren Spätfolgen der Zuckerkrankheit Augenleiden bis zur Erblindung, Arteriosklerose, Impotenz, Nervenleiden, Gangrän (vor allem an den Zehen) einstellen. Unter Umständen müssen außerdem Medikamente eingenommen werden, die den Blutzuckerspiegel senken.

Die folgenden Mittel können Zuckerkranken des Typs I oder II eventuell helfen, während sie auf die konstitutionelle Therapie warten.

Nehmen Sie das Mittel Ihrer Wahl viermal täglich, maximal 14 Tage lang:

■ Acidum phosphoricum C6
Diabetes-Symptome, die infolge nervöser Erschöpfung (z. B. Sorgen, Trauer, Überarbeitung) aufgetreten sind.

■ Uranium nitricum C6
Zu den Diabetes-Symptomen gehören auch Verdauungsstörungen, Auszehrung, Schwäche und Bettnässen.

■ Argentum nitricum C6
Zu den Diabetes-Symptomen gehören auch geschwollene Knöchel.

■ Codeinum C6
Diabetes-Symptome, dazu Hautreizungen, Unruhe und Depressivität.

■ Natrium sulfuricum C6
Diabetes-Symptome, begleitet von Gicht.

■ Silicea C6
Diabetes-Symptome, begleitet von kalten, verschwitzten, übel riechenden Füßen und deutlichem Energieverlust.

Diabetes insipidus. Das ist eine Form von Zuckerkrankheit, bei der die Nieren nicht genügend Wasser reabsorbieren können, so dass der Wasserhaushalt des Körpers stark gestört wird. Der Urin enthält bei diesem Diabetes keinen Zucker, doch ist auch die Bauchspeicheldrüse mitbetroffen, weil sie keine anregenden Hormonimpulse aus der Hirnanhangdrüse erhält. Ursache kann eine schwere Meningitis, ein Tumor im Gehirn oder auch eine erbliche Störung sein. Zu den Symptomen gehören: unmäßiger Durst (die Nieren scheiden täglich bis zu 20 Liter Wasser aus), trockene Hände, Verstopfung. Schulmedizinisch werden die fehlenden Hormone per Nasentropfen verabreicht, oder der auslösende Tumor muss operativ entfernt werden. Außerdem werden Diuretika (Entwässerungsmittel) verschrieben; der Salzkonsum muss stark eingeschränkt werden. Falls Sie den Verdacht auf Diabetes insipidus hegen, versuchen Sie es zunächst einmal mit den nachstehend genannten Mitteln. Tritt innerhalb einer Woche keine Besserung ein, begeben Sie sich in ärztliche Behandlung. In ganz schweren Fällen sollten Sie schon am Tag nach Auftreten der Erstsymptome zum Arzt.

Nehmen Sie das Mittel Ihrer Wahl viermal täglich, maximal sieben Tage lang:

- Squilla C30

Tag und Nacht Harndrang, Abgang großer Mengen Urin.

- Acidum phosphoricum C30

Ausgeschiedene Harnmenge nachts größer als tagsüber.

- Murex C30

Ausgeschiedene Harnmenge nachts größer als tagsüber, Urin riecht nach Kräutern; außerdem stärkeres Sexualverlangen als zuvor.

- Uranium nitricum C30

Abgang großer Mengen Urin, betroffene Person sehr dünn und entkräftet.

Alle Zuckerkranken sollten stets einen Diabetikerpass bei sich tragen, der sie als zuckerkrank ausweist und Anweisungen enthält, was im Notfall zu tun ist. Bei einer Unterzuckerungskrise treten folgende Symptome auf (die leider von Außenstehenden oft mit Trunkenheit verwechselt werden): plötzliches Absacken der Energie, Hunger, Schweißausbrüche, Schwindel, Schwäche, Benommenheit, Kopfschmerzen, Reizbarkeit, schleppendes oder undeutliches Sprechen, Kribbeln in Armen und Beinen; schlimmstenfalls fällt die oder der Betroffene ins diabetische Koma. Im letzteren Fall sollten Sie sofort den Notarzt anrufen und die oder den Betroffenen in die Erste-Hilfe-Position betten (siehe S. 137). Hegen Sie den starken Verdacht bzw. wissen Sie, dass die obengenannten Symptome auf Unterzuckerung wegen Diabetes hinweisen, schieben Sie der betreffenden Person rasch ein Stück Traubenzucker, Schokolade oder ein Bonbon in den Mund, bevor sie ohnmächtig wird, oder flößen Sie ihr süße Limonade oder Zuckerwasser ein. Versuchen Sie alles, sie vor der Bewusstlosigkeit zu bewahren (Gesicht und Nacken kalt abschrecken, Kopf tiefer lagern als Hüften). Inzwischen sollte ein Arzt verständigt werden.

Was Sie sonst noch tun können:
Zuckerkranke sollten sich am besten strikt an die Diät- und Medikamentenverordnungen halten, ihren Urin regelmäßig auf Zucker kontrollieren (eventuell auch den Blutzuckerspiegel) und sehr darauf achten, dass ihr Blut nicht plötzlich mit zu viel Zucker überschwemmt wird. Empfohlen werden außerdem zusätzliche Gaben Vitamin C, B_6, B_{12}, Chrom, Zink, Magnesium und Kalium, zudem Vitamin A, falls Augenprobleme (diabetische Retinopathie) bestehen. Der Salz- und Alkoholkonsum sollte stark eingeschränkt werden.

Gicht

siehe auch Rheuma, S. 489 f.

Gicht, medizinisch auch Urikopathie oder Arthritis urica genannt, gehört zu den Erkrankungen des rheumatischen Formenkreises, die vor allem die Gelenke betreffen. Sie kann angeboren sein (primäre Gicht) oder als Folge einer Erkrankung des blutbildenden Systems entstehen (sekundäre Gicht). Ob eine Gicht sich tatsächlich ausprägt, hängt stark von der Ernährung ab (zu viel

Purine und Aminosäuren, zu viel Alkohol), aber auch von körperlicher Überanstrengung und Unterkühlung.

Bei Gichtkranken lagern sich infolge einer Störung im Purinstoffwechsel Harnsäurekristalle in den Gelenken ab, vor allem in den großen Zehen, den Fingern, Knien und Ellbogen. Harnsäure entsteht bei der Proteinaufspaltung und wird von den Nieren über den Harn ausgeschieden. Funktionieren jedoch die Nieren nicht richtig, oder wird mehr Harnsäure produziert, als sie verkraften können, setzt sie sich in kristalliner Form in den Gelenkzwischenräumen fest und verursacht die typischen Gichtschmerzen. Manchmal reichert sie sich auch in den Nieren an; dann führt sie binnen kurzem zu Bluthochdruck, eventuell auch zu Nierenversagen.

Bei der ersten Gichtattacke ist meist nur ein Gelenk betroffen. Es wird rot, glänzt und tut sehr weh, oft innerhalb nur weniger Stunden. Gelegentlich tritt auch mäßiges Fieber auf. Nach ein paar Tagen klingen die Beschwerden ab und treten vielleicht nie wieder auf. Leider ist das in den meisten Fällen anders: Die Attacken werden immer häufiger, kehren in immer kürzeren Abständen zurück und betreffen immer mehr Gelenke. Ohne Behandlung können die Gelenke dauerhaft geschädigt und deformiert werden. Die Schulmedizin sieht Schmerzmittel, nichtsteroidale Entzündungshemmer oder Medikamente vor, die entweder die Harnsäureausscheidung fördern oder ihre Produktion hemmen. Homöopathisch wird eine gründliche Konstitutionsbehandlung empfohlen. Bei einem akuten Gichtanfall können aber auch die nachfolgenden Mittel von Nutzen sein.

Nehmen Sie das Mittel Ihrer Wahl alle 15 Minuten, bis zu maximal zehn Dosen:

■ Colchicum C6

Depressivität, Reizbarkeit, Schwäche, Übelkeit, das betroffene Gelenk tut außerordentlich weh, vor allem nachts oder beim Versuch, es zu bewegen.

■ Arnica C30

Schmerzen und wundes Gefühl im Gelenk bzw. den Gelenken.

■ Ledum C6
Betroffene Gelenke leicht geschwollen, kaltes Gefühl darin, Beschwerden gelindert durch Eintauchen in kaltes Wasser, jedoch verschlimmert durch Bewegung.

■ Urtica C30
Betroffene Gelenke brennen und jucken.

■ Acidum benzoicum C6
Gichtsymptome, begleitet von stark riechendem Urin.

■ Lycopodium C6
Gichtsymptome, ein Fuß ist heiß, der andere kalt, Beschwerden am schlimmsten zwischen 16 und 20 Uhr.

■ Pulsatilla C6
Schmerzen schießen von einem Gelenk zum anderen.

Was Sie sonst noch tun können:
Zur Schmerzlinderung können Sie heiße Kompressen oder – je nach Verträglichkeit – Eispackungen auflegen; nehmen Sie jedoch auf keinen Fall Aspirin ein, denn es verträgt sich womöglich nicht mit den schulmedizinischen Gichtmedikamenten. Falls Ihre Bettdecke nachts zu schwer auf den betroffenen Gelenken lastet, basteln Sie sich am besten aus einem Pappkarton eine Art Käfig oder Schutzabdeckung. Trinken Sie viel (am besten normales Wasser, eventuell auch mit etwas Natriumbikarbonat darin), damit Ihre Nieren so viel Harnsäure wie nur irgend möglich ausscheiden können. Halten Sie sich einen Monat lang an die Leber-Diät (siehe S. 852 f.), die Ihre Leber entlastet. Empfehlenswert sind außerdem zusätzliche Gaben Vitamin E sowie Magnesium.

Kropf

siehe auch Schilddrüsenprobleme, S. 617 f.

Ein Kropf – medizinisch: eine Struma – entsteht, wenn sich die Schilddrüse vergrößert, weil sie unter Jodmangel leidet. Dann kann sie nämlich nicht genügend Schilddrüsenhormone (Thyroxin) produzieren. Die Hirnanhangdrüse, die den Thyroxinmangel bemerkt, gibt der Schilddrüse nun den Befehl, zu wachsen und vielleicht auf diese Weise mehr Thyroxin herstellen zu können. Leider ohne Erfolg; das einzige, was dadurch entsteht, ist ein Kropf am Hals. Er geht jedoch innerhalb recht kurzer Zeit zurück, wenn die Jodaufnahme aus der Nahrung oder dem Wasser gesteigert wird. Viele Regionen Deutschlands sind ausgesprochene Jodmangelgebiete, in denen das Trinkwasser viel zu wenig Jod enthält. Der Mangel muss dann durch jodiertes Speisesalz oder auch jodhaltige Mineralwässer ausgeglichen werden; auch Fisch, Meeresfrüchte und Algen sind sehr gute Jodlieferanten. Die nachstehend genannten Homöopathika können ebenfalls helfen. Sollte der Kropf trotz alledem bestehen bleiben, lassen Sie sich am besten ärztlich untersuchen.

Nehmen Sie das Mittel Ihrer Wahl alle zwölf Stunden, maximal zwei Wochen lang:

■ Jodum C30
Kropf am Hals, obsessive Persönlichkeit, die immer in Eile und der es meist zu heiß ist, am ehesten dunkelhaarig und dunkeläugig.

■ Spongia C30
Seit langem bestehender Kropf, der sich ziemlich hart anfühlt.

■ Caicium carbonicum C30
Kropf, außerdem Blässe, Frösteln, Übergewicht, verschwitzte Füße.

■ Acidum fluoratum C30
Kropf am Hals, höheres Alter, doch immer noch voll Energie, vollschlank, Neigung zu Krampfadern.

Schilddrüsenprobleme

siehe auch Kropf, S. 616f.

Eine Unter- oder Überproduktion von Schilddrüsenhormonen (Thyroxin) kann sämtliche Stoffwechselreaktionen im Körper verlangsamen oder beschleunigen.

Schilddrüsenüberfunktion. Sie wird medizinisch als Hyperthyreose bezeichnet und tritt auf, wenn die gesamte Schilddrüse überaktiv ist. Das kann ganz verschiedene Ursachen haben: ein Autoimmunleiden (Morbus Basedow), eine Schilddrüsenentzündung, einen Schilddrüsen-Herd (Adenom), der überschießend Thyroxin produziert und »autonom« arbeitet, also ohne auf die hormonellen Befehle der Hirnanhangdrüse zu hören, einen Schilddrüsentumor, einen Jodexzess (zu viel Jod in Nahrung, Luft oder Wasser, etwa bei Aufenthalten am Meer), manchmal auch eine Fehlsteuerung der Hirnanhangdrüse oder ganz einfach die Einnahme zu hoch dosierter Schilddrüsenhormonpräparate.

Die Symptome ähneln sich in jedem Fall: innere Unruhe, Angstzustände, Unfähigkeit, sich zu entspannen oder gut zu schlafen, Händezittern, motorische Störungen, Schwitzen, selbst an kühlen Tagen, rascher Herzschlag, Herzklopfen, Kurzatmigkeit, Gewichtsverlust trotz großen Appetits, Durchfall, hervorstehende Augen, Kropf, leichte Erregbarkeit usw. Schulmedizinisch werden Medikamente verschrieben, die die Thyroxinproduktion drosseln, oder die autonomen »Knoten« in der Schilddrüse werden durch Bestrahlung verkleinert oder operativ entfernt. Bei jeder Behandlung ist es nötig, die Thyroxinspiegel im Blut regelmäßig zu kontrollieren, damit aus dem Überschuss nicht plötzlich ein Mangelzustand wird. Die nachfolgend genannten Homöopathika können in akuten Fällen von Überfunktion helfen. Sollten die Symptome sich jedoch drastisch verschlechtern, gehen Sie am besten spätestens zwölf Stunden später zur Ärztin bzw. zum Arzt.

Nehmen Sie das Mittel Ihrer Wahl alle 60 Minuten, bis zu maximal zehn Dosen:

- Jodum C30

Häufiges Hitzegefühl, obsessive Persönlichkeit, stets in Eile, mit dunklen Augen und dunklen Haaren.

- Natrium muriaticum C30

Schilddrüsenbeschwerden, Verstopfung, Herzklopfen, erdiger Teint.

■ Belladonna C30
Schilddrüsenbeschwerden, gerötetes Gesicht, starrer Blick.

■ Lycopus C30
Herzrasen und heftiges Herzklopfen, hervorstehende Augen.

Schilddrüsenunterfunktion. Sie heißt medizinisch Hypothyreose und tritt bei mangelnder Aktivität der Schilddrüse auf. Dabei bekommen die Körpergewebe nicht genügend Thyroxin. Die Gründe dafür können vielfältig sein: ein angeborener Mangel an Schilddrüsengewebe oder -funktion (in bestimmten Fällen nicht behandelbar, in anderen durch Hormongaben ausgleichbar), Jodmangel in der Nahrung, zu wenig schilddrüsenanregende Hormone aus der Hirnanhangdrüse, Schilddrüsenentzündung, Unterfunktion nach Strahlentherapie oder Einnahme bestimmter Medikamente, längerdauernder Jodexzess (die Schilddrüse erlahmt), ein Autoimmunleiden (Hashimoto-Krankheit, bei der Schilddrüsengewebe von innen her zerstört wird) usw. Bei Erwachsenen zeigen sich folgende Symptome einer Schilddrüsen-Unterfunktion: Müdigkeit, abnorme Schläfrigkeit, Benommenheit, undefinierbare Schmerzen, verlangsamter Herzschlag, Verstopfung, ständiges Kältegefühl, Gewichtszunahme trotz Appetitmangels, verdickte, trockene, geschwollene Haut, lebloses Haar, Haarausfall, tiefe oder heisere Stimme, Hörverlust, Taubheit und Kribbeln in den Händen, Depressivität sowie Libidomangel. Frauen leiden dazu oft noch unter schweren Menstruationsblutungen. Bei Neugeborenen mit Hypothyreose ist folgendes zu beobachten: Bewegungsunlust, wenig Interesse an der Nahrungsaufnahme, vielleicht auch Gelbsucht kurz nach der Geburt. Wird die Schilddrüsenstörung nicht rechtzeitig erkannt oder kann sie nicht behandelt werden, bleibt das Kind geistig sowie im Wachstum behindert, denn Thyroxin ist sehr wichtig für die geistige und körperliche Entwicklung. Zusätzlich zu jeder schulmedizinischen Behandlung der Hypothyreose wird eine gute homöopathische Konstitutionsbehandlung empfohlen.

Nehmen bzw. geben Sie bis dahin folgendes Mittel alle zwölf Stunden, maximal fünf Tage lang:

■ Arsenicum album C30

Übergewicht (Adipositas)

Es gibt einen Punkt, an dem Übergewicht – ganz von momentanen Schlankheitsidealen abgesehen – die Beweglichkeit behindert, das Herz, die Venen und die Gelenke überlastet (um nur einige Gesundheitsstörungen zu nennen) und dazu führt, dass man sich unförmig fühlt und Wärme einem ständig zu schaffen macht. Wenn Sie Ihr »Normalgewicht« (siehe Abb. 16, S. 621) um 20 Prozent oder mehr überschreiten, sind Sie auf dem besten Wege zur Fettleibigkeit (Adipositas). Zu viel Essen und Trinken sowie Mangel an Bewegung sind die wichtigsten Gründe für Übergewicht und Fettleibigkeit, denn Kalorien, die nicht in Energie umgewandelt und verbraucht werden, lagern sich ganz einfach in Form von Fett an. Allerdings stecken sehr oft ungelöste psychische Probleme hinter solchem Ess-, Trink- und Bewegungsverhalten. Seltener ist ein stark verlangsamter Stoffwechsel der Grund fürs Dickwerden (er kann genetisch bedingt sein), oder die Appetitsteuerung im Gehirn funktioniert nicht richtig. Außerdem kann man an Gewicht zulegen, wenn man bestimmte Medikamente einnehmen muss (z. B. Cortisonpräparate oder die Antibabypille), eine mangelhaft arbeitende Schilddrüse hat, an Depressionen oder starken Wassereinlagerungen im Gewebe leidet. Manche Leute nehmen erheblich zu, sobald sie das Rauchen aufgeben.

Ein weiterer Grund für Gewichtszunahme, auf den sich vor allem Naturheilkundige oft beziehen, ist die verlangsamte Passage des Stuhls mit allen darin enthaltenen Stoffwechsel-Abbauprodukten und Toxinen durch den Darm. Fett bietet sich sozusagen als »Müllhalde« oder »Zwischenlager« für Toxine an (denn um Fett abzubauen, wird viel Energie benötigt). Je mehr Toxine im Körper kreisen, so eine naturheilkundliche – allerdings nicht allenthalben akzeptierte – These, desto mehr Fett lagert der Körper an, um die Toxine auf unschädliche Weise zwischenzulagern. Dagegen hilft nur eine ballaststoffreiche Ernährung, zu der viel Wasser getrunken wird – und natürlich Umweltschadstoffe, auch in der Nahrung, möglichst zu meiden, damit sich gar nicht erst so viele Toxine im Körper anreichern. Gewarnt werden muss hinge-

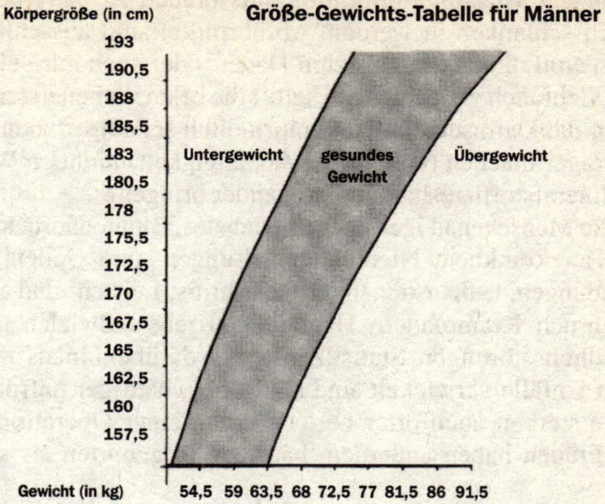

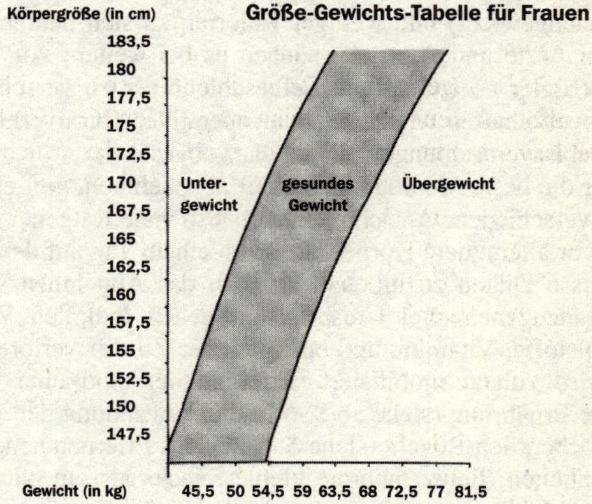

Abbildung 16:
Größe-Gewichtstabelle für Männer und Frauen

gen vor der Unsitte, Abführmittelmissbrauch zu betreiben, um dadurch schlanker zu werden. Abführmittel sind ausschließlich für den Notfall und niemals zum Dauer- oder auch nur gelegentlichen Gebrauch gedacht, denn selbst die pflanzlichen unter ihnen können die Darmschleimhaut empfindlich schädigen, den Darm noch träger machen (Gefahr der Abhängigkeit) und den Wasser- und Mineralstoffhaushalt durcheinander bringen.

Dicke Menschen neigen eher zu Diabetes, Bluthochdruck, koronarer Herzkrankheit, Nierenleiden, Lungen- und Gallenblasenentzündungen, Gallensteinen, Osteoarthritis, Leisten- und Speiseröhrenbruch, Krampfadern, Hautleiden, Krebs und vielen anderen Gesundheitsstörungen. Statistiken zeigen darüber hinaus, dass sie eher in Unfälle verwickelt sind als Dünne, häufiger unfruchtbar, und sie sterben auch öfter bei oder nach einer Operation. Sehr dicke Frauen haben außerdem häufiger Totgeburten als schlankere.

Nur sehr wenige fettleibige oder übergewichtige Menschen bleiben so dick wie zuvor, wenn sie sich täglich mehr bewegen (das beschleunigt den Stoffwechsel und bringt den Appetit wieder ins Gleichgewicht) und weniger Kalorien zu sich nehmen. Die meisten Ärzte und Ärztinnen ziehen es bei weitem vor, weder Appetitzügler noch Stoffwechselbeschleuniger zu verschreiben (von zweifelhaften Methoden wie operativer Darmverkürzung oder Gebissverdrahtungen einmal ganz abgesehen).

Über die beste Methode, dauerhaft abzunehmen, gibt es zahlreiche verschiedene Ansichten und ebenso viele Ratgeber. Wichtig ist vor allem, dem Körper nicht von einem Tag auf den anderen krasse Diäten zuzumuten, sondern das Abnehmen schrittweise anzugehen. Bei Crash-Diäten gehen lediglich Wasser, Mineralstoffe, Vitamine und eingelagerter Zucker verloren; das Fett wird zuletzt mobilisiert. Erfolgreicher sind eine ausgewogene Ernährung (siehe ab S. 66), die Anwendung der »Zweimal-wöchentlich-Regel« (siehe S. 67 f.), das Erlernen neuer Essgewohnheiten (lieber mehrere kleine Snacks als ein oder zwei schwere Mahlzeiten am Tag) sowie Alkohol-Abstinenz.

Zusätzlich zu den nachstehend genannten homöopathischen Einzelmitteln sollten Sie eine Konstitutionstherapie machen lassen, falls es Ihnen sehr schwerfällt, Ihr Übergewicht loszuwerden.

Nehmen Sie das Mittel Ihrer Wahl alle zwölf Stunden, maximal drei Wochen lang (dabei viel bewegen und weniger Kalorien aufnehmen!):

- Calcium carbonicum C6

Bei ständigem Frösteln, schlaffer oder aufgeschwemmter Haut, Kopfschweiß, Verlangen nach Eiern und Süßigkeiten, Verdauungsstörungen.

- Graphites C6

Bei Verstopfung, Frösteln, Hautproblemen (z. B. fettiger Haut, Akne oder nässenden Zysten in der Haut).

- Capsicum C6

Bei Fettsucht, Schwerfälligkeit, Langsamkeit, gerötetem Gesicht, Brennen im Magen oder in den Gedärmen.

- Ammonium bromatum C6

Bei Neigung zu Katarrh und Schnupfen, neuralgisch bedingtem Kopfweh und trockenem Kitzelhusten bei Nacht.

- Ferrum metallicum C6

Bei Gesichtsblässe, Überempfindlichkeit, leichtem Erröten, kalten Armen und Beinen.

- Kalium carbonicum C6

Bei Neigung zu Rückenschmerzen, Frösteln und Katarrh.

Spezielle Probleme bei Männern

In diesem Abschnitt geht es vor allem um die Erkrankungen der männlichen Fortpflanzungsorgane. An erster Stelle stehen hier die Infektionen, denn obgleich die männliche Harnröhre relativ lang ist und von Krankheitskeimen nicht so rasch besiedelt werden kann wie die weibliche, ist sie doch direkt mit den Hoden (Testikeln), den Nebenhoden (Epididymis) und der Prostata (Vorsteherdrüse) verbunden. Und das bedeutet: Infektionen der Nieren, der Harnblase oder der Harnröhre können sich auf direktem Wege zu den Fortpflanzungsorganen ausbreiten.

In den Hoden werden Spermien sowie das männliche Geschlechtshormon Testosteron produziert. Die Hoden liegen außerhalb des Körpers (der linke hängt normalerweise ein wenig tiefer als der rechte), weil die Spermaproduktion von niedrigeren als den Körpertemperaturen abhängig ist. Kurz vor der Geburt steigen die Hoden normalerweise in den Hodensack (das Skrotum) ab. Während der Pubertät vergrößern sie sich und fangen damit an, Spermien zu produzieren. Die Hoden bestehen aus einer mandelförmigen Struktur, in der sich die Spermien bilden – und zwar rund zehn bis 30 Millionen pro Monat – sowie einem vielfach verschlungenen, röhrchenförmigen Gebilde, dem so genannten Nebenhoden, in dem die Spermien dann etwa drei Wochen lang reifen müssen. Bis ein Spermium ausgereift ist, dauert es insgesamt rund 60 bis 72 Tage.

Von den Nebenhoden bewegen sich die Spermien in den Samenstrang (Vas deferentia) und in die Samenbläschen, wo sie sozusagen auf Abruf aufbewahrt werden. Die Samenbläschen versehen sie mit einer stark zuckerhaltigen Flüssigkeit, welche die Spermien mit Energie versorgt. Werden ausgereifte Spermien nicht bei einem Orgasmus ausgestoßen (ejakuliert), zerfallen sie ganz einfach und werden vom umliegenden Gewebe aufgesogen. Kommt es jedoch zum Orgasmus, ziehen sich Samenbläschen und Prostata kräftig zusammen und befördern ungefähr drei Milliliter (einen halben Teelöffel) Spermien samt Flüssigkeit erst in die Harnröhre und dann aus der Penisspitze hinaus; das ist der so genannte Samenerguss (die Ejakulation). Gelangen sie dabei in den weiblichen Fortpflanzungstrakt, überleben sie etwa drei Tage lang (nach neuesten Forschungen unter Umständen auch sechs bis acht Tage). Es ist nicht möglich, gleichzeitig zu urinieren und Spermien zu ejakulieren, weil sich bei Harndrang reflexhaft eine Art Klappe schließt, die verhindert, dass Spermien in die Harnröhre gelangen.

Die Prostata sieht einer kleinen Knolle ähnlich, die sich dort, wo die Harnröhre die Blase verlässt, fest um die Harnröhre schmiegt. Die Aufgabe dieser Drüse besteht darin, der Spermaflüssigkeit Säuren, Spurenelemente und Enzyme beizufügen, sobald sie ejakuliert wird. Diese aktivieren die Spermien und verleihen dem Ejakulat darüber hinaus seinen besonderen Geruch. Aus unbekannten Gründen vergrößert und verhärtet sich die Prostata oft mit zunehmendem Alter und verengt auf diese Weise den Blasenausgang. Dadurch wird die Blasenmuskulatur gezwungen, sich stärker zu kontrahieren, um den Harn freizugeben; das Wasserlassen verlangsamt sich dann und tut meist auch weh.

Damit der Penis sich aufrichten kann, benötigt er die hydraulische Kraft dreier Zylinder, von denen zwei hohl sind und einer eine schwammige Konsistenz aufweist. Diese drei Zylinder schmiegen sich schützend um die Harnröhre und füllen sich nur während sexueller Erregung mit Blut. Die Erektion wird durch Muskelstränge an der Penisbasis aufrechterhalten, die gleichzeitig das Zurückströmen des Bluts in den allgemeinen Kreislauf verlangsamen. Der Kopf des Penis, die so genannte Eichel, ist äußerst sensibel gegenüber Berührungen, der Penisschaft gegenüber Druck und Reibung.

Speziell männliche Erkrankungen und Beschwerden von A bis Z

Erektionsprobleme

Zu den körperlichen Ursachen von Erektionsproblemen gehören Verletzungen des Rückenmarks oder der Genitalien, chronische Erkrankungen wie etwa Diabetes mellitus, verschiedene Nervenstörungen, außerdem die Einnahme einer ganzen Reihe von Medikamenten (Tranquilizer, Diuretika, Antidepressiva, Barbiturate, Mittel gegen Bluthochdruck oder Magengeschwüre sowie Genussdrogen wie Alkohol, Marihuana, Kokain), Erschöpfungszustände und gelegentlich auch das Fehlen adäquater sexueller Stimulation. Früher glaubte man, am Unvermögen, eine Erektion zu bekommen oder aufrechtzuerhalten, seien zu 90 Prozent psychologische Faktoren schuld. Heute ist man hingegen der Ansicht, dass meist doch ein körperlicher Grund dahinter steckt. Wie dem auch sei – ein Übermaß an Stress, ein Zustand geistiger oder emotionaler Belastung, ausgelöst durch die enormen Anforderungen des modernen Lebensstils oder auch Ängste bezüglich des Sexualverkehrs sind sehr leicht dazu angetan, Erektionsprobleme heraufzubeschwören. Die allermeisten Männer haben irgendwann in ihrem Leben Schwierigkeiten mit der Erektion, oftmals bei Frauen, denen sie sehr zugetan sind, und doch heißt ein einziges solches Vorkommnis, ja selbst mehrere dieser Art noch lange nicht, dass sie etwa impotent seien. Wenn die Angst, sexuell zu versagen, allerdings eine »sich selbst erfüllende Prophezeiung« wird und sich immer wieder bewahrheitet, sollten Sie es einmal mit den Selbsthilfemaßnahmen und homöopathischen Mitteln probieren, die wir im Folgenden nennen. Wo es vor allem um Stress und Ängste geht, empfehlen wir wärmstens eine Konstitutionstherapie bei einer erfahrenen homöopathischen Fachkraft. Sollten Sie Ihren Hausarzt oder einen Urologen bzw. Andrologen wegen Ihrer Erektionsprobleme aufsuchen, bekommen Sie wahrscheinlich Testosterongaben, angstlösende Medikamente, Papaverin-Injektionen oder Prostaglandine verschrieben. Auch eine Sexualtherapie kann Ihnen weiterhelfen.

Nehmen Sie das Mittel Ihrer Wahl alle zwölf Stunden, maximal fünf Tage lang:

▪ Lycopodium C30
Aufflammende Lust auf Sex, jedoch Versagensängste, Penis kalt und klein(bleibend).

▪ Agnus castus C30
Erektion nicht ausreichend für Penetration, allgemeines Schwächegefühl, Penis klein und kalt, vor allem bei sehr häufigem

Sexualverkehr oder erst kürzlich aufgetretenen Erektionsproblemen.

- **Arnica C30**

Erektionsprobleme nach Penisaufschürfungen.

- **Hypericum C30**

Erektionsprobleme nach Rückenmarksverletzungen.

- **Conium C30**

Erektion hält sich nicht lange, große Lust auf Sex nach langer Abstinenz, Beine sind kalt und verkrampft.

- **Selenium C30**

Erektionsprobleme, begleitet von nächtlichen Pollutionen, erhöhter Libido, erotischen Phantasien.

- **Caladium C30**

Starke Erektion im Halbschlaf, die jedoch beim Aufwachen verschwindet; selbst bei starker sexueller Erregung bleibt der Penis schlaff.

Was Sie sonst noch tun können:
Versuchen Sie, Abwechslung in Ihr Liebesspiel zu bringen: andere Orte, andere Tageszeiten, andere Praktiken des Vorspiels als gewöhnlich; oder vergessen Sie einfach einmal eine Zeitlang, dass es so etwas wie Penetration gibt, und konzentrieren Sie sich statt dessen darauf, mit all Ihren Sinnen und Ihrem ganzen Körper – ausgenommen die Genitalien! – erotisches Vergnügen zu bereiten und zu empfangen.

Hoden- und Skrotumprobleme

Sehr wichtig ist es, Probleme mit den Hoden oder dem Hodensack (Skrotum) so frühzeitig wie möglich mittels Selbstuntersuchung zu entdecken, am besten während eines warmen Bads, bei dem sich die Skrotummuskulatur völlig entspannt. Sie sollten Ihre Hoden als glatte Strukturen durch die Haut des Skrotums hindurch ertasten können; die Nebenhoden sollten sich wie kleine

Stränge anfühlen, und nirgendwo dürfen Knoten oder Beulen spürbar sein. Entdecken Sie Knötchen oder Schwellungen oder tut es irgendwo weh, sollten Sie sich unverzüglich ärztlich untersuchen lassen.

Hydrozele (Wasserbruch)

Das sind Wasseransammlungen in der doppellagigen Hülle um die Hoden innerhalb des Hodensacks; sie bewirken weiche, nichtschmerzhafte Schwellungen. In den meisten Fällen ist nicht ersichtlich, was die Hydrozele verursacht hat, auch wenn ihr gelegentlich eine Verletzung vorausgeht. Am häufigsten tritt dieser Wasserbruch bei älteren Männern auf. Meist wird er eher ärztlich beobachtet als behandelt; sollte die Schwellung jedoch sehr stark sein, kann der Arzt auch eine Drainage unter Lokalanästhesie empfehlen, bei der das überschüssige Wasser abgesaugt wird. Sollte die Hydrozele trotzdem wieder auftreten, kann auch eine Operation notwendig werden. Für den Fall, dass die nachstehend angegebenen Mittel nicht innerhalb eines Monats Erfolge zeitigen, suchen Sie bitte eine homöopathische Fachkraft auf.

Nehmen Sie das Mittel Ihrer Wahl dreimal täglich, maximal drei Wochen lang:

■ Arnica C30
Schwellungen nach Hodenverletzung.

■ Bryonia C30
Falls Arnica nicht helfen sollte.

■ Rhododendron C30
Hoden schmerzen oft bei gewittrigem Wetter.

Krampfadern in den Hoden (Varikozelen)

Das sind anomal erweiterte, ableitende Venen in einem (oder beiden) Hoden, ähnlich den Krampfadern, wie sie oft in den Beinen auftreten. Sie machen sich bemerkbar durch Schwellungen, die in Ruhelage zurückgehen, sowie ziehende Schmerzen, vor allem bei warmem Wetter oder nach körperlicher Anstrengung. Meist treten

Varikozelen bei Heranwachsenden auf; in seltenen Fällen können zusätzliche Hitzestaus in der Genitalregion (etwa durch zu engsitzende Jeans) auch zu Fruchtbarkeitsstörungen führen. Die Schmerzen und das Unbehagen lassen sich durch Tragen eines »Hodenhalters« lindern (Suspensorium, wie Tänzer und Sportler es benutzen). Operationen, bei denen die Krampfadern entfernt oder ein Venen-Bypass gesetzt wird, sind nicht immer erfolgreich.

Nehmen Sie das Mittel Ihrer Wahl zweimal täglich, maximal drei Wochen lang:

- Ferrum phosphoricum C6

Blasses, anämisches (»blutarmes«) Aussehen, Schmerzen verschlimmern sich durch Druck und bessern sich durch kalte Anwendungen.

- Hamamelis C6

Schmerz strahlt von den Hoden bis in den Unterleib aus; außerdem bestehen Hämorrhoiden.

- Pulsatilla C6

Hitze sowie Liegen auf der nicht-schmerzenden Seite verschlimmern den Hodenschmerz, kalte Anwendungen bessern ihn.

Nebenhodenentzündung (Epididymitis)

Dabei handelt es sich um eine bakterielle Entzündung eines Nebenhodens, meist als Folge einer Harnwegsinfektion. Der betroffene Nebenhoden weist auf der Rückseite eine heiße, druckempfindliche, schmerzhafte Schwellung auf. Schulmedizinisch werden Antibiotika verabreicht; Sie können es jedoch zuerst einmal mit den nachstehend genannten Mitteln probieren. Wenn innerhalb von zwölf Stunden keine Besserung eintritt, sollten Sie zum Arzt gehen.

Nehmen Sie das Notfall-Mittel Ihrer Wahl einmal stündlich, bis zu maximal zehn Dosen:

■ Belladonna C30
Hoden extrem heiß, rot, geschwollen, empfindlich gegenüber Druck sowie leisesten Bewegungen.

■ Pulsatilla C6
Infektion setzt sehr plötzlich ein, Hoden schwellen dramatisch an, Schmerzen im Hodensack und im Unterleib.

■ Aconitum C30
Fieber, Ruhelosigkeit, Infektion setzt ein nach Aufenthalt in kaltem, trockenem Wind.

■ Hamamelis C6
Hoden heiß, geschwollen und schmerzhaft, als hätte ihm jemand einen Stoß oder Tritt versetzt, Schmerzen strahlen nach oben in die Blase aus.

Nebenhodenzysten

Das sind gutartige, schmerzlose, mit Gewebewasser gefüllte Schwellungen in einer oder mehreren der vielen Röhrchen, die den Hoden mit den Samenbläschen verbinden. Bei Männern über 40 treten sie ziemlich häufig auf, entweder ein- oder beidseitig. Da die Nebenhoden hinter den Hoden liegen, schwillt meist der obere hintere Teil des Hodens an. Eine Operation ist nur selten nötig bzw. ratsam, da sie zu partieller Sterilität führen kann. Empfehlenswert ist hingegen eine homöopathische Konstitutionstherapie; Sie können es aber auch zunächst einmal mit den nachstehend genannten Mitteln versuchen.

Nehmen Sie das Mittel Ihrer Wahl viermal täglich, maximal sieben Tage lang:

■ Apis C30
Erste-Hilfe-Mittel.

■ Graphites C6
Falls durch Apis die Schwellungen nicht zurückgehen sollten.

Vergrößerte oder schmerzende Hoden

Ein schmerzloser Knoten in einem Hoden deutet meist auf eine Nebenhodenzyste (siehe oben) hin; in seltenen Fällen kann es sich aber auch um Hodenkrebs handeln. Eine schmerzhafte Schwellung in einem Hoden, gefolgt von Schmerzen und Schwellungen des Hodensacks, weist auf eine Hodentorsion oder eine Nebenhodenentzündung (siehe oben) hin; in beiden Fällen ist rasche ärztliche Hilfe vonnöten. Ein Schlag, Stoß oder Tritt in die Hoden kann starke Schmerzen verursachen; wenn sie nicht innerhalb einer guten Stunde abklingen oder der Hodensack offensichtlich verletzt wurde und angeschwollen ist, sollten Sie ebenfalls sofort zum Arzt. Damit es keine inneren Blutungen und nachfolgende Dauerschäden an den Hoden gibt, kann es manchmal notwendig sein, eine Operation durchzuführen.

Nehmen Sie folgendes Mittel alle fünf Minuten, bis zu maximal zehn Dosen, während Sie auf ärztliche Hilfe warten:

- Arnica C30

Libidomangel

Keine Lust auf Sex zu haben, ist meist psychisch bedingt: eine Auswirkung von Stress, Depressionen, bei Frauen auch Angst vor Schwangerschaft, bei Männern mitunter Angst vor Zeugung, Versagensängste sowie recht häufig auch eine Folge von Langeweile, seltener von hormonellen oder anderen körperlichen Störungen. Dann schlicht von »Impotenz« zu sprechen, ist zum einen überholt und zum anderen auch sehr wenig hilfreich. Weder bei Männern noch bei Frauen gibt es so etwas wie einen »normalen Libido-Level«.

Bei Männern nimmt die Testosteronproduktion und damit auch die Libido in höherem Alter allmählich ab; das bedeutet, der Mann verspürt immer seltener Lust auf Sexualverkehr und braucht länger, bis er eine Erektion oder einen Orgasmus hat – was übrigens durchaus zum sexuellen Vergnügen beitragen kann, statt es zu mindern! Bei beiden Geschlechtern hält die Fähigkeit zur geistig-seelischen sexuellen Erregung (auch: Sexualphantasien) weitaus länger vor als die körperliche Erregbarkeit.

Um die Libido wiederzugewinnen, muss man sich erst einmal bemühen, die Gründe anzugehen, die sie vermindert haben könnten. Sollte der Libidomangel vorwiegend psychisch bedingt sein, ist eine Sexualtherapie oft sehr erfolgreich. Vorausgesetzt, es bestehen keine körperlichen Probleme, empfiehlt sich auch eine homöopathische Konstitutionstherapie; doch versuchen Sie es zuerst einmal mit nachstehenden Mitteln.

Nehmen Sie das Mittel Ihrer Wahl alle zwölf Stunden, maximal fünf Tage lang:

■ Graphites C30
Libidoverlust oder gar Abneigung gegen Sex, vorzeitige oder gar keine Ejakulation; Anwendung vor allem, falls eine Herpes-Infektion diagnostiziert wurde.

■ Lycopodium C30
Vorzeitige Ejakulation oder Erektionsunfähigkeit.

■ Acidum nitricum C30
Reizbarkeit, Neigung zu Selbstkritik und extreme Überempfindlichkeit gegenüber tatsächlicher oder eingebildeter Kritik von anderen, Todesgedanken.

■ Apis C30
Libidomangel, verbunden mit Auftreten von Allergien.

■ Acidum phosphoricum C30
Apathie und Gleichgültigkeit.

Libidosteigerung, Übermässige

Sie hat selten körperliche Ursachen, kann aber durch Einnahme bestimmter Drogen bzw. Medikamente verstärkt werden. Meist dürfte große Lust auf Sex keine besonderen Probleme verursachen; wenn der Drang, den Sexualverkehr auszuführen, allerdings zum Zwang ausartet oder die Partnerin sich dadurch stark belastet fühlt, kann eine homöopathische Konstitutionstherapie notwendig werden. Probieren Sie es jedoch zuerst mit den nachstehend genannten Mitteln. Sollten Sie Ihren übermäßigen Sexualtrieb jedoch innerhalb von drei Wochen nicht unter Kontrolle bekommen, sprechen Sie mit Ihrem Hausarzt oder einem Sexualberater.

Nehmen Sie das Mittel Ihrer Wahl alle zwölf Stunden, maximal fünf Tage lang:

- Phosphorus C30

Intensiver Sexualtrieb, Ejakulation (nächtliche Pollution) bei erotischen Träumen.

- Camphora C30

Örtlich begrenzte Penis-Irritation, evtl. Jucken.

- Acidum picrinicum C30

Ejakulation großer Mengen Flüssigkeit, große Erschöpfung, keinerlei erotische Träume.

- Nux vomica C30

Sehr leicht sexuell erregbar, vor allem nach Alkoholgenuss oder Kokainschnupfen.

Penisprobleme

Balanitis. So wird eine geschwollene und entzündete Vorhaut bzw. Eichel genannt. Die Balanitis wird oft durch Reibung gegen feuchte Unterwäsche oder hautreizende Substanzen in Kondomen oder Verhütungsgels hervorgerufen, gelegentlich auch durch Herpesviren. Am häufigsten tritt diese Entzündung bei Diabetikern auf, denn der hohe Zuckergehalt ihres Urins bietet Mikroben aller Art beste Wachstumschancen.

Falls eine homöopathische Konstitutionsbehandlung sowie das nachstehend genannte Mittel das Problem nicht beseitigen, sollten Sie Ihren Arzt aufsuchen. Er wird Ihnen wahrscheinlich eine antibiotikahaltige Creme verschreiben. Kehrt die Entzündung trotzdem immer wieder, so dass es schwierig wird oder gar sehr weh tut, die Vorhaut zurückzustreifen, rät man Ihnen in aller Regel zur Zirkumzision (Vorhautbeschneidung).

Nehmen Sie folgendes Mittel alle vier Stunden, maximal fünf Tage lang:

- Mercurius solubilis C6.

Was Sie sonst noch tun können:
Zusätzlich zur Einnahme dieses Mittels sollten Sie den entzündeten Penisbereich alle vier Stunden in einer Lösung mit Hypericum- und Calendula-Lösung (je fünf Tropfen der Urtinktur auf 1/4 Liter Wasser) baden. Ansonsten gilt: den Penis stets sauber und trocken halten und immer gut unter der Vorhaut waschen.

Harnröhrenverengung. Eine ziemlich seltene Erkrankung, bei der Narbengewebe, das nach Verletzung oder Infektion entstanden ist, die Harnröhre einengt; Urinieren und Ejakulation tun dann weh oder sind sogar unmöglich. Verkürzt sich die Harnröhre im Verlauf dieser Erkrankung, kann der Penis in eine ständig gebogene Position gezwungen werden. Manchmal verengt sich die Harnröhre auch infolge nervöser Krämpfe. Sollten die nachstehend genannten Homöopathika nicht helfen, gehen Sie am besten zum Arzt. Möglicherweise muss Ihre Harnröhre unter örtlicher Betäubung etwas gedehnt werden, oder es muss ein Schnitt ins Narbengewebe gemacht oder ein kleines Gewebetransplantat gesetzt werden.

Nehmen Sie das Mittel Ihrer Wahl in chronischen Fällen zweimal täglich, jedoch maximal einen Monat lang:

- Silicea C6

Harnröhrenverengung durch Narbengewebe.

- Cantharis C6

Wundes, brennendes Gefühl beim Wasserlassen.

- Mercurius solubilis C6

Eitriger Ausfluss aus dem Penis.

- Camphora C6

Nervöse Peniskrämpfe und eitriger Ausfluss.

Nehmen Sie folgendes Notfall-Mittel bei akuten Beschwerden alle 60 Minuten, bis zu maximal zehn Dosen:

- Aconitum C30

Schmerzhafte Spasmen beim Urinieren, ansonsten kitzelndes oder schneidendes Gefühl im Penis.

Was Sie sonst noch tun können:
Baden Sie den Penis zweimal täglich in kaltem Wasser, am leichtesten geht das unter der Dusche. Vermeiden Sie scharfgewürzte Speisen und nehmen Sie drei Wochen lang eine Vitamin-E-Kur ein, wobei Sie die Dosis von 100 IE pro Tag allmählich auf 600 IE steigern. Lesen Sie jedoch auch den Abschnitt über Priapismus (S. 638).

Harnröhrenentzündung (Urethritis). Eine Entzündung der Harnröhre wird meist durch Krankheitserreger hevorgerufen, mit denen man sich beim Sexualverkehr angesteckt hat. Zu ihren Symptomen gehören Brennen beim Urinieren oder Ejakulieren sowie ein dicker, eitriger Ausfluss aus der Penisspitze. Zur schulmedizinischen und homöopathischen Behandlung sowie Selbsthilfe siehe unter Blasenentzündung (S. 554 ff.) sowie Sexuell übertragbare Krankheiten (S. 595 ff.). Bis zum restlosen Abklingen der Symptome sollten Sie den Sexualverkehr vermeiden; wiederholte Infektionen können zu Harnröhrenverengung führen (siehe oben).

Kondylome. So werden Warzen und Stielwarzen in der Genitalregion genannt. Wie alle Warzen in anderen Körperregionen auch, werden Kondylome von Viren verursacht und sind einigermaßen infektiös. Sie werden nicht unbedingt nur beim Sexualverkehr übertragen; entsprechend disponierte Patienten können sich dabei jedoch am ehesten mehrmals hintereinander infizieren, falls ihre Partnerin ebenfalls an Kondylomen leidet. Da warzenähnliche Erhebungen ein erstes Warnzeichen von Peniskrebs oder Syphilis sein können (siehe Sexuell übertragbare Krankheiten, S. 595 ff.), sollten Sie sich so rasch wie möglich ärztlich untersuchen lassen. Schulmedizinisch wird Ihnen eine spezielle Tinktur verschrieben, die ganz vorsichtig auf die Warzen geträufelt werden muss; von freiverkäuflich in Apotheken erhältlichen Mittel sollten Sie hingegen lieber die Hände lassen. Homöopathisch wird eine Konstitutionstherapie empfohlen; bis dahin können Sie es aber erst einmal mit einem der nachstehend aufgeführten Mittel probieren. Auch Ihre Partnerin sollte sich, falls nötig, untersuchen und behandeln lassen.

Nehmen Sie das Mittel Ihrer Wahl viermal täglich, maximal 14 Tage lang:

■ Thuja C6
Mittel der ersten Wahl.

■ Cinnabar C6
Falls Thuja erfolglos bleibt, die Vorhaut geschwollen ist und die Kondylome bluten.

■ Lycopodium C6
Bei Kondylomen, dazu Erektionsunfähigkeit oder aber stark gesteigerter Sexualtrieb und vorzeitige Ejakulation.

Penisschmerzen. Sollte die Erektion Schmerzen verursachen, kann das an einer zu engen Vorhaut oder auch an Priapismus liegen (Erektion ohne sexuelle Erregung). Tut der Penis beim Sexualverkehr weh, ist vielleicht die Scheide der Partnerin nicht feucht genug. Schmerzen, Wundgefühl oder Entzündung des Penis nach dem Verkehr können durch chemische Substanzen im Kondom oder am Diaphragma, Verhütungsgels, Spermizide usw. hervorgerufen werden. Bei Rötung oder Schwellung der Eichel liegt eventuell eine Balanitis (siehe S. 633) vor. Schmerzende offene Bläschen am Penis deuten meist auf eine Herpesinfektion hin. Knötchen oder andere Erhebungen, durch Kondylome oder Syphilis verursacht, bereiten im Allgemeinen keine Schmerzen.

Phimose. So heißt es medizinisch, wenn die Vorhaut so stark verengt ist, dass sie nicht über die Eichel zurückgezogen werden kann. Oft wird eine angeborene Phimose erst diagnostiziert, wenn der Junge herangewachsen ist und die erste »richtige« Erektion hat, die dann recht schmerzhaft ist. Gewöhnlich wird die Diagnose allerdings schon früher gestellt. Das Problem lässt sich durch Zirkumzision (Beschneidung) sowie dadurch vermeiden, dass man dem kleinen Jungen etwa im Alter von drei Jahren beibringt, wie er seine Vorhaut sanft zurückziehen soll, um sich dann gründlich darunter zu waschen. Manchmal muss die Vorhaut später trotzdem noch beschnitten werden; man kann es aber auch zunächst einmal mit einem der unten genannten homöopathischen Mittel versuchen.

Nehmen bzw. geben Sie das Mittel Ihrer Wahl täglich, maximal 14 Tage lang:

■ Mercurius solubilis C6
Jucken und Irritation unter der Vorhaut, Ejakulation im Schlaf (nächtliche Pollution).

■ Jacaranda C6
Schmerzhafte Erektion, Vorhaut geschwollen, voller juckender Bläschen oder Pickel.

Pilzinfektion des männlichen Genitalbereichs. Meist handelt es sich um Befall mit dem Hefepilz Candida albicans. Solche Pilzinfektionen kommen bei Frauen häufiger vor, doch können auch Männer daran erkranken, wenn sie ihre Genitalregion nicht ausreichend sauber halten oder sich beim Sexualverkehr infizieren. Der Hefepilz wächst dann unter der Vorhaut, verursacht Jucken und Entzündung. Die schulmedizinische Behandlung besteht darin, eine antimykotische Salbe aufzutragen.

Nehmen Sie folgendes Mittel viermal täglich, maximal 14 Tage lang:

■ Mercurius solubilis C6.

Was Sie sonst noch tun können:
Baden Sie den Penis bzw. die Genitalien zwei Wochen lang jeden Tag viermal in einer Hypericum- und Calendula-Lösung (fünf

Tropfen Urtinktur auf 1/4 Liter Wasser), und streichen Sie anschließend Calendulasalbe auf die Eichel und unter die Vorhaut.

Priapismus. Seltene, schmerzhafte Erkrankung, bei der sich ohne sexuelle Erregung eine Dauererektion einstellt; sie wird dadurch verursacht, dass der Blutrückfluss im Penis plötzlich und unerklärlicherweise blockiert ist oder Nerven des Rückenmarks verletzt wurden. Ein solcher Priapismus kann, wenn er länger als drei bis vier Stunden anhält, die Schwellkörper des Penis dauerhaft schädigen und spätere Erektionen unmöglich machen; Sie sollten daher unbedingt sofort zum Arzt gehen. Unter Umständen ist eine Operation nötig, bei der das überschüssige Blut aus dem Penis wieder in den Blutkreislauf geleitet wird. Bis dahin können Sie eines der nachstehend genannten Homöopathika einnehmen.

Nehmen Sie das Mittel Ihrer Wahl alle 15 Minuten, bis zu maximal zehn Dosen:

▪ Kalium bromatum C6
Priapismus, allgemeine Schwäche und Impotenz.

▪ Cantharis C6
Gewöhnlich Schmerzen bei der Erektion.

▪ Carbo vegetabilis C6
Schmerzen bei der Erektion, allgemein erschlafftes Venensystem, eventuell Hämorrhoiden oder Krampfadern.

Was Sie sonst noch tun können:
Sehr empfehlenswert ist eine dreiwöchige Vitamin-E-Kur, anfänglich mit 100 IE pro Tag, dann langsam auf 600 IE pro Tag steigern. Falls Sie unter Bluthochdruck leiden, sollten Sie jedoch erst ärztlichen Rat einholen, denn Vitamin E kann den Blutdruck vorübergehend steigern.

Prostataprobleme
Vergrößerte Prostata. Eine vergrößerte Prostata (Vorsteherdrüse) ist bei Männern über 45 außerordentlich häufig, wenn man auch

nicht weiß, warum. Symptome dieser allmählichen Vergrößerung zeigen sich erst, wenn die Gewebe so verdickt und verhärtet sind, dass sie den Urinfluss aus der Blase behindern. Dann fällt es dem Mann meist trotz starken Harndrangs schwer, zu urinieren, vor allem morgens; oft muss er auch nachts mehrmals aufstehen und die Toilette aufsuchen. Der Harnstrahl ist schwach, häufig auch mit Blutspuren vermischt. Manche Patienten klagen zudem über ein ziehendes Schweregefühl im Schritt. In etwa einem Drittel der leichteren Fälle verschwinden diese Symptome nach einiger Zeit ganz von selbst. Bleibt die Prostata hingegen vergrößert und wird nicht behandelt, können sich Komplikationen einstellen, und zwar Blasenentzündung, Nierenbeckenentzündung, Harnverhalten (dabei erweitert sich die Blase, um mehr Harn aufnehmen zu können, und der Urinfluss versiegt immer mehr) und schließlich sogar Nierenversagen. Ist die Prostata nicht als ganzes vergrößert, sondern weist eine einzelne, deutlich tastbare Verdickung auf, muss auch an Prostatakrebs gedacht werden; die Diagnose lässt sich nur mittels einer Gewebeentnahme sicherstellen. Überschüssiges Prostatagewebe kann entweder durch einen kleinen Schnitt im Unterleib oder mit Hilfe sehr feiner Instrumente entfernt werden, die der Chirurg durch die Harnröhre bis zur Prostata vorschiebt. Eine solche Prostatektomie behebt meist sämtliche Probleme mit dem Wasserlassen; manchmal jedoch geht dabei die Erektions- oder Ejakulationsfähigkeit verloren.

Nehmen Sie das Mittel Ihrer Wahl viermal täglich, maximal drei Wochen lang:

■ Sabal C6
Urinieren schwierig oder schmerzhaft, dabei Blasen- oder Harnröhrenkrämpfe.

■ Ferrum picrinicum C6
Bei Alterssenilität, häufigem nächtlichem Wasserlassen, Klagen über Druckgefühl im Rektum und schneidendem Schmerz am Blasenhals.

■ Barium C6
Häufiger Harndrang, langsam fließender Harn, Mann dünn, ja untergewichtig und vorzeitig impotent.

■ Thuja C6
Häufiger, starker Harndrang.

■ Jodum C6
Potenzverlust, geschrumpfte Hoden, Prostata fühlt sich hart an, obwohl sie nicht krebsig entartet ist.

■ Argentum nitricum C6
Impotenz, weil die Erektion bei der Penetration nachlässt, oder auch Libidoverlust oder Schmerzen beim Sexualverkehr.

Was Sie sonst noch tun können:
Viele Prostata-Patienten geben an, die Einnahme von Lecithin, Kalzium- und Magnesiumtabletten habe ihnen geholfen (erhältlich in Apotheken, Drogerien und Reformhäusern). Einzunehmende Mengen: ein bis drei Teelöffel Lecithin pro Tag sowie dreimal täglich einen Monat lang je eine Kalzium- und Magnesiumtablette. Auch das Öl der Nachtkerze (in Apotheken) kann Erfolg zeitigen.

Prostatitis. Das ist eine Entzündung der Vorsteherdrüse, meist infolge einer Infektion, die sich von einem anderen Teil der Harnwege bis zur Prostata ausgebreitet hat. Eine akute Attacke verursacht Fieber, Schmerzen und Druckempfindlichkeit an der Penisbasis sowie Schwierigkeiten beim Wasserlassen. Ohne Behandlung kann sich die Prostata mit Eiter füllen und platzen; der Eiter ergießt sich dann in die Harnröhre und infiziert auch diese. Am ehesten erkranken ältere Männer mit bereits vergrößerter Prostata (siehe oben) an Prostatitis, die auch des öfteren wiederkehrt. In leichten Fällen heilt die Entzündung manchmal von selbst ab. Schulmedizinisch werden Antibiotika verschrieben; bleibt die Entzündung trotzdem bestehen, muss der Eiter unter Umständen auch chirurgisch drainiert werden. Homöopathisch wird eine Konstitutionsbehandlung empfohlen; in akuten Fällen können jedoch auch die nachstehend genannten Mittel nützen. Falls sie nicht innerhalb eines Tages helfen, sollten Sie den Arzt aufsuchen.

Nehmen Sie das Mittel Ihrer Wahl alle zwei Stunden, bis zu maximal zehn Dosen:

- Sabal C6

Wenn die Prostata vergrößert ist und ihre unmittelbare Umgebung sich kalt anfühlt, oder wenn Ejakulation unmöglich oder Sexualverkehr schmerzhaft ist.

- Thuja C6

Brennen am Blasenhals und häufiger Harndrang.

- Pulsatilla C6

Dicker, gelblicher Ausfluss aus der Penisspitze, starker Harndrang, in Rückenlage wird alles nur schlimmer.

Was Sie sonst noch tun können:
Bei leichter, doch immer wieder zu Rückfällen neigender Prostatitis kann die Einnahme von Zinkpräparaten sowie von täglich zweimal 10 bis 15 ml kaltgepressten Leinsamenöls hilfreich sein.

Spezielle Probleme bei Frauen[2]

Zwischen Pubertät und Wechseljahren, einer Lebensspanne von ungefähr 35 Jahren, haben Frauen rund 400mal einen Eisprung, meist im Abstand von etwa einem Monat. Wird das Ei danach befruchtet, kommt eine Schwangerschaft zustande; wenn nicht, geht es mit der nächsten Menstruationsblutung ab. Der bemerkenswerte Menstruationszyklus der Frau wird im Wesentlichen von drei hormonproduzierenden Drüsen in Gang gehalten: dem Hypothalamus und der Hirnanhangdrüse sowie den paarig angelegten Eierstöcken. In den Eierstöcken werden zwei Arten von Hormonen produziert: die Östrogene und das Progesteron, und zwar je nachdem, wie diese Drüsen dazu vom Luteinisierenden Hormon (LH, auch Gelbkörperhormon genannt) und vom Follikelstimulierenden Hormon (FSH, beide entstammen der Hirnanhangdrüse) angeregt werden. Die Östrogenspiegel, die sich nach dem FSH-Anstoß richten, steigen in den rund zwölf bis 16 Tagen zwischen Menstruation und Eisprung stark an, fallen dann wieder ab und sind während der Monatsblutung am niedrigsten. Die Progesteronspiegel hingegen steigen nach dem Eisprung auf höchste Werte; dieses Hormon »befiehlt« unter anderem der Gebärmutterschleimhaut (dem Endometrium), sich auf ein eventuell einzunistendes befruchtetes Ei vorzubereiten. Die Menstruation setzt etwa zwei Tage nach dem Östrogen- und Progesterontiefstand ein. Innerhalb von drei bis sieben Tagen gehen dann durchschnittlich 40 bis 60 Milliliter – maximal ein halbes Wasserglas voll – Blut und Schleimhautpartikel ab.

Die Gebärmutter (Uterus) ist ein ziemlich dickwandiges, birnenförmiges, muskulöses Hohlorgan, das am unteren Ende in einem Gebärmutterhals und dem so genannten Muttermund (der Zervix) endet. Der Muttermund ragt in den oberen Bereich der Scheide (Vagina) hinein. Vom oberen, runden Teil der Gebärmutter führen zwei rund zehn Zentimeter lange, biegsame Röhrchen,

---

2 Vergleiche dazu ausführlicher Dr. Andrew Lockie/Dr. Nicola Geddes, Frauenhandbuch der Homöopathie, München 2001.

die Eileiter (Tuben) zu den Eierstöcken, wo sie sich zu einer Art fransenbesetztem Trichter öffnen. Die Eileiter sind innen mit Millionen feiner Härchen besetzt, die das Ei nach dem Eisprung auffangen und Richtung Gebärmutter vorantreiben. Im Eileiter findet meist auch die Befruchtung statt. Eierstöcke und Eileiter sind nicht fest miteinander verbunden; das Ei »springt« vielmehr in die Bauchhöhle, wird von den sich hin- und herbewegenden Trichterenden eines Eileiters eingefangen und wandert dann zur Gebärmutter.

Die Eierstöcke sind mandelförmig und etwa 3,5 Zentimeter lang. Schon bei der Geburt enthalten sie etwa 400 000 unreife Eizellen, von denen im Lauf des Lebens nur etwa 400 die volle Reife erlangen. Unter dem Einfluss von FSH reifen zwar allmonatlich mehrere Eizellen in dem einen oder anderen Eierstock heran; »sprungbereit« ist schließlich jedoch meist nur ein einziges. Sobald eine Eizelle aus ihrer Hülle, dem Follikel, herausplatzt, wandelt sich dieser Follikel zu einer Drüse, dem Gelbkörper, um (so genannt wegen seiner auffallend gelben Farbe) und produziert große Mengen Progesteron.

Die äußeren weiblichen Genitalien werden medizinisch als Vulva bezeichnet. Sie bestehen aus zwei Paar Schamlippen (Labien), von denen die kleineren innen, die größeren außen sitzen und die Scheidenöffnung verschließen, der Harnröhrenöffnung und direkt darüber, am unteren Teil des Venushügels, der Klitoris. Die Klitoris ist sehr berührungsempfindlich; hier nehmen bei den meisten Frauen die Empfindungen, die schließlich zum Orgasmus führen, ihren Ausgang. Die Vagina oder Scheide ist ungefähr zehn Zentimeter lang, wird während der sexuellen Erregung weiter und feuchter und hat in der Nähe ihrer Öffnung zahlreiche berührungsempfindliche Nervenendigungen (unter anderem den so genannten G-Punkt, eine Zone großer Lust bei vielen Frauen). Das saure Milieu des Scheideninneren und die darin befindlichen Milchsäurebakterien schützen die Vagina vor etwa eindringenden Krankheitserregern.

Zu den ersten Zeichen beginnender Pubertät gehört die Entwicklung der Brüste. Sie bewegen sich über den großen Brustmuskeln, eingebettet in das Fettgewebe der Brüste liegen »Nester« von jeweils zirka 15 bis 20 Milchdrüsen, deren Gänge in den Mamillen (Brustwarzen) enden. Die dunklere Haut um die Mamillen herum, die so genannte Areola, enthält kleine Drüsen, deren Sekret sie geschmeidig halten.

Speziell weibliche Erkrankungen von A bis Z

Brustprobleme

Die beste Möglichkeit, Brusterkrankungen bis hin zum Brustkrebs frühzeitig zu erkennen, ist die regelmäßige Selbstuntersuchung. Sie sollte einmal monatlich vorgenommen werden, am besten kurz nach der Menstruation bzw. allmonatlich etwa zum gleichen Zeitpunkt, wenn Sie schon in den Wechseljahren oder darüber sind. Unmittelbar prämenstruell können die Brüste nämlich geschwollen sein oder eine knotige Struktur aufweisen, die völlig normal sein kann, Sie aber in die Irre führen würde, oder sie sind besonders schmerzempfindlich, weil die Milchdrüsen in den Brüsten aktiviert sind. Normal ist übrigens auch, wenn eine Brust etwas größer ist als die andere. Bei allen irgendwie verdächtig vorkommenden Veränderungen sollten Sie sich so bald wie möglich gynäkologisch untersuchen lassen.

Und so geht die Selbstuntersuchung: Stellen Sie sich mit nacktem Oberkörper vor den Spiegel. Können Sie irgendwelche Unterschiede zwischen Ihren Brüsten feststellen, wenn Sie sich vornüberbeugen, die Brüste anheben, die Arme hoch über den Kopf halten, die Hände auf die Hüften stemmen? Wonach Sie Ausschau halten sollten, sind Unterschiede darin, wie beide Brüste sich bewegen, hängen und schwingen, sowie nach Stellen, an denen die Haut eingezogen oder flacher erscheint als normal.

Nun legen Sie sich aufs Bett oder in die Badewanne, entspannen sich und befühlen Ihre Brüste mit der flachen Hand. Fühlt sich eine anders an als die andere? Spüren Sie irgendwelche seltsamen Knoten oder Verdickungen oder schmerzhafte Zonen in den Brüsten oder unter den Achselhöhlen? Hat sich eine Mamille irgendwie zurückgezogen, oder steht sie in einem seltsamen Winkel ab? Sondert sie irgend ein unnormales Sekret ab? Verspüren Sie irgendwelche ungewohnten Schmerzen, womöglich schon seit längerem? Zu Ihrer Beruhigung: Brustkrebs im Frühstadium ist fast immer völlig schmerzlos. Eine harmlose Mastopathie hingegen kann bei Druck ziemlich weh tun.

Brustdrüsenentzündung (Mastitis)

Brustentzündungen bzw. -abszesse werden in aller Regel durch Infektion der Milchgänge mit Staphylokokken ausgelöst, und zwar auch bei Frauen, die nicht gerade ein Kind bekommen haben. Bei Stillenden kann die Entzündung dadurch begünstigt werden, dass sich die Milch nach der Entbindung in den Milchgängen staut. Falls Sie Ihr Kind stillen, sollten Sie ihm trotzdem weiterhin die Brust geben, es sei denn, Ihre Symptome sind ziemlich schwer: etwa rote, schmerzhafte Brustschwellungen, Druckempfindlichkeit der Achselhöhlen und möglicherweise (leichtes) Fieber. Die nachstehend genannten Homöopathika werden als Mittel der ersten Wahl empfohlen. Sollte es Ihnen daraufhin nicht besser gehen, holen Sie ärztlichen Rat ein. Falls ärztlich verschriebene Antibiotika nicht oder nicht genügend nutzen, muss der Abszess eventuell drainiert werden. Wenn Sie jedoch stillen wollen, sollten Sie möglichst keinerlei Antibiotika einnehmen; besprechen Sie das mit Ihrer Ärztin bzw. Ihrem Arzt.

Nehmen Sie das Mittel Ihrer Wahl alle 60 Minuten, bis zu maximal zehn Dosen:

- **Bryonia C6**

Abszess im Entstehen begriffen, Brustgewebe verhärtet sich und schmerzt bei der leisesten Bewegung.

- **Belladonna C6**

Symptome wie oben, dazu rote Streifen auf der betroffenen Brust.

- **Hepar sulfuris C6**

Schmerz sehr eng begrenzt, betroffene Stelle der Brust extrem berührungsempfindlich, große Reizbarkeit.

- **Phytolacca C6**

Achsellymphdrüsen geschwollen, allgemeine Blässe, leichter Schüttelfrost.

■ Silicea C6
Mamillen aufgesprungen und eiternd, allgemeine Erschöpfung.

Knoten in der Brust

Sie können auf Zystenbildung beruhen, auf Fibroadenose (Verdickung der milchbildenden Gewebe), auf völlig gutartigen Umbauprozessen im Brustgewebe, wie sie bei sehr vielen Frauen vorkommen (Mastodynie oder Mastopathie genannt), in manchen Fällen allerdings auch auf Brustkrebs. Dieser verursacht nur sehr selten Schmerzen; die regelmäßige Selbstuntersuchung (siehe S. 644) ist also sehr wichtig. Eine Mastitis hingegen verursacht praktisch immer Schmerzen und tritt zudem meist recht unvermittelt auf. Jede Veränderung Ihrer Brüste oder Mamillen, die Sie nicht eindeutig zuordnen können, jede harte, eingezogene, in der Farbe veränderte oder schmerzempfindliche Stelle sollten Sie zur Sicherheit gynäkologisch untersuchen lassen. Prämenstruell sind die Brüste häufig druckempfindlich; das ist aber völlig normal und rührt von den sich verändernden Hormonspiegeln her.

Gegen Mastodynie bzw. Mastopathie gibt es sehr wirksame pflanzliche Präparate, die Sie ärztlich verschrieben bekommen oder auch selbst in der Apotheke kaufen können; auch eine homöopathische Konstitutionsbehandlung kann die »Knotenbrust« lindern. Voraussetzung ist allerdings immer die gründliche Abklärung, dass keinerlei krebsig entartete Knoten vorhanden sind!

Zysten werden schulmedizinisch meist durch Nadelpunktion (Drainieren der darin enthaltenen Flüssigkeit) »trockengelegt« oder auch – vor allem bei geringstem Krebsverdacht – chirurgisch entfernt. Das gleiche gilt für größere gutartige Brustgeschwülste (benigne Tumoren). In der Homöopathie wird bei all diesen Erkrankungen zu einer Konstitutionsbehandlung geraten; bis dahin können Sie aber auch zunächst einmal zu den nachstehend genannten Mitteln greifen.

Bei Brustkrebs reicht eine alleinige homöopathische Behandlung keinesfalls aus. Allerdings hält die Homöopathie Mittel bereit, welche die Begleiterscheinungen der schulmedizinischen Behandlungen (etwa Operation, Bestrahlungen, Zytostatika) mildern, die Abwehrkräfte und den Allgemeinzustand stärken und auch die angegriffene Psyche wohltuend beeinflussen können.

Eine solche Zusatz- bzw. Nachbehandlung muss jedoch unbedingt von einer erfahrenen homöopathischen Fachkraft durchgeführt werden!

Nehmen Sie das Mittel Ihrer Wahl viermal täglich, maximal 14 Tage lang:

- Conium C6

Zysten ärztlich diagnostiziert; betroffene Brust/Stelle ist hart und tut weh, stechender Schmerz in der Mamille und Juckreiz innerhalb des Brustgewebes, Symptome vor und während der Menstruation verschlimmert; Verlangen, die Brust mit der Hand fest zu umschließen.

- Phytolacca C6

Zysten ärztlich diagnostiziert; Brust rötlich verfärbt und vor sowie während der Menstruation besonders schmerzempfindlich; kühles, feuchtes Wetter sowie seelischer Stress verschlimmern die Symptome.

- Pulsatilla C6

Schmerz kommt und geht unvermittelt, kann so heftig sein, dass er Tränen in die Augen treibt.

- Graphites C6

Brüste geschwollen, hart und knotig verdickt, Mamillen wund, aufgesprungen und bläschenbedeckt.

- Mercurius solubilis C6

Brüste schmerzempfindlich und vergrößert; Milchsekretion, sobald die Menstruation einsetzt.

- Belladonna C30

Brüste rot, pochend und schwer, Hinlegen verschlimmert die Symptome.

- Bryonia C30

Brüste fühlen sich hart an; die leiseste Bewegung macht alles noch schlimmer.

Eierstockzysten

Das sind flüssigkeitsgefüllte, gutartige »Säckchen« in einem oder beiden Eierstöcken. Krebs entsteht aus ihnen zwar nur selten; doch da sie unter Umständen mit einem bösartigen Tumor verwechselt werden könnten, müssen alle Eierstockzysten gründlich untersucht und von echten (sowohl gut- als auch bösartigen) Eierstockgeschwülsten (Ovarialtumoren) unterschieden werden. Eierstockzysten verursachen anfangs oft keine Symptome, bis sie groß genug sind, um auf Nachbargewebe – etwa die Blase – zu drücken; dann treten manchmal sichtbare Schwellungen im Unterleib oder Schmerzen auf, zum Beispiel beim Sexualverkehr. Es gibt verschiedene Arten von Zysten am Eierstock, vor allem Teerzysten, Follikelzysten und Gelbkörperzysten. Wenn sie die Produktion der Eierstockhormone beeinflussen, können sich Unregelmäßigkeiten im Menstruationszyklus einstellen. Platzen solche Zysten in den Bauchraum auf, entsteht unter Umständen eine recht gefährliche Peritonitis (Bauchfellentzündung); zu den Symptomen gehören plötzliche, starke Schmerzen im Unterbauch, Übelkeit, Fieber und ein geschwollener Unterleib. Eierstockzysten werden meist chirurgisch entfernt, wenn irgend möglich, ohne den Eierstock mit wegzuoperieren bzw. zu beschädigen, vor allem dann, wenn die Frau noch jünger ist und Kinderwunsch besteht. In manchen Fällen lässt es sich allerdings nicht vermeiden, sowohl den betroffenen Eierstock als auch den zugehörigen Eileiter zu entfernen. Mit einer homöopathischen Konstitutionsbehandlung lassen sich die Zysten, falls sie nicht allzu groß oder zu zahlreich sind, oft »austrocknen«; zuvor können auch die nachstehend genannten Mittel von Nutzen sein.

Nehmen Sie das Mittel Ihrer Wahl viermal täglich, maximal 14 Tage lang:

- Lachesis C6

Linker Eierstock betroffen, örtlicher Schmerz, der morgens am schlimmsten ist, während der Menstruation jedoch abnimmt.

■ Jodum C6

Unterleibsschmerzen, als würde ein Keil zwischen Eierstock und Gebärmutter getrieben.

■ Apis C6

Rechter Eierstock betroffen, örtlicher stechender Wundschmerz, schmerzhafte Menstruationsblutungen und druckempfindlicher Unterleib.

■ Colocynthis C6

Kleine Rundzysten, als solche ärztlich diagnostiziert, Schmerz scheint den gesamten Unterleib zu durchziehen, Vornüberbeugen oder die Hände auf den Unterbauch zu pressen, lindert den Schmerz.

Gebärmutter- oder Scheidenvorfall

Ein solcher so genannter Prolaps kommt vor, wenn die Haltebänder und Muskeln, die Gebärmutter und Scheide an ihrem normalen Platz halten, altersbedingt oder infolge mehrerer Schwangerschaften schwächer und schlaffer werden. Dann rutscht die Gebärmutter nach unten (Gebärmuttervorfall) und drückt dabei auf die Scheide, auf Blase oder Enddarm. Das verursacht ein unangenehmes Schweregefühl im Unterleib, Rückenschmerzen, Stress-Inkontinenz oder Schwierigkeiten beim Wasserlassen, manchmal auch Unbehagen oder Schmerzen beim Stuhlgang sowie beim Sexualverkehr. In schweren Fällen stülpt sich die Scheide sogar nach außen; das ist sehr unangenehm und kann Geschwüre oder gar gefährliche aufsteigende Infektionen begünstigen. In leichteren Fällen hilft gezielte Beckenbodengymnastik; wenn nicht, muss in aller Regel operiert werden; dabei können entweder die Haltebänder und Muskeln gestrafft werden, oder die Gebärmutter wird gleich ganz entfernt. In manchen Fällen hilft auch ein Ringpessar, das in die Scheide hinter das Schambein gesetzt wird und die Gebärmutter daran hindert, weiter abzurutschen. Sollte der Gebärmuttervorfall noch verhältnismäßig geringfügig sein, können Sie es mit den nachstehend aufgeführten Mitteln versuchen. Falls nach zwei Wochen noch keinerlei Erfolg zu verzeichnen ist, befragen Sie Ihre homöopathische Fachkraft.

Nehmen Sie das Mittel Ihrer Wahl viermal täglich, maximal 14 Tage lang:

■ Sepia C6
Ziehendes Gefühl im Unterleib, das sich beim Heben schwerer Gegenstände, Vornüberbeugen usw. verschlimmert, spärliche Menstruationsblutungen, Schmerzen beim Sexualverkehr, Depressionen.

■ Belladonna C6
Vagina sehr heiß und trocken, Kreuzschmerzen, bleiernes Gefühl im Unterleib und knapp unter dem Rippenbogen, als ob die Organe des Bauchraums unten herausrutschen würden.

■ Nux vomica C6
Scharfe, krampfartige Schmerzen, ständiger Harn- oder Stuhldrang, Reizbarkeit.

■ Pulsatilla C6
Gefühl, als zöge im Unterleib etwas nach unten, Kreuzschmerzen, Übelkeit, Weinerlichkeit; Hitze und Menstruation verschlimmern die Symptome.

■ Lilium C6
Nervosität, Reizbarkeit, Schmerzen und Druckempfindlichkeit im Unterleib, Blase in Mitleidenschaft gezogen, heftiger Stuhldrang; Juckreiz in der Scheide, die sich anfühlt, als müsse sie von außen gestützt werden; Ruhe lindert die Symptome.

Was Sie sonst noch tun können:
Versuchen Sie unbedingt, Ihre Beckenbodenmuskulatur mit geeigneter Gymnastik zu stärken – das wirkt sowohl vorbeugend als auch heilend, zumindest bei leichterem Gebärmuttervorfall. Sehr günstig können sich auch regelmäßige Yoga-Übungen auf die Festigkeit der inneren Bindegewebe und Haltebänder auswirken. Wenn Sie Übergewicht haben, sollten Sie außerdem versuchen abzunehmen.

Menstruationsstörungen

Ausbleibende Blutung (Amenorrhö). So wird das zeitweilige oder völlige Ausbleiben der Menstruation medizinisch genannt. Wenn die Menarche (erste Menstruation) nicht bis zum Alter von 16 Jahren eingetreten ist, spricht man von primärer Amenorrhö. Hat das Mädchen bzw. die Frau hingegen zuvor menstruiert und hören die Blutungen dann auf, liegt eine sekundäre Amenorrhö vor. Zu den Ursachen zählen Magersucht oder starker Gewichtsverlust aus anderen Gründen, exzessive körperliche Bewegung (etwa Leistungssport), vor allem bei gleichzeitiger vegetarischer Ernährung, sowie Stress. Eine sekundäre Amenorrhö kann auch durch ein hormonelles Ungleichgewicht bzw. eine Hormonstörung ausgelöst werden oder ein Zeichen der Wechseljahre sein. Manchmal bleibt die Blutung nach Absetzen der Antibabypille aus oder stellt sich nach einer Entbindung ungewöhnlich lange nicht mehr ein. Auch Langstreckenflüge durch mehrere Zeitzonen können den Organismus so aus dem Gleichgewicht bringen, dass die Menstruation ausfällt, desgleichen starke psychische Belastungen.

Bleibt die Menstruation aus unerfindlichen Gründen monatelang weg, sollte sich die Frau unbedingt gynäkologisch untersuchen lassen. Manchmal ist sie ganz einfach unbemerkt schwanger geworden oder aber es liegt eine hormonelle oder andere organische Störung bzw. Erkrankung vor, die gezielt diagnostiziert werden muss. Übrigens heißt das Ausbleiben der Menstruation nicht unbedingt, dass keine Schwangerschaft eintreten kann – die Hauptsache ist dafür nämlich, es findet ein Eisprung statt! Die Frau darf sich bei Amenorrhö also nicht vor Empfängnis geschützt fühlen.

Falls das Ausbleiben der Menstruation keine eindeutigen organischen Gründe hat bzw. auf Schwangerschaft oder kürzliche Entbindung zurückzuführen ist, kann eine homöopathische Konstitutionsbehandlung sehr nützlich sein. Auch die nachstehend genannten Mittel helfen unter Umständen. Sollte sich innerhalb von zwei Monaten noch nichts getan haben, fragen Sie Ihre homöopathische Fachkraft.

Nehmen Sie das Mittel Ihrer Wahl alle zwölf Stunden, maximal 14 Tage lang:

- **Aconitum C30**
Menstruationen hören auf wegen großer emotionaler Belastung oder Schock oder aber wegen Einsetzen trockenen, sehr kalten Wetters.

- **Dulcamara C30**
Blutungen hören auf nach extremer körperlicher Anstrengung und anschließender Unterkühlung.

- **Calcium carbonicum C30**
Amenorrhö, dazu Müdigkeit, Schwindelgefühle, Frösteln, bleischwere Beine, geschwollene und druckempfindliche Brüste, Nervosität, Schreckhaftigkeit.

- **Natrium muriaticum C30**
Amenorrhö, dazu Haarausfall, Kopfweh, Verstopfung, Reizbarkeit, kürzlich erlittener emotionaler Schock.

- **Ignatia C30**
Blutungen hören auf wegen Trauer oder großem Verlust.

- **Lycopodium C30**
Scheidentrockenheit, Unterleibsschmerzen, bei kleinster Aufregung bleibt die Menstruation aus, Schwächegefühl, Zittern, Weinerlichkeit, Traurigkeit.

- **Sepia C30**
Anomaler Scheidenausfluss, bleiche Flecken im Gesicht, Schwächegefühl, Weinerlichkeit, Reizbarkeit.

- **Ferrum metallicum C30**
Erschöpfung, Müdigkeit, ständiges Verlangen, sich hinzusetzen, Gesicht gewöhnlich blass, gelegentlich Hitzewallungen.

- **Pulsatilla C30**
Blutungen hören auf nach Einfluss von feuchter Kälte.

Was Sie sonst noch tun können:
Nehmen Sie zusätzliche Multivitamin- und Mineralpräparate ein. Falls Sie in letzter Zeit stark an Gewicht verloren haben, versuchen Sie, sich bewusst aufzupäppeln. Treiben Sie, wenn möglich, weniger Sport; ruhen Sie sich viel aus; bauen Sie Stress ab (mit Entspannungstechniken und/oder anderer Organisation Ihres Alltags). Überlegen Sie auch: Ist in Ihrer Beziehung alles in Ordnung? Wünschen Sie sich eigentlich ein Kind, oder verweigern Sie Ihrem Partner einen Kinderwunsch? Seelische und sexuelle Faktoren aller Art können Amenorrhö auslösen. Wenn Sie damit nicht allein klarkommen, nehmen Sie am besten psychotherapeutische Hilfe oder eine Familienberatung in Anspruch.

Schwere Menstruationsblutung (Menorrhagie). Medizinisch wird sie definiert als sehr starke Blutung, die rasch durch jeden Monatsschutz dringt, dazu Ausscheidung von größeren Klümpchen geronnenen Bluts, oder aber als Menstruation von mehr als sieben Tagen Dauer. Normalerweise verliert eine Frau bei der Menstruation nicht mehr als etwa 60 ml Blut. Im Fall einer Menorrhagie gehen manchmal mehr als 90 ml ab. Solche schweren Blutungen können durch eine Hormonstörung, durch Myome, Endometriose oder Unterleibsentzündung hervorgerufen werden. Bei einigen Frauen, die mit einem Intrauterinpessar (»Spirale«) verhüten, sind die Blutungen aus diesem Grund sehr viel stärker als sonst. Wer immer wieder viel Blut verliert, läuft Gefahr, eine Eisenmangelanämie zu bekommen. Sollten Ihre Menstruationsblutungen also immer schwerer oder länger werden, müssen Sie sich als erstes gynäkologisch untersuchen lassen. Sie könnten auch im Frühstadium einer Schwangerschaft sein; die schwere Blutung zeigt dann einen Abgang an. In diesem Fall sollten Sie nach längstens zwölf Stunden zur Ärztin bzw. zum Arzt gehen. Haben Sie dabei starke Unterleibsschmerzen, kann es sich auch um eine gefährliche Bauchhöhlenschwangerschaft handeln (dann am besten den Notarzt holen).

Bei schweren Menstruationsblutungen, denen eine Hormonstörung zugrunde liegt, werden normalerweise orale Kontrazeptiva (die Antibabypille) oder andere Hormonpräparate verschrieben, die bewirken sollen, dass weniger Blut abgeht. In anderen

Fällen kommen eventuell Antibiotika, Lasertherapie oder Operation in Frage; meist werden außerdem Eisenpräparate verordnet. Manchmal ist eine Kürettage (Ausschabung) notwendig, mit deren Hilfe die Blutungsursache festgestellt werden kann.

Nehmen Sie das Mittel Ihrer Wahl alle acht Stunden, bis zu maximal zehn Dosen, beginnend beim Einsetzen der Blutungen:

- China C30

Intermittierende (immer wieder aufhörende) Blutungen, Abgang dunkler Blutklümpchen, Unterleibskrämpfe, Kopfweh, Schwindel und Ohnmachtsneigung, sehr blasses Gesicht.

- Sabina C30

Menstruationsblut dunkel oder rot, mit oder ohne Blutklümpchen, wehenähnliche Schmerzen im Kreuz, emotionale Aufregungen verstärken den Blutfluss; Schwierigkeiten, das Gewicht zu halten.

- Belladonna C30

Leuchtend rotes Blut, ziehende Schmerzen, Gesicht heiß und gerötet, pochendes Kopfweh.

- Ipecacuanha C30

Starke Blutungen, hellrotes Blut, Übelkeit.

- Calcium carbonicum C30

Krampfartige Unterleibsschmerzen, Kreuzweh, Kopf fühlt sich wie gestaut, Frösteln, allgemeine Blässe, Gewichtsprobleme.

- Ferrum metallicum C30

Stark fließende Blutungen, Blut dunkel und wässrig, bleiches Gesicht, gelegentlich Hitzewallungen, Herumgehen scheint die Symptome zu lindern.

- Crocus C30

Abgang von Klumpen schwärzlichen Bluts, Gefühl, als bewege sich etwas in der Gebärmutter, die Frau fühlt sich schwach, krank und besorgt.

■ Kalium carbonicum C30
Blutfluss dünn und wässrig, ohne Klümpchen, kalte Gliedmaßen, allgemeine Erschöpfung, Todesangst, Wärme verschlimmert die Symptome.

■ Borax C30
Starke Blutungen mit Unterleibskrämpfen und Übelkeit, vor allem in den ersten ein bis zwei Tagen der Menstruation, wobei Schmerzen und Blutung sich nachts verstärken.

Was Sie sonst noch tun können:
Wenn Sie unter schweren Menstruationsblutungen leiden, sollten Sie es einmal mit folgenden Maßnahmen versuchen:

Trinken Sie keinen Tee, Kaffee oder Alkohol. Reduzieren Sie Ihren Konsum an Milch und Milchprodukten. Essen Sie sehr viel Rohkost, frische Salate etc. Nehmen Sie mehr Kalzium, Zink, Eisen, Vitamin A, Vitamin B und Bioflavonoide zu sich. Machen Sie 30 Minuten am Tag mäßigen Sport oder Gymnastik, doch achten Sie darauf, sich nicht zu überanstrengen. Nehmen Sie zwischen einer Menstruation und der nächsten öfter einmal ein kurzes kaltes Bad. Wenn diese Maßnahmen keinen Erfolg haben sollten, versuchen Sie es einen Monat lang mit der Leberdiät (S. 852)

Unregelmäßige oder zu seltene Menstruationsblutungen. Unregelmäßig sind Menstruationsblutungen, wenn ihre Häufigkeit, ihre Dauer oder ihre Stärke auffällig vom gewohnten Muster abweichen. So kann zum Beispiel der Zeitraum vom ersten Tag einer Blutung zum ersten Tag der nächsten mehrmals hintereinander erheblich kürzer oder erheblich länger sein als gewohnt; die Menstruation selbst kann sehr viel kürzer oder länger sein als sonst, oder die Frau verliert dabei mal auffallend viel, mal sehr wenig Blut bzw. hat des öfteren Zwischenblutungen, die einer normalen Menstruation gleichen. Ihr zyklischer Rhythmus ist aus dem Gleichgewicht geraten. Sollte die Menstruation ganz ausbleiben, ohne dass die Frau schwanger geworden ist, spricht man von Amenorrhö. Die Behandlung ist konstitutionell.

Schmerzhafte Menstruationsblutung (Dysmenorrhö). Die meisten Frauen fühlen sich in den ersten zwei bis drei Tagen ihrer Menstruation etwas unbehaglich; das ist völlig normal. Individuell ganz unterschiedlich kann dieses »Unbehagen« sich als dumpfer Schmerz im Kreuz oder im Unterleib äußern; manche Frauen haben auch Krampfschmerzen, die so stark sind, dass sie Übelkeit oder Erbrechen hervorrufen. Stress und Angst können die Beschwerden erheblich verschlimmern. Meist fängt das Problem etwa zwei bis drei Jahre nach der ersten Menstruation an, sobald regelmäßig ein Eisprung stattfindet (primäre Dysmenorrhö), und verschwindet dann zwischen 25 und 30 oder nach einer Schwangerschaft wieder.

Dysmenorrhö kann entstehen, wenn der Körper zu viel Prostaglandine produziert oder zu empfindlich auf die normale Menge reagiert. Wenn sich nach Jahren relativ schmerzlos verlaufender Blutungen plötzlich starke Schmerzen bei der Menstruation einstellen (sekundäre Dysmenorrhö), liegt ihnen meist etwas anderes zugrunde, zum Beispiel Myome, Endometriose (die Schmerzen werden oft zum Blutungsende hin am schlimmsten, können aber auch mit Einsetzen der Menstruation schlagartig aufhören) oder auch Unterleibsentzündungen (verfrühte, schwere Blutungen, leichtes Fieber, übel riechender Ausfluss). Wenn Sie den Verdacht haben, dass Sie an einer dieser Erkrankungen leiden könnten, lassen Sie sich unverzüglich gynäkologisch untersuchen. Auch Frauen, die eine »Spirale« zur Empfängnisverhütung benutzen oder vor kurzem die Antibabypille abgesetzt haben, können unter stärkeren Menstruationsschmerzen leiden als zuvor.

Wenn keine offensichtliche organische Ursache für die schmerzhaften Menstruationsblutungen vorliegt, hat die Homöopathie eine Konstitutionstherapie anzubieten. Die nachfolgend genannten spezifischen Mittel sind jedoch ebenfalls gut geeignet, Schmerz und Spannungen zu lösen. Auf jeden Fall sind sie den rezeptfrei erhältlichen Schmerzmitteln vorzuziehen.

Nehmen Sie das Mittel Ihrer Wahl alle 60 Minuten, bis zu maximal zehn Dosen, sobald die Schmerzen beginnen:

■ Belladonna C30
Schmerzen am schlimmsten unmittelbar vor der Blutung, verschlimmert durch Hinlegen, Haut gerötet und heiß, hellroter Blutfluss.

■ Chamomilla C30
Schwere Krämpfe, vor allem bei Ärger, große innere Unruhe.

■ Magnesium phosphoricum C30
Krampfartige Schmerzen, die durch Wärme, Druck und Bewegung gelindert werden, mit dem Blut gehen Gewebefetzchen ab.

■ Viburnum C30
Menstruation setzt spät ein, Blut fließt spärlich, Schmerzen strahlen bis in die Oberschenkel aus.

■ Gelsemium C30
Menstruation setzt spät ein, Blut fließt spärlich, scharfe Schmerzen, die durch Wärme gelindert werden, Gebärmutter fühlt sich schwer an.

■ Cimicifuga C30
Sehr starke Gebärmutterkrämpfe, Wehen vergleichbar, Kopfweh in den Tagen vor Einsetzen der Blutung.

■ Borax C30
Schmerzen strahlen bis in die Oberschenkel aus, Übelkeit, gedämpftes Summen in den Ohren.

Was Sie sonst noch tun können:
siehe Prämenstruelles Syndrom (PMS), S. 660f.

Mittelschmerz
Im Durchschnitt tritt der Eisprung einer Frau, die nicht mit der Antibabypille verhütet und einen relativ regelmäßigen Zyklus hat, etwa zwölf bis 14 Tage vor der nächsten Menstruation ein. Viele Frauen bemerken ihn überhaupt nicht; andere hingegen – vor allem, wenn sie die natürliche Verhütung praktizieren – ver-

spüren einen deutlichen so genannten Mittelschmerz: ein Ziehen oder Stechen an einem Eierstock, das sich von Menstruationsschmerzen erheblich unterscheidet und auch sehr genau lokalisierbar ist. In den meisten Fällen haben die Frauen dabei das befriedigende Gefühl, zu spüren, dass ihr Körper arbeitet, und zu wissen, dass er zuverlässig funktioniert. In seltenen Fällen ist dieser Mittelschmerz jedoch heftig genug, um Beunruhigung oder Krankheitsgefühl auszulösen. Falls die nachstehend genannten Mittel nichts helfen sollten, suchen Sie am besten Ihre homöopathische Fachkraft auf; eine Konstitutionsbehandlung kann nämlich sinnvoll sein, wenn der Mittelschmerz Teil einer Erkrankung – etwa einer Hormonstörung – sein sollte.

Nehmen Sie das Mittel Ihrer Wahl alle 60 Minuten, bis zu maximal zehn Dosen:

■ Colocynthis C6
Nervtötender Mittelschmerz, der durch Wärme, Vornüberbeugen oder Druck auf den Unterleib gelindert wird, oftmals links schlimmer als rechts und häufig im Zusammenhang mit Ärger auftretend.

■ Naja C6
Heftige, krampfartige Schmerzen, links schlimmer als rechts, der Eierstock fühlt sich an, als würde er herzwärts gezogen.

■ Lycodpodium C6
Rechtsseitiger Mittelschmerz, am schlimmsten zwischen vier und acht Uhr morgens, Verstopfung und Flatulenzen, große Besorgtheit.

■ Palladium C6
Rechtsseitiger Mittelschmerz, der bis zur Brust emporschießt, durch Druck gelindert; Unterleib scheint aufgedunsen.

Myome
Das sind gutartige Wucherungen in oder an der Gebärmutter, manchmal gestielt, manchmal grüppchenweise auftretend; sie

können klein wie eine Kirsche sein, aber auch kindskopfgroß werden und wachsen monate-, oft aber auch jahrelang, bis sie Beschwerden bereiten. Kleine Myome rufen oft überhaupt keine Symptome hervor; große hingegen können schwere, allzu lang dauernde Menstruationsblutungen hervorrufen, Schmerzen beim Sexualverkehr und auch Blasenentzündungen, falls sie auf die Blase drücken und diese sich deshalb nicht richtig entleeren kann. Myome können außerdem die Fruchtbarkeit stören, zu einer Fehlgeburt führen, Schmerzen während der Schwangerschaft bereiten oder bei der Entbindung im Weg sein. Falls sich ein gestieltes Myom plötzlich dreht, wird die Blutzufuhr abgeschnitten, und ein scharfer, heftiger Schmerz schießt durch den Unterleib. In diesem Fall sollten Sie spätestens nach zwei Stunden ärztliche Hilfe herbeiholen.

Nehmen Sie folgendes Mittel alle 15 Minuten bis zu maximal zehn Dosen:

■ Aconitum C30
Bei Verdacht auf Stieldrehung eines Myoms, bis ärztliche Hilfe kommt.

Myome sind bei Frauen zwischen 35 und 40 Jahren besonders häufig. Weshalb diese Wucherungen auftreten, ist bislang noch nicht erklärbar.

Kleine Myome, die nur zufällig bei einer Routineuntersuchung entdeckt werden, müssen meist überhaupt nicht behandelt werden; sie verschwinden in der Regel von selbst, sobald die Frau in die Wechseljahre kommt. Bereiten sie jedoch Beschwerden, können sie – nach einer Ausschabung (Kürettage), bei der die Diagnose »gutartiger Tumor« bestätigt wird – auch gezielt herausoperiert werden. Eine Gebärmutterentfernung ist nur in seltenen Ausnahmefällen nötig. Die Homöopathie bietet bei Myomen eine Konstitutionsbehandlung an; bis dahin können Sie es aber auch mit den nachfolgend angegebenen Mitteln versuchen.

Nehmen Sie das Mittel Ihrer Wahl viermal täglich, maximal drei Wochen lang:

■ Calcium jodatum C6

Kleine Myome, dazu stärkerer, gelblicher Scheidenausfluss.

■ Fraxinus C6

Geschwollene Gebärmutter, ziehendes Schweregefühl im Unterleib, wässriger, bräunlicher Scheidenausfluss, schmerzhafte Menstruationskrämpfe.

■ Silicea C6

Menstruationsblutungen schwerer als gewöhnlich, Körper fühlt sich eiskalt an, Zwischenblutungen.

■ Thlaspi C6

Ständige Blutungen aus der Scheide.

■ Lachesis C6

Kurze, spärliche Menstruationsblutungen, je näher die Menopause rückt, starke Schmerzen, die bei Blutungsbeginn nachlassen, Unterleib sehr druckempfindlich gegenüber enger Kleidung.

■ Phopshorus C6

Hellrote Menstruationsblutungen.

■ Kalium jodatum C6

Während der Menstruation fühlt sich die Gebärmutter an, als würde sie zusammengepresst.

■ Aurum muriaticum C6

Gebärmutter fühlt sich geschwollen an und schmerzt; krampfartige Scheidenkontraktionen.

Prämenstruelles Syndrom (PMS)

Mit diesem Namen wird ein Symptom-Bündel bezeichnet, das körperliche sowie psychische Störungen umfasst und viele Frauen in den Tagen vor der Menstruation betrifft. Manche verspüren das prämenstruelle Syndrom (PMS) nur zwei Tage lang, andere bis zu 14 Tage. Die Symptome hören fast augenblicklich auf, sobald die Blutung einsetzt. Betroffen sind ungefähr drei von vier Frauen; ein Viertel spürt vielleicht eine leichte Erschöpfung oder Reizbarkeit, »funktioniert« aber ansonsten wie normal. Eine von zehn Frauen jedoch hat erhebliche Stimmungsumschwünge, ist ungewöhnlich aggressiv oder hat sich selbst nicht mehr richtig in der Hand. Zu den vermuteten Ursachen für PMS gehören Hormonstörungen, Ernährungsmängel und eine Reihe von psychischen Faktoren. Wer zum Beispiel auch sonst depressiv ist, leidet oft auch eher unter PMS. Auch wenn die psychischen Veränderungen am meisten von sich reden machen, weil sie zu beruflichen und familiären Spannungen führen können, gehören zu PMS doch vorrangig körperliche Symptome: Vergrößerung und Berührungsempfindlichkeit der Brüste, allgemeine Wassereinlagerungen (Ödeme), leichte Gewichtszunahme, ein etwas geblähter Leib und Kreuz- oder Gebärmutterschmerzen. In sehr schweren Fällen werden schulmedizinisch Hormone, Tranquilizer oder Diuretika verschrieben. Die Homöopathie geht konstitutionell an PMS heran. Sie können es aber auch erst einmal mit den nachstehend genannten Mitteln versuchen.

Nehmen Sie das Mittel Ihrer Wahl alle zwölf Stunden, maximal drei Tage lang, und beginnen Sie 24 Stunden vor dem vermuteten Einsetzen der PMS-Symptome mit der Therapie:

■ Lachesis C30
Schmerzende Brüste, Symptome am schlimmsten frühmorgens.

■ Calcium carbonicum C30
Müdigkeit, Energiemangel, Unbeholfenheit, kalte Schweißausbrüche, Brüste geschwollen und schmerzend, Verlangen nach Eiern und Süßigkeiten.

■ Nux vomica CO
Reizbarkeit, Frösteln, Verstopfung, häufiger Harndrang, Verlangen nach süßen oder fettigen Speisen.

■ Sepia C30
Reizbarkeit, Frösteln, Weinerlichkeit, emotional wie abgestumpft, keinerlei Lust auf Sex, Verlangen nach Süßem oder Salzigem.

■ Causticum C30

Pessimismus, Reizbarkeit, Überempfindlichkeit, kolikartige Unterleibsschmerzen, häufiger Harndrang oder Symptome einer Blasenentzündung.

■ Kalium carbonicum C30

Angespanntheit, Erschöpfung, vor allem bei gleichzeitigem Übergewicht, Symptome verschlimmern sich nachts gegen drei Uhr.

■ Pulsatilla C30

Plötzliche Tränenausbrüche, Übelkeit, Brüste schmerzen, Menstruationsblutungen sind unregelmäßig.

■ Lycopodium C30

Schlechte Laune, Depressivität, Verlangen nach Süßem.

■ Natrium muriaticum C30

Wassereinlagerungen, geschwollene Brüste, Traurigkeit, Reizbarkeit.

■ Sulfur C30

Hauptsymptom: Verlangen nach Süßigkeiten.

Was Sie sonst noch tun können:

Meiden Sie gesalzene Nahrungsmittel, Fast food, fettreiche Nahrungsmittel sowie Tee und Kaffee. Außerdem sollten Sie möglichst wenig Milchprodukte – mit Ausnahme leberschützender, weil stark aminosäurehaltiger Magerquarks und Biojoghurts – und wenig Kohlenhydrate aus raffinierten Industrieprodukten, vor allem Weißmehl und Zucker, zu sich nehmen. Essen Sie lieber mehrere kleine, proteinreiche Snacks als wenige große Mahlzeiten pro Tag, doch achten Sie auch darauf, dass die meisten dieser Proteine aus pflanzlicher Kost stammen (z. B. aus Hülsenfrüchten, Nüssen, Vollkornprodukten usw.). Essen Sie viel Rohkost und Salate mit Sonnenblumen- oder Olivenöl. Schränken Sie das Rauchen ein oder versuchen Sie am besten, es ganz aufzugeben. Sollten Sie starkes Übergewicht haben, versuchen Sie, es loszuwerden.

Scheiden- und Vulvaprobleme

siehe auch Sexuell übertragbare Krankheiten, S. 595 ff.

Infektionen des Scheiden- und Vulvabereichs beugen Sie am besten dadurch vor, dass Sie die Genitalregion täglich abduschen bzw. nur mit Wasser (ohne Seife oder Duschgel) waschen, keine Deodoranzien für den Intimbereich oder Vaginalduschen verwenden, Ihre Unterwäsche täglich wechseln (sie sollte mindestens im Schritt, besser ganz aus Baumwolle sein) und Tampons oder Binden spätestens alle sechs Stunden ersetzen. Bei schweren Menstruationsblutungen – etwa nach einer Entbindung – oder Neigung zu immer wiederkehrenden Blasenentzündungen sind Binden zur Monatshygiene empfehlenswerter als Tampons.

Bartholinitis

Das ist eine akute Entzündung der so genannten Bartholinischen Drüsen, die rechts und links von der Scheidenöffnung sitzen und eine Flüssigkeit produzieren, die zur Lubrikation der Scheide bei sexueller Erregung beiträgt. Zu den Symptomen der Bartholinitis gehören: extreme Berührungsempfindlichkeit, Schwellung, meist auch Bildung eines Abszesses und Ausfluss von Eiter. Schulmedizinisch werden Antibiotika verschrieben. Falls die nachstehend genannten Homöopathika keine Wirkung zeigen, gehen Sie am besten zur gynäkologischen Untersuchung.

Nehmen Sie das Mittel Ihrer Wahl alle zwei Stunden, bis zu maximal zehn Dosen:

- Belladonna C30

Frühes Infektionsstadium, Scheidenöffnung heiß, rot und geschwollen.

- Hepar sulfuris C6

Austritt von Eiter, extreme Berührungsempfindlichkeit.

- Mercurius solubilis C6

Symptome der Bartholinitis, begleitet von Fieber und Schüttelfrost.

SCHEIDENJUCKEN (PRURITUS VULVAE)

Dabei juckt oft nicht nur das Scheideninnere, sondern der gesamte Vulvabereich; manchmal ist der Juckreiz auch auf den Beinansatz beschränkt. Die Gründe dafür sind vielfältig: allgemeine Hautprobleme, Hormonstörungen sowie hormonelle Veränderungen in den Wechseljahren, Angst vor der Sexualität bzw. dem Geschlechtsverkehr (vor allem bei jungen, noch unerfahrenen Frauen), Probleme bei der Monatshygiene, Reizstoffe in Vaginalcremes oder -zäpfchen zur Empfängnisverhütung, Intimsprays, Talkumpuder, Waschmittelspuren in der Unterwäsche usw. Manchmal steckt auch ein Vitamin-B-Mangel (vor allem B_{12}) dahinter, oder die Betreffende wäscht sich zu selten bzw. übertrieben häufig, womöglich mit hautreizenden Mitteln. Auch nach starker körperlicher Anstrengung (Schwitzen im Genitalbereich), zu langem Sitzen, zu dicht abschließender oder gar aus Synthetics bestehender Kleidung kann Juckreiz auftreten, desgleichen bei einer Allergie gegen das Sperma des Partners (oder auch Aversion gegen den Sexualverkehr, vielleicht als Folge einer Vergewaltigung). Sollten sich in der juckenden Region weiße, leicht verdickte Flecken (eine Leukoplakie) zeigen, müssen Sie sich unbedingt ärztlich untersuchen lassen, denn in seltenen Fällen kann das ein Frühwarnzeichen für Krebs sein.

Starker Juckreiz in der Genitalregion stellt sich überdies bei Diabetes (Zuckerkrankheit), bei vielen sexuell übertragbaren Krankheiten, Parasiten (Filzläusen) sowie bei unsachgemäßer Schamhaarentfernung oder Überempfindlichkeit gegen das Haarentfernungsmittel ein.

Die schulmedizinische Behandlung hängt von der diagnostizierten Ursache ab; bei allergischem Juckreiz werden Antihistaminsalben, bei entzündlichen Hautreaktionen auch Cortison- oder Antibiotikasalben verschrieben. In der Homöopathie wird eine Konstitutionsbehandlung empfohlen. Als erstes können Sie jedoch die nachfolgend genannten Mittel ausprobieren.

Nehmen Sie das Mittel Ihrer Wahl viermal täglich, maximal 14 Tage lang:

■ Sulfur C6
Juckreiz im Vulvabereich, Schrittregion schwitzt und riecht unangenehm, Symptome durch Hitze und Waschen verschlimmert.

■ Caladium C6
Gefühl, als kröche etwas im Vulvabereich herum; das Gefühl nimmt bei Schlafpausen tagsüber ab, verschlimmert sich jedoch nachts sowie beim Herumgehen; vermehrte Lust auf Sex.

■ Carbo vegetabilis C6
Labien (Schamlippen) sichtlich geschwollen, örtliche Venen erweitert.

■ Rhus toxicodendron C6
Örtlicher Juckreiz, Haut stark gerötet, Juckreiz durch Hitze gelindert.

■ Conium C6
Juckreiz verstärkt sich durch unterdrückte oder zu häufig ausgelebte Lust auf Sex.

■ Calcium carbonicum C6
Juckreiz vor und nach der Menstruation verschlimmert, allgemeine Neigung zu Frösteln und Schweißausbrüchen, vor allem bei Übergewicht.

■ Radium bromatum C6
Juckreiz gelindert durch warme Bäder oder Bewegung an der frischen Luft, morgens ist Unbehagen am stärksten.

Was Sie sonst noch tun können:
Versuchen Sie auf jeden Fall, sich nicht zu kratzen. Tragen Sie viermal täglich Calendula- und Urtica-Tinktur auf oder nehmen Sie Sitzbäder in Thuja-Lösung (jeweils zehn Tropfen Urtinktur auf 1/4 Liter abgekochtes, kühles oder warmes Wasser). Verschlimmert sich der Juckreiz beim Sexualverkehr, benutzen Sie Gleitcreme bzw. Vaseline, um die Reibung zu verringern.

Ungewöhnlicher Scheidenausfluss

Um die Zeit des Eisprungs herum sind Scheide und Zervix erheblich feuchter als in der restlichen Zykluszeit (mit Ausnahme der Menstruation), wo der Zervixschleim eher dicklich und klebrig ist. Jungen Mädchen macht manchmal ein weißlicher, oft ziemlicher starker, aber nicht juckender oder irgendwie unangenehm riechender Ausfluss zu schaffen; das ist der so genannte Weißfluss. Er entsteht infolge der hormonellen Umstellungen der Pubertät und ist völlig harmlos. Ausfluss, der aufgrund einer Pilzinfektion entsteht, ist meist dicklich, schleimig, verursacht Juckreiz oder intensives Wundgefühl, verströmt jedoch höchstens einen hefeähnlichen, aber keinen sehr unangenehmen Geruch. Auch durch Intimsprays, Vaginalduschen, Antibiotika, die Antibabypille oder Diabetes mellitus hervorgerufener Ausfluss kann sich auf diese Weise äußern. Trichomonaden verursachen ziemlich starken, grünlichen, übel riechenden Ausfluss; leidet die Frau gleichzeitig an Unterleibsschmerzen, besteht der Verdacht auf eine Unterleibsentzündung. Starker, grauer Ausfluss, der unangenehm riecht, kann auf eine Gardnerella-Infektion hinweisen.

Krankheitserreger, die Genitalinfektionen auslösen können, bevorzugen »feuchte Wärmekammern« wie den Genitalbereich und werden oft beim Sexualverkehr übertragen. Doch auch durch mangelhafte Hygiene beim Wechseln von Tampons, Einsetzen eines keimbehafteten Diaphragmas, Kontrollieren des Pessarfadens mit schmutzigen Fingern, zu seltenes Waschen im Intimbereich usw. können Keime in die Scheide gelangen und Ausfluss verursachen – ein Versuch des Körpers, sich selbst von den Eindringlingen zu befreien. Die schulmedizinische Behandlung hängt davon ab, welche Erreger diagnostiziert werden.

Wenn Sie den Verdacht hegen, an einer Scheideninfektion erkrankt zu sein, sollten Sie aus der nachfolgenden Liste ein geeignetes Mittel auswählen, es fünf Tage lang einnehmen und gleichzeitig einige der unter »Selbsthilfe« genannten Maßnahmen durchführen. Hilft keines dieser Mittel, müssen Sie Ihre homöopathische Fachkraft aufsuchen bzw. zum Arzt gehen.

Nehmen Sie das Mittel Ihrer Wahl sechsmal täglich, maximal fünf Tage lang:

■ Alumina C6
Häufiger, reichlicher, strohfarbener Ausfluss, der Juckreiz in der Vulva verursacht; Juckreiz bessert sich durch Waschen mit kaltem Wasser.

■ Borax C6
Durchsichtiger, wie Eiklar wirkender Ausfluss, der sehr starken Juckreiz verursacht, verbranntes Gefühl an den Innenseiten der Oberschenkel.

■ Kreosotum C6
Juckender, milchiger Ausfluss, der nach Roggenbrot riecht; zuvor stark gerötetes Gesicht und Kreuzschmerzen sowie starkes Schwächegefühl: Kreosotum C6.

■ Pulsatilla C6
Wässriger, wolkiger, Brennen und Wundgefühl verursachender Ausfluss, vor und nach der Menstruation sowie durch Hinlegen verschlimmert.

■ Sepia C6
Gelblicher, brennender Ausfluss, Juckreiz an der Vulva, scharfes Stechen in der Gebärmutter, Symptome verschlimmern sich beim Gehen, aufgedunsener Unterleib, vor allem tagsüber.

■ Calcium carbonicum C6
Milchiger Ausfluss, der Vulvajuckreiz verursacht, nach dem Wasserlassen sowie prämenstruell verschlimmert.

■ Bovista C6
Grünlicher, stechender, juckender Ausfluss, wahrscheinlich durch Trichomonaden bedingt.

■ Mercurius solubilis C6
Stechender, übel riechender Ausfluss, der feste Partikelchen enthält, Schüttelfrost, Verdacht auf Trichomoniasis.

■ Acidum nitricum C6
Fädenziehender Schleim, grünlich oder rosa und nach der Menstruation stärker als sonst, Verdacht auf Trichomoniasis.

■ Carbo vegetabilis C6
Brennender grünlicher Ausfluss, vor allem prämenstruell; Verdacht auf Trichomoniasis.

■ Sulfur C6
Weißlicher oder gelblicher, brennender oder stechender Ausfluss, Krampfschmerzen im Unterleib oder Stechen in der Nabelgegend, Schmerzen und Ausfluss prämenstruell verschlimmert.

Was Sie sonst noch tun können:
Eine spezielle Art der Vaginaldusche kann oft helfen, den natürlichen Säuregehalt der Scheidenschleimhaut wiederherzustellen (Krankheitserreger gedeihen nämlich besonders gut, wenn die Population gesundheitsfördernder Milchsäurebakterien in der Scheide dezimiert wurde). Besorgen Sie sich in der Apotheke eine kleine Vaginaldusche. Spülen Sie die Scheide mit einer Hypericum- und Calendula-Lösung (je fünf Tropfen Urtinktur auf 1/4 Liter abgekochtes, kühles oder lauwarmes Wasser), und zwar dreimal täglich. Abends beim Zubettgehen legen Sie sich eine kalte, feuchte Kompresse auf den Unterleib (mit Woll- oder Handtuch abdecken). Sobald Juckreiz und Brennen nachlassen, duschen Sie die Scheide dreimal täglich mit einer Jogurtlösung (einen Becher Biojoghurt mit lebenden Keimen in zirka 1,5 Liter abgekochtem, kühlem Wasser verrühren) oder einer schwachen Zitronensaft- oder Essiglösung (ein TL auf 1/4 Liter abgekochtes, kühles Wasser). Bei hartnäckigem Ausfluss kann es hilfreich sein, zusätzlich Eisenpräparate, Zink, Vitamin C und B sowie das Öl der Nachtkerze einzunehmen und so wenig Kohlenhydrate und Hefeprodukte wie möglich zu essen (auch kein Hefeweißbier trinken).

Warzen im Vulvabereich (Kondylome)
Eine solche Virusinfektion der Labien (Schamlippen) oder des Scheidenbereichs tritt oft im Verlauf einer Schwangerschaft oder aber gemeinsam mit Pilzinfektionen der Scheide auf. Wie auch

Peniskondylome (siehe S. 635) sollten diese Warzen stets ernst genommen werden, denn zum einen sind sie recht ansteckend und können leicht beim Sexualverkehr übertragen werden, zum anderen können sie in seltenen Fällen maligne entarten, so dass Krebs entsteht. Möglicherweise spielen sie auch beim Entstehen des Zervixkarzinoms eine gewisse Rolle; Sie sollten deshalb jährlich zur Krebsfrüherkennungsuntersuchung gehen und dabei einen Scheidenabstrich vornehmen lassen. Ihr Arzt verordnet Ihnen entweder eine Anti-Warzen-Salbe oder empfiehlt die Entfernung der Kondylome mittels Kryochirurgie (dem »Kälteskalpell«) oder Elektrokoagulation. Homöopathisch wird zu einer Konstitutionsbehandlung geraten. Sie können bis dahin aber auch ein Mittel für Sie selbst und eines für Ihren Sexualpartner aus der nachstehenden – bzw. unter den oben angegebenen Stichworten genannten – Homöopathika-Liste heraussuchen.

Nehmen Sie das Mittel Ihrer Wahl viermal täglich, maximal drei Wochen lang:

■ Thuja C6
Fleischige Warzen, vor allem, wenn sie sich in den Wochen nach einer schulmedizinischen Impfung entwickeln.

■ Medorrhinum C6
Juckende Warzen, Neigung zu Schnupfen, inneres Flattern oder Händezittern.

■ Acidum nitricum C6
Warzen im Zusammenhang mit Wunden oder Geschwüren.

■ Sabina C6
Starkes Jucken und Brennen im Scheidenbereich.

SEXUALPROBLEME
Libidomangel. Ihm liegen meistens psychische Ursachen zugrunde – Stress, Depressionen, Angst vor Schwangerschaft, Versagensängste, häufig auch Langeweile, seltener hormonelle oder andere körperliche Auslöser. Dann einfach von »Frigidität« zu

sprechen, ist zum einen völlig überholt und zum anderen ausgesprochen wenig hilfreich. Weder bei Männern noch bei Frauen gibt es einen Libido-Level, der schlichtweg als »normal« bezeichnet werden kann, selbst wenn bei beiden Geschlechtern das »männliche« Hormon Testosteron für die Lust auf Sex eine Rolle spielt. Die Testosteronspiegel können durch Funktionsstörungen der Leber, der Nieren, der Hirnanhangdrüse gesenkt werden, durch Erschöpfung, Schmerzen, Erkrankungen, Depressionen, Stress, außerdem durch Tranquilizer, Opiate (starke Schmerzmittel), Medikamente gegen hohen Blutdruck, Appetitzügler sowie Alkohol.

Bei vielen Frauen nimmt die Lust auf Sex kurz vor ihrer Menstruation deutlich ab. Vorübergehende sexuelle Interesselosigkeit ist auch völlig normal nach einer Entbindung oder gynäkologischen Operation, und bei manchen Frauen hat die Einnahme der Antibabypille oder eine Hormon-Ersatz-Therapie negative Auswirkungen auf die Libido. Im Allgemeinen gilt: Macht Sex der Frau Spaß, bevor sie in die Wechseljahre kommt, so wird er ihr in aller Regel auch danach noch Vergnügen bereiten; ja, manche Frauen blühen dann im Liebesleben geradezu auf, weil sie endlich keine Fruchtbarkeitsprobleme mehr haben und auch die Belastungen der familiären Arbeit geringer geworden sind. Sollte die Libido jedoch nach der Menopause oder nach einer Gebärmutterentfernung stark abnehmen und sollten daraus Beziehungsprobleme entstehen, verschreiben Ärzte gelegentlich Testosteronpräparate, um sie wieder in Schwung zu bringen.

Die Behandlung der eventuell zugrundeliegenden Störungen und Erkrankungen, wie wir sie oben genannt haben, muss stets der erste Schritt zur Wiederherstellung der Libido sein. Hat die mangelnde Lust auf Sex vor allem psychische Gründe, kann eine Sexualtherapie sehr hilfreich sein. Homöopathische Fachkräfte empfehlen in solchen Fällen eine Konstitutionstherapie (vorausgesetzt, es liegen keine rein körperlichen Gründe für den Libidomangel vor); doch sollten Sie vielleicht als erstes eines der nachstehend genannten Mittel ausprobieren.

Nehmen Sie das Mittel Ihrer Wahl alle zwölf Stunden, maximal fünf Tage lang:

■ Agnus castus C30
Allgemeines Schwächegefühl, vor allem nach langdauerndem oder sehr häufig stattfindendem Sexualverkehr.

■ Sepia C30
Reizbarkeit, Frösteln, Erschöpfung und Gleichgültigkeit gegenüber Sex, doch Wiederkehr der Energie nach kurzer körperlicher Anstrengung, etwa Gymnastik.

■ Natrium muriaticum C30
Libidoverlust, der mit Trauer oder unterdrückten Gefühlen zusammenhängt.

■ Causticum C30
Libidoverlust nach der Menstruation, wobei sich die Scheide wund anfühlt.

■ Apis C30
Libidoverlust beim Auftreten von Allergien.

■ Pulsatilla C30
Libidoverlust, dazu Neigung zu Tränenausbrüchen und Depressionen.

■ Acidum phosphoricum C30
Allgemeine Apathie und Gleichgültigkeit.

Libidosteigerung, übermäßige. Sie hat nur selten körperliche Ursachen, kann jedoch durch bestimmte Medikamente und Drogen hervorgerufen oder verstärkt werden. Im Prinzip ist große Lust auf Sex eigentlich kein Problem, es sei denn, die Frau hat niemand, mit dem sie gern ins Bett ginge, oder sie fühlt sich fast zwanghaft zum Sexualverkehr getrieben und empfindet das als Belastung oder belastet ihren Partner damit. Eine homöopathische Konstitutionstherapie kann sich als notwendig erweisen; zuerst sollten Sie es jedoch mit einem der nachstehenden Mittel probieren.

Wenn sich der übermäßige Drang nach Sex innerhalb von drei Wochen gar nicht bessern sollte, gehen Sie am besten in eine Sexualberatungsstelle.

Nehmen Sie das Mittel Ihrer Wahl alle zwölf Stunden, maximal fünf Tage lang:

- Platinum C30

Für Frauen mit enormem sexuellen Appetit, die Männer jedoch (bewusst oder unbewusst) nicht ausstehen können und unter Depressionen leiden.

- Hyoscyamus C30

Für Frauen, die äußerst emotional reagieren, sich ständig zu obszönen Bemerkungen getrieben fühlen, sich die Kleider vom Leib reißen und ihre Genitalien bloßlegen sowie unter Paranoia (Wahnvorstellungen) leiden.

- Gratiola C30

Für Frauen, die ständig nach sexueller Erregung streben und allgemein ein schwach ausgeprägtes Selbstwertgefühl besitzen.

Scheidenkrämpfe (Vaginismus). Das ist eine ziemlich ungewöhnliche Störung, bei der sich die den Scheideneingang umspannenden Teile der Beckenbodenmuskulatur so verkrampfen, dass Penetration beim Sexualverkehr, gynäkologische Untersuchungen oder sogar das Einführen eines Tampons schmerzhaft bis unmöglich sind. Zu den Scheidenkrämpfen kommt gelegentlich hinzu, dass sich die Frau (unwillkürlich) in Rückenlage aufbäumt und ihre Oberschenkel fest zusammenpresst. Dieser Störung liegen nach neueren Erkenntnissen praktisch nie rein körperliche, sondern stets psychische Ursachen zugrunde, etwa sexuelle Traumata oder ein anderes traumatisches, oft frühkindliches Erlebnis, das größte Berührungsängste im Genitalbereich nach sich zog. Eine Sexual- bzw. Psychotherapie kann dann sehr hilfreich sein, ebenso allmähliche Desensibilisierungsübungen, die eine darin ausgebildete, einfühlsame Ärztin oder ein Arzt Ihnen zeigen können. Gewaltsames Vorgehen macht hingegen alles nur schlimmer! Eine homöopathische Konstitutionstherapie, die Spannungen und Ängste lösen hilft, ist empfehlenswert; Sie können es jedoch auch erst einmal mit den nachfolgend genannten Mitteln probieren.

Nehmen Sie das Mittel Ihrer Wahl alle zwölf Stunden, maximal fünf Tage lang:

■ Plumbum C30
Bei extremer Empfindlichkeit von Genitalbereich und Scheide sowie Verstopfung.

■ Staphisagria C30
Extreme Empfindlichkeit von Vulva und Vagina, im Sitzen noch verschlimmert, dazu Reizblase.

■ Ignatia C30
Scheidenkrämpfe als überschießende Reaktion auf Trauer oder eine unglücklich verlaufene Liebesbeziehung.

■ Belladonna C30
Brennend heiße Vagina, die sich gleichzeitig schwer wie Blei anfühlt, verschlimmert durch die leiseste Bewegung.

■ Coffea C30
Extreme Empfindlichkeit der Vulva, begleitet von unangenehmem Jucken, allgemeiner Unruhe und Schlaflosigkeit, dazu aufmerksamkeitsheischendes Verhalten.

■ Cactus C30
Scheidenkrämpfe, schmerzhafte Menstruationsblutungen, starker, vorzeitig einsetzender Blutfluss, der beim Hinlegen aufhört, dazu Herzleiden.

Schmerzen beim Geschlechtsverkehr (Dyspareunie). Schmerzen beim Geschlechtsverkehr können sich einstellen, wenn Frauen unter Scheiden- oder Vulvainfektionen leiden, die mit ungewöhnlichem Ausfluss oder Jucken verbunden sind (siehe Scheiden- und Vulvaprobleme, S. 663 f.), außerdem bei Blasenentzündung oder Scheidenkrämpfen, wobei sich die Scheidenmuskeln schmerzhaft verkrampfen. Schmerzen bei tiefem Eindringen des Penis können auf Endometriose oder eine Gebärmutterknickung oder auch auf Geschwüre am Muttermund hindeuten (siehe Zervixgeschwüre, S. 677 f.). Scheidentrockenheit kann für die Frau wie für den Mann schmerzhaft sein. Die Scheidensekretion nimmt meist in den Wechseljahren ab; eine trockene Scheide ist aber manchmal auch ein Zeichen von Ängsten bezüglich des Sexualverkehrs oder zu nachlässigem Vorspiel. In vielen Fällen hilft eine Gleitcreme bzw. Vaseline. Auch Sexualverkehr zu kurz nach einer Entbindung kann schmerzhaft sein, wenn die inneren Wunden bzw. ein Dammschnitt noch nicht richtig verheilt sind, und auch der allererste Geschlechtsverkehr bereitet Schmerzen, wenn dabei das Hymen (Jungfernhäutchen) gewaltsam eingerissen bzw. durchstoßen wird.

Die schulmedizinische wie auch die homöopathische Behandlung richtet sich nach den jeweiligen oben genannten Ursachen. Falls jedoch keines der verabreichten Homöopathika genau das richtige zu sein scheint, versuchen Sie es mit einem der nachstehend genannten Mittel. Sollte nach drei Wochen immer noch keine Besserung eingetreten sein, lassen Sie sich noch einmal ärztlich bzw. homöopathisch untersuchen (ggf. Zweitdiagnose einholen).

Nehmen Sie das Mittel Ihrer Wahl alle vier Stunden, maximal zwei Wochen lang:

■ Staphisagria C6

Sehr empfindliche Vagina und Vulva, Schmerzen im Eierstock bei Sexualverkehr, »Flitterwochen-Zystitis« (nach Eheschließung oder Aufnahme einer festen Sexualbeziehung).

■ Thuja C6

Sehr empfindliche Vagina, starke Schmerzen im linken Eierstock nach Sexualverkehr, Warzen im Genitalbereich.

■ Platinum C6

Vulva und Vagina jucken und zucken, Brennen in Gebärmutter und Eierstöcken nach dem Sexualverkehr, ungewöhnlich gesteigerte Lust auf Sex.

■ Sepia C6
Ziehendes Schweregefühl im Unterleib, Sexualverkehr verursacht Schmerzen, die durch Scheide und Gebärmutter bis zum Nabel emporschießen.

Unterleibsentzündungen. Mit diesem Ausdruck werden in der Umgangssprache ganz unterschiedliche Erkrankungen der im weiblichen Unterleib gelegenen Organe, manchmal auch Scheideninfektionen oder Entzündungen im Bereich der Vulva, zusammengefasst. Der Begriff stammt noch aus Zeiten, in denen es als anstößig galt, allzu genau über die Anatomie der Frau Bescheid zu wissen. – Eine der häufigsten Entzündungen der weiblichen Unterleibsorgane betrifft die Eileiter. Die so genannte Salpingitis (Eileiterentzündung) kommt sehr viel öfter vor als die Eierstockentzündung (Ophoritis), mit der sie umgangssprachlich oft verwechselt wird. Sie kann schon bei heranwachsenden Mädchen auftreten und wird schulmedizinisch meist mit Antibiotika behandelt. Sollten diese nicht (genügend) nützen und/oder die Symptome – diffuse oder stechende Unterleibsschmerzen, eventuell auch Fieber, Druckempfindlichkeit des Unterbauchs – immer wieder auftreten, muss ganz genau geprüft werden, notfalls mit einer Bauchspiegelung, ob wirklich eine akute bzw. chronische Entzündung oder »nur« eine chronische Eileiterreizung ohne Infektion dahinter steckt: Das ist nämlich ziemlich oft der Fall. Eine homöopathische Konstitutionsbehandlung kann dann sehr hilfreich sein.

Entzündungen der weiblichen Fortpflanzungsorgane werden meist ausgelöst durch Krankheitserreger, die über die Scheide oder auch über die Harnwege bis in den Bauchraum vordringen konnten, unter anderem beim Sexualverkehr, beim Einlegen eines empfängnisverhütenden Intrauterinpessars (IUP) in die Gebärmutter oder als Folge eines illegalen, hygienisch nicht einwandfreien Schwangerschaftsabbruchs, in selteneren Fällen auch nach einer Unterleibsoperation (durch Krankenhauskeime) oder einer Entbindung. Die bakterielle Infektion kann neben den Eierstöcken, den Eileitern und der Gebärmutter unter Umständen auch das Bauchfell (Peritonitis), die Blase und aufsteigenden Harnwege (siehe Blasenentzündung), den Darm oder den Wurmfortsatz des Blinddarms (Appendizitis) betreffen. Ein entzündlicher Prozess wird auch von einem IUP (»Spirale«) ausgelöst, vor allem, wenn es sich um eine so genannte Kupferspirale handelt: Die leichte Entzündung, zusammen mit dem Fremdkörper als solchem, soll verhindern, dass sich ein etwa befruchtetes Ei in der Gebärmutterschleimhaut einnisten und so eine Schwangerschaft zustande kommen kann. Nicht selten gerät diese Entzündung »aus den Fugen« und verursacht heftige Schmerzen. Dann müssen Antibiotika verschrieben werden; nach Abklingen der Entzündung muss der Arzt bzw. die Ärztin das IUP entfernen. Manche IUP-Trägerinnen haben aber auch ohne Entzündung starke Unterleibsbeschwerden, weil sie den Fremdkörper in der Gebärmutter nicht vertragen (oder ertragen). Auch hier hilft nur eins: IUP entfernen lassen und fortan auf andere Weise verhüten. Aus bislang nicht ganz geklärten Gründen haben Frauen, die mit der Antibabypille verhüten, seltener Entzündungen der im Bauchraum gelegenen Organe (dafür allerdings häufiger Pilzinfektionen der Scheide).

Zu den Symptomen innerer Entzündungsprozesse können gehören: verfrüht einsetzende oder schwere Menstruationsblutungen, starker und/oder übel riechender Scheidenausfluss, Schmerzen beim Sexualverkehr, Druckempfindlichkeit, manchmal auch Schwellungen des Unterleibs und Unterleibsschmerzen. Bei akuter Infektion sind die Schmerzen ziemlich stark, oft stechend, und beständig; meist besteht erhöhte Temperatur oder Fieber. Unterleibsentzündungen gleich welcher Art müssen stets so früh wie möglich behandelt und völlig auskuriert werden, denn sonst besteht das Risiko einer schweren Allgemeininfektion, ja sogar Blutvergiftung, oder die Fortpflanzungsorgane vereitern und verkleben, so dass Unfruchtbarkeit die Folge ist. In jedem Fall kann eine homöopathische Konstitutionsbehandlung die Abwehrkräfte gegen Infektionen stärken; in akuten Fällen helfen die nachstehend genannten Mittel, die Entzündung abheilen zu lassen und die Schmerzen zu lindern. Sollte sich jedoch innerhalb von 24 Stunden keine Besserung einstellen oder Ihr Fieber plötzlich ansteigen, gehen Sie am besten zum Arzt, bei Verdacht auf Blinddarmentzündung oder Peritonitis auch schon nach wenigen Stunden.

Nehmen Sie das Mittel Ihrer Wahl in akuten Fällen alle zwei Stunden, bis zu maximal zehn Dosen:

■ Aconitum C30
Symptome setzen plötzlich ein; leichtes Fieber, Ängstlichkeit, Symptome verschlimmert durch emotionalen Schock oder Kälteeinfluss.

■ Apis C30
Stechende, brennende Schmerzen, vor allem im Unterbauch rechts, kein Durst.

■ Belladonna C30
Symptome setzen plötzlich ein, schwere Unterleibsschmerzen, die durch leiseste Erschütterung verschlimmert werden, Gesicht hochrot und brennendheiß.

■ Colocynthis C6
Krampfartige Schmerzen, durch Vornüberbeugen oder festen Druck auf den Unterleib gelindert.

■ Mercurius corrosivus C6
Schüttelfrost und Schweißausbrüche, Schweiß riecht unangenehm, Symptome durch Ruhe gelindert.

Was Sie sonst noch tun können:
Bleiben Sie im Bett, bis die Symptome abklingen (Bettwärme hilft heilen), und schlafen Sie vier Wochen lang nicht mit Ihrem Partner oder wenn, dann nur mit Kondom. Nehmen Sie Multivitaminkapseln, Mineralstoffe sowie Zink ein, die Ihre Abwehr stärken. Sitzbäder mit speziellen Moor- und Schlammpräparaten (aus der Apotheke) wirken entzündungshemmend und schmerzlindernd. Bei häufigeren Entzündungen der inneren Organe sollten Sie bei Ihrer Krankenkasse eine mehrwöchige Kur in einem Badeort beantragen, der auf Frauenleiden spezialisiert ist.

Zervixgeschwüre und -erosionen. Zu Abschilferungen (Erosionen) der zarten Zervixschleimhaut oder sogar Geschwüren kann es kommen, wenn die Zervix bei einer Entbindung stark beansprucht wurde, der Sexualpartner sehr rücksichtslos war (oder die Frau eine Vergewaltigung erleben musste) oder wenn sich die Schleimhaut unter dem Einfluss der Antibabypille verändert hat. Zervixerosionen machen sich durch wässrige Blutungen (so genannte Kontaktblutungen) nach dem Sexualverkehr oder auch durch leichte Zwischenblutungen bemerkbar. An sich sind sie nicht weiter schlimm und heilen meist von selbst ab; das Gewebe des Muttermunds wird allerdings dadurch sehr viel anfälliger für Infektionen. Bei Geschwüren oder heftigerem Ausfluss muss der Muttermund gewöhnlich verschorft werden; homöopathisch ist eine Konstitutionstherapie ratsam. In der Zwischenzeit können die nachstehend genannten Mittel dazu beitragen, dass etwaige Infektionen und Geschwüre leichter abheilen und der Ausfluss verschwindet.

Nehmen Sie das Mittel Ihrer Wahl viermal täglich, maximal 14 Tage lang:

■ Alumina C6
Brennender Ausfluss, tagsüber verschlimmert, vor allem nachmittags.

■ Phosphorus C6
Starker, brennender Ausfluss sowie Kontaktblutungen nach dem Sexualverkehr.

■ China C6
Blutiger Ausfluss, Schweregefühl und Ziehen im Unterleib, Schmerzen beim Sexualverkehr.

■ Cocculus C6
Ziemlich starker Ausfluss zwischen den Menstruationsblutungen, allgemeines Gefühl der Erschöpfung.

■ Acidum nitricum C6
Bräunlicher, wässriger Ausfluss mit Schleimfäden darin.

■ Calcium carbonicum C6
Milchiger, juckender Ausfluss.

Schwangerschaft[3]

Eine Schwangerschaft dauert normalerweise 38 Wochen, vom Tag der Empfängnis bis zum Geburtstermin. Die Empfängnis findet meistens in der Mitte des Menstruationszyklus statt, falls Sie regelmäßig und genau alle 28 Tage menstruieren. Da jedoch viele Frauen einen kürzeren oder längeren Zyklus haben, wird die Schwangerschaftsdauer meist mit 40 Wochen angegeben, vom ersten Tag Ihrer letzten Menstruation bis zum voraussichtlichen Geburtstermin gerechnet. Folgende Anzeichen weisen gewöhnlich darauf hin, dass eine Schwangerschaft eingetreten ist: das Ausbleiben der erwarteten Menstruation, mehr als sonst geschwollene oder druckempfindliche Brüste und dunkler gewordene Mamillen, Morgenübelkeit, Müdigkeit, häufiger Harndrang und manchmal auch Appetitverlust oder Gier nach ausgefallenen Speisen. Um sicherzugehen, dass Sie auch wirklich schwanger sind, sollten Sie einen Schwangerschaftstest machen (lassen) – entweder beim Arzt, in einer Familienplanungsstelle (etwa von Pro Familia) oder mit Hilfe eines Tests für zu Hause.

Sobald Sie Ihrer Schwangerschaft sicher sind, nehmen Sie bitte unbedingt alle ärztlichen Vorsorgeuntersuchungen wahr, die Ihnen als schwangerer Frau kostenlos zustehen. Besuchen Sie auch – mit oder ohne Partner – einen Kurs zur Geburtsvorbereitung, in dem Sie unter anderem Atemtechniken und Gymnastik erlernen, die Ihnen die Wehen erheblich erleichtern, sowie viele praktische Tipps zur Körperpflege, zum Babywickeln usw. bekommen können. Solche Kurse werden meist von Hebammen durchgeführt; fragen Sie Ihre Gynäkologin bzw. Ihren Geburtshelfer danach. Sollten Sie eine Hausgeburt planen, müssen Sie sich rechtzeitig, das heißt, einige Monate vor dem voraussichtlichen Entbindungstermin, mit einer freipraktizierenden Hebamme in Verbindung setzen. Anschriften in Ihrer Nähe bekommen Sie über Ihre Ärztin bzw. Ihren Arzt oder über eine Entbindungsklinik.

---

3 Vergleiche dazu ausführlicher Dr. Andrew Lockie/Dr. Nicola Geddes, Frauenhandbuch der Homöopathie, München 2001.

Was Sie in der Schwangerschaft alles tun und lassen sollten, nennen wir Ihnen kurz im Folgenden: Behandeln Sie Ihr Ungeborenes wie eine Person, auf die Sie Rücksicht nehmen müssen. Mäßiges Bewegen in frischer Luft, Schwimmen und Spazieren gehen tun Ihnen und Ihrem Baby sehr gut; vermeiden Sie jedoch alles, was Ihre Wirbelsäule stauchen oder ruckartig zusammenpressen könnte, etwa Reiten oder Trampolinspringen.

Versuchen Sie, stets ein Viertel Ihrer gesamten Energie aufs »Energiesparkonto« zu packen, damit Sie die Anstrengungen der Schwangerschaft gut durchhalten.

Besuchen Sie einen Geburtsvorbereitungskurs. Dort erfahren Sie, was Sie bei der Entbindung zu erwarten haben und wie Sie richtig atmen können, um mit den Wehen besser fertig zu werden. Sowie Ihr Bauch sich zu wölben beginnt, meiden Sie engsitzende Kleidung.

Schlafen Sie, soviel Sie nur irgend können, und bleiben Sie abends so selten wie möglich sehr lange auf.

Falls Sie zu Ohnmacht oder Blutungen neigen, verzichten Sie auf warme Bäder, die länger als zehn Minuten dauern.

Sollte bei Ihnen die Gefahr einer Frühgeburt bestehen, haben Sie unter Schwangerschaftskomplikationen zu leiden, oder werden Sie leicht reise- bzw. seekrank, verzichten Sie während Ihrer Schwangerschaft auf jegliche längeren Reisen. Nach der 32. Woche sollten Schwangere möglichst nicht mehr fliegen (das ist den meisten Fluggesellschaften auch erheblich lieber). Wenn Sie unbedingt fliegen müssen, informieren Sie sich vorher bei der Fluggesellschaft, ob Sie von ihr überhaupt als Fluggast akzeptiert würden.

Wenn Ihr Beruf sehr anstrengend oder stressig ist, versuchen Sie, schon vor dem eigentlichen Mutterschaftsurlaub zu Hause zu bleiben.

Schwangere Frauen sollten vorgekochte, im Kühlschrank kalt gestellte Speisen oder schon zum Verzehr vorbereitetes Geflügel (Fertigprodukte) niemals kalt oder nur leicht aufgewärmt zu sich nehmen, sondern sie vor dem Essen stark und gründlich erhitzen.

Rauchen Sie auf keinen Fall während der Schwangerschaft.

Homöopathika während der Schwangerschaft
Die Schwangerschaft scheint sich besonders zur Konstitutionsbehandlung zu eignen, weil in dieser Zeit die Vitalkraft ganz allgemein stark mobilisiert wird und daher sämtliche konstitutionell bedingten Eigenarten sehr deutlich hervortreten. Und wenn die mütterlichen Symptome behandelt werden, wirkt sich das auch auf die Symptome des Ungeborenen aus. Ja, manchmal sind es sogar die Symptome des Babys und nicht die der werdenden Mutter, die ihr Beschwerden verursachen. Vorsicht ist jedoch »die Mutter der Porzellankiste« und auch eine gute homöopathische Handlungsmaxime. Ob und falls ja, auf welche Weise eine Behandlung empfehlenswert ist, hängt sehr davon ab, wie lange und wie gut die homöopathische Fachkraft die werdenden Eltern und ihre Familie kennt, welche Besonderheiten ihre Familienanamnese aufweist, in welchem Gesundheitszustand sich die Frau während der Schwangerschaft befindet und manchmal auch, wie es dem werdenden Vater gesundheitlich geht. Wenn irgend möglich, sollten beide Elternteile eine Konstitutionsbehandlung durchführen lassen, noch bevor die Schwangerschaft geplant wird.

Leichtere Schwangerschaftsbeschwerden sollten zunächst mit Homöopoathika kuriert werden. Sollte es Ihnen jedoch gar nicht gut gehen, konsultieren Sie am besten zuerst Ihre Ärztin bzw. Ihren Arzt, bevor Sie irgendein Mittel einnehmen.

Schwangerschaftsprobleme von A bis Z

Atem(wegs)probleme in der Schwangerschaft

Veränderungen des Atmens, etwa Kurzatmigkeit und Hustenanfälle, sind während der letzten Monate einer Schwangerschaft nichts Ungewöhnliches, vor allem wenn das Baby groß, die Mutter aber vergleichsweise klein ist. Die Bewegungen des Zwerchfells und der Rippen, die Luft in die Lungen und wieder aus ihnen herauspumpen, werden vom Druck, den die Gebärmutter von unten her ausübt, bis zu einem gewissen Grad gehemmt; darüber hinaus drückt das Ungeborene auch auf mütterliche Arterien und

Venen, »verstopft« dadurch die Lungen und erschwert den Gasaustausch. Aus dem gleichen Grund leidet oft auch die Verdauung.

Husten

Sollten Sie stark husten, holen Sie nach spätestens zwei Stunden ärztlichen Rat ein und nehmen Sie inzwischen folgendes Mittel:

▪ Aconitum C30, alle fünf Minuten, bis zu maximal zehn Dosen.

Nehmen Sie das Mittel Ihrer Wahl viermal täglich, maximal sieben Tage lang:

▪ Nux vomica C6
Husten nach Mahlzeiten, Kurzatmigkeit.

▪ Sepia C6
Häufiger, trockener, erschöpfender Husten, der sich nachts verschlimmert, salziger Geschmack im Mund.

▪ Ipecacuanha C6
Husten, begleitet von Übelkeit und Erbrechen.

▪ Causticum C6
Husten, unwillkürlicher Harnabgang, Symptome bessern sich durch Trinken kalten Wassers.

Kurzatmigkeit

Leiden Sie unter Kurzatmigkeit, selbst in Ruhelage, ist es am besten, spätestens am nächsten Tag die Ärztin bzw. den Arzt aufzusuchen.

Nehmen Sie folgendes Mittel alle 5 Minuten, bis zu maximal 10 Dosen:

▪ Aconitum C30
Bei starker Kurzatmigkeit, begleitet von Herzklopfen, Ohnmachtsneigung und Angstzuständen, womöglich Todesangst.

■ Arsenicum album C6
Kurzatmigkeit, dazu geschwollene Knöchel, blasses und besorgtes Gesicht, Frösteln, Unruhe.

■ Ipecacuanha C6
Kurzatmigkeit, begleitet von Übelkeit und Ohnmachtsanfällen.

Blutungen vor dem Entbindungstermin

siehe auch Fehlgeburt, S. 687 f.

Damit sind Blutungen gemeint, die zu irgendeinem Zeitpunkt nach der 28. Schwangerschaftswoche auftreten; davor werden sie als »drohende Fehlgeburt« klassifiziert. Manchmal werden solche Blutungen vor dem Entbindungstermin durch eine geplatzte Scheidenvene oder gerissene Äderchen am Muttermund verursacht; in ernsteren Fällen kann die Blutung auch von einer Placenta praevia stammen, also einer sich vorzeitig ablösenden Plazenta. Dabei wird die Versorgung des Fetus mit Nährstoffen und Blut unterbrochen und sein Wachstum gehemmt; wenn es ganz schlimm kommt, besteht Lebensgefahr für Mutter und Kind.

Jede nach der 28. Schwangerschaftswoche auftretende Blutung macht rasches Handeln erforderlich. Sie sollten daher unbedingt den Notarzt anrufen. Sie werden dann höchstwahrscheinlich ins Krankenhaus eingeliefert. Sollten Sie viel Blut verloren haben, bekommen Sie eine stabilisierende Bluttransfusion; es kann sich auch als notwendig erweisen, die Geburt einzuleiten bzw. eine Schnittentbindung vorzunehmen.

Nehmen Sie das Mittel Ihrer Wahl alle fünf bis zehn Minuten, bis zu maximal sechs Dosen, während Sie auf Hilfe warten:

■ Aconitum C30
Plötzliches Einsetzen von Blutungen und Angst, es bestehe eventuell Lebensgefahr fürs Baby.

■ Arnica C30
Blutungen infolge von Verletzungen.

■ Bryonia C30
Falls Arnica die Blutung nicht stoppen kann.

■ Belladonna C30
Hellroter, heißer Blutfluss.

■ Ipecacuanha C30
Starke, kontinuierliche Blutung, Übelkeit.

■ Sabina C30
Blut teilweise verklumpt oder geronnen, leichteste Bewegung scheint die Blutung zu verstärken, einschießende Schmerzen in der Vagina.

■ China C30
Blutverlust kann zeitweise gestoppt werden, große Erschöpfung und starke Reizbarkeit.

Brustprobleme in der Schwangerschaft

Es ist ganz normal und hängt mit den hormonellen Veränderungen zusammen, dass die Brüste in den ersten paar Monaten einer Schwangerschaft schwerer werden. In den letzten zwei bis drei Monaten rührt das Schweregefühl und etwaiges Unbehagen daher, dass die Milch einschießt. Wenn die Brustbeschwerden allerdings von Fieber und druckempfindlichen Achsellymphdrüsen begleitet sind, besteht der Verdacht auf Brustdrüsenentzündung; in einem solchen Fall sollten Sie spätestens am nächsten Tag zur ärztlichen Untersuchung gehen.

Nehmen Sie das Mittel Ihrer Wahl alle vier Stunden, maximal fünf Tage lang:

■ Conium C6
Leichte Brustbeschwerden, die mit der Brustvergrößerung zusammenhängen.

■ Bryonia C6
Brüste fühlen sich hart und gespannt an.

■ Belladonna C6
Brüste fühlen sich hart und gespannt an, mit roten Streifen darauf.

Durchfall während der Schwangerschaft

siehe auch Durchfall, S. 533 f.

Die Gefahr bei Durchfall in der Schwangerschaft besteht darin, dass er unter Umständen eine Fehlgeburt auslösen kann. Sollten Sie dreimal hintereinander oder sogar öfter sehr flüssigen, wässrigen Stuhlgang gehabt haben, sollten Sie nach spätestens zwei Stunden ärztliche Hilfe herbeiholen. In der Zwischenzeit können Sie eines der nachfolgend genannten Mittel einnehmen.

Nehmen Sie das Mittel Ihrer Wahl alle 60 Minuten, bis zu maximal zehn Dosen:

■ Chamomilla C6
Krampfschmerzen im Unterbauch, dazu gelblich grün verfärbter Stuhl, der aussieht wie aufgeschnittene gekochte Eier.

■ Pulsatilla C6
Krampfschmerzen im Unterbauch, gelblich grün verfärbter, wässriger Stuhl, schleimige Zunge, bitterer Geschmack im Mund, kein Durst, Symptome nachts schlimmer als tags.

■ Dulcamara C6
Durchfall, der auf übermäßige Abkühlung nach Gymnastik oder körperlicher Anstrengung hin einsetzt.

■ Sulfur C6
Durchfall, der Sie morgens früh auf die Toilette scheucht, dabei keine Unterbauchschmerzen.

Emotionaler Stress in der Schwangerschaft

Für viele Frauen ist die Schwangerschaft eine sehr gefühlsbetonte Zeit; die Stimmungen wechseln rasch, und Freude, Angst, Zorn und andere Emotionen scheinen weit intensiver zu sein als sonst. Teilweise ist das auf die hormonellen Veränderungen zurückzuführen; doch auch veränderte Wahrnehmungsprozesse sind dafür mitverantwortlich. Unseren Erfahrungen und den heutigen Erkenntnissen der pränatalen Psychologie zufolge wirken sich starke Emotionen der Mutter auch auf ihr Ungeborenes aus. Sollten Sie sich wegen Ihrer Gefühlsaufwallungen oder emotional stressigen Erlebnisse Sorgen machen, versuchen Sie es mit der Einnahme eines der nachfolgend genannten Mittel.

Nehmen Sie das Mittel Ihrer Wahl alle zwölf Stunden, maximal drei Tage lang:

■ Aconitum C30
Angst oder große Besorgtheit bis hin zu Todesangst, blasses Gesicht, Herzklopfen, Ohnmachtsanfälle.

■ Opium C30
Angst oder große Besorgtheit, Zornaufwallungen, Zittern, Atemlosigkeit, Gesicht dunkel und rot angelaufen.

■ Veratrum album C30
Angst oder große Besorgtheit, Durchfall, ständiges Frösteln.

■ Belladonna C30
Angst oder große Besorgtheit, Gesicht heiß und rot.

■ Ignatia C30
Trauer oder große Traurigkeit, »Stein in der Brust«, zugeschnürte Kehle, Kopfschmerzen.

■ Acidum phosphoricum C30
Trauer oder Gleichgültigkeit gegenüber anderen Menschen und der Umgebung, Energiemangel.

■ Charnomilla C30
Zorn, Atemlosigkeit, Zappeligkeit, Durchfall, Anfälle von Gallenbeschwerden.

■ Nux vomica C30
Zorn, große Reizbarkeit, überkritisches Verhalten.

■ Bryonia C30
Zorn sowie Bedürfnis, in Ruhe gelassen zu werden, Sorgen ums Geld.

■ Coffea C30
Freude, Schlaflosigkeit vor lauter Glück, überbordende Euphorie.

Fehlgeburt

Die Hauptursachen einer Fehlgeburt sind Entwicklungsanomalien des Embryos bzw. Fetus, strukturelle Störungen der Gebärmutter, Zervix-Insuffizienz, Hormonstörungen sowie Stürze oder andere Unfälle der werdenden Mutter. Ein vorzeitiger Abgang allein deshalb, weil die Mutter hingefallen ist, kommt allerdings sehr selten vor, denn das Ungeborene liegt im Innern der Gebärmutter ziemlich gut geschützt. Unvermeidlich ist eine Fehlgeburt meist, wenn das Kind im Mutterleib abstirbt (nur bei Mehrlingsschwangerschaften wird dann manchmal keine Ausstoßung eingeleitet). In diesem Fall spricht man von intrauterinem Fruchttod und je nach Zeitpunkt der Fehlgeburt – vor Ende des 3. Monats – auch von Frühabort. Er kann ganz unbemerkt vonstatten gehen; einzige Zeichen sind dann, dass die gewohnte Morgenübelkeit aufhört, das Schweregefühl in den Brüsten verschwindet und bei der nächsten ärztlichen Untersuchung festgestellt wird, dass Ihre Gebärmutter nicht erwartungsgemäß größer geworden ist. Gewöhnlich jedoch merken Sie, wenn Sie einen Abgang haben, und zwar an Blutungen, denen größere Gewebeteile beigemengt sind, sowie Krampfschmerzen im Unterleib und Rücken. Falls Teile des Ungeborenen in der Gebärmutter zurückgeblieben sind, nennt man das medizinisch Abortus incompletus; Schmerzen und Blutungen halten dann unter Umständen tagelang an. Nicht ungewöhnlich ist es, wenn allmonatlich zu den Zeiten, an denen sonst eine Menstruation stattgefunden hätte, etwas bräunliches oder rotes Blut aus der Vagina fließt; das kann auf eine drohende Fehlgeburt hinweisen. Es ist aber meist kein Grund zu heller Aufregung, weil das Baby oftmals erhalten und die Schwangerschaft normal ausgetragen werden kann. Die Schmerzen einer Fehlgeburt, gleichgültig wann sie erfolgt, sind übrigens häufig ganz genau so stark wie normale Wehenschmerzen.

Jede Blutung aus der Scheide während einer Schwangerschaft kann ein Warnsignal für eine gefährliche Störung sein; Sie sollten deshalb spätestens am nächsten Tag in die ärztliche Praxis gehen; ist die Blutung von Unterleibsschmerzen oder -krämpfen begleitet, am besten sogar sofort! Wenn bei der Blutung irgendwelche festen Teile oder große Gewebefetzen abgehen sollten, spülen Sie sie möglichst nicht weg, sondern heben Sie sie für die ärztliche Analyse auf. Bis Hilfe eintrifft, legen Sie sich unbedingt hin und ruhen Sie sich aus. Da es meistens notwendig sein wird, unter Vollnarkose alle Überreste eines abgegangenen Embryos bzw. die Reste der Plazenta aus Ihrer Gebärmutter zu entfernen, um lebensgefährliche Infektionen zu verhüten, sollten Sie bis zum Eintreffen des Arztes oder der Ärztin keinesfalls etwas essen oder trinken (höchstens den Mund ausspülen, falls Sie großen Durst oder sich erbrochen haben).

Nehmen Sie das Mittel Ihrer Wahl alle 60 Minuten, bis zu maximal zehn Dosen, während Sie auf ärztliche Hilfe warten:

■ Arnica C30
Blutungen und Schmerzen nach einem Stoß, Schlag, Sturz oder besonders heftiger Bewegung.

■ Aconitum C30
Fiebrig, unruhig, durstig und sehr besorgt, dazu trockene Haut.

■ Ipecacuanha C30
Ständige, hellrote Blutung, Krampfschmerzen im Unterleib, Schwächegefühl, Übelkeit.

■ Sabina C30
Gegen Ende des dritten Monats oder zu den Zeiten, in denen sonst die Menstruation eingesetzt hätte, Abgang von dunklem, geronnenem Blut, reißende Schmerzen zwischen unterem Rückenende und Vagina, Übelkeit und Erbrechen, Durchfall.

■ Belladonna C30
Gesicht heiß und trocken, aufgedunsener Unterleib, ziehendes Schweregefühl in der Vagina.

■ Coffea C30

Große Nervosität und Erregtheit, Schlaflosigkeit, Vulva und Vagina äußerst empfindlich.

■ Pulsatilla C30

Immer wieder neu einsetzende Blutungen, die jedes Mal schwerer werden, Abgang von dunklem, geronnenem Blut, Krampfschmerzen.

■ Secale C30

Starker Abgang von eingedicktem, schwärzlichem Blut, Schwächegefühl, Erschöpfung, Todesangst.

■ Sepia C30, gefolgt von Coffea C30

Frühabort ohne besondere Symptome.

Fruchtwasserüberschuss (Hydramnion)

Manchmal bildet sich in den letzten Schwangerschaftsmonaten zu viel Fruchtwasser ums Ungeborene herum, und zwar am ehesten bei Frauen, die Mehrlinge bekommen, bei Diabetikerinnen oder infolge einer Schwangerschaftsvergiftung. Ein solcher Fruchtwasser-Überschuss macht sich nicht unbedingt durch Symptome bemerkbar; gelegentlich wird die Schwangere immer kurzatmiger, hat Verdauungsstörungen, empfindet einen dumpfen Unterleibsschmerz und bekommt Schwellungen an den Beinen, Oberschenkeln und im Gesicht. Sollten die Symptome relativ unvermittelt einsetzen, womöglich begleitet von Übelkeit, besteht die Gefahr vorzeitiger Wehen. Sie sollten in solchen Fällen nach spätestens zwei Stunden ärztliche Hilfe herbeiholen. Bis sie eintrifft, sollten Sie sich hinlegen und eines der nachstehend genannten Mittel einnehmen.

Nehmen Sie das Mittel Ihrer Wahl alle 15 Minuten, bis zu maximal sechs Dosen, bei plötzlich einsetzenden Beschwerden:

■ Aconitum C30

Bei großer Angst und Besorgtheit.

■ Belladonna C30
Bei heißem, gerötetem Gesicht und Hydramnion-Symptomen.

Falls die Symptome eher allmählich einsetzen, nehmen Sie eines der folgenden Mittel viermal täglich, maximal sieben Tage lang:

■ Arsenicum album C6
Zunehmende Kurzatmigkeit, geschwollene Beine, Gesichtsödeme.

■ Nux vomica C6
Falls zu den Symptomen auch Verstopfung oder häufiger Harndrang oder Erbrechen gehören.

■ China C6
Symptome beginnen nach einem Abgang bzw. nach Verlust von Fruchtwasser oder Blut.

■ Sulfur C6
Falls keins der oben angegebenen Mittel zu Ihren Symptomen zu passen scheint.

Gebärmutterkontraktionen (Scheinwehen)

In den letzten paar Schwangerschaftsmonaten verändert die Muskulatur der Gebärmutter ihren Tonus, um sich auf die Wehentätigkeit vorzubereiten, und zieht sich in unregelmäßigen Abständen zusammen. Das ist kein Anlass zur Besorgnis, es sei denn, die Kontraktionen halten ziemlich lange an oder werden immer stärker, oder Blut bzw. Flüssigkeit rinnt aus der Scheide. In diesem Fall sollten Sie unverzüglich ärztliche Hilfe herbeirufen.

Nehmen Sie folgende Mittel in der angegebenen Reihenfolge, falls die Gebärmutterkontraktionen mehr als nur störend sind, und zwar alle 60 Minuten, bis zu jeweils maximal zehn Dosen:

■ Pulsatilla C6, Coffea C6, Nux C6, Secale C6, Caulophyllum C6.

Hämorrhoiden während der Schwangerschaft

siehe auch Hämorrhoiden, S. 539 f.

Das sind Varizen (Krampfadern) im Enddarm und um den After herum. Sie entstehen einerseits infolge von Verstopfung, in der Schwangerschaft andererseits auch durch den Druck der Gebärmutter auf die Venen im Beckenraum.

Nehmen Sie das Mittel Ihrer Wahl viermal täglich, maximal sieben Tage lang

- Pulsatilla C6

Mittel der ersten Wahl.

- Nux vomica C6

Falls Pulsatilla nicht hilft und die Hämorrhoiden sich durch Wein- oder Kaffeegenuss verschlimmern, Sie zudem zu Verstopfung neigen, auch wenn Sie nicht schwanger sind.

- Arsenicum album C6

Brennendheiße Schmerzen im Enddarm, die durch Wärme gemildert werden.

- Carbo vegetabilis C6

Bläuliche, erweiterte Venen, brennende Schmerzen am After nach dem Stuhlgang.

- Chamomilla C6

Analfissuren, die schneidende Schmerzen bereiten.

Harnwegsprobleme in der Schwangerschaft

Sie entstehen in aller Regel durch Druck der wachsenden Gebärmutter auf Blase, Harnröhre und die Beckenbodenmuskulatur und können durch Tragen enger Jeans, Synthetik-Unterwäsche, Schaumbäder etc. noch verstärkt werden.

Eine Blasenentzündung verursacht Brennen beim Wasserlassen und häufigen Harndrang. Falls keines der nachstehend angegebenen Mittel so recht zu Ihren Symptomen zu passen scheint, lesen Sie bitte unter Blasenentzündung, ab S. 554 nach. Dort finden Sie weitere Mittel und Maßnahmen angegeben.

Nehmen Sie das Mittel Ihrer Wahl alle zwei Stunden, maximal drei Tage lang:

- Aconitum C30

Beim ersten Anzeichen eines Harnwegsinfekts, vor allem, wenn das Wetter kalt und windig ist und Sie sich fiebrig, ruhelos und besorgt fühlen.

- Pulsatilla C6

Bei der leisesten Anspannung geht etwas Harn ab, Brennen während und nach dem Wasserlassen, kein Durstgefühl, Wärme und Hinlegen verstärken das Unbehagen.

- Nux vomica C6

Blase und Harnröhre jucken und sind stark gereizt, oft Harntröpfeln und Schwierigkeiten beim Wasserlassen.

- Sulfur C6

Starker nächtlicher Harndrang, Brennen und Wundgefühl nach dem Wasserlassen, stets Beeilung nötig; Urin fließt reichlich und ist fast farblos.

- Acidum phosphoricum C6

Häufiges Urinieren, wobei der Harn wolkig aussieht, Brennen, häufiger, starker nächtlicher Harndrang.

- Cantharis C30

Schwere, akute Blasenentzündung mit ständigem Brennen und Harndrang.

Harn-Inkontinenz

Harn-Inkontinenz während der Schwangerschaft entsteht infolge der besonderen Belastung, der die Blasenschließmuskeln in diesem Zeitraum ausgesetzt sind.

Nehmen Sie das Mittel Ihrer Wahl viermal täglich, maximal 14 Tage lang:

■ Pulsatilla C6
Mittel der ersten Wahl.

■ Sepia C6
Ziehendes Schweregefühl, als ob die Gebärmutter ihren Inhalt in die Vagina entlassen wollte.

■ Causticum C6
Harninkontinenz, die sich beim Husten verschlimmert.

Harnverhalten

Harnverhalten ist in den letzten Stadien der Schwangerschaft nichts Ungewöhnliches und setzt meistens recht allmählich ein. Der Urinfluss lässt nach; ab und zu schmerzt die Blasenregion (das alles kann auch mit einer Blasenentzündung zusammenhängen; siehe oben). Falls Sie schlimme Schmerzen bekommen und überhaupt kein Wasser mehr lassen können, sollten Sie dringend den Notarzt anrufen. Er wird Ihnen einen Blasenkatheter durch die Harnröhre schieben, damit der Urin abgehen kann. Die nachstehend genannten Homöopathika eignen sich jedoch ausschließlich für die Anfangsstadien des Harnverhaltens, in denen es nach und nach immer schwieriger wird, Wasser zu lassen.

Nehmen Sie eines der folgenden Mittel alle 30 Minuten, bis zu maximal zehn Dosen:

■ Nux vomica C30
Mittel der ersten Wahl.

■ Pulsatilla C30
Falls Nux vomica nichts hilft.

Herzklopfen in der Schwangerschaft

Das ist während der Schwangerschaft durchaus nichts Ungewöhnliches; es zeigt lediglich an, dass Ihr Herz schwerer arbeiten muss, um das erhöhte Blutvolumen durch den Kreislauf zu pumpen.

Nehmen Sie das Mittel Ihrer Wahl alle zwei Stunden, bis zu maximal zehn Dosen:

■ Aconitum C30
Plötzliches Herzklopfen nach Schock, Todesangst.

■ Pulsatilla C6
Herzklopfen, verursacht durch Hitze oder größere Mengen fettreichen Essens, allgemeines Schwächegefühl.

■ Lycopodium C6
Herzklopfen nachts stärker, vor allem beim Liegen auf der linken Seite.

■ Natrium muriaticum C6
Die Herzschläge scheinen den ganzen Körper zu erschüttern, Druck auf der Brust und das Gefühl, keine Luft zu bekommen, Hitze und Mitleidsbezeugungen anderer machen alles nur noch schlimmer.

Krampfadern in der Schwangerschaft

siehe auch Krampfadern, S. 448

Meist werden sie nicht von einer Schwangerschaft hervorgerufen, sondern »nur« verschlimmert, sobald das Gewicht des Babys in der Gebärmutter auf die Venen des Beckenraums zu drücken beginnt. Oft ist ein Bein stärker von Krampfadern betroffen als das andere; bei Gymnastik nehmen die Schmerzen in den erweiterten Venen eher noch zu, in schweren Fällen können die Blutgefäße sogar platzen. Legen Sie so oft wie irgend möglich die Beine hoch (über Hüfthöhe) und ruhen Sie sich aus und meiden Sie jegliche einengende Kleidung.

Nehmen Sie das Mittel Ihrer Wahl alle vier Stunden, maximal zwei Wochen lang:

■ Pulsatilla C6
Mittel der ersten Wahl.

■ Carbo vegetabilis C6
Falls Pulsatilla nicht hilft, die Haut der Beine ein marmorähnliches Aussehen angenommen hat, die Venen schmerzen und knotig hervortreten.

■ Lycopodium C6
Ein Fuß ist heiß, der andere kalt.

RÜCKENSCHMERZEN WÄHREND DER SCHWANGERSCHAFT
Kreuzschmerzen und Beschwerden im unteren Rückenbereich während der Schwangerschaft sind etwas ganz Normales; sie rühren daher, dass der wachsende Bauch als zusätzliches Gewicht an der Wirbelsäule zerrt und die Bänder sowie die Beckenknochen sich mit fortschreitender Schwangerschaft zu dehnen beginnen, um sich auf die Geburt vorzubereiten. Sie sollten beim Vornüberbeugen, Heben oder bei Drehbewegungen daher besonders vorsichtig sein, um die Wirbelsäule nicht noch mehr zu belasten; beim Stehen und Gehen sollten Sie Becken und Bauch so wenig wie möglich nach vorn schieben, damit das Kreuz nicht noch weiter durchgedrückt wird; und wenn Sie auf der Seite liegen, schieben Sie am besten ein Stützkissen unter Ihren Bauch, damit Ihr Rücken besser vom Gewicht entlastet wird.

Nehmen Sie das Mittel Ihrer Wahl viermal täglich, maximal sieben Tage lang:

■ Kalium carbonicum C6
Schwäche- und Müdigkeitsgefühl im Rücken, ziehende Schmerzen im mittleren und unteren Rückenbereich.

■ Belladonna C6
Rückenschmerzen, Hartspann im Unterleib, heißer Kopf.

■ Pulsatilla C6
Rückenschmerzen, Hartspann im Unterleib, Hitzegefühl im ganzen Körper, am schlimmsten in stickigen Räumen.

■ Nux vomica C6
Rückenschmerzen, Hartspann im Unterleib, dazu Frösteln.

Nehmen Sie folgende Mittel bei Rückenschmerzen aufgrund einer Verletzung oder großer Anstrengung:

- Arnica C30, alle zwei Stunden, maximal zehn Dosen, gefolgt von

- Rhus toxicodendron C6, alle sechs bis sieben Stunden, maximal sieben Tage lang, falls die Schmerzen weiterhin bestehen bleiben.

Schlafprobleme während der Schwangerschaft

siehe auch Schlafstörungen, ab S. 219

Sorgen wegen der Schwangerschaft, Angst vor der Entbindung, Sodbrennen, verstärkter Harndrang, allgemeines Unwohlsein, Bewegungen und Stöße des Babys im Mutterleib – all das und vieles mehr kann den Schlaf der werdenden Mutter stören. Kommt dann die Sorge um mangelnden Schlaf hinzu, verstärkt sich die Schlaflosigkeit womöglich noch, und ein Teufelskreis beginnt.

Nehmen Sie das Mittel Ihrer Wahl kurz vor dem Schlafengehen, danach stündlich, maximal fünf Nächte lang, falls das Einschlafen nicht gelingt oder Sie immer wieder aus leichtem Schlaf aufwachen:

- Coffea C30

Übergroße Aufregung oder Euphorie, geistig hellwach, tausend Gefühle und Gedanken schwirren durch den Kopf.

- Ignatia C30

Gefühl, als ob Sie wohl nie wieder richtig gut schlafen werden, vor allem, wenn Sie über irgend etwas sehr traurig sind.

- Aconitum C30

Schlafstörungen wegen starker Angstzustände.

Sodbrennen in der Schwangerschaft

Das betrifft fast die Hälfte aller Schwangeren. Das schwangerschaftserhaltende Hormon Progesteron bewirkt, dass die Muskeln am Mageneingang etwas erschlaffen; so kann gelegentlich Magensäure in die Speiseröhre zurückschwappen und dort Sodbrennen verursachen. Der Druck der Gebärmutter, die in späteren Stadien der Schwangerschaft von unten her den Magen hochstellt, kann das Problem noch verschlimmern.

Nehmen Sie das Mittel Ihrer Wahl viermal täglich, maximal sieben Tage lang:

■ Capsicum C6
Brennen hinter dem Brustbein, großer Durst, Trinken bewirkt, dass Sie sich schütteln müssen und Blähungen bekommen.

■ Colchicum C6
Anblick oder Geruch von Speisen verursacht Übelkeit, kaltes Gefühl in der Magengrube, Gier nach Sprudelgetränken.

■ Phosphorus C6
Großes Verlangen nach eiskalten Getränken, die aber erbrochen werden, sobald sie sich im Magen erwärmt haben, sowie Gier nach Salz.

■ Sulfur C6
Sodbrennen am schlimmsten gegen elf Uhr vormittags, beißendes Gefühl im Magen, Gier nach Süßem, deutlicher Durst, aber wenig Appetit, Milchtrinken verschlimmert das Sodbrennen.

Was Sie sonst noch tun können:
Nehmen Sie mehrmals am Tag kleine Mahlzeiten zu sich; das allein wird Ihnen bereits sehr helfen. Falls Sie unter nächtlichem Sodbrennen leiden, stellen Sie das Kopfende Ihres Bettes ein paar Zentimeter höher – allerdings nur, wenn Ihre Knöchel nicht geschwollen sind und Sie keine Krampfadern haben.

Übelkeit in der Schwangerschaft
Vielen Frauen, insbesondere Erstgebärenden, ist es im ersten Schwangerschaftsdrittel – vor allem im zweiten und dritten Monat – oft übel, und sie müssen sich erbrechen. Das kommt keines-

wegs immer nur am Morgen vor. Meist klingen diese Symptome in der 14. bis 16. Schwangerschaftswoche ab. Manche Schwangere leiden allerdings auch danach noch an »unstillbarem Erbrechen«, das zu schweren Störungen ihres Wasser- und Mineralstoffhaushalts führen kann und oft sogar eine Behandlung im Krankenhaus nötig macht.

Als erstes sollten Sie die unten genannten Tipps ausprobieren; wenn das nicht reicht, nehmen Sie eines der unten genannten Homöopathika ein oder befragen Sie eine erfahrene homöopathische Fachkraft. Falls Sie fast alle Ihre Mahlzeiten wieder erbrechen müssen, gehen Sie zum Arzt! Auf dem Markt sind verschreibungspflichtige Anti-Emetika (Mittel gegen Erbrechen; sie wirken über das Gehirn) erhältlich; viele Ärzte und Ärztinnen zögern jedoch, sie Schwangeren zu verschreiben, da sie auch starke Nebenwirkungen haben können.

Nehmen Sie das Mittel Ihrer Wahl alle zwei Stunden, maximal drei Tage lang:

■ Nux vomica C6
Übelkeit morgens am schlimmsten, Erbrechen kleiner Mengen von schleimdurchsetzter Nahrung.

■ Ipecacuanha C6
Unstillbares Erbrechen, alles wird wieder ausgespien, sowohl Flüssigkeiten wie auch feste Nahrung.

■ Pulsatilla C6
Übelkeit am Abend, die nachts langsam nachlässt.

■ Ferrum metallicum C6
Übelkeit ein paar Stunden nach der Mahlzeit, plötzlich kommt alles wieder hoch.

■ Sepia C6
Erbrochenes stark von milchigem Schleim durchsetzt, Gemütszustand vorwiegend melancholisch, reizbar, weinerlich.

■ Conium C6
Übelkeit, dazu Brüste hart und geschwollen.

■ Petroleum C6
Häufiges Sodbrennen, Übelkeit kann nur durch ständiges Essen unter Kontrolle gehalten werden; Schwangere muss auch nachts aufstehen, um zu essen, Aversion gegen Fleisch und Fett, Kohl verschlimmert Symptome.

■ Arsenicum album C6
Durchfall, brennendes Gefühl im Unterleib, Ruhelosigkeit, Erschöpfung.

■ Natrium muriaticum C6
Aversion gegen Brot, Fett und weiche, schlüpfrige Nahrungsmittel, Gier nach Salz, großes Durstgefühl.

■ Sulfur C6
Falls keines dieser Mittel auf Ihre Symptome zuzutreffen scheint.

Was Sie sonst noch tun können:
Essen Sie viele kleine Mahlzeiten, meiden Sie Fettiges und ruhen Sie sich so oft wie möglich aus. Wenn Sie unter Morgenübelkeit leiden, versuchen Sie es einmal mit einem trockenen Keks vor dem Aufstehen. Auch die Verwendung von frischem Ingwer beim Kochen kann Ihnen möglicherweise helfen.

Unterleibsschmerzen in der Schwangerschaft
In den ersten drei Monaten der Schwangerschaft, aber auch noch später, haben viele Schwangere das Gefühl, in ihrem Unterleib steche und kneife etwas. Manchmal wird der Schmerz als kolikähnlich beschrieben. Falls er länger als drei Stunden anhält, vor allem, wenn dabei auch Blutungen aus der Scheide auftreten, muss eine Bauchhöhlenschwangerschaft in Betracht gezogen werden; dann sollten Sie unverzüglich zum Arzt gehen!

Nehmen Sie das Mittel Ihrer Wahl alle 30 Minuten, bis zu maximal sechs Dosen:

■ Chamomilla C6
Kneifen hinter dem Nabel, Darm voller Blähungen, Symptome sind nach Ärger aufgetreten.

■ Nux vomica C6
Verstopfung, erfolgloses Drücken.

■ Belladonna C30
Darm fühlt sich an, als würde er von einer Hand zusammengekniffen; Leib heiß und aufgedunsen, Symptome verschlimmern sich durch Rütteln und Bewegung.

■ Colocynthis C6
Darm fühlt sich an, als sei er zwischen zwei Steinen eingezwickt, Schmerz lässt nach bei Vornüberbeugen oder kräftigem Druck auf den Unterleib.

VERDAUUNGSSTÖRUNGEN IN DER SCHWANGERSCHAFT
siehe auch Sodbrennen in der Schwangerschaft, S. 696

In den letzten Schwangerschaftsmonaten ist die Verdauung oft gestört, weil der Verdauungstrakt zusammen mit seinen Arterien und Venen von der sich ausdehnenden Gebärmutter beiseitegedrängt und gepresst wird.

Nehmen Sie das Mittel Ihrer Wahl 15 Minuten vor jeder Mahlzeit, maximal drei Tage lang:

■ Nux vomica C6
Mittel der ersten Wahl.

■ China C30
Falls Nux vomica nicht genügend hilft und es sich vor allem um Völlegefühl und Blähungen handelt.

■ Pulsatilla C6
Falls Sie vor allem keine fetten Speisen vertragen, erbrechen müssen und keinen Durst verspüren, Symptome in stickigen Räumen noch verschlimmert.

Verstopfung während der Schwangerschaft

siehe auch Verstopfung, S. 547 f.

Das schwangerschaftserhaltende Hormon Progesteron vermindert allgemein den Muskeltonus, hemmt also auch die Darmbewegungen; dazu drückt der wachsende Fetus auf den Dickdarm. Das Resultat ist fast unausweichlich eine zu langsame Passage des Darminhalts. Wenn Ihre Verstopfung nicht auf die nachstehenden Homöopathika oder Selbsthilfemaßnahmen anspricht, bitten Sie um ärztlichen Rat. Nehmen Sie aber auf gar keinen Fall irgendwelche Abführmittel ein – Sie könnten damit eine Fehlgeburt oder vorzeitige Wehen auslösen!

Nehmen Sie das Mittel Ihrer Wahl viermal täglich, maximal 14 Tage lang:

■ Nux vomica C6

Dumpfes Kopfweh, Völlegefühl im Enddarm, häufiger, aber wenig erfolgreicher Versuch des Stuhlgangs.

■ Sulfur C6

Harter, knubbeliger Stuhl, Darm nie richtig entleert, Hämorrhoiden oder Entzündung um den After.

■ Bryonia C6

Harter, trockener, verbrannt aussehender Stuhl, vor allem morgens, Unbehagen verschlimmert sich durch Bewegung und kalte Getränke, immer wieder Verlangen nach großen Mengen Flüssigkeit.

■ Sepia C6

Abgang von großem, hartem Stuhl, Enddarm fühlt sich an, als läge ein harter Ball darin, im Darm aufschießende Schmerzen.

■ Alumina C6

Kein Stuhldrang, bevor der Enddarm nicht ziemlich voll ist; auch weicher Stuhl lässt sich nur schwer herauspressen.

■ Lycopodium C6
Harter, kleinbolliger Stuhl, der sich nur schwer herausdrücken lässt, Darm wird nie richtig geleert, erfolgloses Pressen, reichlicher Abgang von Winden.

Was Sie sonst noch tun können:
Nehmen Sie mehr Flüssigkeit zu sich, und erhöhen Sie den Ballaststoffgehalt Ihrer Nahrung. Essen Sie viel Obst, vor allem Orangen und getrocknete Pflaumen. Bewegen Sie sich außerdem soviel wie möglich und unterdrücken Sie niemals Ihren Stuhldrang. Wenn das alles nicht genügend hilft, sollten Sie es mit Psylliumschoten oder Leinsamen versuchen; die korrekte Dosis: ein Teelöffel Schoten (zwei Teelöffel Leinsamen) in einer Tasse Wasser verrühren und sofort trinken, dann unbedingt noch zwei Tassen Wasser nachtrinken. Leinsamen können Sie auch über Nacht einweichen und unter Ihr Müsli oder in Ihren Jogurt zum Frühstück geben; dazu ebenfalls viel trinken, sonst quillt der Samen im Darm zu stark und verschlimmert die Verstopfung, statt ihr abzuhelfen. Psylliumschoten und Leinsamen bekommen Sie in guten Bioläden und Reformhäusern.

Entbindung und Wochenbett[4]

Immer mehr Frauen sind heute der Ansicht, eine Geburt sollte nicht im High-Tech-Stil abgewickelt werden, wenn nicht ganz besondere Gründe dafür sprechen. Eine Klinik ist zudem meistens ein recht wenig entspannender, lauter, nicht sehr einladender Ort, um ein Kind zur Welt zu bringen, auch wenn sie natürlich ihre Vorteile hat, wenn – was selten der Fall ist – lebensbedrohliche Situationen für Mutter oder Kind auftreten. Auf der anderen Seite ist eine ruhige, unter Aufsicht stattfindende Hausgeburt – wie anstrengend sie auch immer sein mag – für die Mutter doch weit weniger traumatisch; die Entbindung wird zu einem ganz besonderen Erlebnis und ist anscheinend auch besser fürs Baby als eine, die unter Einsatz hochtechnischer Mittel abläuft. Die Gefahr, dass die Mutter eine postpartale Depression bekommt, ist nach einer Hausgeburt viel geringer, und das Baby ist unter Umständen dadurch auch eher in der Lage, mit Stress fertig zu werden.

Sollten Sie in bezug auf bestimmte technische oder chirurgische Prozeduren oder Medikamente feste Vorstellungen haben, tun Sie gut daran, diese Dinge schon einige Zeit vor der Entbindung mit den Zuständigen in der Klinik bzw. Ihrem Geburtshelfer oder Ihrer Gynäkologin zu besprechen und Ihre Wünsche klar zu äußern. Sie sollten sich dabei auch gleich versichern, ob keine Einwände dagegen bestehen, wenn Sie Homöopathika einnehmen (irgendwelche Medikamente, die Ihnen gegebenenfalls verabreicht werden müssten, würden davon nicht beeinträchtigt).

Die Geburt

Im ersten Entbindungsstadium ziehen sich die Muskeln der Gebärmutter im unteren Bereich auseinander, um den Gebärmutterhalskanal – die Zervix – von null auf zirka zehn Zentimeter zu erweitern. Er wird dabei außerdem nach oben gezogen, so dass

---

4 Vergleiche dazu ausführlicher Dr. Andrew Lockie/Dr. Nicola Geddes, Frauenhandbuch der Homöopathie, München 2001.

Gebärmutter, Zervix und Scheide eine einzige, gerade Röhre bilden, den Geburtskanal.

Bei einer Erstgebärenden dauert die so genannte Eröffnungsperiode durchschnittlich zwölf Stunden, beim zweiten oder dritten Kind dann nur noch sechs. Feste Regeln gibt es dafür jedoch nicht – manchmal können es auch 24 Stunden sein, ein andermal vielleicht nur ein paar Minuten.

Während des so genannten Übergangsstadiums verändert sich der Wehenrhythmus, und die Zervix ist jetzt fast vollständig erweitert; die Intensität der Wehenschmerzen hat nachgelassen, und eine Pause, eine Stagnation tritt ein. Der Kopf des Babys muss sich jetzt wenden, um in die richtige Position gelangen und in den Geburtskanal rutschen zu können; wenn nicht, besteht die Gefahr, dass es im Becken stecken bleibt.

Dieses Übergangsstadium dauert ein paar Minuten, kann aber auch Stunden dauern. Geben Sie dem Gefühl, pressen zu müssen, auf keinen Fall nach, bevor die Hebamme Sie dazu anweist; Ihre Zervix könnte nämlich reißen, wenn Sie pressen würden, bevor der Kopf des Kindes hineingerutscht ist. Falls die Gefahr besteht, dass Ihre Vagina einreißt, wird die Hebamme unter örtlicher Betäubung einen Dammschnitt vornehmen. Bei guter Geburtsüberwachung und sanfter Massage der Dammregion ist das aber oft nicht notwendig.

Der Kopf des Kindes ist nun durch den Gebärmutterhalskanal gelangt und zum Austritt bereit – die so genannte Austreibungsperiode beginnt.

Dieses Stadium dauert bei Erstgebärenden gewöhnlich etwa eine Stunde, beim zweiten oder dritten Kind eine halbe. Ist es sehr viel länger, können Warnzeichen darauf hinweisen, dass es dem Baby zu viel wird.

Nicht jede Hebamme zeigt der Gebärenden, in welcher Position sie es am leichtesten hätte; doch kann es die Austreibungsperiode entscheidend beeinflussen, wenn Sie eine Gebärhaltung finden, die Ihnen besonders zusagt.

Sobald der Kopf des Kindes ausgetreten ist, folgen Schultern, Rumpf und Beine rasch nach. Dann kann Ihnen Ihr Baby auf den Bauch gelegt werden. Die Atmung wird angeregt, indem man die Atemwege des Kindes sanft von Schleim reinigt und seinen Kopf leicht nach unten drückt. Sie können es dann an die Brust legen. Es wimmert vielleicht ein wenig (oder auch nicht) und fängt mitunter sofort zu saugen an, manchmal schaut es sich aber auch erst ein bisschen um. Die Nabelschnur wird erst durchschnitten, wenn sie nicht mehr pulsiert, es sei denn, sie ist um den Hals des Kindes geschlungen. Das Saugen des Babys an der Brust regt die Produktion von Hormonen an, die bewirken, dass sich die Plazenta leichter von der Gebärmutter ablöst (das geschieht jedoch selbst ohne Stillreiz). Auch der Augenkontakt zwischen Mutter und Neugeborenem stimuliert, wie Studien ergaben, den Beginn der dritten Entbindungsphase.

Die Nachgeburtsperiode

Innerhalb von fünf bis 15 Minuten nach der Geburt des Babys beginnen Gebärmutterkontraktionen, durch die sich die Plazenta von der Gebärmutterwand löst und ausgestoßen wird (Nachgeburt). Passiert das nicht innerhalb einer halben Stunde nach der Entbindung, besteht die Gefahr, dass sich die Gebärmutter um den Mutterkuchen herum zusammenzieht. In diesem Fall müsste die Plazenta entweder manuell (mit der Hand) herausgelöst werden, oder es werden noch einmal Wehenmittel verabreicht.

Um allzu starke Blutungen nach der Entbindung zu verhüten, verabreichen die meisten Geburtshelfer der Gebärenden ein Oxytocin-Präparat, das die Gebärmutter wieder zusammenzieht, und zwar bereits, sobald der Kopf des Kindes in die Scheidenöffnung getreten ist. Oxytocin ist ein Hormon der Hirnanhangdrüse, das den Milchfluss und die Gebärmutter-Rückbildung nach der Entbindung stimuliert. Eine solche Injektion ist auf jeden Fall notwendig, wenn die Frau unter Epiduralanästhesie oder gar Vollnarkose gebiert, denn dann kann sich ihre Gebärmutter nur schwerlich spontan zurückbilden. Auch bei exzessiven Blutungen sollte diese Injektion verabreicht werden und nicht zuletzt dann, wenn Mutter und Kind sofort nach der Entbindung getrennt werden.

Die Untersuchung des Neugeborenen

Nach der Geburt wird das Baby von der Hebamme oder dem Geburtshelfer bzw. der Gynäkologin gewogen, gemessen und mehrmals hintereinander untersucht, meist nach dem APGAR-Schema (so benannt nach seiner Erfinderin, der Anästhesistin Virginia Apgar); dabei werden Atmung, Puls, Grundtonus, Aussehen und Reflexe nach einem Punktesystem bewertet. Eine gründlichere Untersuchung folgt dann später. Man schaut dem Baby in den Mund, untersucht die Genitalien, den After, die Finger und Zehen, den Rücken und den Nabel sowie Hüften und Füße.

Nach der Entbindung

Ist das Baby erst einmal versorgt, werden Sie am ganzen Körper gewaschen oder können, falls Sie dazu im Stande sind, eine Dusche nehmen. Ihr Vaginalbereich tut weniger weh und heilt leichter, wenn Sie ihn in einer Arnika-Tinktur baden: zehn Tropfen Tinktur auf einen Viertelliter warmes Wasser. Danach schlafen Sie erst einmal eine Runde oder ruhen sich zumindest gut aus. Gut gemeinte Besuche oder auch Telefonanrufe können Sie zu diesem Zeitpunkt allzu sehr erschöpfen.

In den Tagen unmittelbar nach der Entbindung setzt der so genannte Wochenfluss ein; dabei wird ein Gemisch aus Blut, Flüssigkeit und Schleim aus der Gebärmutter ausgestoßen. Nachwehen sind dabei nichts Ungewöhnliches; sie können um so stärker sein, je leichter die Geburt vonstatten ging. Es ist ganz normal, wenn Sie sich jetzt sehr matt und steif fühlen. Manche Frauen schwitzen in diesen Tagen auch stark. Innerhalb von zwölf bis 15 Tagen bildet sich die Gebärmutter wieder zu ihrer normalen Größe zurück. Nach einem Dammschnitt oder -riss kann es mehrere Wochen dauern, bis die Scheiden- und Dammregion ganz ausgeheilt sind.

Die Menstruation setzt gewöhnlich sechs bis acht Wochen nach der Entbindung wieder ein; wenn Sie Ihr Kind stillen, kann das auch mehrere Monate dauern. Sollten Sie irgendwie beunruhigt sein, holen Sie ärztlichen Rat ein.

Das Stillen

Muttermilch enthält alles, was Ihr Baby braucht, in idealer Zusammensetzung: nicht nur Kohlenhydrate, Proteine, Fette, Vitamine und Mineralstoffe, sondern auch Antikörper gegen vielerlei

Infektionen, einschließlich solcher, die Durchfall verursachen können. Darüber hinaus mehren sich die Beweise dafür, dass Stillen über vier bis sechs Monate hilft, Allergieentwicklungen beim Baby zu verhindern, vor allem dann, wenn eine erbliche Disposition dazu besteht. Plötzlicher Kindstod, Verstopfung, Magen-Darm-Störungen, Krampfanfälle infolge von Kalziummangel und späterer Zahnverfall kommen bei Kindern, die einige Monate lang gestillt werden, ebenfalls seltener vor als bei Flaschenkindern.

In den ersten 24 Stunden nach der Entbindung sollten Sie, wenn irgend möglich, Ihrem Kind auf alle Fälle die Brust geben; das ist für das Baby das Allerbeste. Die Vormilch (Kolostrum) ist zwar ziemlich wässrig, enthält aber sehr viele schützende Antikörper. Während Ihr Baby saugt und mit den Lippen dabei die Areola (den dunkel gefärbten »Warzenhof«) stimuliert, werden Signale an Ihre Hirnanhangdrüse geschickt, die sie zur Produktion des Hormons Oxytocin veranlassen. Dieses Hormon wiederum regt die Milchdrüsen in Ihrer Brust an, Milch zu produzieren. Die eigentliche Muttermilch schießt am zweiten oder dritten Tag ein; es überkommt Sie dann eventuell manchmal ein Frösteln oder Sie bemerken, dass Ihr Wochenfluss nachlässt.

Stillen Sie, wenn Sie irgend können, nach Bedarf; andernfalls riskieren Sie, dass Ihre Milchproduktion nachlässt oder ganz aufhört.

Wenn Sie absolut nicht stillen können oder dürfen, sollten Sie deswegen auf keinen Fall verzweifeln oder sich in Schuldgefühle stürzen. Wenn irgend möglich, versuchen Sie es jedoch zuerst einmal! Durchaus nicht jede Frau kann gleich stillen, als hätte sie ihr Leben lang nichts anderes getan. Es gibt dabei ein paar Tricks zu beachten; fragen Sie also Ihre Hebamme oder die Krankenschwester und lassen Sie sich auch nicht vom Stillversuch abhalten, nur weil irgend jemand in der Klinik behauptet, Sie hätten »nicht genügend Milch« (das kommt tatsächlich nur selten vor, wird aber immer noch zu vielen Müttern weisgemacht).

Probleme während und nach der Entbindung von A bis Z

Appetitveränderungen

Eigenartige Essgelüste oder Schwierigkeiten, den Appetit zu zügeln, hängen mit den Hormonveränderungen zusammen, die stattfinden, sobald die Schwangerschaft beendet ist und der Körper sich aufs Stillen vorbereitet.

Nehmen Sie das Mittel Ihrer Wahl alle zwölf Stunden bis maximal drei Tage lang:

▪ Natrium muriaticum C30
Gier nach Salz und salzigem Essen.

▪ Lycopodium C30
Gier nach Zucker und süßem Essen.

▪ Pulsatilla C30
Verdauungsstörungen nach fettem Essen.

Falls Sie Probleme damit haben, Ihr Gewicht wieder zu normalisieren, sollten Sie sich erheblich mehr bewegen und Ihren Salz-, Fett- und Kohlenhydrat-Konsum einschränken. Empfehlenswert ist außerdem eine homöopathische Konstitutionstherapie. Bis dahin kann Ihnen vielleicht eines der nachfolgenden Mittel helfen.

Nehmen Sie das Mittel Ihrer Wahl viermal täglich bis maximal sieben Tage lang:

▪ Sulfur C6
Schier unersättlicher Appetit, Ihnen ist heißer als gewöhnlich, morgens als erstes Durchfall.

▪ Sepia C6
Keine Gewichtsabnahme zu verzeichnen, Verstopfung, Frösteln, Reizbarkeit und Apathie.

■ Natrium muriaticum C6
Wassereinlagerungen (Ödeme) und Gier nach Salz.

■ Calcium carbonicum C6
Kein Gewichtsverlust, vor allem, wenn Sie außerdem blass sind und zu Frösteln, Schwitzen und Unbeholfenheit neigen.

Blutungen nach der Entbindung

In der Entbindungsklinik werden Hormonpräparate verabreicht, um schwere postpartale Blutungen zu stoppen. Sollten Sie nicht in der Klinik sein, rufen Sie unverzüglich den Notarzt; außerdem sollten Sie eines der nachstehenden Homöopathika einnehmen.

Nehmen Sie das Mittel Ihrer Wahl, alle fünf Minuten, bis zu maximal sechs Dosen:

■ Secale C30
Mittel der ersten Wahl.

■ Pulsatilla C30
Abgang von dunklem, geronnenem Blut, Wehen gehen weiter.

■ Crocus C30
Schwere Blutung, Rückenschmerzen wie bei der Menstruation, Kitzeln im Scheidenbereich, der Körper fühlt sich an, als würde er immer größer.

■ China C30
Erschöpfung infolge Blutverlust während der Wehen.

■ Ipecacuanha C30
Ständige schwere Blutung, hellrotes Blut, Übelkeit und Erbrechen, Sie fühlen sich kalt und klamm, müssen nach Luft schnappen.

■ Chamomilla C30
Immer wieder Abgang von dunklen Blutklumpen, Blutungen von Zornesausbrüchen begleitet.

■ Ferrum metallicum C30
Hellrotes Blut, das rasch gerinnt, Puls hart und voll, Gesicht brennendheiß.

■ Sabina C30
Leiseste Bewegung verursacht Blutung, Blut mit Flüssigkeit vermischt, manchmal dunkel und geronnen, dann wieder hellrot.

■ Belladonna C30
Schwere Blutung, immer wieder Nachwehen, Blut heiß und hellrot, Druckgefühl im Unterleib.

Dammriss/Dammschnitt

Überdehnung, Risse, Schnitte und Nähte in dieser Region heilen manchmal nur langsam ab. Baden Sie die Genitalregion jeden Tag in einer Calendula-Lösung (zehn Tropfen Urtinktur auf 1/4 Liter warmes Wasser). Ein Dammschnitt muss ebenso sorgfältig vernäht werden wie jede andere Operationswunde. Sollten Sie Probleme mit der Naht, der Heilung oder gar das Gefühl haben, Ihre Scheide sei zu eng zugenäht worden, sprechen Sie ohne Umschweife mit dem zuständigen Arzt.

Nehmen Sie folgendes Mittel viermal täglich, bis es Ihnen wieder bessergeht, maximal zehn Tage lang:

■ Arnica C30

Erschöpfung

Nach der ungeheuren Anstrengung des Gebärens sind die allermeisten Frauen erst einmal völlig erschöpft, steif und emotional »ausgepowert«; das ist vollkommen normal. Ausruhen und Stille sind die besten Heilmittel. Außerdem kann Ihnen eines der nachfolgend genannten Mittel nutzen. Sollten Sie sich nach drei Tagen noch nicht besser fühlen, ohne dass weitere Komplikationen aufgetaucht sind, sprechen Sie mit Ihrer homöopathischen Fachkraft.

Nehmen Sie das Mittel Ihrer Wahl viermal täglich, maximal drei Tage lang:

■ China C30
Erschöpfung nach starkem Schwitzen oder Blutverlust.

■ Carbo vegetabilis C30
Erschöpfung, begleitet von starkem Schwitzen.

■ Calcium carbonicum C30
Erschöpfung, begleitet von Haarausfall.

■ Sepia C30
Aufgedunsener Unterleib, nach unten ziehende Schmerzen.

■ Colocynthis C30
Aufgedunsener Unterleib, Unterbauchkrämpfe.

HÄMORRHOIDEN
siehe auch Hämorrhoiden, S. 539 f.; Hämorrhoiden während der Schwangerschaft, S. 691

Sie entstehen durch extremen Druck auf die Venen des Beckenraums.

Sollte das nachstehend genannte Mittel nicht innerhalb von drei Tagen helfen, sprechen Sie mit Ihrer homöopathischen Fachkraft.

Nehmen Sie folgendes Mittel alle vier Stunden, maximal drei Tage lang:

■ Pulsatilla C6.
Harn-Inkontinenz.

Manche Frauen verlieren vorübergehend die Kontrolle über ihren Blasenschließmuskel, weil die Beckenbodenmuskulatur bei der Entbindung allzu sehr strapaziert wurde. Den Harnstrahl beim Wasserlassen mehrmals anzuhalten, kann Ihnen helfen, das Problem zu überwinden. Sollte es Ihnen trotz eifrigen Übens und Einnahme des nachstehend genannten Mittels innerhalb von drei Tagen nicht besser gehen, sprechen Sie am besten mit Ihrer homöopathischen Fachkraft.

Nehmen Sie folgendes Mittel viermal täglich, maximal drei Tage lang:

- Belladonna C30.

Kindslage-Anomalien

Normalerweise rutschen Babies mit dem Kopf voran, das Gesicht dem mütterlichen Rücken zugewandt, aus dem Geburtskanal. Anomal ist die Kindslage, wenn das Baby mit dem Gesicht Richtung Bauch herauswill oder sich in den letzten paar Schwangerschaftswochen nicht wie üblich mit dem Kopf nach unten wendet. Eine solche Lageanomalie kann die Wehen erheblich verlängern und extrem starke Rückenschmerzen auslösen; die Beckenendlage (mit dem Po voraus) kann die Geburt äußerst schwierig gestalten, da das Gesäß den Geburtskanal nicht genügend erweitert, als dass der Kopf des Babys problemlos nachrutschen könnte. In diesem Fall und bei anderen anomalen Kindslagen muss unter Umständen eine Schnittentbindung vorgenommen werden.

Nehmen Sie folgendes Mittel einmal alle 60 Minuten, bis zu maximal drei Dosen:

- Pulsatilla C30.

Langdauernde Wehen

Nehmen bzw. geben Sie das Mittel Ihrer Wahl alle 15 Minuten, bis zu maximal sieben Dosen:

- Secale C30

Mutter erschöpft, Gebärmuttermuskulatur nicht mehr zum Pressen fähig, Verdacht auf Totgeburt.

- Pulsatilla C30

Schwere Rückenschmerzen, Gebärmuttermuskulatur erschöpft, Mutter von starker Konstitution; oder aber bei Sorge, das Baby könnte tot zur Welt kommen.

■ Opium C30
Wehen hören infolge emotionaler Aufregung plötzlich auf; Gesicht der Gebärenden rot, heiß und geschwollen.

■ Hyoscyamus C30
Gebärende im Delirium.

■ Belladonna C30
Puls dünn und starr, Wehen langsam und schwerfällig, Druck auf Steißbein schwillt an und ab.

■ Gelsemium C30
Eröffnungsphase verlängert, weil der Muttermund rund, hart, dick, rigide und nicht erweitert ist.

■ Kalium phosphoricum C30
Lange, schwache, erfolglose Wehentätigkeit bei Mutter, die selbst in ihren besten Zeiten zu nervöser Erschöpfung neigt.

■ Natrium muriaticum C30
Wehen schwach, dann ganz aufhörend, Gebärende sehr traurig, voll böser Vorahnungen.

■ Nux vomica C30
Entbindung geht nicht voran, trotz heftiger, sehr schmerzhafter Wehen, begleitet von starkem Harn- oder Stuhldrang, Mutter sehr ungeduldig und reizbar.

Nachwehen
Sie sind ein Zeichen dafür, dass die Gebärmutter sich nun wieder zusammenzieht und auf ihre normale Größe schrumpft. Die Beschwerden sind oft um so größer, je leichter das Gebären selbst vonstatten ging. Falls die nachstehend genannten Homöopathika innerhalb von 24 Stunden keinen Erfolg zeitigen, sollten Sie sich mit Ihrer Hebamme bzw. dem Arzt oder der Ärztin in Verbindung setzen-, wenn Sie Fieber bekommen sollten, spätestens nach zwölf Stunden.

Nehmen Sie das Mittel Ihrer Wahl alle zwei Stunden, bis zu maximal zehn Dosen:

- Coffea C30

Schneidende Schmerzen, vor allem, wenn die Mutter überempfindlich ist und sehr wenig geschlafen hat.

- Nux vomica C6

Nachwehen begleitet von häufigem Harn- oder Stuhldrang.

- Chamomilla C6

Nachwehen durch Kaffeetrinken verschlimmert.

Plazenta-Retention

Normalerweise wird die Plazenta innerhalb einer halben Stunde nach der Geburt als so genannte Nachgeburt ausgestoßen, eventuell auch früher, falls der Frau spezielle Hormonpräparate verabreicht werden. Die nachfolgend genannten Homöopathika fördern das Zusammenziehen der Gebärmutter und das Austreiben der Nachgeburt.

Nehmen Sie das Mittel Ihrer Wahl alle fünf Minuten, bis zu maximal zehn Dosen:

- Pulsatilla C30

Immer wieder neu einsetzende Blutungen, Harnverhalten, Unterbauch heiß, gerötet, wund und sehr schmerzempfindlich, vor allem, wenn die Frau ein sanftes Gemüt hat und zum Weinen neigt.

- Secale C30

Das Gefühl, etwas wolle aus der Gebärmutter heraus, bleibt bestehen, trotz schmerzhafter, starker, andauernder, aber erfolgloser Nachwehen; Gebärmuttermuskulatur irgendwann nicht mehr zu Kontraktionen fähig; Frau wirft die Bettdecke ab und verlangt nach frischer Luft.

■ Belladonna C30
Die Vagina fühlt sich heiß und trocken an, starke Blutung, Gesicht der Frau gerötet; sie stöhnt, ist sehr gestresst und reagiert empfindlich auf das leiseste Schütteln.

■ Platinum C30
Vulva und Vagina extrem empfindlich, schwere Unterleibskrämpfe, ständiger Abgang von dunklem Blut.

Postpartale Depression

siehe auch Depressionen, S. 198 ff.

Viele Frauen fühlen sich nach einer Entbindung erst einmal sehr depressiv oder haben starke Stimmungsschwankungen, und das aus vielen Gründen – den hormonellen Veränderungen, großer Müdigkeit (möglicherweise auch deshalb, weil ihr Blutzuckerspiegel stark abgesunken ist), früheren postpartalen Depressionen, Sorgen darum, ob sie mit dem Baby wohl alles gut schaffen werden, finanziellen Problemen, der plötzlichen Erkenntnis, dass das Leben jetzt endgültig eine Wendung genommen hat... Zunächst ist ein solcher »Baby-Blues« oder »Heultag« eine ganz natürliche Reaktion auf die völlig veränderte Situation. Bei manchen Frauen bleibt die Depression jedoch weitaus länger als nur ein paar Wochen bestehen und kann ihnen ihr Leben ungemein erschweren. Zu den Symptomen der postpartalen Depression gehören Müdigkeit und Erschöpfung, Zu- oder Abnahme des Appetits, das Gefühl, zu versagen, Aggressionen gegenüber dem Baby, wenn es schreit oder weint, anschließend Schuldgefühle, Rückzug von der Familie, dem Freundeskreis und sozialen Kontakten aller Art, und nicht zuletzt das Empfinden, alles sei irgendwie irreal und die ganze Welt nichts als ein Kartenhaus. Falls außerdem noch ein ständiges Kältegefühl, Veränderungen der Kopf- oder Körperbehaarung, Gewichtszunahme und generelle Verlangsamung des Denkens hinzukommen, könnte auch eine Schilddrüsenerkrankung dahinter stecken (siehe Schilddrüsenprobleme, S. 617 f.). Bei postpartalen Depressionen ohne Schilddrüsenbeteiligung können Sie ein Mittel aus der nachfolgenden Liste auswählen. Sollte sich innerhalb einer Woche keine Besserung zeigen, muss der Arzt bzw. die Ärztin oder eine erfahrene homöopathische Fachkraft um Rat gefragt werden.

Nehmen Sie das Mittel Ihrer Wahl viermal täglich, maximal drei Tage lang:

■ Sepia C30
Keinerlei Interesse an irgend etwas, am allerwenigsten Sex; Müdigkeit, Reizbarkeit, Frösteln, Verstopfung, gelblichbraune Verfärbung über dem Nasensattel, sehr positive Empfindungen während der Schwangerschaft, jetzt hingegen sehr negative.

■ Belladonna C30
Aufgeregtes, teils unverständliches Sprechen, Gesicht heiß und gerötet, starrer Blick.

■ Hyoscyamus C30
Ständig obszöne Gedanken, ungewöhnliche Gesprächigkeit, gesteigertes Misstrauen, unangemessene Heiterkeitsausbrüche; Frau bricht Treffen abrupt ab und läuft fort.

■ Ignatia C30
Postpartale Depression, die durch Trauer entstand.

■ Pulsatilla C30
Sehr nah »am Wasser gebaut«, keinerlei Durst, Symptome verschlimmern sich bei Hitze.

■ Natrium muriaticum C30
Rückzug in sich selbst, Reizbarkeit, Schuldgefühle und das Empfinden, einen großen Fehler gemacht zu haben; die Frau weist jeglichen Trost ab und möchte nur in Ruhe gelassen werden.

Was Sie sonst noch tun können:
Leichtere postpartale Depressionen können Sie in den Griff bekommen, wenn Sie mehr schlafen und ab und zu auch ohne das Baby aus dem Haus gehen. Unterdrücken Sie Ihre Gefühle nicht, sondern sprechen Sie unbedingt mit einer vertrauten Person da-

rüber! Helfen kann Ihnen unter Umständen auch die zusätzliche Einnahme von Zinkpräparaten sowie die Diät zur Senkung des Blutzuckerspiegels, die Sie etwa einen Monat lang machen sollten.

Stillprobleme

Sind die Brüste sehr voll, tut sich das Baby manchmal schwer mit dem Saugen; das Problem lässt sich aber leicht lösen, wenn Sie vor dem Stillen etwas Milch herausdrücken. Manchmal ist die Muttermilch zu wässrig oder hat einen salzigen oder bitteren Geschmack, der dem Baby nicht behagt. Das kommt vor, wenn die Mutter emotional sehr gestresst ist, an Unterernährung leidet oder sehr salzige bzw. scharfgewürzte Nahrung, starken Tee, Kamillentee oder Medikamente zu sich nimmt, die der Muttermilch einen unangenehmen Geschmack verleihen. Manchmal braucht die junge Mutter selbst auch die Zuwendung einer mütterlichen Person (ihrer eigenen Mutter zum Beispiel), um genügend Milch produzieren zu können. Manchmal treten Stillschwierigkeiten erst beim dritten oder vierten Kind auf. Eine homöopathische Konstitutionsbehandlung kann manchmal sehr nützlich sein. Bis dahin können Sie aber auch eines der im Folgenden noch genannten Mittel probieren.

Baby verweigert Muttermilch oder muss erbrechen

Nehmen Sie selbst das Mittel Ihrer Wahl viermal täglich, maximal drei Tage lang:

- Calcium carbonicum C30

Muttermilch von schlechter Qualität, Mutter übergewichtig, Neigung zu Frösteln und Schweißausbrüchen.

- Borax C30

Vornüberbeugen oder Bücken beim Stillen bringt Baby zum Schreien.

- Silicea C30

Wenn das Baby dünn ist, einen großen, verschwitzten Kopf hat und nach dem Füttern erbrechen muss.

■ Aconitum C30
Plötzlich einsetzende, exzessive Milchproduktion bei einer jungen, gesunden Mutter.

■ Bryonia C30
Brüste sind hart und geschwollen.

■ Pulsatilla C30
Exzessive Milchproduktion bei junger, schüchterner und zu Tränenausbrüchen neigender Mutter.

Übervolle Brüste
Wenn das Baby die Brust nicht (mehr) annimmt oder Sie abstillen wollen, können die mit Milch prallgefüllten Brüste oft wehtun. Zwar bringt es sofortige Erleichterung, die Milch herauszudrücken bzw. abzupumpen; Sie sollten jedoch auch eines der nachstehend genannten Homöopathika einnehmen.

Nehmen Sie das Mittel Ihrer Wahl alle vier Stunden, bis Brustschwellungen und -schmerzen zurückgegangen sind:

■ Pulsatilla C30
Bei Neigung zu Tränenausbrüchen, Empfindlichkeit gegenüber Kälte und Aversion gegen stickige Räume.

■ Calcium carbonicum C30
Bei extremer Kälteempfindlichkeit, kalten Schweißausbrüchen und Neigung zu Übergewicht.

Erschöpft vom Stillen
Das ist zwar recht ungewöhnlich, kann aber vorkommen, denn schließlich ist mit dem Stillen auch ein gewisser Flüssigkeitsverlust verbunden – vom Schlafverlust ganz abgesehen. Zusätzlich zum nachfolgend genannten Mittel sollten Sie abends immer etwas Milch abpumpen, so dass Ihr Partner eine der nächtlichen Fütterungen übernehmen kann.

Nehmen Sie folgendes Mittel alle vier Stunden, bis zu maximal zehn Dosen:

- China C30.

Harte Brüste
Nehmen Sie das Mittel Ihrer Wahl alle 60 Minuten, bis zu maximal zehn Dosen:

- Bryonia C30
Bei Verdacht auf Brustabszess oder Mastitis.

- Belladonna C30
Bei Verdacht auf Brustabszess oder Mastitis, dabei rote Streifen auf der Brust.

- Calcium carbonicum C30
Falls weder Bryonia noch Belladonna helfen.

Milchfluss hört auf
Nehmen Sie das Mittel Ihrer Wahl viermal täglich, maximal drei Tage lang:

- Agnus castus C6
Mittel der ersten Wahl bei versiegendem Milchfluss.

- Dulcamara C6
Falls Agnus castus nichts hilft und/oder der Milchfluss nach Kälteeinfluss versiegt, die Brüste geschwollen, wund und schmerzempfindlich sind.

- Pulsatilla C6
Falls Dulcamara nichts hilft.

- Ignatia C6
Milchfluss versiegt infolge von Trauer.

- Chamomilla C6
Milchfluss versiegt infolge von Ärger.

- Aconitum C30
Milchfluss versiegt nach Schock oder Schreck.

■ Hyoscamus C6
Milchfluss versiegt wegen Eifersucht.

■ Coffea C6
Milchfluss versiegt infolge von extremer Freude.

Wunde oder aufgesprungene Mamillen (Brustwarzen)
Spülen Sie die Mamillen nach dem Stillen jedes Mal mit Arnica-Tinktur (zehn Tropfen Urtinktur auf 1/4 Liter abgekochtes, kühl gestelltes Wasser); trocknen Sie sie dann sorgsam ab und salben Sie sie mit Calendula-Creme (aus der Apotheke oder einer guten Drogerie). Außerdem sollten Sie eines der nachstehenden Homöopathika einnehmen.

Nehmen Sie das Mittel Ihrer Wahl alle vier Stunden, bis zu maximal sechs Dosen:

■ Chamomilla C6
Mamillen entzündet und sehr berührungsempfindlich.

■ Ignatia C6
Wunde Mamillen, vor allem, wenn Kummer und Trauer hinzukommen.

■ Pulsatilla C6
Wunde Mamillen, vor allem bei Neigung zu Tränenausbrüchen und Schüchternheit.

■ Aconitum C6
Schmerzen und Wundgefühl, durch Kälteeinfluss verschlimmert.

■ Sulfur C6
Aufgesprungene Mamillen, die stechenden, brennenden Schmerz verursachen.

■ Graphites C6
Mamillen wund, aufgesprungen und mit Bläschen bedeckt.

■ Calcium carbonicum C6
Aufgesprungene Mamillen, dabei starke Milchproduktion und schwere Brüste, Milch jedoch von schlechter Qualität, das Baby mag sie nicht.

■ Silicea C6
Geschwüre an den Mamillen.

Nehmen bzw. verabreichen Sie das Mittel Ihrer Wahl alle fünf Minuten, bis zu maximal zehn Dosen:

■ Coffea C30
Normaler Geburtsverlauf, doch fast unerträgliche Wehenschmerzen; die Frau schreit laut vor Schmerz und ist zwischen den Wehen nervös und ruhelos.

■ Nux vomica C30
Wehen begleitet von häufigem Harn- und Stuhlgang; die Frau ist sehr reizbar und ungeduldig.

■ Belladonna C30
Mutter schier außer sich, redet unverständliches Zeug, ihre Glieder zucken, ihr Blick ist starr.

Nehmen bzw. verabreichen Sie folgende Mittel nach einer Epiduralanästhesie:

■ Arnica C30, alle halbe Stunde, bis zu maximal sieben Dosen, gefolgt von

■ Hypericum C6, alle vier Stunden, maximal fünf Tage lang.

Säuglinge und Kleinkinder

Zweifelsohne haben Kinder, die mit Muttermilch gefüttert werden, den besten Start ins Leben. Die »eigentliche« Muttermilch schießt jedoch nicht sofort, nachdem das Baby geboren ist, in die Brust ein. Bis zu etwa drei Tage nach der Entbindung sondern die Milchdrüsen vielmehr eine klare, gelbliche Flüssigkeit ab, die so genannte Vormilch (Kolostrum). Mit ihr bekommt das Baby wertvolle Antikörper und Hormone. Wenn es an der Brust saugt, werden größere Mengen des Hormons Oxytocin aus der mütterlichen Hirnanhangdrüse freigesetzt; sie stimulieren den Milchfluss und sorgen dafür, dass sich die Gebärmutterwände wieder zusammenziehen.

Die Zusammensetzung der Mineralstoffe, Vitamine, Proteine und anderer Nährstoffe in Kuhmilch ist hingegen für Säuglinge nicht ideal. Sie enthält erheblich mehr Natrium, Kalium, Magnesium, Kalzium und Phosphor, als das Baby tatsächlich braucht, dazu dreimal soviel Proteine (was die Säuresekretion im Magen des Säuglings zu stark anregt und zu Verdauungsstörungen sowie übermäßigem Wachstum schädlicher Bakterien führt), andererseits aber nur ein Drittel des benötigten Vitamins C und ein Zehntel des Vitamins D.

Bei der Geburt ist der Kopf des Kindes, im Vergleich zum Körper, außerordentlich groß: Er nimmt etwa ein Viertel der gesamten Körperlänge ein, und zwar deshalb, weil sich das menschliche Gehirn erheblich vor dem Rest des Körpers entwickeln muss. Zum Zeitpunkt der Geburt hat das Gehirn etwa ein Viertel des Gewichts, das es im Erwachsenenalter besitzen wird; zu Ende des sechsten Lebensmonats sind es bereits 50 Prozent, zu Ende des zwölften schon rund 60 Prozent. Der Körper hingegen wiegt bei der Geburt nur fünf Prozent dessen, was er mit zirka 18 bis 20 Jahren einmal wiegen wird; das Gewicht verdoppelt sich allerdings in den ersten sechs und verdreifacht sich in den ersten zwölf Lebensmonaten. Der Kopfumfang wird meist drei bis vier Tage nach der Geburt gemessen; er dient dann als Maßstab dafür, wie das Kind wächst und ob es irgendwelche Anomalien aufweist.

Wie rasch sich ein Kind entwickelt, erkennt man am leichtesten daran, wie es sich in seiner Umgebung umschaut. In den ersten paar Lebenswochen reagiert ein normalsichtiges Kind auf Objekte, die etwa 20 Zentimeter von seinem Gesicht entfernt sind. Im Alter von drei Monaten kann es seine Augen bereits so koordinieren, dass es im Stande ist, langsam sich bewegende Gegenständen mit dem Blick zu verfolgen, vorausgesetzt, sie sind nicht weiter als rund 30 Zentimeter von seinem Gesicht entfernt. Im vierten Lebensmonat können die Augen sich vollständig an unterschiedliche Entfernungen akkommodieren. Mit sechs Monaten schaut das Baby Objekte mit großer Aufmerksamkeit an, bis sie sich aus seinem Gesichtsfeld herausbewegen; dann »vergisst« es sie. Die Erkenntnis, dass Menschen und Gegenstände auch dann noch weiterexistieren, wenn sie nicht mehr zu sehen sind, kommt erst sehr viel später. Im Alter von zwölf Monaten schließlich kann das Kind vertraute Menschen erkennen, sobald sie etwa sechs Meter von ihm entfernt sind.

Selbst Neugeborene folgen bereits bestimmten Geräuschen mit den Augen. In verschiedenen Versuchen hat sich herausgestellt, dass Säuglinge sehr viel stärker auf die menschliche Stimme als auf Töne oder Haushaltsgeräusche reagieren. Das bedeutet, sie verfügen offenbar über eine angeborene Fähigkeit, die Sprechstimme von anderen Lauten zu unterscheiden – unabdingbar für das Sprechenlernen. Die ersten als solche erkennbaren Silben sind meist gegen Ende des ersten Lebensjahres zu vernehmen; davor lallen und brabbeln die Kinder gewöhnlich nur vor sich hin, um schon einmal Sprachrhythmen und -melodien auszuprobieren. Andere Versuche ergaben wiederum, dass auch sehr winzige Säuglinge schon ein ausgezeichnetes olfaktorisches (Riech-)Gedächtnis besitzen – sie erkennen die Mama am Geruch.

Kinder-Früherkennungs-Untersuchungen

Nach dem Vorsorgeprogramm der gesetzlichen Krankenkassen haben Kinder bis zur Vollendung des vierten Lebensjahres Anspruch auf neun kostenlose ärztliche Untersuchungen (Ul bis U9), bei denen ihre Entwicklung begutachtet wird und eventuelle Anomalien rechtzeitig erkannt werden können. Jedes Kind, das bei der Mutter oder dem Vater mit krankenversichert ist, kann und sollte zu diesen Untersuchungen gebracht werden, denn sie sind für die Überwachung seiner Gesundheit sehr wertvoll.

Im einzelnen werden folgende Untersuchungen vorgenommen:

U1: Erstuntersuchung: in aller Regel direkt nach der Geburt in der Entbindungsklinik; bei Hausgeburt ohne Anwesenheit eines Geburtshelfers oder einer Gynäkologin kann auch die Hebamme oder der Entbindungspfleger diese Untersuchung durchführen.
U2: Basisuntersuchung zwischen dem 3. und 10. Lebenstag, muss vom Arzt oder von der Ärztin durchgeführt werden.
U3: (kinder)ärztliche Untersuchung in der 3. bis 6. Lebenswoche.
U4: (kinder)ärztliche Untersuchung im 2. bis 4. Lebensmonat.
U5: Im 6. bis 7. Lebensmonat,
U6: im 9. bis 12. Lebensmonat,
U7: im 20. bis 24. Lebensmonat,
U8: zwischen dreieinhalb und vier Jahren,
U9: mit fünf Jahren.

Bei diesen Untersuchungen werden auch Früherkennungstests auf angeborene Stoffwechselstörungen (Phenylketonurie, Hypothyreose, zystische Fibrose) sowie eine Beratung über Rachitis- und Impfprophylaxe durchgeführt. Alle Untersuchungsergebnisse werden in einem eigenen Heft zusammengefasst; die Eltern bekommen außerdem einen Impfpass für ihr Kind ausgehändigt, den sie gut aufbewahren sollten.

Zwischen der 16. und der 28. Lebenswoche ist die Entwicklung des Babys besonders gut zu beobachten. Dann entwickeln sich nämlich die Hals- und Rumpfmuskeln; das Kind beginnt, sich aufzusetzen, umherzuschauen und gelegentlich nach Objekten in der Nähe zu grapschen. Bis zur 40. Lebenswoche können die meisten Kinder schon sehr gut krabbeln und streben gern aus Wiege, Kinderwagen oder Laufställchen heraus. Kurz danach machen sie gewöhnlich ihre ersten wackeligen Stehversuche, auch wenn sie meist erst mit einem Jahr ohne Stütze stehen können.

Worauf Sie beim Säugling besonders achten müssen, sind Anzeichen von Fieber oder Austrocknung (Dehydration). Die Körpertemperatur steigt in diesem Alter sehr rasch an, zum Beispiel bei einer Infektion, wenn das Wetter sehr warm ist, zu viele Decken auf dem Kind lasten und so weiter. Bei einem Säugling sollten Sie die Temperatur im After messen. Anhaltender Durchfall bzw. häufiges Erbrechen können rasch dazu führen, dass zu viel Körperflüssigkeit verloren geht; Durchfall rührt gewöhnlich daher, dass das Kind zu früh feste(re) Speisen bekommt oder seine Nahrung zu viel Zucker enthält.

Ein Säugling muss durchaus nicht jeden Tag in Wasser und Seife gebadet werden. Es reicht, ihm täglich die Augen, das Gesicht, die Hände und den Po gründlich zu reinigen.

Homöopathika sollten Babies am besten in Form von Granulaten verabreicht werden; sie lösen sich auf der Zunge rasch auf und können nicht so leicht wieder ausgespuckt werden wie Globuli. Eine andere Möglichkeit besteht darin, ein Globulum bzw. eine Tablette zwischen zwei sauberen Löffeln zu zerdrücken, das grobe Pulver dann in wenig warmem Wasser aufzulösen und dem Baby mit einem Tropfenspender auf die Zunge zu träufeln.

Erkrankungen und Beschwerden bei Säuglingen und Kleinkindern von A bis Z

Asphyxie (Atemversagen, Depressionszustand) des Neugeborenen

So heißt es medizinisch, wenn ein Neugeborenes nicht von selbst zu atmen beginnt. Asphyxie tritt am ehesten bei Frühgeborenen, bei Übertragenen sowie bei Kindern auf, deren Mütter während der Entbindung mit bestimmten wehenfördernden Mitteln behandelt worden sind. Das Kind bewegt sich kaum, schreit nicht und läuft blau an; nach fünf Minuten ohne selbsttätige Atmung sind Gehirnschäden ziemlich wahrscheinlich, und nach zehn Minuten stirbt das Kind. Sollte das Baby bei einer Hausgeburt nicht sofort zum Atmen gebracht werden können, rufen Sie augenblicklich den Notarzt an! Währenddessen heben Sie das Kind an den Beinen kopfüber hoch und massieren Sie ihm den Rücken. Wenn das nichts nützt, machen Sie Mund-zu-Mund-Atmung (vorher Schleim oder Flüssigkeit vom Mund des Babys entfernen)! Wenn das Kind schließlich zu atmen anfängt, verabreichen Sie ihm eines der nachstehend genannten Notfall-Homöopathika.

Sollte die Mund-zu-Mund-Beatmung nichts nützen, muss eventuell zu künstlicher Beatmung gegriffen werden. Dabei wird ein Röhrchen in den Mund des Kindes und bis in die Luftröhre geschoben, das mit einem Beatmungsgerät verbunden ist. Danach sollten Sie ihm Carbo vegetabilis C30 in der unten angegebenen Dosis verabreichen.

Geben Sie das Notfall-Mittel Ihrer Wahl alle zwei Minuten, bis das Baby seine bläuliche Färbung verliert und normal zu atmen und zu schreien anfängt:

■ Carbo vegetabilis C30
Baby kollabiert, schlaff, kalt, fast schon tot.

■ Laurocerasus C6
Baby kalt, blau angelaufen, ringt nach Atem, versagender Puls.

Augenentzündung

Bei kleinen Kindern handelt es sich meist um eine leichte, infektionsbedingte Entzündung, wobei auch die Tränengänge verstopft sind. Falls sie nicht durch sanfte Hautmassage beidseits der Nase durchgängig gemacht werden können, müssen sie von der Kinderärztin bzw. dem Kinderarzt mit einem Instrument geöffnet werden. Wischen Sie die Augen des Kindes alle vier Stunden mit einer Lösung aus Hypericum und Calendula aus (je fünf Tropfen Urtinktur in 1/4 Liter abgekochtes, abgekühltes Wasser) und verabreichen Sie ihm folgendes Mittel:

■ Argentum nitricum C6, alle zwei Stunden, bis zu maximal zehn Dosen.

Bleibt die Augenentzündung dennoch bestehen, bringen Sie das Kind zur kinderärztlichen Untersuchung; wahrscheinlich muss ein Augen-Abstrich gemacht werden. In seltenen Fällen kann sich das Kind im Mutterleib oder bei der Geburt mit Gonorrhö-Erregern infiziert haben.

Beschneidung (Zirkumzision)

Damit ist die Beschneidung der Vorhaut am Penis männlicher Säuglinge gemeint. Normalerweise ist das eine freiwillig (oder aus religiösen Gründen) durchgeführte Prozedur; manchmal kann sie sich aber auch als notwendig erweisen, wenn das Kind an Balanitis, Phimose oder häufigen Vorhautschwellungen beim Wasserlassen leidet. Versuchen Sie auf keinen Fall, die Vorhaut mit – selbst sanfter – Gewalt zurückzuziehen, bevor der Kleine nicht mindestens drei Jahre alt ist; anderenfalls kann die Vorhaut reißen und eine Phimose entstehen. Sobald der Junge seine Vorhaut leicht zurückstreifen kann, sollten Sie ihm beibringen, sich beim Baden oder Duschen gründlich darunter zu waschen. Bei Rötungen oder Reizungen der Eichel bzw. nach einer Beschneidung träufeln Sie einige Male täglich Hypericum- und Calendula-Lösung auf (je fünf Tropfen Urtinktur auf 1/4 Liter warmes Wasser).

Bronchiolitis

Das ist eine Virusinfektion der Schleimhäute in den kleineren Atemwegen (Bronchiolen) der Lungen. Sie betrifft meist Kinder unter 18 Monaten, häufig als Folge einer Erkältung, und ist bei Säuglingen unter sechs Monaten am gefährlichsten. Falls Ihr Kind etwa am zweiten oder dritten Tag einer Erkältung zu keuchen anfängt, Atemschwierigkeiten hat, um die Lippen herum blau anläuft und die Nahrung verweigert, sollten Sie unverzüglich den Arzt oder die Ärztin anrufen, denn es besteht die Gefahr, dass sein Herz versagt oder es eine Lungenentzündung entwickelt.

Geben Sie das Mittel Ihrer Wahl alle zehn Minuten, bis Hilfe eintrifft, maximal zehn Dosen:

■ Carbo vegetabilis C30

Kind heiser, keuchender Atem, Gesicht blau angelaufen, ausgeatmete Luft fühlt sich kalt an, Attacke beginnt abends.

■ Antimonium tartaricum C30

Kind erschöpft, weil Atmen sehr anstrengend, zu schwach zum Abhusten von Schleim, Nasenflügel vor Luftschnappen nach innen gezogen, Erbrechen.

Durchfall

Durchfall ist vor allem bei sehr jungen Säuglingen gefährlich, weil er rasch zu Austrocknung führen kann. Manchmal ist er ein Zeichen von Magen-Darmschleimhaut-Entzündung (Fieber von mehr als 38 °C, mit oder ohne Erbrechen, Appetitmangel, Lethargie). Wenn Verdacht auf diese Erkrankung besteht, Blut im Stuhl auftritt oder der Durchfall länger als zwölf Stunden anhält, sollten Sie ärztlichen Rat einholen. Bis dahin verabreichen Sie dem Kind häufig ein paar Schluck Wasser, um es vor Dehydration (Austrocknung) zu bewahren, und wählen eines der nachstehend genannten Mittel aus.

Gelegentlich bekommen Säuglinge Durchfall, weil ihrer Nahrung zu viel Zucker beigemischt ist (etwa: Fruchtsäfte wurden zu wenig mit Wasser verdünnt, pürierte Früchte zu stark nachgezuckert). Auch Medikamente für Kinder, zum Beispiel Hustensäfte, werden oft zuckersüß angeboten. Bestimmte Arzneien gegen Koliken können ebenfalls Durchfall verursachen. Flüssiger Stuhl bei Kindern, die gerade entwöhnt worden sind, deutet meist darauf hin, dass sie noch nicht in der Lage sind, mit fester bzw. Breinahrung zurechtzukommen; warten Sie dann zwei bis drei Wochen ab, bevor Sie es erneut mit der Entwöhnung von Brust oder Flasche versuchen. Manchmal bekommt ein Kind auch Durchfall, wenn es nach einer Magen-Darmschleimhaut-Entzündung zu früh wieder Milch getrunken hat.

Geben Sie das Mittel Ihrer Wahl alle 60 Minuten, bis zu maximal zehn Dosen:

- **Aconitum C30**

Durchfall, nachdem das Kind kaltem Wind ausgesetzt war.

- **Arsenicum album C6**

Durchfall nach Verzehr leicht verdorbener Lebensmittel (Verfallsdatum überschritten) oder Durchfall, der schlimmer wird, wenn man dem Baby etwas Kaltes zu trinken oder zu essen gibt, vor allem bei erschöpften, atemlosen, ausgezehrten Kindern.

■ Chamomilla C6
Durchfall im Zusammenhang mit dem Zahnen, grünlicher Stuhl, Kind ist reizbar und schwer zufriedenzustellen.

■ Colocynthis C6
Durchfall im Zusammenhang mit Koliken.

■ Nux vomica C6
Durchfall infolge Überfütterung.

■ Podophyllum C6
Wässriger Stuhl, nachdem das Baby getrunken oder gegessen hat, eventuell auch beim Waschen.

■ Bryonia C6
Durchfall wegen saurer Früchte oder kalter Getränke (in überhitztem Zustand getrunken); leiseste Bewegung verschlimmert die Diarrhö.

Erbrechen
Am häufigsten müssen Säuglinge erbrechen, weil sie Luft geschluckt haben. Jedes Mal, wenn ein Baby einen Mundvoll Milch hinunterschluckt, gerät auch etwas Luft mit in die Speiseröhre – das ist ein Schutzmechanismus, der verhindern soll, dass Flüssigkeit in die Luftröhre eindringt. Nach einiger Zeit muss das Baby dann aufstoßen; dabei kommt oft etwas Milch mit hoch.

Erbrechen kann außerdem eine Folge von Überfütterung sein, obwohl es ziemlich normal ist, wenn das Kind kleine Mengen Nahrung wieder aus dem Mund fließen lässt. Wird jedoch die gesamte Nahrung wieder ausgespuckt oder muss das Baby mehr als 24 Stunden lang erbrechen, sollten Sie ärztlichen Rat einholen. Falls das Kind sich unmittelbar nach dem Füttern erbricht, kann das daran liegen, dass ein Teil des Mageninhalts wieder in die Speiseröhre zurückgeflossen ist. Ärztin oder Arzt raten Ihnen dann wahrscheinlich dazu, das Kind nach dem Füttern jeweils eine gute Stunde lang aufrecht hinzusetzen und seine Flaschen- oder Breinahrung etwas einzudicken. Erbricht es Blut, kann ein

Speiseröhrenbruch (Hiatushernie) dahinterstecken. Auch Infektionen verursachen gelegentlich Erbrechen, Milchallergien hingegen nur selten. Wenn das Erbrechen von Schreikrämpfen begleitet ist oder das Erbrochene grünlich gelb aussieht, kann es sich um eine Pylorusstenose handeln (Verschluss des Magenpförtners); der Verdacht besteht vor allem dann, wenn das Kind quer durchs Zimmer erbricht. Es kann sich auch um Intussuszeption handeln (siehe S. 739 f.). In beiden Fällen sollten Sie baldigst ärztliche Hilfe herbeiholen; verabreichen Sie außerdem folgendes Mittel:

- Aconitum C30, alle fünf Minuten, bis zu maximal zehn Dosen

Erbrechen kann weiterhin ein Zeichen von Magen-Darmschleimhaut-Entzündung (mit Fieber und häufigem, wässrigen Stuhlgang) oder Keuchhusten sein (leichtes Fieber, laufende Nase, krampfartig keuchender Husten).

Bei Verdacht auf eine dieser Erkrankungen begeben Sie sich in ärztliche Behandlung, falls innerhalb von zwölf Stunden keine Besserung eingetreten ist.

Muss ein Baby häufig erbrechen, verliert es dabei sehr viel Körperflüssigkeit; bei Anzeichen von Austrocknung trockenem Mund, eingesunkenen Augen, zusammengerutscht erscheinender Fontanelle (Spalt zwischen den Scheitelknochen) – sollten Sie nach zwei Stunden ärztliche Hilfe holen und inzwischen versuchen, dem Baby immer wieder ein paar Schluck folgender Lösung einzuflößen: ein Teelöffel Glukose plus ein halber Teelöffel Salz, aufgelöst in $1/4$ Liter abgekochtem, kühl gestellten Wasser.

Geben Sie das Mittel Ihrer Wahl alle 60 Minuten – bei schwerem Erbrechen im Allgemeinen, auch alle 15 Minuten –, bis zu maximal zehn Dosen:

- Ipecacuanha C6

Bei Erbrechen ohne besondere zusätzliche Symptome.

■ Acidum phosphoricum C6
Kind wachsbleich, weint nicht, hat blaue Ringe um die Augen.

■ Aethusa C6
Erbrochenes voll grüner oder gelber Streifen, eventuell infolge Milch-Intoleranz, Baby erschöpft und sehr gestresst.

■ Calcium carbonicum C6
Erbrechen bei dickem, schwammigem Baby, das im Schlaf zu säuerlich riechendem Kopfschweiß neigt, dessen Fontanelle sich nur langsam schließt und das spät zahnt.

■ Lac caninun C6
Bei stark aufgetriebenem Bauch.

■ Magnesium carbonicum C6
Erbrechen begleitet von Verstopfung; Stuhl des Babys blässlich, trocken und krümelig.

■ Natrium carbonicum C6
Baby hat offenbar Luft im Bauch; Blähungen und Darmgeräusche, die anscheinend Schmerzen verursachen.

■ Silicea C6
Baby weist Brust zurück, hat verschwitzten Kopf und kalte, übel riechende Füßchen.

■ Arsenicum album C6
Erbrechen durch Obst oder leicht verdorbene Nahrung verursacht.

■ Aconitum C30
Erbrechen infolge von Angst oder Schreck.

■ Bryonia C30
Erbrechen infolge zu fetter oder reichhaltiger Nahrung, Baby sehr reizbar, möchte in Ruhe gelassen werden.

■ Phosphorus C6

Erbrechen, dazu Verlangen nach kaltem Wasser, das aber sofort wieder ausgebrochen wird, sobald es sich im Magen erwärmt hat.

Erkältungen

Sie sind bei Säuglingen ziemlich häufig, aber weiter kein Grund zur Sorge, es sei denn, sie erschweren das Füttern oder breiten sich bis in den Rachen, zu den Lungen, den Ohren oder zum Gehirn aus. Nachstehend nennen wir einige homöopathische Mittel dafür. Nasentropfen, die die Nase wieder freimachen (eine einprozentige Salzwasserlösung oder kinderärztlich verschriebene Tropfen für Säuglinge), können unmittelbar vor dem Füttern oder Schlafenlegen verabreicht werden, doch immer nur genau nach Anweisung des Arztes bzw. des Beipackzettels und auch niemals mehr als einen Tag lang: Bei längerem Gebrauch können sie nämlich die noch sehr empfindliche Nasenschleimhaut des Babys angreifen. In den meisten Fällen nützt es schon, wenn Sie dem Kind mit einer Pipette ein paar Tropfen Muttermilch in die Nase träufeln. Homöopathika sollten immer das erste Mittel der Wahl sein.

Geben Sie das Mittel Ihrer Wahl alle zwei Stunden bis zu maximal vier Dosen:

■ Acontitum C30

Plötzlich einsetzende Erkältung, vor allem, nachdem das Kind kaltem, trockenem Wind ausgesetzt war; Niesen, Brennen in der Kehle, Ruhelosigkeit, Symptome nachts schlimmer.

■ Belladonna C30

Plötzlich einsetzende Erkältung, hohes Fieber, trockene, heiße, brennende Haut, Licht tut Augen weh, rauer Hals, vor allem rechtsseitig, Reizhusten, Kind sehr durstig.

■ Nux vomica C6

Baby gereizter als sonst, fröstelt, Nase läuft tagsüber und ist nachts verstopft.

■ Mercurius solubilis Hahnemanni C6
Schwitzen, übermäßiger Speichelfluss, Niesen, dickes sowie gelblichgrünes Nasensekret, Mundgeruch.

■ Pulsatilla C6
Baby erkältet, überhaupt nicht durstig, will jedoch viel Aufmerksamkeit.

Fieber
Ganz allgemein ist Fieber ein (gutes) Zeichen dafür, dass der Körper all seine Kräfte zusammennimmt, um eine Infektion zu bekämpfen. Bei sehr kleinen Säuglingen jedoch, deren Temperatur-Regelmechanismen noch nicht ausgereift sind, steigt die Körpertemperatur auch dann an, wenn das Wetter zu heiß, die Raumtemperatur zu hoch ist oder wenn sie zu dick eingepackt bzw. zu warm angezogen sind.

Es ist also keineswegs nötig, sofort nach einem fiebersenkenden Mittel zu greifen, wenn das Baby erhöhte Temperatur hat. Azetylsalicylsäure (Aspirin) sollte Kleinkindern lieber überhaupt nicht verabreicht werden, denn dann besteht das Risiko, dass sie am Reye-Syndrom erkranken – einer zwar seltenen, aber unter Umständen tödlichen Gehirn- und Leberkrankheit, die anscheinend unter anderem auch mit der Einnahme von Azetylsalizylsäure zusammenhängt. Manchmal genügt es schon, das Baby einfach etwas leichter anzuziehen oder es lauwarm zu waschen, um seine Temperatur wieder zu normalisieren. Die chemische Substanz Paracetamol – Bestandteil vieler Schmerz- und Fiebermittel – sollte Kleinkindern und Säuglingen nur verabreicht werden, wenn ihr Fieber über 39 °C steigt und Homöopathika nichts helfen, wenn das Baby zu Fieberkrämpfen neigt oder es wegen der erhöhten Temperatur nicht schlafen kann. Flößen Sie ihm außerdem sehr viel mehr Flüssigkeit ein.

Sollte das Fieber trotz aller Bemühungen mehrere Stunden lang über 39 Grad bleiben, rufen Sie am besten den Arzt bzw. die Ärztin an. Das gleiche gilt, wenn Ihr Kind schon öfter Fieberkrämpfe hatte: Sie sollten dann sofort ärztliche Hilfe herbeiholen, sobald es Fieber bekommt. Hat es Krämpfe oder läuft es blau an, rufen Sie den Notarzt.

Fieber stellt sich auch bei folgenden Erkrankungen ein: echter Krupp oder Pseudokrupp (das Kind ringt dabei keuchend nach Luft), akute Bronchitis und Bronchiolitis (es atmet rasch und schnappt nach Luft), Lungenentzündung (trockener Husten, pfeifende Lungen, rasches Atmen) sowie Gehirnhautentzündung (Meningitis). In all diesen Fällen muss nach zwei Stunden ärztliche Hilfe geholt werden. Fieber kann darüber hinaus ein Zeichen von Magen-Darmschleimhaut-Entzündung sein (Durchfall, eventuell auch Erbrechen), von Wachstumsfieber oder einer fieberhaften Kinderkrankheit, von Mittelohrentzündungen oder Racheninfektionen (Kind verweigert Brei bzw. feste Nahrung) können ebenfalls mit Fieber einhergehen. Sie sollten Ihr Kind dann ständig beobachten und den Arzt bzw. die Ärztin rufen, falls es ihm innerhalb von 24 Stunden nicht deutlich besser geht.

Geben Sie das Mittel Ihrer Wahl alle 60 Minuten, sobald Fieber einsetzt, bis zu maximal zehn Dosen:

▪ Aconitum C30
Plötzlicher Temperaturanstieg, nachdem das Kind kaltem, trockenem Wind ausgesetzt war; Baby ist ruhelos, hat Schüttelfrost und Durst.

▪ Belladonna C30
Plötzlich einsetzendes Fieber, Baby sehr durstig, hat brennendheiße Haut und starren Blick, gibt ungewöhnliche Geräusche von sich oder macht seltsame Bewegungen.

▪ Arsenicum album C6
Baby sehr unruhig, will in kurzen Abständen immer wieder ein paar Schlucke trinken, Symptome am schlimmsten zwischen Mitternacht und zwei Uhr morgens.

▪ Bryonia C6
Baby schreit bei leisester Bewegung, schluckt große Mengen Flüssigkeit auf einmal hinunter.

Was Sie sonst noch tun können:
Lauwarme Waschungen sind eine sehr wirksame Methode, die Körpertemperatur zu senken. Breiten Sie in einem warmen Zimmer ein sauberes Handtuch auf dem Boden aus, ziehen Sie Ihr Baby aus und legen Sie es nackt darauf. Nehmen Sie einen Badeschwamm, tauchen Sie ihn in lauwarmes Wasser und waschen Sie dem Baby damit Gesicht, Arme und Beine ab. Dann trocknen Sie es mit einem zweiten Handtuch ab. Drehen Sie das Kind jetzt herum, betupfen Sie ihm erneut Arme, Beine und Gesicht mit dem feuchten Schwamm und trocknen Sie es dann sanft ab, ohne zu rubbeln. Wiederholen Sie das ganze sechsmal hintereinander. Sollte die Temperatur zwei Stunden später immer noch nicht ausreichend gesunken sein, wiederholen Sie die Waschungen. Geben Sie dem Kind außerdem soviel Flüssigkeit wie irgend möglich bzw. wie es haben will, zum Beispiel verdünnten, ungesüßten Apfelsaft.

Manchmal reicht es auch schon, das Baby leicht anzuziehen, ihm nur eine dünne Decke aufzulegen und ihm mehrmals ein paar Schluck Flüssigkeit einzuflößen.

Ist Überhitzung offenbar nicht der Grund für die Temperaturerhöhung und weist das Baby keine sonstigen, auf etwas Bestimmtes hindeutende Krankheitssymptome auf, kann auch eine leichte Infektion vorliegen. In diesem Fall sollten Sie ihm alle halbe Stunde eine Dosis Ferrum phosphoricum C30 verabreichen, bis zu maximal vier Dosen, danach nur noch alle zwei Stunden eine Dosis, ebenfalls maximal vier. Sollte es dem Kind innerhalb von 48 Stunden immer noch nicht besser gehen, holen Sie ärztlichen Rat ein.

Geburtsmale

Sie werden entweder durch überschießende Pigmentierung der Haut oder durch eine Ansammlung kleiner Blutgefäße knapp unter der Hautoberfläche verursacht (so genannte Nävi).

Pigmentierte Flecken, manchmal auch »Milchkaffee-Flecken« genannt, weil sie diese bräunliche Farbe aufweisen, bleiben meist dauerhaft bestehen. Sie sind sehr viel größer als gewöhnliche Leberflecken, unregelmäßig geformt, und manchmal wachsen auch Haare in ihnen.

Bei den Nävi werden drei Typen unterschieden: die Kapillar-Nävi; sie sind flach, rosafarben oder bräunlich-rosa und verschwinden meist innerhalb von 18 Monaten; die Erdbeer-Nävi; sie sind erdbeerrot, etwas erhaben, ihr Durchmesser beträgt zirka 2,5 Zentimeter; zunächst wachsen sie recht rasch, später langsamer, etwa im selben Maße wie das Kind, und meist verschwinden sie bis zum Ende des dritten Lebensjahres; sowie die Portwein-Nävi, von der Farbe alten Portweins oder dunkelroter Maulbeeren; sie sind leicht erhaben und bedecken oft ausgedehnte Bereiche des Gesichts oder der Gliedmaßen. Meistens bleiben sie bis ins Erwachsenenalter hinein bestehen. Entstellende oder hässliche Geburtsmale können unter bestimmten Umständen mittels plastischer Chirurgie entfernt oder aber mit hautfarbenen Cremes überdeckt werden (Camouflage).

Sollte ein Erdbeer-Nävus zu bluten anfangen, machen Sie einen Druckverband.

Geben Sie folgende Mittel hintereinander bei blutenden Erdbeer-Nävi:

- Phosphorus C6

Bis die Blutung aufhört, alle fünf Minuten, maximal sechs Dosen, gefolgt von

- Phosphorus C30 alle zwölf Stunden, bis zu maximal drei Dosen.

Geben Sie folgendes Mittel bei nichtblutenden Erdbeer-Nävi:

- Thuja C30, alle zwölf Stunden, bis zu maximal drei Dosen.

Bepinseln Sie den Nävus außerdem täglich, bis zu drei Wochen lang, mit Thuja-Urtinktur. Sollte das alles nichts helfen, fragen Sie Ihre homöopathische Fachkraft um Rat.

Gehirnhautentzündung (Meningitis)

siehe auch Meningitis, S. 244

Sie birgt bei Säuglingen und Kleinkindern größere Gefahren als bei älteren Kindern und Erwachsenen, weil doch ein gewisses

Risiko besteht, dass Gehirnschäden zurückbleiben, falls die Entzündung nicht im Frühstadium erkannt und behandelt wird. Das erste Anzeichen einer Meningitis ist Fieber von 39 °C oder darüber. Auf Kopfschmerzen weist außerdem hin, wenn das Kind ungewöhnlich reizbar oder aber in sich gekehrt ist und die Augen vom Licht abwendet; manchmal hält es auch den Hals steif oder wölbt den Rücken (Bogenhaltung), wobei es aber versucht, den Kopf vorzuschieben. Weitere Symptome sind unter anderem Erbrechen und Krämpfe, Schreien oder Weinen mit ungewöhnlich hoher Stimme sowie ein purpurfarbener Hautausschlag auf dem Rumpf. Bei sehr jungen Säuglingen kann sich die Fontanelle – die »Rinne«, an der die beiden Scheitelknochen aneinanderstoßen – hochwölben, weil der Druck in der zerebralen Flüssigkeit ums Gehirn ansteigt.

Falls Sie den Verdacht haben, Ihr Kind könnte an Gehirnhautentzündung erkrankt sein, sollten Sie den Notarzt rufen. Das Baby braucht wahrscheinlich Antibiotika und eine intravenöse Tropfinfusion. Die Chancen, dass es sich folgenlos und ohne jeden bleibenden geistigen Schaden wieder erholt, stehen jedoch gut.

Geben Sie das Notfall-Mittel Ihrer Wahl alle fünf Minuten, bis Hilfe eintrifft:

■ Arnica C30

Symptome treten erstmals nach einer Kopfverletzung auf.

■ Aconitum C30

Baby sehr unruhig, ja in Panik, sehr durstig, hat besonders trockene Haut.

■ Belladonna C30

Baby fühlt sich sehr heiß an, macht ungewöhnliche Geräusche und Bewegungen, seine Pupillen sind weit und starr.

■ Bryonia C30

Baby hat offensichtlich große Schmerzen, ist ungewöhnlich still und kann Licht nicht vertragen.

GELBSUCHT siehe NEUGEBORENEN-GELBSUCHT, Seite 748.

GEWICHTSZUNAHME

Die meisten Babies nehmen in den ersten Tagen nach der Geburt ab, oft sogar bis zu 140 g. Am zehnten Lebenstag sollten sie allerdings ihr Geburtsgewicht wieder erreicht haben. Wenn sie fünf Monate alt sind, sollten sie doppelt soviel wiegen, mit einem Jahr ungefähr dreimal soviel (siehe auch unten, Abb. 18). Das beste für das Kind wäre, wenn es kontinuierlich an Gewicht zunähme, ohne Schwankungen oder Phasen, in denen das Gewicht lange gleich bleibt; und auch ein Baby mit niedrigem Geburtsgewicht sollte stete Fortschritte machen, wenn auch die Basis hier anders anzusetzen ist.

Babies, die mit Muttermilch ernährt werden und an Gewicht verlieren, sollten wenn irgend möglich nach ihrem Bedarf gestillt werden und so lange saugen dürfen, bis sie satt sind. Wenn Sie Ihr Kind mit der Flasche aufziehen, achten Sie darauf, dass Sie ihm genügend Flaschenmilch geben, die auch ausreichend konzentriert ist. Ist das Baby schon drei Monate alt oder älter, kann es sein, dass es nun zusätzlich Breinahrung braucht; Sie sollten das mit der Kinderärztin bzw. dem Kinderarzt besprechen.

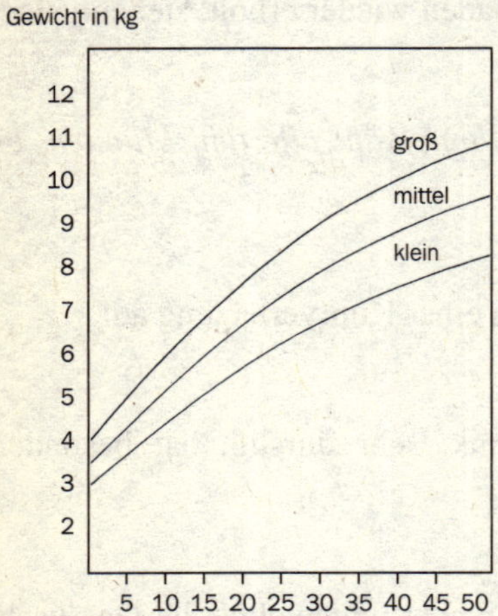

Abbildung 18: Wachstums- und Gewichtstabelle für Säuglinge und Kleinkinder bis zum Ende des ersten Lebensjahres

Wenn das Kind nicht nur sehr langsam zunimmt, sondern auch unter Erbrechen leidet, sehr schläfrig ist, ungewöhnlich reizbar oder die Nahrung verweigert, sollten Sie um ärztlichen Rat nachsuchen. Ist sein Stuhlgang weich, blass und übel riechend, leidet es vielleicht unter einer Verdauungsstörung wie etwa Laktose-Intoleranz (Milcheiweiß-Unverträglichkeit) oder Zöliakie; auch in einem solchen Fall ist ärztliches Eingreifen notwendig. Eine homöopathische Konstitutionstherapie kann ebenfalls nützen.

Intussuszeption

Mit diesem komplizierten medizinischen Namen, für den es leider keinen deutschen, umgangssprachlichen Ausdruck gibt, wird eine Erkrankung im Babyalter bezeichnet, bei der sich der Dünndarm teleskopartig in den Dickdarm stülpt. Das verursacht große Schmerzen; das Baby schreit wie am Spieß. So etwas passiert zwar nicht häufig, aber wenn, dann meist im sechsten Lebensmonat; Jungen sind etwas öfter betroffen als Mädchen. Zwischen den einzelnen Schmerzattacken ist das Baby schlaff und blass; manchmal muss es auch erbrechen. Sein Stuhl kann rötlich und geleeähnlich aussehen. Wenn Sie den Verdacht hegen, Ihr Kind könnte an dieser Dünndarm-Einstülpung leiden, rufen Sie nach spätestens zwei Stunden ärztliche Hilfe herbei und lassen Sie es in der Zwischenzeit nichts schlucken, außer einem Homöopathikum. Kann der Dünndarm nicht durch gezielte ärztliche Handgriffe wieder in die Normallage manipuliert werden, ist eine Operation notwendig.

Geben Sie das Notfall-Mittel Ihrer Wahl alle 15 Minuten, bis Hilfe eintrifft:

- Belladonna C30

Mittel der ersten Wahl, falls der Dickdarm sich bei einer Kolik wie ein Klumpen am Bauch abzeichnet.

- Colocynthis C30

Schmerz lässt nach, wenn Sie das Kind vornüberbeugen oder es sich fest zusammenrollt.

- Nux vomica C6

Schmerz lässt bei Vornüberbeugen oder Zusammenrollen nicht nach.

- Rhus toxicodendron C6

Kind sehr unruhig, sein Stuhl rot und geleeähnlich.

KEUCHHUSTEN

Das ist ein höchst ansteckende, bakteriell bedingte Erkrankung, die bei Kleinkindern schwer, bei Säuglingen sogar manchmal tödlich verlaufen kann. Die Inkubationszeit beträgt ein bis zwei Wochen. In der ersten Woche der Infektion kann das erkrankte Kind andere am ehesten anstecken; es bleibt jedoch auch noch bis zu drei Wochen nach Ausbruch des Keuchhustens infektiös. Im ersten Stadium läuft die Nase, und das Kind bekommt Fieber. Im zweiten Stadium entwickelt es Husten, der immer schlimmer wird; er beginnt mit einem Hustenkrampf und endet in einem charakteristischen Keuchen, wenn das Kind nach Atem ringt. Manchmal ist der Husten so heftig, dass das Kind blau anläuft (im Gesicht und an Armen und Beinen), Nasenbluten und blutunterlaufene Augen bekommt, weil kleine Äderchen beim Hustenanfall geplatzt sind, und sich erbrechen muss. Keuchhusten kann zwischen zwei und zehn Wochen dauern. Zu den möglichen Komplikationen gehören Lungenentzündung (eventuell mit bleibenden Folgeschäden) sowie Hirnschäden aufgrund geplatzter Blutgefäße im Gehirn. Innerhalb eines Jahres kann der Keuchhusten unter Umständen erneut auftreten, wenn das Kind allgemein für Erkrankungen anfällig ist oder es um seine Gesundheit nicht zum besten steht.

Die Schulmedizin bietet eine Schutzimpfung gegen Pertussis (Keuchhusten) als Teil einer Dreifach-Impfung an; dabei werden die Kinder gleichzeitig noch gegen Diphtherie und Tetanus geimpft. Impfschäden treten danach nur sehr selten auf, auch wenn das in den Medien gelegentlich anders dargestellt wird. Diese Dreifach-Imfpung schützt zu etwa 60 bis 80 Prozent vor Infektion. Sie sollte jedoch nicht verabreicht werden, wenn das Kind gerade akutes Fieber hat, nach der Geburt an Atemschwierigkeiten litt oder schon einmal eine heftige Impfreaktion gezeigt hat. Bislang liegen leider noch keine Studien vor, in denen die Wirksamkeit orthodoxer und homöopathischer Immunisierung wissenschaftlich miteinander verglichen worden wäre. Es gibt jedoch sehr viele Einzelerfahrungen, die zeigten, dass die Nosode Pertussin, in der Potenz C30 verabreicht, zumindest die schwereren Komplikationen des Keuchhustens sicher verhüten konnte. Wenn Sie den Verdacht hegen, Ihr Kind könnte sich mit Keuchhusten-Erregern infiziert haben oder die Krankheit bereits »ausbrüten«, sollten Sie nicht länger als 48 Stunden abwarten, bevor Sie ärztlichen Rat einholen. Das Kind bekommt dann wahrscheinlich Antibiotika verschrieben, die die Krankheitserreger abtöten, bevor sie größeren Schaden anrichten, oder doch zumindest den Schweregrad der Erkrankung mildern. Geben Sie dem Kind nach Abschluss der Antibiotika-Behandlung fünf Tage lang mehrmals Biojoghurt mit lebenden Keimen; das hilft, die gesunde Darmflora wiederherzustellen, die von den Antibiotika ebenfalls in Mitleidenschaft gezogen wurde.

Geben Sie das Mittel Ihrer Wahl nach jedem Hustenanfall, maximal zwei Tage lang. Wenn danach keine Besserung eintritt oder Sie unsicher sind, welches Mittel das richtige wäre, konsultieren Sie Ihre homöopathische Fachkraft:

■ Drosera C6

Trockene Kehle, Kitzelreiz; Hustenimpuls ist so heftig, dass das Kind erbrechen muss und zwischen zwei Anfällen kaum genug Luft bekommt; klopft sich beim Husten auf den schmerzenden Bauch bzw. das Zwerchfell, fröstelt, ist unruhig; Symptome nach Mitternacht noch schlimmer.

■ Kalium carbonicum C6

Harter, trockener, abgehackter Husten, der gegen 3 Uhr nachts beginnt; Kind fühlt sich sehr kalt an und ist erschöpft; Augenlider geschwollen.

■ Coccus C6

Husten nachts in Bettwärme schlimmer, durch kalte Getränke jedoch zu lindern; Erbrochenes klar und fädenziehend.

■ Cuprum metallicum C6

Kind infolge der Hustenkrämpfe erschöpft und außer Atem; keuchendes Einatmen, dabei blau anlaufende Lippen; Krämpfe in Fingern und Zehen (typisch: Daumen nach innen unter die Finger gebogen); kalte Getränke scheinen zu helfen.

■ Kalium bichromicum C6
Aushusten von fadenziehendem und gelblichem Schleim.

■ Belladonna C6
Kind weint und klagt über Bauchweh, bevor Hustenkrampf beginnt; sein Kopf scheint zu platzen; Husten nachts und im Liegen schlimmer, nach Schleimabhusten jedoch besser, dann erneut Kitzelreiz in der Kehle und weitere Hustenattacke, dabei Keuchen und Würgen, Kind rot im Gesicht, Augen geschwollen und leicht hervorstehend.

■ Ipecacuanha C6
Kind klagt die meiste Zeit über Übelkeit, wird steif, bleich und ringt nach Atem, erbricht schließlich und entspannt sich, wenn Hustenanfall vorbei ist.

Was Sie sonst noch tun können:
Verabreichen Sie dem Kind auf keinen Fall Medikamente, die den Hustenreiz unterdrücken. Ermutigen Sie das Kind, immer wieder kleine Happen zu essen und sich beim Husten im Bett aufzusetzen und vornüberzubeugen. Falls es sich öfter erbrechen muss, halten Sie eine Schüssel in Reichweite bereit und waschen Sie sie jedes Mal danach gut aus. Halten Sie Ihr Kind in Quarantäne, bis das infektiöse Stadium vorbei ist. Wenn das Kind während eines Keuchhustenanfalls blaue Lippen oder Finger bekommen sollte, rufen Sie einen Notarzt, falls innerhalb von zwei Stunden keine Besserung eintritt.

Kolik
Darmkoliken äußern sich in schneidenden Bauchschmerzen; das Baby zieht die Beine an, schreit und läuft im Gesicht rot an. Koliken können als Reaktion auf Milchprodukte, Weizen, Kohl, Zitrusfrüchte und andere blähende Nahrungsmittel auftreten, die die Mutter zu sich genommen hat. Manchmal bekommt das Kind aber auch Koliken, weil die Mutter sehr angespannt ist oder sich ihre Ängste aufs Baby übertragen. Flaschenkinder schlucken manchmal zu viel Luft, weil das Loch im Sauger zu klein ist, und bekommen deshalb dann kolikähnliche Blähungsschmerzen. Die

häufigste Form von Kolik im Kindesalter ist die so genannte Dreimonatskolik. Sie beginnt typischerweise abends und dauert manchmal nur ein paar Minuten, gelegentlich aber auch Stunden. »Bäuerchen« machen, Rücken abklopfen oder das Kind über Schulter oder Knie legen hilft meist nur wenig. Sollte das Baby sehr blass und schlaff werden, sich erbrechen oder Durchfall bekommen, kann auch etwas Ernsthafteres dahinter stecken. Zur Sicherheit sollten Sie nach zwölf Stunden ärztlichen Rat einholen.

Geben Sie das Mittel Ihrer Wahl alle fünf Minuten, bis zu maximal zehn Dosen:

- Colocynthis C6

Symptome durch festen Druck auf den Bauch zu lindern.

- Magnesium phosphoricum C6

Symptome durch Wärme und sanften Druck zu lindern.

- Bryonia C30

Baby sehr reizbar, schreit bei der leisesten Bewegung.

- Chamomilla C6

Baby einfach nicht zufriedenzustellen, obwohl es ihm besserzugehen scheint, wenn es herumgetragen wird.

- Ignatia C6

Brustgestilltes Baby bekommt Koliken, weil die Mutter sehr traurig oder aufgeregt ist.

Was Sie sonst noch tun können:
Wenn das Baby Koliken hat, weil seine Mutter so erschöpft und gereizt ist, sollte man versuchen, für einen oder zwei Tage Hilfe im Haushalt zu bekommen; die Mutter sollte in der Zeit im Bett bleiben. Ruhe sowie erhöhte Flüssigkeitsaufnahme regen die Milchproduktion an, so dass das Kind abends und nachts besser gestillt werden kann. Ist die Mutter gereizt, weil sie in letzter Zeit viel zu wenig Schlaf bekommen hat, sollte sie alle acht Stunden Nux vomica C30 einnehmen, bis zu fünf Tage lang.

Kopfanschlagen

Wenn Kinder ihren Kopf rhythmisch gegen ihr Bettchen oder gegen die Wand schlagen, heißt das meist nichts anderes, als dass sie mehr Liebe und Verständnis brauchen beziehungsweise von irgend etwas völlig frustriert sind, es aber nicht anders äußern können. Werden die Eltern zugänglicher, schaffen sie es in aller Regel, dass das Kind seinen Ärger (wieder) auf sie richtet statt in einem Akt der Autoaggression gegen sich selbst. In seltenen Fällen stecken Ohrenschmerzen hinter dem Kopfanschlagen. In noch selteneren, dann allerdings schwierigen Fällen können Kopfanschlagen und andere stereotype, rhythmische Bewegungen auch ein Zeichen für völligen Rückzug in sich selbst (Autismus, siehe S. 766) sein. Sollten Sie diesen Verdacht haben, müssen Sie unbedingt fachliche psychotherapeutische Hilfe hinzuziehen.

Geben Sie das Mittel Ihrer Wahl als Einzeldosis vor dem Schlafengehen, maximal fünf Abende lang:

- Millefolium C30

Mittel der ersten Wahl.

- Silicea C30

Falls das Kopfanschlagen eines von mehreren allgemeinen Rückzugssymptomen ist und zwanghaft zu werden droht.

- Chamomilla C30

Baby sehr wütend, kann durch nichts besänftigt werden außer durch Herumtragen, regt sich aber sofort wieder auf, wenn es ins Bettchen zurück soll.

Magen-Darmschleimhaut-Entzündung

Eine solche Erkrankung, medizinisch Gastroenteritis genannt, ist bei sehr jungen Säuglingen manchmal gefährlich, weil sie Durchfall und Erbrechen auslösen kann, was die Körpergewebe stark austrocknet. Der Stuhl ist grün und wässrig; das Baby bekommt leichtes Fieber, hat wenig Appetit, wirkt kränklich und schlecht gelaunt. Die Erkrankung tritt bei Kindern, die gestillt werden, seltener auf, weil sie durch die Antikörper in der Muttermilch bis zu einem gewissen Grad vor Viren und Bakterien geschützt sind. Flaschenkinder haben diesen Schutz nicht; darüber hinaus können sie sich auch leichter an verunreinigten Fläschchen, Saugern und anderen Utensilien anstecken.

Sollten die nachstehend genannten Mittel nicht innerhalb von zwölf Stunden helfen oder das Kind Zeichen von Austrocknung aufweisen, nehmen Sie am besten ärztliche Hilfe in Anspruch.

Geben Sie das Mittel Ihrer Wahl alle ein bis zwei Stunden (je nach Schwere der Erkrankung), bis zu maximal zehn Dosen:

■ Aethusa C6
Milch verschlimmert Symptome, Stuhl grün und wässrig, Baby schlaff und passiv, Oberlippe sehr bleich.

■ Arsenicum album C6
Baby hat kalte Haut, ist schwach, unruhig und offensichtlich ziemlich krank.

■ Dulcamara C6
Symptome beginnen bei kaltem Wetter oder nach einer Erkältung, Stuhl grünlich gelb und schleimig.

■ Colocynthis C6
Kolikartige Bauchschmerzen, Baby zieht die Beine hoch, sanfter Druck scheint Schmerzen zu lindern.

■ Nux vomica C6
Starkes Erbrechen und Durchfall.

■ China C6
Baby fröstelt, ist apathisch, wehrt Berührungen ab, Stuhl gelb und schaumig, starke Blähungen.

■ Phosphorus C6
Baby möchte gern viel kaltes Wasser trinken, das jedoch wieder erbrochen wird, sobald es sich im Magen erwärmt hat.

■ Acidum phosphoricum C6
Durchfall und unverdaute Nahrungsreste im Stuhl; dem Baby scheint es nach dem Stuhlgang besserzugehen, und es hat dabei offenbar auch keine Schmerzen.

MENINGITIS siehe GEHIRNHAUTENTZÜNDUNG, S. 736 f.

MILCHSCHORF (SEBORRHÖISCHES EKZEM; NEURODERMITIS ATOPICA)

Diese Form von Hautekzem tritt in den ersten drei Lebensmonaten recht häufig auf. Der Schorf kann die Kopfhaut, das Gesicht, den Hals, die Achselhöhlen oder die windelbedeckten Hautpartien betreffen. Milchschorf auf dem Kopf wird manchmal gelb und feucht und breitet sich vom Scheitel zu den Augenbrauen oder Ohren aus. Auf dem Gesicht und an anderen Körperstellen entwickeln sich eher rote Flecken und Pickel, die entzündlich aussehen können, wenn das Baby viel schreit oder ihm zu heiß wird. Die Ursache für diese Hauterkrankung ist nicht sicher bekannt; manchmal geht ihr ein Windelausschlag voraus (er ist stets auf die windelbedeckten Hautpartien begrenzt, wohingegen das Ekzem sich auch auf Bauch oder Oberschenkel ausbreiten kann). Schwerer Milchschorf kann sich zu einer Neurodermitis atopica auswachsen; meist heilt das Ekzem jedoch von selbst ab. Falls die nachstehend genannten Mittel und Maßnahmen innerhalb von drei Wochen keinen deutlichen Erfolg zeitigen, fragen Sie Ihre homöopathische Fachkraft um Rat. Antibiotika (Tetrazykline) oder Steroide (Cortison) sollten bei Säuglingen, wenn es irgend geht, vermieden werden. Ist der Gesundheitszustand so schlecht, dass sie trotzdem verabreicht werden müssen, sollte man die Therapie so kurz wie möglich halten.

Geben Sie das Mittel Ihrer Wahl alle vier Stunden, maximal 14 Tage lang:

■ Graphites C6
Betroffene Hautpartien feucht, schorfig und leicht infiziert.

■ Viola C6
Ekzem vor allem auf Kopfhaut und im Gesicht, Läsionen dick verschorft, geschwollene Lymphdrüsen.

■ Lycopodium C6
Haut trocken und schuppig, aber nicht entzündet, Calendula-Salbe scheint nichts zu nützen.

■ Vinca C6
Schorfige Flecken auf der Kopfhaut, aus denen Flüssigkeit sickert und die Haare verklebt.

Was Sie sonst noch tun können:
Die betroffenen Hautpartien stets sanft und gründlich reinigen und gut trockentupfen. Nach dem Waschen Calendula-Salbe oder -Tinktur auftragen. Vor dem Waschen verschorfte Stellen leicht mit Olivenöl einreiben, um den Schorf zu lösen.

NABELBRUCH (HERNIE)
Er macht sich durch leicht aufgewölbtes Gewebe um den Nabel bemerkbar und ist ein Zeichen dafür, dass die Bauchdecke relativ schwach ist. Man kann den Nabelbruch wieder zurückdrücken; er kommt jedoch immer wieder hervor, sobald das Baby schreit. Es besteht ein wenn auch geringes Risiko, dass die darunter liegenden Darmschlingen vom Bruch eingeklemmt werden. In den meisten Fällen ist ein solcher Nabelbruch schmerzlos und heilt im ersten Lebensjahr von selbst. Sollte eine Operation notwendig sein, wird sie meist verschoben, bis das Kind etwa drei bis fünf Jahre alt ist. Haben die nachstehend genannten Homöopathika innerhalb von zwei Monaten keinen Erfolg, sprechen Sie am besten mit der Kinderärztin bzw. dem Kinderarzt.

Geben Sie das Mittel Ihrer Wahl dreimal täglich, maximal drei Wochen lang:

■ Calcium carbonicum C6
Kind übergewichtig, sehr ruhig, neigt nachts zu Kopfschweiß; Anwendung vor allem, falls es gern Erde oder Würmer in den Mund steckt.

■ Silicea C6
Kind dünn und schmächtig, mit großem Kopf und zum Schwitzen neigenden Füßen.

■ Nux vomica C6
In allen sonstigen Fällen.

Neugeborenen-Gelbsucht

Viele Babies, vor allem Frühgeborene, entwickeln in den ersten paar Lebenstagen einen deutlichen Gelbstich, weil ihre Leber noch nicht ganz ausgereift ist und daher den gelben Farbstoff Bilirubin (ein Abbauprodukt der ständig erneuerten roten Blutkörperchen) nicht rasch genug abbauen kann. Sowohl die Haut als auch das Weiß der Augen verfärben sich gelb, und das Baby wird lethargisch und hat wenig Appetit. Ist es ansonsten gesund, gibt sich die Gelbsucht nach einigen Tagen von selbst wieder. Die Standardbehandlung besteht darin, dem Neugeborenen soviel wie möglich zu trinken zu geben, um das überschüssige Bilirubin rasch aus dem Körper herauszuleiten. Bleibt der Bilirubinspiegel jedoch hoch, kann man das Baby auch unter ultraviolettes bzw. blaues Licht legen; bei dieser Bestrahlung wird der Farbstoff wasserlöslich und kann von den Nieren besser eliminiert werden (bei sehr hohem Bilirubinspiegel besteht die Gefahr eines Hirnschadens). In sehr schweren Fällen muss das Neugeborene eine Bluttransfusion bekommen.

Gelegentlich ist die Neugeborenen-Gelbsucht – medizinisch: Icterus neonatorum – Folge einer hämolytischen Anämie aufgrund einer Rhesusfaktor-Unverträglichkeit (dabei werden die roten Blutkörperchen des Kindes von mütterlichen Antikörpern attackiert) oder einer Gallengangatresie (Verengung des Gallengangs). Im ersteren Fall spricht man medizinisch von hämolytischem Ikterus; er tritt innerhalb der ersten 24 Stunden nach der Geburt auf. Die zweite Form wird obstruktive Hyperbilirubinämie genannt, setzt meist zirka eine Woche nach der Geburt ein und ist von Durchfall und Gewichtsverlust begleitet. Bei der erstgenannten Erkrankungsform ist manchmal eine Bluttransfusion nötig, manchmal auch gar keine Behandlung; die zweite kann hingegen schlimm ausgehen, wenn es nicht gelingt, die Gallengänge chirurgisch zu korrigieren.

Geben Sie das Mittel Ihrer Wahl alle zwei Stunden, sobald die ersten Anzeichen von Gelbsucht auftreten, bis zu maximal zehn Dosen:

- Chamomilla C6

Mittel der ersten Wahl.

- Mercurius solubilis C6

Falls Chamomilla nicht hilft.

- Crotalus C6

Falls die Gelbsucht mit einer Rhesusfaktor-Unverträglichkeit zusammenhängt.

Schlafstörungen

Ganz allgemein gesprochen, verbringen die meisten Säuglinge den größten Teil der Zeit mit Schlafen oder Dösen, wenn sie nicht gerade gefüttert, gewickelt oder liebkost werden. Gegen Ende ihres ersten Lebensjahres sind die meisten Kinder acht von 24 Stunden hindurch wach, auch wenn sie tagsüber oft noch zwei bis drei Stunden ein Nickerchen halten. Mit sieben bis zehn Monaten schlafen die meisten Kinder – und ihre Eltern! – auch nachts durch. Ideal wäre es, wenn das Kind einschlafen könnte, wann und wo es gerade will; ein gewisses Maß an Hintergrundgeräuschen schadet dabei überhaupt nicht.

Die meisten nächtlichen Schlafstörungen haben bei Säuglingen unter sechs Monaten keinen anderen Grund als Hunger; Brust oder Fläschchen sind daher stets das Mittel der ersten Wahl. Beruhigt das Kind sich daraufhin nicht, hat es vielleicht Blähungen, oder seine Windel ist schmutzig; ihm auf den Rücken zu klopfen, bis es sein »Bäuerchen« macht, oder die Windel zu wechseln, genügt meistens. Auch eine Kolik, ein Windelausschlag oder erhöhte Temperatur können die Nachtruhe stören. Auf lange Sicht schafft es jedoch mehr Probleme, wenn Sie das Baby jedes Mal zu sich ins Bett holen oder stundenlang mitten in der Nacht herumtragen, als solche »Streicheleinheiten« im Augenblick lösen können.

Manchmal wachen Babies auch nur deshalb nachts auf, weil sie mit den Füßen gestrampelt und dabei ihre Decke abgeworfen haben und ihnen nun kalt ist; ein Strampelsack oder Strampelanzug löst dieses Problem.

Sobald das Kind ungefähr sieben bis zehn Monate alt ist und nicht mehr nachts gefüttert werden muss, sollte es lernen, durchzuschlafen. Fängt es an zu weinen, laufen Sie am besten nicht mehr augenblicklich hin, um es zu beruhigen; meist schläft es nach ein paar Minuten ganz von selbst wieder ein. Wenn Sie es allzu sehr mit Aufmerksamkeit verwöhnen, nützt es die Situation wahrscheinlich sehr bald aus! Auf der anderen Seite ist klar, dass Änderungen der Routine manche, besonders zartbesaitete Babies sehr durcheinander bringen können, so dass sie tatsächlich ganz besonders viel Aufmerksamkeit und Zärtlichkeit brauchen.

Geben Sie das Mittel Ihrer Wahl alle 30 Minuten, die erste Dosis eine Stunde vor der Schlafenszeit des Babys, außerdem alle 30 Minuten, falls das Baby zwischendurch aufwacht, doch maximal zehn Dosen:

■ Aconitum C30
Falls das Baby einen Schock oder Schreck bekommen hat.

■ Chamomilla C30
Baby reizbar, nichts ist ihm recht, hört erst zu schreien auf, wenn man es hochnimmt und herumträgt.

■ Coffea C6
Baby zu aufgeregt oder überdreht, um einzuschlafen.

■ Nux vomica C6
Baby wacht nachts gegen 4 Uhr weinend auf und lässt sich nicht beruhigen.

Was Sie sonst noch tun können:
Vergewissern Sie sich, dass das Zimmer, in dem das Kind schläft, warm ist, aber nicht überheizt (etwa 20 Grad Raumtemperatur sind genau richtig), und relative Ruhe darin herrscht.

Das Baby sollte aufgeweckt und spätabends noch einmal gefüttert werden, bevor die Eltern zu Bett gehen. Wenn es nachts hungrig aufwacht, sollten Sie es sofort füttern – und bei einem Flaschenkind alles schon dafür vorbereitet stehen haben. Füttern Sie es richtig, geben Sie ihm nicht nur etwas Wasser, denn Wasser kann den Hunger nur zeitweilig vertreiben. Wenn es Ihnen danach schwer fallen sollte, wieder einzuschlafen, trinken Sie eine Tasse Kamillentee, der am besten griffbereit in einer Thermoskanne neben Ihrem Bett steht. Kann Ihr Partner sich mit Ihnen beim nächtlichen Füttern abwechseln – um so besser! Sollten Sie allerdings sehr unter Schlafmangel leiden, das Kind schon mehr als zwölf Wochen alt sein und zwischen den Mahlzeiten ungefähr jeweils fünf Stunden liegen, kann sich der Versuch lohnen, es gelegentlich ungefähr 20 Minuten lang schreien zu lassen, bevor Sie aufstehen und nach ihm sehen. Hat es tatsächlich Hunger, wird es weiterschreien; schreit es nur aus Gewohnheit, kann man ihm das damit abgewöhnen.

Schläft das Baby zwar nachts durch, wacht aber morgens sehr früh auf, wechseln Sie ihm am besten die Windeln und geben ihm etwas Spielzeug, mit dem es sich beschäftigen kann, während Sie noch ein oder zwei Stunden weiterschlafen. Sie können auch versuchen, die »innere Uhr« Ihres Kindes zu verstellen, indem Sie es abends von Mal zu Mal eine Viertelstunde später schlafenlegen, bis es morgens zu einer angenehmeren Zeit aufwacht.

Babies sind im Allgemeinen sehr konservativ und lieben feste Routine; versuchen Sie daher, den Tagesablauf ungefähr immer gleich zu halten, und führen Sie von Anfang an feste zeitliche Rhythmen ein. Vermeiden Sie jede Aufregung in der letzten Stunde vor der Schlafenszeit und halten Sie stets etwas Spielzeug oder ein Mobile fürs Baby in Reichweite.

Weinen und Schreien

Mit solchen Äußerungen teilt das Baby mit, dass es Hunger oder Durst hat, sich unbehaglich fühlt, Schmerzen hat, einsam, gelangweilt, ängstlich ist… Wenn die Eltern nicht einsehen können, weshalb das Baby schreit oder weint, werden sie oftmals ärgerlich oder machen sich Sorgen. Das Baby bekommt diese Emotionen mit, reagiert darauf wiederum mit Weinen und Schreien und ein klassischer Teufelskreis beginnt. Sollten Sie einfach nicht herausfinden können, weshalb Ihr Baby weint, reden Sie am besten einmal mit der Kinderärztin bzw. dem Kinderarzt, holen sich Rat in einem Mütterzentrum oder bei einer Familienberatungsstelle.

Allgemein gesprochen: Je vergnügter ein Baby vor sich hin brabbelt, desto gesünder ist es. Ein gesundes Neugeborenes verbringt einen Großteil seiner wachen Zeit damit, zu plärren; im sechsten Lebensmonat gurgelt, lallt und spielt es dann schon vor sich hin. Schreit oder weint also ein Neugeborenes nur relativ selten oder mit schwacher Stimme, oder hören Sie ein sechs Monate altes Kind die meiste Zeit, in der es wach ist, nur herumplärren, dann ist gewöhnlich etwas nicht in Ordnung. Zu den weiteren Zeichen einer möglichen Erkrankung gehören Fieber, eine laufende Nase, Husten, Durchfall, Erbrechen und sehr langsame Gewichtszunahme. Schreit das Kind mit unnatürlich hoher Stimme, muss es sich erbrechen, verträgt kein helles Licht und hat eine deutlich geschwollene Fontanelle (Spalt zwischen den beiden Schädelknochen), hat es sich vielleicht eine Gehirnhautentzündung (Meningitis) zugezogen. Bei einem solchen Verdacht rufen Sie am besten den Notarzt an.

Meistens schreit ein Baby, weil es Hunger hat. Hört es nach dem Füttern auf zu schreien, so müssen Sie es eben häufiger füttern; fängt es nach weniger als zwei Stunden wieder an zu schreien, braucht es mehr Nahrung, als Sie ihm gewöhnlich geben. Hört es auf zu schreien, wenn Sie ihm zwischen den Mahlzeiten ab und zu ein paar Schluck Wasser einflößen, hat es wahrscheinlich nur Durst gehabt.

Babies schreien außerdem, wenn sie eine Kolik haben (vor allem die so genannten Dreimonatskoliken, meist gegen Abend), wenn das Zahnen beginnt (etwa vom sechsten Lebensmonat an), wenn sie an einem Windelausschlag leiden, wenn ihre Windel zu eng sitzt oder die Nadeln sie pieksen, oder auch, weil das Badewasser zu heiß ist, ihre Finger sich im Schal verfangen haben, sie von irgendwelchen lauten Geräuschen erschreckt worden sind, das Licht ihnen zu hell ist, das Gelächter zu laut, sie vom Arm herunterwollen, zu viel oder zu wenig mit ihnen geschmust wird …

Schreien beim Wasserlassen ist ganz normal; wenn Sie genau hinsehen, werden Sie merken, dass das Baby normalerweise kurz vor dem Pinkeln schreit; das erhöht den Druck in der Blase und hilft, den Urin herauszudrücken. Schreit das Baby außerordentlich viel, kann es auch sein, dass es ganz einfach hyperaktiv ist.

Hört ein Baby auf zu weinen, wenn es hochgenommen wird, hatte es vielleicht bloß Langeweile oder fühlte sich ausgeschlossen. Auch wenn Sie ihm nicht ständig Ihre Aufmerksamkeit widmen können, stellen Sie die Wiege oder den Kinderwagen am besten dahin, wo es Sie beobachten kann und Ihre Gegenwart spürt. Babies fühlen übrigens ganz genau, wenn in der Familie Spannungen herrschen oder die Mutter nervös und erschöpft ist. Ihr Geschrei ist dann ihre einzige Möglichkeit, seelisches Unbehagen auszudrücken und nach Zuwendung zu verlangen.

Was Sie sonst noch tun können:
Nur Eltern, die sich um ein Schreikind kümmern müssen, können nachvollziehen, wie ungeheuer anstrengend das ist. Ihrer eigenen geistig-seelischen und körperlichen Gesundheit zuliebe sollte eine Mutter, deren Kind viel schreit, unbedingt etwas auszuruhen versuchen, sobald es ruhig schläft, auch wenn das bedeutet, im Haushalt mal ein paar Sachen liegen zu lassen. Mindestens einmal die Woche hat sie es sich außerdem verdient, abends ohne das Baby wegzugehen und eine Nacht gut durchschlafen zu können. Stillt sie das Kind noch, kann sie die Milch vorher abpumpen und in einem Fläschchen bereitstellen. Unter Schlafstörungen (S. 749 f.) finden Sie Tipps, wie Sie für mehr und besseren Schlaf sorgen können, sowohl für Sie selbst als auch für Ihr Baby Eltern, die sehr unter Schlafmangel leiden, können auch eine homöopathische Konstitutionstherapie in Anspruch nehmen.

Ein weinendes oder schreiendes Kind reagiert oft auf rhythmische Töne (etwa eine Kassettenaufnahme der mütterlichen Herzschläge) oder auf Geschaukeltwerden. Auch am Daumen oder Schnuller zu lutschen, wirkt beruhigend; Schnuller sollte man übrigens ungefähr jede Woche auswechseln, weil sie sehr leicht von Keimen besiedelt werden. Nur ein sehr schmaler Grat trennt Eltern, die mit Schreikindern fertig werden, von denen, die das einfach nicht schaffen. Sollten Sie Ihr Kind jemals geschlagen haben oder öfter kurz davor gewesen sein, müssen Sie unbedingt Hilfe in Anspruch nehmen! Wenden Sie sich an Ihre Ärztin bzw. Ihren Arzt oder eine Mütterberatung, gehen Sie ins Mütterzentrum, suchen Sie eine Familienberatungsstelle oder eine Psychologin auf, oder sprechen Sie mit einer verständnisvollen Sozialarbeiterin. Wenn Sie den begründeten Verdacht haben, dass jemand in Ihrer Umgebung ihr bzw. sein Kind misshandelt, melden Sie es der zuständigen Sozialbehörde/dem Jugendamt. Sie helfen damit auf lange Sicht sowohl dem Baby als auch seinen Eltern! Manchmal, das soll hinzugefügt werden, entpuppen sich die Anzeichen einer angeblichen Kindsmisshandlung »nur« als Mineralstoffmangel (dann können die Röntgenbilder unter Umständen ähnlich aussehen wie nach heftigen Schlägen). Das sollte Sie jedoch keinesfalls davon abhalten, einzuschreiten und die Behörden zu informieren, wenn Verdacht auf Kindsmisshandlung vorliegt.

Windelausschlag

Er wird normalerweise von einer Ammoniak-Reaktion verursacht, die zwischen Urin und Fäkalien abläuft, manchmal auch von chemischen Reizstoffen im Stuhl oder davon, dass die Windeln noch Seifen- oder Waschmittelrückstände enthalten, weil sie nicht richtig ausgespült wurden. Po, Oberschenkel und Genitalien des Babys werden dann rot, fleckig, entzünden sich und sondern an den Stellen ein Sekret ab, wo sie mit der schmutzigen Windel in Berührung kommen. Bei Jungen entzündet sich manchmal die Vorhaut und verursacht Schmerzen beim Wasserlassen. Dem Windelausschlag kann eine Superinfektion mit Candida-Pilzen folgen, falls das Baby Antibiotika bekommen hat oder die Muttermilch Antibiotika enthält; das gleiche kann passieren, falls die Mutter an Mund- oder Genitalsoor leidet und ihr Kind damit angesteckt hat (siehe hierzu Scheiden- und Vulvaprobleme).

Sollten die nachstehend genannten Mittel nicht helfen, holen Sie sich Rat bei Ihrer homöopathischen Fachkraft.

Geben Sie das Mittel Ihrer Wahl viermal täglich, maximal fünf Tage lang:

■ Sulfur C6

Hautausschlag trocken, rot und schuppig.

■ Rhus toxicodendron C6
Juckende Haut voller kleiner Bläschen.

■ Mercurius solubilis C6
Windelbedeckte Hautpartie sehr feucht und verschwitzt, Speichelfluss des Babys stärker als sonst.

■ Medorrhinum C6
Windelausschlag mit wunden, blutenden Stellen.

■ Calcium carbonicum C6
Windelausschlag bei einem dicken Baby, das nachts oft stark am Kopf schwitzt.

Was Sie sonst noch tun können:
Am einfachsten und wirkungsvollsten ist es, das Baby so oft nur irgend möglich ohne Windel zu lassen, vorausgesetzt, der Raum bzw. das Wetter ist warm und trocken. Ein Windelausschlag heilt an der Luft fast immer rasch ab. Die betroffene Hautpartie sollte mit klarem Wasser (ohne Seife) sanft gewaschen, dann mit sterilen Baumwolltupfern trockengetupft werden; anschließend salben Sie sie mit Calendula-Salbe oder -Tinktur ein. Sollten Sie auswaschbare Windeln benutzen, müssen Sie darauf achten, dass alle Seifen- oder Waschmittelreste stets gründlich ausgespült werden. Bleibt der Windelausschlag trotzdem bestehen, versuchen Sie es am besten doch einmal mit Wegwerfwindeln, und wenn die eine Marke nichts bringt, nehmen Sie eine andere. Auch jeden Fall sollten Sie die Windeln sehr viel häufiger als bisher wechseln. Manchmal hilft es auch sehr, Kuhmilch, Milchprodukte und Nahrungsrnittelfarben eine Weile lang ganz aus der Ernährung zu verbannen (siehe Allergien, ab S. 577). Ob bestimmte Substanzen für längere Zeit oder für immer gemieden werden müssen, sollten Sie mit der Kinderärztin bzw. dem Kinderarzt oder auch mit einer Ernährungsberaterin besprechen.

Zahnen
Wenn die Milchzähne hervorbrechen, ist das manchmal von Zahnfleischentzündungen, Reizbarkeit und Magenbeschwerden

begleitet. Die ersten Zähne kommen meist, sobald das Baby etwa sechs Monate alt ist, und zu Ende des dritten Lebensjahres sind bereits alle 20 Milchzähne (acht Schneidezähne, vier Eck- und acht Backenzähne) vorhanden. Homöopathika können die Schmerzen und Beschwerden des Zahnens hervorragend lindern helfen. Wenn die Molaren (Backenzähne) den Gaumen durchstoßen, entstehen oft links und rechts kleine Hautfalten; sie sind ganz normal und lösen sich meist im Lauf der Zeit von selbst ab.

Geben Sie das Mittel Ihrer Wahl alle 30 Minuten (bei heftigen Schmerzen auch häufiger), bis zu maximal zehn Dosen:

■ Chamomilla C30
Kind reizbar, will herumgetragen werden, weigert sich, ins Bettchen zu gehen, hat eine heiße und rote Backe, während die andere blass ist.

■ Belladonna C30
Kind heiß und rot angelaufen, mit starren, geweiteten Pupillen.

■ Silicea C6
Kind dünn, mit großem Kopf, schwitzt leicht an Kopf und Füßen, kann Milch nicht ausstehen.

■ Actaea C6
Kind während des Zahnens sehr nervös und unruhig.

■ Borax C6
Kind hat Wunden oder Geschwüre im Mund, erschrickt vor plötzlichen Geräuschen, mag keine abwärts gerichteten Bewegungen.

■ Kreosotum C6
Kind hat Milchzähne mit schlechtem Zahnschmelz, entwickelt leicht und rasch Karies.

■ Mercurius solubilis C6
Kind hat wunde Gaumen, dazu Durchfall oder stark erhöhten Speichelfluss.

■ Aconitum C30
Starke Schmerzen beim Zahnen und hohe Temperatur.

■ Colocynthis C6
Wunde, schmerzende Gaumen; Kind ist sehr unruhig und hat Koliken.

■ Nux vomica C6
Symptome des Zahnens begleitet von Verstopfung und großer Mühe beim Stuhlgang.

Beschwerden und Erkrankungen im Kindesalter

Viele der Erkrankungen von ein- bis zwölfjährigen Kindern sind eher »Wachstumsbeschwerden« als ernste Krankheiten. Sie gehören sozusagen zur natürlichen Entwicklung und zeigen an, dass das Immunsystem samt seiner geistig-seelischen Verteidigungsmechanismen erst in Gang kommen muss, bevor es den Anforderungen des Erwachsenenlebens gerecht werden kann. Homöopathische Mittel können bei diesem Entwicklungsprozess eine wichtige Rolle spielen. Um noch einmal das Bild vom Trampolin zu benutzen: Sie trainieren den Körper dafür, aus einer Krankheit auch wieder »herauszuspringen«. Und sie sind eine sehr nützliche Alternative für Eltern, die sich wegen der potenziellen Nebenwirkungen vieler schulmedizinischer Mittel Sorgen machen.

Ein Säugling wird etwa zu Beginn des zweiten Lebensjahres zum Kleinkind, wenn er allmählich zu sprechen beginnt und zum allerersten Mal zu stehen versucht. In diesem Alter wiegen die meisten Kinder etwa dreimal soviel wie bei ihrer Geburt. Ein Jahr später wiegen sie bereits viermal soviel. Danach verlangsamt sich die Wachstumsrate, das Gewicht und die Körpergröße betreffend, auf ungefähr 2,3 bis 3 kg und fünf Zentimeter pro Jahr. Erst in der Pubertät gibt es dann den nächsten Wachstumsschub. Kinder, die unterdurchschnittlich klein sind, haben oft auch unterdurchschnittlich kleine Eltern, denn die Erbanlagen spielen für die Körpergröße eine ziemlich wichtige Rolle; doch auch Ernährungs- oder Hormonmängel können zu Minderwachstum führen, desgleichen angeborene Krankheiten, die Herz, Lungen und Verdauungssystem betreffen. Und nicht zuletzt führt auch psychische Deprivation zu Entwicklungsstörungen. Abnorm starkes Körperwachstum (Riesenwuchs) ist hingegen eher selten; meist beruht es auf einer Überproduktion des Wachstumshormons, nicht selten ein genetisch bedingter Faktor. Die Kindheit endet ungefähr mit der Pubertät, die bei Jungen etwas später einzusetzen pflegt als bei Mädchen. Die meisten Mädchen kommen mit elf bis 13 in die Pubertät, die Jungen in der Regel sechs bis zwölf Monate später.

Ungefähr bis ins siebte Lebensjahr wächst das Lymphsystem – ein sehr kompliziert gebauter Schutzwall gegen Infektionen – am schnellsten von allen Organsystemen des kindlichen Körpers. Geschwollene Lymphdrüsen, vor allem am Hals, sind in diesem Alter ein Zeichen dafür, dass das Lymphsystem sozusagen Probeläufe macht, dabei eindringende Krankheitserreger als solche identifiziert und zerstören lernt. Die meisten Erwachsenen sind genau aus diesem Grund nicht anfällig gegenüber den Bakterien und Viren, die Kinderkrankheiten verursachen: Sie haben sich ja schon im Kindesalter mit ihnen auseinander gesetzt, in einer Zeit also, in der das Lymphsystem so aktiv ist wie sonst niemals wieder. Viele Kinderkrankheiten, etwa Mumps, Masern, Röteln und Keuchhusten, verlaufen bei einer Erstinfektion im Erwachsenenalter viel schwerer als in jungen Jahren.

Die Entwicklung des Nervensystems hängt teilweise von einem Prozess ab, der medizinisch als Myelinisierung bekannt ist. Myelin ist eine Fettsubstanz, die sich wie ein Schutzschild um bestimmte Nervenstränge schmiegt und dabei die Geschwindigkeit der elektrischen Impulsübermittlung zu steigern vermag. Die Teile des Gehirns, die für die Zukunftsplanung und Vorausschau zuständig sind, myelinisieren etwa im Alter zwischen sechs und zehn Jahren. Einige Nervenbahnen, zum Beispiel die für die Feinmotorik zuständigen, sind erst mit vier Jahren vollständig myelinisiert.

Ein Dreijähriger, der einen Ball wirft, kann seine Schulter- und Armbewegungen deutlich besser kontrollieren als seine Handgelenke und Finger. Einen Ball aufzufangen, ist dann wieder etwas ganz anderes: Dazu braucht das Kind die Fähigkeit, im Bruchteil einer Sekunde zu reagieren und seine Bewegungen zu koordinieren. Wenn Sie einer Zweijährigen einen Ball zuwerfen, schaut sie zu Ihnen und nicht auf den Ball und macht daher auch keine Anstalten, ihn aufzufangen. Das kindliche Gehirn und Nervensystem sind noch nicht in der Lage, die Informationen über Entfernungen, Geschwindigkeit und Körperbewegungen im Raum so rasch zu verarbeiten, dass das Kind auch nur den Versuch unternehmen könnte, den Ball zu fangen. Im Alter von fünf Jahren jedoch kann es schon die meisten Bälle fangen, wenn es sich vielleicht auch noch ein bisschen ungeschickt anstellt. Lässt es ihn fallen, dann möglicherweise bloß deshalb, weil es versucht, gleich dreierlei gleichzeitig im Auge zu behalten – den Ball, die eigenen Hände und die Person, die den Ball wirft!

Kinderzeichnungen und -gemälde sind ebenfalls ein gutes Zeichen dafür, wie weit die geistige Entwicklung bereits fortgeschritten ist. Die meisten Ein- bis Zweijährigen amüsieren sich noch damit, der Welt mit Farb- und Fettstiften ihren Stempel aufzudrücken. Langsam jedoch nehmen die Kritzeleien einen anderen, absichtsvolleren Charakter an. Obwohl noch nicht als Objekte eindeutig erkennbar, symbolisieren die abgebildeten Dinge doch ganz klar etwas Bestimmtes. Im Alter von drei Jahren werden aus Rundformen schon deutlich Gesichter; mit sechs oder sieben bekommen die Strichmännchen bereits Körper, wenn auch etwas unproportionierte, und mit acht oder zehn versuchen die Kinder schon, Muster und Perspektive in die Zeichnung hineinzubekommen.

Es gibt sehr viele Möglichkeiten, herauszufinden, ob ein Kind sich normal entwickelt oder nicht. Seine Körpergröße und sein Gewicht mit anderen gleichaltrigen Kindern zu vergleichen, ist eine solche Möglichkeit, ebenso der Vergleich bestimmter Fertigkeiten. Ich möchte hier allerdings betonen, dass die Variationsbreite der Normalität, was Körpergröße, Gewicht und Fertigkeiten in einem bestimmten Alter anbelangt, ganz enorm ist. Viel wichtiger als die Frage, was ein Kind dann schon kann, wie groß es ist oder wie viel es wiegt, ist die Abfolge der Entwicklungsschritte. Ein Kind ist vielleicht jahrelang ziemlich untergewichtig und klein für sein Alter, hat sich aber dennoch zwischen dem ersten und elften Lebensjahr kontinuierlich entwickelt, ist an Zentimetern und Kilogramm stetig gewachsen. Diese Kontinuität ohne Brüche und längere Plateauphasen ist das eigentlich Bedeutsame. Auf S. 769 finden Sie Wachstumstabellen, die Größe, Körpergewicht und Lebensalter bei durchschnittlichen Kindern westlicher Industrienationen korrelieren. Wie Sie sehen, werden die akzeptablen »Standardabweichungen« von einem gedachten Mittelwert immer breiter, je älter die Kinder werden. Nur wenn Maß und Gewicht Ihres Kindes ganz außerhalb dieser Normwerte liegen oder die Wachstumskurven plötzlich Brüche bekommen, sollten Sie mit Ihrer Kinderärztin bzw. Ihrem Kinderarzt Rücksprache halten.

Alter	Fähigkeit
12 Monate	Kind sagt Mama und Papa und kann ein bis zwei Minuten ohne fremde Hilfe stehen
15 Monate	Kind fängt zu laufen an; beginnt beim Essen den Löffel zu benutzen
18 Monate	Kind versteht einfache Anweisungen und fängt an, die elterlichen Tätigkeiten im Haus nachzuahmen
20 Monate	Kind beginnt, Kontrolle über seinen Darmschließmuskel zu gewinnen
2 Jahre	Kind kann einfache Sätze bilden und tagsüber allmählich die Blase kontrollieren
2,5 Jahre	Kind kann auf- und niederhüpfen, lernt, sich an- und auszuziehen, braucht jedoch noch viel Überwachung
3 Jahre	Kind fängt an, Körper und Geist so zu koordinieren, dass es Puzzles zusammen setzen kann
3,5 Jahre	Kind hört auf, das Bett zu nässen, beginnt erkennbare Zeichnungen anzufertigen und verliert seine Trennungsängste von den Eltern
4 Jahre	Kind kann auf einem Bein hüpfen, sich ohne Hilfe an- und ausziehen, auch Knöpfe zumachen und Schuhe zubinden; es beginnt außerdem, lesen und schreiben zu lernen
5 Jahre	Kind kann einen Ball fangen und Seil springen

Das gleiche gilt auch für die geistigen und körperlichen Fähigkeiten: Eine kontinuierliche Entwicklung ist gesünder als eine, in der es auffällige Abweichungen nach oben oder unten, rasante Entwicklungsschritte oder deutliches Zurückbleiben gibt. Die meisten Kinder können mit zwölf Monaten Mama oder Papa sagen; manche allerdings tun das schon mit neun Monaten, andere erst mit eineinviertel Jahren. Die meisten Kinder können sich Kleidung im Alter von vier Jahren allein zuknöpfen – einige aber schaffen das dann noch nicht; sie üben eben immer noch, den Arm überhaupt ins Ärmelloch hineinzubugsieren. Behalten Sie also diese völlig natürlichen Entwicklungsunterschiede im Auge, wenn Sie jetzt einen Blick auf die Tabelle der Entwicklungsschritte werfen, die für Kinder zwischen einem und fünf Jahren als normal gelten dürfen. Ist Ihr Kind ein paar Monate später dran, macht das überhaupt nichts aus; erst noch größere Verspätungen können bedeuten, dass es um Entwicklung und allgemeine Gesundheit des Kindes vergleichsweise schlecht bestellt ist.

Erkrankungen und Beschwerden im Kindesalter von A bis Z

Sollten Sie bestimmte Erkankungen und Beschwerden Ihres Kindes in diesem Abschnitt vergeblich suchen, schlagen Sie bitte im Register nach. Krankheitsursachen und homöopathische Behandlung unterscheiden sich bei Erwachsenen und Kindern oftmals nicht; auf Wiederholungen wurde daher verzichtet.

ALLERGISCHE VASKULITIS

Ein fleckiger, purpurfarbener Hautausschlag auf Beinen und Po wird medizinisch als allergische Vaskulitis (Gefäßentzündung) oder auch als Purpura anaphylactoides bezeichnet. Dabei dringt Blut aus winzigen Kapillargefäßen, weil die Gewebe anomal auf eine Infektion (meist eine Streptokokken-Infektion des Rachens), auf bestimmte Lebensmittel oder Medikamente reagieren. Der Hautausschlag kommt und geht; die Haut wird jedoch bei Druck nicht blasser. Oft treten Bauchschmerzen, Arthritis, manchmal auch eine akute Nierenentzündung hinzu (Symptom: Blut im Urin). Je früher eine solche Anlage konstitutionell behandelt wird, desto besser.

Geben Sie folgendes Mittel viermal täglich, maximal fünf Tage lang:

■ Lachesis C6
gefolgt von

■ Crotalus C6
falls durch Lachesis keine Besserung eintritt.

Anämie

siehe auch Anämie, S. 421 f.

Eine häufige Ursache für »Blutarmut«, das Fehlen roter Blutkörperchen (Anämie), ist Eisenmangel, vor allem bei Kindern, die zu früh geboren wurden. In diesem Fall sollten Sie das Kind in die ärztliche Praxis bringen, wo ein Bluttest mit ihm gemacht wird, und es, falls nötig, Eisenpräparate verordnet bekommt. Auf S. 838 können Sie außerdem nachlesen, welche Lebensmittel viel Eisen enthalten.

Asthma

siehe auch Asthma, S. 400 f.

Bei Asthma verengen sich die zarten Atemwege in den Lungen und bringen das Kind dazu, zu keuchen, zu husten und nach Atem zu ringen. Asthmaanfälle sind äußerst unangenehm und furchterregend, manchmal sogar tödlich. Sie treten selten auf, ohne dass in der Familienanamnese bereits Allergien oder Atemwegsleiden zu verzeichnen wären; eine genetische Veranlagung ist also fast immer vorhanden. Oft entwickelt ein Kind, das an Milchschorf – Ausdruck von Kuhmilch-Unverträglichkeit – erkrankt war, später auch andere Allergien bis hin zum allergischen Asthma. Es reagiert dann vielleicht allergisch auf Hausstaub(milben), Gräser und Blütenpollen, Tierhaare oder Zigarettenrauch. Asthma tritt nicht selten zusammen mit Ekzemen, Heuschnupfen und allergischer Nasenschleimhautentzündung (Rhinitis) auf. Manchmal kommt der erste Anfall im Anschluss an eine Bronchitis oder Bronchiolitis oder körperliche Anstrengung, rasche Wetterumschwünge, Allergene in Umwelt oder Nahrungsmitteln, aber auch starke Emotionen (zum Beispiel Angst vor dem Alleingelassenwerden) lösen einen Asthmaanfall aus. Erkrankt das Kind im ersten Lebensjahr bereits an einer Bronchitis, bei der es keucht und nach Luft ringt, und sind in Ihrer Familie Allergien und Atemwegserkrankungen vorgekommen, müssen Sie sich auf die Möglichkeit gefasst machen, dass Ihre Tochter oder Ihr Sohn eventuell asthmakrank wird, falls dem nicht vorgebeugt wird. Eine sofortige gründliche Konstitutionstherapie bei einer erfahrenen homöopathischen Fachkraft kann das Risiko erheblich verringern. Zum Trost: Bei vielen Kindern, die in sehr jungen Jahren gelegentlich Asthmaanfälle hatten, verschwindet das Asthma nach dem siebten Lebensjahr.

Bei akuten Attacken sollten Sie ein Inhalationsgerät griffbereit haben, das mit einem so genannten Bronchodilatator (Medikament zur Bronchienerweiterung) versehen ist; es wird Ihnen ärztlich verschrieben. Werden die Anfälle immer schwerer, wird die Ärztin oder der Arzt wahrscheinlich irgendwann Cortisonpräparate verschreiben (die allerdings bei Dauergebrauch schwere Nebenwirkungen haben; besser ist es daher, wenn Ihr Kind ohne sie auskommen kann). Homöopathika vertragen sich in aller Regel mit den schulmedizinisch verordneten Asthmamitteln. Die nachfolgende Liste nennt Ihnen außerdem Mittel, die Sie beim akuten Anfall verabreichen können. Tropfen sind am besten, doch wenn sie nicht vorrätig oder rasch zu beschaffen sind und das Kind die homöopathischen Kügelchen (Globuli) wieder ausspuckt, sollten Sie diese für jede Dosis zwischen zwei Löffeln zerdrücken, mit etwas Wasser verrühren und dem Kind in die Backentasche einflößen.

Ringt das Kind stark nach Luft oder läuft blau an, sollten Sie auf jeden Fall den Notarzt herbeiholen.

Geben Sie das Mittel Ihrer Wahl alle zehn Minuten, bis zu maximal 10 Dosen:

- Aconitum C30

Plötzlicher Asthmaanfall, vor allem, wenn er nach seelischem Schock oder Aufenthalt in trockenem, kaltem Wind auftritt.

- Sambucus C6

Plötzlicher, mitten in der Nacht auftretender Asthmaanfall, das Kind kann sich nicht hinlegen und hat blaue Glieder (außerdem Notarzt anrufen!).

- Arsenicum album C6

Asthmaanfall zwischen Mitternacht und zwei Uhr morgens, Kind ist sehr unruhig, fröstelt und möchte Heißes in kleinen Schlucken trinken.

■ Carbo vegetabilis C30

Husten, Würgen, Luftschnappen, Symptome verschlimmern sich durch Sprechen oder Essen.

■ Ipecacuanha C6

Das Kind hustet viel Phlegma ab, beklagt sich über ein »schweres Gewicht« auf der Brust, und es ist ihm ständig übel.

■ Nux vomica C6

Asthmaattacke während oder nach einer Magenverstimmung, sehr reizbares Kind.

■ Phosphorus C6

Kind hustet viel, ist sehr durstig und möchte in den Arm genommen und getröstet werden.

■ Kalium carbonicum C6

Asthmaanfall um zirka vier Uhr nachts, vor allem, wenn das Kind sich über etwas aufregt oder vor etwas Angst hat.

■ Natrium sulfuricum C6

Asthmaanfall zwischen vier und fünf Uhr morgens, vor allem bei feuchtkaltem Wetter, Kind legt beim Husten die Arme um die Brust.

■ Chamomilla C6

Kind ist sehr reizbar, hat an allem etwas auszusetzen, möchte aufgenommen und herumgetragen werden.

■ Pulsatilla C6

Kind hustet grünes Phlegma ab und weint viel.

Was Sie sonst noch tun können:

Falls noch nicht ganz genau feststeht, wodurch das Asthma verursacht wird, gehen Sie auf Nummer Sicher und meiden Sie Federbetten, Tierhaare und Staubfänger (Teppiche, Vorhänge, dicke Polster usw.) im Kinderzimmer. Das Bett sollte aus einer plastikbedeckten Matratze, Schaumstoffkissen und Baumwollzudecken bestehen, das Zimmer so kahl wie nur irgend möglich sein (Linoleum statt Teppichböden). Auch ein Luftbefeuchter kann gute Dienste leisten. Den Raum, in dem gerade geputzt oder Staub gesaugt wird, sollte das Kind dann nicht betreten, und falls Sie rauchen, tun Sie das ausschließlich in einem Zimmer, in dem sich das Kind nur selten aufhält, und nicht in seiner Gegenwart. Entfernen Sie anschließend gründlich alle Zigarettenasche. Bei der Ernährung sollten Sie auf folgendes achten: möglichst keine Nahrungsmittelzusätze verwenden, weniger Zucker und Fett geben, dafür das Kind gut mit Vitaminen des B-Komplexes, Vitamin C und E, Zink, Selen und Leinsamenöl versorgen. Beim akuten Asthmaanfall nicht in Panik ausbrechen (das verstört das Kind nur noch mehr), sondern es beruhigen und trösten. Ein Feuchtigkeits-Inhalierer hilft dem Kind, Phlegma abzuhusten. In sehr schweren oder komplizierten Fällen kann es ratsam sein, psychologische Hilfe – bei einer Kinder- oder Familientherapeutin – in Anspruch zu nehmen.

Autismus

Aus bislang noch nicht genau bekannten Gründen ziehen sich manche Kinder völlig von sozialen Kontakten in eine eigene Welt zurück, möchten nicht berührt oder in den Arm genommen werden, meiden Augenkontakt, sprechen nicht oder nur selten, entwickeln Obsessionen gegenüber Dingen oder bestehen zwanghaft auf bestimmten Routinen, wiederholen stundenlang die gleiche Bewegung (etwa Vor- und Zurückschaukeln oder Kopfanschlagen, siehe S. 744). Den Aussagen von Menschen zufolge, die früher autistisch waren oder es noch sind, ist ihr körperliches, geistiges und seelisches Nervenkostüm in einer Weise überempfindlich, die sich andere kaum vorzustellen vermögen. Laute Geräusche, Licht und andere Stimuli tun ihnen schier weh, Nähe und Berührung sind ihnen beinahe unerträglich, Veränderungen der Routine machen ihnen Angst, und so weiter. Im totalen Rückzug sehen sie die einzige Möglichkeit, sich abzuschirmen. Solche Kinder sind meist keineswegs geistig zurückgeblieben, oft sogar besonders phantasievoll und bei behutsamer Führung oft auch fähig, zu lernen und sich ein eigenes Leben aufzubauen. Psychologische Hilfe ist dabei unbedingt vonnöten (auch für Eltern und Geschwister).

Die Homöopathie kann den Entwicklungsprozess konstitutionell unterstützen; für besondere Situationen gibt es die nachstehend genannten Mittel.

Geben Sie das Mittel Ihrer Wahl bis zu viermal täglich, maximal drei Wochen lang:

- Chamomilla C6

Kind sehr leicht reizbar, unruhig, fuchtelt abwehrend, wenn man in seine Nähe kommt, schlägt immer wieder mit dem Kopf gegen die Wand, reagiert höchst empfindlich auf lautere Geräusche.

- Silicea C6

Kind zieht sich in sein Schneckenhaus zurück, sitzt z.B. auf dem Boden und zählt immer wieder die gleichen Dinge, neigt zu nächtlichem Kopfschweiß und verschwitzten, übel riechenden Füßen.

- Hyoscyamus C6

Kind murmelt vor sich hin, ist misstrauisch gegenüber allem Unbekannten, bricht manchmal in plötzliches Gelächter aus, spielt mit den Genitalien.

Was Sie sonst noch tun können:
Geben Sie zusätzlich Vitamin B_3, B_5, B_6 sowie C, dazu Zink und Mangan. Meiden Sie kupferhaltige Nahrung und setzen Sie sich mit Selbsthilfegruppen von Eltern autistischer Kinder (über psychologische Beratung erfragbar) in Kontakt.

Bauchschmerzen und Migräne

Manche Kinder erleiden immer wieder einmal Anfälle von Bauchschmerzen, bei denen sie gleichzeitig sehr blass aussehen, sich hinlegen wollen, ihnen übel ist, sie erbrechen oder Fieber bekommen. Manche dieser Symptome lassen vermuten, dass sie gleichzeitig eine Migräne haben (auch wenn sie das selbst nicht so ausdrücken können) oder sich die Veranlagung zur Migräne im späteren Lebensalter herauszuprägen beginnt. Oft wird das Leiden durch Stress ausgelöst. Auf lange Sicht ist eine homöopathische Konstitutionstherapie das beste.

Geben Sie das Mittel Ihrer Wahl alle 60 Minuten, bis zu maximal zehn Dosen:

- Colocynthis C6

Scharfe, schneidende Bauchschmerzen, die durch Vornüberbeugen gelindert werden, vor allem, wenn sie nach einem Wutausbruch entstanden sind.

- Bryonia C30

Bauchschmerzen, die sich durch Hitze oder leiseste Bewegungen verschlimmern, vorausgesetzt, Blinddarmentzündung, Peritonitis und Darmverschluss wurden sicher ausgeschlossen.

- Magnesium phosphoricum C6

Krämpfe und Durchfall, gelindert durch Hitze oder Druck.

- Ipecacuanha C6

Ständige Übelkeit und Durchfall.

- Pulsatilla C6

Anfall verursacht durch schweres, fettes Essen, verschlimmert durch Aufenthalt in überheiztem Raum, Kind weint leicht und hängt sich an die Eltern.

Was Sie sonst noch tun können:
Lassen Sie das Kind im Bett bleiben, mit einer Wärmflasche auf dem Bauch, und geben Sie ihm viel zu trinken.

Bettnässen

Bis zum Ende des dritten Lebensjahres wissen die meisten Kinder, wann sie aufs Töpfchen müssen oder ihre Blase gefüllt ist, und sagen das dann entweder sofort oder können sogar eine Weile abwarten, bis der passende Moment dafür gekommen ist. Zwischen 18 Monaten und drei Jahren lernen die meisten Kinder, ihren Blasenschließmuskel zumindest tagsüber unter Kontrolle zu bringen; bis sie auch nachts trocken sind, dauert es meist noch ein Jahr länger. Im vierten Lebensjahr schlafen viele Kinder durch, ohne ins Bett zu machen. Viele Kinder brauchen dafür allerdings

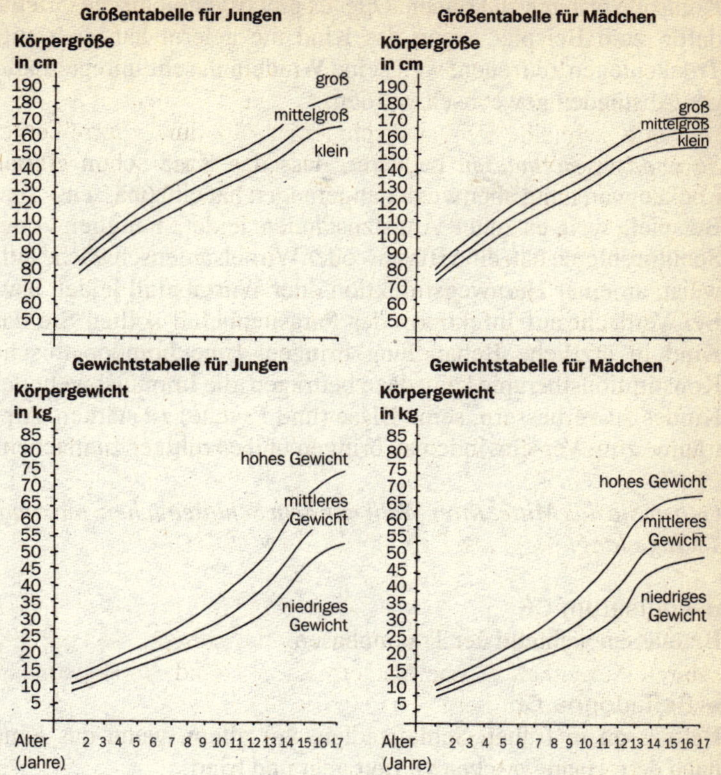

Abbildung 19:
Größen- und Gewichtstabellen für Jungen und Mädchen

länger als andere und sind bis zum Ende ihres fünften Lebensjahres immer noch häufige oder gelegentliche Bettnässer.

Ärztlich wird zwischen primärem und sekundärem Bettnässen unterschieden.

Primäres Bettnässen bedeutet: Das Kind war noch nie über längere Zeit völlig trocken. Das kann rein physiologische Gründe haben: Das Nervensystem ist einfach noch nicht genügend ausgereift, um Harndrang melden oder den Blasenschließmuskel unter

Kontrolle bringen zu können. Oder es gibt psychologische Gründe dafür, zum Beispiel, wenn das Kind nie gelernt hat, sich aufs Trockenlegen zu freuen, weil seine Windeln in sehr unregelmäßigen Abständen gewechselt wurden.

Sekundäres Bettnässen bedeutet, dass das Kind schon einmal trocken war, dann aber wieder angefangen hat einzunässen – zum Beispiel, weil es unter Angstzuständen leidet, Familien- oder Schulprobleme hat, eine Blasen- oder Wirbelsäulenschwäche aufweist, an einer Harnwegsinfektion oder Wurmbefall leidet, usw. Bei Verdacht auf Infektion oder Parasitenbefall sollten Sie das Kind in ärztliche Behandlung bringen. Eine homöopathische Konstitutionstherapie kann dazu beitragen, die Immunabwehr des Kindes zu verbessern, seine Blase (und Psyche) zu stärken, Alpträume zum Verschwinden zu bringen und es ruhiger zu machen.

Geben Sie das Mittel Ihrer Wahl vor dem Schlafengehen, maximal 14 Tage lang:

■ Equisetum C6
Bettnässen während der Traumphasen.

■ Belladonna C6
Bettnässen in frühen Schlafstadien, vor allem, wenn das Kind nach dem Haarewaschen zu Bett geht und friert.

■ Kreosotum C6
Kind schläft tief und fest, nässt jedoch früh in der Nacht während der Traumphasen ein und wacht nicht rechtzeitig auf, um den Gang auf die Toilette noch zu schaffen.

■ Causticum C6
Bettnässen in den frühen Schlafstadien, verschlimmert, falls das Kind husten muss, sowie bei klarem, trockenem Wetter.

■ Plantago C6
Falls alle obengenannten Mittel versagen und keine Symptome für die Wahl eines anderen Mittels ausfindig zu machen sind.

Was Sie sonst noch tun können:
Kinder, die zum Bettnässen neigen, sollten ab einer Stunde vor dem Schlafengehen nichts mehr trinken und als letztes noch einmal die Blase entleeren. Seien Sie auf keinen Fall ungeduldig oder zornig mit dem bettnässenden Kind – es kann nichts dafür und macht es nicht mit Absicht! Je gelassener Sie reagieren, desto mehr beruhigt sich Ihr Kind. Legen Sie einem älteren Kind, das öfter ins Bett macht, jeden Abend frische Bettwäsche hin, so dass es seine Laken notfalls selbst wechseln kann und Sie nicht wecken muss. Versuchen Sie, eventuell auch mit psychologischer Hilfe, herauszubekommen, ob das Kind sich ängstigt, was es erlebt hat, wie seine Alpträume aussehen, und nehmen Sie seine kindlichen Probleme ernst.

DIPHTHERIE

Akute bakterielle Racheninfektion, die früher sehr häufig war, heute jedoch durch Impfschutz und verbesserte Hygiene selten geworden ist. Die von den Bakterien produzierten Toxine zerstören die Rachenschleimhaut, so dass sich ein Grauschleier darüber legt, und bewirken, dass die darunter liegenden Gewebe stark anschwellen.

Die Atmung kann dabei schwer behindert oder sogar ganz unmöglich gemacht werden. Außerdem können die bakteriellen Toxine das Nervensystem oder das Herz angreifen. Zu den Anfangssymptomen der Diphtherie gehören Fieber, Kopfweh, Halsweh und geschwollene Hals- und Rachenmandeln; zu den späteren Zeichen gehören Atemnot, unregelmäßiger Puls, Erbrechen und Schluckbeschwerden sowie Sehstörungen. Die Inkubationszeit beträgt zwei bis sechs Tage; das Kind bleibt jedoch noch mindestens zehn Tage nach Fiebereintritt infektiös.

Wenn Sie Diphtherie vermuten, sollten Sie spätestens am nächsten Tag den Arzt oder die Ärztin hinzuziehen. Schulmedizinisch werden Penicillin sowie ein Antitoxin-Serum gespritzt.

Geben Sie folgendes Mittel alle 30 Minuten, bis Hilfe eintrifft:

- Mercurius cyanatus C6

Immunisierung. Sowohl die Homöopathie als auch die Schulmedizin bieten Impfungen gegen Diphtherie an, die auf dem Diphtherie-Erreger Corynebacterium diphtheria oder seinen Toxinen basieren.

In der Schulmedizin gehört die Diphtherie-Impfung im Allgemeinen zur so genannten Dreifachimpfung (gleichzeitig gegen Tetanusvergiftung und Keuchhusten).

Fieber

Fieber, also das Ansteigen der Körpertemperatur über die normalen 36 bis 37 °C hinaus, ist ein Abwehrmechanismus des Körpers, denn die meisten Bakterien und Viren sterben bei Temperaturen über 38,5 °C rasch ab. Fiebersenkende Mittel zu verabreichen, stört diesen Selbstheilungsprozess und kann sogar zu Komplikationen führen. Sie sollten höchstens abends gegeben werden, damit das Kind einmal wieder eine Nacht gut durchschlafen kann, oder in Fällen von Fieberkrämpfen. Ein altes Hausmittel, mit dem langdauerndes oder stark schwächendes oder gefährlich hohes (bei Kindern: über 40,5 °C) Fieber gesenkt werden kann, sind immer wieder erneuerte, feuchtkalte Wadenwickel. Das Fieber sollte jedoch pro Tag um nicht mehr als ein Grad gesenkt werden, falls es nicht von selbst zurückgeht.

Steigt die Körpertemperatur bei einem Kind über 39 °C an und bereitet Ihnen Sorgen, sollten Sie, ohne zu zögern, ärztlichen Rat einholen. Fieber im Kindesalter kann sehr viele Ursachen haben und manchmal auch »einfach so« auftreten, entweder aus psychischen Gründen (Reisefieber, Aufregung) oder infolge eines Wachstumsschubs (»Wachstumsfieber«). Ist keine Ursache feststellbar und sind Sie unsicher, welches Homöopathikum am besten helfen könnte, konsultieren Sie Ihre homöopathische Fachkraft. Nur wenn das Kind Fieber und gleichzeitig Atemnot, starkes Kopfweh, Übelkeit und Erbrechen, Lichtintoleranz, einen steifen Hals und ähnliche, höchst beunruhigende Symptome aufweist, sollten Sie zur Sicherheit den Notarzt rufen; es könnte beispielsweise eine Hirnhautentzündung (Meningitis) dahinter stecken.

Geben Sie das Mittel Ihrer Wahl alle 60 Minuten, bis zu maximal zehn Dosen, bei akuter fieberhafter Erkrankung:

■ Aconitum C30

Plötzlich einsetzendes Fieber, das sich um Mitternacht verschlimmert, Kind blass im Gesicht, unruhig und durstig.

■ Apis C30

Kind fröstelt und mag trotz Fieber nichts trinken; Befinden in heißen Räumen verschlimmert; Klagen über scharfe, stechende Schmerzen, eventuell auch Delirium.

■ Arsenicum album C6

Fieber am schlimmsten zwischen Mitternacht und zwei Uhr morgens, Kind unruhig, ängstlich, erschöpft, es fröstelt und will kleine Schlucke Wasser zu trinken bekommen, klagt über brennende Gliederschmerzen, Kopf braucht Kälte, Glieder brauchen Wärme.

■ Belladonna C30

Fieber kommt plötzlich und heftig, Kind hat heiße, gerötete Haut, stark pochenden Puls, einen starren Blick und deliriert schließlich.

■ Bryonia C30

Kind hat in größeren Abständen heftigen Durst, ist sehr reizbar, möchte in Ruhe gelassen werden, fühlt sich schlechter, wenn es sich bewegen soll, vor allem bei Kopfweh, möchte »nach Hause«, obwohl es schon daheim ist.

■ Ferrum phosphoricum C30

Fieber geht langsam hoch, Kind hat rote Wangen, einen schwachen und raschen Puls, Schüttelfrost mit Schweißausbrüchen und pochendes Kopfweh, das durch kühle Kompressen gelindert wird.

■ Gelsemium C6

Kind fühlt sich vergrippt, hat Muskelschmerzen und schwere Augenlider, keinen Durst trotz Fieber sowie Kopfweh, das sich bei Bewegung verschlimmert.

■ Mercurius solubilis C6
Kind fühlt sich schlechter bei Wetter- oder Temperaturveränderungen, ist sehr durstig, produziert viel Schweiß und Speichel, Schweiß und Atem riechen unangenehm, die Zunge hängt heraus.

■ Phosphorus C6
Kind sieht trotz Fieber recht gesund aus, verhält sich aber apathisch, braucht Zuwendung, verlangt nach kalten Getränken, die sofort wieder erbrochen werden, sobald sie sich im Magen erwärmt haben, hat eventuell auch eine Infektion im Brustraum.

Was Sie sonst noch tun können:
Überprüfen Sie alle vier Stunden die Körpertemperatur des Kindes, achten Sie darauf, ob es Ohren- oder sonstige, auf eine Infektion hinweisende Schmerzen hat, und geben Sie ihm viel zu trinken, aber nichts zu essen, bis das Fieber heruntergeht. Bleibt die Temperatur längere Zeit über 39 °C, oder neigt das Kind zu Fieberkrämpfen, ziehen Sie es alle zwei Stunden aus und waschen Sie den ganzen Körper mit lauwarmem Wasser sanft ab; dann leicht trockentupfen und nicht zu schwer zudecken. Sie können ihm auch mehrmals hintereinander kühlende Wadenwickel machen. Wenn es das möchte, fächeln Sie sein Gesicht. Bei subfebrilen Temperaturen (unter 38 °C) ist eine Schwitzkur mit Lindenblütentee das beste.

Fieberkrämpfe
Manchmal kommt es vor, dass ein Kind bei sehr hohem Fieber Krampfanfälle erleidet. Es gibt aber keinerlei Beweise dafür, dass solche Anfälle irgendwelche bleibenden Schäden hinterlassen würden. Sollten sie sich jedoch auch ohne gleichzeitiges Fieber wiederholen, ist eine homöopathische Konstitutionsbehandlung sehr empfehlenswert. Bei einer akuten Attacke sollten Sie den Notarzt herbeiholen, falls das gewählte Homöopathikum nicht innerhalb von zwei Minuten greift. Der Arzt muss eventuell rektal (Darmzäpfchen) ein starkes Beruhigungsmittel verabreichen, damit die Krämpfe aufhören. Falls das Kind vor seinem Eintreffen bewusstlos werden sollte, legen Sie es in die Erste-Hilfe-Position (siehe S. 137).

Geben Sie das Mittel Ihrer Wahl jede Minute, maximal drei Dosen oder bis zum Aufhören der Krämpfe:

- Aconitum C30

Bei den ersten Anzeichen eines Krampfanfalls.

- Aethusa C6

Bei Krämpfen, die gemeinsam mit einer Magen-Darm-Entzündung (Gastroenteritis) auftreten.

- Belladonna C30

Vor den Krämpfen verhält sich das Kind sehr seltsam, hat starre Augen und ist höchst erregt.

- Zincum sulfatum C6

Das Kind ist sehr blass, die Fontanelle eingesunken.

Was Sie sonst noch tun können:
Siehe unter Fieber, S. 733 f.

Hodenhochstand

Normalerweise rutschen die Hoden eines männlichen Kindes noch vor der Geburt in den Hodensack. Bei Frühgeborenen wird dieser Prozess manchmal nicht rechtzeitig abgeschlossen, aber auch bei anderen Jungen können die Hoden unter Umständen im Hodenkanal (der Röhre zwischen Unterleib und Hodensack, durch den sie rutschen müssen) stecken bleiben. Sollten sie bis zum fünften Lebensjahr nicht von selbst nach unten gewandert sein, muss der Hodenhochstand operativ korrigiert werden, weil die Keimdrüsen des Jungen durch die zu hohe Körpertemperatur im Körperinnern sonst Schaden nehmen können und später nicht mehr in der Lage sind, Spermien zu produzieren. Die nachfolgend genannten Mittel können das Absteigen der Hoden fördern; ist nach zwei Monaten noch kein Erfolg zu verzeichnen, sprechen Sie bitte mit Ihrer homöopathischen Fachkraft.

Geben Sie das Mittel Ihrer Wahl zweimal täglich, maximal einen Monat lang:

■ Clematis C30
Linker Hoden abgestiegen, rechter noch nicht.

■ Aurum metallicum C30
Keiner der beiden Hoden im Hodensack, Junge sehr vorlaut für sein Alter.

Husten

siehe auch Husten, S. 408 f.; Keuchhusten, S. 779 f., sowie Pseudokrupp, S. 791.

Die alle Atemwege auskleidende Schleimhaut ist extrem empfindlich und reagiert auf alle Arten von inhalierten Partikeln, indem sie Schleim produziert, der die fremden Substanzen aufnimmt und dann ausgehustet wird. Husten ist außerdem ein Symptom des ansteckenden Keuchhustens, von Asthma, Masern (im Frühstadium), Morbus Krupp (Umweltschadstoffe in der Luft), Bronchiolitis, akuter Lungenentzündung sowie Bronchitis, echter Grippe, grippaler Infekte, Luftröhrenentzündung sowie Erkältung. Reizhusten kann außerdem psychische Gründe haben.

Wenn der Husten länger als zehn Tage anhält oder von Fieber begleitet ist oder Sie den Verdacht haben, es könnte sich um Masern im Frühstadium handeln, sollten Sie die Ärztin bzw. den Arzt hinzuziehen. Bei schweren Hustenanfällen, bei denen das Kind blau anläuft oder nach Luft ringt, kann es nötig sein, den Notarzt herbeizuholen. Geben Sie dem Kind keine hustenunterdrückenden Medikamente, vor allem dann nicht, wenn die Ursache des Hustens noch unklar ist (sie dämpfen die Gehirnfunktionen). Immer wiederkehrende Hustenepisoden machen eine konstitutionelle Behandlung erforderlich.

Geben Sie das Mittel Ihrer Wahl alle vier Stunden, bis zu maximal zehn Dosen, während des akuten Hustenanfalls:

■ Aconitum C30
Plötzlich einsetzender, trockener Reizhusten.

■ Belladonna C30

Anfälle von trockenem Reizhusten, die in Niesen enden können, Gefühl, als ob der Kopf gleich bersten würde, empfindlicher Adamsapfel.

■ Bryonia C30

Harter, trockener Husten, wobei sich das Kind den Kopf hält oder die Brust umschlingt, es hat Durst auf kalte Getränke, lässt sich aber von heißen eher beruhigen.

■ Ipecacuanha C6

Atemlosigkeit, Keuchen, »Stein auf der Brust«, Kind blau angelaufen und steif während der Hustenanfälle, ständige Übelkeit, aber keine belegte Zunge.

■ Drosera C6

Heftiger Reizhusten aus der Tiefe des Brustkorbs heraus, Würgen und Spucken, Schmerzen unterhalb des Rippenbogens, am schlimmsten nachts und im Freien.

■ Spongia C6

Bellender, böser Husten sowie Heiserkeit, gelindert durch Essen, Trinken und Hinlegen mit tiefer gelegtem Kopf, beim Aufwachen ringt das Kind nach Luft und bekommt Panik.

■ Hepar sulfuris C6

Bellender Husten, Temperatur erhöht, Symptome verschlimmert bei kaltem, trockenem Wetter sowie in Zugluft, Kind fröstelt, ist reizbar und verlangt nach heißen Getränken.

■ Phosphorus C6

Reißender Reizhusten aus der Luftröhre, verschlimmert durch Sprechen, Temperaturveränderungen und Hinlegen, Kind verlangt nach kalten Getränken, erbricht sich jedoch, sobald sie im Magen warm geworden sind.

■ Chamomilla C6

Trockener Reizhusten und Keuchen, nachts verschlimmert, vielleicht durch Ärger hervorgerufen, Kind äußerst reizbar.

■ Kalium bichromicum C6

Husten und Auswurf fadenziehenden Phlegmas.

■ Nux vomica C6

Trockener Husten, Würgen, Kind fiebrig, fröstelig, hypersensibel und sehr reizbar, Symptome verschlimmert durch Kälte.

■ Pulsatilla C6

Trockener nächtlicher Husten, morgens lockerer und feuchter, Auswurf gelblichen oder grünlichen Phlegmas, Kind weint leicht, es geht ihm schlecht, kein Durst, Symptome verschlimmern sich in warmen, stickigen Räumen.

■ Rumex C6

Trockener Reizhusten tief in der Kehle, verschlimmert durch Reden und kalte Luft sowie des Nachts, daher Schlafstörungen, Kind fühlt sich besser, wenn es den Kopf unter die Decke steckt.

■ Arsenicum album C6

Husten am schlimmsten gegen Mitternacht, begleitet von Keuchen, Kind unterkühlt, unruhig, ängstlich, erschöpft, durstig, beruhigt sich, wenn es heiße Getränke in kleinen Schlucken trinkt.

■ Antimonium tartaricum C6

Rasselnder Husten aus dem Brustkorb, deutliche Phlegma-Geräusche, Kind zu schwach zum Abhusten, sehr blass, blau um die Lippen herum, will sich aufsetzen, weil es meint, sonst zu ersticken (am besten sofort den Notarzt rufen, weil es eventuell ins Krankenhaus muss!).

■ Causticum C6

Trockener Husten, rauer Hals, Heiserkeit, kein Auswurf, Kind findet kalte Getränke beruhigend, eventuell unwillkürlicher Harnabgang.

■ Stannum C6

Süßlich schmeckendes Phlegma und Halsweh tagsüber, abends heftiger Husten, Kind ringt nach Luft, kann kaum sprechen, Symptome verschlimmern sich beim Sprechen oder Lachen.

■ Sticta C6
Nachts trockener, abgehackter Husten, durch Abhusten von Phlegma noch verschlimmert.

■ Kalium carbonicum C6
Trockener, harter Husten, dazu klumpendurchsetzter Speichel und Keuchen, am schlimmsten zwischen drei und fünf Uhr morgens, Kind fühlt sich schwach und fröstelt.

Was Sie sonst noch tun können:
Ein Luftbefeuchter im Zimmer des Kindes kann oft helfen. Vermeiden Sie, das Kind mit Zigarettenrauch zu belästigen. Heißer Zitronensaft, mit Honig gesüßt, hilft bei rauem Hals.

KEUCHHUSTEN
Das ist eine höchst ansteckende bakterielle Infektion (medizinisch Pertussis genannt), die bei sehr kleinen Kindern schwer, bei Säuglingen sogar manchmal tödlich verlaufen kann. Die Inkubationszeit beträgt ein bis zwei Wochen. In der ersten Woche nach Ausbruch des Keuchhustens ist das Kind besonders infektiös für andere, es bleibt aber auch noch bis zu drei Wochen lang ansteckend. Im ersten Stadium der Erkrankung bekommt es leichtes Fieber, und seine Nase läuft. Im zweiten Stadium stellt sich Husten ein, der immer heftiger wird, mit einem Krampfhusten beginnt und mit einem charakteristischen Keuchen endet, wobei das Kind nach Luft ringt. Manchmal hustet es so stark, dass es blau anläuft (Zyanose), Nasenbluten bekommt, Blutgefäße im Auge bersten oder es erbrechen muss. Keuchhusten kann zwischen zwei und zehn Wochen dauern, wenn es nicht gelingt, die Erkrankung einzudämmen. Zu den möglichen Komplikationen gehören Lungenentzündung (manchmal mit dauerhaftem Lungenschaden verbunden) sowie Hirnschäden infolge geplatzter Blutgefäße im Gehirn. Sollte das Kind in schlechter Verfassung bleiben und sehr erkältungsanfällig sein, kann es innerhalb eines Jahres durchaus noch einmal an Keuchhusten erkranken.

Wenn Sie den Verdacht hegen, Ihr Kind sei mit einem an Keuchhusten erkrankten Kind oder Erwachsenen in Kontakt gekommen oder habe sich bereits angesteckt, gehen Sie spätestens zwei Tage später mit ihm zur Ärztin oder zum Arzt. Möglicherweise werden dann Antibiotika verschrieben, die zumindest den Schweregrad der Erkrankung mildern können. Sollte das Kind während eines Hustenanfalls blau anlaufen, holen Sie am besten sofort den Notarzt. Homöopathische Einzelmittel finden Sie in der nachfolgenden Liste sowie unter Husten (S. 776f.). Sollten Sie unsicher sein, welches das passendste ist, oder sollte sich nach zwei Tagen noch keine Besserung zeigen, sprechen Sie mit Ihrer homöopathischen Fachkraft.

Geben Sie das Mittel Ihrer Wahl jedesmal nach Abklingen des Hustenanfalls, maximal zwei Tage lang:

■ Cina (siehe „Leitsymptome ..." S. 325)

■ Coccus C6

Husten nachts, durch Bettwärme verschlimmert, durch kalte Getränke jedoch gebessert, erbrochener Schleim ist durchsichtig und zieht Fäden.

■ Cuprum metallicum C6

Krampfartige Hustenanfälle, die das Kind sehr erschöpfen und nach Luft ringen lassen, keuchendes Einatmen, wobei sich die Lippen des Kindes blau verfärben, Krämpfe in Finger und Zehen (typisch ist das Einziehen des Daumens), Schlucke kalten Wassers scheinen zu helfen.

■ Belladonna C6

Kind weint und klagt über Magenschmerzen, bevor der Hustenanfall einsetzt, sein Kopf scheint zu platzen, Husten schlimmer des Nachts sowie beim Hinlegen, jedoch gebessert, falls es dem Kind gelingt, Schleim abzuhusten, anschließend wieder Kitzelreiz im Rachen und erneuter Hustenanfall, dabei Keuchen und Würgen, Gesicht läuft rot an, Augen sind verschwollen und stehen hervor.

Immunisierung. Die schulmedizinische Impfung gegen Keuchhusten ist ein Teil der so genannten Dreifachimpfung (Diphtherie, Tetanusvergiftung, Keuchhusten). Schwere Nebenwirkungen einer solchen Impfung sind ziemlich selten. Sie verleiht einen etwa sechzig- bis achtzigprozentigen Schutz vor Erkrankung, sollte jedoch nicht verabreicht werden, falls in Ihrer Familie Krampfanfälle oder gar Epilepsie aufgetreten sind, und auch nicht, während Ihr Kind gerade eine fiebrige Erkrankung hat. Zwar gibt es dafür bislang keine wissenschaftlich abgesicherten Beweise, doch scheint die Erfahrung zu belegen, dass eine homöopathische Immunisierung mit der Nosode Pertussin C30 zumindest verhindern kann, dass eine Keuchhusten-Infektion schwer verläuft.

Was Sie sonst noch tun können:
Sollte das Kind Antibiotika bekommen, geben Sie ihm währenddessen und bis zu fünf Tage danach reichlich Biojoghurt mit lebenden Bifido- und Laktobazillen zu essen, die seine natürliche Darmflora wieder aufbauen. Verabreichen Sie dem Kind auf eigene Faust keine hustenunterdrückenden Mittel. Ermutigen Sie es, in häufigen Abständen ein wenig zu essen und sich beim Husten aufzusetzen und vornüberzubeugen. Sollte es sich häufig erbrechen müssen, geben Sie ihm viel leicht gesalzene Fleisch- oder Gemüsebrühe oder stille Mineralwässer, die den Flüssigkeitsverlust wieder ausgleichen. Halten Sie das Kind in Quarantäne, bis das Infektionsstadium vorüber ist.

EPILEPTISCHE ANFÄLLE siehe KRAMPFANFÄLLE, S. 243 f.

LEGASTHENIE

Eine ganz bestimmte Form der Lese-Rechtschreib-Schwäche, die nichts mit dem Intelligenzquotienten zu tun hat, wird fachsprachlich Legasthenie genannt. Das Kind ist dabei von normaler Intelligenz, findet jedoch Lesen und Schreiben schwierig, weil es immer wieder ähnliche Buchstaben – etwa b und d, p und q – miteinander verwechselt. Seine Leistungen lassen sich jedoch durch ein spezielles Legasthenikertraining und eine gute homöopathische Konstitutionsbehandlung verbessern.

Geben Sie folgendes Mittel dreimal täglich, maximal drei Wochen lang, während Sie auf den Behandlungstermin warten:

- Lycopodium C6

MAGEN- ODER BAUCHSCHMERZEN

In schweren Fällen können sie verursacht werden durch eine Blinddarmentzündung (starke, ständige Schmerzen, vor allem am rechten Unterbauch, Hartspann, keine Linderung durch Erbrechen), Darmverschluss (starke, ständige Schmerzen, durch Galleerbrechen nicht gelindert, Bauch aufgetrieben, Verstopfung oder Durchfall je nach Schweregrad des Verschlusses, manchmal Fieber), Nahrungsmittelvergiftung (Durchfall und Erbrechen), Magen-Darmschleimhaut-Entzündung (Schmerzen und Fieber), geschwollene Magendrüsen, Verstopfung, Flatulenzen (Darmblähungen), Erkältungen und andere Atemwegsinfekte, Harnwegsinfekte (häufiges oder schmerzhaftes Wasserlassen), Nahrungsmittelallergie oder seelischen Stress.

Falls die kleinste Bewegung das Kind zum Aufschreien bringt, hat es möglicherweise eine Blinddarmentzündung; dann sollten Sie sofort den Notarzt anrufen und folgendes Mittel verabreichen.

■ Lachesis C6

Alle fünf Minuten, bis zu maximal zehn Dosen, bis Hilfe eintrifft.

Hat das Kind offenbar sehr starke Schmerzen und erbricht gelbgrüne Gallenflüssigkeit, leidet es vielleicht unter Darmverschluss.

Holen Sie sofort den Notarzt und geben Sie einstweilen folgendes Mittel:

■ China C6

Alle fünf Minuten, bis zu maximal zehn Dosen.

Falls zu den Bauchschmerzen ein tastbarer Knoten in der Lendengegend oder am Hoden hinzukommt, hat es möglicherweise einen eingezwängten Leistenbruch oder eine Hodentorsion; in beiden Fällen nach längstens zwei Stunden den Arzt holen.

Geben Sie eines der folgenden Mittel alle fünf Minuten, bis Hilfe zur Stelle ist:

■ Aconitum C30 oder Bryonia C30

Das Kind zeigt große Angst und Panik.

Mandelentzündung

Die Rachenmandeln sind zwei kleine Säckchen lymphatischen Gewebes, die links und rechts der Zungenwurzel sitzen. Sie haben die Aufgabe, eine Art Abwehrschild gegenüber eindringenden Krankheitserregern zu bilden und Rachenraum sowie Atemwege vor Infektionen zu schützen. In der Kindheit sind die Mandeln besonders aktiv, weil sich der junge Mensch dann mit vielen Keimen erstmals auseinander setzen muss. Zwischen dem sechsten und siebten Lebensjahr sind die Rachenmandeln voll ausgewachsen. Früher wurden sie fast schon routinemäßig entfernt, wenn sie sich ein- oder zweimal heftig entzündet hatten. Heute ist man von dieser Handhabung abgekommen und entfernt sie höchstens dann, wenn sie chronisch entzündet sind oder innerhalb weniger Jahre mehrere schwer verlaufende Mandelentzündungen auftreten. Bei immer wiederkehrender Tonsillitis, wie diese Entzündungen medizinisch genannt werden, ist eine homöopathische Konstitutionstherapie sehr zu empfehlen. Zu den Symptomen einer Mandelentzündung gehören: Halsweh, Fieber, schlechtes Allgemeinbefinden, anfangs hellrote, dann mit einem weißen Schleim bedeckte Rachenmandeln. Der Verdacht auf Mandelentzündung sollte nach längstens zwei Tagen ärztlich bestätigt werden. Schulmedizinisch werden meist Antibiotika und antiseptische Gurgellösungen verschrieben. Die Homöopathie hat die folgenden Mittel anzubieten. Zeigt sich nach einem Tag jedoch keinerlei Besserung, sollten Sie noch einmal fachlichen Rat einholen.

Geben Sie das Mittel Ihrer Wahl alle zwei Stunden, bis zu maximal zehn Dosen, während einer akuten Mandelentzündung:

■ Belladonna C30

Rachenraum stark entzündet, Kind fiebert und deliriert, hat starren Blick und leuchtendrote Rachenmandeln.

■ Apis C30

Kind klagt über Halsweh, ist aber nicht durstig, ganzer Hals sehr berührungsempfindlich, Rachenzäpfchen sehr geschwollen und glänzend.

■ Hepar sulfuris C6
Kind fröstelt, ist reizbar und Argumenten unzugänglich, hasst es, ausgezogen zu werden oder die Bettwärme verlassen zu müssen, klagt über »Gräte« oder »Splitter« im Hals; Rachenmandeln tragen übel riechende Eiterköpfchen.

■ Mercurius solubilis C6
Mandeln dunkelrot, geschwollen und schmerzend, Zunge sowie Halslymphknoten geschwollen und berührungsempfindlich, übel riechender Atem, starker Speichelfluss.

■ Lachesis C6
Linke Rachenmandel ist stärker infiziert und tut mehr weh als die rechte, zudem dunkelrot, starke Schmerzen beim Schlucken, die sich nach dem Schlafen, bei Wärme und beim Trinken noch verschlimmern, beim Essen jedoch zu bessern scheinen; Kind kann halsumschließende Kleidung oder Bettwäsche nicht ertragen.

■ Phytolacca C6
Dem Kind geht es sehr schlecht, Halsschmerzen bis hinauf zu den Ohren, Halslymphknoten geschwollen, Mandeln dunkelrot verfärbt, heiß und geschwollen, Rachen fühlt sich rau und beengt an.

■ Lycopodium C6
Infektion beginnt in der rechten Rachenmandel und geht dann auf die linke über, Kind hat hohes Fieber und fühlt sich zwischen vier und acht Uhr morgens am schlechtesten, Rachenschmerzen bessern sich durch heiße Getränke.

Was Sie sonst noch tun können:
Geben Sie dem Kind möglichst viel Flüssigkeit und machen Sie – je nach Verträglichkeit – kalte oder heiße Halswickel. Eine Stoßtherapie mit viel Vitamin C steigert die Abwehrkräfte; Knoblauch wirkt entzündungshemmend, ebenso Gurgeln mit Salbeitee.

Masern
Das ist eine sehr ansteckende, von Viren ausgelöste Kinderkrankheit, die durch Tröpfcheninfektion beim Niesen und Husten über-

tragen wird. Wenn Erwachsene daran erkranken, verläuft die Infektion oft viel schwerer als bei Kindern. Wer einmal Masern gehabt hat, bleibt lebenslang dagegen immun. Bis zum Alter von sechs Monaten werden Säuglinge von den Antikörpern ihrer Mutter, die immer noch in ihrem Blut kreisen, vor Ansteckung geschützt.

Die Inkubationsphase dauert zehn bis elf Tage; dann beginnt das Vorstadium des Hautausschlags, der schließlich voll ausbricht. Das Kind ist vom ersten Tag, an dem sich der Ausschlag zu zeigen beginnt, bis etwa fünf Tage nach Ausbruch der Masern infektiös. Lassen Sie eine ärztliche Diagnose stellen. Zu den möglichen Komplikationen bei Masern zählen Mittelohrentzündung, Bronchitis und andere Atemwegsleiden, in schweren Fällen auch Hirnentzündung (Enzephalitis) und sehr selten Fieberkrämpfe. Falls das Fieber lange Zeit bestehen bleibt oder sich das Kind noch schlecht fühlt, nachdem der Ausschlag abgeklungen ist, oder falls es über Ohrenschmerzen klagt, rufen Sie die Ärztin bzw. den Arzt herbei. Falls die nachstehend genannten Mittel keine Besserung bringen oder Sie nicht entscheiden können, welches das am besten passende wäre, fragen Sie Ihre homöopathische Fachkraft um Rat.

Vorstadium (vor dem Hautausschlag). Es dauert drei bis vier Tage. Zu den Anfangssymptomen gehören Halsentzündung, laufende Nase, trockener Husten, rote, tränende Augen und höheres Fieber; 24 Stunden später zeigen sich kleine weiße Flecken, wie Salzkörnchen, im Mundraum. Sie sind ein sicheres Zeichen dafür, dass es sich tatsächlich um Masern handelt.

Geben Sie das Mittel Ihrer Wahl alle zwei Stunden, bis zu maximal zehn Dosen:

■ Aconitum C30 oder Belladonna C30
Erkältungssymptome und hohes Fieber.

■ Euphrasia C6
Erkältungssymptome, hohes Fieber, dazu rote, tränende Augen und geschwollene Lider.

■ Pulsatilla C6
Kind fiebrig, aber nicht durstig, weint leicht und fühlt sich sehr schlecht, dicker, grünlicher Schnupfen, Licht tut den Augen weh, nachts trockener Husten, morgens Abhusten von viel Phlegma, Magenbeschwerden oder Durchfall.

Stadium des Masernausschlags. Es dauert zwei bis drei Tage. Die Pusteln sind dunkelrot, flach oder erhaben, und treten zuerst auf der Stirn am Haaransatz sowie hinter den Ohren auf und breiten sich dann über den ganzen Körper aus. Sowie der Ausschlag verblasst, geht auch das Fieber zurück, und die Pusteln werden bräunlich und schuppen ab.

Geben Sie das Mittel Ihrer Wahl alle vier Stunden, bis zu maximal zehn Dosen:

■ Bryonia C30
Pusteln erscheinen ganz allmählich, Kind ist reizbar, hat hohes Fieber und großen Durst, trockenen, bellenden Husten und Kopfweh, das durchs Husten schlimmer wird.

■ Sulfur C6
Pusteln, die nur sehr langsam abklingen und sich purpurrot verfärben.

Immunisierung. Die Schulmedizin bietet eine Masernschutzimpfung mit lebenden modifizierten Viren im zweiten Lebensjahr, die Homöopathie eine Immunisierung mit der Nosode Morbillinum C30. Falls Ihr Kind nicht geimpft oder immunisiert worden ist und mit einem masernkranken Kind oder Erwachsenen in Kontakt kommt, fragen Sie Ihre homöopathische Fachkraft um Rat. Hat sich das Kind schon angesteckt, könnte eine schulmedizinische Masernimpfung dazu führen, dass der Ausschlag nur unterdrückt wird und sich dann in späteren Jahren, bei erneuter Ansteckung, eine viel schwerere Maserninfektion entwickelt. Ist das Immunsystem des Kindes ohnehin gerade nicht sehr stark (etwa weil es Immunsuppressiva oder Antibiotika einnehmen muss), sollten Sie ihm von einer Ärztin oder einem Arzt eine Gammaglobulinspritze geben lassen, die es ungefähr zwei Wochen lang schützt.

Was Sie sonst noch tun können:
Das Kind sollte möglichst in Quarantäne bleiben, und zwar in einem gut gelüfteten Zimmer. Ziehen Sie die Vorhänge zu, falls Licht seinen Augen wehtut. Geben Sie ihm viel abgekochtes oder gefiltertes Wasser bzw. Kräutertee zu trinken, bis das Fieber sinkt, und nur leichte, Vitamin-C-haltige Kost zu essen, bis die Nase nicht mehr läuft und der Husten aufhört. Baden Sie schmerzende Augen in einer Salzlösung (einige Körnchen Salz, in einem Glas warmen Wasser gelöst). (Weitere Selbsthilfemaßnahmen siehe Fieber, S. 733 f.).

Motorische Störungen

Wenn ein Kind sich besonders unbeholfen bewegt, oft hinfällt oder sich durch schlecht koordinierte Bewegungen verletzt, kann das viele Gründe haben: Angst, mangelndes Selbstvertrauen, Konzentrationsmangel, ein unausgereiftes Nervensystem, Nebenwirkungen schulmedizinischer Medikamente, neurologische oder muskuläre Erkrankungen (meist verbunden mit Kopfweh und allgemeinem Unwohlbefinden), in seltenen Fällen auch eine spastische Lähmung oder eine Wismut-Vergiftung (siehe Toxische Metalle, S. 91 f.).

Geben Sie das Mittel Ihrer Wahl viermal täglich, maximal 14 Tage lang:

■ Causticum C6
Schlechte Koordination der Bewegungen bzw. Muskeln, Kind hypersensibel, bricht in Tränen aus, wenn jemand anderes verletzt wird.

■ Lycopodium C6
Schlechte Koordinationsfähigkeit, mangelndes Selbstvertrauen, Kind versucht, die Aufmerksamkeit auf sich zu lenken, indem es irgend etwas anstellt.

■ Calcium carbonicum C6
Motorische oder Koordinationsstörung, Kind übergewichtig, mit kühler Haut und verschwitztem Kopf.

Was Sie sonst noch tun können:
Unbeholfenen Kindern tut es oft gut, wenn sie eine Bewegungsform erlernen, zu der sie Disziplin brauchen – etwa Judo, Tanz, Ballett etc. Achten Sie allerdings darauf, dass es dabei nicht noch mehr leidet, weil es von anderen womöglich ständig ausgelacht wird. »Inszeniert« es hingegen immer wieder Unfälle, um Ihre Aufmerksamkeit zu erregen, sollten Sie keinesfalls überbesorgt, sondern ganz ruhig reagieren und es nur auf die Verletzungsgefahr hinweisen, die es sich damit einhandelt.

Mumps

Das ist eine Virusinfektion der Speicheldrüsen im Rachenraum, die durch Tröpfcheninfektion beim Husten und Niesen übertragen wird. Sie ist nicht ganz so ansteckend wie Masern oder Windpocken und tritt am ehesten im Frühling oder Sommer auf. Selten kommt es zu mehr als einem Ausbruch von Mumps. Zu den möglichen Komplikationen gehören Hirnentzündung (Enzephalitis), Bauchspeicheldrüsenentzündung (Pankreatitis) und eine Entzündung der Hoden bzw. Eierstöcke. Doch auch wenn der Volksmund es oft behauptet: Mumps führt nur selten zu Unfruchtbarkeit. Die Inkubationszeit beträgt 14 bis 28 Tage. Die Erkrankung beginnt dann mit mäßigem Fieber, Kopfschmerzen und Schmerzen vor den Ohren, erst auf der einen, dann auf der anderen Seite, wenn nämlich die Speicheldrüsen sich entzünden. Auch die unterhalb des Kiefers gelegenen Speicheldrüsen können betroffen sein. Die Schwellungen gehen nach etwa zehn Tagen zurück. Innerhalb der gesamten Zeit ist das Kind für andere ansteckend.

Wenn das Kind schweres Kopfweh bekommen sollte, vor hellem Licht zurückschreckt oder benommen wirkt, könnte es sich um eine Hirnentzündung handeln; holen Sie dann sofort den Notarzt. Sollten die Hoden bzw. die Region über den Eierstöcken wehtun, sollten Sie spätestens am nächsten Tag ärztliche Hilfe herbeiholen.

Geben Sie das Mittel Ihrer Wahl alle vier Stunden, bis zu maximal zehn Dosen:

■ Pulsatilla C6
Bei Mumps und Hoden- bzw. Eierstockschmerzen, bis ärztliche Hilfe eintrifft.

■ Aconitum C30
Fieber setzt ein, Kind ist sehr unuhig.

■ Belladonna C30
Hohes Fieber, rechte Speicheldrüse tut mehr weh als die linke, Kind rot im Gesicht, Augen weit offen und starr.

■ Pilocarpin muriaticum C6
Mumps, dazu dicker, klebriger Speichel.

■ Phytolacca C6
Speicheldrüsen unterm Kiefer stark geschwollen und steinhart, Kind klagt über Ohrenschmerzen beim Schlucken.

■ Mercurius solubilis C6
Vor allem rechtsseitige Speicheldrüsen betroffen, übel riechender Speichel, Kind schwitzt viel, die Zunge hängt ihm heraus.

Immunisierung. Im Zuge einer Dreifachimpfung – Mumps, Masern, Röteln – werden heute die meisten Kinder gegen diese Virusinfektion geimpft. Die Homöopathie bietet eine Immunisierung mit der Nosode Parotidinum C30 oder auch Rhus toxicodendron C30 während der Inkubationszeit (Dosierung: einmal täglich, maximal zehn Tage lang.)

Was Sie sonst noch tun können:
Geben Sie dem Kind keine sauren Getränke (Limonaden, Zitronen-, Orangen- oder Pampelmusensaft), weil diese die Speicheldrüsen zu erhöhter Tätigkeit anregen und sie dann besonders weh tun.

Nasenpolypen
Nasenpolypen entstehen durch übermäßiges Wachstum von Drüsen hinter der Nase, die sich zwischen dem vierten und sechsten Lebensjahr bilden und einen wichtigen Teil des Lymphsystems mit seiner Infektabwehr ausmachen. Vergrößern sie sich, werden

Nase, Kehle und Eustachios-Röhren im Ohr verlegt; die Sprache wird dann sehr nasal, die Atmung erschwert. Racheninfektionen verursachen Husten, sobald der Nasenausfluss auf die Stimmbänder tropft, und kann sich bis zu den Ohren ausbreiten, wobei dann chronische Mittelohrentzündungen, verstopfte Ohren und sogar Schwerhörigkeit entstehen. Bei schwer verstopfter Nase oder chronischem Infekt kann es nötig werden, die Polypen chirurgisch zu entfernen. In leichteren Fällen sollte eine homöopathische Konstitutionsbehandlung durchgeführt werden. Sollte das Kind jedoch seit vier Monaten mehr oder weniger schwerhörig sein, müssen Sie es in ärztliche Behandlung bringen.

Geben Sie das Mittel Ihrer Wahl viermal täglich, maximal drei Wochen lang:

■ Barium C6
Nasenpolypen, immer wieder Mandelentzündung, dazu schlechte geistige und körperliche Entwicklung.

■ Calcium carbonicum C6
Nasenpolypen, Kind übergewichtig, mit kalter und klammer Haut, Neigung zu Kopfschweiß, lernt spät gehen und sprechen.

■ Calcium phosphoricum C6
Symptome wie bei Calcium carbonicum, Kind jedoch normalgewichtig und reizbar.

■ Sulfur C6
Polypen verlegen die Nase, Kind immer hungrig, mit Schwächeanfällen am mittleren Vormittag, kann Baden nicht leiden.

■ Pulsatilla C6
Dicker, gelblicher, aber nicht eitriger Ausfluss aus Nase und Rachen, Kind weinerlich und schüchtern.

■ Silicea C6
Geschwollene Mandeln nach schulmedizinischer Impfung, vor allem, wenn das Kind dünn ist, mit großem Kopf und Neigung zu Fußschweiß.

■ Agraphis C6
Klarer Ausfluss aus Nase und Hals.

■ Mercurius dulcis C6
Mittelohr blockiert, starker Speichelfluss, Abneigung gegen Hitze und Kälte.

Pseudokrupp

Dieser Krankheitsbegriff stammt aus dem Französischen (croup) und bezeichnet eine Kehlkopfverengung. Bei echtem Krupp handelt es sich um eine Folgekomplikation einer Diphtherie; beim Pseudokrupp (Krupp-Syndrom) hingegen kann das Atemwegsleiden (eingeengter Kehlkopf, Atemnot, bellender Husten, Heiserkeit) viele verschiedene Ursachen haben, unter anderem in der Luft befindliche Umweltschadstoffe, eine schwere Erkältung bzw. ein Katarrh der oberen Atemwege. Die Erkrankung muss von einer akuten Kehlkopfentzündung (hochfiebrige, bakterielle Infektion) abgegrenzt werden, denn diese verlangt unter Umständen, dass das Kind ins Krankenhaus gebracht und künstlich beatmet wird. Falls der Kehlkopf durch einen inhalierten Fremdkörper gereizt oder verengt ist, muss dieser entfernt werden, bevor er etwa in die Lungen gerät und eine Lungenentzündung auslöst.

Ein an Pseudokrupp erkranktes Kind wird heiser, kurzatmig und entwickelt einen hohlklingenden, bellenden Husten, der nachts besonders schlimm ist.

Versuchen Sie es mit folgenden Homöopathika:

Geben Sie folgendes Mittel sofort als Einmaldosis, dann noch einmal nach 30 Minuten, falls das Kind noch wach ist:

■ Aconitum C30
Kind wacht nachts auf, hustet, hat Atemnot und Angst.

Geben Sie folgende Mittel abwechselnd alle Stunde, maximal je drei Dosen:

■ Spongia C6; Hepar sulfuris C6
Falls Aconitum keine Besserung gebracht hat.

RINGELFLECHTE (TINEA)

So wird eine Pilzinfektion der Haut genannt, die rote, schuppige und wurmförmige Hautläsionen verursacht, die von der Mitte her abheilen. Die Kopfhaut kann befallen sein (dann fallen die Haare in Büscheln aus), die Füße, die Lendengegend, die Achselhöhlen oder der Rumpf. Die Ringelflechte ist sehr ansteckend. Meist hat sich das Kind im Schwimmbad oder in Waschräumen, manchmal auch im Kontakt mit Haus- und anderen Tieren infiziert.

Geben Sie das Mittel Ihrer Wahl alle vier Stunden, bis zu maximal zehn Dosen:

- **Sulfur C6**

Bei Ringelflechtenbefall der Kopfhaut.

- **Sepia C6**

Falls Sulfur nichts ausrichtet.

- **Tellurium C6**

Bei Befall am Rumpf.

Was Sie sonst noch tun können:

Sollten die Füße befallen sein, hilft am besten ein Anti-Pilz-Mittel (Puder oder Salbe) aus der Apotheke. Waschen Sie die Füße außerdem zweimal täglich in Hypericum- und Calendula-Lösung (je fünf Tropfen Urtinktur auf 1/4 Liter abgekochtes Wasser; mit Einmaltuch gut abtrocknen, vor allem zwischen den Zehen). Halten Sie das Kind von der Schule fern, bis die Ringelflechte ganz abgeheilt ist, und vernichten Sie alle Gegenstände (Kämme, Bürsten usw), die mit den Läsionen am Kopf in Kontakt gekommen sind, bzw. sterilisieren Sie sie gründlich in kochend heißem Wasserdampf und waschen Sie Kleidungsstücke und Bettwäsche bei 90 °C, wo irgend möglich (wenn nicht, sollten Sie sie wegwerfen). Bringen Sie Ihre Haustiere zum Tierarzt und lassen Sie nachsehen, ob sie etwa an Ringelflechte leiden.

Roseola infantum

Das ist eine harmlose Virusinfektion, die auch Dreitagefieber-Exanthem genannt wird und bei Kindern zwischen sechs Monaten und drei Jahren auftreten kann. Die Inkubationszeit ist variabel. Zu den Symptomen gehören hohes Fieber, gefolgt von geschwollenen Halslymphknoten und einem pinkfarbenen Ausschlag am Rumpf, der ungefähr eine Woche lang anhält. Das Kind bleibt nach Fieberbeginn noch etwa fünf Tage lang infektiös.

Geben Sie das Mittel Ihrer Wahl alle vier Stunden, bis zu maximal zehn Dosen:

- Belladonna C30

Hohes Fieber, starrer Blick, Kind deliriert, Halslymphdrüsen berührungsempfindlich.

- Pulsatilla C6

Kind weinerlich, klammert sich an, hat keinen Durst, verlangt nach frischer Luft.

- Phytolacca C6

Geschwollene Lymphdrüsen, Ohrenschmerzen beim Schlucken, Symptome bessern sich durch kalte Getränke.

Röteln

Das ist eine relativ harmlose, aber sehr ansteckende Infektion mit Rubella-Viren, die bei Kindern selten Komplikationen macht (in seltenen Fällen kann eine Hirnentzündung hinzutreten). Sie wird allerdings höchst gefährlich für das Ungeborene, wenn sich die werdende Mutter in den ersten drei bis vier Schwangerschaftsmonaten damit anstecken sollte. Wer einmal Röteln hatte, bleibt gegen weitere Ansteckungen immun. Die Inkubationszeit beträgt zwei bis drei Wochen, und die Infektion klingt gewöhnlich nach vier bis fünf Tagen ab. Im ersten Stadium tritt leichtes Fieber auf, im zweiten schwellen die Drüsen hinter dem Ohr an (sie fühlen sich an wie harte Erbsen), und im dritten Stadium entwickelt sich ein orangerosa Hautausschlag, der im Gesicht beginnt und sich von dort aus über den ganzen Körper ausbreitet.

Geben Sie das Mittel Ihrer Wahl alle vier Stunden, bis zu maximal zehn Dosen, sobald die Röteln-Diagnose ärztlich bestätigt wurde:

- Phytolacca C6

Geschwollene Drüsen hinterm Ohr, Ohrenschmerzen beim Schlucken, Symptome bessern sich durch kalte Getränke.

- Pulsatilla C6

Hautausschlag hat eingesetzt, Kind ist weinerlich, hat rote Augen und gelblichen Schnupfen.

Immunisierung. Damit Frauen sich nicht während der Schwangerschaft mit dem Rötelnvirus infizieren, raten die meisten Ärztinnen und Ärzte dazu, mindestens alle Mädchen – am besten aber auch alle Jungen – spätestens in der Pubertät einer Rötelnimpfung zu unterziehen, falls sie diese Krankheit dann nicht schon durchgemacht haben. Trotzdem sollte sicherheitshalber noch eine Blutuntersuchung gemacht und die Immunität festgestellt werden. Zur homöopathischen Immunisierung wird die Nosode Rubella C30 verwendet. Sie ist empfehlenswert, falls Ihre Tochter in die Pubertät kommt, noch keine Röteln gehabt hat oder aus irgendeinem Grund nicht geimpft werden sollte.

Scharlach

Das ist eine Infektionskrankheit, die von Streptokokken hervorgerufen wird. Heutzutage verläuft sie, dank verbesserter Hygiene und Ernährungsbedingungen, meist weniger schwer und tritt seltener auf als früher. Die Inkubationszeit beträgt ein bis sechs Tage. Im ersten Stadium treten Fieber, Halsweh und Erbrechen auf, im zweiten ein scharlachroter Hautausschlag, dazu verfärbt sich die Zunge charakteristisch himbeerrot und entzündet sich. Innerhalb einer Woche schält sich der Ausschlag, und das Kind erholt sich. Komplikationen sind selten; dazu gehören rheumatisches Fieber, akute Entzündung und Schmerzen in den Gelenken oder akute Nierenentzündung. Schulmedizinisch wird meist Penicillin eingesetzt. Sollte Ihr Kind mit einer scharlachkranken Person in Kontakt gekommen sein, können Sie ihm folgendes Mittel zur Vorbeugung geben:

■ Belladonna C30
Einmal täglich, maximal zehn Tage lang.

Geben Sie folgendes Mittel alle 60 Minuten, bis zu maximal zehn Dosen:

■ Belladonna C30
Beim ersten Verdacht auf Scharlach.

Schielen

siehe auch Schielen, S. 327

Dass ein Kind schielt oder einen »Silberblick« hat, wird meist erst erkennbar, wenn es mindestens drei Monate alt ist. Oft geht Schielen mit Kurz- oder Weitsichtigkeit in einem Auge einher, das dann »fauler« wird als das andere. Bleibt es untrainiert, kann es auf lange Sicht seine Sehkraft einbüßen. Manche Kinder schielen ständig, andere nur gelegentlich, und meist sehen sie dabei auch nicht doppelt, wie das bei Menschen der Fall ist, die erst später im Leben zu schielen beginnen. Mit einem speziellen Schieltraining ist die Augenfehlstellung meist korrigierbar (vorausgesetzt, es beginnt möglichst früh); nur selten muss operiert werden. Bringen Sie das Kind zum Augenarzt, sobald Sie entdecken, dass es nicht immer mit beiden Augen in die gleiche Richtung blickt. Normalerweise wird das »gute« Auge dann mit einer Augenklappe versehen (oder es wird, falls das Kind schon eine Brille trägt, ein Brillenglas völlig abgedunkelt). Das zwingt das fehlstehende Auge, sich geradezurichten und die Aufgabe des Sehens zu übernehmen. Nur in sehr seltenen Fällen steckt hinter dem Schielen eine ernsthafte Erkrankung, etwa ein Retinoblastom, also ein bösartiger Tumor der Retina.

Eine homöopathische Konstitutionsbehandlung kann die Augenkorrektur erleichtern helfen. Sollten die nachstehend genannten Mittel nichts nützen, sprechen Sie mit Ihrer homöopathischen Fachkraft.

Geben Sie folgende Mittel dreimal täglich, maximal drei Wochen lang:

■ Gelsemium C6

Zur homöopathischen Unterstützung des Schieltrainings.

■ Alumina C6

Falls Gelsemium nichts zu bewirken scheint.

Schlafstörungen

siehe auch Schlafstörungen, Seite 219 f.

Schlafstörungen im Kindesalter können, von akuten Erkrankungen einmal abgesehen, sehr viele Ursachen haben: unregelmäßige Schlafenszeiten, Übermüdung, eine Nahrungsmittelallergie, die sie nicht zur Ruhe kommen lässt, stickige Luft im Schlafzimmer, zu warmes oder zu wenig wärmendes Bettzeug, Lärm usw., oder die Schlafgewohnheiten des Kindes werden unterbrochen, weil ein neues Baby angekommen ist oder es zu ungewohnten Zeiten zur Schule muss. Steht das Kind mehrmals nachts auf, um auf die Toilette zu gehen, hat es vielleicht Alpträume (zum Beispiel nach einem Horrorfilm im Fernsehen), Angst vor der Dunkelheit oder auch eine Harnwegsinfektion.

Mit zunehmendem Alter brauchen Menschen immer weniger Schlaf. Neugeborene schlafen mindestens 16 Stunden am Tag, Zweijährige ungefähr zwölf Stunden, Sechsjährige brauchen zehn Stunden Schlaf und Zwölfjährige etwa neun. Im Schlaf schüttet die Hirnanhangdrüse mehr Wachstumshormon aus. Kinder, die zur Schlafenszeit plötzlich überdreht sind, zeigen damit an, dass sie eigentlich sehr müde und erschöpft sind und abschalten müssen. Bei chronischen Schlafstörungen sollten Sie eine gründliche Konstitutionstherapie in Erwägung ziehen.

Geben Sie das Mittel Ihrer Wahl vor dem Zubettgehen, maximal 14 Tage lang:

■ Aconitum C30

Akute Schlafstörung, weil das Kind einen Schock erlitten oder Angst hat.

■ Chamomilla C30

Kind schläft mit offenen Augen, stöhnt im Schlaf, ist reizbar beim Aufwachen (man kann ihm dann nichts recht machen).

■ Gelsemium C30
Kind von Natur aus ängstlich und besorgt, bei Aufregungen stets schlafgestört.

■ Nux vomica C30
Kind reizbar, wacht gegen vier Uhr morgens auf.

■ Cina C30
Kind schläft auf dem Bauch, knirscht mit den Zähnen und zuckt heftig im Schlaf, wacht mit einem Ruck auf und erschrickt sich, leidet manchmal unter Wurmbefall.

■ Coffea C30
Kind wacht ganz aufgeregt auf und beginnt zu spielen.

■ Ignatia C30
Kind hat leichten Schlaf, zuckt im Schlaf, Schlafstörung hat mit Aufregung zu tun.

■ Silicea C30
Schlafwandeln, vor allem bei dünnen Kindern mit großem Kopf.

■ Phosphorus C30
Kind weint und schreit im Schlaf.

■ Kalium bromatum C30
Kind hat Alpträume, wandelt im Schlaf und zuckt mit den Händen.

■ Calcium carbonicum C30
Kind wacht erschreckt auf und schreit im Schlaf öfter vor Angst, dazu Kopfschweiß.

■ Antimonium tartaricum C30
Kind schläft immer nur für kurze Zeit und stöhnt im Schlaf.

■ Cocculus C30
Hat das Kind einmal schlecht geschlafen, ist der Schlaf mehrere Nächte lang gestört.

Was Sie sonst noch tun können:
Geben Sie dem Kind vor dem Zubettgehen ein Glas warme Milch (keinen Kakao!) oder einen beruhigenden Kräutertee (Kamille, Baldrian, Passionsblume, Melisse) zu trinken. Entspannen Sie es in einem warmen Bad und vermeiden Sie, ihm zu spät noch etwas zu essen zu geben.

Wenn das Kind nachts schreiend aufwacht, beruhigen Sie es; verschieben Sie aber Gespräche auf den nächsten Tag. Sollte es weiter schreien, stecken Sie alle paar Minuten den Kopf zur Tür hinein, damit es merkt, dass Sie da sind, jedoch ohne es aufzunehmen oder ihm etwas zu trinken anzubieten. Es kann zwar eine Weile dauern, bis das Kind zu weinen aufhört, doch wird es sicher wieder einschlafen. Das nächste Mal schreit es schon weniger lang, und so fort, bis es wieder die ganze Nacht ruhig durchschläft.

Sollte Ihr Kind im Schlaf weinen, wecken Sie es nicht auf. Schlafwandelnde Kinder sollte man sanft wieder ins Bett geleiten und Treppen mit Gittern sichern, damit sie nicht herunterfallen können.

Wenn Ihr Kind vor dem Zubettgehen stets überdreht ist, angespannt unter die Decke schlüpft und leicht wieder aufwacht, verlegen Sie die Zubettgehzeit jeden Tag um eine Viertelstunde vor, bis es ruhig durchschläft. Wacht es dann morgens zu früh auf, verschieben Sie die Schlafenszeit jeden Tag wieder um eine Viertelstunde nach hinten.

Versuchen Sie immer, hinter die seelischen oder körperlichen Gründe der Schlafstörung zu kommen, und bestrafen Sie Ihr Kind nie, indem Sie es ins Bett schicken – das macht alles nur noch schlimmer! Bei schwereren seelischen Verstörungen kann auch eine Kinder- oder Familientherapie sehr hilfreich sein.

Still-Syndrom
So wird eine besonders schwere Form der chronischen Arthritis im Kindesalter genannt – ein Autoimmunleiden, das zwischen dem ersten und dritten Lebensjahr einsetzt, zu schweren Folgekomplikationen (etwa Erblindung), manchmal sogar zum Tode führen kann. Bei einem Teil der Kinder verschwindet die Erkrankung aber auch irgendwann wieder von selbst. Zu den Sympto-

men gehören in Abständen auftretendes, ziemlich hohes Fieber, starke Muskel- und Gelenkschmerzen, Blutwerte, die auf starke Entzündungen hinweisen, manchmal auch Anämie, geschwollene Lymphdrüsen und Sehstörungen infolge einer Irisentzündung. Sollten mehrere solcher Symptome gleichzeitig auftreten, ziehen Sie am besten unverzüglich die Ärztin bzw. den Arzt hinzu. Schulmedizinisch werden nicht-steroidale Entzündungshemmer sowie Physiotherapie verschrieben. Eine gute homöopathische Konstitutionstherapie ist sehr zu empfehlen.

Geben Sie das Mittel Ihrer Wahl viermal täglich, maximal fünf Tage lang, während Sie auf den homöopathischen Behandlungsbeginn warten:

■ Rhus toxicodendron C6
Symptome setzen bei feuchtkaltem Wetter ein, verschlimmern sich nach Ruhen oder Schlafen, Schmerzen am ärgsten, wenn das Kind danach Bewegungen versucht, anschließend jedoch nachlassend.

■ Bryonia C30
Symptome verschlimmern sich bei der leisesten Bewegung, bessern sich jedoch durch Ruhe und kalte Anwendungen.

■ Apis C30
Haut über betroffenen Gelenken rot, geschwollen und glänzend, stechende Gelenkschmerzen, die sich durch Hitze oder auch nur leisesten Druck verschlimmern.

■ Arnica C30
Symptome setzen erstmals nach einer Verletzung ein.

■ Dulcamara C6
Symptome verschlimmern sich bei kaltem, regnerischem Wetter, vor allem, wenn das Kind sich vorher überhitzt hatte.

■ Pulsatilla C6
Die Schmerzen wechseln von einem Gelenk zum nächsten und verschlimmern sich bei Hitze, das Kind weint leicht und klammert sich an.

STOTTERN

Manche Kinder kämpfen damit, die Konsonanten am Anfang eines Wortes oder Satzes richtig herauszubringen. Stottern ist bei Kindern über fünf Jahren normalerweise ein Zeichen, dass sie unter großer seelischer Anspannung stehen – und es wird keineswegs besser dadurch, dass sie sich besonders bemühen, ja nicht zu stottern. Solche Sprechschwierigkeiten können am besten in einer logopädischen Therapie behoben werden; manchmal ist auch eine psychologische Familientherapie hilfreich. Eine homöopathische Konstitutionstherapie kann viel nützen, wenn das Stottern, Stammeln, Lispeln usw. vorwiegend seelische Ursachen hat (siehe auch unten, Unsicherheit).

Geben Sie das Mittel Ihrer Wahl dreimal täglich, maximal 14 Tage lang:

▪ Stramonium C6
Leicht erregbares Kind, das dann zu stottern beginnt; Neigung zu weit ausholenden Arm- und Beinbewegungen.

▪ Hyoscyamus C6
Kind redet zu schnell und verhaspelt sich, was das Stottern verschlimmert.

▪ Zincum metallicum C6
Stottern, begleitet von Gliederzucken.

▪ Cuprum C6
Stottern, begleitet von nervösen Zuckungen oder Tics im Gesicht und nervös zuckenden Gliedmaßen.

▪ Agaricus C6
Kind weist nervöse Tics auf, Stottern und Nervosität verschlimmern sich bei Kälte.

▪ Mercurius solubilis C6
Stottern, zitternde Zunge, zu starker Speichelfluss.

■ Nux vomica C6
Kind stottert, ist leicht reizbar und überkritisch.

Unsicherheit, Mangel an Selbstvertrauen, Schulphobie

Viele Kinder fürchten sich vor irgend etwas – der Dunkelheit, dem Wasser, Schatten unter dem Bett, Zahnarztbesuchen, der Schule, verärgerten Eltern – oder sind in bestimmten Situationen besonders unsicher und ohne Selbstvertrauen. Tun Sie solche Ängste und Unsicherheiten nicht als belanglos ab, sondern helfen Sie Ihrem Kind durch Trost und Rückenstärkung, sie zu überwinden. Ein sehr schüchternes Kind kann von einer guten homöopathischen Konstitutionsbehandlung profitieren; doch auch die nachstehend genannten Mittel helfen oft.

Geben Sie das Mittel Ihrer Wahl alle zwölf Stunden, maximal zwei Wochen lang:

■ Nux vomica C30
Kind fürchtet sich besonders vor Ärger mit den Eltern oder in der Schule.

■ Ignatia C30
Unsicherheit, die erstmals nach einem Vorfall auftrat, der das Kind seelisch sehr mitgenommen hat.

■ Calcium carbonicum C30
Kind sehr nervös, fürchtet sich im Dunkeln, gibt anderen rasch nach, geistig und körperlich eher langsam.

■ Lycopodium C30
Kind unsicher, vor allem gegenüber neuen Situationen, was es aber hinter hyperaktivem Verhalten verbirgt, hat oft große Lust auf Süßigkeiten.

■ Gelsemium C30
Kind schwächlich, zittrig, hat schwere Augenlider, vor allem vor einem öffentlichen Auftritt (etwa an der Schultafel) oder vor Examen.

■ Phosphorus C30

Kind fürchtet sich vor der Dunkelheit, vor Gewittern, vor Toiletten und dunklen Räumen, lässt sich jedoch rasch beruhigen.

■ Pulsatilla C30

Kind schüchtern, weinerlich, klammert sich an die Erwachsenen, ihm ist oft zu heiß, vor allem in stickigen Räumen, gibt anderen allzu rasch nach.

■ Silicea C30

Symptome wie unter Pulsatilla, Kind jedoch dickköpfiger, hat einen ziemlich großen Kopf und einen dünnen Körper, fröstelt oft, schwitzt an Händen und Füßen.

■ Kalium carbonicum C30

Kind oft sehr besorgt, hat Magenschmerzen nach psychischer Aufregung, kann Alleingelassenwerden nicht ausstehen, ist sehr geräuschempfindlich, geistig eher langsam, zeigt wenig Initiative und körperliche Energie, ist beim Schulsport eine Niete, hasst es, ausgelacht zu werden, isst sehr gerne Eier.

■ Causticum C30

Kind hypersensibel, weint leicht, wenn andere sich wehtun, hasst Süßigkeiten, nässt ins Bett und leidet unter Warzen.

■ Argentum nitricum C30

Kind sehr impulsiv, kann sich schlecht konzentrieren, hat kein Selbstvertrauen, weiß nicht zu erklären, weshalb es sich so vor der Schule fürchtet, hat oft Durchfall.

Verdauungsbeschwerden

siehe auch Verdauungsstörungen ab S. 516

Sodbrennen, Aufstoßen, Flatulenzen (Winde), Übelkeit oder auch nur ein unbehagliches Gefühl im Magen-Darm-Bereich nach dem Essen – das alles lässt sich unter Verdauungsbeschwerden zusammenfassen. Falls die Symptome bei Kindern mehr als zwei oder drei Stunden anhalten, könnte eine Gastroenteritis dahinter stecken (siehe auch Bauchschmerzen und Migräne,

S. 767 ff.; Magen- oder Bauchschmerzen, S. 782 f.). Schulmedizinisch werden magensäurebindende Mittel und eine sehr leichte Ernährung verordnet. Chronische Verdauungsbeschwerden bei Kindern sollten mittels homöopathischer Konstitutionstherapie angegangen werden, doch auch die nachstehend genannten Mittel können helfen.

Geben Sie das Mittel Ihrer Wahl alle 15 Minuten, bis zu maximal sechs Dosen, bei akuten Verdauungsstörungen:

■ Nux vomica C6
Beschwerden beginnen etwa eine halbe Stunde nach dem Essen, sind am schlimmsten, wenn das Kind zu viel gegessen hat; es ist sehr reizbar.

■ Arsenicum album C6
Brennende Schmerzen und Erbrechen nach Konsum von überreifen Früchten oder Speiseeis, am schlimmsten zwischen Mitternacht und zwei Uhr morgens, Kind fröstelt, ist kurzatmig und will etwas Heißes zu trinken.

■ Chamomilla C6
Verdauungsbeschwerden nach Wutausbruch, Blähungen und Magenkrämpfe, Kind klagt über bitteren Geschmack im Mund und fühlt sich schlechter, nachdem es etwas Heißes getrunken hat.

■ Ignatia C6
Saures Aufstoßen, vor allem nach Aufregung.

■ Carbo vegetabilis C6
Verdauungsbeschwerden bessern sich nach Aufstoßen erheblich.

■ Pulsatilla C6
Verdauungsbeschwerden nach allzu schwerem Essen, vor allem wenn das Kind weinerlich ist, keinen Durst hat und es ihm in stickigen Räumen schlechter geht.

Was Sie sonst noch tun können:
Verdauungsbeschwerden werden oft von einer bestimmten Sorte Nahrungsmittel – etwa blähenden oder stopfenden Speisen – hervorgerufen. Versuchen Sie, diese Dinge herauszufinden, und zwingen Sie das Kind auf gar keinen Fall, »alles zu essen, was auf den Tisch des Hauses kommt«, denn es verträgt unter Umständen nicht dasselbe wie Sie! Lehren Sie das Kind, langsam zu essen und gut zu kauen; sorgen Sie für einen störungsfreien und harmonischen Ablauf der Mahlzeiten (kein Fernsehen!). Lassen Sie das Kind nicht unmittelbar nach dem Essen an die kalte Luft (Kälte blockiert den Verdauungsprozess), ins Wasser (das kann gefährlich werden) oder allzu heftig herumtoben. Eine halbe Stunde Ruhe nach dem Essen tut vor allem untergewichtigen Kindern gut.

Verhaltensauffälligkeiten

siehe auch Autismus, S. 766

Ungefähr eins von fünfzig Kindern muss als geistig unterentwickelt oder schwer verhaltensgestört gelten und in eine Spezialschule geschickt werden. In normalen Schulen fehlt es an Zeit und fachlichen Kenntnissen, mit solchen Kindern richtig umzugehen, wohingegen entsprechende Sonderschulen dem Kind zu größerer Selbstsicherheit und Lernerfolgen verhelfen können. Auch eine homöopathische Konstitutionstherapie kann dazu beitragen. Versuchen Sie es außerdem einmal mit den nachstehend genannten Mitteln.

Geben Sie das Mittel Ihrer Wahl alle zwölf Stunden, maximal drei Wochen lang:

- Barium carbonicum C6

Sehr kindisches Benehmen (Herumhampeln, dauerndes Versteckspielen, Ausschlagen), dazu immer wiederkehrende Mandelentzündungen und geschwollene Halslymphdrüsen.

- Medorrhinum C6

Kind hat schlechtes Gedächtnis und kann sich nur sehr schwer konzentrieren, scheint immer in Eile zu sein oder hat ständig

Angst, jemand könnte hinter ihm auftauchen, ihm ist oft zu heiß, es hat chronischen Schnupfen und fühlt sich am Meer offenbar besser.

■ Sepia C6
Sehr reizbares Kind, das leicht weint und sich rasch langweilt, auch in Gesellschaft seiner bevorzugten Menschen oder Dinge, und sich am liebsten körperlich austobt.

Was Sie sonst noch tun können:
Versorgen Sie das Kind gut mit Vitaminen und Spurenelementen, geben Sie ihm phosphatfreie Nahrung (sie kann Hyperaktivität begünstigen); lassen Sie seine Schilddrüsenfunktion überprüfen und achten Sie darauf, ob etwa eine Nahrungsmittelallergie mit seinen Verhaltensauffälligkeiten zu tun haben könnte. In einer guten psychologischen Fachberatung lässt sich herausfinden, ob schwere seelische Probleme hinter den Lernproblemen und Verhaltensstörungen stecken.

Wachstumsschmerzen
Zwischen sechs und dreizehn Jahren haben viele Kinder gelegentlich so genannte Wachstumsschmerzen in den Waden und Oberschenkeln, vor allem nachts. Die Ursache ist unbekannt, und es ist auch zweifelhaft, ob das Wachstum etwas damit zu tun hat. Unter Umständen reagieren diese Schmerzen gut auf eine konstitutionelle Behandlung.

Geben Sie das Mittel Ihrer Wahl jeden Abend, maximal 14 Tage lang:

■ Calcium carbonicum C30
Ziehende Schmerzen in den Fußknöcheln und Knien, die beim Gehen schlimmer werden, vor allem, wenn das Kind übergewichtig ist, bleiche, klamme Haut hat, unter nächtlichem Kopfschweiß leidet und ziemlich spät gehen gelernt hat.

■ Guaiacum C30
Schmerzen verschlimmert bei feuchtkaltem Wetter sowie durch Hitze und körperliche Anstrengung, durch Druck(verband) jedoch gelindert.

■ Acidum phosphoricum C6
Kind fühlt sich schwach, Schmerzen setzen nach längerem Stress ein und fühlen sich an, als würde an den Knochen geschabt, durch körperliche Anstrengung noch verschlimmert.

Wachstumsstörungen

Vergleichen Sie das Wachstum Ihres Kindes mit den Tabellen auf S. 769 und bringen Sie es zur ärztlichen Untersuchung, falls seine Werte deutlich aus dem Rahmen fallen. Lesen Sie außerdem die Anmerkungen zu Entwicklungsschritten ab S. 761. Gewisse vorübergehende Schwankungen, was das Gewicht anbelangt, sind recht häufig; das Wachstum geht ja nicht immer kontinuierlich vor sich. Auch nach Erkrankungen ist eine gewisse Gewichtsabnahme normal. Sie können die Entwicklung Ihres Kindes ganz gut verfolgen, wenn Sie es alle ein bis zwei Monate wiegen und seine Größe aufzeichnen.

Verschiedene Stoffwechsel- und Hormonstörungen können das Wachstum entweder übermäßig beschleunigen oder erheblich hemmen. Nicht zuletzt spielt die Schilddrüse dabei eine erhebliche Rolle (siehe S. 617 f.). Die schulmedizinische Behandlung hängt von der Ursache der Wachstumsstörung ab. Die Homöopathie bietet eine Konstitutionstherapie; auch die nachstehend genannten Mittel können unter Umständen helfen. Beobachten Sie etwa anderthalb Monate lang, ob sich irgendeine Wirkung zeigt.

Geben Sie das Mittel Ihrer Wahl alle zwölf Stunden, maximal zehn Tage lang:

■ Medorrhinum C30
Kind in der körperlichen Entwicklung zurückgeblieben, leidet chronisch an Katarrh, am Meer geht es ihm merklich besser.

■ Barium carbonicum C30
Entwicklungshemmung, außerdem ständige Mandelentzündungen, geschwollene Halslymphdrüsen, mangelndes Selbstbewusstsein.

■ Calcium carbonicum C30
Kind schlapp und übergewichtig, neigt zu sauer riechendem Kopfschweiß, hat spät gehen gelernt, die Fontanelle hat sich spät geschlossen.

■ Silicea C6
Kind sehr dünn, mit großem Kopf, verschwitzten Händen und Füßen, Schweiß riecht sehr scharf.

Windpocken

Windpocken sind eine höchst ansteckende Krankheit, die entweder durch Tröpfcheninfektion oder vom Hautausschlag eines infizierten Kindes oder von einer erwachsenen Person mit Herpes-Ausschlag (gleiche Virustypen!) übertragen wird. Sollte Ihr Kind mit jemandem in Kontakt gekommen sein, der oder die an Windpocken bzw. an Herpesbläschen leidet, geben Sie vorbeugend eines der folgenden Mittel:

■ Varicella C30 oder Rhus toxicodendron C30
Einmal täglich, zehn Tage lang.

Von der Ansteckung bis zum Ausbruch der Krankheit vergehen in aller Regel 13 bis 17 Tage. Im ersten Krankheitsstadium treten leichtes Fieber und allgemeines Unwohlbefinden auf; das dauert meist einen Tag. Dann zeigt sich der Hautausschlag (die »Windpocken«), und das Fieber steigt vorübergehend. Im dritten, sechs bis zehn Tage dauernden Stadium sinkt das Fieber wieder, und die Flecken heilen langsam ab. Das Kind bleibt jedoch infektiös, bis sämtliche Pocken abgeheilt sind. Die meisten Kinder erholen sich vollständig. Ein kleines Risiko besteht jedoch, dass die Herpes zoster-Viren im Organismus bleiben und irgendwann später im Leben eine Gürtelrose (siehe S. 589f.) verursachen.

Wenn Sie den Verdacht haben, dass Ihr Kind an Windpocken erkrankt ist, rufen Sie einen Tag später ärztliche Hilfe herbei und/oder Ihre homöopathische Fachkraft an. Sollte das Fieber zwei Tage, nachdem der Ausschlag aufgetaucht ist, noch sehr hoch sein oder es dem Kind besonders schlecht gehen, zögern Sie nicht, den Arzt bzw. die Ärztin hinzuzuziehen; es könnte eine Lungenentzündung oder eine Nervenentzündung hinzugekommen sein.

Geben Sie das Mittel Ihrer Wahl alle zwei Stunden, bis zu maximal zehn Dosen:

■ Aconitum C30 oder Belladonna C30
Bei leicht erhöhter Temperatur und allgemeinem Unwohlbefinden im ersten Krankheitsstadium.

■ Antimonium tartaricum C6
Entwicklung großer Blasen, Kind wimmert und mag nicht allein bleiben.

■ Rhus toxicodendron C6
Hautausschlag, Fieber, Kind sehr unruhig.

■ Pulsatilla C6
Ausschlag, Fieber, Kind klammert sehr, weint leicht, hat trotz hoher Temperatur keinen Durst.

■ Sulfur C6
Ausschlag, Fieber, Kind sehr durstig und hungrig, will jedoch nichts essen.

■ Mercurius solubilis C6
Nur leichte Temperatur, Ausschlag beginnt abzuheilen, doch einige infizierte Pusteln.

Was Sie sonst noch tun können:
Ziehen Sie sich dünne Gummihandschuhe über und betupfen Sie den Ausschlag mit Honig oder Vitamin-E-haltiger Hautcreme,

vorausgesetzt, die Wunden nässen nicht. Bäder mit Haferschleimzusatz oder Waschungen mit einer Lösung aus Wasser und Natriumbikarbonat (Vier TL auf 2,25 Liter Wasser) helfen, die Heilung der Haut zu beschleunigen.

Wundreiben

Kinder haben eine besonders zarte, empfindliche Haut und reiben sie sich deshalb öfter einmal an der Kleidung auf.

Geben Sie das Mittel Ihrer Wahl viermal täglich, maximal fünf Tage lang:

- **Chamomilla C6**
Wunde Stellen, am schlimmsten in der Lendengegend.

- **Mercurius solubilis C6**
Betroffene Stellen sehr wund und schmerzhaft.

- **Aethusa C6**
Wunde Stellen tun beim Gehen noch mehr weh.

- **Lycopodium C6**
Kind reibt sich immer wieder an der Kleidung wund.

Was Sie sonst noch tun können:
Baden Sie die betroffenen Hautstellen in Hypericum- und Calendula-Lösung oder legen Sie kühle Kompressen mit diesen Wirksubstanzen auf. Sorgen Sie dafür, dass das Kind keine eng anliegende Kleidung trägt, vor allem nicht über den wunden Stellen. Sie sollte aus Baumwolle oder Leinen sein, mit Kernseife und nicht mit üblichen Waschmitteln gewaschen, danach besonders sorgfältig ausgespült und getrocknet werden.

Wurmbefall

Bei Wurmbefall im Kindesalter handelt es sich meist um Fadenwürmer – winzige, weiße, fadenähnliche Würmer, die den Enddarm besiedeln und Juckreiz am After, manchmal auch leichte, kolikartige Unterleibsschmerzen verursachen. Kratzt das Kind sich am After und steckt danach den Finger in den Mund, kann es auch den oberen Verdauungstrakt damit infizieren. Schulmedizinisch werden meist wurmaustreibende Medikamente verordnet; der Sennesblätterextrakt bzw. die Farbstoffe, die diese Medikamente enthalten, können jedoch zu Durchfall führen. Versuchen Sie es mit einem der nachfolgend genannten Mittel; stellt sich nach 14 Tagen kein Erfolg ein, bitten Sie Ihre homöopathische Fachkraft um Rat.

Geben Sie das Mittel Ihrer Wahl dreimal täglich, maximal 14 Tage lang:

■ Cina C6
Kind hat Juckreiz am After, ist reizbar, bohrt in der Nase, knirscht mit den Zähnen, hat sehr viel Hunger und dunkle Ringe unter den Augen.

■ Teucrium C6
Kind hat Juckreiz am After und an der Nase, der sich abends verschlimmert, es schläft unruhig und beklagt sich darüber, etwas bewege sich in seinem Darm, nachdem es Stuhlgang hatte.

Was Sie sonst noch tun können:
Sorgen Sie dafür, dass das Kind seine persönliche Hygiene ernster nimmt: Es muss sich jedes Mal gründlich die Hände waschen, wenn es vom Spielen hereinkommt, auf der Toilette war, Tiere angefasst hat oder bevor es sich zu Tisch setzt. Die Fingernägel sollten kurz geschnitten und gelegentlich gründlich geschrubbt werden. Nachts sollte das Kind Pyjamas statt Nachthemden tragen, um sich nicht so leicht am Po kratzen zu können. Lassen Sie Haustiere auf Wurmbefall untersuchen und notfalls entwurmen.

Wutausbrüche
Manche Kinder neigen zu unerträglichen Wutausbrüchen, schreien und kreischen, werfen sich zu Boden oder stampfen mit den Füßen, wenn ihnen ein Wunsch nicht augenblicklich erfüllt wird. Oft bessert sich das, wenn die Kinder gelernt haben, sich verbal verständlich zu machen. Andere versuchen mit solchem Verhalten

immer wieder, ihren Kopf durchzusetzen bzw. die Situation in die Hand zu bekommen. Spannungen in der Familie, Geschwisterkonflikte (z. B. Eifersucht auf ein neues Baby), eine inkonsequente Erziehung, Nachahmung des Verhaltens eines cholerischen Elternteils usw. können viel zu solchem Verhalten beitragen; dann ist eine psychologische Familientherapie sinnvoll. Eine homöopathische Konstitutionstherapie kann sehr dazu beitragen, das Kind psychisch zu entspannen und seine Verhaltensmuster in andere Bahnen zu lenken.

Geben Sie das Mittel Ihrer Wahl einmal täglich, maximal eine Woche lang:

- Cina C30

Kind leicht aufzubringen, verweigert dann alle Einlenkversuche, kann gleichzeitig auch Wurmbefall haben und nachts im Schlaf mit den Zähnen knirschen.

- Chamomilla C30

Kind sehr ungeduldig, man kann ihm kaum etwas recht machen, beruhigt sich nur, wenn es herumgetragen wird.

- Nux vomica C30

Kind sehr empfindlich und überkritisch, vor allem, wenn es zu viel gegessen hat.

- Tuberculinum bovinum C30

Kind anscheinend allgemein unzufrieden mit dem Dasein, oft hinterlistig, macht sich selbst mit Wutausbrüchen das Leben schwer.

Spezielle Probleme bei Jugendlichen

Die hormonellen Veränderungen, die den Übergang von der Kindheit zum Erwachsenenleben einleiten, beginnen etwa mit zehn bis elf Jahren bei Mädchen und mit elf bis zwölf Jahren bei Jungen. Mädchen werden früher geschlechtsreif und legen eher als gleichaltrige Jungen an Größe und Gewicht zu (siehe Tabellen S. 769). Auch wenn die pubertären Veränderungen mehr oder weniger in der gleichen Reihenfolge ablaufen, variiert doch das Alter, in dem sie bei den einzelnen Kindern vonstatten gehen, ganz erheblich.

Im Alter zwischen zehn und elf beginnen bei den Mädchen meist, als erstes Zeichen der Pubertät, die Brüste zu schwellen. Gleichzeitig fängt das Schamhaar an zu sprießen, noch vor den Haaren in den Achselhöhlen. Durchschnittlich mit zwölfeinhalb bis dreizehneinhalb Jahren, wenn ihr Gewicht etwa 42 bis 45 kg erreicht hat und sie wieder ein Stück in die Höhe geschossen sind, haben die Mädchen darin ihre erste Menstruationsblutung, die Menarche (manche auch schon mit elf oder erst mit 14; das ist ebenfalls ganz normal). Zuerst ist der Monatszyklus noch recht unregelmäßig; zwischen 16 und 18 pendelt er sich gewöhnlich bei ungefähr 26 bis 32 Tagen Dauer ein. Im gleichen Zeitraum kommt das Längenwachstum allmählich zum Stillstand.

Bei den Jungen zeigen sich die ersten Zeichen einsetzender Pubertät – Größenwachstum der Hoden und dunkler werdende Haut des Hodensacks – meist zwischen elf und zwölf Jahren. Sechs bis zwölf Monate später wachsen die ersten Schamhaare, und der Penis wird länger. Etwa zur selben Zeit vergrößern sich auch die Prostata und die Samenbläschen, in denen später die Spermien zwischengelagert werden. Die erste Ejakulation, oft während eines »feuchten Traums«, findet ungefähr ein Jahr, nachdem der Penis angefangen hat, deutlich zu wachsen, statt. Mit 13 oder 14 wächst auch der Adamsapfel, und die Stimme wird tiefer (Stimmbruch). Ungefähr zur selben Zeit erscheinen die ersten Härchen auf der Oberlippe und am Kinn, unter den Armen, schließlich auch am restlichen Körper. Mit 17 sind die meisten Jungen geschlechtsreif, auch wenn es noch ein weiteres Jahr dauern kann, bis sie völlig ausgewachsen sind, und bis 19 oder 20, bevor ihr Brust- und anderes Körperhaar sich ganz ausgebildet hat.

Die Pubertät, auch Adoleszenz (Zeit des Heranwachsens) genannt, ist körperlich, emotional und intellektuell eine schwierige Reifungskrise, die der Familie des pubertierenden Kindes sehr viel Geduld abverlangt. Teenies müssen mit sehr komplizierten Konflikten fertig werden: zwischen Abhängigkeit und Unabhängigkeit, den Moral- und Wertvorstellungen ihrer Eltern und denen ihrer Altersgenossen, dem Wunsch, so frei wie ein Vogel zu sein, und der Notwendigkeit, Kompromisse zu schließen. Sind die Eltern nicht willens oder in der Lage, offen über ihre Gefühle und Einstellungen gegenüber der Sexualität, Drogen, Politik und der Umwelt im Allgemeinen und im besonderen zu reden und sich ihrer eigenen Pubertätsprobleme zu erinnern, können die Konflikte für die Jugendlichen sehr schwer zu ertragen sein und große Einsamkeitsgefühle in ihnen auslösen. Und wenn es ihnen in dieser Zeit nicht gelingt, sie zu lösen, wiederholen sich die gleichen Konflikte immer wieder, bis weit ins Erwachsenenleben hinein. Eltern müssen lernen, einen Mittelweg zwischen übergroßer Strenge und allzu großer Nachsichtigkeit einzuschlagen. Erlassen Sie zu strikte Regeln und ahnden jeden Verstoß mit strengen Strafen, demütigen Sie ihr Kind und fordern es zu Widersetzlichkeiten geradezu heraus. Lassen Sie die Zügel hingegen zu sehr schleifen, wird das von den Teenies oft als Interesselosigkeit missverstanden.

Ganz gleich, wie unordentlich, laut, widerborstig, unhöflich, ja feindlich und rebellisch Pubertierende sich in ihrem Bemühen, ein eigenes Selbst zu entwickeln, auch aufführen mögen – was sie am meisten nötig haben, sind Liebe und Verständnis sowie ihren eigenen »Raum«, körperlich wie auch emotional. Sobald sie dann einmal eingesehen haben, dass auch den Eltern und anderen Familienmitgliedern ein solcher eigener Raum zusteht, ist der Boden bereitet für den gesunden Übergang ins Erwachsenendasein.

Einige spezielle Probleme Jugendlicher von A bis Z

Akne

Das sind Pickel und Mitesser im Gesicht, am Hals und Dekolleté oder am Rücken, meist verursacht von den hormonellen Schwankungen, welche die Talgproduktion und das Zellwachstum in der Epidermis erhöhen. Wenn abgestorbene Hautzellen und fettiger Talg die Talgdrüsen verstopfen, können sie sich entzünden; dann entstehen erhabene rote Flecken oder eitergefüllte Pickel in der Haut. Daran herumzudrücken, ist das Falscheste, was man tun könnte. In der Pubertät leiden Jungen oft noch stärker an Akne als Mädchen; meist klärt sich die Haut jedoch bis etwa zum 20. Lebensjahr. Bleibende Narben sind relativ selten. In manchen Fällen verschlimmert sich die Akne, wenn man Schokolade, Käse, Nüsse, Cola- und andere Sprudelgetränke oder so genanntes Fast food (Junk food) zu sich nimmt. Auch Stress, Cortisonbehandlungen, die Antibabypille und Antiepileptika können eine gewisse Rolle spielen. Bei schwerer Akne kann der Arzt antiseptische Lotionen verordnen, mit denen sich die obere Hautschicht abschälen lässt, oder es werden Antibiotika (Tetrazykline), Hormonpräparate oder Vitamin-A-haltige Medikamente verschrieben. In der Homöopathie hingegen wird Akne als Symptom eines grundlegenden Ungleichgewichts angesehen, das mittels längerfristiger Konstitutionstherapie behandelt werden sollte. Doch auch die nachfolgend angegebenen Mittel und Maßnahmen können sehr nützlich sein.

Geben Sie das Mittel Ihrer Wahl dreimal täglich, maximal 14 Tage lang:

■ Kalium bromatum C6

Juckende Pusteln, zuckende Füße, unruhiger Schlaf, unangenehme Träume.

■ Sulfur C6

Seit langem bestehende Akne, raue, dicke Haut, Symptome verschlimmern sich durch Waschen, vor allem dann, wenn die oder

der Betreffende Kälte gut ertragen kann und morgens oft Durchfall hat.

■ Calcium sulfuricum C6
Pickel und nässende Pusteln, auf denen sich gelbe Krusten bilden, Haut heilt nur sehr langsam.

■ Hepar sulfuris C6
Große Aknepickel, die wie Beulen aussehen.

■ Pulsatilla C6
Akne, die sich verschlimmert durch schweres, fettiges Essen, vor allem, wenn die oder der Betreffende hellhaarig ist, leicht in Tränen ausbricht und stickige Räume nicht ausstehen kann.

■ Antimonium tartaricum C6
Vor allem bei eitergefüllten Pickeln.

■ Silicea C6
Bei Haut, die rasch vernarbt.

Was Sie sonst noch tun können:
Sonnenlicht, Vitamin A sowie B_6 und Zink wirken sich bei Akne meist günstig aus (doch Vorsicht: Zink kann die Absorption einiger schulmedizinisch verschriebener Mittel beeinträchtigen). Vermeiden Sie weitgehend Kohlenhydrate sowie zusätzliche Jodaufnahme (auch in Fisch und Algenpräparaten sowie manchen Hustensäften). Setzen Sie das Kind einen Monat lang auf Leberdiät (S. 852). Zeigen Sie ihm, wie es die aknebefallenen Hautgebiete zweimal täglich mit einer speziellen Waschlotion waschen kann; dabei entfernt es überschüssiges Fett und abgestorbene Zellen. Leichte antiseptische Lotionen, wie sie in Drogerien verkauft werden, sollte der oder die Jugendliche hingegen nur selten benutzen, denn sie können die Haut noch empfindlicher machen.

Weiße Talgpfröpfchen auf Pickeln können manchmal durch Aufweichen in warmem Wasser(dampf) und/oder sanftes Massieren bzw. Herausdrücken mit taschentuchumwickelten Fingern entfernt werden. Sitzen sie hingegen tief, können sie von einer guten Kosmetikerin mit dem so genannten Komedonenquetscher oder der Elektro-Diathermie-Nadel entfernt werden.

Das Aussehen einer aknebefallenen Haut macht den Betroffenen oft große Probleme, und nicht immer ist es angebracht oder möglich, die Pickel mit Make-up oder Spezial-Abdeckstiften zu überdecken. Diese verschlimmern die Akne nämlich oftmals noch, vor allem wenn es sich um eitrige Pusteln handelt: Dabei verklebt die Schminke, und Bakterien können sich in ihr einnisten und ausbreiten. Falls sich Aknenarben gebildet haben, möchten sie das Kind vielleicht in einem guten Kosmetikinstitut behandeln lassen. Dort wird die Haut mit Spezialpräparaten und Wasserdampf aufgeweicht, die Haut massiert (das verbessert Stoffwechsel und Durchblutung), eine Peeling-Maske aufgetragen, die das Zellwachstum stimuliert, und schließlich ein besonderes, gut abdeckendes Make-up aufgetragen (Camouflage). In besonders schweren Fällen wird ein Hautarzt auch zu einer Dermabrasio – dem chirurgischen oder chemischen Abschleifen der oberen Hautschicht – raten. Beide Methoden sind jedoch nicht risikolos; vor allem eine chemische Abrasio kann unter Umständen Haut, Nieren und Leber schädigen.

Erröten

Wenn Jugendliche sich schämen, verlegen sind oder irgendwelche Gedanken hegen, die sie gern vor den anderen verbergen wollen, geschieht es oft, dass sie plötzlich heftig erröten. Meist sind diese Heranwachsenden auch besonders schüchtern, leiden unter Unsicherheit, mangelndem Selbstvertrauen, Schulphobien usw. Eine homöopathische Konstitutionsbehandlung kann ihnen helfen, mit diesem Stadium besser fertig zu werden; auch die nachstehend genannten Mittel können von Nutzen sein.

Nehmen bzw. geben Sie die Mittel Ihrer Wahl nach Bedarf alle Viertelstunde, bis zu maximal zehn Dosen:

■ Phosphorus C6

Gesicht normalerweise blass, extrovertierte und leicht erregbare Persönlichkeit, dazu Angst vor Dunkelheit und Donnergrollen.

■ Pulsatilla C6
Hellhaarige Person, schüchtern, weint leicht, braucht viel Zuneigung, kann heiße, stickige Räume nicht ausstehen.

■ Ferrum phosphoricum C6
Erröten bis hin zur Ohnmacht, vor allem bei Jugendlichen, die anämisch sind.

Examensängste

Manche Jugendlichen haben so extreme Angst vor Examina, dass es schier an eine Phobie grenzt. Sie brechen in Panik aus, so dass sie sich nicht mehr konzentrieren können, und bekommen vor lauter Aufregung Magendrücken, Durchfall, Kopfschmerzen und so fort. Oft sind elterliche (zu hoch gespannte) Erwartungen der Auslöser für solche Examensängste. Eine homöopathische Konstitutionstherapie kann helfen, Selbstvertrauen zu gewinnen und sich besser zu konzentrieren. Versuchen Sie es jedoch auch mit den nachstehend genannten Mitteln.

Geben bzw. nehmen Sie das Mittel Ihrer Wahl jede Stunde, bis zu maximal zehn Dosen, einen Tag vor dem Examen.

■ Argentum nitricum C6
Durchfall und Magenbeschwerden vor Examen, je mehr das Kind sich zu konzentrieren versucht, desto weniger klappt es.

■ Gelsemium C6
Kind fast gelähmt vor Examensangst, weiche Knie, zitternde Glieder, trotz sorgfältiger Vorbereitung.

■ Lycopodium C6
Kind sehr besorgt, versucht, sein Selbstbewusstsein aufzubauen, indem es herumprahlt und sich auffallend, ja sogar gewalttätig benimmt, wird nach Beginn des Examens jedoch ruhiger.

■ Silicea C6
Kopfschweiß bricht aus beim bloßen Gedanken ans Examen, dazu übel riechende Schweißfüße.

- Natrium muriaticum C6

Schularbeiten verursachen dem Kind Kopfschmerzen; es spricht langsam und ist eher einzelgängerisch veranlagt.

- Barium carbonicum C6

Kind seelisch und körperlich unreif für sein Alter.

- Anacardium C6

Kind kann sich wegen seelischer Probleme beim Lernen nicht konzentrieren.

Was Sie sonst noch tun können:
Gehen Sie den Zeitplan des Kindes mit ihm durch; teilen Sie das Lernmaterial in Mengen auf, die von ihm bewältigt werden können, und lassen Sie es jeden Tag ein bis zwei dieser Einheiten durchnehmen, bis sie gut sitzen. Achten Sie darauf, dass es trotzdem noch genügend Freizeit für Spiel und Entspannung hat. Vor dem Examen muss es sich gut ausschlafen und ausruhen können.

Körpergeruch

Etwa mit 15 oder 16 Jahren, manchmal auch schon früher, beginnen die Schweißdrüsen eines Mädchens ihren charakteristischen weiblichen Geruch zu verströmen (Jungen sind etwa zwei Jahre später dran). Meistens ist es dieser ungewohnte Körpergeruch, um den sich die Heranwachsenden Sorgen machen, weniger etwaiges exzessives Schwitzen. Bei Stress steigt die Schweißabsonderung an, und viele Mädchen bemerken, dass sie auch während der Menstruation mehr schwitzen als sonst. Frischer Schweiß riecht normalerweise nicht unangenehm, es sei denn, er wird lange Zeit nicht abgewaschen, so dass sich Bakterien darin einnisten können. Das lässt sich durch sorgfältige körperliche Hygiene, dem pH-Wert der Haut angepasste (so genannte neutrale) Seifen und Baumwoll- statt Synthetikunterwäsche vermeiden. Falls das starke Schwitzen mit Stress zusammenhängt, empfehlen wir eine homöopathische Konstitutionsbehandlung; ansonsten kann auch eines der nachstehend genannten Mittel helfen.

Geben bzw. nehmen Sie das Mittel Ihrer Wahl nach Bedarf stündlich, bis zu maximal zehn Dosen:

- Calcium carbonicum C6

Säuerlicher Körpergeruch, vor allem beim Sport oder im Schlaf, dazu Übergewicht und Abneigung gegen Kälte.

- Silicea C6

Kalte Schweißausbrüche, am schlimmsten an den Füßen; schlanke Figur, Abneigung gegen Kälte, vor allem kalte Zugluft um den Kopf.

- Mercurius solubilis C6

Unangenehm riechender Schweiß, der sowohl bei Kälte als auch bei Wärme ausbricht, oft vermehrter Speichelfluss.

- Psorinum C6

Haut sieht schmutzig grau aus; unangenehmer Körpergeruch bleibt auch nach dem Waschen bestehen.

Verspätet einsetzende Pubertät

Mädchen kommen meist etwa zur gleichen Zeit in die Pubertät wie ihre Mütter, Jungen wie ihre Väter. Chronische Krankheiten und Mangelernährung können den Pubertätsbeginn allerdings verzögern, das gleiche gilt für Wachstumsprobleme oder Schwierigkeiten, das Gewicht zu erreichen, bei dem die Hormondrüsen verstärkt zu arbeiten anfangen. Wenn das Kind bis zum 15. Lebensjahr keinen deutlichen Wachstumsschub gehabt hat, sollten Sie es ärztlich untersuchen lassen. Eine homöopathische Konstitutionsbehandlung ist oft sehr hilfreich; falls die oder der Jugendliche jedoch insgesamt bei guter Gesundheit ist, können Sie es zunächst auch mit den nachstehend angegebenen Mitteln versuchen. Sollte sich nach zwei Monaten noch kein Erfolg eingestellt haben, konsultieren Sie Ihre homöopathische Fachkraft.

Geben Sie das Mittel Ihrer Wahl alle zwölf Stunden, maximal drei Wochen lang:

■ Silicea C6

Kind ist dünn und hat einen relativ großen Kopf, neigt zu Frösteln, Kopfschweiß und Schüchternheit, kann aber manchmal auch sehr bockig sein.

■ Calcium carbonicum C6

Kind von schlaffer Statur, dicklich, neigt zu Frösteln und säuerlich riechendem Schweiß, ist geistig und körperlich eher langsam.

■ Barium carbonicum C6

Kind geistig und körperlich unreif für sein Alter, hat häufig Halsweh, Mandelentzündung und geschwollene Lymphdrüsen, dazu (bei Mädchen) verspätet einsetzende Menstruationsblutungen.

Verspätete Menarche

siehe auch Menstruationsstörungen, ab S. 651

Sollte sich das Einsetzen der Menstruation bis in das 16. Lebensjahr verzögern, ist es am besten, das Mädchen lässt sich gynäkologisch untersuchen. Zu den Gründen für eine verspätete Menarche gehören: Eisenmangelanämie, Magersucht, Leistungssport, bei dem das Gewicht nie die »kritische Marke« von ca. 42 bis 45 kg erreicht, übermäßiger Stress, große seelische Probleme mit der zu erwartenden Frauenrolle, gelegentlich aber auch ein Chromosomenfehler (Ullrich-Turner-Syndrom; diese Mädchen haben nur ein X-Chromosom), angeborener Kleinwuchs (Mangel an Wachstumshormon), eine Störung der sexualhormonproduzierenden Organe oder auch ein anatomischer Defekt, etwa eine fehlgebildete Gebärmutter oder ein Jungfernhäutchen, das den Scheideneingang vollständig verschließt und sehr dick ist, so dass das Menstruationsblut keine noch so winzige Öffnung vorfindet, durch die es abfließen könnte.

In vielen der genannten Fälle muss eine schulmedizinische Behandlung eingeleitet werden. Manchmal ist auch eine homöopathische Konstitutionsbehandlung angebracht; Sie können es jedoch zunächst auch mit den nachfolgend angegebenen Mitteln versuchen. Stellt sich innerhalb von zwei Monaten kein Erfolg ein, fragen Sie Ihre homöopathische Fachkraft.

Geben Sie das Mittel Ihrer Wahl alle zwölf Stunden, maximal drei Wochen lang:

- **Bryonia C6**

Verspätete Menarche, Mädchen neigt zu Nasenbluten.

- **Pulsatilla C6**

Mädchen ist schüchtern, fröstelt leicht und neigt zu Tränenausbrüchen und Kopfschmerzen, ist lieber im Freien statt drinnen und verspürt Übelkeit beim Essen schwerer Speisen.

- **Natrium muriaticum C6**

Verspätete Menarche, dazu Verstopfung und Anämie, vor allem wenn das Mädchen eine birnenförmige Figur hat, sich unentwegt um irgend etwas Sorgen macht und Sympathiebezeugungen nicht ausstehen kann.

- **Sulfur C6**

Verspätete Menarche, außerdem morgens gegen elf Uhr oft ängstliches Gefühl in der Magengrube, Spannungskopfschmerzen, Verlangen nach fetten Speisen.

- **Graphites C6**

Mädchen ist depressiv, fröstelt leicht, hat Schwächeanfälle und Ekzeme hinter den Ohren sowie reichlich Weißfluss (schleimiger, aber in dem Alter normalen Scheidenausfluss).

- **Kalium carbonicum C6**

Mädchen übergewichtig, nervös und ständig besorgt, beklagt sich über ungewöhnliches Herzklopfen, leidet gegen 15 Uhr oft unter Unterleibsschmerzen, hat Verdauungsstörungen und stößt sauer auf; gerötete, juckende oder brennende Scheide; Gesicht abwechselnd blass und rot.

Teil 6

Nahrungsergänzungen und spezielle Diäten

Nahrungsergänzungen

VITAMINE, MINERALSTOFFE UND SPURENELEMENTE

Nahrungsergänzungen – das sind Vitalstoffe, die dem Körper zusätzlich zur Nahrung in Form von Tabletten, Kapseln, Säften o.ä. zugeführt werden, zum Beispiel Multivitaminpräparate – sind in vielen Fällen nicht, gelegentlich jedoch schon notwendig. Wer sich mit ausgewogener Vollwertkost ernährt, die reichlich Gemüse und Obst aus kontrolliertem biologischen Anbau enthält, braucht eigentlich keinerlei Nahrungsmittelergänzungen. Allerdings besteht durchaus Grund zu der Befürchtung, dass bei den heute weithin gebräuchlichen Anbau- und Verarbeitungsmethoden spezielle Nährstoffe aus der Nahrungskette verloren gegangen sind. Und natürlich kann es besondere Situationen geben, in denen Nahrungsmittelergänzungen durchaus sinnvoll sind, zum Beispiel während der Einnahme bestimmter Medikamente oder der Antibabypille, in der Schwangerschaft und Stillzeit, während und nach größerem Gewichtsverlust sowie in fortgeschrittenem Alter. Wenn Sie das Gefühl haben, ziemlich gestresst oder nicht in bester Verfassung zu sein, also körperlich und geistig-seelisch ohne rechte Energie oder gar lethargisch sind, schadet es Ihnen sicher nicht, einen Monat lang ein Multivitaminpräparat und Mineralstoffgaben einzunehmen. Wir empfehlen Ihnen in einem solchen Fall, zu Präparaten ohne Depotwirkung zu greifen; sie sollten auch weniger als je 25 mg der wichtigsten B-Vitamine (B_1, B_5, B_6) enthalten, und die Zink-Kupfer-Quote sollte mindestens 14:1 betragen. Außerdem sollten die Präparate möglichst frei von chemischen Zusätzen und Farbstoffen sein.

Solche die normale Nahrung ergänzende Präparate sind in Apotheken, Reformhäusern, Bioläden und Drogerien, oft aber auch im nächsten Supermarkt erhältlich; außerdem gibt es den Mail-Order-Versand auf dem Postweg. Zumindest bei Apotheken- und Reformhauskost können Sie sichergehen, dass die Präparate eine strikte Qualitätskontrolle durchlaufen haben. Achten Sie bei allen Präparaten darauf, dass sie kein Tartrazin oder andere Lebensmittelzusätze und -farbstoffe enthalten; sie können unter Umständen Allergien verursachen.

Vitaminpräparate sind nicht unbegrenzt haltbar, ebenso wenig Mineralstoffe und Spurenelemente (es kommt auf die Puffersubstanzen an, in die sie »verpackt« sind). Achten Sie daher auf die vom Hersteller angegebenen Haltbarkeitsdaten und werfen Sie Packungen mit Präparaten weg, die längere Zeit im Licht oder in warmen Räumen gestanden haben. Sie nützen Ihnen nicht mehr und können Ihnen sogar schaden.

Wenn Ihnen in diesem Buch Nahrungsergänzungen empfohlen wurden, lesen Sie den nun folgenden Teil aufmerksam durch. Unter den einzelnen Substanzen steht genau, in welchen Nahrungsmitteln sie enthalten sind; essen Sie dann mindestens einen Monat lang erheblich mehr davon als bisher. Sollte das noch nichts helfen, müssen Sie zu ergänzenden Fertigpräparaten dieser Substanzen greifen. Die Dosierung sollte ungefähr dem angegebenen Monatsbedarf (aus Lebensmitteln) entsprechen oder auch darunter liegen. Wenn Sie dann immer noch keine Besserung feststellen können, sollten Sie sich ärztlich bzw. homöopathisch untersuchen lassen oder eine Diätassistentin um Rat fragen.

Geht es Ihnen hingegen spürbar besser, können Sie die jeweiligen Substanzen auch über diesen Zeitraum hinaus einnehmen, sollten jedoch jede Woche eine zweitägige Pause einlegen. Wir haben uns bei den Dosierungsangaben sicherheitshalber sehr zurückgehalten; doch auch bei Einnahmemengen, die das Hundertfache der empfohlenen Tagesdosis betragen, sind Nebenwirkungen sehr selten – mit Ausnahme der fettlöslichen Vitamine und bestimmter Spurenelemente wie etwa Selen. Sollten Sie jedoch höhere Dosen der jeweiligen Nahrungsergänzungen einnehmen wollen, tun Sie dies am besten unter Aufsicht einer Fachkraft, die sich in Ernährungsfragen auskennt.

Natürlich können Sie auch andere Zusatzpräparate einnehmen, die in der nun folgenden Aufzählung nicht enthalten sind; Sie sollten dabei jedoch stets an die zweitägige Einnahmepause pro Woche denken und auf Berichte in den Medien über die möglichen Risiken und Nebenwirkungen achten.

Essentielle Fettsäuren (Linol- und Linolensäure)
Sie werden vom Organismus für den Aufbau und die Regenerierung der Zellwände sowie zur Produktion der Prostaglandine (bestimmter hormonähnlicher Substanzen) benötigt.

Enthalten in: Gemüse, Getreide, vor allem Weizen, Bohnen, Spinat, Fisch, vor allem ölhaltigem wie Makrele oder Hering.

Zusatzpräparate: Fischöl-Kapseln (in Apotheken), Linolsäure als Hautcreme (Dermatikum); das Öl der Nachtkerze (in Apotheken) enthält Gamma-Linolensäure.

Tagesdosis: je nach Empfehlung des Hautarztes bzw. Herstellers (siehe Packungsbeilage).

Wir empfehlen Ihnen, bei Anwendung oder Einnahme von Präparaten mit essentiellen Fettsäuren zusätzlich Zink, Magnesium, Vitamin C, Vitamin-B-Komplex, Vitamin E und Selen einzunehmen. Achtung: Epileptiker oder Epileptikerinnen sollten das Nachtkerzenöl meiden.

Vitamin A (Retinol)
Wichtig für die Funktion von Augen und Zellmembranen sowie vermutlich für die Widerstandskraft gegen bestimmte Erkrankungen. Vitamin-A-Mangel kann zu Nachtblindheit, schuppiger Haut und Wachstumsstörungen führen.

Enthalten in: Käse, Eiern, Butter, Fischöl, Margarine, grünen, gelben und orangefarbenen Gemüsen, etwa Karotten, Kohl, Spinat und Paprika.

Zusatzpräparate: als Kapseln, Dragees, Emulsionen, Tropfen, Tabletten, Öl, Augenöl und Augensalbe erhältlich.

Tagesbedarf: (in Internationalen Einheiten, IE):

Säuglinge und Kleinkinder:	1500 IE
Kinder:	2000–3000 IE
Jugendliche:	5000 IE
Erwachsene:	5000–8000 IE
Schwangere und Stillende:	5000–8000 IE
Maximaldosis:	15 000 IE/Tag

Nebenwirkungen: Wenn Sie mehr als 9 mg pro Tag einnehmen, sind Übelkeit, Erbrechen, Schwindelgefühl, trockene, schuppende Haut, Haarausfall, Müdigkeit, Kopfschmerzen, Doppeltsehen sowie Leber- oder Knochenschäden möglich.

Vitamin A kann außerdem unter Umständen den Embryo schädigen, und zwar offenbar bereits ab einer mütterlichen Einnahmemenge von 3,3 mg Vitamin A pro Tag. Schwangere Frauen sollten daher lieber überhaupt kein Vitamin A zusätzlich einnehmen, es sei denn, es wird ihnen ärztlich geraten. Sollten Sie ein Multivitaminpräparat einnehmen, müssen Sie darauf achten, dass es nicht zu viel Vitamin A enthält. Auf Leber sollten Sie in der Schwangerschaft ebenfalls verzichten (vom Vitamin-A-Gehalt abgesehen kann sie auch zahlreiche Toxine enthalten). Beta-Carotin hingegen, ein so genanntes Provitamin A, ist nicht toxisch; auch Schwangere dürfen es daher nehmen. Zu viel davon kann allerdings dazu führen, dass sich die Haut gelblich verfärbt.

Vitamin B_1 (Thiamin)
Für den Kohlenhydratstoffwechsel benötigt; Vitamin-B_1-Mangel kann zu Reizbarkeit, Depressionen, Konzentrationsmangel, Erschöpfung und Schlaflosigkeit führen. Bei Alkoholiker/innen und alten Menschen ruft ein Mangel daran Gedächtnisverlust, manchmal sogar Herzversagen hervor.

Enthalten in: Vollkornprodukten, Nüssen, Bohnen, Erbsen, Hefe, Schweinefleisch, Rindfleisch, Leber.

Zusatzpräparate: als Injektionslösungen, Tabletten und Dragees, dazu in Komplex-Präparaten.

Tagesbedarf:

Säuglinge und Kleinkinder:	0,2–0,7 Milligramm (mg)
Kinder:	0,6–1,1 mg
Jugendliche:	1,3–1,5 mg
Erwachsene:	1,6–2,0 mg
Schwangere und Stillende:	1,0 mg, maximal 2,5 mg

Maximaldosis: auf jeden Fall unter 50 mg/Tag, Schwangere und Stillende die Hälfte.

Vitamin B_2 (Riboflavin)
Wichtig für den Fett-, Kohlenhydrat- und Proteinstoffwechsel. Vitamin-B_2-Mangel kann zu Lippen- und Zungenentzündungen sowie starker Licht-Überempfindlichkeit führen.

Enthalten in: Leber, Milch, Käse, Eiern, Fisch, grünen Salaten und Gemüsen, Hefe.

Zusatzpräparate: als Ampullen, Injektionslösungen oder Tabletten erhältlich, dazu in Komplex-Präparaten.

Tagesbedarf:

Säuglinge und Kleinkinder:	0,4–1,0 mg
Kinder:	0,6–1,2 mg
Jugendliche:	1,3–1,5 mg
Erwachsene:	1,6–2,0 mg
Schwangere und Stillende:	1,6–2,5 mg

Nebenwirkungen: Bei Einnahme von Vitamin-B_2-Präparaten kann sich der Urin gelb verfärben.

Vitamin B_3 (Niacin, Nikotinsäure oder Nicotinamid)

Allgemein für den Stoffwechsel notwendig. Vitamin-B_3-Mangel kann zu Reizbarkeit, Gedächtnisschwund und Demenz, Dermatitis und Kopfweh führen.

Enthalten in: Fleisch, Fisch, Hülsenfrüchten, Vollkornprodukten, Nüssen.

Zusatzpräparate: als Tabletten einzeln erhältlich, aber auch in Vitamin-B-Komplex-Präparaten.

Tagesbedarf:

Säuglinge und Kleinkinder:	5–8 mg
Kinder:	10–15 mg
Jugendliche:	15–20 mg
Erwachsene:	18–20 mg
Schwangere und Stillende:	14 –25 mg

Maximaldosis: weniger als 100 mg/Tag.

Nebenwirkungen: Hohe Dosen können die Leberfunktion beeinträchtigen, Diabetes verschlimmern und Depressionen verursachen. Sehr hohe Dosen können die Leber schwer schädigen. Die meisten Nebenwirkungen klingen nach Absetzen des Präparats wieder ab.

Vitamin B_5 (Pantothensäure)

Wichtig für den Fett-, Kohlenhydrat- und Proteinstoffwechsel. Vitamin-B_5-Mangel führt zu Erschöpfung, Stimmungsschwankungen und Taubheitsgefühlen in den Gliedmaßen.

Enthalten in: sehr vielen Nahrungsmitteln, vor allem aber Eiern, Vollkornprodukten und Fleisch.

Zusatzpräparate: in Vitamin-B-Komplex-Präparaten enthalten.

Tagesbedarf:

Kinder:	1,7 mg
Erwachsene:	3,7 mg

Vitamin B_6 (Pyroxidin)

Wichtig für den Fett-, Kohlenhydrat- und Proteinstoffwechsel, für die Verwertung von Mineralstoffen und die Bildung so genannter Neurotransmitter. Vitamin-B_6-Mangel führt zu Reizbarkeit, Schlaflosigkeit, Dermatitis und geschwächter Widerstandskraft gegenüber Infektionen.

Enthalten in: Leber, Vollkornprodukten, Nüssen, Samen, Bananen, den meisten Früchten, grünen Blattgemüsen und -salaten sowie Avocados.

Zusatzpräparate: als Dragees, Tabletten, Ampullen und Injektionslösungen erhältlich, dazu in Vitamin-B-Komplex-Präparaten.

Tagesbedarf:

Säuglinge und Kleinkinder:	0,2–0,4 mg
Kinder:	0,5–1,2 mg
Jugendliche:	1,4–2,0 mg
Erwachsene:	2,0–2,5 mg
Schwangere und Stillende:	4,0–5,0 mg

Nebenwirkungen: Vitamin B_6 kann, in hohen Dosen eingenommen, einen Vitamin-B_2-Mangel verschlimmern und auch schwere Nervenschädigungen hervorrufen. Tagesdosen über 200 mg verursachen unter Umständen mehr (Alp-)Träume und Schlaflosigkeit. Schwangere sollten es nur auf ärztlichen Rat hin einnehmen.

Vitamin B_{12} (Provitamin; Gruppe der Cobalamine)

Für die Hämoglobinproduktion und das Funktionieren des Nervensystems notwendig. Vitamin-B_{12}-Mangel führt zu Anämie und mangelhafter Muskelkoordination. Manchmal ist das Vitamin zwar ausreichend im Organismus vorhanden; er kann es wegen einer Absorptionsstörung jedoch nicht verwerten.

Enthalten in: Fisch, Schweinefleisch, Eiern, Käse, Jogurt, Milch und Bierhefe.

Zusatzpräparate: als Ampullen, Kapseln und als Tropfen erhältlich.

Tagesbedarf:

Säuglinge und Kleinkinder:	1,0–2,0 Mikrogramm (µg)
Kinder:	2,0–5,0 µg
Jugendliche:	5,0–6,0 µg
Erwachsene:	5,0–8,0 µg
Schwangere und Stillende:	8,0–12,0 µg

Nebenwirkungen: in seltenen Fällen Hautreaktionen und Akne.

Folsäure

Eng mit Vitamin B_{12} verwandt; notwendig für das Funktionieren des Nervensystems. Folsäuremangel kann zu Anämie und geistigen Problemen führen.

Enthalten in: Leber, Spinat, Broccolispitzen, Spargel, roten Beten, Nieren, Kohl, Blattsalaten, Avocados, Nüssen und Weizenkeimen.

Zusatzpräparate: als Injektionslösungen und Tabletten erhältlich.

Tagesbedarf:

Säuglinge und Kleinkinder:	unter 0, 1 mg
Kinder:	0,1–0,3 mg
Jugendliche:	0,4 mg
Erwachsene:	0,3–0,8 mg
Schwangere und Stillende:	0,6–1,2 mg

Nebenwirkungen: Sie sollten keine Folsäurepräparate einnehmen und auch folsäurehaltige Nahrungsmittel reduzieren, wenn Sie Medikamente gegen Epilepsie bekommen oder einen östrogenabhängigen Brusttumor haben. Folsäure sollte außerdem nicht lange ohne gleichzeitige Vitamin-B_{12}-Gaben eingenommen werden, denn sonst könnte ein Vitamin-B_{12}-Mangel maskiert werden. Tagesdosen über 15 mg können zu Blähbauch und Flatulenzen, Übelkeit, Appetitverlust, Schlafstörungen, lebhaften (Alp-)Träumen, allgemeinem Unwohlgefühl und Reizbarkeit führen. Bei hoher Folsäure-Einnahme kann die Zinkabsorption im Organismus gestört werden.

Cholin

Ein Ammoniumsalz, Bestandteil des Lezithins und der Phosphatide; wird zur Nervenimpulsleitung benötigt. Cholinmangel kann zur Fettleber führen, weil bestimmte Fette dann nicht mehr abgebaut werden können.

Enthalten in: lezithinhaltigen Nahrungsmitteln.

Zusatzpräparate: als Cholinchlorid oder -orotat in Emulsionen, Kapseln, Ampullen und Dragees zur Leber- und Gallentherapie; außerdem in Lezithinpräparaten (Apotheken, Reformhaus).

Tagesbedarf: zwischen 5 und 20 Milligramm

Vitamin C (Ascorbinsäure)

Spielt zentrale Rolle beim Zellmetabolismus, bei der Infektionsabwehr sowie bei Regenerationsvorgängen, auch nach Verletzungen, und fördert die Eisenabsorption. Vitamin-C-Mangel führt zu Gaumenblutungen, trockener Haut, Zahnausfall, schließlich Funktionsverlust vieler Organe (Skorbut). Wer alt ist oder stark raucht, viel Alkohol trinkt, die Antibabypille oder Medikamente wie Aspirin, Antibiotika oder Cortisonpräparate einnimmt, sollte mehr Vitamin C schlucken als andere.

Enthalten in: den meisten Obst- und Gemüsesorten, vor allem aber Zitrusfrüchten, sowie in Milch, Leber, Nieren und neuen Kartoffeln.

Zusatzpräparate: als Injektionslösungen, Brausetabletten, Tabletten, Dragees und Pulver sowie in Kombinationspräparaten (Multivitamine) oder zusammen mit Bioflavonoiden erhältlich. Ascorbinsäure kann chemisch hergestellt oder aus Pflanzen extrahiert werden.

Tagesbedarf:

Säuglinge und Kleinkinder:	35 mg
Kinder und Jugendliche:	40 mg
Erwachsene:	40–60 mg
Schwangere und Stillende:	100–150 mg

Maximaldosis: meist weniger als 0,5 g pro Tag, bei besonderem Bedarf auch darüber.

Nebenwirkungen: Falls Sie gleichzeitig Salicylate, Amphetamine, Antidepressiva, Warfarin und ähnliche Medikamente einnehmen, holen Sie ärztlichen Rat ein, ob Vitamin-C-Gaben damit Wechselwirkungen eingehen können. Bei mehr als 50 Gramm Tagesdosis gehen vermehrt Kalzium, Eisen, Mangan, Harnsäure und Oxalsäure mit dem Urin ab; auch Zink und Kupfer stehen dem Organismus vermindert zur Verfügung. Das kann unter Umständen zur Bildung von Nierensteinen führen. Viele Menschen reagieren auf hohe Dosen Vitamin C (schon ab ein bis zwei Gramm pro Tag) mit Magenbeschwerden, Übelkeit, Erbrechen und Durchfall. Wenn Sie an der angeborenen Stoffwechselstörung Glucose-6-Dehydrogenase-Mangel leiden, sollten Sie gar kein zusätzliches Vitamin C einnehmen.

Bei Einnahme der Antibabypille kann es passieren, dass dem Organismus plötzlich mehr Östrogene aus der Pille »verfügbar« sind als zuvor; eine niedrigdosierte Pille wirkt dann unter Umständen wie eine hochdosierte. Begrenzen Sie Ihre Vitamin-C-Zufuhr daher auf weniger als 500 mg pro Tag, wenn Sie mit der Pille verhüten.

Bei therapeutisch nötiger Vitamin-C-Zufuhr wird die Tagesdosis meist so lange gesteigert, bis Durchfall auftritt, und dann langsam zurückgenommen. Plötzliches Absetzen hoher Dosen Vitamin C kann zu Schlaflosigkeit, wunder Zunge, Verstopfung oder Durchfall, Geschwüren im Vulvabereich, Schmerzen beim Wasserlassen und ähnlichen Beschwerden führen; reduzieren Sie die Dosis daher lieber ausschleichend über einige Wochen.

Vitamin D (Calciferol)

Wichtig für die Absorption und Verstoffwechselung von Kalzium. Vitamin-D-Mangel kann zu Rachitis und anderen Knochenkrankheiten (auch Osteoporose in höherem Lebensalter) führen. Bei Sonneneinwirkung wird Vitamin D in der Haut synthetisiert; daraus bezieht der Körper den Hauptteil dieses Vitamins.

Enthalten in: Fisch(leber)öl, Pflanzenölen, Milchprodukten.

Zusatzpräparate: als Tropfen, Kapseln, Injektionslösungen, Tabletten, Emulsionen, Ampullen und Öl erhältlich.

Tagesbedarf:

Säuglinge und Kleinkinder:	ca. 10 Mikrogramm (prophylaktisch)
Kinder:	ca. 10 µg, falls sie nicht an die Sonne kommen
Erwachsene über 65:	ca. 10 µg, falls sie nicht an die Sonne kommen

Schwangere und Stillende:	10 µg
ansonsten:	kein Zusatzbedarf, falls ausreichend oft in der Sonne

Nebenwirkungen: Ab außerordentlich hohen Tagesdosen kann zu viel Kalzium im Körper zurückgehalten werden; die Folge sind Nierensteine, Gelenk-, Gefäß-, Herz- und Lungenschäden, Appetitverlust, Übelkeit und Erbrechen, Durst, erhöhte Urinproduktion, Verstopfung oder auch Durchfall, Kopfschmerzen und Schwächeanfälle. Wenn Sie an Sarkoidose leiden und/oder einen hohen Kalziumspiegel im Blut aufweisen und zudem sehr oft an die Sonne kommen, nehmen Sie am besten überhaupt keine Vitamin-D-Präparate zusätzlich ein.

Vitamin E (Tocopherol)

Notwendig zur Fettaufspaltung. Nötig haben es vor allem Frauen, die mit der Antibabypille verhüten, schwanger sind oder sich den Wechseljahren nähern. Vitamin E gilt als »Fruchtbarkeitsvitamin«, weil es die weiblichen Reproduktionsorgane – und auch die Haut – positiv beeinflusst.

Enthalten in: kaltgepressten Pflanzenölen, Weizenkeimen, Sonnenblumenkernen, Eiern, Butter und Vollkornprodukten (falls es nicht durch Ranzigwerden oder Tiefgefrieren zerstört wurde).

Zusatzpräparate: als Kapseln, Kaudragees, Emulsionen und Injektionslösungen erhältlich.

Tagesbedarf:

Säuglinge und Kleinkinder:	5 mg	Kinder: 10–15 mg
Jugendliche:	20–25 mg	Erwachsene: 30 mg
Schwangere und Stillende:	30 mg	

Maximaldosis: für Erwachsene 100 mg pro Tag. Je weniger Sie sich mit mehrfach ungesättigten Fettsäuren ernähren, desto mehr Vitamin-E-Gaben brauchen Sie zusätzlich.

Nebenwirkungen: Vitamin E kann die Eisenabsorption behindern, sollte also nicht gleichzeitig mit Eisenpräparaten eingenommen werden (besser in mehrstündigem Abstand). Wer Antikoagulanzien wirklich benötigt, sollte Vitamin E nur unter ärztlicher Aufsicht einnehmen. Ab 300 mg pro Tag können Störungen des Immunsystems auftreten, ab 600 mg pro Tag kann der Triglycerid- und Thyroxinspiegel sinken; ab 900 mg pro Tag können sich

Depression und Erschöpfung einstellen, ab 3200 mg pro Tag Durchfall, Kopfweh, Sehstörungen, Krämpfe, Schwindelgefühle, Hautausschlag, Magen-Darm-Störungen, Anstieg des Blutdrucks, Gynäkomastie (Brustschwellungen, vor allem bei Männern), Scheidenblutungen, Unterzuckerung, Stomatitis, aufgesprungene Lippen und Störungen im Fortpflanzungssystem. Zuckerkranke sollten Acht geben, dass sie nicht in ein Hypoglykämiestadium abrutschen, wenn sie hohe Dosen Vitamin E einnehmen.

Vitamin H (Biotin)
Eines der weniger bekannten Vitamine der B-Gruppe, Coenzym der Kohlendioxid-übertragenden Enzyme im Organismus. Es hilft außerdem, Pilze an ihrer Ausbreitung auf der Haut und im Körper zu hindern. Biotinmangel ist fast immer eine Folge geschädigter Darmflora, etwa bei Einnahme von Antibiotika oder Genuss vieler Eierspeisen (Eier enthalten eine Substanz, die Biotin entgegenwirkt); er führt zu Dermatitis, Haarausfall, Störungen des Zentralnervensystem und erhöhten Cholesterinwerten.

Enthalten in: Fleisch, Milch- und Vollkornprodukten.

Zusatzpräparate: als Tabletten und Kapseln erhältlich.

Tagesbedarf: ca. 500 Mikrogramm pro Tag

Vitamin K (Gruppe der Phyllochinone)
Spielen beim Gerinnungsprozess des Blutes (zum Beispiel nach Verletzungen) eine Rolle. Vitamin K ist vor allem für Säuglinge wichtig. Mangelerscheinungen kommen sehr selten vor, weil normalerweise genügend Vitamin K mit der Nahrung zugeführt wird; allenfalls möglich bei Schädigungen der Darmflora, wie etwa nach Antibiotikaeinnahme. Dann ist die Blutgerinnung vermindert.

Enthalten in: Spinat, Kohl, grünen Blattsalaten und -gemüsen, Weizenkeimen, Tomaten, Pflanzenölen, Eiern, Leber.

Zusatzpräparate: als Liquidum (Vitamin-K-Derivat) erhältlich.

Tagesbedarf: auf 2 mg geschätzt

Maximaldosis für Zusatzpräparate:

Kinder:	10 Mikrogramm/Tag
Erwachsene:	1 µg pro kg Körpergewicht

Zusatzgaben sind nur in besonderen Fällen nötig und empfehlenswert, da Vitamin K auch toxische Nebenwirkungen haben kann. In Entbindungskliniken wird Vitamin K Babies manchmal prophylaktisch injiziert, um sie vor unstillbaren Blutungen zu schützen (oft bei Frühgeborenen oder Kindern von Müttern, die während der Schwangerschaft Antikoagulanzien oder Antiepileptika einnehmen mussten).

Kalzium

Dieser Mineralstoff ist kein Spurenelement: Im menschlichen Körper ist davon mehr als ein Kilogramm enthalten, und zwar in Knochen, Zähnen, Muskeln, Nerven sowie im Blut. Bei seiner Absorption im Verdauungssystem spielen Vitamin D, Magnesium, Phosphor, Fette, die Östrogene und die Hormone der Nebenschilddrüsen eine Rolle. Allzu große Mengen Ballaststoffe in der Nahrung können die Kalziumaufnahme hemmen. Ein Kalziummangel kann sich in Haarausfall, brüchigen Nägeln und vor allem Osteoporose (Knochenbrüchigkeit) äußern. Kinder und Frauen in den Wechseljahren brauchen sehr viel mehr Kalzium als andere.

Enthalten in: Milch (vor allem entrahmter), Käse, Vollkornbrot, Sesamsamen, Sojamehl, weißen Bohnen, Mandeln, Spinat, Broccoli, Zuckerrüben, Fisch, Heringrogen und hartem (kalkhaltigem) Trinkwasser.

Zusatzpräparate: als Injektionslösungen, Trinkampullen, Granulat, Pulver, Brausetabletten und Tabletten erhältlich, dazu in Kombinationspräparaten mit Vitaminen.

Tagesbedarf:

Säuglinge und Kleinkinder:	ca. 525 mg	Kinder: 350–550 mg
Erwachsene:	700–1000 mg	
Schwangere und Stillende:	1,2 bis 1,3 g	

Auf die Kalziumaufnahme aus Milch, so meinen viele Experten, sollte man sich lieber nicht allein verlassen, zum einen, weil so viele Menschen Milch nicht gut vertragen, zum anderen, weil sie das außerdem benötigte Magnesium nicht enthält; das Kalzium wird bei Magnesiummangel nicht ausreichend resorbiert.

Nebenwirkungen: Weit überhöhte Kalziumaufnahme oder aber Stoffwechselstörungen, die die Kalziumausscheidung hemmen, können zu den Symptomen einer Hyperkalzämie führen: großer Durst, ständiger Harndrang, Verstopfung, Austrocknung der Gewebe, Nierensteine, Übelkeit, Erbrechen, motorische und geistige Verlangsamung. Die verordneten Maximaldosen daher bitte stets beachten!

Magnesium

Wichtig für den Protein- und Kohlenhydratstoffwechsel sowie für die Kalziumaufnahme. Magnesiummangel führt unter anderem zu Herzrhythmusstörungen sowie zu Menstruationsproblemen, hohem Blutdruck, Verstopfung und geistigem Abbau.

Enthalten in: grünen Gemüsen, Vollkornprodukten, Nüssen, Garnelen, Sojabohnen und hartem Trinkwasser.

Zusatzpräparate: als Injektionslösungen sowie als Kapseln, Tabletten, Trinkgranulat, Lutsch- oder Kautabletten, Dragees und Ampullen erhältlich, dazu in Kombination mit Aminosäuren oder mit B-Vitaminen.

Tagesbedarf:

Säuglinge und Kleinkinder:	55–80 mg
Kinder:	80–200 mg
Erwachsene:	270–300 mg
Schwangere und Stillende:	320–350 mg

Nebenwirkungen: Bei sehr hoher Magnesiumaufnahme kann es zu Müdigkeit, Verstopfung, Blähungen, Völlegefühl, Herzrhythmusstörungen und verlangsamter Geistestätigkeit kommen. Halten Sie sich daher an die angegebenen oder verordneten Maximaldosen pro Tag, und nehmen Sie Magnesiumpräparate stets vor und nicht nach dem Essen ein. Wenn Sie außerdem Kalzium einnehmen, sollte das Verhältnis Kalzium zu Magnesium 2:1 betragen.

Phosphor

Ein Spurenelement, wichtig für Knochen und Zellen, vor allem die des Nervensystems. Phosphormangel kann zu Muskelschwäche und Anämie führen.

Enthalten in: Eiern, Milchprodukten, Vollkorngetreide, Kartoffeln, Nüssen.

Zusatzpräparate: selten erforderlich, weil dieses Spurenelement gut über die Nahrung zugeführt werden kann.

Tagesbedarf: 800 mg

Eisen

Notwendig für die Bildung von Hämoglobin, der Farbstoff der roten, sauerstofftransportierenden Blutkörperchen. Eisenmangel führt zu Anämie (siehe dort).

Enthalten in: Fleisch, Leber, Fisch, Eiern, Hülsenfrüchten, Getreide, Zuckerrohrmelasse, Vollkornprodukten, Nüssen, Samen und grünen Blattsalaten und Gemüsen.

Zusatzpräparate: als Tropfen, Dragees, Kapseln und Injektionslösungen erhältlich, oft auch in Kombination mit Vitamin- oder Folsäurepräparaten. Am besten mit Vitamin C zusammen einnehmen.

Tagesbedarf:

Säuglinge und Kleinkinder:	1,7–7,8 mg
Kinder:	6,1–8,7 mg
Frauen:	8,7–14,8 mg, bei schweren Menstruationsblutungen auch bis 25 mg
Männer:	8,7–11,3 mg

Nebenwirkungen: Bei allzu hoher Eisenzufuhr bzw. einer Stoffwechselstörung, bei der das überschüssige Eisen nicht ordnungsgemäß ausgeschieden wird, können sich die Symptome einer Siderose einstellen: Eisenablagerungen in Leber, Bauchspeicheldrüse, Lungen, Milz oder Herz, dabei Gewichtsverlust, Schwindelgefühle, Kopfweh, Kurzatmigkeit und Erschöpfung.

Tannin, etwa in schwarzem Tee, hemmt die Eisenaufnahme; wer Eisenpräparate braucht, sollte daher keinen Tee trinken.

Zink

Ein Spurenelement, das für den Vitamin-, Kohlenhydrat- und Phosphorstoffwechsel wichtig ist. Es reichert sich vor allem in den Geweben des Fortpflanzungstrakts an. Zinkmangel hemmt das Wachstum und kann zu Unfruchtbarkeit, Hautleiden, Gehörproblemen, Verlust von Geruchs- oder Geschmackssinn sowie weißgefleckten Nägeln führen.

Enthalten in: Austern, Fleisch, Ingwer, Vollkornprodukten, Nüssen, Samen, grünen Gemüsen und Salaten, Hülsenfrüchten, Hefe, Milch und Eiern.

Zusatzpräparate: als Injektionslösung, Tropfen, Tabletten, Dragees, Brausetabletten, Emulsion und Hautsalben und -pasten erhältlich.

Tagesbedarf:

Säuglinge und Kleinkinder:	4–5 mg
Kinder:	5–7 mg
Erwachsene:	7–9,5 mg
Schwangere und Stillende:	11–15 mg

Nebenwirkungen: Überhöhte Zinkeinnahme (bei mehr als 150 mg täglich, sechs Wochen lang) kann das Immunsystem schwächen; mehr als 200 mg täglich können zum Kollaps führen. Sollten Sie mehr als 15 mg pro Tag einnehmen, achten Sie bei jeder Einnahme darauf, dass seit der letzten Mahlzeit mehr als eine Stunde verstrichen ist. In manchen Fällen können Zinkgaben eine bestehende Akne verschlimmern.

Mehr als 30 mg Zink pro Tag stören den Eisen- sowie Kupferhaushalt; bei mehr als 75 mg stellen sich Anzeichen eines Kupfermangels ein, etwa Anämie und verminderte Lymphozytenzahl im Blut.

Jod

Ein Spurenelement, das für die Funktion der Schilddrüse unbedingt vonnöten ist. Jodmangel führt zu Kropfbildung und anderen Schilddrüsenstörungen.

Enthalten in: Seefisch, Meeresfrüchten, Algen, Tang, Getreide, das auf Lavafeldern oder in Meeresnähe gewachsen ist, Trinkwasser jedoch nicht überall genügend!), Lebertran, Jodsalz, Meeresluft.

Zusatzpräparate: neben verschreibungspflichtigen Jodidtabletten als Jodlauge, Tabletten, Jodquellsalz oder in jodiertem Speisesalz (Meersalz) sowie als Jodtinktur (zur Desinfizierung) erhältlich, auch in Verbindung mit Kalium.

Tagesbedarf:

Säuglinge und Kleinkinder:	50–60 Mikrogramm
Kinder:	70–110 µg
Erwachsene:	130–140 µg sowie je nach ärztlicher Verordnung

Nebenwirkungen: Übermäßige Jodaufnahme kann toxische Wirkungen auf die Schilddrüse und den gesamten Organismus haben;

zusätzliche Jodpräparate sollten daher ausschließlich nach ärztlicher Verordnung und unter ständiger medizinischer Kontrolle eingenommen werden. Die Verwendung von jodiertem Speisesalz empfiehlt sich grundsätzlich in Jodmangelgebieten (bei normalem bis niedrigem Salzkonsum!); wer solches Salz isst und zudem noch Jodpräparate benötigt, muss deren Dosierung, gemeinsam mit dem Arzt, darauf abstimmen.

Achtung: Bei Schilddrüsenstörung Vorsicht auch beim Verzehr jodhaltiger Nahrungsmittel und Aufenthalt am Meer!

Natrium

Dieser Mineralstoff ist sehr wichtig für den gesamten Wasser- und Elektrolythaushalt des Körpers, die Nerven- und Muskelfunktion. Natriummangel kann zu Krämpfen, Erschöpfung, Übelkeit, Kreislaufbeschwerden und Austrocknung der Gewebe führen (dann wird kein Wasser mehr darin gebunden). Nach schweren Durchfällen herrscht häufig Natriummangel.

Enthalten in: Kochsalz (reines Natriumhydrochlorid), Fleisch, Fisch, Hefeextrakt, Brot, Butter, Dosengemüsen, Margarine, Käse, praktisch allen Fertiggerichten und Wurstwaren.

Zusatzpräparate: keine (bei Bedarf Salzkonsum erhöhen).

Tagesbedarf:

Säuglinge und Kleinkinder:	210–250 mg
Kinder:	500–1200 mg
Erwachsene:	1,6 g

Nebenwirkungen: Überhöhter Salzkonsum, wie er leider fast überall an der Tagesordnung ist (Durchschnittskonsum: 40 bis 60 g pro Tag statt der ernährungswissenschaftlich empfohlenen maximal 10 g pro Tag!), führt zu Bluthochdruck, Wassereinlagerungen in den Geweben (Salzödem) und Herzleistungsstörungen.

Kalium

Der Mineralstoff spielt eine wichtige Rolle beim Wasserhaushalt des Körpers, der Nerven- und Muskelfunktion. Kaliummangel führt zu Krämpfen, Erschöpfung, Herzrhythmusstörungen und Kopfschmerzen.

Enthalten in: Milch, Rindfleisch, Sojamehl, Trockenfrüchten (vor allem Aprikosen), Gemüsen und Getreideflocken. Wer sich rein vegetarisch ernährt, hat eine bessere Natrium-Kalium-Balance als Menschen, die auch Fleisch essen.

Zusatzpräparate: als Infusionszusätze, Tabletten, Kapseln, Brausetabletten erhältlich, auch in Kombination mit Magnesium oder Jodid sowie als Kaliumsalz zum Kochen.

Tagesbedarf:

Säuglinge und Kleinkinder:	700–850 mg
Kinder:	0,8–2,0 g
Erwachsene:	3,1–3,5 g

Nebenwirkungen: Stark überhöhte Kaliumaufnahme kann den Natriumstoffwechsel stören, zu Schwäche und Herzproblemen sowie Nierenfunktionsstörungen führen, vor allem bei älteren Menschen.

Wer Kaliumsalz zum Kochen verwendet, um den Natriumkonsum zu senken, sollte damit ebenso sparsam umgehen wie mit normalem Kochsalz.

Kupfer

Dieses Spurenelement ist für die Enzymbildung, Blutzellen und Knochen wichtig. Kupfermangel kann zu Anämie und Knochendefekten, erhöhten Cholesterinwerten im Blut und verminderter Fruchtbarkeit führen.

Enthalten in: Leber, Nieren, Nüssen, Schellfisch sowie in Hülsenfrüchten, Steinobst, Hefe, Kakao, Vollkornprodukten und Trinkwasser (vor allem, wenn es aus Kupferleitungen kommt).

Zusatzpräparate: fast nie nötig, da Kupfer normalerweise ausreichend mit der Nahrung zugeführt wird.

Tagesbedarf:

Säuglinge und Kleinkinder:	0,2–0,3 mg
Kinder:	0,4–0,7 mg
Erwachsene:	0,8–1,2 mg
Stillende Frauen:	1,1–1,5 mg

Mangan

Dieses Spurenelement ist wichtig für das Wachstum, die Funktion des Nervensystems, den Hormon-, Fett- und Vitaminstoffwechsel. Manganmangel kann zu Knorpelbildungsstörungen, verminderter Fruchtbarkeit, kindlichen Geburtsdefekten und Wachstumsstörungen führen.

Enthalten in: frischen Gemüsen und Obst, Nüssen, Gewürzkräutern, Vollkornprodukten, Tee.

Zusatzpräparate: als Kapseln, Tabletten, Brausetabletten, meist in Kombination mit Aminosäuren oder Vitaminen erhältlich.

Tagesbedarf:

Säuglinge und Kinder:	ca. 16 Mikrogramm
Erwachsene:	bis zu 1,4 Milligramm

Nebenwirkungen: Bei überhöhter Manganeinnahme bzw. Manganvergiftung am Arbeitsplatz können sich Reizbarkeit, Müdigkeit, Schwindel, Apathie, Atemschwierigkeiten, Muskelversteifungen und Tremor (Zittern) einstellen. Überschreiten Sie daher keinesfalls die vom Hersteller angegebenen Maximaldosen pro Tag, falls Sie Manganpräparate einnehmen.

Fluor/Fluoride

Diese Spurenelemente tragen zum gesunden Knochen- und Zahnaufbau bei und verhüten Karies. Fluoridmangel führt zu Zahnverfall und Regenerationsstörungen des Knochengewebes.

Enthalten in: grünem Tee, Meeresfrüchten, Seefisch, Algen, Tang, hartem Trinkwasser, Weizen, Karotten, roten Beten, Brombeeren und Kohlblättern. In manchen Gegenden Europas wird es auch dem Trinkwasser beigesetzt.

Zusatzpräparate: als Tabletten, Lösungen sowie Gele erhältlich, dazu als Zahnpasten, Mundwässer und Kaugummis mit Fluoridzusatz.

Tagesbedarf: 1 mg

Nebenwirkungen: Überhöhte Fluor(id)aufnahme kann zu Vergiftungserscheinungen wie Erbrechen, Krämpfen usw. führen. Aus diesem Grund ist die zwangsweise Kariesprophylaxe mittels Trinkwasser-Fluoridierung unter Experten umstritten. Im Allgemeinen reicht das gründliche Zähneputzen dreimal täglich mit fluoridhaltiger Zahncreme aus, um den Tagesbedarf zu decken.

Chrom

Dieses Spurenelement ist für die Regulierung des Hormons Insulin und des Blutzuckerspiegels bedeutsam. Chrommangel kann zu

Hornhauttrübungen und verminderter Fruchtbarkeit führen und die Arteriosklerose begünstigen.

Enthalten in: vielen Pflanzen, Milch und Milchprodukten, Seefisch, Meeresfrüchten, Algen, Tang, Schwarzwurzelmelasse, Honig, Bierhefe, Vollkornprodukten, Nüssen, Leber, Nieren, Pampelmusen und schwarzem Pfeffer.

Zusatzpräparate: in aller Regel nicht nötig, da genügend mit der Nahrung aufgenommen wird.

Tagesbedarf:

Kinder und Jugendliche:	0,1–1,0 Mikrogramm
Erwachsene:	25 µg
Maximaldosis:	200 µg

Nebenwirkungen: Bei Hefeallergie oder Pilzinfektionen sollten Sie Ihren Chrombedarf keinesfalls aus Bierhefe oder hefehaltigen Produkten decken. Sehr hohe Chrommengen können zu Vergiftungserscheinungen und auf lange Sicht zu Krebs führen.

Selen

Dieses Spurenelement ist für die Gesundheit von Leber, Herz, Knochen, Zähnen und weißen Blutkörperchen bedeutsam. Selenmangel kann zu Erkrankungen der Organe, Hautproblemen, Arthritis führen und Krebserkrankungen begünstigen.

Enthalten in: Bierhefe, Sesamsamen, Knoblauch, Eiern, Fisch, und Gemüsen.

Zusatzpräparate: als Paste und Suspension bei Hautleiden sowie als Tabletten und Kapseln erhältlich.

Tagesbedarf:

Säuglinge und Kleinkinder:	10–13 Mikrogramm
Kinder:	15–30 µg
Erwachsene:	45–75 µg
Stillende Frauen:	60–75 µg
Maximaldosis:	200 µg/Tag

Nebenwirkungen: Symptome einer längerfristigen Selen-Überdosierung sind: Zahnverfall (bei Kindern unter zwölf Jahren), spröde Nägel, Haarausfall, Appetitverlust, Erschöpfung, Hautausschlag, saurer Geschmack im Mund.

Heildiäten

Der Ärzteschaft wird immer wieder vorgeworfen, sie behandle Menschen oft, als seien sie Autos. Und in einem gewissen Sinne entspricht das auch der Wahrheit. Genau wie ein Auto kann auch der Körper nur dann richtig funktionieren, wenn er zur rechten Zeit mit dem passenden Öl und Benzin versorgt wird. Natürlich gibt es sehr große individuelle Unterschiede, und was für einen Menschen genau die richtige Ernährung ist, kann für einen anderen durchaus schädlich sein. Wir sind der Ansicht, jedes Individuum sollte sich mindestens einmal im Leben gründlich damit auseinander setzen, was und wie es isst – und zwar am besten dann, wenn es bei bester Gesundheit ist. Im großen und ganzen tragen wir schließlich alle eine gewisse Verantwortung dafür, wie gesund wir leben.

Ein Teil dieser Selbstverantwortlichkeit besteht darin, zu erkunden, welchen »Treibstoff« der eigene Körper wohl braucht, damit es ihm gut geht; neben der Ernährung gehören außerdem noch ein Bewegungsprogramm, gesunde Lebensgewohnheiten, Stressabbau etc. dazu. Wenn Sie das Gefühl haben, eine allgemeine Entschlackungskur könnte Ihnen gut tun, versuchen Sie es einmal mit ein paar Fastentagen (siehe unten); danach könnten Sie einen Monat lang eine Leberdiät (S. 852 f.) anschließen. Denken Sie jedoch stets daran, alle »verbotenen« Nahrungsmittel durch »erlaubte« zu ersetzen und sich insgesamt so abwechslungsreich, wie es Ihnen nur möglich ist, zu ernähren – und weder zu kleine noch zu große Mengen zu sich zu nehmen. Kauen Sie stets sehr sorgfältig und nehmen Sie Ihre Mahlzeiten in angenehmer, entspannter Atmosphäre zu sich.

Wenn Sie sich allerdings gerade von einer schweren Krankheit erholen oder schulmedizinische Medikamente einnehmen müssen, sollten Sie sicherheitshalber ärztlichen Rat einholen, bevor Sie mit einer Diät beginnen – auch wenn es äußerst unwahrscheinlich ist, dass Sie dadurch irgendwelche Probleme bekommen.

Fasten

Der bekannte englische Naturheilkundler Sheldon definierte den Unterschied zwischen Hungern und Fasten einmal folgendermaßen: So lange Sie keinen Hunger haben, fasten Sie – und wenn der Hunger dann wiederkommt, hungern Sie. Fasten gönnt dem Verdauungstrakt eine Ruhepause, mobilisiert die Entgiftungsmechanismen des Organismus und ruft seine Selbstheilungskräfte auf den Plan. Fastentage eignen sich sehr gut als Auftakt einer Ernährungsumstellung; Sie nehmen dabei besser wahr, welche Wirkungen es hat, wenn Sie bestimmte Nahrungsmittel (oder auch: überhaupt keine) zu sich nehmen. Eine dieser Wirkungen besteht darin, dass die bislang im Körperfett gespeicherten Giftstoffe mobilisiert werden. Manchmal wird dann die Leber – das Organ, das die Gifte herausfiltern muss – etwas überstrapaziert; Sie sollten daher beim Fasten nicht nur Wasser, sondern gleichzeitig auch viele Fruchtsäfte trinken: Sie helfen dem Organismus beim Entgiften, verlangsamen die Toxinfreisetzung ein wenig und schützen die Leber, denn sie sind reich an Aminosäuren. Außerdem sollten Sie nie von einem Tag auf den anderen plötzlich zu fasten anfangen, sondern erst einmal einen oder zwei Tage lang nur Obst oder Rohkost essen. Das gleiche gilt, wenn Sie das Fasten brechen: Fangen Sie mit zwei Tagen Obst und Gemüse an, bevor Sie erst Kohlenhydrate, dann auch wieder Proteine hinzufügen. Mit dem Fasten sollte man es immer langsam angehen lassen: Wenn Sie noch nie oder schon lange nicht mehr gefastet haben, versuchen Sie es zunächst mit einem Fastentag, eine oder zwei Wochen später dann mit zwei Fastentagen, und so weiter (nicht mehr als fünf Tage hintereinander ohne ärztliche Aufsicht!). Regelmäßig jede Woche einen Fastentag einzulegen, ist wahrscheinlich gesünder, als nur einmal im Jahr längere Zeit zu fasten.

Fasten kann bestimmte Erkrankungen verhüten helfen; es kann aber auch bei akuten Erkrankungen sehr nützlich sein, etwa bei akuten fiebrigen Infektionen, Hautausschlägen, Magen-Darm-Störungen, Rheuma, Asthma, Nebenhöhlenentzündung, Gallenblasenentzündung und Kolitis.

Beim präventiven Fasten erlebt man zwischen dem dritten und vierten Fastentag oft eine so genannte Fastenkrise: der Blutzuckerspiegel sinkt, man ist appetitlos, hat eine belegte Zunge und schlechten Mundgeruch (nach Azeton). Danach erholt man sich allmählich wieder. Die Zunge wird wieder klar, der Appetit kehrt zurück, und Sie fühlen sich bestens – ja fast, als schwebten Sie auf Wolken.

Einiges sollten Sie jedoch beachten, bevor Sie mit einer Fastenkur beginnen:

- Fasten Sie nur, wenn Sie körperlich wie seelisch-geistig wirklich ein paar entspannte Tage vor sich haben, nicht, wenn Sie unter starkem Stress stehen.
- Akzeptieren Sie die Tatsache, dass Sie während des Fastens nicht rauchen dürfen – es würde Sie ohnehin nur wirr im Kopf machen (und außerdem Ihren Körper nicht ent-, sondern weiterhin vergiften).
- Fragen Sie Ihre Ärztin oder Ihren Arzt, ob Sie fasten dürfen, wenn Sie an einer schweren Allergie leiden oder unbedingt bestimmte Medikamente einnehmen müssen.
- Sollten Sie gerade eine schwere Krankheit überstanden haben oder sich insgesamt sehr schlapp fühlen, sammeln Sie erst einmal wieder Kräfte, bevor Sie eine Fastenkur machen.
- Machen Sie auf keinen Fall eine Fastenkur, wenn Sie häufig an Unterzuckerung (Hypoglykämie) leiden oder von Alkohol, Drogen oder Medikamenten abhängig sind. In solchen Fällen muss jede Entzugs- und auch Fastenkur in einer Klinik stattfinden, wo Sie rund um die Uhr betreut werden können.

Die Arthritisdiät

Das ist eine alkalische Diät zur Behandlung von Osteoarthritis, rheumatoider Arthritis und anderen Erkrankungen, bei denen die Übersäuerung des Organismus eine Rolle spielt. Naturheilkundliche Fachkräfte vertreten weithin die Theorie, Arthritis werde von toxischen Säuren hervorgerufen, die sich in den Gelenken angesammelt haben. Diese Säuren, so nimmt man an, entstammen dem natürlichen Verdauungsprozess im Darm und sind wegen eines fehlerhaften Stoffwechsels nicht ordnungsgemäß unschädlich gemacht worden, sobald sie in exzessiven Mengen mit der Nahrung zugeführt wurden. Diese Diät darf maximal einen Monat dauern; dann sollten Sie die vorher »verbotenen« Nahrungsmittel eines nach dem anderen wieder hinzufügen bzw. sie zweimal die Woche essen.

Machen Sie die Diät so lange, bis es Ihnen besser geht bzw. bis sich Ihr Zustand stabilisiert hat. Nach einem Monat sollten Sie dann etwas lockerlassen; irgendwann dürfen Sie sich wieder »ganz normal« ernähren – natürlich unter Berücksichtigung der Grundlagen einer gesunden Ernährung (ab S. 66). Folgen Sie den nachfolgend genannten Regeln in allen Einzelheiten – es sei denn, Ihre homöopathische (und in Ernährung ausgebildete) Fachkraft bzw. Ihr Arzt rät Ihnen zu einer Modifizierung. Unsere Empfehlungen ergänzen sich sehr gut mit einer homöopathischen Behandlung und geben dem Körper die besten Chancen, seine Selbstheilungskräfte zu entfalten.

Was Sie bei einer Arthritisdiät meiden sollten	**Was Sie bei einer Arthritisdiät essen sollten**
rotes Fleisch (Rind, Schwein, Lamm)	weißen Fisch, Hülsenfrüchte (Bohnen, Erbsen, Linsen usw.), Huhn (nur zweimal die Woche), Eier (nur zwei Eier die Woche)
Kuhmilch, Käse, Jogurt	Ziegenmilch, -käse, -jogurt, Sojamilch
Weizenweiß- und -vollkornmehl, Weizenflocken, außerdem alle Produkte, in denen Weizenstärke, Speisestärke, Getreideklebmittel, -füllstoffe oder -proteine als Inhaltsstoffe aufgeführt sind	Haferprodukte, Vollkornreis, Maisprodukte, Buchweizenpaste, Hirse, Roggenvollkornkekse, zuckerfreie Hafercracker, zuckerfreie Müsli ohne Weizen
Zitrusfrüchte und gewachste Früchte (etwa importierte Äpfel)	alle anderen Früchte sowie ungeschwefeltes Trockenobst; Tomaten nur zweimal wöchentlich ➔

Was Sie bei einer Arthritisdiät meiden sollten	Was Sie bei einer Arthritisdiät essen sollten
	sämtliche Gemüsesorten
geröstete Nüsse	alle anderen Arten von Nüssen, vor allem Haselnüsse, Mandeln, Cashewnüsse und Walnüsse
Zucker sowie zuckerhaltige Produkte, Sirup, Zuckerrübenmelasse und Honig	Zuckerrohrmelasse, Trockenfrüchte, zuckerfreie Marmeladen (aus dem Reformhaus)
Kaffee, entkoffeinierten Kaffee, Kakao, Tee, Alkohol	Malzkaffee, Kräutertees, Mate, grünen Tee, ungesüßte Fruchtsäfte (nicht aus Zitrusfrüchten!), ungesalzene Gemüsebrühe (auch Instantprodukt), frischgepressten Gemüsesaft
Salz, Pfeffer, Essig	Kaliumsalz, ungesalzene Salatsauce (Reformhaus), ungesalzene Gemüsebrühwürfel
Butter und Margarine (so wenig wie möglich essen)	rein pflanzliche Reformmargarine, kaltgepresstes Pflanzenöl
Schokolade	Johannisbrot

Die Haysche Trennkost

Hierbei handelt es sich um eine Variation der Arthritisdiät, die von Dr. Hay entwickelt wurde, einem amerikanischen Arzt, der sich zu Beginn des 20. Jahrhunderts mit ihrer Hilfe von einem Nierenleiden befreite. Bei dieser Diät werden verschiedene Nahrungsmittel miteinander kombiniert, und zwar der Theorie folgend, unterschiedliche Bestandteile der Ernährung verlangten auch nach unterschiedlichen Verdauungsbedingungen, damit sie optimal verstoffwechselt werden können.

Daneben empfahl Dr. Hay auch viel frische Luft, Bewegung und Veränderungen der Lebensgewohnheiten. Seine Diät umfasst folgende Grundregeln: Stärke und Zucker sollte nicht mit Proteinen und sauren Früchten gemeinsam verzehrt werden; Gemüse, Salate und Obst sollten einen Großteil der gesamten Ernährung ausmachen; Proteine, Stärke und Fett sollten nur in kleinen Mengen gegessen werden, Stärke überhaupt nur aus Vollkorn stammen; und schließlich sollte zwischen dem Verzehr der diversen Nahrungsmittel-Gruppen mindestens ein Zeitraum von vier bis viereinhalb Stunden verstreichen.

Die Haysche Trennkost hat sich als besonders wirkungsvoll erwiesen bei Menschen, die unter unterschiedlichen chronischen Verdauungsstörungen wie Blähungen, Flatulenzen, Verstopfung und ähnlichem leiden.

Hefe- und schimmelpilzfreie Diät

Falls Sie an einer Pilzinfektion erkrankt sind, machen Sie diese Diät einen Monat lang und reduzieren Sie außerdem Ihre Kohlenhydratzufuhr. Denken Sie daran, danach »verbotene« Lebensmittel langsam wieder durch »erlaubte« zu ersetzen. Essen Sie von allem ausreichende, aber nicht allzu üppige Mengen. Falls Sie gerade irgendwelche verschreibungspflichtige Medikamente einnehmen müssen, sollten Sie vor Beginn der Diät erst einmal Ihren Arzt oder Ihre Ärztin fragen, ob dagegen etwas einzuwenden ist. Wenn Ihre Symptome nach einem Diät-Monat verschwunden sind, aber wiederkehren, sobald Sie wieder normal essen, beraten Sie sich am besten mit Ihrer homöopathischen Fachkraft und/oder einer Diätassistentin.

Hefe und Schimmelpilze werden bei der Herstellung sehr vieler Lebensmittel verwendet und können dabei unbeabsichtigt hineingelangen. Bierhefe und Bäckerhefe sind zwei verschiedene Stämme des gleichen Hefeorganismus: Wer gegen die eine allergisch ist, bekommt meist auch eine Allergie gegen die andere. Hefe und Weizenkeime sind die Hauptnahrungsquellen für Vitamine des B-Komplexes; die Versorgung mit Vitamin B kann in solchen Fällen Probleme bereiten. Personen, die auf Hefe reagieren, sind oft auch allergisch gegenüber Pilzen und Trüffeln. Die folgende Liste erhebt keinen Anspruch auf Vollständigkeit, doch nennt sie Nahrungsmittel, in denen Hefe mit Sicherheit enthalten ist:

Backwaren: Jegliche mit Hefe gebackenen Brote, Kuchen, Kekse, Biskuitteige, Brötchen, Brezeln, Gebäck sowie alles, was in Bröseln gewälzt wurde, dazu hefehaltiges Käsegebäck, Pizzas und Hamburger usw. Mit Natron gebackenes oder koscheres Brot ist akzeptabel, falls keine Weizenallergie vorliegt.

Alkoholische Getränke: Zur Alkoholvergärung wird stets Hefe benötigt, deshalb bergen alle Alkoholika – vor allem natürlich Hefeweizenbier – ein erhebliches Risiko.

Andere Getränke: Nur frischgepresste Zitrusfruchtgetränke und -säfte sind sicher hefefrei.

Getreideflocken (Cerealien): Malzflocken, Malzmilchprodukte für Babies und mit Vitaminen angereicherte Cerealien enthalten Hefe.

Saucen und Eingelegtes: Saure Gürkchen und ähnliche Produkte, Salatsaucen, Mayonnaise, Meerrettichsauce, Tomatensauce, Barbecue-Sauce, French Dressing etc.; Senf, Ketchup, Sauerkraut, Oliven-, Chili- und Sojasauce, Essig und Worcestersauce enthalten ebenfalls Hefe.

Pilze: Pilze und Pilzsaucen, eingelegte Pilze, Trüffeln etc. enthalten der Hefe verwandte Organismen.

Fleischprodukte: Hamburger, Würstchen sowie gekochtes Fleisch mit Brot- oder Bröselfüllung enthalten Hefe.

Hefeextrakte: sämtlich aus der Küche verbannen. *Vitamine:* Alle Vitamin-B-Präparate sind sehr wahrscheinlich auf Hefebasis hergestellt worden, es sei denn, das wird auf der Packung ausdrücklich ausgeschlossen. Die meisten Hersteller bieten allerdings auch hefefreie B-Vitamine an. Hefehaltig sind außerdem einige Selenpräparate.

Schimmelpilzprodukte: Die folgenden Nahrungsmittel gehören entweder zur Schimmelpilzfamilie, werden damit hergestellt oder fördern ihr Wachstum: Buttermilch, Sauermilch, saure Sahne, Käse, Erdnüsse, Sauermilchprodukte, Käsesaucen, Streichkäse, Pistazien, Saucen in Dosen oder Fertigpackungen, hydrolisierte pflanzliche Proteine sowie Antibiotika. Viele Milchprodukte, Eier und Fleisch enthalten darüber hinaus kleine Mengen Antibiotika; essen Sie sie nur in kleinen Mengen.

Zuckerhaltige Nahrungsmittel und Getränke: Diese sollten Sie ebenfalls meiden, während Sie die hefe- und schimmelpilzfreie Diät machen: Pilze aller Art ernähren sich geradezu von Zucker; Pilzerkrankungen gehen zurück, wenn Sie auf Süßes verzichten. Ungefährlich sind nur mit Süßstoff gesüßte Lebensmittel und Getränke.

Außerdem sollten Sie folgendes beachten:
- Prüfen Sie die Inhaltsstoffe aller Lebensmittelprodukte, ob darin etwa Zucker oder Hefe enthalten sind. Meiden Sie auch Glutamat.
- Fertige Hamburger enthalten sehr oft Zuckerzusatz.
- In den ersten beiden Diät-Wochen sollte so wenig Obst wie möglich gegessen werden, weil es ziemlich viel Fruktose (natürlichen Zucker) enthält. Sehr süße Melonen und andere besonders süße Früchte sollten Sie am besten ganz meiden.
- Am Anfang sollten Sie außerdem auf Milch verzichten. Biojogurt mit lebenden Keimen hingegen dürfen Sie essen, weil diese Keime die Darmflora wiederherstellen helfen.
- Essen Sie soviel Ballaststoffe wie möglich; das fördert die Verdauung und die Ausscheidung toxischer Stoffwechselprodukte der Pilze und Hefen. Essen Sie dazu am besten viel Frischgemüse und Rohkost oder eine Auswahl von (nicht verbotenen) Cerealien sowie Hülsenfrüchten, die Ihnen die eine oder andere Fleischmahlzeit ersetzen können. Auch Haferkekse oder Leinsamen dienen diesem Zweck.
- Wenn Sie kein Fleisch aus Biozucht bekommen können, sollten Sie ganz auf rotes Fleisch verzichten und statt dessen lieber weißen Fisch und Geflügel (ebenfalls aus Biozucht) essen.
- Damit Sie keine Candida-bedingte Nahrungsmittelallergie entwickeln, sollten Sie alle Nahrungsmittelgruppen zweimal wöchentlich, jedoch keine täglich essen (»Zweimal-wöchentlich-Regel«, S. 67 f.). Viele Candida-Erkrankte bekommen eine Getreideallergie, vor allem gegenüber Weizen.
- Süßstoffe wie Aspartame und Saccharin sind in kleineren Mengen ungefährlich, wie selbst die Weltgesundheitsorganisation WHO inzwischen bekanntgegeben hat.

Die Leberdiät

Diese Diät wird von naturheilkundigen Fachkräften bei verschiedenen Erkrankungen, die mit einer Leberfunktionsstörung einhergehen, mit Erfolg angewandt. Ziel ist es, die Leber von Nahrungs- und Genussmitteln zu entlasten, die sie nur schwer abbauen kann. Machen Sie die Diät bitte nicht länger als einen Monat. Dann dürfen Sie zweimal wöchentlich auch »verbotene« Dinge wieder essen.

In begrenzten Mengen dürfen Sie essen: Beerenobst (Erdbeeren, Himbeeren, Brombeeren etc.) sowie auch Aprikosen, Pfirsiche, zudem ungeschwefelte Sultaninen und Rosinen zweimal wöchentlich, in jeweils unbegrenzter Menge. Reduzieren Sie außerdem Ihren Salzkonsum: 1/8 Teelöffel täglich sollte genügen!

Was Sie bei einer Leberdiät meiden sollten	**Was Sie bei einer Leberdiät unbegrenzt essen dürfen**
Fleisch, Geflügel, vor allem alles Fette und Gebratene	Fisch (vor allem weißen; in begrenzten Mengen Dosenfisch; Öl stets abwaschen!); Hülsenfrüchte
Eier	Tofu, ein Sojamilchprodukt
Weißbrot, Mischbrot, gesüßte Cerealien	Vollkornbrot, ungesüßte Vollkornmüsli, Vollkornreis und -nudeln
Zucker, Honig, Sirup, Melasse und alle zuckergesüßten Produkte	nicht mit Zucker gesüßte Marmeladen (Reformhaus; nach dem Öffnen in den Kühlschrank stellen!) und Gebäck
Vollmilchprodukte, fetten Käse, Butter, Ziegenmilch	Magermilchprodukte, Biojogurt, Sojamilch, Tofu

→

Was Sie bei einer Leberdiät meiden sollten	**Was Sie bei einer Leberdiät unbegrenzt essen dürfen**
Tomaten, Zitrusfrüchte, Bananen, Avocados, Pilze	Salate, Gemüse, Ananas, Melonen, Äpfel, Birnen, Kirschen
Nüsse	Mandeln, Sonnenblumen- und Sesamsamen
Alkohol, Kaffee, Kakao	Malzkaffee, Kräutertees (schwarzer Tee: nur zwei Tassen täglich!), ungesüßte Fruchtsäfte (nicht aus Zitrusfrüchten)
Schokolade	Johannisbrot

Vorschläge für Ihren Menüplan:
Erstes Frühstück: Müsli mit Sojamilch oder Fruchtsaft (nicht aus Zitrusfrüchten); dazu Vollkornbrot oder -toast, Margarine mit Diätmarmelade oder Magerquark

Zweites Frühstück: Biojogurt oder Magerquark, ein Apfel

Hauptgericht: kräutergewürzter Salat mit (wenig) Olivenöl, weißer Fisch oder Tofu, dazu Vollkornreis, Vollkornnudeln oder Kartoffeln und gedünstetes Gemüse

Desserts: ungezuckerter Obstsalat (siehe oben), Sojamilchprodukte, Melone, Apfelmus, Diätgebäck aus Vollkornmehl

Snacks oder leichtes Abendessen: Vollkornbrot mit Sojapaste, Salate, Gemüseeintopf oder Gemüsesuppe

Die Blutzuckerdiät

Sie ist wirksam bei Diabetes mellitus und/oder bei Neigung zu Unterzuckerung (Hypoglykämie) und sollte ebenfalls einen Monat lang durchgehalten werden. Wenn Ihre Symptome danach abgeklungen sind, sollten Sie weiterhin Tee, Kaffee, Zucker und Alkohol meiden (außer bei ganz besonderen Gelegenheiten) und alle zwei Stunden eine Kleinigkeit zu sich nehmen. Brot und Kartoffeln sollten Sie nur zu leichten Mahlzeiten essen, nicht für sich allein, etwa als Frühstück. Am besten, Sie essen dazu jedes Mal ein Gericht, das seine Energie langsam an den Organismus abgibt, etwa Bohnen- oder Linsensuppe.

Was Sie bei einer Blutzuckerdiät meiden sollten	**Was Sie bei einer Blutzuckerdiät unbegrenzt essen dürfen**
alle industriell raffinierten Produkte, vor allem aus Weißmehl	Vollkornprodukte, auch Vollkornreis, -nudeln, -gebäck; alle Hülsenfrüchte
alle Formen von Zucker und zuckergesüßten Marmeladen, Kuchen, Süßigkeiten, Saucen etc., dazu Honig, Glukose, Dextrose, Fruktose usw.	ungesüßte (oder mit Süßstoffen gesüßte) Diätmarmelade, Diätgebäck usw.
zuckerhaltige Getreideflocken	ungesüßte Getreideflocken, Müsli, Erdnussbutter, Cashew- oder Walnussbutter
Bananen	Obst, auch Zitrusfrüchte, frisch oder ungesüßt, gekocht, Jogurt, Hüttenkäse, Nüsse, Samen
Tee, Kaffee, Alkohol, gesüßte Softdrinks, Kakao, heiße Schokolade, Ovomaltine	Kuhmilch, Malzkaffee, Kräutertees, Mate, grünen Tee, ungesüßte Fruchtsäfte, Gemüsebrühe und -säfte
Kartoffeln	alle anderen Gemüse
Hustensirup, Abführmittel, koffein- oder zuckerhaltige Medikamente, Ketchup, Senf, Fertigsaucen und Würzsaucen	Oliven- und Sonnenblumenöl

Achtung: Bei dieser Diät kann es Ihnen passieren, dass es Ihnen zunächst ein paar Tage lang etwas schlechter statt besser geht (das liegt am Toxinabbau in den Geweben). Der Koffeinentzug kann Ihnen Kopfschmerzen verursachen. Wenn Sie irgendwelche Fragen haben, insulinpflichtig sind oder bestimmte Medikamente einnehmen müssen, holen Sie ärztlichen Rat ein.

Der so genannte Glykämie-Index von Nahrungsmitteln, in der ernährungswissenschaftlichen Terminologie gebraucht, gibt an, mit welcher Geschwindigkeit das jeweilige Nahrungsmittel in Glukose umgebaut wird. Je höher der Index, so geht aus neueren Studien hervor, desto höher die Konversionsrate und desto geringer die Eignung für Menschen mit Blutzuckerproblemen. In dieser Diät werden solche Nahrungsmittel möglichst ausgeschlossen.

Offenbar ähnelt die »Energieverbrennung« im Organismus dem Brennvorgang im Ofen: Wird stets nur wenig Kohle (Essen) nachgeschoben, bleibt das Feuer klein; schüttet man größere Mengen Kohle (Essen) nach, lodern die Flammen auf, und der Verbrennungsprozess kommt so richtig in Gang. Nahrungsmittel im naturbelassenen Zustand haben einen geringen Glykämie-Index; je stärker sie industriell oder auch in der häuslichen Küche aufbereitet (zerkleinert, püriert usw.) werden, desto rascher werden sie vom Körper in Energie umgesetzt; der Glykämie-Index steigt. Aus diesem Grund sind Rohkost und nicht weiter zerkleinerte Hülsenfrüchte so gesund für Menschen mit Blutzuckerproblemen.

Wichtig ist bei dieser Diät: Sie sollten stets viele kleine Mahlzeiten essen, statt wenige Male am Tag eine große Mahlzeit zu sich zu nehmen. Nehmen Sie bitte alle zwei Stunden zumindest einen Snack zu sich, bevor Ihr Blutzuckerspiegel absackt oder sich gar ein nagendes Hungergefühl einstellt. Geeignet für solche Zwischenmahlzeiten sind: Nüsse oder Samen, etwa Sesamsamen, Kürbiskerne oder Sonnenblumenkerne, ein Glas Milch, ein Biojogurt, ungesüßte Haferkekse, ein kleines Müsli.

Wenn Ihnen das nach ein paar Wochen zu eintönig wird, können Sie auch eine Scheibe mageres Geflügel, ein paar Sardinen oder andere magere Tierprodukte als Proteinspender hinzunehmen. Wahrscheinlich fällt es Ihnen am leichtesten, die »verbotenen« oder nur begrenzt erlaubten Nahrungsmittel zu beachten, wenn Sie Ihren Menüplan für ein oder zwei Wochen im voraus planen. Außerdem sollten Sie unbedingt das Rauchen vermeiden.

In begrenzten Mengen dürfen Sie essen: jeweils zweimal die Woche weißen Fisch, ein Fleischgericht, ein Gericht mit zwei Eiern oder ein Nudelgericht; täglich ein bis zwei Scheiben Roggenbrot oder eine Scheibe Vollkornbrot. Ebenfalls zweimal wöchentlich erlaubt: ein Gebäck aus Vollkornmehl. Salz: nur 1/8 Teelöffel voll am Tag. Butter oder Margarine dürfen Sie in kleinen Mengen auf Ihr Brot streichen. Kochen Sie ausschließlich mit kaltgepressten Pflanzenölen. Nur zweimal wöchentlich sind kleinere Mengen Rosinen oder andere Trockenfrüchte sowie auch Vollfettkäse erlaubt.

Vorschläge für Ihren Menüplan:

Erstes Frühstück: eine halbe Pampelmuse, Müsli, Roggenbrot, frisches Obst

Zweites Frühstück: ein gekochtes Ei oder Spiegelei, Tomaten auf Toast, ein kleiner Vollkornpfannkuchen

Mittag- oder Abendessen: Fleisch, weißer Fisch, Käse oder Eier; statt Bratensaucen nur Tomatensauce oder püriertes Gemüse; Salate, Gemüse in jeder Form, Hülsenfrüchte und Vollkornnudeln oder -reis

Kaltes Mittag- oder Abendessen bzw. Snacks: Salate, Vollkornbrot oder -toast, dazu Brotaufstriche wie Olivenpaste, Linsenpaste, Hüttenkäse, ungesüßte Marmelade, Gemüsepaste usw.

Desserts: frisches oder gekochtes Obst, gebackene Apfelringe, Nüsse, Biojogurt, Fruchtsalate, Vollkornpfannkuchen mit Apfelmus

Die Kolondiät

Im Prinzip gibt es zwei besondere Situationen, in denen man sich an eine speziell auf den Darm (das Kolon) wirkende Ernährungsform halten sollte. Die erste und häufigste: eine Erkrankung, die direkt den Darm betrifft, zum Beispiel Reizkolon oder Darmentzündung (Kolitis). Sollten Sie an einer schweren Form von Kolitis, zum Beispiel Morbus Crohn, leiden oder gerade Medikamente irgendwelcher Art einnehmen müssen, tun Sie allerdings gut daran, keine der im Folgenden beschriebenen Diäten anzuwenden, bevor Sie nicht mit einer qualifizierten Ernährungsberaterin, Ihrer Ärztin oder Ihrem Arzt darüber gesprochen haben.

Die am häufigsten angewendete Darmdiät besteht darin, sehr viele Ballaststoffe zu sich zu nehmen – pro Tag mehr als 30 Gramm. Das erreicht man durch folgende Ernährungsumstellung: erheblich weniger raffinierte Kohlenhydrate, dafür viel mehr frisches Obst und Gemüse, Vollkorn-Müsli und -Getreideflocken sowie Hülsenfrüchte, etwa Erbsen, Linsen, Bohnen usw. Und auch hierbei kommt wieder die »Zweimal-wöchentlich-Regel« von S. 67 f. zum Zuge.

Eine zweite Form der Kolondiät besteht darin, bestimmte Nahrungsmittel ganz vom Speiseplan zu streichen. Wissenschaftler in Cambridge haben festgestellt, dass eine Diät, bei der Weizen, Gerste, Milchprodukte, Tee, Kaffee und Zitrusfrüchte verboten sind, damit ganz genau diejenigen Substanzen aussondert, die am häufigsten für das Auftreten des schmerzhaften Reizkolons verantwortlich sind (dabei erhöht sich der Prostaglandinspiegel im Enddarm, ein Zeichen für eine entzündliche Reaktion auf den Speisebrei). Entweder kann man diese Nahrungsmittel alle auf einmal oder aber eines nach dem anderen weglassen. Danach nimmt man sie Stück für Stück wieder hinzu und kann so feststellen, ob bestimmte Krankheitssymptome verschwinden, wenn man gewisse Nahrungsmittel streicht, und ob sie wiederkehren, wenn man diese Dinge erneut isst oder trinkt. Sobald Sie bemerken, dass irgend etwas in Ihrer Nahrung Ihren Darm noch mehr reizt, können Sie den Konsum auf, sagen wir, zweimal die Woche herabsetzen oder auch ganz weglassen. Denken Sie jedoch daran, für alles, was Sie aus einer wohl ausgewogenen Ernährung streichen, auch einen Ersatz zu finden.

Natürliche Abführmittel

Viele in Apotheken frei verkäufliche, pflanzliche Abführmittel können bei häufiger Anwendung dem Darm eher schaden als nützen. Das gilt zum Beispiel, wenn sie Sennesblätter oder Faulbaumrinde bzw. deren extrahierte Wirkstoffe enthalten. Meiden Sie solche Präparate lieber. Zu den unschädlichen Mitteln, die den Darm anregen, Verstopfung und Reizzustände verhindern, gehören die folgenden:

Darmmassage. Massieren Sie morgens vor dem Aufstehen, entspannt im Bett liegend, Ihren Unterbauch mit sanft kreisenden Bewegungen, mindestens fünf Minuten lang. Die Massage darf nicht wehtun, aber auch nicht zu oberflächlich sein.

Leinsamentee. Lösen Sie einen Teelöffel Leinsamen in einem halben Liter Wasser auf; lassen Sie das ganze zehn Minuten lang vor sich hinköcheln, seihen Sie den Tee dann ab und trinken Sie eine Tasse zehn Minuten vor jeder Mahlzeit.

Eingeweichte Leinsamen. Lassen Sie einen Teelöffel Leinsamen über Nacht in Wasser einweichen und essen Sie ihn dann morgens auf nüchternen Magen, eventuell auch mit etwas Jogurt verrührt. Sie können auch dreimal täglich einen halben Teelöffel eingeweichte Leinsamen vor den Mahlzeiten zu sich nehmen.

Portwein-Melasse. Bereiten Sie sich eine Portwein-Melasse zu und essen Sie davon dreimal täglich einen Teelöffel voll.

Warmes Wasser. Trinken Sie morgens auf nüchternen Magen ein großes Glas abgekochtes, lauwarmes Wasser.

Backpflaumen. Weichen Sie drei bis vier Backpflaumen über Nacht in etwas Wasser ein und essen Sie sie morgens auf nüchternen Magen.

Darmreinigung

Eine andere Möglichkeit, Ernährung als Medizin für den Darm einzusetzen, besteht darin, mit ihrer Hilfe Toxine aus dem Stoffwechsel zu entfernen und die Leber zu entlasten. Wenn Sie das Gefühl haben, Ihre Leber sei überfordert und arbeite nicht richtig – dann stellen sich Symptome wie Kopfweh, Reizbarkeit, Katerstimmung, Energiemangel und Depressivität, eventuell auch Gelenkschmerzen ein –, können Sie es einmal mit einer Darmreinigung versuchen, und zwar am besten im Zusammenhang mit einer einmonatigen Leberdiät (siehe S. 852). Zur Darmreinigung brauchen Sie folgende Zutaten:

- *Alfalfa-Tabletten.* Zu Beginn nehmen Sie dreimal täglich eine Tablette nach den Mahlzeiten, zusammen mit einem Glas Wasser. Dann steigern Sie Tag für Tag die Dosis, bis Sie bei dreimal vier Tabletten pro Tag angekommen sind. Je nachdem, um wie viele Tabletten Sie die Dosis täglich steigern, brauchen Sie dazu mindestens vier, maximal zehn Tage.

- *Kapseln mit Laktobazillen (Acidophiles).* Das sind Konzentrate der Bakterien, die einen Teil der gesunden Darmflora ausmachen. Nehmen Sie anfangs eine Kapsel am Tag und steigern Sie die Dosis langsam bis zu einer Kapsel dreimal täglich, jeweils zehn Minuten vor der nächsten Mahlzeit. Einmal geöffnet, sollte das Päckchen mit den Kapseln im Kühlschrank aufbewahrt werden. In jeder Kapsel sollten rund 500 mg Wirkstoff enthalten sein. Sollten Sie solche Kapseln in Ihrer Apotheke oder im Reformhaus nicht bekommen, tut es auch ein ganz normaler, ungesüßter Biojogurt mit lebenden Bifido bzw. Laktobazillen (500 g pro Tag).
- *Psylliumschoten.* Beginnen Sie mit einem halben Teelöffel pro Tag und steigern Sie die Dosis nach und nach auf drei Teelöffel täglich, zusammen mit etwas Wasser. Danach sollten Sie jeweils zwei Glas Wasser trinken. Die Schoten lösen sich nicht besonders gut auf; vielleicht nehmen Sie lieber Mineralwasser, in dessen Kohlensäure sie sich besser verteilen und leichter zu schlucken sind, wenn Sie keine Psylliumschoten bekommen können, nehmen Sie Leinsamen – davon jedoch anfangs einen Teelöffel, über Nacht eingeweicht, gesteigert bis auf sechs.

All das sind ganz natürliche Produkte, die Ihnen im Normalfall weder Unbehagen noch Verstopfung oder Durchfall bescheren sollten. Haben Sie jedoch das Gefühl, eines dieser Dinge verursache Ihnen Verdauungsprobleme, lassen Sie eines nach dem anderen ein paar Tage lang weg, beobachten, ob es Ihnen bessergeht, und nehmen Sie dann nur diejenigen wieder hinzu, die Ihnen keine Probleme bereiten. Sprechen Sie auch mit Ihrer homöopathischen Fachkraft darüber. Dieses Darmreinigungsprogramm kann allerhöchstens drei Monate lang durchgeführt werden; meist reicht ein Monat. Wenn Sie dabei stärkere Blähungen haben, ist das vermutlich ein Zeichen dafür, dass die Alfalfa-Tabletten mehr Toxine aufsaugen, als die Psylliumschoten bzw. der Leinsamen aufnehmen und aus dem Körper befördern können. Lassen Sie dann ein paar Tage lang die Alfalfa-Tabletten weg und schauen Sie, ob es Ihnen bessergeht.

Teil 7

Anhang

Allgemeine Arzneisuchtabellen

Symptome, die bei Gesundheitsstörungen auftreten, lassen sich im Großen und Ganzen in vier Kategorien einteilen: körperliche Symptome, geistig-seelische Symptome sowie solche, die mit Nahrungsmitteln und Getränken sowie der Umwelt zusammenhängen. Im Folgenden finden Sie daher vier Tabellen, in denen Sie die entsprechenden Symptome und die dafür in Frage kommenden Homöopathika nachschlagen können:

- die Allgemeine Arzneisuchtabelle Körper (S. 863 bis S. 913),
- die Allgemeine Arzneisuchtabelle Geist und Seele (S. 913 bis S. 924),
- die Allgemeine Arzneisuchtabelle Nahrungsmittel und Getränke (S. 924 bis S. 932),
- die Allgemeine Arzneisuchtabelle Umwelt (S. 933 bis S. 949).
  Lesen Sie bitte die Seiten 111 bis 112, dort steht, wie Sie diese Tabellen für sich nutzen können.

Allgemeine Arzneisuchtabelle – Körper

Unter den folgenden Stichworten können Sie in der Allgemeinen Arzneisuchtabelle – Körper weitere körperliche Symptome nachschlagen.

- Appetit
- Atmung
- Augenausfluss
- Auswurf
- Berührung und Druck
- Bewegung und Haltung
- Durst
- Erbrechen
- Essen
- Gähnen
- Gesichtsausdruck
- Gesichtsfarbe
- Harnröhrenausfluss
- Haut
- Husten
- Körpergeruch
- linke Seite/rechte Seite
- Menstruation
- Mund
- Muskulatur

– Puls
– Scheidenausfluss
– Schlaf
– Schmerzen
– Schnupfen
– Schwellungen
– Schwitzen
– Sehen
– Sexualität
– Stimme
– Stuhl(gang)
– Urin

Allgemeine Arzneisuchtabelle – Körper

Appetit

◗ Appetit rasch gestillt

China
Lycopodium
Platinum

◗ Appetitzunahme

Abies nigra
Ammonium carbonicum
Argentum metallicum
Arsenicum album
Calcium carbonicum
Calcium sulfuricum
China
Cina
Cinnabaris
Graphites
Jodum
Lycopodium
Natrium muriaticum
Nux vomica
Oleander
Petroleum
Phosphorus
Psorinum
Pulsatilla
Sabadilla
Sulfur
Veratrum album

◗ Appetitmangel

Arsenicum album
Asarum
Calcium carbonicum
Chamomilla
Chelidonium
Cocculus
Cyclamen
Digitalis
Ferrum metallicum
Kalium bichromicum
Lycopodium
Natrium muriaticum
Nux vomica
Phosphorus
Pulsatilla
Rhus toxicodendron
Sepia
Silicea
Sulfur

◗ Appetitmangel trotz Hunger

Cocculus
Lachesis
Natrium muriaticum
Nux vomica

◗ Appetitmangel und Durst

Calcium carbonicum
Cholchicum

Kalium nitricum
Phosphorus
Psorinum
Spigelia
Sulfur

Appetit- sowie Durstmangel

Argentum nitricum

Heißhunger

Ammonium carbonicum
Argentum metallicum
Arsenicum album
Arsenicum jodatum
Calcium carbonicum
Calcium phosphoricum
Calcium sulfuricum
Carbonum sulfuratum
China
Cina
Ferrum metallicum
Graphites
Jodum
Lycopodium
Natrium muriaticum
Nux vomica
Oleander
Petroleum
Phosphorus
Psorinum
Pulsatilla
Sabadilla
Silicea
Sulfur
Veratrum album

Atmung

schweres Atmen

Anacardium
Antimonium arsenicosum
Apis mellifica
Arsenicum album
Bryonia
Carbo vegetabilis
Causticum
Chelidonium
China
Hepar sulfuris
Ipecacuanha
Kalium carbonicum
Lachesis
Lycopodium
Natrium sulfuricum
Phosphorus
Pulsatilla
Silicea
Spongia
Sulfur
Veratrum album

nach Atem ringend

Antimonium tartaricum
Apis mellifica
Colocynthis
Hypericum
Ipecacuanha
Lycopodium
Phosphorus
Spongia

unregelmäßiges Atmen

Arsenicum album
Belladonna
Chamomilla

Ignatia
Nux vomica
Pulsatilla

raschgehender Atem

Aconitum
Antimonium arsenicosum
Arsenicum album
Belladonna
Bryonia
Carbo vegetabilis
Chelidonium
Gelsemium
Ipecacuanha
Lycopodium
Phosphorus
Sepia
Sulfur

häufiges Seufzen

Bryonia
Carbo vegetabilis
Ignatia
Ipecacuanha

keuchendes Atmen

Argentum metallicum
Arsenicum album
Ipecacuanha
Kalium carbonicum
Pulsatilla
Silicea
Spongia
Sulfur

Augenausfluss

schwere Infektion

Argentum nitricum
Calcium carbonicum
Hepar sulfuris
Lycopodium
Mercurius vivus
Pulsatilla

juckender, störender Ausfluss

Carbonum sulfuratum
Chamomilla
Euphrasia
Graphites
Hepar sulfuris
Sulfur

Augen verschleimt, eitrig

Calcium carbonicum
Calcium sulfuricum
Causticum
Mercurius vivus
Pulsatilla
Tellurium

tränende Augen

Acidum hydrofluoricum
Acidum nitricum
Allium cepa
Belladonna
Calcium carbonicum
Euphrasia
Lycopodium
Mercurius vivus
Natrium muriaticum
Phosphorus
Pulsatilla
Rhus toxicodendron
Sulfur

Auswurf (Phlegma, Sputum)

schwer abzuhusten

Causticum
Pulsatilla
Senega

reichlicher Auswurf

Ammonium carbonicum
Arsencium album
Cactus
Calcium carbonicum
Calcium phosphoricum
Coccus
Euphrasia
Hepar sulfuris
Lycopodium
Phosphorus
Pulsatilla
Sepia
Stannum

übel riechender Auswurf

Arsenicum album
Borax
Calcium carbonicum
Guaiacum
Lycopodium
Natrium arsenicosum
Natrium carbonicum
Phellandrium
Sanguinaria
Stannum

blasiger Auswurf

Arsenicum album

grünlicher Auswurf

Calcium carbonicum
Carbo vegetabilis
Kalium jodatum
Lycopodium
Mercurius vivus
Natrium sulfuricum
Paris quadrifolia
Phosphorus
Psorinum
Pulsatilla
Stannum
Sulfur

stark infektiöser Auswurf

Calcium carbonicum
China
Conium
Kalium carbonicum
Lycopodium
Natrium arsenicosum
Phosphorus
Sepia
Silicea

rostigbrauner Auswurf

Bryonia
Lycopodium

spärlicher Auswurf

Phosphorus
Stannum

klebriger Auswurf

Alumina
Argentum nitricum
Cocculus
Hepar sulfuris
Hydrastis
Kalium bichromicum
Phosphorus
Pulsatilla
Sambucus nigra

Senega
Stannum

fädenziehender Auswurf

Kalium bichromicum

dickschleimiger Auswurf

Argentum nitricum
Hepar sulfuris
Hydrastis
Kalium bichromicum
Silicea
Tuberculinum

milchigweißer Auswurf

Lycopodium
Natrium muriaticum
Phosphorus
Senega
Sepia

gelblicher Auswurf

Calcium carbonicum
Calcium phosphoricum
Calcium sulfuricum
Hepar sulfuricum
Hydrastis
Lycopodium
Phosphorus
Sepia
Silicea
Stannum
Tuberculinum

Berührung und Druck

Berührung lindert Symptome

Calcium carbonicum
Natrium muriaticum

Berührung verschlimmert Symptome

Acidum muriaticum
Acidum nitricum
Acidum phosphoricum
Acidum sulfuricum
Antimonium tartaricum
Argentum metallicum
Argentum nitricum
Arnica
Belladonna
Bryonia
Camphora
Cantharis
Capsicum
Causticum
Chamomilla
Chelidonium
China
Cicuta
Clematis
Cocculus
Coffea
Colchicum
Conium
Crotalus
Croton
Cuprum metallicum
Ferrum metallicum
Hamamelis
Hepar sulfuris
Hydrastis
Hyoscyamus
Hypericum
Ignatia
Ipecacuanha

Kalium carbonicum
Kreosotum
Lachesis
Lilium
Lycopodium
Manganum
Mercurius vivus
Mezereum
Murex
Nux vomica
Nux moschata
Phosphorus
Phytolacca
Platinum
Plumbum
Podophyllum
Psorinum
Pulsatilla
Rhododendron
Rhus toxicodendron
Ruta
Sanguinaria
Secale
Sepia
Silicea
Spigelia
Spongia
Staphisagria
Stramonium
Sulfur
Terebinthina
Thuja
Urtica

fester Druck lindert Symptome

Ammonium carbonicum
Bryonia
Colocynthis
Ipecacuanha
Kalium bichromicum
Kreosotum
Magnesium carbonicum
Magnesium phosphoricum
Murex
Natrium carbonicum
Natrium muriaticum
Nux vomica
Plumbum
Podophyllum
Pulsatilla
Sabina
Sepia
Stannum
Thuja

fester Druck verschlimmert Symptome

Aconitum
Apis mellifica
Argentum nitricum
Baptisia
Belladonna
Berberis
Bromium
Calcium phosphoricum
Cantharis
Cicuta
Cocculus
Crotalus
Croton

Cuprum metallicum
Eupatorium perfoliatum
Glonoinum
Hamamelis
Hepar sulfuris
Kalmia
Lachesis
Lilium
Lycopodium
Magnesium carbonicum
Mercurius vivus
Mezereum
Moschus
Natrium sulfuricum
Silicea
Spongia
Staphisagria
Stramonium
Sulfur
Tabacum
Terebinthina
Zincum metallicum

Reiben lindert Symptome

Calcium carbonicum
Cantharis
Natrium carbonicum
Natrium muriaticum
Nux vomica
Phosphorus
Plumbum
Podophyllum
Pulsatilla
Rhus toxicodendron
Ruta
Tarantula
Thuja
Veratrum viride
Zincum metallicum

Reiben verschlimmert Symptome

Acidum sulfuricum
Psorinum

Bewegung und Haltung

Bewegen lindert Symptome

Acidum muriaticum
Acidum phosphoricum
Agaricus
Allium sativum
Cedron
Conium
Dulcamara
Jodum
Kreosotum
Lycopodium
Magnesium carbonicum
Magnesium rnuriaticum
Natrium sulfuricum
Rhododendron
Rhus toxicodendron
Ruta
Stannum

Bewegen verschlimmert Symptome

Acidum benzoicum
Acidum picrinicum
Acidum salicylicum
Acidum sulfuricum
Aconitum
Actaea
Aesculus
Antimonium tartaricum

Apis mellifica
Apocynum
Arsenicum album
Aurum metallicum
Belladonna
Berberis
Bryonia
Cactus
Calcium phosphoricum
Camphora
Cantharis
Carbo vegetabilis
Chamomilla
Chelidonium
China
Clematis
Cocculus
Digitalis
Eupatorium perfoliatum
Gelsemium
Glonoinum
Hydrastis
Hypericum
Jodum
Ipacacuanha
Iris
Kalium carbonicum
Kalmia
Lachesis
Ledum
Magnesium phosphoricum
Manganum
Mercurius vivus
Mezereum
Moschus
Naja tripudians
Natrium muriaticum
Nux vomica
Nux moschata
Phosphorus
Phytolacca
Plumbum
Podophyllum
Psorinum
Rheum
Sanguinaria
Secale
Spigelia
Stannum
Stramonium
Sulfur
Tabacum
Veratrum album
Veratrum viride
Zincum metallicum

◗ ständiges Bewegen lindert Symptome

Conium
Rhododendron
Rhus toxicodendron
Ruta

◗ Symptome bessern sich zu Bewegungsbeginn

Rhododendron

◗ Symptome verschlimmern sich zu Bewegungsbeginn

Conium
Rhododendron
Rhus toxicodendron
Ruta

rasches oder kräftiges Bewegen lindert Symptome

Lilium
Sepia

rasches oder kräftiges Bewegen verschlimmert Symptome

Ferrum metallicum
Gelsemium
Pulsatilla

längeres Verharren in einer Haltung verschlimmert Symptome

Thuja

plötzliches Bewegen verschlimmert Symptome

Ferrum metallicum

Hintüberbeugen lindert Symptome

Aconitum
Bryonia
Calcium carbonicum
Mercurius sublimatus corrosivus
Natrium muriaticum
Pulsatilla
Rhus toxicodendron

Hintüberbeugen verschlimmert Symptome

Dulcamara
Manganum

Vornüberbeugen lindert Symptome

Argentum nitricum
Manganum

Vornüberbeugen verschlimmert Symptome

Antimonium tartaricum
Belladonna
Spigelia

Herumgetragen-Werden lindert Symptome

Antimonium tartaricum
Belladonna
Chamomilla
Kalium carbonicum
Mercurius vivus

Herumgetragen-Werden verschlimmert Symptome

Arnica
Bryonia
Hepar sulfuris

Haltungsänderung lindert Symptome

Acidum phosphoricum
Ignatia
Natrium sulfuricum
Valeriana
Zincum metallicum

Haltungsänderung verschlimmert Symptome

Apis mellifica
Bryonia
Capsicum
Ferrum metallicum
Lycopodium
Phosphorus
Pulsatilla
Rhus toxicodendron

Bewegung nach unten lindert Symptome

Aesculus
Bryonia
Rhododendron
Rhus toxicodendron
Sepia
Spongia

Bewegung nach unten verschlimmert Symptome

Borax
Stannum

Bewegung nach oben verschlimmert Symptome

Arsenicum album
Bryonia
Calcium carbonicum
Spongia

Gymnastik verschlimmert Symptome

Acidum phosphoricum
Arnica
Arsenicum album
Bryonia
Cactus
Carbo vegetabilis
Causticum
Kalium bichromicum
Kalium carbonicum
Lycopodium
Magnesium carbonicum
Sanguinaria
Veratrum album

Stöße oder Vibrationen verschlimmern Symptome

Acidum nitricum
Aloe socotrina
Alumina
Arnica
Barium carbonicum
Belladonna
Berberis
Bryonia
China
Cicuta
Cina
Cocculus
Conium
Ferrum metallicum
Glonoinum
Lilium
Manganum
Natrium muriaticum
Sanguinaria
Phosphorus
Rhus toxicodendron
Sepia
Silicea
Spigelia
Zincum metallicum

Knien verschlimmert Symptome

Cocculus
Magnesium carbonicum
Sepia

etwas heben verschlimmert Symptome

Acidum phosphoricum
Ambra

Arnica
Bryonia
Calcium carbonicum
Calcium phosphoricum
Causticum
Cocculus
Conium
Graphites
Lycopodium
Millefolium
Natrium carbonicum
Rhus toxicodendron
Secale
Silicea

◗ Beine anziehen lindert Symptome

Calcium carbonicum
Colocynthis
Hepar sulfuris
Manganum
Mercurius sublimatus corrosivus
Sepia
Sulfur

◗ Beine anziehen verschlimmert Symptome

Antimonium tartaricum
Carbo vegetabilis
Pulsatilla
Secale

◗ Gliedmaßen baumeln lassen lindert Symptome

Conium

◗ Gliedmaßen baumeln lassen verschlimmert Symptome

Calcium carbonicum
Pulsatilla
Thuja

◗ Gliedmaßen heben lindert Symptome

Calcium carbonicum

◗ Gliedmaßen heben verschlimmert Symptome

Barium carbonicum
Conium
Phosphorus

◗ Hinlegen lindert Symptome

Acidum nitricum
Acidum picrinicum
Antimonium arsenicasum
Apocynum
Arsenicum album
Bryonia
Calcium phosphoricum
Kalmia
Manganum
Nux vomica
Plumbum
Podophyllum
Silicea
Staphisagria
Veratrum album

◗ Hinlegen verschlimmert Symptome

Antimonium tartaricum
Arsenicum album
Belladonna
Cedrum

Chamomilla
Conium
Drosera
Ferrum metallicum
Glonoinum
Hyoscyamus
Lycopodium
Murex
Natrium sulfuricum
Platinum
Pulsatilla
Rhus toxicodendron
Ruta
Sanguinaria
Stannum
Tabacum
Zincum metallicum

Rückenlage lindert Symptome

Aconitum
Bryonia
Calcium carbonicum
Mercurius sublimatus corrosivus
Natrium muriaticum
Pulsatilla
Rhus toxicodendron

Rückenlage verschlimmert Symptome

Argentum metallicum
Arsenicum album
Colocynthis
Dulcamara
Nux vomica
Phosphorus
Sepia

linke Seitenlage lindert Symptome

Acidum muriaticum
Ignatia
Stannum

linke Seitenlage verschlimmert Symptome

Argentum nitricum
Arnica
Barium carbonicum
Colchicum
Croton
Lachesis
Lilium
Naja tripudians
Natrium muriaticum
Phosphorus
Pulsatilla
Sulfur
Thuja

rechte Seitenlage lindert Symptome

Ammonium carbonicum
Pulsatilla
Spigelia
Sulfur

rechte Seitenlage verschlimmert Symptome

Acidum benzoicum
Lycopodium
Mercurius vivus
Nux vomica
Phytolacca
Sanguinaria
Spongia

Liegen auf betroffener Seite lindert Symptome

Ambra
Ammonium carbonicum
Bryonia
Calcium carbonicum
Chamomilla
Colocynthis
Pulsatilla
Sepia
Sulfur

Liegen auf betroffener Seite verschlimmert Symptome

Acidum nitricum
Acidum phosphoricum
Aconitum
Antimonium tartaricum
Arsenicum album
Baptisia
Barium carbonicum
Belladonna
Hepar sulfuris
Jodum
Kalium carbonicum
Lycopodium
Nux vomica
Ruta
Silicea

Liegen auf nicht betroffener Seite lindert Symptome

Baptisia
Belladonna
Hepar sulfuris
Jodum
Kalium carbonicum
Nux vomica
Ruta
Silicea

Liegen auf nicht betroffener Seite verschlimmert Symptome

Ambra
Argentum metallicum
Bryonia
Chamomilla
Colocynthis
Ignatia
Pulsatilla
Kalium carbonicum
Rhus toxicondendron
Sepia

Zusammenrollen lindert Symptome

Rheum

Aufstehen lindert Symptome

Kalium bichromicum

Aufstehen verschlimmert Symptome

Antimonium arsenicosum
Bryonia
Digitalis
Spongia
Sulfur
Tabacum
Veratrum viride

Aus dem Bett steigen verschlimmert Symptome

Bryonia
Digitalis
Natrium sulfuricum

Sitzen lindert Symptome
Apis mellifica
Belladonna
Bryonia
Jodum
Natrium muriaticum
Nux vomica
Staphisagria

Sitzen verschlimmert Symptome
Acidum hydrofluoricum
Acidum phosphoricum
Agaricus
Alumina
Antimonium tartaricum
Ferrum metallicum
Kalium bichromicum
Murex
Natrium carbonicum
Platinum
Rhododendron
Rhus toxicodendron

Stehen lindert Symptome
Belladonna
Cedrum

Stehen verschlimmert Symptome
Acidum hydrofluoricum
Acidum phosphoricum
Aloe socotrina
Berberis
Cantharis
Cocculus
Conium
Digitalis
Kreosotum
Lachesis
Phytolacca
Platinum
Psorinum
Rheum
Sepia
Sulfur

Schultern zusammenziehen lindert Symptome
Conium

Schultern zusammenziehen verschlimmert Symptome
Ipecacuanha
Kalium bichromicum
Lachesis
Millefolium
Sepia
Spigelia
Spongia
Sulfur

Sich strecken verschlimmert Symptome
Colocynthis
Lycopodium

Zug- oder Autofahren etc. lindert Symptome
Acidum nitricum
Bromium
Graphites
Lycopodium

Zug- oder Autofahren etc. verschlimmert Symptome
Arnica
Berberis
Cocculus
Petroleum

Psorinum
Rhus toxicodendron
Thuja
Zincum metallicum

Gehen lindert Symptome

Acidum hydrofluoricum
Acidum phosphoricum
Ambra
Arsenicum album
Chamomilla
Drosera
Murex

Gehen verschlimmert Symptome

Acidum carbonicum
Acidum picrinicum
Aconitum
Aesculus
Aloe socotrina
Argentum metallicum
Baptisia
Berberis
Bryonia
Camphora
Causticum
Conium
Hepar sulfuris
Kalium carbonicum
Ledum
Manganum
Naja tripudians
Natrium muriaticum
Nux vomica
Phytolacca
Podophyllum
Psorinum
Rheum
Ruta
Silicea
Spigelia
Spongia
Thuja
Veratrum viride

Ruhen lindert Symptome

Acidum picrinicum
Acidum sulfuricum
Antimonium arsenicosum
Arnica
Belladonna
Bryonia
Calcium carbonicum
Chelidonium
China
Cicuta
Cocculus
Colocynthis
Digitalis
Gelsemium
Glonoinum
Graphites
Hypericum
Ipecacuanha
Kalmia
Manganum
Magnesium phosphoricum
Mercurius vivus
Nux vomica
Plumbum
Psorinum
Sepia
Silicea

Spigelia
Staphisagria
Thuja

Ruhen verschlimmert

Symptome

Acidum muriaticum
Agaricus
Allium cepa
Anacardium
Cedrum
Conium
Drosera
Ferrum metallicum
Kalium bichromicum
Kreosotum
Lilium
Lycopodium
Magnesium carbonicum
Natrium carbonicum
Natrium sulfuricum
Pulsatilla
Rhododendron
Rhus toxicodendron
Ruta
Stannum
Zincum metallicum

Bettruhe lindert

Symptome

Bryonia
Cocculus
Hepar sulfuris
Lachesis
Lycopodium
Nux vomica
Psorinum
Silicea

Bettruhe verschlimmert

Symptome

Arnica
Belladonna
Chamomilla
Euphrasia
Ferrum metallicum
Hyoscyamus
Kalium carbonicum
Magnesium carbonicum
Mercurius vivus
Natrium muriaticum
Nux vomica
Phytolacca
Pulsatilla
Rhus toxicodendron
Sulfur

Durst

Durst verschlimmert

Symptome

Mercurius vivus
Natrium muriaticum
Phosphorus
Rhus toxicodendron
Secale
Silicea
Stramonium
Sulfur
Tarantula
Veratrum album

Durstmangel

Acidum phosphoricum
Antimonium arsenicosum
Apis mellifica
China

Colchicum
Gelsemium
Helleborus
Nux moschata
Pulsatilla
Sabadilla

häufiges Verlangen nach kleinen Mengen Flüssigkeit

Arsenicum album
China
Helleborus
Lachesis
Lycopodium
Rhus toxicodendron
Sulfur

Verlangen nach großen Mengen Flüssigkeit

Aconitum
Arsenicum album
Bryonia
China
Cocculus
Eupatorium
Ferrum phosphoricum
Lac vaccinum defloratum
Mercurius sublimatus corrosivus
Natrium muriaticum
Stramonium
Sulfur
Veratrum album

Verlangen, in großen Abständen viel zu trinken

Bryonia

Erbrechen

Erbrechen als wichtigstes Symptom

Aconitum
Aethusa
Antimonium arsenicosum
Antimonium tartaricum
Apis mellifica
Argentum nitricum
Arsenicum album
Bryonia
Cadmium
Chamomilla
China
Colchicum
Cuprum metallicum
Ferrum metallicum
Ipecacuanha
Iris
Kreosotum
Lobelia
Nux vomica
Phosphorus
Plumbum
Pulsatilla
Silicea
Sulfur
Tabacum
Veratrum album
Veratrum viride

durch Husten verursachtes Erbrechen

Alumina
Antimonium tartaricum
Bryonia
Drosera

Hepar sulfuris
Ipecacuanha
Kalium carbonicum

Erbrechen von Galle

Arsenicum album
Bryonia
Chamomilla
Chelidonium
Colchicum
Eupatorium
Ipecauanha
Mercurius vivus
Mercurius sublimatus corrosivus
Natrium sulfuricum
Nux vomica
Phosphorus
Pulsatilla
Sanguinaria
Sepia
Veratrum album

Erbrochenes enthält unverdaute Nahrungsreste

Arsenicum album
Bryonia
China
Eupatorium
Ferrum metallicum
Ignatia
Kreosotum
Lycopodium
Nux vomica
Phosphorus
Pulsatilla
Sanguinaria
Veratrum album

Erbrochenes enthält viel Schleim

Argentum nitricum
Drosera
Kalium bichromicum
Nux vomica
Phosphorus
Pulsatilla
Veratrum album

Erbrochenes schmeckt säuerlich

Acidum sulfuricum
Calcium carbonicum
Causticum
China
Iris
Lycopodium
Magnesium carbonicum
Natrium phosphoricum
Nux vomica
Phosphorus
Psorinum
Pulsatilla
Sulfur
Tabacum
Veratrum album

Erbrochenes ist wässrig

Arsenicum album
Bryonia
Causticum
Veratrum album

Essen

Essen bessert Symptome

Jodum
Natrium carbonicum

Phosphorus
Sepia
Spongia

◗ Fasten verschlimmert Symptome

Arsenicum album
Ipecacuanha
Ledum
Nux vomica
Sulfur

◗ Symptome vor dem Essen schlimmer

Jodum
Laurocerasus
Natrium carbonicum
Phosphorus

◗ Symptome nach dem Essen schlimmer

Aloe socotrina
Anacardium
Arsencium album
Bryonia
Calcium carbonicum
Calcium phosphoricum
Causticum
Colocynthis
Conium
Kalium bichromicum
Kalium carbonicum
Lachesis
Lycopodium
Natrium muriaticum
Nux vomica
Phosphorus
Pulsatilla
Rumex
Sepia
Silicea
Sulfur
Zincum metallicum

◗ Symptome bessern sich beim Essen

Anacardium
Ignatia
Lachesis
Zincum metallicum

◗ Symptome verschlimmern sich beim Essen

Acidum nitricum
Ammonium carbonicum
Carbo animalis
Carbo vegetabilis
Conium
Kalium carbonicum
Sulfur

◗ Essen bis zur Sättigung bessert Symptome

Arsenicum album
Jodum
Phosphorus

◗ Essen bis zur Sättigung verschlimmert Symptome

Calcium carbonicum
Lycopodium
Pulsatilla
Sulfur

Gähnen

◗ Gähnen lindert Symptome

Guaiacum

◗ Gähnen verschlimmert Symptome

Cina
Ignatia
Nux vomica

Gesichtsausdruck

◗ ängstlich

Aconitum
Aethusa
Ailanthus
Arsenicum album
Borax
Camphora
China sulfuricum
Lac caninum
Veratrum album

◗ verwirrt

Aesculus
Arsenicum album
Lycopodium

◗ gequält

Ailanthus
Arsenicum album
Cactus
Croton
Jodum
Nux moschata
Stramonium

◗ erschrocken

Aconitum
Apis mellifica
Baptisia
Stramonium

◗ eingefallen

Arsenicum album
Camphora
Capsicum
Carbo vegetabilis
Kalium carbonicum
Lachesis
Natrium muriaticum
Phosphorus
Silicea

◗ gealtert

Argentum nitricum
Calcium carbonicum
Guaiacum
Natrium muriaticum

◗ kränklich

Arsenicum album
Arsenicum jodatum
China
Lachesis
Lycopodium

◗ dümmlich oder verwundert

Apis mellifica
Argentum nitricum
Arnica
Arsenicum album
Belladonna
Gelsemium
Hyoscyamus
Nux moschata
Stramonium

◗ schläfrig

Nux moschata

◗ leidend

Arsenicum album
Cactus

Kalium carbonicum
Lyssin hydrophobinum
Manganum
Silicea
Sulfur

Gesichtsfarbe

bläulich

Arsenicum album
Asa foetida
Baptisia
Belladonna
Bryonia
Camphora
Carbo vegetabilis
Conium
Cuprum metallicum
Digitalis
Hyoscyamus
Ipecacuanha
Lachesis
Veratrum album
Veratrum viride

schmutziggrau

Argentum nitricum
Lycopodium
Psorinum
Sulfur

erdfarben

China
Ferrum metallicum
Ferrum jodatum
Ferrum phosphoricum
Graphites
Mercurius vivus
Sepia

blass

Anacardium
Antimonium tartaricum
Argentum nitricum
Arsenicum album
Berberis
Calcium carbonicum
Calcium phosphoricum
Camphora
Carbonum sulfuratum
Carbo vegetabilis
China
China sulfuricum
Cina
Clematis
Cuprum metallicum
Digitalis
Ferrum metallicum
Ferrum phosphoricum
Graphites
Lobelia
Lycopodium
Manganum aceticum
Medorrhinum
Natrium arsenicosum
Natrium carbonicum
Natrium muriaticum
Natrium phosphoricum
Plumbum
Secale
Sepia
Sulfur
Tabacum
Tuberculinum
Veratrum album
Zincum metallicum

▸ rot

Aconitum
Apis mellifica
Baptisia
Belladonna
Bryonia
Capsicum
Chamomilla
Chelidonium
China
Cicuta
Cina
Ferrum metallicum
Glonoinum
Hyoscyamus
Lachesis
Melilotus
Mezereum
Nux vomica
Phosphorus
Rhus toxicodendron
Sanguinaria
Stramonium
Veratrum viride

▸ bläßlich-grau

Argentum nitricum
Carbo vegetabilis
Chelidonium
Medorrhinum
Natrium muriaticum
Plumbum
Sulfur

▸ gelblich

Argentum metallicum
Argentum nitricum
Arsenicum album
Calcium carbonicum
Calcium phosphoricum
Carduus
Causticum
Conium
Gelsemium
Ferrum metallicum
Ferrum jodatum
Lachesis
Lycopodium
Mercurius vivus
Natrium sulfuricum
Nux vomica
Plumbum
Sepia
Sulfur

Harnröhrenausfluss

▸ heiß, brennend

Argentum nitricum
Mercurius vivus

▸ grünlich

Mercurius vivus

▸ gelee-ähnlich

Acidum benzoicum
Agnus castus
Alumen
Alumina
Kalium jodatum
Natrium muriaticum
Petroselinum
Selenium
Sepia
Sulfur
Thuja

eitrig
Acidum nitricum
Calcium sulfuricum

milchig-weiß
Natrium muriaticum
Sepia

gelblich
Mercurius vivus
Natrium sulfuricum
Pulsatilla

Haut

klamme Haut
Acidum phosphoricum
Arsenicum album
Chamomilla
Ferrum phosphoricum
Lycopodium
Mercurius vivus
Phosphorus
Veratrum album

kalte Haut
Arsenicum album
Calcium phosphoricum
Ipecacuanha
Rhus toxicodendron
Sepia
Sulfur
Veratrum album

aufgesprungene Haut
Calcium carbonicum
Carbonum sulfuratum
Graphites
Petroleum
Pulsatilla
Sarsaparilla
Sepia
Sulfur

Haut springt nach dem Waschen auf
Antimonium crudum
Calcium carbonicum
Calcium sulfuricum
Pulsatilla
Sepia
Sulfur

Haut springt im Winter auf
Calcium carbonicum
Calcium sulfuricum
Petroleum
Psorinum
Sepia
Sulfur

trockene Haut
Arsenicum album
Belladonna
Bryonia
Calcium carbonicum
Chamomilla
China
Dulcamara
Kalium carbonicum
Ledum
Lycopodium
Phosphorus
Silicea
Sulfur

Hautjucken
Agaricus
Apis mellifica
Arsenicum album
Bovista

Carbo vegetabilis
Carbonum sulfuratum
Causticum
Chelidonium
Graphites
Lycopodium
Magnesium carbonicum
Mercurius solubilis
Mezereum
Natrium muriaticum
Psorinum
Pulsatilla
Sepia
Silicea
Spongia
Staphisagria
Sulfur
Tarantula
Urtica

Kratzen lindert Juckreiz

Acidum muriaticum
Asa foetida
Calcium carbonicum
Cyclamen
Natrium muriaticum
Phosphorus

Kratzen verstärkt Juckreiz

Anacardium
Arsenicum album
Capsicum
Pulsatilla
Rhus toxicodendron

bleiche Haut

Belladonna
Calcium carbonicum
Ferrum phosphoricum
Lycopodium
Pulsatilla
Sulfur
Veratrum album

gerötete Haut

Aconitum
Apis mellifica
Belladonna
Graphites
Mercurius vivus
Rhus toxicodendron

sehr empfindliche Haut

Acidum phosphoricum
Apis mellifica
Belladonna
China
Hepar sulfuris
Lachesis
Lyssin hydrophobinum
Mercurius vivus
Petroleum
Plumbum
Silicea
Sulfur

Husten

Husten verschlimmert Symptome

Aconitum
Argentum nitricum
Arnica
Arsenicum album
Belladonna
Bryonia
Calcium carbonicum
China

Cina
Drosera
Ipecacuanha
Rhus toxicodendron
Veratrum album

trockener Husten

Aconitum
Bryonia
Nux vomica
Phosphorus
Rhus toxicodendron
Spongia
Sticta

lockerer Husten mit Auswurf

Hepar sulfuris
Ipecacuanha
Kalium bichromicum

Husten je nach Tageszeit trocken oder locker

Pulsatilla
Stannum

Husten abends schlimmer

Belladonna

Husten nachts schlimmer

Drosera
Rhus toxicodendron
Rumex
Spongia
Sticta

Husten gegen Mitternacht schlimmer

Arsenicum album

Husten zwischen 3 und 5 Uhr morgens schlimmer

Kalium carbonicum

Husten verschlimmert durch kalten, trockenen Wind

Aconitum
Bryonia
Hepar sulfuris
Rumex

Husten verschlimmert in kaltfeuchter Atmosphäre

Rhus toxicodendron

Husten durch Temperaturwechsel verschlimmert

Phosphorus

Husten in Zugluft verschlimmert

Hepar sulfuris

Husten nach dem Essen schlimmer

Nux vomica

Husten nach Anstrengung schlimmer

Belladonna
Ipecacuanha

Husten verschlimmert durch leiseste Bewegung

Bryonia

Husten durch Lachen und Reden verschlimmert

Phosphorus
Rumex
Stannum

Husten schlimmer bei gesenktem Kopf

Spongia

Husten in warmen Räumen schlimmer

Bryonia
Pulsatilla

Husten besser unter der Bettdecke

Rumex

Husten besser nach Trinken

Causticum

Husten besser nach Essen und Trinken

Spongia

Husten mit Kopfweh

Belladonna
Bryonia
Nux vomica

Husten mit Harntröpfeln

Causticum
Pulsatilla

Husten mit schleimigem Auswurf

Kalium bichromicum

Husten und Durst

Arsenicum album
Belladonna
Bryonia
Hepar sulfuris
Phosphorus

Husten, dabei Durstmangel

Pulsatilla

Husten mit Erbrechen

Drosera
Ipecacuanha

Husten, dabei schwach auf der Brust

Kalium carbonicum
Stannum

Körpergeruch

Krankengeruch

Allium cepa
Arnica
Arsenicum album
Belladonna
Bryonia
Carbo vegetabilis
Chamomilla
Gelsemium
Hepar sulfuris
Mercurius vivus
Pulsatilla
Sulfur

säuerlich

Acidum nitricum
Arsenicum album
Bryonia
Colchicum
Heparsulfuris
Jodum
Lycopodium
Magnesium carbonicum
Mercurius vivus
Psorinum
Sepia
Silicea
Sulfur
Veratrum album

süßlich

Apis mellifica
Mercurius vivus
Pulsatilla
Thuja

linke Seite/rechte Seite

◗ (siehe auch Bewegung und Haltung, ab S. 870)

◗ Symptome links schlimmer

Argentum nitricum
Euphrasia
Graphites
Lachesis
Phosphorus
Sepia
Sulfur

◗ Symptome rechts schlimmer

Apis mellifica
Arsenicum album
Belladonna
Bryonia
Calcium carbonicum
Cantharis
Chelidonium
Colocynthis
Conium
Lycopodium
Nux vomica
Pulsatilla

Menstruation

◗ Symptome vor der Menstruation schlimmer

Bovista
Calcium carbonicum
Calcium phosphoricum
Cuprum metallicum
Lachesis
Lycopodium
Natrium muriaticum
Pulsatilla
Sepia
Sulfur
Veratrum album
Zincum metallicum

◗ Symptome nach der Menstruation schlimmer

Borax
Graphites
Kreosotum
Lachesis
Nux vomica
Sepia

◗ Symptome zu Beginn der Menstruation schlimmer

Calcium phosphoricum
Hyoscyamus
Kalium carbonicum

◗ Symptome bessern sich während der Menstruation

Lachesis

◗ Symptome verschlimmern sich während der Menstruation

Ammonium carbonicum
Argentum nitricum
Bovista
Carbonum sulfuratum
Chamomilla
Graphites
Hyoscyamus
Kalium carbonicum
Magnesium carbonicum
Nux vomica
Pulsatilla

Sepia
Sulfur
Zincum metallicum

Symptome in den Wechseljahren schlimmer

Actaea
Aloe socotrina
Argentum nitricum
China
Crocus
Cocculus
Crotalus
Graphites
Ignatia
Lachesis
Lilium
Manganum
Murex
Nux moschata
Psorinum
Pulsatilla
Sanguinaria
Sepia
Sulfur

Mund

Mundgeruch

Arnica
Arsenicum album
Carbo vegetabilis
Chamomilla
Chelidonium
Lachesis
Mercurius vivus
Natrium muriaticum
Sulfur

trockene Lippen

Antimonium arsenicosum
Bryonia
Hyoscyamus
Pulsatilla
Rhus toxicodendron
Sulfur

blasse Lippen

Apis mellifica
Calcium carbonicum
Ferrum phosphoricum
Pulsatilla

tiefrote Lippen

Apis mellifica
Lachesis
Sulfur

wunde, aufgesprungene Lippen

Bryonia
Calcium carbonicum
Carbo vegetabilis
China
Graphites
Lachesis
Natrium muriaticum
Sulfur

Mundtrockenheit

Acidum phosphoricum
Aconitum
Arsenicum album
Barium carbonicum
Belladonna
Bryonia
Chamomilla
China
Hyoscyamus

Ignatia
Lachesis
Lycopodium
Mercurius vivus
Natrium muriaticum
Natrium sulfuricum
Nux vomica
Phosphorus
Rhus toxicodendron
Sepia
Silicea
Sulfur
Veratrum album

▸ starker Speichelfluss

Kalium carbonicum
Mercurius vivus
Natrium muriaticum
Nux vomica
Veratrum album

▸ schwärzliche Zunge

Aconitum
Apis mellifica
Chamomilla

▸ trockene Zunge

Aconitum
Apis mellifica
Arsenicum album
Belladonna
Calcium carbonicum
Causticum
Chamomilla
China
Hyoscyamus
Lachesis
Mercurius vivus
Pulsatilla
Rhus toxicodendron
Sulfur

▸ Zunge überall tiefrot

Apis mellifica
Arsenicum album
Belladonna
Mercurius vivus
Phosphorus
Rhus toxicodendron

▸ rote Zungenspitze

Arsenicum album
Argentum nitricum
Rhus toxicodendron
Sulfur

▸ Zunge seitlich gerötet

Arsenicum album
Chelidonium
Mercurius vivus
Sulfur

▸ geschwollene Zunge

Aconitum
Apis mellifica
Belladonna
Mercurius vivus

▸ weiße, belegte Zunge

Antimonium arsenicosum
Arsenicum album
Belladonna
Bryonia
Calcium carbonicum
Hyoscyamus
Mercurius vivus
Pulsatilla
Sulfur

◗ gelbliche Zunge

Antimonium arsenicosum
Chelidonium
Mercurius vivus
Rhus toxicodendron

◗ Probleme beim Zahnen

Calcium phosphoricum
Chamomilla
Rheum
Silicea

Muskulatur

◗ ermüdete oder schmerzende Muskeln

Arnica

Puls

◗ unregelmäßiger Puls

Acidum phosphoricum
Antimonium arsenicosum
Arsenicum album
Digitalis
Lachesis
Natrium muriaticum
Secale
Stramonium
Veratrum viride

◗ rascher Puls

Acidum phosphoricum
Aconitum
Apis mellifica
Arnica
Arsenicum album
Arsenicum jodatum
Aurum metallicum
Belladonna
Berberis
Bryonia
Collinsonia
Conium
Cuprum metallicum
Digitalis
Ferrum phosphoricum
Gelsemium
Glonoinum
Jodum
Mercurius vivus
Natrium muriaticum
Nux vomica
Phosphorus
Pyrogenium
Rhus toxicodendron
Secale
Sepia
Spigelia
Stannum
Stramonium
Sulfur
Veratrum viride
Zincum metallicum

◗ langsamer Puls

Berberis
Digitalis
Kalmia
Sepia
Stramonium

◗ starker Puls

Aconitum
Antimonium tartaricum
Belladonna
Berberis
Bryonia

Chelidonium
Digitalis
Gelsemium
Hyoscyamus
Kalium nitricum
Stramonium

schwacher Puls

Acidum phosphoricum
Antimonium tartaricum
Arsenicum album
Aurum metallicum
Berberis
Camphora
Carbo vegetabilis
Crotalus
Gelsemium
Lachesis
Laurocerasus
Naja tripudians

Scheidenausfluss

heiß, brennend

Borax
Calcium carbonicum
Calcium sulfuricum
Kreosotum
Pulsatilla
Sepia
Sulfur

cremig

Pulsatilla

Ausfluss verursacht Hautbläschen

Acidum hydrofluoricum
Acidum nitricum
Alumina
Borax
Carbonum sulfuratum
Chamomilla
Ferrum metallicum
Ferrum arsenicosum
Graphites
Kreosotum
Lycopodium
Mercurius vivus
Phosphorus
Pulsatilla
Sepia
Silicea

grünlicher Ausfluss

Acidum nitricum
Carbo vegetabilis
Mercurius vivus
Natrium muriaticum
Natrium sulfuricum
Sepia

starker Ausfluss

Calcium carbonicum
Graphites
Lycopodium
Sepia
Silicea
Stannum

fadenziehender Ausfluss

Acidum nitricum
Hydrastis
Kalium bichromicum
Sabina

dickflüssiger Ausfluss

Arsenicum album
Calcium carbonicum

Hydrastis
Kalium bichromicum

durchsichtiger Ausfluss, wie Eiweiß

Borax
Natrium muriaticum
Sepia

wässriger Ausfluss

Acidum nitricum
Graphites
Pulsatilla

übel riechender Ausfluss

Acidum nitricum
Kalium arsenicosum
Kalium phosphoricus
Nux vomica
Psorinum
Sepia

gelblicher Ausfluss

Arsenicum album
Calcium carbonicum
Chamomilla
Hydrastis
Kreosotum
Sepia
Sulfur

Ausfluss stärker vor der Menstruation

Bovista
Calcium carbonicum
Graphites
Kreosotum
Sepia

Schlaf

Schlafen lindert Symptome

Acidum phosphoricum
Phosphorus

Schlafen verschlimmert Symptome

Lachesis
Selenium
Spongia
Stramonium
Sulfur

Symptome vor dem Einschlafen schlimmer

Arsenicum album
Bryonia
Calcium carbonicum
Carbo vegetabilis
Mercurius vivus
Phosphorus
Pulsatilla
Rhus toxicodendron
Sepia
Sulfur

Symptome verschlimmern sich im Schlaf

Arnica
Arsenicum album
Belladonna
Borax
Bryonia
Chamomilla
Hepar sulfuris
Hyoscyamus
Mercurius vivus
Pulsatilla
Silicea

Stramonium
Sulfur
Zincum metallicum

Symptome verschlimmern sich in den ersten Schlafstadien

Arsenicum album
Belladonna
Bryonia
Kalium carbonicum
Lachesis
Pulsatilla
Sepia

Symptome nach dem Erwachen schlimmer

Acidum muriaticum
Alumina
Ambra
Ammonium carbonicum
Baptisia
China
Crotalus
Iris
Kalium bichromicum
Kalium bromatum
Lachesis
Lycopodium
Nux vomica
Rheum
Silicea
Spongia
Staphisagria
Stramonium
Veratrum viride

Schlafmangel verschlimmert Symptome

Acidum nitricum
Causticum
Cimicifuga
Cocculus
Colchicum
Cuprum metallicum
Lac vaccinum defloratum
Nux vomica
Selenium
Sulfur

überwältigendes Schlafbedürfnis

Nux moschata
Pulsatilla

Schlaflosigkeit vor Mitternacht

Acidum picrinicum
Ambra
Arsenicum album
Calcium carbonicum
Calcium phosphoricum
Carbo vegetabilis
Coffea
Conium
Kalium carbonicum
Lycopodium
Magnesium muriaticum
Mercurius vivus
Natrium arsenicosum
Natrium carbonicum
Phosphorus
Pulsatilla
Rhus toxicodendron
Sepia

Silicea
Sulfur

Schlaflosigkeit nach Mitternacht

Acidum phosphoricum
Arsenicum album
Capsicum
Coffea
Hepar sulfuris
Kalium arsenicosum
Kalium carbonicum
Nux vomica
Silicea

Schlaflosigkeit zwischen 1 und 2 Uhr morgens

Kalium carbonicum

Schlaflosigkeit gegen 3 Uhr morgens

Magnesium carbonicum
Sepia
Sulfur

Schlaflosigkeit nach 4 Uhr morgens

Sulfur

Schlaflosigkeit infolge von Ängsten

Arsenicum album
Cocculus

Schlaflosigkeit wegen Kummer

Natrium muriaticum

Schlaflosigkeit wegen Heimweh

Capsicum

Schlaflosigkeit infolge von Freude oder Aufregung

Coffea

Schlaflosigkeit wegen Überarbeitung

Nux vomica

Schlaflosigkeit, weil zu viele Gedanken im Kopf herumschwirren

Arsenicum album
Calcium carbonicum
Coffea
Hepar sulfuris
Hyoscyamus
Nux vomica
Pulsatilla

Unfähigkeit, nach dem Aufwachen wieder einzuschlafen

Arsenicum album
Lachesis
Natrium muriaticum
Silicea

Reden im Schlaf

Arnica
Belladonna
Chamomilla
Hyoscyamus
Kalium carbonicum
Natrium muriaticum
Pulsatilla
Rhus toxicodendron

morgendliches Schlafbedürfnis

Calcium carbonicum
Calcium phosphoricum

Graphites
Nux vomica
Sepia
Sulfur

Schläfrigkeit gegen Mittag

Antimonium arsenicosum
Sabadilla

Schläfrigkeit am Nachmittag

China
Nux vomica
Rhus toxicodendron
Sulfur

Schläfrigkeit nach den Mahlzeiten

Agaricus
Calcium carbonicum
Nux vomica

Schlafbedürfnis nach dem Abendessen

Agaricus
Calcium carbonicum
Lycopodium
Nux vomica

Schlafbedürfnis bei den Mahlzeiten

Kalium carbonicum

Schlafbedürfnis bei heißem Wetter

Caladium
Eupatorium
Lachesis
Mezereum
Natrium muriaticum
Podophyllum
Robina
Sambucus

Schlafbedürfnis während der Menstruation

Nux moschata

Schlafbedürfnis nach geistiger Anstrengung

Arsenicum album

Schmerzen

plötzlich auftretende Schmerzen

Acidum nitricum
Belladonna

plötzlich einsetzende und wieder abklingende Schmerzen

Platinum
Stannum

beißende Schmerzen

Carbo vegetabilis
Nux vomica
Petroselinum
Sulfur
Zincum

bohrender, in die Tiefe gehender Schmerz

Argentum nitricum
Aurum metallicum
Belladonna
Bismutum
Pulsatilla
Spigelia

brennender Schmerz, äußerlich

Acidum phosphoricum
Apis mellifica
Arsenicum album

Arum triphyllum
Bryonia
Carbo vegetabilis
Carbonum sulfuratum
Causticum
Euphrasia
Iris
Mercurius vivus
Natrium muriaticum
Nux vomica
Phosphorus
Ratanhia
Secale
Sepia
Silicea
Stannum
Sulfur

brennender Schmerz, innerlich

Acidum nitricum
Aconitum
Arsenicum album
Arum triphyllum
Belladonna
Berberis
Bryonia
Cantharis
Carbonum sulfuratum
Graphites
Kalium bichromicum
Mercurius vivus
Mercurius sublimatus corrosivus
Mezereum
Nux vomica
Phosphorus
Prunus
Pulsatilla
Rhus toxicodendron
Sabadilla
Sanguinaria
Secale
Sepia
Spigelia
Spongia
Sulfur
Zincum metallicum

Schmerz, als ob sich etwas zusammenzieht, äußerlich

Platinum
Pulsatilla

Schmerz, als ob sich etwas zusammenzieht, innerlich

Acidum phosphoricum
Ambra
Ignatia
Platinum

schneidender Schmerz, äußerlich

Belladonna
Calcium carbonicum
Conicum
Drosera
Natrium carbonicum
Petroleum

schneidender Schmerz, innerlich

Belladonna
Calcium carbonicum
Cantharis

Colocynthis
Conium
Dioscorea
Hyoscyamus
Kalium carbonicum
Lycopodium
Mercurius vivus
Natrium muriaticum
Nux vomica
Pulsatilla
Silicea
Sulfur
Veratrum album
Zincum metallicum

dumpfer oder pochender Schmerz

Dulcamara
Rhododendron
Spigelia

ziehender Schmerz

Acidum nitricum
Carbo vegetabilis
Chelidonium
Graphites
Valeriana

an- und abschwellender, wechselhafter Schmerz

Kalium bichromicum
Kalium sulfuricum
Lac caninum
Ledum
Pulsatilla

nagender Schmerz

Arsenicum album
Causticum
Mercurius vivus
Silicea
Staphisagria
Sulfur

plötzlicher, krampfartiger Schmerz, äußerlich

Asa foetida
Calcium carbonicum
Causticum
Menyanthes
Natrium muriaticum
Nux vomica
Pulsatilla
Rhus toxicodendron
Taraxacum
Valeriana

plötzlicher, krampfartiger Schmerz, innerlich

Acidum nitricum
Belladonna
China
Ignatia
Kalium carbonicum
Pulsatilla
Silicea
Sulfur
Thuja

betäubender Schmerz

Chamomilla
Oleander
Platinum
Sabadilla
Verbascum

lähmender Schmerz

Belladonna
Cina
Cocculus

Colchicum
Cyclamen
Nux vomica
Sabina

▸ kneifender Schmerz

Arnica
Belladonna
Nux vomica

▸ Dauerdruckschmerz, äußerlich

Acidum nitricum
Agaricus
Apocynum
Causticum
China sulfuricum
Drosera
Eupatorium
Ferrum metallicum
Kalium bichromicum
Moschus
Nux vomica
Phosphorus
Podophyllum
Pulsatilla
Rhododendron
Rhus toxicodendron
Ruta
Sepia
Silicea
Spigelia
Stannum
Staphisagria
Sulfur

▸ Dauerdruckschmerz, innerlich

Argentum nitricum
Arnica
Arsenicum album
Asa foetida
Belladonna
Bromium
Calcium carbonicum
Cantharis
Carbo vegetabilis
China
Cimicifuga
Colocynthis
Cuprum metallicum
Hamamelis
Lachesis
Lilium
Lycopodium
Menyanthes
Natrium muriaticum
Nux vomica
Petroleum
Phosphorus
Pulsatilla
Ranunculus
Rhus toxicodendron
Ruta
Sanguinaria
Secale
Senega
Sepia
Silicea
Spigelia
Spongia
Stannum

Sulfur
Valeriana
Veratrum album
Zincum metallicum

schwerer, drückender Schmerz

Aconitum
Belladonna
Bromium
Bryonia
Ipecacuanha
Lilium
Menyanthes
Nux vomica
Pareira
Phosphorus
Ranunculus
Rhus toxicodendron
Sepia
Sticta
Sulfur

nach innen ziehender, drückender Schmerz

Anacardium
Platinum
Stannum

nach außen ziehender, drückender Schmerz

Asa foetida
Bryonia
Cimicifuga
Pulsatilla
Sulfur
Valeriana

kratzender Schmerz

Bryonia
Drosera
Nux vomica
Pulsatilla
Sulfur
Veratrum album

wundes Gefühl, Schürfwunde

Argentum metallicum
Arnica
Cicuta
Cimicifuga
China
Drosera
Hamamelis
Platinum
Pyrogenium
Rhus toxicodendron
Ruta
Silicea

Schmerz, als habe man sich einen Splitter eingezogen

Acidum nitricum
Agaricus
Argentum nitricum
Hepar sulfuris

Schmerz wie nach einer Quetschung

Alumina
Asarum occulus
Nux vomica
Platinum
Sulfur

stechender Schmerz, äußerlich

Acidum nitricum
Asa foetida
Belladonna
Bryonia
Calcium carbonicum
Carbonum sulfuratum
Cicuta
Conium
Kalium carbonicum
Kalium sulfuricum
Ledum
Mercurius vivus
Pulsatilla
Ranunculus
Rhus toxicodendron
Spigelia
Staphisagria
Sulfur
Taraxacum
Thuja
Zincum metallicum

stechender Schmerz, innerlich

Acidum nitricum
Asa foetida
Berberis
Borax
Bryonia
Cantharis
Carbonum sulfuratum
Chelidonium
China
Ignatia
Kalium carbonicum
Kalium sulfuricum
Lachesis
Ledum
Mercurius vivus
Mercurius sublimatus corrosivus
Phosphorus
Plumbum
Pulsatilla
Ranunculus
Sepia
Silicea
Spigelia
Squilla

reißender Schmerz, äußerlich

Acidum nitricum
Aconitum
Arnica
Belladonna
Berberis
Bryonia
Carbonum sulfuratum
China
Colchicum
Hypericum
Kalium carbonicum
Kalium phosphoricum
Kalium sulfuricum
Ledum
Lycopodium
Natrium muriaticum
Natrium sulfuricum
Pulsatilla
Sepia
Silicea

Sulfur
Zincum metallicum

▸ reißender Schmerz, innerlich

Belladonna
Berberis
Bryonia
Carbo vegetabilis
Conium
Kalium sulfuricum
Ledum
Lycopodium
Mercurius vivus
Pulsatilla
Nux vomica
Sepia
Silicea
Spigelia
Sulfur

▸ Fehlen von Schmerzen bei Erkrankungen, die normalerweise schmerzhaft sind

Helleborus
Stramonium

Schnupfen u. Nasenausfluss

▸ Nasenausfluss ohne Juckreiz

Euphrasia
Pulsatilla

▸ blutige Absonderung

Acidum nitricum
Ailanthus
Allium cepa
Alumina
Ammonium carbonicum
Arsenicum album
Calcium sulfuricum
China
China arsenicosum
Hepar sulfuris
Kalium jodatum
Mercurius vivus
Psorinum

▸ starker Nasenausfluss

Allium cepa
Arsenicum album
Kalium jodatum
Natrium muriaticum
Phosphorus

▸ ätzender Ausfluss, starker Juckreiz, sich ablösende Haut

Acidum nitricum
Allium cepa
Ammonium muriaticum
Arsenicum album
Arsenicum jodatum
Arum triphyllum
Ferrum jodatum
Graphites
Jodum
Kreosotum
Mercurius vivus
Nux vomica

▸ übel riechende Absonderung

Asa foetida
Aurum metallicum
Calcium carbonicum
Hepar sulfuris
Kalium bichromicum

Mercurius vivus
Natrium carbonicum
Psorinum
Pulsatilla
Silicea
Sulfur

▸ grünliche Absonderung

Kalium bichromicum
Kalium jodatum
Lac caninum
Mercurius vivus
Pulsatilla
Sepia

▸ stark entzündlicher Schnupfen

Aurum metallicum
Calcium carbonicum
Calcium sulfuricum
Conium
Hepar sulfuris
Kalium bichromicum
Kalium sulfuricum
Lachesis
Lycopodium
Mercurius vivus
Silicea
Tuberculinum

▸ dickflüssige Absonderung

Arsenicum album
Calcium sulfuricum
Hydrastis
Kalium bichromicum
Kalium phosphoricum
Lac caninum
Natrium sulfuricum
Pulsatilla
Tuberculinum

▸ wässriger Schnupfen

Acidum nitricum
Allium cepa
Arsenicum album
Arum triphyllum
Chamomilla
Euphrasia
Graphites
Jodum
Mercurius vivus
Natrium arsenicosum
Nux vomica

▸ gelbliche Absonderung

Acidum nitricum
Arum triphyllum
Aurum metallicum
Calcium carbonicum
Calcium sulfuricum
Hepar sulfuris
Hydrastis
Kalium bichromicum
Kalium jodatum
Kalium phosphoricum
Kalium sulfuricum
Lycopodium
Pulsatilla
Sepia
Sulfur
Tuberculinum

▸ Schwellungen am ganzen Körper

Apis mellifica
Arsenicum album
Belladonna

Bryonia
Kalium bichromicum
Mercurius vivus
Nux vomica
Pulsatilla
Rhus toxicodendron

Schwellung des erkrankten Körperteils

Aconitum
Belladonna
Bryonia
Crotalus
Euphrasia
Gelsemium
Mercurius sublimatus corrosivus
Pulsatilla
Rhododendron
Rhus toxicodendron
Sepia
Silicea
Spongia
Sulfur

Schwitzen

(siehe auch Körpergeruch, S. 889), kalte Schweißausbrüche

Ammonium carbonicum
Antimonium tartaricum
Arsenicum album
Camphora
Carbo vegetabilis
China
China arsenicosum
Cocculus
Ferrum metallicum
Hepar sulfuris
Ipecacuanha
Lycopodium
Mercurius sublimatus corrosivus
Secal
Sepia
Veratrum album
Veratrum viride

heiße Schweißausbrüche

Aconitum
Chamomilla
Conium
Ignatia
Ipecacuanha
Nux vomica
Psorinum
Sepia

übel riechender Schweiß

Acidum nitricum
Arnica
Barium muriaticum
Carbo animalis
Carbonum sulfuratum
Graphites
Hepar sulfuris
Lycopodium
Mercurius vivus
Nux vomica
Petroleum
Pulsatilla
Sepia
Silicea
Sulfur
Thuja

starkes Schwitzen

Acidum phosphoricum
Antimonium tartaricum
Arsenicum album
Belladonna
Bryonia
Calcium carbonicum
Carbo animalis
Carbo vegetabilis
Carbonum sulfuricum
China
China arsenicosum
China sulfuricum
Ferrum metallicum
Hepar sulfuris
Kalium arsenicosum
Kalium bichromicum
Kalium carbonicum
Kalium phosphoricum
Lycopodium
Mercurius vivus
Natrium muriaticum
Psorinum
Sambucus nigra
Sepia
Silicea
Tuberculinum
Veratrum album

Sehen

helles Licht verschlimmert Symptome

Belladonna
Cantharis
Stramonium

Lesen, Nähen etc. verschlimmert Symptome

Nux vomica

Sexualität

siehe auch Libido, S. 923

Sex lindert Symptome

Mercurius vivus

Sex verschlimmert Symptome

Ambra
Agaricus
Alumina
Calcium carbonicum
Kalium carbonicum
Kalium phosphoricum
Kreosotum
Natrium muriaticum
Sepia
Silicea
Staphisagria
Thuja

Symptome verschlimmern sich beim Sex

Cantharis
Graphites
Kalium carbonicum
Selenium

Symptome verschlimmern sich nach dem Orgasmus

Kalium carbonicum
Natrium phosphoricum
Nux vomica
Selenium
Sepia

Stimme

Heiserkeit

Aconitum
Allium sativum
Argentum nitricum
Arum triphyllum
Belladonna
Bromium
Bryonia
Calcium carbonicum
Capsicum
Carbo vegetabilis
Causticum
Chamomilla
Drosera
Hepar sulfuris
Jodum
Kalium bichromicum
Lachesis
Manganum
Mercurius vivus
Natrium muriaticum
Phosphorus
Selenium
Spongia
Stannum
Stramonium

Verlust der Stimme

Alumen
Antimonium arsenicosum
Argentum metallicum
Argentum nitricum
Bromium
Carbo vegetabilis
Causticum
Lachesis
Phosphorus
Stramonium

näselnde Stimme

Kalium bichromicum

schwache Stimme

Antimonium tartaricum
Cantharis
Hepar sulfuris
Stannum
Veratrum album

Singen verschlimmert Symptome

Phosphorus
Spongia
Stannum

Sprechen verschlimmert Symptome

Cocculus
Magnesium carbonicum
Magnesium muriaticum
Natrium muriatricum
Phosphorus
Spongia
Stannum
Silicea
Sulfur

Stuhl(gang)

Symptome vor Stuhlgang schlimmer

Kalium carbonicum
Mercurius vivus
Podophyllum
Rheum
Veratrum album

Symptome während des Stuhlgangs schlimmer

China
Podophyllum
Rheum
Veratrum album

Symptome nach Stuhlgang besser

Acidum oxalicum
Bryonia
Natrium sulfuricum
Nux vomica

Symptome nach Stuhlgang schlimmer

Causticum
China
Phosphorus
Podophyllum
Rheum
Veratrum album

häufiger Stuhlgang

Arsenicum album
Capsicum
Chamomilla
Mercurius vivus
Mercurius sublimatus corrosivus
Nux vomica
Phosphorus
Podophyllum
Veratrum album

trockener Stuhl

Acidum nitricum
Bryonia
Lac vaccinum defloratum
Lycopodium
Natrium muriaticum
Nux vomica
Phosphorus
Silicea
Zincum metallicum

übel riechender Stuhl

Acidum benzoicum
Argentum nitricum
Arsenicum album
Asa foetida
Baptisia
Bryonia
Carbo vegetabilis
Carbonum sulfuratum
Crotalus
Graphites
Kalium arsenicosum
Kalium phosphoricus
Lachesis
Mercurius sublimatus corrosivus
Natrium sulfuricum
Nux moschata
Podophyllum
Psorinum
Silicea
Squilla
Sulfur
Tuberculinum

grünlicher Stuhl

Argentum nitricum
Calcium phosphoricum
Chamomilla
Colocynthis
Croton
Gratiola

Ipecacuanha
Magnesium carbonicum
Mercurius vivus
Mercurius sublimatus
corrosivus
Natrium muriaticum
Natrium sulfuricum
Phosphorus
Plumbum
Podophyllum
Pulsatilla
Secale
Sulfur
Veratrum album

harter Stuhl

Acidum nitricum
Alumen
Alumina
Ammonium carbonicum
Ammonium muriaticum
Antimonium arsenicosum
Bryonia
Calcium carbonicum
Carbo sulfuricum
Carduus
Collinsonia
Graphites
Kalium bromatum
Lac vaccinum defloratum
Lachesis
Lycopodium
Magnesium muriaticum
Mezereum
Natrium muriaticum
Nux vomica
Phosphorus
Plumbum
Selenium
Sepia
Silicea
Sulfur
Veratrum album
Verbascum
Zincum metallicum

heller, entfärbter Stuhl

Acidum phosphoricum
Arsencium album
Borax
Calcium carbonicum
Carduus
Chelidonium
China
Digitalis
Lycopodium
Mercurius vivus
Sanicula
Silicea
Tabacum

breiiger Stuhl

Bryonia
Chelidonium
Colocynthis
Croton
Mercurius vivus
Mercurius sublimatus
corrosivus
Podophyllum
Rheum
Sulfur

◗ Stuhl in kleinen Bollen, wie Schafskötel

Acidum nitricum
Alumen
Alumina
Chelidonium
Magnesium muriaticum
Mercurius vivus
Natrium muriaticum
Plumbum
Sulfur

◗ weicher, stoßweise abgehender Stuhl

Croton
Elaps
Gratiola
Natrium carbonicum
Natrium muriaticum
Podophyllum
Secale
Veratrum album

◗ Stuhl enthält unverdaute Nahrungsreste

Acidum phosphoricum
Arsenicum album
Bryonia
Calcium carbonicum
China
China arsenicosum
Ferrum metallicum
Graphites
Magnesium muriaticum
Phosphorus
Podophyllum

◗ wässriger, dünnflüssiger Stuhl

Acidum benzoicum
Acidum picrinicum
Agaricus
Antimonium arsenicosum
Apis mellifica
Apocynum
Argentum nitricum
Asa foetida
Calcium carbonicum
Carbonum sulfuratum
Chamomilla
Colchicum
Conium
Dulcamara
Iris
Kalium bichromicum
Magnesium carbonicum
Mercurius vivus
Natrium muriaticum
Natrium sulfuricum
Nux vomica
Phosphorus
Podophyllum
Psorinum
Pulsatilla
Secale
Sulfur
Thuja
Veratrum album
Veratrum viride

Urin

- **(siehe auch Harnröhrenausfluss, S. 885)**

- **wolkiger Urin**

Acidum phosphoricum
Apis mellifica
Berberis
Bryonia
Cantharis
Carbonum sulfuratum
Carbo vegetabilis
Chamomilla
Chelidonium
Cina
China
Conium
Graphites
Mercurius vivus
Myristica
Phosphorus
Sabadilla
Sepia
Sulfur

- **dunkler Urin**

Acidum benzoicum
Acidum lacticum
Aconitum
Antimonium tartaricum
Apis mellifica
Belladonna
Bryonia
Calcium carbonicum
Chelidonium
Colchicum
Crotalus
Equisetum
Helleborus
Lachesis
Mercurius vivus
Mercurius sublimatus corrosivus
Plumbum
Selenium
Sepia
Terebinthina
Veratrum album

- **blasser, fast farbloser Urin**

Acidum phosphoricum
Conium
Kalium nitricum
Ledum
Mercurius sublimatus corrosivus
Natrium muriaticum
Sarsaparilla

- **stark oder übel riechender Urin**

Acidum benzoicum
Acidum nitricum
Apis mellifica
Arnica
Baptisia
Calcium carbonicum
Carbo vegetabilis
Dulcamara
Sepia
Sulfur
Viola

- **sehr häufiger Harndrang**

Acidum lacticum
Acidum phosphoricum

Ammonium carbonicum
Apis mellifica
Argentum metallicum
Argentum nitricum
Barium carbonicum
Calcium carbonicum
Calcium arsenicosum
Cantharis
Causticum
Euphrasia
Gelsemium
Graphites
Ignatia
Lachesis
Lycopodium
Mercurius vivus
Mercurius sublimatus corrosivus
Natrium sulfuricum
Nux vomica
Pulsatilla
Rhus toxicodendron
Squilla
Staphisagria
Sulfur

schwacher Harnstrahl

Acidum muriaticum
Alumina
Argentum nitricum
Arnica
Clematis
Helleborus
Hepar sulfuris
Mercurius vivus
Mercurius sublimatus corrosivus
Sarsaparilla
Sulfur

Harnfluss setzt nur langsam ein

Arnica
Causticum
Lycopodium
Rhus toxicodendron
Sepia

Allgemeine Arzneisuchtabelle – Geist und Seele

Unter folgenden Stichworten finden Sie weitere geistige und seelische Symptome:

– Gefühle und emotionaler Zustand
– Libido
– Redefluss

Gefühle und emotionaler Zustand

Ärger

Acidum aceticum
Aconitum
Arsenicum album
Anacardium
Aurum metallicum
Bryonia
Chamomilla
Hepar sulfuris
Ignatia
Kalium carbonicum
Kalium sulfuricum
Lycopodium
Natrium muriaticum
Nux vomica
Petroleum
Sepia
Staphisagria
Sulfur

Angstzustände

Acidum nitricum
Aconitum
Argentum nitricum
Arsenicum album
Arsenicum jodatum
Aurum metallicum
Belladonna
Bismutum
Bryonia
Cactus
Calcium carbonicum
Calcium phosphoricum
Calcium sulfuricum
Carbonum sulfuratum
Carbo vegetabilis
Causticum
China
Conium
Digitalis
Jodum
Kalium carbonicum
Kalium jodatum
Kalium phosphoricum
Kalium sulfuricum
Lycopodium
Mezereum
Natrium arsenicosum
Natrium carbonicum
Phosphorus
Psorinum
Pulsatilla
Rhus toxicodendron
Secale
Sulfur
Veratrum album

Besorgtheit

Bryonia
Calcium carbonicum
China sulfuricum
Cicuta
Phosphorus

Neigung zum Grübeln

Acidum benzoicum
Ambra
Chamomilla
China
Cocculus
Conium
Natrium muriaticum
Platinum

Sepia
Sulfur

Bedürfnis nach Gesellschaft

Argentum nitricum
Arsenicum
Bismutum
Hyoscyamus
Kalium carbonicum
Lac caninum
Lycopodium
Phosphorus

Bedürfnis nach Alleinsein

Anacardium
Barium
Carbo animalis
Chamomilla
Cicuta
Gelsemium
Ignatia
Natrium muriaticum
Nux vomica

Kritik verschlimmert Symptome

Staphisagria

Halluzinationen, überaktive Einbildungskraft

Acidum phosphoricum
Argentum nitricum
Belladonna
Cocculus
Hyoscyamus
Ignatia
Lachesis
Petroleum
Sabadilla
Stramonium
Sulfur

Depressionen

Acidum nitricum
Aconitum
Arsenicum album
Arsenicum jodatum
Aurum metallicum
Aurum muriaticum
Calcium carbonicum
Calcium arsenicosum
Calcium sulfuricum
Carbo animalis
Carbonum sulfuratum
Causticum
Chamomilla
China
Cimicifuga
Ferrum metallicum
Ferrum jodatum
Gelsemium
Graphites
Helleborus
Ignatia
Jodum
Kalium bromatum
Kalium phosphoricum
Lac caninum
Lachess
Lilium
Lycopodium
Mercurius vivus
Mezereum
Murex
Natrium arsenicosum
Natrium muriaticum

Natrium sulfuricum
Platinum
Psorinum
Pulsatilla
Rhus toxicodendron
Sepia
Stannum
Sulfur
Thuja
Veratrum album
Zincum metallicum

Verzweiflung

Arsenicum album
Aurum metallicum
Calcium carbonicum
Coffea
Helleborus
Ignatia
Psorinum

Unzufriedenheit

Anacardium
Calcium phosphoricum
Mercurius vivus
Natrium muriaticum
Sulfur

Enttäuschung verschlimmert Symptome

Ignatia

Benommenheit, verlangsamtes Denken, Schwierigkeit mit zubekommen, was los ist

Acidum phosphoricum
Acidum picrinicum
Argentum nitricum
Baptisia
Barium
Barium muriaticum
Belladonna
Bryonia
Calcium carbonicum
Calcium phosphoricum
Calcium sulfuricum
Carbo vegetabilis
Gelsemium
Graphites
Guaiacum
Helleborus
Hyoscyamus
Kalium bromatum
Kalium carbonicum
Lachesis
Laurocerasus
Lycopodium
Natrium arsenicosum
Natrium carbonicum
Natrium muriaticum
Nux moschata
Phosphorus
Plumbum
Pulsatilla
Senega
Silicea
Staphisagria
Sulfur
Tuberculinum
Zincum metallicum

Verlegenheit oder Scham verschlimmern Symptome

Acidum phosphoricum
Colocynthis
Ignatia

Lycopodium
Natrium muriaticum
Palladium
Staphisagria

Emotionale Erschöpfung, Apathie und Gleichgültigkeit infolge von Trauer

Acidum phosphoricum

Enthusiasmus verschlimmert Symptome

Phosphorus

Aufgeregtheit, leichte Erregbarkeit

Acidum nitricum
Acidum phosphoricum
Aconitum
Argentum nitricum
Aurum metallicum
Belladonna
Chamomilla
Coffea
Graphites
Hyoscyamus
Kalium bromatum
Kalium jodatum
Lac caninum
Lachesis
Moschus
Natrium muriaticum
Nux vomica
Phosphorus
Pulsatilla

Erkrankung infolge von Aufregung oder übergroßer Freude

Aconitum
Coffea
Pulsatilla

Furcht

Aconitum
Aurum metallicum
Belladonna
Borax
Calcium carbonicum
Calcium phosphoricum
Carbonum sulfuratum
Cicuta
Digitalis
Graphites
Ignatia
Kalium arsenicosum
Lycopodium
Natrium carbonicum
Phosphorus
Platinum
Psorinum
Sepia
Stramonium

Erkrankung infolge von heftiger Angst

Acidum phosphoricum
Aconitum
Ignatia
Lycopodium
Natrium muriaticum
Phosphorus
Silicea

Furchtsamkeit
Arsenicum album
Argentum nitricum
Barium
Borax
Graphites
Lycopodium
Natrium arsenicosum
Natrium carbonicum
Sepia
Stramonium

Trauer
Aurum metallicum
Causticum
Ignatia
Natrium muriaticum
Pulsatilla

Erkrankung infolge von Trauer
Acidum phosphoricum
Aurum metallicum
Causticum
Cocculus
Ignatia
Lachesis
Natrium muriaticum
Staphisagria

Schuldgefühle
Alumina
Ammonium carbonicum
Arsenicum album
Aurum metallicum
Carbo vegetabilis
Causticum
Chelidonium
Cocculus
Conium
Digitalis
Ferrum metallicum
Graphites
Hyoscyamus
Medorrhinum
Mercurius vivus
Natrium muriaticum
Nux vomica
Psorinum
Rhus toxicodendron
Silicea
Sulfur
Thuja
Veratrum album
Zincum metallicum

sich gedrängt fühlen verschlimmert Symptome
Anacardium
Cina
Colocynthis
Ignatia
Ipecacuanha
Phosphorus
Staphisagria

ständige Hast und Eile
Acidum sulfuricum
Lilium
Medorrhinum
Mercurius vivus
Natrium muriaticum
Sulfur
Tarantula

Heimweh
Acidum phosphoricum
Capsicum

Carbo animalis
Ignatia

Ungeduld

Chamomilla
Ignatia
Nux vomica
Sepia
Sulfur

Gleichgültigkeit, Interesselosigkeit an Menschen und Dingen

Acidum phosphoricum
Apis mellifica
Carbo vegetabilis
China
Helleborus
Lilium
Mezereum
Natrium carbonicum
Natrium muriaticum
Natrium phosphoricum
Onosmodium
Phosphorus
Platinum
Pulsatilla
Sepia
Staphisagria

Empörung, Indignation

Arsenicum album
Calcium phosphoricum
Colocynthis
Staphisagria

Reizbarkeit

Acidum nitricum
Acidum phosphoricum
Acidum sulfuricum
Aconitum
Alumina
Antimonium arsenicosum
Apis mellifica
Aurum metallicum
Belladonna
Bovista
Bryonia
Calcium carbonicum
Calcium sulfuricum
Carbo vegetabilis
Carbonum sulfuratum
Causticum
Chamomilla
Graphites
Hepar sulfuris
Kalium carbonicum
Kalium jodatum
Kalium sulfuricum
Lilium
Lycopodium
Magnesium carbonicum
Natrium carbonicum
Natrium muriaticum
Nux vomica
Petroleum
Phosphorus
Platinum
Pulsatilla
Ranunculus
Rhus toxicodendron
Sepia
Silicea
Staphisagria
Sulfur
Thuja

Veratrum viride
Zincum metallicum

▸ Eifersucht

Apis mellifica
Calcium sulfuricum
Hyoscyamus
Lachesis
Lycopodium
Medorrhinum
Pulsatilla

▸ kann nicht ertragen, angeschaut zu werden

Antimonium arsenicosum
Antimonium tartaricum
Arsenicum album
Chamomilla
China
Cina
Jodum
Natrium muriaticum

▸ geistige Erschöpfung, etwa von zu angestrengtem Lernen

Acidum picrinicum

▸ geistige Erschöpfung und Gedächtnisschwäche bei der Examensvorbereitung

Anacardium

▸ kann Kritik und Widerspruch nicht ertragen

Aurum metallicum
Bryonia
Cocculus
Ferrum metallicum
Ignatia
Lycopodium
Nux vomica
Sepia
Silicea

▸ starke Empfindsamkeit, Weinen, wenn es anderen schlecht geht

Acidum nitricum
Causticum
Ignatia
Natrium carbonicum
Natrium muriaticum
Nux vomica
Phosphorus

▸ übertriebener Stolz

Calcium carbonicum
Lachesis
Palladium
Platinum
Silicea
Sulfur

▸ Bestraftwerden verschlimmert Symptome

Argentum nitricum
Capsicum
Chamomilla
China
Ignatia

▸ Ruhelosigkeit, Nervosität

Aconitum
Anacardium
Argentum nitricum
Arsenicum album
Arsenicum jodatum
Baptisia
Belladonna
Calcium carbonicum

Calcium phosphoricum
Camphora
Cimicifuga
Colocynthis
Cuprum metallicum
Ferrum metallicum
Helleborus
Hyoscyamus
Lycopodium
Mercurius solubilis
Plumbum
Pulsatilla
Rhus toxicodendron
Sepia
Silicea
Staphisagria
Stramonium
Sulfur
Tarantula
Zincum metallicum

◗ Grobheit

Hyoscyamus
Lac caninum
Lycopodium
Nux vomica
Stramonium
Veratrum album

◗ Grobheit verschlimmert Symptome

Staphisagria

◗ Mitleid lindert Symptome

Pulsatilla

◗ Mitleid verschlimmert Symptome

Ignatia
Natrium muriaticum
Sepia
Silicea

◗ kann nicht ertragen, angesprochen zu werden

Arsenicum
Arsenicum jodatum
Carbonum sulfuratum
Chamomilla
Gelsemium
Graphites
Hyoscyamus
Jodum
Natrium sulfuricum
Sulfur
Tarantula

◗ Symptome verschlimmern sich in Anwesenheit Fremder

Ambra
Barium
Bryonia
Sepia
Stramonium
Thuja

◗ unterdrückte, angestaute Emotionen

Aconitum
Bryonia
Cuprum metallicum
Conium
Graphites
Lachesis
Natrium muriaticum
Secale
Sepia

Sulfur
Zincum metallicum

Weinerlichkeit

Apis mellifica
Calcium carbonicum
Calcium sulfuricum
Carbonum sulfuratum
Causticum
Cicuta
Graphites
Ignatia
Kalium bromatum
Lac caninum
Lycopodium
Natrium muriaticum
Palladium
Platinum
Pulsatilla
Rhus toxicodendron
Sepia
Sulfur
Veratrum album

Abneigung gegen Denken

Acidum phosphoricum
Baptisia
Carbo vegetabilis
China
Gelsemium
Lycopodium
Phosphorus

Nachdenken über Symptome lindert sie

Camphora
Helleborus

Nachdenken über Symptome verschlimmert sie

Acidum nitricum
Acidum oxalicum
Alumina
Baptisia
Barium
Calcium phosphoricum
Causticum
Gelsemium
Helleborus
Lachesis
Medorrhinum
Nux vomica
Ranunculus
Sabadilla
Spongia

Schüchternheit

Barium
Calcium carbonicum
Calcium sulfuricum
Gelsemium
Kalium carbonicum
Lycopodium
Natrium carbonicum
Petroleum
Phosphorus
Plumbum
Pulsatilla
Sepia
Sulfur

Beschwerden infolge von Liebeskummer

Acidum phosphoricum
Aurum metallicum
Hyoscyamus

Ignatia
Natrium muriaticum

sehr erregt über schlechte Nachrichten

Apis mellifica
Calcium carbonicum
Gelsemium
Ignatia
Medorrhinum
Natrium muriaticum
Palladium
Sulfur

Libido

verminderte Libido

Agnus castus
Barium
Graphites
Lycopodium
Silicea
Staphisagria

exzessive Libido

Phosphorus
Stramonium
Zincum metallicum

gesteigerte Libido

Acidum picrinicum
Barium muriaticum
Calcium carbonicum
Calcium phosphoricum
Cantharis
Conium
Lycopodium
Lyssin hydrophobinum
Nux vomica
Platinum
Pulsatilla
Silicea
Staphisagria
Tuberculinum
Zincum metallicum

Bedürfnis nach Sex, doch keine Befriedigung

Apis mellifica
Camphora
Conium
Lyssin hydrophobinum
Pulsatilla

Redefluss

sehr rasches Reden

Hepar sulfuris
Hyoscyamus
Lachesis
Mercurius vivus

unartikuliertes Sprechen

Bryonia
Hyoscyamus
Lachesis
Phosphorus
Rhus toxicodendron
Stramonium

obszönes Reden

Belladonna
Hyoscyamus
Lilium
Nux vomica
Stramonium

extreme Gesprächigkeit

Acidum phosphoricum
Argentum nitricum
Helleborus

Kalium bromatum
Lachesis
Phosphorus
Plumbum
Secale
Sepia
Thuja

unverständliche Redeweise

Acidum phosphoricum
Belladonna
Hyoscyamus
Mercurius vivus
Secale
Stramonium

verliert beim Reden immer wieder den Faden

Belladonna
Hyoscyamus
Lachesis
Lycopodium
Nux vomica
Stramonium

mag nicht sprechen

Acidum phosphoricum
Aurum metallicum
Carbo animalis
Cocculus
Glonoinum
Phosphorus
Platinum
Pulsatilla
Sulfur
Veratrum album
Zincum metallicum

Allgemeine Arzneisuchtabelle – Nahrungsmittel und Getränke

Unter den folgenden Stichworten finden Sie in dieser Tabelle weitere Symptome:

- Nahrungsmittel
- Getränke
- Tabak

Allgemeine Arzneisuchtabelle – Nahrungsmittel und Getränke

Nahrungsmittel

◗ kaltes Essen verschlimmert Symptome

Arsenicum album
Dulcamara
Lachesis
Lycopodium
Nux vomica
Rhus toxicodendron
Silicea

◗ Rohkost verschlimmert Symptome

Pulsatilla
Ruta
Veratrum album

◗ Mehlspeisen verschlimmern Symptome

Causticum
Natrium carbonicum
Natrium muriaticum

◗ fette Speisen verschlimmern Symptome

Carbo vegetabilis
Cyclamen
Ferrum metallicum
Pulsatilla
Taraxacum

◗ blähende Speisen verschlimmern Symptome

Bryonia
China
Lycopodium
Petroleum

◗ Eis, Halbgefrorenes etc. verschlimmern Symptome

Arsenicum album
Calcium phosphoricum
Carbo vegetabilis
Ipecacuanha
Pulsatilla

◗ Obst verschlimmert Symptome

Arsenicum album
Bryonia
China
Colocynthis
Natrium sulfuricum
Pulsatilla
Veratrum album

◗ schweres Essen verschlimmert Symptome

Acidum nitricum
Bryonia
Carbo vegetabilis
Ipecacuanha
Natrium sulfuricum
Pulsatilla
Sepia

◗ salziges Essen verschlimmert Symptome

Alumina
Carbo vegetabilis
Drosera
Phosphorus
Selenium

Allgemeine Arzneisuchtabelle – Nahrungsmittel und Getränke, Fortsetzung

▸ Saures verschlimmert Symptome

Antimonium arsenicosum
Argentum nitricum
Arsenicum album
Belladonna
Ferrum metallicum
Natrium phosphoricum
Sepia
Sulfur

▸ Süßes verschlimmert Symptome

Antimonium arsenicosum
Argentum nitricum
Chamomilla
Graphites
Ignatia
Mercurius vivus
Selenium
Sulfur

▸ Hülsenfrüchte verschlimmern Symptome

Bryonia
Calcium carbonicum
Lycopodium
Petroleum

▸ Brot verschlimmert Symptome

Acidum nitricum
China
Pulsatilla
Sepia

▸ Buchweizengerichte verschlimmern Symptome

Ipecacuanha
Pulsatilla

▸ Butter verschlimmert Symptome

Carbo vegetabilis
Pulsatilla

▸ Kohl verschlimmert Symptome

Bryonia
China
Lycopodium
Magnesium
Natrium sulfuricum
Petroleum
Pulsatilla

▸ Fleisch, das nicht mehr frisch ist, verschlimmert Symptome

Arsenicum album
Belladonna
Bryonia
Carbo vegetabilis
Crotalus
Lachesis
Pulsatilla
Pyrogenium

▸ Milch verschlimmert Symptome

Acidum nitricum
Aethusa
Calcium carbonicum
Calcium sulfuricum
China

Allgemeine Arzneisuchtabelle – Nahrungsmittel und Getränke, Fortsetzung

Conium
Lac vaccinum defloratum
Magnesium muriaticum
Sepia
Sulfur

Zwiebelgewächse verschlimmern Symptome

Lycopodium
Pulsatilla

Pfannkuchen verschlimmern Symptome

Bryonia
Kalium carbonicum
Pulsatilla

Kuchen verschlimmert Symptome

Lycopodium
Phosphorus
Pulsatilla

Schweinefleisch verschlimmert Symptome

Carbo vegetabilis
Cyclamen
Pulsatilla
Sepia

Sauerkraut verschlimmert Symptome

Bryonia
China
Lycopodium
Petroleum
Phosphorus
Pulsatilla

grüne Gemüse und Salate verschlimmern Symptome

Alumina
Bryonia
Helleborus
Natrium sulfuricum

beim Anblick von Essen verschlimmern sich die Symptome

Colchicum
Kalium bichromicum
Lycopodium
Sulfur

Essensgeruch verschlimmert Symptome

Arsenicum album
Cocculus
Colchicum
Digitalis
Ipecacuanha
Sepia
Thuja

allgemeine Abneigung gegen Essen

Arsenicum album
China
Cocculus
Colchicum
Ferrum metallicum
Ipecacuanha
Lilium
Nux vomica

Allgemeine Arzneisuchtabelle – Nahrungsmittel und Getränke, Fortsetzung

Abneigung gegen Essen trotz Hungergefühl

Cocculus
Natrium muriaticum
Nux vomica

Abneigung gegen warme oder heiße Speisen

China
Graphites
Phosphorus
Pulsatilla

Abneigung gegen Essensgeruch

Arsenicum album
Cocculus
Colchicum
Ipecacuanha
Podophyllum
Sepia

Abneigung gegen Essen, nach dem Kosten jedoch Heißhunger

Lycopodium

Abneigung gegen fette oder schwere Speisen

China
Petroleum
Pulsatilla

Abneigung gegen Fisch

Graphites

Abneigung gegen Obst

Arsenicum album
China
Pulsatilla

Abneigung gegen Fleisch

Acidum muriaticum
Calcium carbonicum
Calcium sulfuricum
Graphites
Nux vomica
Petroleum
Pulsatilla
Sepia
Sulfur
Silicea

Abneigung gegen Salziges

Carbo vegetabilis
Graphites
Natrium muriaticum
Selenium
Sepia

Abneigung gegen Süßes

Arsenicum album
Causticum
Graphites
Mercurius vivus
Phosphorus
Sulfur
Zincum metallicum

Abneigung gegen Brot

China
Natrium muriaticum

Abneigung gegen Butter

Lac vaccinum defloratum
Natrium carbonicum

Verlangen nach kalten Speisen

Phosphorus
Pulsatilla

Verlangen nach Rohkost
Sulfur

Verlangen nach warmen oder heißen Speisen
Acidum phosphoricum
Arsenicum album
Chelidonium
Ferrum metallicum
Lycopodium
Sabadilla

Verlangen nach fetten Speisen
Acidum nitricum
Arsenicum album
Hepar sulfuris
Nux vomica
Sulfur

Verlangen nach Fisch
Acidum phosphoricum
Natrium muriaticum

Verlangen nach Obst
Acidum phosphoricum
Veratrum album

Verlangen nach Saftigem
Acidum phosphoricum

Verlangen nach Gesalzenem
Argentum nitricum
Carbo vegetabilis
Lac caninum
Natrium muriaticum
Phosphorus
Veratrum album

Verlangen nach stark gewürzten Speisen
China
Hepar sulfuris
Lac caninum
Nux vomica
Phosphorus
Sanguinaria
Sulfur
Tarantula

Verlangen nach exotischen, ungewöhnlichen Speisen
Bryonia
Calcium carbonicum
Calcium phosphoricum
Chelidonium
Cyclamen
Hepar sulfuris
Mancinella

Verlangen nach Süßem
Argentum nitricum
China
Lycopodium
Sulfur

Verlangen nach Butterbroten
Mercurius vivus

Verlangen nach Eiern
Calcium carbonicum

Verlangen nach Heringen und anderem fetthaltigen Fisch
Acidum nitricum
Pulsatilla
Veratrum album

Verlangen nach Speiseeis
Calcium carbonicum
Phosphorus

Verlangen nach Zitrusfrüchten
Arsenicum album
Belladonna

Verlangen nach Mörtel, Erde, Kalk, Tonerde usw.
Acidum nitricum
Alumina
Nux vomica

Verlangen nach Milch
Acidum phosphoricum
Apis mellifica
Arsenicum album
Aurum metallicum
Bryonia
Calcium carbonicum
Chelidonium
Lac caninum
Mercurius vivus
Natrium muriaticum
Nux vomica
Rhus toxicodendron
Sabadilla
Silicea
Staphisagria
Strontium metallicum

Verlangen nach Geräuchertem
Calcium phosphoricum
Causticum
Tuberculinum

unbestimmte Essgelüste, ohne recht zu wissen, worauf
Bryonia
Ignatia
Pulsatilla

Getränke

kalte Getränke lindern Symptome
Bismutum
Bryonia
Causticum
Phosphorus
Sepia

kalte Getränke verschlimmern Symptome
Cantharis
Ferrum metallicum
Rhus toxicodendron

warme oder heiße Getränke lindern Symptome
Alumina
Arsenicum album
Bryonia
Carbo sulfuricum
Chelidonium
Graphites
Lycopodium
Manganum
Nux vomica
Rhus toxicodendron
Sulfur

Kaffee lindert Symptome
Chamomilla

Kaffee verschlimmert Symptome

Cantharis
Causticum
Chamomilla
Ignatia
Nux vomica

Tee verschlimmert Symptome

Aesculus
China
Ferrum metallicum
Selenium
Thuja

Essig lindert Symptome

Asarum
Pulsatilla

Essig verschlimmert Symptome

Antimonium
Arsenicum album
Belladonna
Ferrum metallicum
Natrium phosphoricum
Sepia
Sulfur

allgemeine Abneigung gegen Getränke

Ferrum metallicum
Hyoscyamus
Nux vomica

Abneigung gegen kalte Getränke

Caladium
China arsenicum
Stramonium

Abneigung gegen warme oder heiße Getränke

Phosphorus
Pulsatilla

Abneigung gegen Bier

China
Nux vomica

Abneigung gegen Kaffee

Calcium carbonicum
Nux vomica

Abneigung gegen Wasser

Hyoscamus
Lyssin hydrophobinum
Nux vomica
Stramonium
Staphisagria

Abneigung gegen Wein

Ignatia
Mercurius vivus
Rhus toxicodendron
Sabadilla
Sulfur
Zincum metallicum

Verlangen nach kalten Getränken

Aconitum
Arsenicum album
Bryonia
China
Eupatorium
Mercurius vivus
Mercurius sublimatus corrosivus
Natrium sulfuricum

Phosphorus
Veratrum album

◗ Verlangen nach warmen oder heißen Getränken

Arsenicum album
Bryonia
Lac caninum

◗ Verlangen nach Alkohol

Arsenicum album
Asarum
Capsicum
Crotalus
Lachesis
Nux vomica
Sulfur

◗ prämenstruelles Verlangen nach Alkohol

Selenium

◗ Verlangen nach Bier

Aconitum
Nux vomica
Sulfur

◗ Verlangen nach Hochprozentigem

Nux vomica

◗ Verlangen nach Limonade

Acidum nitricum
Sabina

◗ Verlangen nach Essig

Hepar sulfuris
Sepia

◗ Verlangen nach Whisky

Lac caninum
Sulfur

Tabak

◗ Abneigung gegen das Rauchen

Calcium carbonicum
Ignatia
Nux vomica

◗ Rauchen verschlimmert Symptome

Arsenicum album
Ignatia
Nux vomica
Pulsatilla
Spigelia
Spongia
Staphisagria

Allgemeine Arzneisuchtabelle – Umwelt

Unter folgenden Stichworten finden Sie in dieser Tabelle weitere Symptome:

- Bäder, Waschungen, Nasswerden
- Kälte
- Wärme
- Hitze und Kälte
- Zugluft
- Feuchtigkeit
- Licht und Dunkel
- Mondphasen
- Geräusche
- Aufenthalt im Freien
- Meer
- Jahreszeiten
- Tageszeit
- Wetter
- Kleidung

Allgemeine Arzneisuchtabelle – Umwelt

Bäder, Waschungen, Nasswerden

◗ Waschen oder Baden lindert Symptome

Acidum hydrofluoricum
Aurum metallicum
Pulsatilla

◗ Waschen oder Baden verschlimmert Symptome

Aesculus
Allium cepa
Ammonium carbonicum
Calcium carbonicum
Causticum
Colchicum
Dulcamara
Graphites
Mezereum
Nux vomica
Petroleum
Phytolacca
Sepia
Silicea
Sulfur

◗ kalte Bäder lindern Symptome

Acidum hydrofluoricum
Aloe socotrina
Apis mellifica
Argentum nitricum
Natrium muriaticum
Pulsatilla

◗ kalte Bäder verschlimmern Symptome

Antimonium arsenicosum
Barium
China
Magnesium phosphoricum
Rhus toxicodendron

Wasseranwendungen verschlimmern Symptome

Ammonium carbonicum
Antimonium arsenicosum
Calcium carbonicum
Chamomilla
Clematis
Rhus toxicodendron
Sulfur

Nasswerden verschlimmert Symptome

Calcium carbonicum
Causticum
Pulsatilla
Rhus toxicodendron
Sepia

nasse Füße verschlimmern Symptome

Allium cepa
Dulcamara
Pulsatilla
Rhus toxicodendron
Sepia
Silicea

Kälte

Kälte im Allgemeinen verschlimmert Symptome

Acidum nitricum
Arsenicum album
Barium
Calcium arsenicosum
Calcium fluoratum
Calcium phosphoricum
Calcium silicatum
Capsicum
Causticum
China
Dulcamara
Graphites
Hepar sulfuris
Hypericum
Kalium arsenicosum
Kalium carbonicum
Kalium phosphoricum
Lycopodium
Magnesium phosphoricum
Moschus
Natrium arsenicosum
Nux vomica
Phosphorus
Psorinum
Pyrogenium
Ranunculus
Rhus toxicodendron
Rumex
Sabadilla
Sepia
Silicea
Spigelia
Strontium metallicum

kalte Luft lindert Symptome

Acidum hydrofluoricum
Acidum picrinicum
Aloe socotrina
Ambra
Amylium nitricum
Bryonia
Gelsemium
Glonoinum
Jodum

Natrium sulfuricum
Pulsatilla
Sanguinaria
Secale

kalte Luft verschlimmert Symptome

Agaricus
Allium cepa
Arsenicum album
Aurum metallicum
Badiaga
Barium
Calcium carbonicum
Calcium phosphoricum
Camphora
Causticum
Cimicifuga
Cistus
Dulcamara
Helleborus
Hepar sulfuris
Hypericum
Kalium arsenicosum
Kalium carbonicum
Lycopodium
Magnesium phosphoricum
Moschus
Nux moschata
Nux vomica
Psorinum
Ranunculus
Rhododendron
Rhus toxicodendron
Rumex
Sabadilla
Sepia
Silicea
Strontium metallicum

Neigung zu Erkältungen

Acidum nitricum
Aconitum
Alumina
Barium
Bryonia
Calcium carbonicum
Chamomilla
Dulcamara
Hepar sulfuris
Kalium jodatum
Kalium carbonicum
Lycopodium
Mercurius vivus
Natrium arsenicosum
Natrium muriaticum
Nux vomica
Psorinum
Rumex
Sepia
Silicea
Tuberculinum

Abkühlung lindert Symptome

Jodum
Lycopodium
Pulsatilla

Abkühlung verschlimmert Symptome

Acidum phosphorcum
Acidum sulfuricum
Arsenicum album
Aurum metallicum

Barium
Hepar sulfuris
Kalium arsenicosum
Kalium bichromicum
Kalium carbonicum
Lycopodium
Moschus
Nux vomica
Pyrogenium
Ranunculus
Rhus toxicodendron
Sabadilla
Sepia
Silicea

▸ Symptome beginnen nach Verkühlung

Acidum sulfuricum
Arsenicum album
Barium
Belladonna
Bryonia
Calcium carbonicum
Calcium phosphoricum
Chamomilla
China
Dulcamara
Hepar sulfuris
Hyoscyamus
Mercurius vivus
Nux vomica
Phosphorus
Pulsatilla
Pyrogenium
Ranunculus
Rhus toxicodendron
Sepia
Silicea
Spigelia

▸ kalte Wasseranwendungen lindern Symptome

Acidum hydrofluoricum
Acidum picrinicum
Aloe socotrina
Amylium nitricum
Apis mellifica
Argentum nitricum
Arnica
Aurum metallicum
Bryonia
Glonoinum
Jodum
Ledum
Natrium muriaticum
Pulsatilla
Secale

▸ kalte Wasseranwendungen verschlimmern Symptome

Acidum muriaticum
Acidum nitricum
Actaea
Antimonium arsenicosum
Antimonium tartaricum
Apocynum
Barium
Belladonna
Capsicum
Causticum
Chimaphila
Kreosotum
Lachesis
Magnesium phosphoricum
Phosphorus

Rhus toxicodendron
Ruta
Sepia
Spigelia

◗ Wechsel von Warm- zu Kaltluft verschlimmert Symptome

Bryonia
Kalium sulfuricum
Psorinum
Sulfur
Tuberculinum

◗ Eintritt in kalte Räume verschlimmert Symptome

Arsenicum album
Kalium arsenicosum
Ranunculus
Sepia

Wärme

◗ Wärme verschlimmert Symptome

Alumina
Apis mellifica
Arsenicum jodatum
Glonoinum
Jodum
Kalium sulfuricum
Lachesis
Ledum
Mercurius vivus
Pulsatilla
Secale

◗ Aufenthalt in warmen Räumen verschlimmert Symptome

Apis mellifica
Calcium sulfuricum
Carbonum sulftiratum
Crocus
Graphites
Jodum
Kalium jodatum
Kalium sulfuricum
Lycopodium
Pulsatilla
Sabina
Secale
Senega
Sulfur

◗ Bettwärme lindert Symptome

Arsenicum album
Bryonia
Hepar sulfuris
Kalium carbonicum
Lycopodium
Nux vomica
Nux moschata
Rhus toxicodendron
Silicea
Tuberculinum

◗ Bettwärme verschlimmert Symptome

Apis mellifica
Chamomilla
Drosera
Ledum
Mercurius vivus

Pulsatilla
Sabina
Secale
Sulfur

warme Anwendungen verschlimmern Symptome

Apis mellifica
Jodum
Kalium sulfuricum
Ledum
Lycopodium
Pulsatilla
Secale
Sulfur

ausstrahlende Hitze lindert Symptome

Arsenicum album
Hepar sulfuris
Ignatia
Kalium carbonicum
Magnesium phosphoricum
Nux vomica
Rhododendron
Rhus toxicodendron
Silicea

ausstrahlende Hitze verschlimmert Symptome

Antimonium arsenicosum
Apis mellifica
Argentum nitricum
Bryonia
Cocculus
Glonoinum
Jodum
Kalium jodatum
Ledum
Natrium muriaticum
Pulsatilla
Secale

Überhitzung lindert Symptome

Acidum phosphoricum
Aurum metallicum
Sepia

Überhitzung verschlimmert Symptome

Antimonium arsenicosum
Bromium
Bryonia
Colchicum
Graphites
Kalium sulfuricum
Lycopodium
Pulsatilla
Thuja

Aufenthalt in stickigen Räumen verschlimmert Symptome

Apis mellifica
Argentum nitricum
Bryonia
Bromium
Lachesis
Lilium
Lycopodium
Magnesium carbonicum
Natrium muriaticum
Pulsatilla
Sepia
Sulfur

Hitze und Kälte

◗ Extreme Hitze oder Kälte verschlimmern Symptome

Acidum hydrofluoricum
Acidum nitricum
Acidum phosphoricum
Antimonium arsenicosum
Causticum
Graphites
Ipecacuanha
Lachesis
Lycopodium
Mercurius vivus
Natrium carbonicum
Natrium muriaticum
Psorinum
Sepia
Silicea
Sulfur

Zugluft

◗ Zugluft verschlimmert Symptome

Belladonna
Calcium carbonicum
Calcium phosphoricum
Kalium carbonicum
Rhus toxicodendron
Selenium
Silicea
Sulfur

◗ Fächeln bringt Erleichterung

Apis mellifica
Carbo vegetabilis
Sulfur

Feuchtigkeit

◗ feuchte Luft lindert Symptome

Acidum nitricum
Aconitum
Belladonna
Bryonia
Causticum
Hepar sulfuris
Ipecacuanha
Nux vomica
Platinum
Spigelia
Spongia
Zincum metallicum

◗ feuchte Luft verschlimmert Symptome

Actaea
Bryonia
Dulcamara
Gelsemium
Hypericum
Sanguinaria
Thuja
Urtica

◗ feuchtes Haus oder feuchter Keller verschlimmern Symptome

Arsenicum album
Dulcamara
Natrium sulfuricum
Nux moschata
Rhus toxicodendron
Terebinthina
Thuja
Veratrum album

◗ trockene Luft lindert Symptome

Ammonium carbonicum
Calcium carbonicum
Dulcamara
Lycopodium
Manganum
Mercurius vivus
Natrium sulfuricum
Nux moschata
Rhododendron
Rhus toxicodendron
Ruta

◗ trockene Luft verschlimmert Symptome

Aconitum
Belladonna
Bryonia
Causticum
Hepar sulfuris
Nux vomica
Natrium carbonicum
Nux vomica
Sepia

Licht und Dunkel

◗ (siehe auch Tageszeit, S. 943 ff.)

◗ Licht verschlimmert Symptome

Calcium carbonicum
Colchicum
Glonoinum
Natrium carbonicum

◗ Symptome nehmen im Dunklen ab

Calcium carbonicum
Cicuta
Hepar sulfuris

◗ Symptome verschlimmern sich im Dunklen

Causticum
Phosphorus
Pulsatilla
Rhus toxicodendron
Stramonium

Mondphasen

◗ Symptome verschlimmern sich bei Vollmond

Calcium carbonicum
Crocus
Graphites
Natrium carbonicum
Natrium muriaticum
Spongia
Silicea

◗ Symptome verschlimmern sich bei Neumond

Ammonium carbonicum
Calcium carbonicum
Causticum
Cuprum metallicum
Crocus
Sepia
Silicea
Staphisagria

◗ Symptome bessern sich bei abnehmendem Mond

Clematis

Symptome verschlimmern sich bei abnehmendem Mond

Alumina
Arnica
Calcium carbonicum
China
Clematis
Natrium muriaticum
Natrium sulfuricum
Nux vomica
Sabina
Sepia
Tarantula

Geräusche

Empfindlichkeit gegenüber Geräuschen

Acidum nitricum
Aconitum
Asarum
Belladonna
Borax
China
Coffea
Conium
Kalium carbonicum
Nux vomica
Sepia
Silicea
Theridion
Zincum metallicum

Empfindlichkeit gegenüber Musik

Acidum phosphoricum
Aconitum
Ambra
Chamomilla
Graphites
Kreosotum
Lycopodium
Natrium carbonicum

Lärm verschlimmert Symptome

Acidum phosphoricum
Acidum picrinicum
Aconitum
Arnica
Belladonna
China
Cicuta
Coffea
Conium
Ipecaeuanha
Ignatia
Kalium carbonicum
Natrium carbonicum
Natrium muriaticum
Nux vomica
Phosphorus
Silicea
Spigelia
Stramonium
Zincum metallicum

Aufenthalt im Freien

Aufenthalt im Freien lindert Symptome

Alumina
Argentum nitricum
Arsenicum album
Crocus

Kalium jodatum
Magnesium carbonicum
Magnesium muriaticum
Natrium sulfuricum
Pulsatilla
Rhus toxicodendron
Sabadilla
Sabina

Aufenthalt im Freien verschlimmert Symptome

Acidum nitricum
China
Cocculus
Guaiacum
Hepar sulfuris
Kalium carbonicum
Mercurius vivus
Nux vomica
Nux moschata
Rumex
Silicea
Sulfur

Bedürfnis, ins Freie zu gehen

Aurum metallicum
Aurum muriaticum
Calcium jodatum
Carbo vegetabilis
Crocus
Jodum
Kalium jodatum
Kalium sulfuricum
Lycopodium
Pulsatilla
Sulfur

Abneigung gegen Aufenthalt im Freien

Ammonium carbonicum
Baptisia
Calcium carbonicum
Calcium phosphoricum
Chamomilla
Cocculus
Coffea
Ignatia
Kalium carbonicum
Natrium carbonicum
Nux vomica
Petroleum
Rumex
Silicea
Sulfur

Aufwärmen im Freien verschlimmert Symptome

Bryonia
Jodum
Lycopodium
Pulsatilla

Meer

Meeresluft verschlimmert Symptome

Arsenicum album
Kalium jodatum
Magnesium muriaticum
Natrium muriaticum
Natrium sulfuricum
Sepia

Meeresluft lindert Symptome

Bromium

Medorrhinum
Natrium muriaticum

Schwimmen im Meer verschlimmert Symptome

Arsenicum album
Magnesium muriaticum
Rhus toxicodendron
Sepia
Zincum metallicum

Jahreszeiten

Symptome verschlimmern sich im Frühling

Ambra
Bromium
Crotalus
Iris
Kalium bichromicum
Lachesis
Lycopodium
Pulsatilla

Symptome nehmen im Sommer ab

Aesculus
Causticum
Silicea

Symptome verschlimmern sich im Sommer

Antimonium arsenicosum
Argentum nitricum
Bromium
Gelsemium
Glonoinum
Kalium bromatum
Lachesis
Natrium carbonicum
Natrium muriaticum
Nux vomica
Podophyllum

Symptome verschlimmern sich im Herbst

Baptisia
Dulcamara
Iris
Kalium bichromicum
Mercurius vivus
Rhus toxicodendron

Symptome verschlimmern sich im Winter

Aesculus
Causticum
Ipecacuanha
Mezereum
Nux moschata
Rhus toxicodendron
Silicea

Tageszeit

Symptome verschlimmern sich tagsüber

Sepia
Stannum
Sulfur

Symptome verschlimmern sich morgens

Acidum nitricum
Acidum phosphoricum
Acidum sulfuricum
Agaricus
Ammonium muriaticum
Argentum metallicum
Arsenicum jodatum

Aurum metallicum
Bryonia
Calcium carbonicum
Calcium phosphoricum
Carbo animalis
Carbo vegetabilis
Carbonum sulfuratum
Chamomilla
Chelidonium
Cina
Crocus
Kalium bichromicum
Kalium nitricum
Lachesis
Natrium arsenicosum
Natrium muriaticum
Natrium sulfuricum
Nux vomica
Onosmodium
Petroleum
Phosphorus
Podophyllum
Pulsatilla
Rhododendron
Rhus toxicodendron
Rumex
Sepia
Spigelia
Squilla
Sulfur
Valeriana

◗ Symptome verschlimmern sich kurz vor Mittag

Acidum sulfuricum
Natrium carbonicum
Natrium muriaticum
Podophyllum
Sabadilla
Sepia
Stannum
Sulfur

◗ Symptome nehmen am späten Vormittag ab

Lycopodium

◗ Symptome verschlimmern sich gegen 10 Uhr morgens

Natrium muriaticum

◗ Symptome verschlimmern sich gegen 11 Uhr morgens

Sulfur

◗ Symptome verschlimmern sich gegen Mittag

Argentum metallicum

◗ Symptome verschlimmern sich nachmittags

Belladonna
Kalium nitricum
Lycopodium
Pulsatilla
Rhus toxicodendron
Sepia
Silicea
Thuja
Zincum metallicum

◗ Symptome verschlimmern sich gegen 15 Uhr

Belladonna

◗ Symptome verschlimmern sich zwischen 16 und 20 Uhr

Lycopodium

Symptome nehmen gegen Abend ab

Alumina
Aurum metallicum
Medorrhinum
Sepia

Symptome verschlimmern sich abends

Acidum nitricum
Acidum phosphoricum
Acidum sulfuricum
Alumina
Ambra
Ammonium carbonicum
Antimonium arsenicosum
Antimonium tartaricum
Arnica
Belladonna
Bryonia
Calcium carbonicum
Capsicum
Carbo animalis
Carbo vegetabilis
Carbonum sulfuratum
Causticum
Chamomilla
Colchicum
Cyclamen
Euphrasia
Helleborus
Hyoscyamus
Kalium nitricum
Lachesis
Lycopodium
Magnesium carbonicum
Menyanthes
Mercurius vivus
Natrium phosphoricum
Phosphorus
Platinum
Plumbum
Pulsatilla
Rumex
Ruta
Sepia
Silicea
Stannum
Strontium metallicum
Sulfur
Valeriana
Zincum metallicum

Symptome verschlimmern sich bei Dämmerung

Pulsatilla

Symptome verschlimmern sich gegen 21 Uhr

Bryonia

Symptome verschlimmern sich nachts

Acidum nitricum
Aconitum
Argentum nitricum
Arnica
Arsenicum album
Arsenicum jodatum
Calcium carbonicum
Calcium jodatum
Calcium phosphoricum
Calcium sulfuricum
Carbo animalis
Carbonum sulfuratum
Chamomilla

China
Cinnabar
Coffea
Colchicum
Conium
Cyclamen
Dulcamara
Ferrum metallicum
Graphites
Hepar sulfuris
Hyoscyamus
Jodum
Ipecacuanha
Kalium arsenicum
Kalium bichromicum
Kalium carbonicum
Kalium jodatum
Lachesis
Lilium
Magnesium carbonicum
Magnesium muriaticum
Manganum
Mercurius vivus
Phosphorus
Plumbum
Psorinum
Pulsatilla
Rhus toxicodendron
Rumex
Sepia
Silicea
Strontium metallicum
Sulfur
Zincum metallicum

Symptome verschlimmern sich vor Mitternacht

Argentum nitricum
Arsenicum album
Carbo vegetabilis
Chamomilla
Coffea
Kalium arsenicosum
Ledum
Lycopodium
Phosphorus
Pulsatilla
Rumex
Sabadilla
Stannum

Symptome nehmen nach Mitternacht ab

Lycopodium

Symptome verschlimmern sich nach Mitternacht

Arsenicum album
Drosera
Kalium carbonicum
Kalium nitricum
Natrium arsenicosum
Nux vomica
Phosphorus
Podophyllum
Rhus toxicodendron
Silicea
Thuja

Symptome verschlimmern sich gegen 1 Uhr nachts

Arsenicum album

◗ Symptome verschlimmern sich zwischen 2 und 4 Uhr morgens

Kalium carbonicum

Wetter

◗ Wetterwechsel verschlimmern Symptome

Dulcamara
Nux moschata
Phosphorus
Psorinum
Ranunculus
Rhododendron
Rhus toxicodendron
Silicea
Tuberculinum

◗ kaltes, trockenes Wetter verschlimmert Symptome

Aconitum
Asarum
Causticum
Hepar sulfuris
Kalium carbonicum
Nux vomica

◗ kaltes, feuchtes Wetter verschlimmert Symptome

Ammonium carbonicum
Arsenicum album
Badiaga
Calcium carbonicum
Calcium phosphoricum
Colchicum
Dulcamara
Medorrhinum
Natrium sulfuricum
Nux moschata
Pyrogenium
Rhododendron
Rhus toxicodendron
Silicea
Tuberculinum

◗ heißes und kaltes Wetter verschlimmern Symptome

Acidum hydrofluoricum

◗ warmes, feuchtes Wetter verschlimmert Symptome

Carbo vegetabilis
Gelsemium
Jodum
Kalium bichromium
Lachesis
Natrium sulfuricum
Silicea

◗ feuchtes, nasses Wetter verschlimmert Symptome

Ammonium carbonicum
Arsenicum album
Badiaga
Calcium carbonicum
Dulcamara
Natrium sulfuricum
Nux moschata
Pulsatilla
Rhododendron
Rhus toxicodendron

Symptome verschlimmern sich bei Bewölkung

Rhus toxicodendron

nebliges Wetter verschlimmert Symptome

Bryonia
Gelsemium
Hypericum
Manganum
Nux moschata
Plumbum
Rhododendron
Rhus toxicodendron
Sabina
Silicea

Schneewetter verschlimmert Symptome

Acidum phosphoricum
Calcium carbonicum
Conium
Lycopodium
Phosphorus
Pulsatilla
Rhus toxicodendron
Sepia
Silicea
Sulfur

Sonnenschein verschlimmert Symptome

Antimonium arsenicosum
Glonoinum
Natrium carbonicum
Natrium muriaticum
Pulsatilla

Symptome verschlimmern sich vor einem Gewitter

Agaricus
Calcium carbonicum
Gelsemium
Manganum
Medorrhinum
Natrium carbonicum
Natrium muriaticum
Petroleum
Phosphorus
Pulsatilla
Rhododendron
Rhus toxicodendron
Sepia
Sulfur
Syphilinum

Symptome verschlimmern sich bei Gewitter

Gelsemium
Natrium carbonicum
Petroleum
Phosphorus
Psorinum
Rhododendron
Silicea
Syphilinum

Wind verschlimmert Symptome

Chamomilla
Lycopodium
Nux vomica
Pulsatilla
Rhododendron
Phosphorus

▸ kalter Wind verschlimmert Symptome

Belladonna
Hepar sulfuris
Nux vomica
Spongia

▸ Symptome verschlimmern sich bei stürmischem Wetter

Acidum muriaticum
Aconitum
Badiaga
Chamomilla
China
Hepar sulfuris
Lachesis
Magnesium phosphoricum
Nux vomica
Nux moschata
Phosphorus
Psorinum
Pulsatilla
Rhododendron
Sepia

Kleidung

▸ kann Kleidung nicht ertragen

Argentum nitricum
Calcium carbonicum
Lachesis
Lycopodium
Nux vomica
Onosmodium
Spongia

▸ möchte Kleidung lockern

Acidum nitricum
Calcium carbonicum
Lachesis
Lycopodium
Nux vomica

▸ Auskleiden verschlimmert Symptome

Arsenicum album
Hepar sulfuris
Kalium arsenicosum
Kalium carbonicum
Lycopodium
Magnesium phosphoricum
Nux moschata
Nux vomica
Rhododendron
Rhus toxicodendron
Sambucus nigra
Silicea
Squilla
Zincum metallicum

Homöopathische Mittel und ihre Herkunft

Hier finden Sie sämtliche homöopathischen Mittel, die in diesem Buch erwähnt werden, dahinter in Klammern ihre gebräuchlichen Abkürzungen sowie ihre lateinischen und deutschen Namen. Die meisten von ihnen entstammen lebenden Organismen, manchmal auch ganz speziellen organischen Produkten. Zur Herstellung von Homöopathika werden nur sehr kleine Mengen benötigt; die Pflanzen- und Tierwelt wird also nicht geplündert.

Abies canadensis (Abies can.)
Schierlingstanne, Kanadische Fichte (frische Rinde und junge Triebe)
Abies nigra (Abies nig.)
Amerikanische Schwarzfichte (eingetrocknetes Harz)
Abrotanum Artemisia abrotanum
Eberraute (frische Blätter und Triebe)
Absinthium Artemisia absinthium
Wermutkraut (frische junge Blätter und Blüten)
Acidum aceticum (Acidum acet.)
Essigsäure
Acidum benzoicum e resina (Acidum benz.)
Benzoesäure (Benzoeharz)
Acidum boricum (Acidum bor.)
Borsäure
Acidum carbolicum (Acidum carb.)
Karbolsäure, Phenol
Acidum hydrofluoricum (Acidum hydrofl.)
wässrige Flusssäure
Acidum lacticum (Acidum lact.)
Milchsäure
Acidurn muriaticum (Acidum mur)
Salzsäure
Acidum nitricum (Acidum nit.)
Salpetersäure

Acidum oxalicum (Acidum oxal.)
Oxalatsäure
Acidum phosphoricum (Acidum phos.)
Phosphorsäure
Acidum picrinicum (Acidum pic.)
Pikrinsäure
Acidum salicylicum (Acidum sal.)
Salicylsäure (Hauptwirkstoff des Medikaments Aspirin)
Acidum sulfuricum (Acidum sulf.)
Schwefelsäure
Aconitum Aconitum napellus
Blauer Eisenhut, Sturmhut (ganze, frische Pflanze samt Wurzel, zur Zeit der beginnenden Blüte gesammelt)
Actaea Actaea spictata
Christophskraut (Wurzel, im Herbst gesammelt)
Aesculus Aesculus hippocastanum
Rosskastanie (reife, geschälte Früchte)
Aethusa Aethusa cynapium
Hundspetersilie (frische, blühende, ganze Pflanze)
Agaricus Agaricus muscarius oder
Amanita muscaria
Fliegenpilz (frischer Pilz oder getrockneter Hut)
Agnus castus Vitex agnus-castus
Mönchspfeffer, Keuschlamm (reife, getrocknete Früchte)
Agraphis Agraphis nutans
Glockenblume, wilde Hyazinthe (frische Pflanze und Schößlinge)
Ailanthus Ailanthus glandulosa
Götterbaum, Sumachbaum (sich öffnende Blüten, Sprossen, junge Rinde)
Aletris Aletris farinosa
Sternwurzel, Runzelwurzel (frische Wurzelknolle)
Allium cepa
Rote Küchenzwiebel (ganze frische Pflanze, im Juli/August geerntet)
Allium sativum (Allium sat.)
Knoblauch (frische Knollen)

Aloe Aloe socotrina
Aloe (getrockneter Saft der Blätter)
Alum Alumen
Aluminium-Kalium-Sulfat
Alumina
Aluminiumoxid, Tonerde
Ambra Ambra grisea
Grauer Amber, talgartiges Ausscheidungsprodukt aus den Eingeweiden des Pottwals
Ambrosia Ambrosia artemisiaefolia
Ambrosiapflanze (frische Blütenköpfe und junge Triebe)
Ammonium bromatum (Ammonium brom.)
Ammoniumbromid
Ammonium carbonicum (Ammonium carb.)
Ammoniumkarbonat, Hirschhornsalz
Ammonium muriaticum (Ammonium mur.) oder Ammonium chloratum
Ammoniumchlorid, Salmiak
Amylium nitrosum (Amylium nit.)
Amylnitrit
Anacardium occidentale
Cashewnuss (schwarzer Saft zwischen innerer und äußerer Schale)
Anacardium orientale oder Semecarpus anacardium
Malakkanuss, ostindische Tintenbaumfrucht oder »Elefantenlaus« (reife getrocknete Früchte, Schicht zwischen Schale und Nusskern)
Angostura Angostura vera
Rinde von Galipea cusparia, Angosturastrauch
Anthemis Anthemis nobilis
Römische Kamille (Blüten)
Anthrax Anthracinum anthrax
Nosode eines Milzgifts aus der Milz erkrankter Schafe
Antimonium crudum
Schwarzer Spießglanz (aus natürlichen Mineralien)
Antimonium tartoricum (Antimonium tart.)
Kalium-Antimonium-Tartrat, Brechweinstein

Apis Apis mellifica oder Apis mellifera, auch: Apisinum
Honigbiene (ganzes Tier; Apisinum: reines Bienengift)
Apocynum Apocynum cannabinum
Indianerhanf, Kanadischer Hanf, Hanfartiger Hundswürger (frischer Wurzelstock, auch ganze frische Pflanze)
Argentum Argentum metallicum
Silber
Argentum nitricum (Argentum nit.)
Silbernitrat, Höllenstein
Arnica Arnica montana
Arnika, Wolferlei, Bergwohlverleih (getrockneter und gepulverter Wurzelstock)
Arsenicum album
Arsentrioxid, Weißes Arsenik
Arsenum jodatum (Arsenicum iod.)
Arsentrijodid
Artemisia Artemisia vulgaris
Gewöhnlicher Beifuß (frische Wurzel)
Arum Arum triphyllum
Dreiblättriger Aronstab, Zehrwurzel (frischer Wurzelstock, vor Entwicklung der Blätter gesammelt)
Arundo Arundo mauritanica
ein in den Mittelmeerländern beheimatetes Gras (Wurzelsprossen)
Asa foetida Ferula asa-foetida
Stinkasant, Teufelsdreck (Gummiharz)
Asarum Asarum europaeum
Haselwurz (frischer Wurzelstock oder ganze Pflanze)
Asclepias Asclepias cornuti oder Asclepias tuberosa
Knollige Seidenpflanze (frischerWurzelstock)
Astacus Astacus fluviatilis
Süßwasser-Panzerkrebs (ganzes Tier)
Asterias Asterias rubens
Roter Seestern (ganzes Tier)
Atropin Atropinum sulfuricum
Atropinsulfat (Alkaloid aus Belladonna, siehe dort)
Aurum metallicum
Goldpulver

Aurum muriaticum natronatum (Aurum mur.)
bzw. Aurum chloratum natronatum
Goldchlorid-Chlornatrium
Auena Auena sativa
Hafer (frische blühende Pflanze)

Bacillinum
Nosode aus dem Speichel von Tuberkulosekranken
Badiaga Badiaga Spongia palustris
Süßwasserschwamm (getrockneter Schwamm, im Herbst gesammelt)
Baptisia Baptisia tinctoria
Wilder Indigo (frische Wurzel und Rinde)
Barium carbonicum oder Baryta carbonica
Bariumkarbonat
Barium muriaticum (Barium mur.) oder Barium chloratum
Bariumchlorid
Belladonna Atropa belladonna
Tollkirsche (ganze frische Pflanze, am Ende der Blütezeit gesammelt)
Bellis Bellis perennis
Gänseblümchen, Maßliebchen (blühende ganze Pflanze)
Berberis Berberis vulgaris
Gemeine Berberitze, Sauerdorn (getrocknete Rinde oder Wurzel)
Bismut Bismutum subnitricum
Basisches Wismutnitrat
Blatta Blatta orientalis
Indische Küchenschabe (ganzes Insekt)
Borax Natrium boracicum
Natriumtetraborat
Bothrops Bothrops lanceolatus oder Bothrop atrox
Lanzenschlange, in Martinique beheimatet (Schlangengift)
Bovista Lycoperdon bovista oder Caluatia gigantea
Riesenbovist, Staubschwamm (trockene Sporen des reifen Pilzes)
Bromium
Brom

Bryonia Bryonia alba oder Bryonia cretica dioica
Rote Zaunrübe, Teufelsrübe (frische Wurzel, vor der Blütezeit geerntet)
Bufo Bufo rana oder Bufo vulgaris
Gemeine Kröte (Gift aus den Hautdrüsen)

Cactus Cactus Selenicereus oder Cactus grandi florus
Königin der Nacht (frische junge Stengel und Blüten, im Sommer gepflückt)
Cadmium Cadmium sulfuratum (Cadmium sulf.)
Kadmiumsulfat
Cadmium metallicum (Cadmium met.)
Kadmium
Caladium Caladium seguinum oder Dieffenbachia seguine
Schweigrohr (frische ganze Pflanze)
Calcium carbonicum (Calc.) oder Calcium carbonicum Hahnemanni oder Calcarea
Austernschalenkalk (aus den inneren weißen Teilen der Auster Ostrea edulis)
Calcium arsenicusom (Calc. ars.)
Kalziumarsenit
Calcium fluoratum (Calc. fluor)
Kalziumfluorid
Calcium hypophosphorosum (Calc. hypophos.)
Kalziumhypophosphit
Calcium jodatum (Calc. iod.)
Kalziumjodid
Calcium phosphoricum (Calc. phos.)
Kalziumhydrogenphosphat
Calcium silicatum (Calc. sil.)
Kalziumsilikat
Calcium sulfuricum (Calc. sulf)
gefälltes Kalziumsulfat
Calendula Calendula officinalis
Ringelblume (zur Zeit der Blüte gesammelte Pflanze)
Camphora Cinnamomum camphora
Rechts-Kampfer (aus dem Harz des Baumes gewonnen)

Cannabis indica (Cannabis ind.)
indischer Hanf, aus dem Haschisch gewonnen wird (junge Blätter und Zweige)
Cannabis sativa (Cannabis sat.) europäischer oder amerikanischer Hanf (Spitzen männlicher und weiblicher Pflanzen)
Cantharis oder Lytta vesicatoria
Spanische Fliege (getrockneter, pulverisierter Käfer)
Capsicum Capsicum annuum
Cayenne-Pfeffer, kleine scharfe Paprikaschoten (reife, getrocknete Früchte)
Carbo animalis (Carbo an.)
Tierkohle (aus lohgarem Rindsleder)
Carbo vegetabilis (Carbo veg.)
Holzkohle (aus Rotbuchen-, Birken- oder Pappelholz)
Carboneum sulfuratum (Carbon. sulf)
Schwefelkohlenstoff
Carduus Carduus marianus oder Silybum marianum
Mariendistel (reife, getrocknete Samen)
Caulophyllum Caulophyllum thalictroides
Frauenwurzel, Blauer Hahnenfuß (frische Wurzeln)
Causticum Causticum Hahnemanni
Ätzstoff aus frisch gebranntem Kalk mit Kaliumhydrogensulfat, nach HAB-Vorschrift verarbeitet
Ceanothus Ceanothus americanus
Säckelblume (getrocknete Blätter)
Chamomilla Chamomilla vulgaris oder Matricaria chamomilla
Echte Kamille (frische, ganze, blühende Pflanze)
Chelidonium Chelidonium majus
Schöllkraut (frische unterirdische Teile, im Frühjahr gesammelt)
Chenopodium Chenopodium anthelminticum
Klebriger Gänsefuß, Wurmsame (ganze frische Pflanze oder extrahiertes Öl)
Chimaphila Chimaphila umbellata
Doldenblütiges Wintergrün, Winterlieb (frische, blühende, ganze Pflanze)
China Cinchona succirubra oder China officinalis
Chinarindenbaum, Cinchonabaum (getrocknete Rinde der Zweige)

Chininum arsenicosum (Chin. ars.)
Chininarsenit
Chininum sulfuricum (Chin. sulf.)
neutrales Chininsulfat
Chionanthus Chionantus virginica
Schneeflockenbaum (frische Wurzelrinde)
Cicuta Cicuta virusa
Wasserschierling (frischer Wurzelstock, wenn die Pflanze blüht)
Cimicifuga Cimicifuga racemosa
Wanzenkraut (frischer Wurzelstock oder Harz)
Cina Artemisia cina maritima
Zitwer (getrocknete Blütenköpfchen, vor dem Aufblühen gesammelt)
Cinnabaris Hydrargyrum sulfuratum rubrum
Rotes Quecksilbersulfid, Zinnober
Cistus Cistus canadensis
Sonnenröschen (ganze Pflanze)
Clematis Clematis erecta
Aufrechte Waldrebe, Clematis (Stengel und Blätter)
Cocculus Cocculus indicus oder Anamirta cocculus
Kokkelspflanze, Kockelskörner (reife, getrocknete Früchte; enthalten das stark wirksame Pikrotoxin)
Coccus Coccus cacti oder Dactylopius coccus
Cochenille-Laus, Kaktus-Schildlaus (ganzes weibl. Tier)
Codeinum
Präparat aus Codein, einem Alkaloid des Opiums
Coffea Coffea arabica (cruda)
Kaffeebohne (ungeröstet, getrocknet)
Colchicum Colchicum autumnale
Herbstzeitlose (frische, im Herbst gesammelte Frühjahrsknollen)
Collinsonia Collinsonia canadensis
Grießwurzel (frischer Wurzelstock)
Colocynthis Citrullus colocynthis
Koloquinthe, Bitterapfel (reife, geschälte, entkernte Früchte)
Conchiolinum
Perlmutt aus Austernschalen
Conium Conium maculatum
Gefleckter Schierling (frisches, blühendes Kraut)

Convallaria Convallaria majalis
Maiglöckchen (frische, blühende Pflanze)
Copaiva Copaifera officinalis
Copaivabalsam (aus Samenkeimlingen)
Corallium Corallium rubrum
Edelkoralle (Kalkgerüst der Gorgonia nobilis)
Crataegus Crataegus oxyacantha oder Crataegus monogyna
Weißdorn (frische, reife Beeren)
Crocus Crocus sativus
Safrankrokus (getrocknete Narbenschenkel)
Crotalus Crotalus horridus
Wald-Klapperschlange (Gift der Oberkieferdrüsensäcke)
Croton Croton tiglium
Krotonölbaum (Öl aus reifen, getrockneten Samen)
Cuprum metallicum
Kupfer
Cuprum arsenicosum (Cuprum ars.)
Kupferarsenit
Cyclamen Cyclamen purpurascens (europaeum)
Zyklame, Alpenveilchen (frische Wurzelknolle, im Frühling geerntet)

Digitalis Digitalis purpurea
Roter Fingerhut (frische Blätter, nach Blütezeit gesammelt)
Dioscorea Dioscorea villosa
Zottige Yamswurzel (frische Wurzel, nach Blütezeit gesammelt)
Drosera Drosera rotundifolia oder Drosera anglica
Sonnentau (frische, blühende Pflanze)
Dulcamara Solanum dulcamara
Bittersüß, Bittersüßer Nachtschatten (junge Triebe und Blätter vor der Blüte)

Echinacea Echinacea angustifolia
Echinazea, Schmalblättrige Kegelblume (frische, ganze Blühpflanze)
Elaps Elaps corralinus
Brasilianische Korallenschlange (Gift der Kieferdrüsen)

Equisetum Equisetum hyemale
Winterschachtelhalm (frisches Kraut)
Eupatorium Eupatorium perfoliatum
Wasserhanf (frische, oberirdisch wachsende Pflanzenteile)
Euphorbium Euphorbium officinarum oder Euphorbia resinifera
Euphorbe (erhärteter Milchsaft)
Euphrasia Euphrasia officinalis oder Euphrasia sticta
Augentrost (frische, ganze Blühpflanze)

Ferrum metallicum
Eisen
Ferrum arsenicosum (Ferrum ars.)
Ferriarsenit
Ferrum jodatum (Ferrum iod.)
Eisenjodid
Ferrum phosphoricum (Ferrum phos.)
phosphorsaures Eisen
Ferrum picrinicum (Ferrum pic.)
Eisenpikrat, pikrinsaures Eisen
Ferrum sulfuricum (Ferrum sulf.)
Eisensulfat
Fraxinus Fraxinus americanus
Weißesche, Amerikanische Esche (Rinde)
Fucus vesiculosus (Fucus vesic.)
Blasentang (gereinigt, getrocknet)

Gelsemium Gelsemium sempervirens
Falscher Jasmin, Gelber Gift-Jasmin (frischer Wurzelstock oder Rinde)
Gentiana Gentiana lutea
Gelber Enzian (frische Wurzel)
Glonoinum
Nitroglyzerin
Gnaphalium Gnaphalium polycephalum oder Gnaphalium obtusifolium
Ruhrkraut, Wollkraut (frische blühende Pflanze)
Graphites
Reißblei, natürlicher Graphit

Gratiola Gratiola officinalis
Heckenysop, (Gottes-)Gnadenkraut (frische Knolle, vor der Blühzeit gesammelt)
Guaiacum Guaiacum officinale
Guajakharz des Pockholzbaumes

Hamamelis Hamamelis virginica
Virginische Zaubernuss, Hamamelis (frische Rinde der Zweige, Wurzeln oder frische blühende Zweige)
Hekla Hekla-Lava
Lava aus dem Vulkan Hekla auf Island
Helleborus Helleborus niger
Christrose, Christwurz, schwarzer Nieswurz (Milchsaft aus dem frischen Wurzelstock)
Helonias Helonias dioica oder Chamaelirium luteum
Falsche Einhornwurzel (frische Wurzeln)
Hepar sulfuris (Hepar sulf.) oder Calcium sulfuratum Hahnemanni
Kalkschwefelleber (Sonderverarbeitung aus den weißen Teilen der inneren Austernschale und Schwefelblumen)
Hydrastis Hydrastis canadensis
Kanadische Gelbwurz, Blutwurzel, Goldsiegelwurz (getrockneter Wurzelstock)
Hyoscyamus Hyoscyamus niger
Bilsenkraut (ganze, frische Blühpflanze)
Hypericum Hypericum perforatum
Johanniskraut (frische, blühende Pflanze)

Iberis Iberis amara
Bittere Schleifenblume, Bauernsenf (reife, getrocknete Samen)
Ignatia Ignatia amara oder Strychnos ignatii
Ignatiusbohne (reife, getrocknete Samen)
Iodum
Jod
Ipecacuanha (Ipecac.) Cephalis ipecacuanha
Brechwurzel (getrocknete Wurzeln)
Iris Iris versicolor
Buntfarbige Schwertlilie (frischer Wurzelstock, zu Frühlingsbeginn oder im Herbst gesammelt)

Iris tenax (Iris ten.) oder Iris minor
Bartlose Schwertlilie (ganze Pflanze)

Jaborandi Philocarpus Jarborandi oder Philocarpus pinnatifolius
Jaborandistrauch (frische oder getrocknete Blätter und Zweige)
Jacaranda Jacaranda caroba
Brasilianischer Jacarandabaum (frische Blüten)
Juglans Juglans cinerea
Grauer Walnussbaum (Rinde oder Wurzel)

Kalium arsenicorum (Kalium ars.)
Kaliumarsenit
Kalium bichromicum (Kalium bichr.)
Kaliumdichromat
Kalium bromatum (Kalium brom.)
Kaliumbromid
Kalium carbonicum (Kalium carb.)
Kaliumkarbonat
Kalium jodatum (Kalium iod.)
Kaliumjodid
Kalium muriaticum (Kalium mur.) oder Kalium chloratum
Kaliumchlorid
Kalium nitricum (Kalium nit.)
Kaliumnitrat, Kalisalpeter
Kalium phosphoricum (Kalium phos.)
Kaliumhydrogenphosphat
Kalium sulfuricum (Kalium sulf.)
Kaliumsulfat
Kalmia Kalmia latifolia oder Ledum floribus bullatis
Breitblättriger Berglorbeer (frische Blätter, in der Blühzeit gesammelt)
Kreosotum
Kreosot, Öl aus Buchenholzteer

Lac caninum (Lac can.)
Milch einer Hündin
Lac vaccinum defloratum (Lac delf.)
entrahmte Kuhmilch

Lachesis Trigonocephalus lachesis oder Lachesis mutus
Lanzenförmige Viper, Buschviper (Sekret aus den Giftdrüsen)
Lacnanthes Lacnanthes tinctoria
Blauwurz (ganze frische Pflanze)
Lathyrus Lathyrus sativa
Kichererbse (Blüten oder grüne Samenkeimlinge)
Latrodectus Latrodectus mactans
Schwarze Witwe (Tinktur aus der ganzen zerquetschten Spinne)
Laurocerasus Prunus laurocerasus
Kirschlorbeer (frische Blätter)
Ledum Ledum palustre
Sumpfporst, wilder Rosmarin (getrocknete junge Sprosse)
Lilium Lilium tigrinum
Tigerlilie (frische blühende Pflanze oder Pollen)
Lobelia Lobelia inflata
Indianischer Tabak, Lobelienkraut (frische blühende Pflanze, auch Samen)
Lycopodium Lycopodium clavatum
Bärlapp (getrocknete Sporen)
Lycopus Lycopus virginicus
Virginischer Wolfsfuß, Wolfstrappkraut (frisches blühendes Kraut)
Lyssin Lyssin hydrophobinum
Nosode aus Speichel eines tollwütigen Hundes

Magnesium carbonicum (Magnesium carb.)
Basisches Magnesiumkarbonat
Magnesium muriaticum (Magnesium mur.) oder
Magnesium chloratum
Magnesiumchlorid
Magnesium phosphoricum (Magnesium phos.)
phosphorsaures Magnesium
Magnesium sulfuricum (Magnesium sulf.)
trockenes Magnesiumsulfat, Bittersalz
Magnetis polus arcticus (Magnetis arct.)
nach Norden gerichteter Pol eines Magneten
Magnetis polus australis (Magnetis austr.)
nach Süden gerichteter Pol eines Magneten

Mancinella Hippomane mancinella
Manzinellabaum (frische Früchte, Blätter und Rinde)
Manganum Manganum metallicum
Mangan
Medorrhinum
Nosode aus Harnröhrenausfluss von Gonorrhökranken
Melilotus Melilotus officinalis oder Melilotus alba
Süßklee, gelb- oder weißblühend (frische blühende Pflanze)
Menyanthes Menyanthes trifoliata
Bitterklee, Fieberklee (ganze Pflanze)
Mercurius solubilis Hahnemanni
Gemenge, das im wesentlichen aus Quecksilber(I)oxyd, Mercuroamidonitrat und metallischem Quecksilber besteht
Mercurius sublimatus corrosivus (Mercurius corr.)
Quecksilberchlorid
Mercurius cyanatus (Mercurius cyan.)
Quecksilbercyanid
Mercurius dulcis (mercurius dulc.)
Quecksilberchlorid
Mezereum Daphne mezereum
Seidelbast, Kellerhals (frische Zweigrinde, vor Blütezeit gesammelt)
Millefolium Achillea millefolium
Schafgarbe (frische Pflanze mit Blüten, ohne Wurzeln)
Morbillinum
Nosode aus Nasensekret Masernkranker
Moschus Moschus moschiferus
Moschushirsch (Bisam-Sekret aus Vorhautdrüse der männl. Tiere)
Murex Murex purpurea
Purpurfisch, eine Molluskenart (Farbstoff)
Myristica Myristica sebiferia
Ucuuba-Baum (frischer, roter Saft aus der Baumrinde)

Naja Naja tripudans oder Naja naja
Brillenschlange (Sekret aus den Giftdrüsen)
Natrium arsenicosum (Natrium ars.)
Natriumarsenik

Natrium carbonicum (Natrium carb.)
trockenes Natriumkarbonat
Natrium muriaticum (Natrium mur.) oder Natrium chloratum
Natriumchlorid
Natrium phosphoricum (Natrium phos.)
Natriumphosphat
Natrium sulfuricum (Natrium sulf.)
entwässertes Natriumsulfat, Glaubersalz
Nux vomica Strychnos nux-vomica
Brechnuss, Krähenauge (reife, getrocknete Samen)
Nux moschata (Nux mosch.) oder Myristica fragrans
Muskatnuss (getrocknete Samen)

Ocimum Ocimum canum
Brasilianisches Halfagras (frische Blätter)
Oenanthe Oenanthe crocata
Rebendolde (frischer Wurzelstock, zur Blütezeit gesammelt)
Oleander Nerium oleander
Oleander (frische Blätter)
Onosmodium Onosmodium virginianum
Falscher Steinsamen (ganze frische Pflanze)
Opium
milchiger Saft aus unreifen Samenkapseln des Schlafmohns, Papaver somniferum

Paeonia Paeonia officinalis
Päonie, Pfingstrose (frische Wurzeln, im Frühjahr gesammelt)
Palladium
Palladium, seltenes Edelmetall
Pareira Pareira brava oder Chondodendron tomentosum
Grießwurz (frische oder getrocknete Wurzel)
Paris Paris quadrifolia
Strauchmargerite (ganze Pflanze, zur Beerenreife geerntet)
Parotidinum
Nosode aus Speichel von Mumpskranken
Petroleum Oleum petrae
Steinöl, Petroleum (gereinigt)

Petroselinum Petroselinum sativum oder Petroselinum crispum
Krause Blattpetersilie (Ganze frische Pflanze zu Beginn der Blütezeit gesammelt)
Phellandrium Phellandrium aquaticum oder Oenanthe aquatica
Wasserfenchel (reife, getrocknete Früchte)
Phosphorus
gelber Phosphor
Physostigma Physostigma venenosum
Kalabarbohne (ganze Bohne)
Phytolacca Phytolacca decandra oder Phytolacca americana
Kermesbeere (frische Wurzeln oder reife Beeren, im Herbst gesammelt)
Pilocarpin muriaticum (Pilocarpin mur.)
Pilocarpin-Hydrochlorat (chemischer Abkömmling eines Medikaments gegen Glaukome)
Plantago Plantago major
Breitblättriger Wegerich (frisches Kraut)
Platinum Platinum metallicum
Platin
Plumbum Plumbum metallicum
Blei
Podophyllum Podophyllum peltatum
Maiapfel, Entenfuß (nach Fruchtreife im Spätherbst gesammelter Wurzelstock, auch ganze frische Pflanze)
Prunus Prunus spinosa
Schlehe, Schlehdorn (frische, gerade aufblühende Blüten)
Psorinum
Sekret aus Krätzepustel
Pulsatilla Pulsatilla pratensis oder Pulsatilla nigricans
Wiesenanemone, Wiesenküchenschelle (frische, zur Blütezeit gesammelte ganze Pflanze)
Pyrogenium
Extrakt aus autolysiertem (verfaultem) Fleisch
Pyrethrum
natürliches Insektizid aus den Blütenköpfen von Chrysanthemum cinerariaefolium, einer vor allem in Kenia vorkommenden Chrysanthemenart

Quercus Quercus robur
Sommereiche, Stieleiche (Eichelschalen)

Radium
Radium, ein radioaktives metallisches Element
Radium bromatum (Radium brom.)
Radiumbromid
Ranunculus Ranunculus bulbosus
Knollenhahnenfuß (frische ganze Pflanze, zur Blütezeit im Juni gesammelt)
Raphanus Raphanus sativus
Rettich (frische Wurzeln, im Frühling vor der Blütezeit geerntet)
Ratanhia Ratanhia krameria trianda
Mapato, eine Gemüseart (Wurzeln)
Rheum Rheum officinale oder Rheum palmatum
Chinesischer Rhabarber (geschälter, getrockneter Wurzelstock)
Rhododendron Rhododendron chrysanthum oder Rh.. campylocarpum
Goldgelbe Alpenrose (getrocknete Blätter und Zweige)
Rhus toxicodendron (Rhus tox.) oder Rhus venenata
Giftsumach (frische junge Triebe, vor Sonnenaufgang gesammelt)
Robinia Robinia pseudoacacia
Robinie, Falsche Akazie (frische Rinde der jungen Zweige)
Rumex Rumex crispus
Krauser Ampfer (frische Wurzel, im Frühling gesammelt)
Ruta Ruta graveolens
Weinraute, Edelraute (frisches Kraut, zu Beginn der Blütezeit gesammelt)

Sabadilla Sabadilla officinalis oder Schoenocaulon officinale
Sabadillsamen, Läusekörner (reife, getrocknete Samen)
Sabal Sabal serrulatum oder Serenoa repens
Zwergpatme (frische, reife Früchte)
Sabina Juniperus sabina
Sadebaum (frische Zweigspitzen und Blätter)

Sambucus Sambucus nigra
Schwarzer Holunder (frische Blätter und Blüten)
Sanguinaria Sanguinaria canadensis
Kanadische Blutwurzel (getrockneter, im Herbst gesammelter Wurzelstock)
Santoninum
Santonin, Extrakt aus Cina (siehe dort)
Sarsaparilla Sarsaparilla smilax officinalis oder Smilax utilis
Sarsaparilla (getrocknete Wurzel)
Schwarzpulver
Mixtur aus Salpeter, Schwefel und Kohle
Scutellaria Scutellaria laterifolia
Helmkraut (ganze frische Pflanze)
Secale Secale cornutum standardisatum
Mutterkorn, Dauerform des Schmarotzerpilzes Claviceps purpurea auf Roggen (getrocknetes Mycel)
Selenium
Selen, ein Spurenelement
Sempervivum Sempervivum tectorium
Hauslauch, Dachwurz (frische Blätter)
Senecio Senecio aureus
Amerikanisches Goldkreuzkraut, Gelbes Kreuzkraut (frische, blühende Pflanze ohne Wurzel)
Senega Polygala senega
Senegawurzel, Klapperschlangenwurzel (getrocknete Wurzel)
Sepia Sepia officinalis
Tintenfisch (getrockneter Inhalt des Tintenbeutels)
Silicea Acidum silicicum
wasserhaltige polymerisierte Kieselsäure
Sol
Milchzuckerlösung, die starkem Sonnenlicht ausgesetzt wurde
Solidago Solidago virgaurea
Goldrute (frische Blütenstände)
Spigelia Spigelia anthelmia
Wurmkraut (getrocknetes Kraut)
Spongia Euspongia officinalis (tosta)
Badeschwamm, Meerschwamm (geröstet)

Squilla Squilla maritima
Squille, Echte Meerzwiebel (frische Knolle)
Stannum Stannum metallicum
Zinn
Staphisagria Delphinium staphisagria
Stephanskraut (getrocknete reife Samen)
Sticta Sticta oder Lobaria pulmonaria
Lungenmoos, Lungenflechte (getrocknete Pflanze)
Stramonium Datura stramonium
Stechapfel (frisches Kraut, zu Blütebeginn gesammelt, auch Samen)
Strontium Strontium metallicum
Strontium, radioaktives Metall
Sulfur
sublimierter Schwefel, Schwefelblüte
Sulfur jodatum (Sulfur iod.)
jodierter Schwefel
Symphytum Symphytum officinale
Beinwell, Beinwurz (frische, vor Beginn der Blütezeit gesammelte Wurzel)
Syphilinum
Nosode aus Sekret von Syphilisgeschwüren erkrankter Personen

Tobacum Nicotiana tabacum
Tabak (frische, nicht fermentierte Blätter des echten Havanna-Tabaks, vor der Blütezeit gesammelt)
Tamus Tamus communis
Schwarze Zaunrübe (frische Wurzel)
Taraxacum Taraxacum officinale
Löwenzahn (ganze frische Pflanze, zu Beginn der Blütezeit gesammelt)
Tarantula Lycosa tarantula oder Lycosa fasciiventris
Tarantel (ganzes Tier)
Tarantula cubensis (Tarantula cub.) oder Mygale cubensis
Kubanische Tarantel (ganzes Tier)
Tellurium
Tellur, ein Halbmetall

Terebinthina Oleum Terebinthinae
Terpentinöl (aus Harz verschiedener Pinienarten)
Teucrium Teucrium marum verum
Katzengamander, Katzenminze (ganze frische Pflanze)
Theridion Theridion curassavicum
Orangenspinne, in Curacao und Westindien beheimatet (ganzes Tier)
Thiosin Thiosinaminum
Schwefelcarbamidalkyl, aus dem Öl von Senfkörnern extrahiert
Thlaspi Thlaspi oder Capsella bursa pastoris
Hirtentäschelkraut (frisches blühendes Kraut)
Thuja Thuja occidentalis
Abendländischer Lebensbaum (frische Zweige mit Blättern, vor der Blütezeit gesammelt)
Tuberculinum Koch-Tuberkulinum
Nosode aus Kultur der Tuberkelbazillen von Kühen (nach Robert Koch)

Uranium nitricum (Uranium nit.)
Urannitrat
Urtica Urtica urens
Brennessel (frisches blühendes Kraut)
Ustilago Ustilago maidis oder Ustilago Zeae
Maisbrand, Schmarotzerpilz auf dem Mais (Pilzsporen)
Uva ursi Arctostaphylus uva-ursi
Bärentraube (frische Blätter, im Herbst gesammelt)

Vaccininum
Windpocken-Impfstoff
Valeriana Valeriana officinalis
Baldrian (getrocknete Wurzel)
Variolinum
Nosode aus Windpockensekret
Veratrum album
Weiße Nieswurz, Germer (getrocknete Wurzeln)
Veratrum viride (Veratrum vir.)
Grüne Nieswurz (getrocknete Wurzeln)

Verbascum Verbascum thapsiforme oder Verbascum densiflorum
Königskerze, Wollblume (frische Pflanze, zu Beginn der Blütezeit gesammelt)
Verbena Verbena hastata
Eisenkraut (frische Pflanze)
Viburnum Viburnum opulus
Gemeiner Schneeball (frische Rinde)
Vinca Vinca minor
Kleines Immergrün, Singrün (ganze frische Pflanze)
Viola Viola tricolor
Feld-Stiefmütterchen (frische blühende Pflanze)
Vipera Vipera berus berus
Kreuzotter (frisches Sekret aus den Giftdrüsen)
Viscum Viscum album
Mistel (frische Pflanze ohne verholzte Teile, im Herbst gesammelt)

Wyethia Alarconica helenoides oder Melarhiza inuiloides
Wyethia, giftiger Korbblütler (Wurzelextrakt)

Zincum metallicum
Zink
Zincum phosphoricum (Zincum phos.)
Zinkphosphat
Zincum sulfuricum (Zincum sulf.)
Zinksulfat

Sechzig Arzneimittelbilder

Alle homöopathischen Mittel haben zwei Seiten, sozusagen zwei Persönlichkeiten. Auf der einen Seite weiß man, dass sie bei gesunden Personen eine ganze Reihe von Symptomen *verursachen.* Auf der anderen Seite ist bekannt, dass sie, gemäß der Ähnlichkeitsregel, bei kranken Menschen genau die gleichen Symptome *lindern* können. Homöopathika jedoch, die sich lediglich auf die körperlichen Symptome beziehen, reichen oftmals nicht aus, um die Gesundheit wiederherzustellen. Im Idealfall, und um den besten Heilerfolg zu erzielen, müsste das jeweilige Mittel sowohl mit den körperlichen als auch mit den seelisch-geistigen Symptomen als auch mit der Konstitution der jeweils zu behandelnden Person übereinstimmen.

Sie haben also ein Mittel herausgesucht, das den körperlichen Symptomen der Person entspricht, die damit behandelt werden soll. Jetzt sollten Sie in diesem Teil des Buches das Arzneimittelbild der Substanz nachschlagen und sehen, ob es sich auch mit den geistig-seelischen Symptomen und mit der allgemeinen Konstitution der Person deckt. Falls ja, dürfte das von Ihnen gewählte Mittel höchst effektiv sein. Falls Ihnen zwei oder mehr Mittel aufgrund der körperlichen oder geistig-seelischen Symptome gut geeignet erscheinen, schauen Sie nach, welches von der Konstitution her am besten zu passen scheint: Dieses wird dann auch am ehesten wirksam sein. Das ist übrigens auch der Grund dafür, weshalb keine einzige der in diesem Buch genannten Substanzen für sich genommen bereits die volle homöopathische Wirkung entfaltet. Beispielsweise ist *Antimonium tartaricum* in der Potenzierung C6 zweifellos ein Homöopathikum, nach Vorschrift durch Verdünnen und Verschütteln hergestellt; homöopathisch *wirksam* ist es jedoch nur, wenn es Personen verabreicht wird, die entweder jung, betagt oder sehr schwach sind. Andernfalls wird es wenig Wirkung zeigen.

Auf den nun folgenden Seiten sind sechzig der gebräuchlichsten homöopathischen Substanzen mit ihren Arzneimittelbildern beschrieben. Sie werden sehen, dass jede davon eine unverwechselbare »Persönlichkeit« besitzt. Zu vielen dieser Substanzen gibt es zudem Komplementärmittel, also Mittel, die auf ähnliche oder vergleichbare Weise wirken und mit denen sich eine Behandlung recht gut zu Ende führen lässt, sobald das Hauptmittel seine Arbeit geleistet hat. Zu anderen Mitteln wiederum gibt es Antidote; das sind Substanzen, welche die Wirkung der Mittel sehr effektiv wieder rückgängig machen können. Falls Sie einmal in die Lage kommen sollten, den Wirkungen eines Homöopathikums entgegensteuern zu müssen, sollten Sie dazu das Antidot auswählen, das am besten zu Ihren unerwünschten Symptomen passt. Bestimmten Mitteln sind außerdem »inkompatible« oder »feindselige« (unverträgliche) Mittel zugeordnet. Nimmt man sie sofort oder kurze Zeit nach dem eigentlichen Mittel ein, bringen sie die Vitalkraft völlig durcheinander. Ein Antidot oder ein Inkompatibilum sollte also in aller Regel nicht zeitgleich mit dem entsprechenden Homöopathikum eingenommen werden. Ein oder zwei der hier beschriebenen Mittel sind außerdem so genannte Spezifika, die bei bestimmten Erkrankungen routinemäßig verordnet werden können, unabhängig von der Konstitution der zu behandelnden Person.

Die Arzneimittelbilder dieses Buches wurden aus Schriften von Hahnemann selbst zusammengestellt sowie aus Werken von James Tyler Kent, Margaret Tyler und J. H. Clark. Hineinverwoben wurden außerdem eigene Beobachtungen der Autoren sowie Notizen, die sie sich während höchst interessanter Vorlesungen von Margery Blackie, George Vithoulkas und Francisco Eizyaga gemacht haben.

■ Acidum phosphoricum

Herkunft: Das Homöopathikum wird aus Phosphorsäure (Acidum phosphoricum) hergestellt, die hauptsächlich auf das Nervensystem einwirkt. Zu viel Phosphorsäure kann unter anderem zu einer Gastroenteritis (heftigen Magen-Darm-Entzündungen) führen.

Konstitutionstyp: Acidum phosphoricum ist am nützlichsten bei Kindern und Heranwachsenden, die rasch aufschießen und dabei dünn, ja mager werden. Es ist auch angezeigt bei Menschen, deren an sich kräftige Konstitution durch eine besonders virulente

Krankheit, exzessiven Flüssigkeitsverlust oder aber Trauer, Kummer oder Depression stark mitgenommen wurde. Die meisten Acidum-phosphoricum-Persönlichkeitstypen sind von sanftem, nachgiebigem Wesen.

Mittel hilft seelisch-geistig bei: Apathie; Gleichgültigkeit gegenüber seinen Mitmenschen und seiner Umgebung; Schwierigkeiten, mitzubekommen, was vor sich geht.

Mittel hilft körperlich bei: Kopfschmerzen, die durch Geräusche, vor allem Musik, verschlimmert werden; großer Schläfrigkeit oder Dahindämmern am Rande der Bewusstlosigkeit während akuter Erkrankung; sich »schwach auf der Brust« fühlen; Husten; starkem, aber schmerzlosem Durchfall, nach dem es nicht schlechter, sondern besserzugehen scheint.

Die oben genannten Symptome werden meist eher verschlimmert durch Lärm, Musik, starke Gerüche, schlechte Nachrichten, kalte Zugluft, Wind, Schneeluft sowie durch Sitzen, Stehen und Angefasstwerden. Spazieren gehen, Frischluft und Schlaf, ja selbst schon ein kurzes Nickerchen haben hingegen einen wohltuenden Einfluss.

Antidot: Coffea.

■ Aconitum

Herkunft: Blauer Eisenhut, Steinhut (Aconitum napellus); er enthält das giftige Alkaloid Aconitin sowie Aconitinsäure. Das Homöopathikum wird aus der ganzen, frischen Pflanze samt Wurzel zubereitet, die zur Blütezeit gesammelt wird. Traditionell wird das Mittel zur Behandlung akuter oder chronischer Spannungszustände und trockener fiebriger Infektionen benutzt, kurz bevor sich Entzündungen entwickeln beziehungsweise ungewöhnliche Sekretionen auftreten.

Konstitutionstyp: Erwachsene, die gut auf Aconitum reagieren, sind gewöhnlich kräftige und gesund aussehende Vollblut-Menschen; Babies und Kleinkinder sind normalerweise rosig und rundlich.

Mittel hilft seelisch-geistig bei: verschiedenen angstbedingten Verhaltensweisen; Todesangst oder gar Vorhersage der eigenen

Todesstunde; Agoraphobie (Angst vor weiten öffentlichen Räumen, Platzangst); Gehetztfühlen; speziellen oder allgemeinen Ängsten, die sich auch im Gesicht abzeichnen; Unruhe; nächtlichem Hin- und Herwerfen.

Mittel hilft körperlich bei: Augenschmerzen oder verletzungsbedingter Entzündung; Augenrötungen durch Blutstau in den Gefäßen; plötzlich auftretendem Fieber, dabei heißer, trockener, gespannter Haut; Kribbeln in Händen und Füßen; hohlklingendem und trockenem Husten; großem Durst.

Die oben genannten Symptome entstehen häufig infolge von Schock, Schreck, bei trockenen, kalten Winden oder gelegentlich bei sehr heißem Wetter. Sie verschlechtern sich meist durch Aufenthalt in warmen Räumen, Zigarettenrauch, Musik, Liegen auf der betroffenen Seite; abends und nachts wird gewöhnlich alles schlimmer. Frischluft lindert in aller Regel die Symptome.

Ergänzende, gut dazupassende Mittel: Arnica, Belladonna, Ipecacuanha, Bryonia, Silicea, Sulfur.
Komplementärmittel: Sulfur.
Antidote: Nux vomica, Coffea; außerdem säuerliche Früchte, Wein, Kaffee, Limonaden.

■ Allium cepa

Herkunft: Rote Küchenzwiebel (Allium cepa). Zu ihren Inhaltsstoffen gehören schwefelhaltige Aminosäuren, ätherische Öle, Glutamylpeptide, Thiothiamin, Flavone, Polysaccharide, Pektin sowie die Enzyme Arginase und Alliinase. Das Homöopathikum wird aus der im Juli und August gesammelten frischen Zwiebel zubereitet. Sie enthält beißende ätherische Öle, welche die Tränendrüsen und die Schleimhautmembranen der oberen Atemwege stimulieren. Früher benutzte man ihren Saft zur Entwurmungskur, bei Ohrenschmerzen und gegen den Biss tollwütiger Hunde.

Konstitutionstyp: kein besonderer.

Mittel hilft seelisch-geistig bei: Angst vor Schmerzen.

Mittel hilft körperlich bei: Stirnkopfschmerz; Ohrenschmerzen bei Kindern; tränenden Augen, die ein nicht-entzündliches Sekret absondern; laufender Nase, deren Sekret die Nasenflügel und Oberlippe rötlich entzündet; verstopfter Nase, bei der mal die eine, mal die andere Seite läuft; Zahnschmerzen im Backenbereich, die sich von links nach rechts oder von einem Zahn zum anderen verlagern; Heiserkeit, Frühstadien einer Laryngitis (Rachenentzündung); Husten, der reißende, krächzende Geräusche in der Kehle verursacht – Hand fährt unwillkürlich zur Kehle; Husten in kalter Luft; neuralgischen Schmerzen; *bei Babies*: Unterleibskoliken.

Die oben genannten Symptome werden verschlimmert durch Aufenthalt in warmen Räumen, Kälte oder Feuchtigkeit sowie starke Blumendüfte; sie beginnen meist links und verlagern sich dann nach rechts. Kühle Räume und Frischluft wirken meist lindernd.

Komplementärmittel: Phosphorus, Thuja, Pulsatilla.
Antidote: Arnica, Chamomilla, Veratrum album.

■ Alumina

Herkunft: Das Homöopathikum wird aus Aluminiumoxid (Tonerde) hergestellt. Viele Kochgeräte enthalten Aluminium, das in signifikanten Mengen vom Organismus aufgenommen wird und dann geistige Prozesse verlangsamen kann. Das homöopathische Mittel wird generell bei Einbußen der Denkfähigkeit, geistiger Stumpfheit eingesetzt.

Konstitutionstyp: Alumina wirkt am besten bei verwirrten oder senilen Menschen; am besten reagieren darauf dünne Menschen mit ausgetrockneter, grauer Haut und trockenen, entzündeten Schleimhäuten.

Mittel hilft seelisch-geistig bei: Verwirrtheit, Gefühl der Unwirklichkeit und »Verlangsamung« zeitlicher Abläufe; innerem Gehetztfühlen trotz äußerer Langsamkeit; großer Besorgnis, dem Gefühl, gleich müsse etwas Furchtbares passieren; dem Empfinden, man spräche, höre, röche und sähe mit Mund, Ohren, Nase und Augen eines anderen Menschen; tiefer Verzweiflung, Schwarzsehen; Selbstmord- oder Mordgedanken angesichts von Messern oder Blut.

Mittel hilft körperlich bei: Schwindelgefühl, wenn man die Augen schließt; dem Empfinden, Spinnweben breiteten sich über das Gesicht; trockener Haut mit »Ameisenkribbeln«; verlangsamten Reaktionen auf Nervenreize; Taubheitsgefühl in den Beinen; Schweregefühl, mitunter gefolgt von Lähmungserscheinungen; Schwierigkeiten beim Schlucken fester Nahrung, Engegefühl in der Kehle; Gier nach Süßem, nach Gemüse sowie nach Unverdaulichem wie Bleistiften, Kalk, Teeblättern, Kaffeesatz; Aversion gegen Fleisch und Bier; Schwierigkeiten beim Wasserlassen – die Bauchmuskulatur muss zum Pressen stark angespannt werden, damit die Blase sich entleert; Darmträgheit – große Anstrengung beim Stuhlgang nötig, selbst wenn Darm voll und Stuhl von weicher Konsistenz, wobei eher die Bauch- als die Rektalmuskeln das Pressen besorgen und man das Gefühl hat, es müsse noch etwas kommen, selbst wenn der Stuhl bereits abgegangen ist; bei Frauen: starker, sehr irritierender Scheidenausfluss.

Die oben genannten Symptome können sich verschlimmern in kalter Luft oder durch Genuss von Wein, Essig, Pfeffer, Salz oder Kartoffeln bzw. anderen stärkehaltigen Nahrungsmitteln; morgens fühlt man sich meist am schlimmsten.

Komplementärmittel: Bryonia.
Antidote: Ipecacuanha, Chamomilla.

■ Anacardium occidentale

Herkunft: Malakkanuss, auch »Elefantenlaus« genannt, ostindische Tintenbaumfrucht (Anacardium orientale oder Semecarpus anacardium). Sie enthält Anacardsäure, Cardanol (ein Gemisch aus vier Phenolen), fettes Öl und Beta-Sitosterol. Das Homöopathikum wird aus Cardol gewonnen, einem schwärzlichen Saft zwischen Schale und Kern der reifen Nuss. In Indien und manchen anderen Ländern wird er als Stofffarbe sowie zum Wegätzen von Hautmalen benutzt.

Konstitutionstyp: Anacardium occidentale ist hochwirksam bei Menschen mit Minderwertigkeitskomplexen, die sich ständig unter Beweis stellen müssen; sie leiden unter extremen inneren

Konflikten und beherbergen sozusagen »zwei Seelen in ihrer Brust«. So sind etwa Kinder, die von einem Tag auf den anderen nicht mehr auf ein Examen lernen wollen, weil sie »nicht behalten können, was sie lesen«, beste Kandidaten für Anacardium occidentale. Außerdem kommt dieses Homöopathikum für das, was in der Religion »Besessenheit« genannt wird, am ehesten in Frage. Vielleicht drückt sich dieser Zustand auch nur in dem Gefühl aus, Sie seien »nicht mehr ganz Sie selbst« – Sie stehen sozusagen neben sich und sehen sich beim Handeln zu, oder Sie schreiben derweil innerlich Tagebuch. In extremen Fällen haben Sie das Gefühl, ein anderes Wesen habe von Ihnen Besitz ergriffen.

Mittel hilft seelisch-geistig bei: angegriffenem Selbstwertgefühl, maskiert eventuell auch durch auftrumpfendes, grausames oder sadistisches Benehmen; Unfähigkeit, zwischen Realität und Phantasie zu unterscheiden; extremem Misstrauen anderen gegenüber, ja Verfolgungswahn; Neigung zu ständigem Fluchen.

Mittel hilft körperlich bei: dem Gefühl, ein Eisenring läge um Arme oder Beine; Zwölffingerdarmgeschwüren, die etwa zwei Stunden nach dem Essen sehr unangenehm sind, unmittelbar nach der Mahlzeit aber dann weitaus besser zu sein scheinen.

Die oben genannten Symptome verschlimmern sich nach heißen Bädern, heißen Duschen oder warmen Kompressen.

Ergänzendes, gut damit zu vereinbarendes Mittel: Platinum.
Antidote: Coffea, Rhus toxicodendron.

■ Antimonium crudum

Herkunft: Antimoniumsulfat (Antimonium crudum oder Stibium sulfuratum nigrum laevigatum), Schwarzer Spießglanz, eine aus natürlichen Mineralien gewonnene Substanz. Eine Antimoniumvergiftung äußert sich in Kopfweh, Husten und Niesen, Libidoverlust, schmerzhaftem Wasserlassen, Unterleibsschmerzen, Hautausschlägen und allgemeiner Geistesschwäche.

Konstitutionstyp: Antimonium crudum ist am wirkungsvollsten bei Kindern und älteren Menschen. Die typische Antimonium-Persönlichkeit zeichnet sich dadurch aus, dass sie »den Hals nicht vollkriegen« kann, sentimental ist, leicht dem Charme des Mondlichts erliegt und sich häufig heftig verliebt. Körperlich gesehen sind diese Menschen oft sehr dick, obwohl sie gleichzeitig über chronischen Appetitmangel klagen, und haben gelegentlich deformierte Füße oder Ausschläge um den Mund herum.

Mittel hilft seelisch-geistig bei: Aversion bei Kindern, angeschaut oder angefasst zu werden; Ausbrüchen von Verrücktkeit bei Erwachsenen, plötzlichen Ankündigungen, sich umbringen zu müssen bzw. das Leben unerträglich zu finden.

Mittel hilft körperlich bei: Juckreiz der Kopfhaut, Haarausfall; roten, entzündeten Augenlidern; entzündeten Nasenlöchern; Husten, der bei Hitze (Starren ins Kaminfeuer) schlimmer wird; schmerzhaften Hühneraugen oder Hornhaut an den Füßen; chronischem Appetitverlust; Aufstoßen, wobei man den Geschmack des eben Verzehrten wieder im Mund hat; bei älteren Leuten auch abwechselnd Verstopfung und Durchfall.

Die oben genannten Symptome werden durch Hitze (Sonne oder Feuer) schlimmer, auch nach Mahlzeiten, vor allem Genuss von Wein, säuerlichen Getränken, Brot, Pasteten und Schweinefleisch; außerdem sind sie meist abends, nachts und bei hellem Mondlicht schlimmer als sonst. Ruhen hat gewöhnlich günstigen Einfluss.

Komplementärmittel: Sulfur
Antidot: Hepar sulfuris.

■ Antimonium tartaricum

Herkunft: Das Homöopathikum wird aus Kalium-Antimonium-Tartrat, Brechweinstein (Antimonium tartaricum) zubereitet, das sowohl als Irritans bekannt ist (es vermehrt die Sekretabsonderung) wie auch als Depressivum.

Konstitutionstyp: Antimonium tartaricum hilft am ehesten bei sehr alten und sehr jungen Menschen sowie bei Kranken, die zu schwach zum Abhusten des Bronchialschleims sind.

Mittel hilft seelisch-geistig bei: Schläfrigkeit, Vor-sich-hin-Dösen; Reizbarkeit, vor allem gegenüber Störungen.

Mittel hilft körperlich bei: Kopfweh, als zöge sich ein enges Band um den Schädel, durch Husten verschlimmert; blassem oder zyanotischem – blau angelaufenem – Gesicht, das sich kalt anfühlt; stark belegter, in der Mitte und an den Rändern jedoch roter Zunge; Keuchen und rasselndem Atemgeräusch; Unfähigkeit zum Schleimabhusten; Brechreiz, durch Erbrechen gelindert; mangelndem Durstgefühl oder, falls vorhanden, dann nur nach sauren oder säuerlichen Getränken; Wasseransammlungen in den Beinen.

All diese Symptome werden verschlimmert durch warme Räume, feuchte Kälte, Bewegen oder Hinlegen; nachts zwischen drei und vier Uhr sind sie meist am ärgsten. Milch und saure Nahrungsmittel verschlechtern die Symptome. Kalte, trockene Luft und Hinsetzen verschaffen meistens Erleichterung.

Antidote: Pulsatilla, Sepia.

■ Apis

Herkunft: Die Honigbiene (Apis mellifica), die unter anderem das Bienengift Apisinum enthält. Das Homöopathikum wird aus der ganzen, in Alkohol aufgelösten Biene hergestellt. Bienenstiche verursachen, wie viele Menschen zu ihrem Leidwesen schon erfahren haben, rasch wachsende, wässrige Schwellungen, die stark jucken und brennen; ein anaphylaktischer Schock (starke allergische Reaktion) kann Herz und Gehirn schädigen.

Konstitutionstyp: kein besonderer.

Mittel hilft seelisch-geistig bei: Depression, Reizbarkeit; plötzlich aufsteigender Eifersucht, Misstrauen, Überempfindlichkeit.

Mittel hilft körperlich bei: wässrigen Schwellungen um den Mund oder an den Lidern; Schwellungen, die sich im Rachenraum ausbreiten und die Atmung behindern; generalisierten Ödemen; Fieber, begleitet von trockener Haut und heftigem Kopfweh sowie nachmittäglichen Anfällen von Schüttelfrost; Fieber ohne Durstgefühl; jeglichem Kopfweh, das plötzliche, schrille Klagelaute auslöst; seltenem Wasserlassen (wenn der Harndrang dann zunimmt, bedeutet das, dass das Homöopathikum gut anschlägt).

Die oben genannten Symptome fangen meist rechts an und verlagern sich dann nach links; sie werden verschlimmert durch Schlafen, Berührung, Druck, Hitze und ungelüftete, warme Räume;

nachmittags sind sie oft ärger als sonst. Frischluft, kalte Bäder und Ausziehen bringen Erleichterung.

Komplementärmittel: Natrium muriaticum; falls auch das Lymphsystem betroffen ist, die Lymphdrüsen also geschwollen sind, zudem Barium carbonicum.

Warnhinweis: Wegen seiner potenziell nierenschädigenden Nebenwirkungen sollte Apis in der Schwangerschaft nur in Potenzen ab C30 eingenommen werden!

■ Argentum nitricum

Herkunft: Silbernitrat (Argentum nitricum), auch als Höllenstein bekannt, weil es ätzend, mitunter sogar tödlich wirken kann. Chronische Silbernitratvergiftungen verfärben die Haut dauerhaft bläulich und schädigen die Nieren, die Leber, die Milz und die Aorten (große Schlagadern). Akute Vergiftungen – nicht ungewöhnlich zu Zeiten, in denen man Höllenstein zum Ausbrennen von Wunden nach Operationen benutzte – verursachen schwere Atemstörungen.

Konstitutionstyp: Argentum nitricum ist besonders geeignet für Menschen, deren Arbeit rasches Denken und ein gutes Gedächtnis erfordert und bei der großer Wert auf vorzeigbare Leistungen gelegt wird. Das gilt zum Beispiel für Künstler und Künstlerinnen auf der Bühne und im Musikbereich, Personen im höheren Management, an Schulen oder Universitäten Lehrende, Studenten und Studentinnen usw. Die meisten Argentum-nitricum-Persönlichkeiten sind zwar extrovertiert, doch steht hinter ihrem äußerlichen Gebaren oft eine tief empfundene Versagensangst.

Mittel hilft seelisch-geistig bei: Verwirrtheit und Kontrollverlust in Stresssituationen, wobei dann tausend irrationale Gedanken durch den Kopf schwirren; dem Gefühl, man könne es gerade noch schaffen, gefährlichen Impulsen zu widerstehen, etwa sich vor einen fahrenden Zug zu werfen oder aus einem hochgelegenen Fenster zu springen; geistiger Erschöpfung; dem Gefühl des Gehetztseins, der inneren Hast und großen Drucks, als bewege man sich immer schneller voran; Unsicherheit; Antrieb zum Handeln aus Versagensängsten heraus; Neigung zu irrationalen Einschätzungen und Schlussfolgerungen; Platzangst, Höhenangst, Angst, den Zug oder eine Verabredung usw. zu verpassen; Angst, von zusammenstürzenden Gebäuden begraben zu werden; ständiger Furcht, gleich müsse etwas sehr Schreckliches passieren; Angst vor ungewöhnlichen oder unerwarteten Situationen (auch heftigem Lampenfieber), manchmal begleitet von Durchfall.

Mittel hilft körperlich bei: plötzlich auftretenden Kopfschmerzen, die allmählich abklingen, von Aufregung, Überarbeitung, Reisen, Süßigkeiten usw. hervorgerufen werden und von schmerzenden, verkrampften Nackenmuskeln begleitet sind – ein meist in der linken Schläfe konzentrierter Schmerz, der in frischer Luft oder bei Anwendung von Druck/Akupressur abklingt, jedoch beim Reden, Vornüberbeugen oder Umhergehen stärker wird; Schwindelgefühl beim Hinaufschauen an oder Herabschauen von hohen Gebäuden; Epilepsie; Bindehautentzündung; Schleimfäden im Mund; Asthma, das bei feuchter Luft und Wärme besser wird; Warzen; Angstschweiß und Herzklopfen, die durch Angst hervorgerufen und beim Liegen auf der linken Seite schlimmer werden; Gier nach Salzigem, Süßem und Kaltem; Blähungen, die durch Aufstoßen nicht besser werden; Erbrechen und Durchfall (grün verfärbter Stuhl), ausgelöst durch Angst und bei warmem Wetter noch schlimmer als sonst; *bei Babies:* Durchfall in der Abstillperiode; *bei Frauen:* nach unten ziehendes Schweregefühl im Unterleib; Gebärmuttersenkung oder -vorfall.

Die oben genannten Symptome werden nicht besser durch Wärme, süße Speisen oder Essen im Allgemeinen; emotionale Probleme verschlimmern sie; desgleichen werden sie nachts, bei Mondschein, sowie während der Menstruation stärker. Frischluft und Kälte bringen gewöhnlich Erleichterung.

Antidot: Natrium muriaticum.

■ Arnica

Herkunft: Arnika, Bergwohlverleih, Wolferlei (Arnica montana). Zu seinen Inhaltsstoffen gehören ätherische Öle, Gerbstoffe und Katechin. Das Homöopathikum wird aus dem getrockneten, pulverisierten Wurzelstock zubereitet, manchmal auch aus der ganzen frischen Pflanze oder den getrockneten Blüten. Traditionell wird Arnica verwendet, um die unmittelbaren Folgen von

Schock, Stürzen, Abschürfungen, blutenden Wunden und durch stumpfe Gegenstände hervorgerufene Verletzungen zu lindern. Es setzt den Heilungsprozess verletzter Gewebe in Gang.

Konstitutionstyp: Am meisten profitieren von Arnica diejenigen, die zur Verdrießlichkeit neigen und eine ziemlich morbide Phantasie haben. Wie krank sie sich auch fühlen mögen, geben sie doch nur ungern zu, dass etwas mit ihnen nicht in Ordnung ist, und weigern sich, zu einem Arzt zu gehen.

Mittel hilft seelisch-geistig bei: dem Wunsch, in Ruhe gelassen zu werden; Neigung zu Hypochondrie; Hoffnungslosigkeit; Gleichgültigkeit; innerer Unruhe; nächtlichem Hin- und Herwerfen, das dann dem »zu harten Bett« zugeschrieben wird; Alpträumen, in denen es um Räuber, schlammige Gewässer, schreckliche Ereignisse der Vergangenheit usw. geht und von denen man zu Tode erschrocken aufwacht und sich ans Herz greift; Ungeduld; Geistesabwesenheit; Konzentrationsunfähigkeit, weil man sich leicht ablenken lässt oder zusammenfährt; Angst vor plötzlichem Tod.

Mittel hilft körperlich bei: heißem Kopf, kaltem Körper; Gehirnerschütterung; einem blauen Auge; überanstrengten Augen; kalter, verkühlter Nase; schlechtem Atem; schmerzendem Zahnfleisch nach Zahnarztbesuch; Fieber, das zu emotionaler Erstarrung (Stupor), völliger Entkräftung oder sogar Bewusstlosigkeit führt; Ekzemen; Verbrühungen; geplatzten Äderchen unter oder in der Haut, vor allem nach einer Entbindung oder Verletzung; schmerzenden Muskeln nach ungewohnter Bewegung; Verstauchungen; Tennisellenbogen; Aversion gegen Milch und Fleisch; Gier nach süßsauer Eingemachtem und in Essig Eingelegtem; übel riechendem Stuhl; Kot-Inkontinenz bei Alpträumen; bei Kindern: keuchendem Husten, wobei das Kind weint.

Die oben genannten Symptome bessern sich, wenn man umhergeht oder sich bewegt, werden mit zunehmender Bewegung jedoch schlimmer. Hinlegen und den Kopf tiefer lagern als die Füße kann Erleichterung bringen. Hitze, Ruhen und leichter Druck verschlimmern die Beschwerden gewöhnlich.

Komplementärmittel: Aconitum, Ipecacuanha.
Antidot: Camphora.

■ Arsenicum album

Herkunft: Arsentrioxid, Weißes Arsenik (Arsenicum album) oder Acidum arsenicosum anhydricum genannt. In früheren Zeiten wurde Weißes Arsenik zur Behandlung der Syphilis, Milzbrand, Karbunkeln, Frambösie (Himbeerseuche, eine syphilisähnliche Hautkrankheit) und anderer Erkrankungen verwendet. Auch bei industriellen Herstellungsprozessen wurde es weithin benutzt. Eine Arsenikvergiftung führt zu einer allgemeinen Schwäche, Appetitverlust, Erbrechen, Schweregefühl sowie »verdorbenem Magen«, Durchfall, Neuritis (Nervenentzündung), laufender Nase, Hautausschlägen und Hautverfärbungen sowie Ekzemen.

Konstitutionstyp: Arsenicum album schlägt am besten bei Menschen an, die im tiefsten Innern sehr verunsichert sind und ein fast unstillbares Bedürfnis nach Schutz und Trost haben. »Arsenicum-Kinder« sind meist höchst empfindsam und zart, haben feines Haar und eine dünne Haut; obwohl sie geistig und körperlich rege sind, oft auch altklug, werden sie in der Schule häufig herumgeschubst. Die »Arsenicum-Erwachsenen« sehen ängstlich, ja furchtsam aus und machen den Eindruck, als schwänden sie allmählich dahin. Wegen ihrer tiefverwurzelten Unsicherheit neigen sie zu häufigen Rezidiven (Wiederkehr ihrer Beschwerden).

Mittel hilft seelisch-geistig bei: Angst vor dem Alleinsein oder davor, allein auszugehen; Angst, ausgeraubt zu werden; Dunkelangst; Versagensängsten; Angst davor, an einem unheilbaren Leiden erkrankt zu sein – also Ängsten, die Willens- und Geisteskräfte aufzehren; dem Gefühl, sterben zu müssen, falls nicht der Arzt gerufen wird; angstbedingter innerer Unruhe; Selbstmordgedanken; übermäßiger Sorgfalt und Pedanterie in Kleidung und Gewohnheiten; Reizbarkeit; der Neigung, überall böse Omen zu erblicken, ohne sich jedoch beruhigen zu lassen; religiöser Manie; Besitzdenken; Sammelwut und Geiz; der Weigerung, Freunde und Bekannte zu sehen, aus Angst, man könne sie das letzte Mal beleidigt haben; Überempfindlichkeit gegenüber Berührungen, Gerüchen und Kälte; nächtlichen Alpträumen; Aufwachen beim leisesten Geräusch, vor allem zwischen Mitternacht und zwei Uhr morgens, dann Neigung zum Aufstehen und Umherwandern; Unfähigkeit, einzuschlafen, obwohl man müde ist.

Mittel hilft körperlich bei: Kopfschmerzen in etwa dreiwöchigen Abständen, begleitet von Schwindelgefühl und Erbrechen, verschlimmert durch Druck sowie den Geruch von Essen oder Zigarettenrauch, jedoch gelindert durch Bewegung und kalte Wasseranwendungen, falls sie früh genug eingesetzt werden – der Schmerz im Kopf pocht und brennt, beginnt an der Nasenwurzel und breitet sich über den gesamten Kopf aus, der äußerst empfindlich wird; brennenden, tränenden Augen; Niesen und Katarrh, der sticht und brennt, durch Aufschnupfen von etwas warmem Wasser aber gelindert wird; roter geschwollener Unterlippe, die durch warme Wasseranwendungen besser wird; trockenen, aufgesprungenen oder blassen, blutenden Lippen; sehr schmerzhaften Geschwüren um den Mund, wobei die Zunge rot und glasig belegt erscheint; angstbedingtem Asthma mit schwerer Atemnot zwischen Mitternacht und zwei Uhr morgens, bei dem man sich gezwungen fühlt, sich im Bett aufzusetzen, um Luft zu bekommen, das aber durch Wärme und Aufschnupfen von etwas warmem Wasser durch die Nase oft besser wird; frühen Stadien von Herzversagen, begleitet von Ödemen, vor allem um die Knöchel; Neigung, bei Verletzungen rasch zu bluten; Venen, die sich anfühlen, als flösse eiskaltes oder kochendheißes Wasser in ihnen; rauer, schuppiger, aufgesprungener Haut; keinerlei oder aber übermäßigem Schwitzen; Erbrechen, wobei das Erbrochene in der Kehle brennt; häufigem Verlangen nach einem Schluck Wasser; Verlangen ausschließlich nach fetten oder sauren Speisen; Durchfall, oft von Erbrechen begleitet, ausgelöst von kaltem Wind oder davon, dass man zu viel reifes Obst, Gemüse, eisgekühlte Nahrungsmittel oder Alkohol zu sich genommen hat; häufigem Stuhldrang, wobei der Stuhl wässrig, kärglich, übel riechend ist und ein wundes Gefühl um den After sowie brennende Schmerzen im Rektum verursacht; Austrocknung und Kollaps durch häufiges Erbrechen, vor allem bei Kindern.

Die oben genannten Symptome werden oft gelindert durch Wärme, heiße Getränke und das Unterschieben eines weiteren Kopfkissens beim Hinlegen. Der Anblick oder Geruch von Essen, kalte Speisen oder Getränke sowie kalter Wind verschlimmern die Beschwerden, die auch meist rechts sowie nachts zwischen 24 Uhr und zwei Uhr morgens am ärgsten sind.

Komplementärmittel: Rhus toxicodendron, Carbo vegetabilis, Phosphorus, Thuja, Secale.
Antidote: Opium, Camphor, China, Hepar sulfuris, Nux vomica.

■ Barium carbonicum

Herkunft: Das Homöopathikum wird aus Bariumkarbonat (Barium carbonicum oder Baryta carbonica) hergestellt, das in der Natur als Witherit vorkommt. Eine Bariumvergiftung durch Aufnahme großer Mengen verursacht Brechreiz, Erbrechen, Konvulsionen und Durchfall.

Konstitutionstyp: Barium carbonicum ist am ehesten wirksam bei ganz jungen, und ganz alten Menschen. Kinder, die davon am besten profitieren, sind geistig und körperlich langsam, sehr dünn für ihr Alter, haben einen aufgedunsenen Bauch, meist auch faltige Haut und einen leeren Gesichtsausdruck. Ältere Menschen sind hingegen eher fettleibig. Beide Gruppen könnten auch unter Störungen des Hormonhaushalts leiden.

Mittel hilft seelisch-geistig bei: extremer Schüchternheit; Angst vor Menschen oder Situationen; Konzentrationsmangel; Vergesslichkeit; unreifem Benehmen.

Mittel hilft körperlich bei: Kopfschmerzen, die an frischer Luft besser werden, sich hingegen in der warmen Sonne oder vor einem Kaminfeuer oder heißen Ofen verschlimmern; geschwollenen Mandeln, begleitet von Lymphknotenschwellungen im Hals und in der Leistengegend; Husten, der sich abends verschlimmert, doch nach Mitternacht sowie in Bauchlage besser wird; Muskelschmerzen nach dem Essen oder Schlafen; talgabsondernden Zysten; fettigen Geschwülsten oder Warzen; wunden Füßen aufgrund von übermäßiger Schweißabsonderung und dem Gebrauch von Antiperspiranzien oder Deodoranzien; Arteriosklerose (»Arterienverkalkung«); hohem Blutdruck; Aneurysmen (krankhafter Ausweitung einer Schlagader); Herzklopfen, das sich bei heftiger Bewegung verschlimmert; krampfartigen Magenschmerzen, die sich in Bauchlage bessern.

Die oben genannten Symptome werden intensiviert durch Kälte, Feuchtigkeit, Abspülen in kaltem Wasser, heiße Mahlzeiten, Aufregungen, Heben der Arme, beim Grübeln über Schmerzen und Beschwerden sowie in der Anwesenheit Fremder; meist werden sie auch beim Liegen auf der linken Seite schlimmer. Besser wird es, wenn man kalte Füße bekommt und in Ruhe gelassen wird.

Komplementärmittel: Dulcamara, Psorinum und Silicea.
Inkompatibilum/unverträgliches Mittel: Calcium carbonicum.

■ Belladonna

Herkunft: Tollkirsche (Atropa belladonna). Das Homöopathikum wird aus der frischen Pflanze samt Wurzelstock zubereitet, die zu Ende der Blütezeit gesammelt wird. Sie ist hochgiftig und enthält die Alkatoide Atropin, 1-Hyoscyamin, in der Wurzel auch Scopolamin. Die Symptome einer Tollkirschenvergiftung sind: Schwindelgefühle, Verwirrtheit, zunehmend erregtes, unverständliches oder gewalttätiges Benehmen, Mund- und Rachentrockenheit, Gesichtsrötung, geweitete, starre Pupillen sowie Schwierigkeiten beim Sprechen und Schlucken. Hohes Fieber stellt sich ein, manchmal begleitet von Konvulsionen. Schließlich folgen erschöpfende Müdigkeit, Koma und Tod.

Konstitutionstyp: Personen, die am besten auf Belladonna reagieren, sind von kräftiger Statur, scheinen sich einer robusten Gesundheit zu erfreuen und sind körperlich wie geistig sehr lebhaft.

Mittel hilft seelisch-geistig bei: Unruhezuständen; wildem, unbegreiflichem, erregtem Benehmen; irrem Gelächter; allzu üppig blühender Phantasie; Halluzinationen; Zusammenfahren und Erschrecken, wenn sich jemand nähert; dem Gefühl, völlig neben sich zu stehen und unzurechnungsfähig zu sein; schlimmen Alpträumen; Schläfrigkeit, ohne jedoch schlafen zu können.

Mittel hilft körperlich bei: ungewöhnlicher Licht-, Geräusch-, Berührungs-, Druck-, Bewegungs-, Vibrations- oder Schmerzempfindlichkeit; Krampfanfällen; pochendem Kopfschmerz, als sei einem sämtliches Blut zu Kopfe gestiegen (verschlimmert durch Sonne, Kälte, Schock, Menstruation, Bewegung, Vornüberbeugen, Augenbewegungen); heißem, gerötetem Gesicht, wobei die Umgebung des Munds und die Lippen jedoch sehr blass sind; Ohrenschmerzen, vor allem rechts (verschlimmern sich bei nassem Kopf oder Kälte); geweiteten, starren Pupillen und Lichtscheu; leuchtendroter Zunge, die manchmal an den Rändern wund und in der Mitte belegt ist; trockenem, krampfartigem, ein Kitzelgefühl verursachendem Husten, der beim Sprechen schlimmer wird; Wundgefühl im Schlund, dabei Berührungsempfindlichkeit und Halsschmerzen, die Kopf und Hals immer wieder zucken lassen (vor allem bei Schluckversuchen); Verlangen nach Zitronensaft, der jedoch keine Erleichterung bringt; Nierenentzündung; Hin- und Herwerfen im Schlaf; brennender, trockener, geröteter und pochend schmerzender Haut, dabei kalten Händen und Füßen; bei Kleinkindern: Schmerzen beim Zahnen.

Viele der oben genannten Symptome werden verschlimmert durch Vibrationen, Bewegung, Licht, Lärm, Druck, Sonne sowie durch Friseurbesuch (Haareschneiden) und Hinlegen. Meist sind sie außerdem rechts schlimmer als links, und von 23 Uhr an werden die Beschwerden stärker. Oftmals werden sie gelindert durch Stehen, aufrechtes Sitzen, Aufenthalt im Warmen und warme Anwendungen auf den betroffenen Körperpartien.

Spezielle Indikation: fiebriger Scharlach.
Komplementärmittel: Calcium carbonicum.
Antidote: Camphora, Coffea, Opium, Aconitum; daneben Acetylsäure (in Obst, Zitronensaft, Essig), Tee, Kaffee.

■ Bryonia

Herkunft: Rote (Rotbeerige) Zaunrübe, Teufelsrübe (Bryonia alba oder Bryonia cretica dioica). Das Homöopathikum wird aus der frischen Wurzel, gesammelt vor der Blütezeit der Pflanze, zubereitet. Diese enthält verschiedene bittere Cucurbitacine, Bryosid, Bryoamarid, Bryoduicosid, die Triterpene Bryonon- und Bryonolsäure, Anthrachinon, Chrysophansäure, die Enzyme Perioxidase und Elaterase sowie Pyrogene (fiebererzeugende Substanzen) und Polysaccharide. Da Bryonia die Bindegewebe, die serösen (sekretabsondernden) Schleimhäute, Gelenkscheiden, Sehnen und Bänder sowie Nervenhüllen beeinflusst, die sämtlich von Rheuma befallen und schmerzhaft entzündet sein können, wird das Homöopathikum häufig Rheumakranken verordnet, vor allem, wenn sie auch an Fieber leiden.

Konstitutionstyp: Personen, die am besten auf Bryonia reagieren, sind oft von etwas schwerfälliger Intelligenz, rundlich und fleischig, mit dunklem Teint und dunklen Haaren; sie klagen oft über stechende Schmerzen und sind leicht verärgert oder irritiert.

Mittel hilft seelisch-geistig bei: dem Gefühl von Müdigkeit, Mattigkeit, Lustlosigkeit, sich zu bewegen oder auf ein Gespräch einzugehen; dumpfem Gefühl im Kopf, als würde er gleich zerspringen, dabei jedoch Reizbarkeit; dem irrtümlichen Gefühl, fern von zu Hause zu sein und heim zu wollen, obwohl man doch daheim ist; dem Verlangen nach etwas Unbestimmtem oder Unmöglichem, oder Ablehnung dessen, was man erst haben wollte, dann aber nicht mehr interessant findet, sobald man es angeboten bekommt; Angst vor dem Tod oder davor, nie mehr gesund zu werden; Hoffnungslosigkeit; Sorgen um Arbeit oder Geld, vor allem nach Auseinandersetzungen mit Vorgesetzten; sorgenvollen Träumen, in denen oft Geld oder Arbeit eine Rolle spielen.

Mittel hilft körperlich bei: berstendem Kopfschmerz, der sich bei der kleinsten Bewegung oder auch durch zu viel Essen, Alkohol, heiße Getränke, Erkältung und Husten verschlimmert, hingegen durch festen Druck und Kälte besser wird; schweren Lidern und stechenden Augenschmerzen; trockenen, aufgesprungenen und juckenden Lippen; übelschmeckender, belegter Zunge; trockener, verengter Kehle; extremem Durst in langen Zeitabständen; Erbrechen nach fettigen Mahlzeiten oder heißen Getränken; Verlangen nach Fleisch oder ungewöhnlichen Speisen; dem Gefühl, man habe einen Stein im Magen – verschlimmert durch Draufdrücken; hartem, massigem, bröckeligem, schwarz oder angekohlt aussehendem Stuhl; Schmerzen im Brustkorb, die so stark sind, dass man sich beim Husten um die Brust oder an den Kopf greift; Schmerzen um die Rippen, die sich durch Husten, Trinken, warme Räume sowie nachts verschlimmern; kalten Händen und Füßen; bei Rheumakranken: heiße, geschwollene, schmerzende Gelenke, die bei kalter Zugluft oder kleinsten Bewegungen noch mehr wehtun; übermäßiges Schwitzen, wobei der Schweiß säuerlich riecht; bei Frauen: harte, entzündete Brüste, als entstehe ein Abszess in ihnen, wobei die kleinste Bewegung alles noch schlimmer macht.

Viele der oben genannten Symptome verschlechtern sich durch Aufregung, helles Licht, Lärm, Berührung, Bewegung und Essen. Auch sind sie meist morgens, gegen neun Uhr, schlimmer als sonst (also dann, wenn Delirium und Fieber normalerweise ihren Höhepunkt erreichen) sowie nachmittags um 15 Uhr. Kalte, trockene Winde und Zugluft sollten gemieden werden. Kühle Luft hingegen sowie fester kühler Druck (kalter Wickel) auf den betroffenen Körperpartien bringen gewöhnlich Erleichterung.

Komplementärmittel: Natrium muriaticum, Natrium sulfuricum sowie, etwas weniger wirksam, auch Alumina.
Antidote: Aconitum, Chamomilla, Nux vomica.

■ Calcium carbonicum

Herkunft: Kalziumkarbonat (Calcium carbonicum oder Calcarea carbonica Hahnemanni), ein von Hahnemann selbst eingeführtes Pulver aus Austernschalenkalk. Die Ursubstanz des Homöopathikums wird aus den inneren, schneeweißen Teilen zerbrochener Austernschalen der Ostrea edulis hergestellt; sie enthält Mangan, Kalzium und verschiedene andere Spurenelemente. Kalzium ist ungemein wichtig für den Aufbau gesunder Knochen und das gute Funktionieren von Nerven und Muskeln.

Konstitutionstyp: Erwachsene, die gut auf Calcium carbonicum reagieren, sind gewöhnlich hellhäutig, schlaff und übergewichtig und haben einen kalten, feuchten Händedruck. Kinder, die gut auf dieses Homöopathikum ansprechen, sind meist von rundlicher Statur, ungelenk und haben einen kalkigweißen Teint, grobe Haut und borstiges, lockiges Haar; oft schwitzen sie nachts am Kopf. Calcium-carbonicum-Persönlichkeiten gehören zu den wenigen Menschen, die sich besser fühlen, wenn sie Verstopfung haben.

Mittel hilft seelisch-geistig bei: Depression; Überempfindlichkeit, zarter Gemütsverfassung; Angst, sich zum Narren zu machen; Angst vor der Dunkelheit oder davor, verrückt zu werden; Unfähigkeit, sich von emotionalen Aufregungen zu erholen; Arbeitssucht, gefolgt von plötzlicher Faulheit und Sorgen um das eigene Ego, die eigene gesundheitliche Verfassung; Passivität, Widerwillen, auf Fragen zu antworten; Abneigung gegen alles und jeden; Sorgen um Geringfügigkeiten, Herummachen an Kleinigkeiten, Trödeln; Selbstmitleid und Weinen deswegen; Wiederkäuen aller Einzelheiten eigener Beschwerden oder Erkrankungen, bis anderen fast der Kragen platzt; schlechtem Gedächtnis, Vergessen dessen, was man gerade erst gelesen hat; Neigung zu extremer Religiosität – zum Beispiel, den ganzen Tag die Bibel lesen; Grausamkeit gegen Menschen und Tiere, wobei man jedoch Tränen vergießt, wenn man von solchen Grausamkeiten erzählt; Schwierigkeiten beim Einschlafen, dann aufwachen und grübeln, was alles schief gehen könnte; nächtlichen Alpträumen.

Mittel hilft körperlich bei: nächtlichem Schwitzen am Kopf; sich kalt und feucht anfühlendem Kopfbereich; Kopfschmerzen, die in der rechten Schläfe konzentriert sind und durch extreme Hitze oder Kälte oder Überhitzung ausgelöst werden; Kopfschmerzen, weil man nicht gefrühstückt hat; Schwindelgefühl; akuten Augenentzündungen, wobei das Weiße im Auge stark gerötet ist, vor allem im rechten Auge; Katarakt (Grauem Star); ständigem, übel riechendem Ausfluss aus den Ohren; Nasenpolypen; geschwollenen Mandeln und Halslymphknoten; geschwollenen Halsdrüsen; Brustschweiß; grober Haut mit großen Poren; Schweißdrüsenekzemen; Frostbeulen; übermäßig großer Schweißabsonderung ohne besonderen oder mit schlechtem Geruch; Skoliose (Wirbelsäulenverbiegung); brennendem Gefühl an den Fußsohlen, weswegen man sie nachts aus dem Bett hängen lässt; schlechter motorischer Koordination, Ungeschicklichkeit; zu gutem Appetit, großem Verlangen nach Eiern, eingelegten und sauren Lebensmitteln, Süßem sowie rohen Kartoffeln; Aversion gegen Kaffee, Fleisch und Milch (wobei Milch andere Symptome verschlimmern kann); stark riechendem Urin; Gallensteinen; Hämorrhoiden; Verbesserung des Allgemeinbefindens bei Verstopfung, Verschlechterung hingegen, wenn der Darm sich häufig regt; bei Kindern: großer Kopf und Fontanellen, die sich nur langsam schließen; verspätetes oder mit Komplikationen behaftetes Zahnen; spätes Laufenlernen oder Unsicherheit beim Laufen infolge von Übergewicht; Verlangen nach Ungenießbarem wie etwa Seife, Erde oder Kalk; bei Frauen: verfrühte oder abnorm starke Menstruationsblutungen.

Die oben genannten Symptome werden verstärkt durch Zugluft, Kälte, kalten feuchten Wind sowie Sport und Gymnastik; zwischen 14 und 15 Uhr sind sie meist am schlimmsten. Morgens verringern sie sich allmählich, werden bei Verstopfung besser und hören meist auf, wenn man sich auf die betroffene Seite legt.

Komplementärmittel: Rhus toxicodendron, Belladonna, Lycopodium, Phosphorus, Silicea, Platinum.
Antidote: Acidum nitricum, Camphora, Ipecacuanha, Nux vomica.
Inkompatible/unverträgliche Mittel: Bryonia, Sulfur.

■ Calcium phosphoricum

Herkunft: Caleium phosphoricum wird aus Kalziumhydrogenphosphat zubereitet.

Konstitutionstyp: Calcium phosphoricum ist vor allem für Menschen gedacht, die unzufrieden wirken und nie recht wissen, was sie wollen; diese Leute sind oft ziemlich dünn (noch dünner als »Calcium-carbonicum-Persönlichkeiten«), haben dunkles Haar, lange Beine und einen schlaffen Bauch; als Kleinkinder haben sie oftmals erst spät laufen gelernt. Auch jugendliche Spätentwickler/innen sprechen gut auf Calcium phosphoricum an.

Mittel hilft seelisch-geistig bei: Nervosität, innerer Unruhe, Herumzappeln; Unwillen, sich einer Routine zu beugen; unentwegtem Bedürfnis nach Stimulation und Neuem; Schwierigkeiten, morgens aus dem Bett zu kommen.

Mittel hilft körperlich bei: Taubheits- oder Kribbelgefühlen in Händen und Füßen; Schwitzen der Kopfhaut; raschem Zahnverfall; schmerzenden Knochen und Gelenken; schlecht heilenden Knochenbrüchen; Verlangen nach Schinkenrinde und anderen sehr würzigen Nahrungsmitteln; schlechter Verdauung, Magenschmerzen nach dem Essen, Neigung zu Erbrechen, Aufruhr im Magen nach dem Genuss von Speiseeis; sehr weichem, grünverfärbtem Stuhl; bei Kindern: verspätetes Schließen der Fontanellen; verspätetes oder kompliziertes Zahnen; Wachstumsschmerzen; Kopfweh bei Schulkindern.

Die oben genannten Symptome werden gewöhnlich noch schlimmer bei feuchtem, kaltem, wechselhaftem Wetter oder in der Schneeschmelze, durch körperliche Anstrengung, beim Heben schwerer Gegenstände und durch Kummer und Sorgen; auch schlechte Nachrichten, sexuelle Exzesse und Liebeskummer wirken sich sehr negativ auf die Beschwerden aus. Im Sommer bzw. bei trockenem, warmem Wetter bessert sich der Zustand oft dramatisch.

Komplementärmittel: Ruta, Hepar sulfuris.

■ Cantharis

Herkunft: Das Homöopathikum wird aus dem Käfer Cantharis (auch: Lytta vesicatoria) hergestellt, der missverständlicherweise auch Spanische Fliege heißt und ein raschwirksames Irritans namens Cantharidin enthält. In der traditionellen Medizin verwendete man den getrockneten, pulverisierten Käfer, um damit Kahlköpfigkeit zu kurieren, Abtreibungen herbeizuführen und das sexuelle Interesse zu beleben. Menschen, die diese Substanz einnahmen, bekamen davon brennende Hals- und Magenschmerzen, hatten Schluckschwierigkeiten, Brechreiz, Erbrechen, Durchfall und starken Harndrang; ganz Unglückliche bekamen Krämpfe oder fielen gar ins Koma: Cantharidenpflaster werden von Heilpraktikern noch heute angewandt, um Hautbläschen zu erzeugen, die Fieber und Entzündungen aus dem Körper ausleiten sollen.

Konstitutionstyp: Cantharis sollte das Mittel der ersten Wahl sein bei Menschen, die aussehen, als litten sie fürchterlich.

Mittel hilft seelisch-geistig bei: Wutanfällen, die noch schlimmer werden, wenn man etwas Blankes oder Leuchtendes anschaut oder sich beim Trinken an den Hals fasst; übermäßiger sexueller Begierde, die sich zu einem schier unbezwingbaren Drang nach Geschlechtsverkehr auswächst; extremen Angstzuständen; Schreianfällen; grobem, sehr unhöflichem, streitsüchtigem, reizbarem, sogar gewalttätigem Verhalten; Verlust des Bewusstseins (völlig außer sich geraten).

Mittel hilft körperlich bei: dem Gefühl, Gegenstände in verschiedenen Gelbabstufungen wahrzunehmen; brennendem Gefühl im Hals und großem Durst, doch Zögern, etwas zu trinken, weil das Anfälle von Atemnot verursachen würde; Appetitmangel; Brennen im Magen; Abscheu vor Tabak(rauch); Brust- oder Rippenfellentzündung, begleitet von Schweißausbrüchen und Herzklopfen; Wundrose; Verbrennungen und Verbrühungen, die sich durch kalte Anwendungen bessern; Insektenbissen mit schwärzlichem Wundzentrum; Rötung und Infektion, die sich innerhalb von vier Stunden ausbreitet; Schwellungen und sekretabsondernden Hautausschlägen an den Händen; eiskalten Händen, wobei die Fingernägel sich jedoch glühendheiß anfühlen; nächtlichem Brennen an den Fußsohlen; schwerer Blasenentzündung mit einem brennendheißen Entzündungsherd, die sich rasch verschlechtert und nicht ignoriert werden kann; brennenden Schmerzen im Unterleib, die sich anfühlen, als würden die Darmschleimhäute abgezogen; stark aufgedunsenem Unterleib; Durchfall mit Brennen und Hitzegefühl.

Die oben genannten Symptome werden verschlimmert durch Berührung, Bewegung, Kaffee und kaltes Wasser; meist nehmen die Beschwerden nachmittags zu. Sie reagieren jedoch günstig auf Wärme und sanfte Massage und nehmen auch ab, wenn man aufstoßen oder Winde ablassen kann; nachts und morgens sind sie weniger ausgeprägt.

Komplementärmittel: Belladonna, Mercurius solubilis Hahnemanni, Phosphorus, Sepia, Sulfur.
Antidote: Aconitum, Pulsatilla, Camphora.

■ Carbo vegetabilis

Herkunft: Das Homöopathikum wird aus Holzkohle (Carbo vegetalis oder auch Carbo ligni) hergestellt. Meist handelt es sich um ausgeglühte Kohle von Rotbuchen- oder Birkenholz, manchmal auch von Pappeln. Das Mittel soll vor allem übermäßigen Schleim aus dem Verdauungstrakt befördern helfen. Medizinische Kohle (gereinigte Tier- oder Holzkohle) wird bis heute dazu benutzt, Verdauungsgase zu absorbieren und die Fermentierung im Darm zu verringern.

Konstitutionstyp: Am besten hilft Carbo vegetabilis bei Menschen, die sich darüber beklagen, dass sie sich seit einer bestimmten Erkrankung oder einem Unfall nie mehr so richtig gesund gefühlt hätten. Meist nennen sie als erstes Symptom »geistige Langsamkeit, Abbau der geistigen Kräfte«.

Mittel hilft seelisch-geistig bei: verlangsamter Denkfähigkeit und Mangel an geistiger Energie; unzuverlässigem, von »Löchern« durchsetztem Gedächtnis; Tageslicht vor der Dunkelheit den Vorzug geben; Angst vor übernatürlichen Kräften; Interesselosigkeit an den neuesten Nachrichten, dem Alltagsgeschehen; fixen Ideen.

Mittel hilft körperlich bei: Kopfschmerzen am Morgen, vor allem nach zu reichlichem Essen – der Kopf fühlt sich heiß und schwer an; Neigung zu Ohnmachtsanfällen; Schwindelgefühl sowie bei Brechreiz; purpurfarbenem oder grünlich-blassem Gesicht; geröteter Nasenspitze; bitterem, salzigem Geschmack im Mund; kaltem Atem, kalter Zunge; Heiserkeit; krampfartigem Husten mit Spucken, Würgen und Schleimausspeien; Bronchitis, vor allem bei älteren Menschen, die rauchen; Ungeschicklichkeit, schlechter motorischer Koordination; kalten, blau angelaufenen Händen und Füßen; kalter, feuchter Haut; Verlangen nach zugefächelter Luft, weil der Körper sich brennendheiß anfühlt, obwohl er äußerlich kalt ist; inneren oder äußeren Blutungen; stockendem Blutfluss in den Venen oder blutenden Krampfadern; Gangrän (Wundbrand); kalten, geschwollenen Beinen; Aversion gegen Milch und Fleisch; Gier nach Salzigem oder Saurem, nach Süßem sowie Kaffee; Verdauungsproblemen, gleichgültig, wie man sich ernährt; Blähungen und Flatulenzen nach Genuss der meisten Nahrungsmittel, vor allem fettigen- brennendem Gefühl im Magen und in der Herzgegend, saurem Aufstoßen und Wiederhochkommen von Essen; Verdauungsbeschwerden, die sich durch allzu reichliches oder zu fettes Essen sowie sehr spät eingenommene Mahlzeiten verschlimmern.

Die oben genannten Symptome bessern sich meist durch Kälte, Frischluft und Aufstoßen. Fette Speisen, Milch, Kaffee und Wein verschlimmern das Unbehagen; am ausgeprägtesten ist es bei warmem, feuchtem Wetter, abends und in Ruhelage.

Komplementärmittel: Kalium carbonicum, Phosphorus, Pulsatilla.

Antidote: Nux vomica, Camphora, Arsenicum album, Ambra.

▪ Causticum

Herkunft: Das Causticum Hahnemanni, ein Ätzstoff, wurde von Hahnemann selbst erfunden. Ausgangsmaterial ist frisch gebrannter Kalk mit Kaliumhydrogensulfat, nach den Vorschriften des Deutschen Homöopathischen Arzneibuchs verarbeitet. Es eignet sich besonders bei Erkrankungen, die von örtlichen Lähmungen, einem Gefühl des Brennens, wunder Haut oder Hautausschlägen usw. begleitet sind, welche zuerst durch Cortisongaben unterdrückt wurden.

Konstitutionstyp: Am besten reagieren auf das Causticum Menschen mit dunkler Haar- und Augenfarbe und blässlicher Haut, von schwächlicher Statur und eher rigide im Denken. Kinder, die gut auf Causticum reagieren, sind oft ausgesprochen leicht erregbar, extrovertiert, interessieren sich sehr für alles, was um sie herum vorgeht, und können Ungerechtigkeiten nicht ausstehen.

Mittel hilft seelisch-geistig bei: Pessimismus, Depression, Angstzuständen; intellektueller Faulheit; plötzlichen Tränen- und Emotionsausbrüchen; (über)starkem Mitleid mit Menschen oder Tieren in Not und Schmerz; Mangel an Selbstvertrauen; Reizbarkeit; Kritik an allem und jedem; Argwohn und auch Misstrauen, die Schüchternheit und Nervosität verbergen sollen; *bei Kindern:* Weigerung, abends ins Bett zu gehen.

Mittel hilft körperlich bei: Schwindelgefühl beim Vornüber- oder Seitwärtsbeugen, als befände sich zwischen Gehirn und Schädel ein freier Raum; Bellscher Lähmung (Gesichtslähmung); Rauschen und Dröhnen im Ohr; Echoeffekt beim Hören der eigenen Stimme; Erkältungen, die sich auf die Ohren schlagen; hängenden Lidern und Visusverschlechterung, zeitweiligem Sehverlust; Wundgefühl in der Nase und dickem, gelblichem Schnupfen; Nasenlaufen nach dem Schnäuzen, das sich durch kalte Getränke bessert; trockenem, in der Kehle kitzelndem Husten; Heiserkeit, vor allem morgens; kratzendem Gefühl im Hals, dabei schmerzloser Stimmverlust; Stimmbandlähmungen; Rheuma mit Muskelsteifigkeit infolge verspannter Sehnen und Bänder; steifem Hals nach Sitzen in Zugluft; deformierten Gelenken, die stechend oder reißend schmerzen; Warzen im Gesicht oder an den Fingern; Narben oder verheilten Wunden, die wieder aufreißen oder sich bemerkbar machen; bei Frauen: verfrüht einsetzende Menstruationsblutungen, die spärlich sind und nachts oder in Ruhelage aufhören; Stressinkontinenz; Blasenentzündung mit starkem Harndrang, jedoch kaum Harnabgang.

Die oben genannten Symptome sind oft rechts schlimmer als links, reagieren jedoch günstig auf Feuchtigkeit und Wärme. Kalte, trockene Winde, süße Nahrungsmittel, Kaffee, Kummer und Schreck- oder Angstzustände verschlimmern das Befinden.

Komplementärmittel: Carbo vegetabilis, Petroselinum.
Inkompatible/unverträgliche Mittel: Phosphorus, Coffea.

■ Chamomilla

Herkunft: Echte Kamille (Matricaria chamomilla). Sie enthält ätherisches Öl mit Azulen, Bisabolol, Matricin und zahlreichen krampflösend wirkenden Flavonen, außerdem Apigenin- und Luteolinglucusid, Rutin, Hyperosid, Cumarine sowie Cholin. Das Homöopathikum wird aus der frischen, ganzen, blühenden Pflanze zubereitet. Als Heilkraut (zum Beispiel Tee) wird Kamillentee für Rollkuren bei Magengeschwüren, Zahnfleischwunden, zur Nervenberuhigung und bei Gebärmutterproblemen eingesetzt.

Konstitutionstyp: Personen, die am besten auf Chamomilla reagieren, haben meist eine sehr niedrige Schmerzschwelle, sind oft schlechter Laune und beklagen sich gern über alles mögliche. Oft beginnen sie dabei mit den Worten: »Ich kann es nicht ausstehen, wenn …«

Mittel hilft seelisch-geistig bei: innerem Aufruhr; Grobheit; Gemeinheit; schlechter Laune gegenüber allen und allem, auch sich selbst; Unmöglichkeit, die betreffende Person zufriedenzustellen, wie ein Kind, das ruhig ist, wenn man es herumträgt, aber zu schreien beginnt, sobald man es absetzt; der Neigung, beim leisesten Schmerz oder Unbehagen aus dem Bett zu springen und herumzulaufen.

Mittel hilft körperlich bei: Schwitzen und Ohnmachtsneigung; leisesten Schmerzen; dumpfem Gefühl im Kopf; durch Ärger hervorgerufenen epileptischen Zuckungen; pochendem Gefühl in einer Kopfhälfte, das besser wird, wenn man den Kopf zurückbeugt; einer geröteten, einer blassen Wange; schweren Ohrenschmerzen mit Verstopfungsgefühl im betroffenen Ohr; Tinnitus (Ohrensausen und Schwindel); Zahnschmerzen, die sich durch kalte Getränke bessern, durch warme Getränke oder nachts jedoch heftig verschlimmern; gelblich belegter Zunge; Brennen in der Herzgegend; trockenem, stakkatoartigem Husten; Husten im Schlaf oder bei Verärgerung; Müdigkeit, ohne jedoch einschlafen zu können; morgendlicher Verschlafenheit; Angstträumen, bei denen man ruckartig aufwacht und zornig wird; Wimmern und Weinen im Schlaf; sich sehr heiß anfühlender Haut; heißem, brennendem Gefühl an den Füßen, die man deshalb nachts aus dem Bett streckt; Unterleibsschmerzen, bei denen man die Beine anzieht oder sich zusammenrollt; allgemein heftigen Schmerzen; Durchfall mit dünnem, schleimigem, hellgrünlichem Stuhl; heißem, nach faulen Eiern stinkendem Stuhl; bei Kindern: Zahnen, vor allem, wenn es begleitet ist von Fieber und grünverfärbtem Stuhl; bei Frauen: schwere Menstruationsblutungen, begleitet von wehenartigen Schmerzen.

Die oben genannten Symptome verschlimmern sich fast stets, wenn man schlechter Laune ist, sowie bei Hitze, kaltem Wind, Frischluft und Aufstoßen; nachts sind sie meist heftiger, ab 21 Uhr abends. Warmes, feuchtes Wetter sowie Fasten bringen oft Linderung; Kinder fühlen sich besser, wenn sie auf den Arm genommen und herumgetragen werden.

Komplementärmittel: Belladonna, Magnesium phosphoricum.
Antidote: Camphora, Nux vomica, Pulsatilla.

■ Chelidonium

Herkunft: Schöllkraut (Chelidonium majus). Es enthält außer dem papaverinähnlichen (opiumähnlichen) Chelidonin noch weitere Alkaloide, dazu Berberin, Sanguinarin, Fumarin, Pflanzensäuren sowie Harze. Das Homöopathikum wird aus den frischen, im Frühjahr gesammelten unterirdischen Teilen der Pflanze zubereitet. Es wirkt hauptsächlich auf die Leber und die Gallenblase.

Konstitutionstyp: Chelidonium hat eine gewisse Affinität zu dünnen, hellhäutigen, hellhaarigen, lethargischen Persönlichkeiten.

Mittel hilft seelisch-geistig bei: Depression, Angstzuständen; Pessimismus und Verzagtheit; geistiger Langsamkeit, Unwilligkeit, sich anzustrengen; Neigung zum Grübeln; Weinerlichkeit.

Mittel hilft körperlich bei: Kopfschmerzen, begleitet von starkem Schweregefühl, Lethargie und Schläfrigkeit; Kopf, der sich wie Blei anfühlt; Kater, der Hochsetzen oder Aufstehen unmöglich macht; Katarakt (Grauem Star); Schläfrigkeit tagsüber; belegter Zunge mit Zahnabdrücken; nächtlich auftretendem Asthma; Schmerzen um den unteren Rand des rechten Schulterblatts; verdorbenem Magen mit Brechreiz und Erbrechen; Gier nach Käse und heißen Getränken (manchmal auch: Abscheu vor Käse); geschwollener Leber, begleitet von Schwindelgefühl und Erbrechen; Blähungen im Oberbauch; Gallenbeschwerden.

Die oben genannten Symptome werden im Allgemeinen verschlimmert durch Bewegung, Hitze, Berührung und Wetterwechsel; sie betreffen außerdem meist die rechte Seite und sind nachts um vier Uhr, morgens und nachmittags gegen 16 Uhr deutlich schlimmer als sonst. Milch, heiße Getränke, Essen sowie fester Druck bringen normalerweise Erleichterung.

Komplementärmittel: Lycopodium, Bryonia.
Antidot: Chamomilla.

■ China

Herkunft: Chinarindenbaum, Cinchonabaum (Cinchona succiruba oder Cinchona calisaya), ein immergrüner Busch, der in Java, Ostindien, Mittel- und Südamerika beheimatet ist. Seine Rinde enthält Chinin (es wird als Anti-Malaria- und Anti-Fieber-Mittel sowie gelegentlich zu Abtreibungsversuchen eingesetzt), außerdem Chinidin, Conchonin und andere Alkaloide, Chinagerbsäure, Chinova- und verschiedene Phenolsäuren, Beta-Sistosterol und ein Gemisch saurer Saponine. Das Homöopathikum wird aus getrockneter Zweigrinde hergestellt. Eine Chininvergiftung verursacht Kontraktionen der Bronchien, der Milz und der Gebärmutter, irritiert Magen, Innenohrschnecke und die Retina, bewirkt Proteinurie (Eiweiße im Urin) sowie Erhitzung, Schweiß und Fieber. Das Homöopathikum ist sehr wohltuend nach stark schwächenden Erkrankungen sowie großem Flüssigkeitsverlust.

Konstitutionstyp: Menschen mit künstlerischer oder poetischer Ader reagieren normalerweise sehr gut auf China.

Mittel hilft seelisch-geistig bei: Apathie, Gleichgültigkeit; Konzentrationsmangel; emotionaler Unausgeglichenheit, Schreckhaftigkeit, Überempfindlichkeit; nervöser Erschöpfung; Zornesausbrüchen trotz allgemein umgänglichen Wesens; Unfähigkeit, Gefühle geradeheraus auszudrücken; »Luftschlösserbauen«, im Traum den Helden oder die Heldin spielen; Träumen, in denen man die Tagesereignisse Revue passieren lässt.

Mittel hilft körperlich bei: Kopfweh, das bei Druck auf die schmerzende Region aufhört, beim Haarekämmen jedoch intensiver wird; Neuralgie; Schwindelgefühl; Krampfanfällen; Blutungen und Nasenbluten; Tinnitus (Ohrensausen); schwachen, zitternden Muskeln; Fieber mit Frösteln und Schweißausbrüchen, wobei man während des Schwitzens nichts trinken möchte, wohl aber während des Schüttelfrosts; übermäßigem Schwitzen; allgemeinem Erröten und Frösteln, ohne Fieber; bleicher, gelblicher Gesichtsfarbe; sehr berührungsempfindlicher Haut; geschwollenen Knöcheln; Aufstoßen, das jedoch die Verdauungsbeschwerden nicht lindert; dem Gefühl, Essensreste seien im Brustkorb bzw. in der Speiseröhre stecken geblieben; Aversion gegen Butter und fette Speisen; Verlangen nach Alkohol; Entzündung des Magen-Darm-Kanals; Gallenleiden; unangenehmen Blähungen, die bei Bewegung schlimmer werden; Blut im Urin; geschwollener Leber und Milz; schaumigem, gelbem, scheibchenweise abgehendem Stuhl.

Die oben genannten Symptome bessern sich nicht durch Essen, Kälte, Zugluft, Bewegung oder Berührung der betroffenen Gebiete; sie sind außerdem meist nachts sowie im Herbst schlimmer als sonst. Schlaf, Wärme und fester Druck helfen in aller Regel.

Komplementärmittel: Ferrum metallicum sowie Calcium phosphoricum.

Antidote: Arnica, Arsenicum album sowie Ipecacuanha.

■ Colocynthis

Herkunft: Koloquinte (Citrullus colocynthis) auch Bitterapfel genannt. Die Früchte der Pflanze enthalten verschiedene Bitterstoffe sowie Citrullol, Phenolsäuren und die Aminosäure Citrullin. Das Homöopathikum wird aus den reifen, geschälten, entkernten Früchten hergestellt und vor allem bei starker Verärgerung und Wutausbrüchen (samt ihren destruktiven Folgen) sowie bei schweren Unterleibsschmerzen oder Koliken eingesetzt. Wer Colocynthisfrüchte isst, bekommt starke Darmbeschwerden und -schmerzen und muss sich beim Stuhlgang sehr anstrengen, obwohl der Stuhl selbst ziemlich wässrig ist.

Konstitutionstyp: Am besten sprechen hellhäutige, hellhaarige Menschen auf Colocynthis an.

Mittel hilft seelisch-geistig bei: Zorn, Wut, Empörung; extremer Reizbarkeit, die durch Befragen noch schlimmer wird; heftiger Verlegenheit infolge beleidigender Bemerkungen.

Mittel hilft körperlich bei: Schwindelgefühl, wenn man steht und den Kopf nach links dreht oder senkt; Kopfschmerzen, die sich durch Wärme oder Druck bessern; Trigeminusneuralgie; Magenschmerzen mit Brechreiz und Erbrechen; plötzlich einschießenden, sehr entnervenden Schmerzen um die Nieren oder an den Eierstöcken; Ischiasleiden; Gicht; Rheuma; furchtbaren Unterleibsschmerzen, die besser werden, wenn man sich auf die Seite legt und die Knie bis zum Kinn zieht; krampfartigen Unterleibsschmerzen mit Durchfall, die besser werden, wenn man Winde abgehen lassen kann.

Alle oben genannten Symptome verschlimmern sich durch Zorn und Verärgerung, außerdem durch Essen, Trinken und feuchte Kälte; gegen 16 Uhr sind sie meist am schlimmsten. Fester Druck, Wärme, Schlaf, Kaffee und Windeablassen schaffen meist Erleichterung.

Antidote: Coffea, Staphisagria, Chamomilla.

■ Dioscorea

Herkunft: Zottige Yamswurzel (Dioscorea villosa). Das Homöopathikum wird aus dem frischen Wurzelstock zubereitet, der nach der Blütezeit der Pflanze gesammelt wird; er enthält eine Substanz namens Dioscorein, die auf die den Darm und die Genitalregion durchziehenden Nerven höchst irritierend wirkt.

Konstitutionstyp: kein besonderer.

Mittel hilft seelisch-geistig bei: der Neigung, Dinge mit falschen Namen zu bezeichnen.

Mittel hilft körperlich bei: Schmerzen in der Brustmitte sowie die Arme entlang, begleitet von Atemnot; Magengrummeln, als sänke der Magen ab; allgemeinem Unbehagen im Oberbauchbereich; Aufstoßen, vor allem nach Genuss von Tee; Schmerz in der Lebergegend (rechter Oberbauch), der zur rechten Brustwarze ausstrahlt; ständigen Unterleibsschmerzen, akzentuiert von akuten, krampfartigen Schmerzen, die bis in andere Körperbereiche, ja sogar in Finger und Zehen ausstrahlen können; nervöser Übererregbarkeit der Verdauungs- und Genitalorgane mit starken Krampfbeschwerden.

Alle oben genannten Symptome werden gewöhnlich abends und nachts schlimmer; Zusammenrollen oder Hinlegen helfen nicht. Aufstehen, Strecken und Recken, Spaziergänge im Freien sowie Druck auf die betroffene Region haben meist günstige Wirkung.

Antidote: Chamomilla, Camphora.

■ Dulcamara

Herkunft: Bittersüß (Solanum dulcamara), ein Nachtschattengewächs. Die Pflanze enthält ein Alkaloid namens Solanin (es lähmt den Vagusnerv und veranlasst das Herz, rascher zu schlagen), außerdem Solamarin, das Sapogenin Yamogenin, Cholin, Chlorogensäure sowie viel Kalium. Das Homöopathikum wird aus den jungen Trieben und Blättern der Pflanze zubereitet, die vor ihrer Blütezeit gesammelt werden. Traditionell wird es hauptsächlich bei Beschwerden eingesetzt, die sich durch Wetterwechsel von Wärme zu Kälte oder von Wärme zu feuchter Kälte ergeben.

Konstitutionstyp: kein besonderer.

Mittel hilft seelisch-geistig bei: Ruhelosigkeit; Neigung zu Wutanfällen.

Mittel hilft körperlich bei: Lähmungen oder Schwächeerscheinungen, die durch Kälte und Nässe verschlimmert werden; wunden, juckenden, blutenden oder krustigen Haut- oder Kopfhautausschlägen; Bandwurmbefall; großen, glatten, fleischigen oder flachen Warzen; Urticaria (Nesselsucht); Schnupfen, der sich in warmen Räumen verschlimmert; Heiserkeit; Aushusten großer Schleimmengen; Husten, der in Ruhelage schlimmer wird; Schmerzen in der Nabelgegend; gelblichem oder grünlichem Durchfall; Schwierigkeiten beim Stuhlgang oder Wasserlassen, nachdem man sich erkältet hat.

Die meisten der oben genannten Symptome bessern sich durch Wärme und Bewegung. Stillhalten, feuchte Kälte, Nasswerden und rasches Abkühlen nach einem Schweißausbruch machen alles meist nur schlimmer

Komplementärmittel: Barium carbonicum.
Antidote: Camphora, Cuprum metallicum.
Inkompatible/unverträgliche Mittel: Belladonna, Lachesis.

■ Euphrasia

Herkunft: Augentrost (Euphrasia officinalis oder E. sticta). Das Homöopathikum wird aus der frischen, ganzen, blühenden Pflanze zubereitet, die unter anderem das Glykosid Rhinantin (Aucubin), ätherische und fette Öle sowie Bitterstoffe enthält; in der traditionellen Medizin nutzt man sie zur Linderung von Augenbeschwerden. Der englische Dichter Milton schrieb dazu, der Erzengel »reinigt' seiner Augen Nerv mit Augentrost und Gartenkraut', denn vieles musst' er sehn«.[1]

Konstitutionstyp: kein besonderer.

Mittel hilft seelisch-geistig bei: keinen speziellen Beschwerden.

Mittel hilft körperlich bei: schlimmen Kopfschmerzen; heftigem, brennendem Ausfluss aus den Augen; tränenden Augen;

---

1 Gartenraute: in der englischen Poesie ein Sinnbild der Reue (Anm. d. Übers.).

Bindehautentzündung; starker Lichtempfindlichkeit; getrübter Sicht; klebrigem Schleim oder kleinen Bläschen auf der Augenhornhaut; heißen, roten Wangen; mildem Schnupfen mit wässrigen Nasenabsonderungen; Masern im Frühstadium; Verstopfung; *bei Frauen:* kurze, schmerzhafte Blutungen, die nur eine Stunde pro Tag anhalten, oder auch Ausbleiben der Monatsblutung, dabei Augenbeschwerden; *bei Männern:* Prostataentzündung.
Die oben genannten Symptome verschlimmern sich im Allgemeinen bei Wärme, Südwind, hellem Licht und Aufenthalt im Haus; auch sind sie abends meist schlimmer als sonst. Kaffee und abgedunkelte Räume lindern sie häufig.

Antidote: Camphora, Pulsatilla.

■ Ferrum phosphoricum

Herkunft: phosphorsaures Eisen (Ferrum phosphoricum). Am besten wirkt es in den Anfangsstadien von Entzündungen, wenn sich der Blutfluss zu den entzündeten Geweben erhöht.

Konstitutionstyp: Menschen, die am besten auf Ferrum phosphoricum reagieren, sind oft ziemlich blass, anämisch (»blutarm«), beklagen sich über vielerlei, und manchmal steigt ihnen heftige Röte ins Gesicht.

Mittel hilft seelisch-geistig bei: keinen speziellen Beschwerden.

Mittel hilft körperlich bei: Kopfschmerzen, die besser werden, wenn man die Stirn in kaltes Wasser taucht; blassem Gesicht, das oft ganz plötzlich tiefrot anläuft; Katarrh im Kopfbereich, der mit Nasenbluten beginnt; Ohrenschmerzen; Heiserkeit, Rachenentzündung; trockenem, abgehacktem Husten mit Schmerzen in der Brust; rheumabefallenen Gelenken, dabei erhöhter Temperatur und plötzlich einschießenden Schmerzen, die zu Beginn der Bewegung schlimmer werden, bei sanfter Gymnastik aber abnehmen; Fieber, das langsam beginnt, vor allem solches, bei dem das Gesicht blass ist und sich rote Flecken auf den Wangen zeigen, der Puls schwach und rasch geht und gegen ein Uhr nachmittags Schüttelfrost einsetzt; Blutungen, vor allem, wenn das Blut hellrot ist; Aversion gegen Fleisch und Milch; Gier nach Stimulanzien; saurem Aufstoßen und Erbrechen unverdauter Nahrung; Stress-Inkontinenz und nächtlichem Bettnässen; Frühstadium von Ruhr mit Blut im Stuhl; *bei Frauen:* Menstruationen in dreiwöchigem Abstand, mit starken, ziehenden Schmerzen in der Gebärmutter und Scheitelkopfschmerz; Scheidentrockenheit.

Die oben genannten Symptome verschlimmern sich meist durch Drehungen zur Seite, Berührung, Bewegung, Liegen auf der rechten Seite, Erhitzung, Aufenthalt in der Sonne sowie dadurch, dass man nicht ins Schwitzen gerät, wie man es eigentlich sollte, oder auch heilsame Schweißausbrüche durch Antiperspiranzien unterdrückt; die Beschwerden sind außerdem oft heftiger zwischen vier und sechs Uhr morgens. Kalte Anwendungen und sanfte Gymnastik bringen gewöhnlich Erleichterung.

Komplementärmittel: Kalium muriaticum, Kalium phosphoricum, Calcium phosphoricum.

■ Gelsemium

Herkunft: Falscher Jasmin, auch Gelber Gift-Jasmin genannt (Gelsemium sempervirens). Das Homöopathikum wird aus dem frischen Wurzelstock oder aus der Rinde zubereitet. Zu den Wirkstoffen der Pflanze gehören vor allem verschiedene Alkaloide, die auf das Atmungs- und Bewegungszentrum im Gehirn einwirken und Lähmungen, Muskelzittern und Entzündungen auslösen können.

Konstitutionstyp: Menschen mit nicht besonders ausgeprägter Intelligenz und etwas schwerfälligem Ausdruck sowie bläulicher Gesichtsfarbe reagieren oft besonders gut auf Gelsemium. Auch starken Raucherinnen und Rauchern tut dieses Mittel gut.

Mittel hilft seelisch-geistig bei: Angstzuständen und Phobien, begleitet von Zittern und Harndrang; Ängsten, die darum kreisen, dass man fällt, sich aus großer Höhe herabstürzt, zum Zahnarzt oder sich operieren lassen muss oder das Herz plötzlich stillstünde, wenn man sich nicht sofort bewege; Antriebsschwäche und Schläfrigkeit; Schlaflosigkeit vor Aufregung; Nervosität und dem Gefühl, nutzlos zu sein.

Mittel hilft körperlich bei: schwerem Kopf, der sich anfühlt, als läge ein enges Band darum; Kopfschmerzen, die nach dem Wasserlassen, nach Erbrechen oder Schlafen vergehen, bei hellem

Licht oder Bewegung jedoch schlimmer werden; Schwindel- oder Ohnmachtsgefühl; sich wund anfühlender Kopfhaut; gerötetem, schwerem, heißem, verschwitztem Gesicht; Ohrenschmerzen; Augenlidern, die schwer sind und zufallen möchten; Sehstörungen oder Doppeltsehen; brennendem Schmerz im rechten Auge; sommerlichen Erkältungen mit leichtem Fieber, Niesen und wässrigem Schnupfen; üblem Geschmack im Mund; tauber, zitternder, dick gelblich belegter Zunge; rauem Hals mit geröteten Mandeln, dabei Ohrenschmerzen und Schluckbeschwerden, oft begleitet von Angstzuständen und verschlimmert durch heiße Getränke; trockenem Husten; schweren, müden, schmerzenden, zitternden Gliedern, begleitet von Nackenschmerzen; Zucken oder Tremor einzelner Muskeln, die sich kalt und kitzlig anfühlen; grippeähnlichem Schüttelfrost mit Schauern entlang der Wirbelsäule, dazwischen Hitzewellen; Durstmangel; *bei Frauen:* schmerzhafte Menstruationen oder Gebärmutterschmerzen unabhängig von der Menstruation.

Die oben genannten Symptome sind meist frühmorgens sowie vor dem Zubettgehen am schlimmsten; Sonne, Hitze, Feuchtigkeit, Nebel, Tabak(rauch), markerschütternder Donner, Aufregung, emotionaler Stress, Sorgenmachen (auch wegen der Symptome) und Lampenfieber vor öffentlichen Auftritten wirken sich ungünstig aus. Frische Luft, Bewegung, Wasserlassen, Genuss von Stimulanzien (Kaffee, Tee, Colagetränken) oder Alkohol, lokale Wärmeanwendungen sowie Vornüberbeugen schaffen Erleichterung.

Antidote: Coffea, China, Digitalis.

■ Glonoinum

Herkunft: Dieses Homöopathikum wird aus Nitroglyzerin, einer hochexplosiven Flüssigkeit, hergestellt. Der Wirkstoff des Nitroglyzerins ist Stickstoffoxidul, auch Lachgas genannt; es erweitert die Blutgefäße und senkt den Blutdruck.

Konstitutionstyp: Glonoinum wirkt am besten bei Frauen mit Bluthochdruck, vor allem solchen mit gerötetem Gesicht und Übergewicht.

Mittel hilft seelisch-geistig bei: Verwirrung; Verlust des Orientierungssinns.

Mittel hilft körperlich bei: dem Gefühl, Hals oder Kopf müssten gleich platzen; Schwindelgefühl; Kopfschmerzen, vor allem, wenn sie durch extreme Hitze oder Kälte, plötzliches Drehen oder Seitwärtsbewegen, heftige Emotionen oder das Aufhören der Monatsblutung hervorgerufen wurden; *bei Frauen:* Hitzewallungen in den Wechseljahren.

Die oben genannten Symptome werden meist schlimmer durch Hitze, Anstrengung, Lärm, Sonnenlicht, helles Lampenlicht, Wein, Stimulanzien, enge oder schwere Kleidung sowie bei zu niedrigem Bett (zu dicht am oder direkt auf dem Boden schlafen). Kalte Luft, kalte Anwendungen, fester Druck, Zurücklegen des Kopfes und Ruhelage, bei der der Kopf höher zu liegen kommt als die Hüften, lindern die Beschwerden meistens.

Antidot: Aconitum.

■ Graphites

Herkunft: Das Homöopathikum wird aus Reißblei, dem natürlich vorkommenden Graphit, zubereitet; es enthält Kohlenstoff, Kieselsäure, Eisen, Mangan und andere Spurenelemente. Früher benutzte man Graphit, um nichtentzündliche Wunden zu behandeln.

Konstitutionstyp: Ältere Frauen, die übergewichtig sind, unter Verstopfung leiden, denen oft kalt ist und die ziemlich melancholisch sind, reagieren gut auf Graphites. Das gleiche gilt für dunkelhaarige Menschen mit eher grobgeschnittenen Zügen und erdigem Teint. Graphites-Typen verrichten oft schwere Arbeit an frischer Luft oder fahren Lastwagen.

Mittel hilft seelisch-geistig bei: Unentschlossenheit, Schüchternheit, Mangel an Reaktionen auf äußere Ereignisse; schlechtem Kurzzeitgedächtnis; Angst beim Gewahrwerden, dass das Gehirn nicht richtig funktioniert; gelegentlicher Depression; großer Schreckhaftigkeit; Neigung, beim Anhören von Musik sehr emotional zu werden und in Tränen auszubrechen.

Mittel hilft körperlich bei: Haarausfall; Taubheitsgefühlen und Krämpfen in Händen und Füßen; Lichtempfindlichkeit; Hörverlust, der durch Hintergrundgeräusche besser wird; nässendem Ekzem hinterm Ohr; dem Gefühl, ein Spinnweb breite sich übers Gesicht; periodisch wiederkehrenden Hitzewallungen und Schweißausbrüchen, oft gefolgt von Nasenbluten; geschwollenen Drüsen; rauer, trockener, aufgesprungener Haut; Narbengeschwülsten; Herpesbläschen an den Lippen; Neigung zu Entzündung selbst kleinster Schnitt- oder Schürfwunden; Hautläsionen, aus denen dicker, honigfarbener Eiter quillt; Verhärtung von Narbengeweben; Zwölffingerdarmgeschwüren, die durch warmes Essen und Hinlegen besser werden oder die sich mit Hautbeschwerden abwechseln; Aversion gegen Süßes, Fisch sowie Salziges; Verstopfung, wobei man unter großer Mühe umfangreiche, klumpige Brocken herauspresst; *bei Frauen:* spät einsetzende Menstruationsblutungen, zudem auch Verstopfung; seltene bis kaum noch auftretende Blutungen, dabei vergrößerte Eierstöcke oder hart anschwellende Brüste.

Die oben genannten Symptome werden bei Dunkelheit oder nach dem Schlafen meistens besser, verschlimmern sich jedoch durch Kälte, den Genuss von Süßem bzw. Fisch und Meeresfrüchten sowie durch Anwendung von Cortisonpräparaten, etwa gegen die Hautausschläge. Oft sind die Beschwerden während der Menstruation heftiger als sonst, meist auch links lokalisiert.

Komplementärmittel: Hepar sulfuris, Lycopodium.
Antidote: Nux vomica, Aconitum, Arsenicum album, China.

■ Hamamelis

Herkunft: Virginische Zaubernuss (Hamamelis virginica oder auch Macrophylla dioica). Das Homöopathikum wird entweder aus den frischen Zweigrinden, Zweigspitzen und Wurzeln oder aus den frischen blühenden Zweigen zubereitet. Die Pflanze enthält unter anderem ätherische Öle, Gerbsäuren sowie Hamameltannin. Ihre Wirkstoffe können venöse Blutungen hervorrufen. Traditionell wird die Pflanze zur Verbesserung der Venendurchblutung sowie bei Hautwunden und -abschürfungen eingesetzt.

Konstitutionstyp: kein besonderer.

Mittel hilft seelisch-geistig bei: Depression und Rückzug – Alleinseinwollen, nicht angesprochen werden wollen; dem übermäßigen Wunsch, von anderen gebührend respektiert zu werden;

Rastlosigkeit; Reizbarkeit; überzogenen oder größenwahnsinnigen Ideen.

Mittel hilft körperlich bei: Kopfschmerzen, die sich bei Nasenbluten, durch Frischluft, Lesen, Denken oder Reden oftmals bessern; schmerzenden, blutunterlaufenen Augen; Hautverletzungen und Aufschürfungen; berührungsempfindlichen und rheumatisch erkrankten Gelenken; Reizhusten mit blutverflecktem Auswurf; Krampfadern; Venenentzündung; schwer zu stillenden venösen Blutungen; *bei Männern:* Nebenhodenentzündung, Harnleiterentzündung; *bei Frauen:* Gebärmutter- oder Eierstockentzündung, Mittelschmerz (beim Eisprung) oder starken Menstruationsblutungen mit sehr großen Schmerzen im Unterleib.

Die oben genannten Symptome verschlimmern sich oft in warmer feuchter Luft, bei Druck und Bewegung.

Komplementärmittel: Ferrum metallicum.
Antidot: Arnica.

■ Hepar sulfuris

Herkunft: Kalkschwefelleber (Hepar sulfuris calcareum oder Calcium sulfuratum Hahnemanni). Das Homöopathikum, von Hahnemann selbst entwickelt, ist eine Sonderverarbeitung aus dem weißen inneren Bestandteil der Austernschale und aus Schwefelblumen. In früheren Zeiten verwendete man dieses Mittel, um den unerwünschten Nebenwirkungen vieler quecksilberhaltiger Arzneien entgegenzuwirken.

Konstitutionstyp: Hepar sulfuris hilft am besten bei Menschen, die übergewichtig, schlaff, blässlich, träge und eher depressiv sind; solche Leute sehen oft aus, als hätten sie eine Menge durchgemacht, und lassen sich meist dankbar in den nächstbesten Sessel sinken.

Mittel hilft seelisch-geistig bei: Reizbarkeit sich selbst und anderen gegenüber, die allerdings tiefe Ängste verschleiert; großer Empfindlichkeit gegenüber Berührung, Schmerzen, kalter trockener Luft, Lärm, Störungen jeglicher Art; Neigung zu Hast, Impulsivität und Veränderungen um der Veränderung willen; unvernünftigen Zu- und Abneigungen gegenüber anderen; Neigung, leicht gekränkt zu sein; äußerer Ruhe, die inneren Aufruhr überspielen soll; dem Gefühl, sehr viel durchgemacht zu haben und anderen immerzu erklären zu müssen, was in der Vergangenheit schon alles schief gelaufen ist.

Mittel hilft körperlich bei: Ohnmachtsanfällen bei geringfügigen Schmerzen; Stirn- und Nasennebenhöhlenentzündung mit großer Druckempfindlichkeit der befallenen Region, wobei die Symptome durch Vornüberbeugen schlimmer und durch Wärme gelindert werden; Geschwüren der Augenhornhaut; Bindehautentzündung; Lippenherpes oder Geschwüren in den Mundwinkeln (Aphthen); Erkältungen, die mit Kribbeln in der Kehle beginnen; dem Gefühl, man habe eine Gräte im Hals stecken; Halsweh, das beim Schlucken Ohrenschmerzen verursacht; Heiserkeit oder Stimmverlust; Erstickungsanfall oder heftiger Schmerz beim Schlucken, wobei ein warmer Schal um den Hals Erleichterung bringt; Mandelentzündung und geschwollenen Halslymphknoten; trockenem, heiserem Husten durch Verkühlung; hohlem Husten, bei dem man sich zusammenkrümmt, dabei rasselndem, flatterndem Geräusch im Brustkorb (durch lockeren Auswurf), dazu Brechreiz und Erbrechen, nachts am schlimmsten; erschöpfendem Husten, der zwischen 18 Uhr und Mitternacht am schlimmsten ist; Grippe mit Niesanfällen, Fieber, Schweißausbrüchen und Verlangen nach Wärme trotz hoher Temperatur; Abszessen oder Eiterbeulen, wobei der Schweiß säuerlich riecht; ständigem Verlangen nach kleinen Schlucken Flüssigkeit (Kinder sind manchmal auch überhaupt nicht durstig); Gier nach Fettem, nach Salatsaucen und sauren oder in Essig eingelegten Nahrungsmitteln; Aversion gegen Alkohol; Durchfall, der durch den Genuss reifer, saftiger Früchte, Gemüse und geeister Nahrungsmittel noch schlimmer wird.

Die oben genannten Symptome werden durch kalte Luft, Zugluft, Entkleiden und Berührung der betroffenen Körperstelle gewöhnlich verschlimmert und sind meist morgens sowie beim Liegen auf der jeweils betroffenen Seite am ärgsten. Eine Mahlzeit einnehmen, im Warmen bleiben, Kompressen auflegen und den Kopfbereich warm umwickeln – all das hingegen hilft.

Gut passende Zweitmittel: Calcium carbonicum, Calcium sulfuricum.

Komplementärmittel: Calendula.

Antidote: Belladonna, Chamomilla, Silicea, Kalium jodatum.

■ Hyoscyamus

Herkunft: Bilsenkraut (Hyoscyamus niger). Das Homöopathikum wird aus der ganzen, frischen, blühenden Pflanze zubereitet, die 1-Hyoscinamin, Scopolamin und (etwa die Tollkirsche) Atropin enthält und hauptsächlich auf das zentrale Nervensystem wirkt.

Konstitutionstyp: Hyoscyamus wirkt am besten bei älteren und senilen Menschen sowie bei Personen, die oft mit sich selbst reden oder Gespräche mit Menschen führen, die gar nicht anwesend bzw. längst tot sind. Hyoscyamus-Typen leben meist in ihrer ganz eigenen Welt.

Mittel hilft seelisch-geistig bei: unverständlichem, erregtem Benehmen, das nicht von Fieber oder Infektion herrührt; Obsessionen (Besessenheit); Ängstlichkeit, Eifersucht, starkem Misstrauen; Neigung zu obszönem Reden oder Handeln.

Mittel hilft körperlich bei: unwillkürlichen Zuckungen von Kopf, Armen und Händen; Husten, der sich beim Aufsitzen bessert, beim Hinlegen aber schlimmer wird; Muskelzuckungen, dabei seltsam eckigen Bewegungen; extrem empfindlicher Haut; dem Verlangen, sich auszuziehen oder die Bettdecke von sich zu werfen; häufigem Harndrang, auch wenn dann wenig Urin fließt; häufigem Stuhldrang, wobei selten Stuhl abgeht, und wenn, dann in kleinen Mengen.

Die oben genannten Symptome bessern sich meist, wenn man sich vornüberbeugt, werden nachts jedoch meist unangenehmer; Essen oder Hinlegen haben keinen günstigen Einfluss.

Antidote: Belladonna, Camphora.

■ Hypericum

Herkunft: Johanniskraut (Hypericum perforatum). Die Pflanze enthält das photodynamisch wirkende (lichtempfindlich machende) Pigment Hypericin, außerdem die Flavone Hyperosid und Quercetin, ätherisches Öl und Gerbstoffe. Das Homöopathikum wird aus der frischen, blühenden Pflanze zubereitet und vor allem zur Behandlung von Nervenverletzungen eingesetzt, da es vorrangig auf das zentrale Nervensystern wirkt.

Konstitutionstyp: kein besonderer.

Mittel hilft seelisch-geistig bei: Schläfrigkeit, Depressionen.

Mittel hilft körperlich bei: Gehirnerschütterung; Neuralgien; eiskaltem Schweregefühl im Kopf; dem Gefühl, als schwebe der Kopf hoch in der Luft; Augenverletzungen; Unwohlfühlen nach einem Zahnarztbesuch; ziehenden oder reißenden Zahnschmerzen; belegter Zunge mit belagfreier Zungenspitze; schweren, einschießenden Schmerzen, die an der Wirbelsäule entlang nach oben oder unten zu wandern scheinen; punktförmigen, von Nägeln, Splittern oder Bissen verursachten Wunden; Finger- oder Zehenquetschungen; großem Durst; Verlangen nach Wein oder heißen Getränken; Übelkeit; Durchfall, wobei der Stuhl lose und gelblich ist; schmerzenden, blutenden Hämorrhoiden; äußerst unangenehmen Schmerzen im After; *bei Frauen:* verspätet eintretende Menstruationen, begleitet von Kopfschmerzen.

Die oben genannten Symptome bessern sich oft, wenn man den Kopf zurücklegt; Kälte, Feuchtigkeit oder Nebel verschlimmern sie hingegen meist, ebenso der Aufenthalt in warmen, ungelüfteten Räumen; wird der Körper berührt oder an irgendeiner Stelle von Kleidung entblößt, nehmen die Beschwerden meist zu.

Antidote: Arsenicum album, Chamomilla.

▪ Ignatia

Herkunft: Ignatiusbohne (Ignatia amara oder Strychnos ignatii). Das Homöopathikum wird aus den reifen, getrockneten Samen zubereitet, die das stark wirksame Gift Strychnin sowie Brucin enthalten. Strychnin wirkt auf das zentrale Nervensystem.

Konstitutionstyp: Ignatia wirkt sehr effektiv bei Kindern, die intelligent, altklug und leicht erregbar sind, sowie bei Erwachsenen, die wach, nervös, recht bleich sind, zu häufigem Seufzen und Gähnen neigen, einen ziemlich angestrengten Gesichtsausdruck haben, der oft von häufigem Blinzeln oder einem anderen »Tic«

im Gesicht begleitet wird. Ignatia-Typen sind emotional sehr instabil; sie neigen zu sprunghaftem, manchmal auch perversem Verhalten. Frauen, die gut auf Ignatia reagieren, sind häufig Künstlerinnen.

Mittel hilft seelisch-geistig bei: rasch wechselnder Gemütsverfassung; Furchtsamkeit, Angst vor dem Allein-Ausgehen oder davor, beim Ergreifen der Initiative ertappt zu werden; plötzlichen Tränenausbrüchen; Neigung zu Selbstmitleid, Selbstanklagen und Hysterie; Neigung dazu, leicht schockierbar, emotional leicht überdrehbar, etwa durch Kummer, Liebe, Sorgen; leichten Depressionen, depressiver Stimmung; Unfähigkeit, Wut oder Zorn angemessen auszudrücken; Geräuschempfindlichkeit, vor allem beim Lernen oder Studieren; Unfähigkeit, sich aufs Arbeiten zu konzentrieren; dem übersteigerten Wunsch, soziale Verantwortung zu übernehmen und überall einen guten Eindruck zu hinterlassen.

Mittel hilft körperlich bei: Kopfschmerzen, als würde ein Nagel seitlich in den Kopf getrieben, und schlimmer, wenn man sich auf die betroffene Seite legt; nervösem Kopfweh (auch bei Kindern), das durch Hitze besser, durch Kaffee schlimmer wird; Ohnmachtsanfällen in engen Räumen; Schweißperlen auf Stirn und Oberlippe, die beim Essen verschwinden; saurem Geschmack im Mund; Schluckauf oder krampfartigem, unangenehmem Aufstoßen; Fieberkrämpfen; großem Durst und Schüttelfrost; rotem Gesicht, das sich jedoch kühl anfühlt; Entzündung, die bei festem Druck besser wird; extremer Schmerzempfindlichkeit; Schmerz, der sich auf eng umgrenztem Raum konzentriert; Atemnot; Kitzelhusten; Halsweh, das bei Genuss fester Nahrung besser wird; dem Gefühl, einen Kloß im Hals zu haben; Verlangen nach ungewöhnlicher Nahrung, wenn man krank ist; Gier nach sauren oder säuerlichen Nahrungsmitteln; Schmerzen im Oberbauch, Übelkeit und Erbrechen, die sich durch Essen bessern; Verstopfung aus seelischen Gründen; Hämorrhoiden; Krämpfen im Rektum oder Afterprolaps mit scharfen, hochschießenden Schmerzen; *bei Frauen:* schmerzhafte Gebärmutterkrämpfe während der Menstruation.

Die oben genannten Symptome bessern sich oft durch Essen, Wasserlassen, festen Druck, Umhergehen oder Hinlegen, Liegen auf der schmerzenden Seite und äußere Hitze. Angst, Furcht, Frischluft, Kälte, zu dicke oder unpassende Kleidung, Kaffee, Hochprozentiges, Tabak(rauch) und starke Gerüche wirken generell verschlimmernd; die Symptome sind meist auch morgens und nach dem Essen heftiger als sonst.

Komplementärmittel: Natrium muriaticum.
Antidote: Pulsatilla, Cocculus, Chamomilla.
Inkompatible/unverträgliche Mittel: Coffea, Tabacum, Nux vomica.

■ Ipecacuanha

Herkunft: Brechwurzel (Ipecacuanha, Cephaelis oder Uragoga ipecacuanha), eine tropische Pflanze, die unter anderem die Alkaloide Emetin, Cephaelin und Psychotrin sowie Glukoside, saure Saponine und Cholin enthält. Das Homöopathikum wird aus der getrockneten Wurzel zubereitet. Ihr Hauptwirkstoff, das Emetin, wird in der Schulmedizin als Expectorans (auswurfförderndes Hustenmittel) und Emeticum (Brechmittel) benutzt. In der Pflanzenheilkunde wird Ipecacuanha bei Hautentzündungen verwendet.
Konstitutionstyp: kein besonderer.
Mittel hilft seelisch-geistig bei: Angstzuständen; Todesangst; Verachtung der ganzen Umgebung; düsterer Gemütsverfassung.
Mittel hilft körperlich bei: einem Ohnmachtsanfall; Nasenbluten; ständigem Kältegefühl; Erstickungsanfällen oder Atemschwierigkeiten; dem Wunsch, gleichzeitig zu husten und zu erbrechen; ständiger Übelkeit, die durch Erbrechen nicht gelindert wird; Asthma, nach Luft schnappen müssen; bleicher, kalter, verschwitzter Haut; Rückenschmerzen; starkem Bluten, wobei hellrotes Blut zutage tritt; zu langsam gerinnendem Blut; schwachem Puls; Mangel an Durst.

Die oben genannten Symptome sind nicht beständig, sondern kommen und gehen; gewöhnlich sind sie im Winter am unangenehmsten und werden von Umhergehen wie von Hinlegen verschlimmert. Stress oder Verlegenheit können die Beschwerden auslösen.

Komplementärmittel: Cuprum metallicum, Arnica.

Antidote: Arsenicum album, China, Tabacum.

■ Kalium carbonicum

Herkunft: Das Homöopathikum wird aus Kaliumkarbonat (Kalium carbonicum) zubereitet.

Konstitutionstyp: Am meisten profitieren von Kalium carbonicum Menschen, die eine teigig-blasse Haut und Plattfüße haben, körperlich schwach und schlaff sind; oft sind sie depressiv, dogmatisch, lassen meist nur Schwarz oder Weiß gelten, ohne Zwischentöne, und besitzen ein ausgeprägtes Pflichtgefühl; Buchhaltung, Übersetzen, Juristerei sowie die Arbeit der Polizei sind für Kalium-carbonicum-Typen oft genau das richtige.

Mittel hilft seelisch-geistig bei: starken Angstgefühlen, Unglücklichsein, Reizbarkeit, großen Zukunftssorgen; Versagensängsten; Vergesslichkeit; Nervosität; überwältigendem Gefühl der Einsamkeit, wenn man allein ist; dem Empfinden, das Bett versänke im Boden, sobald man sich schlafen legt.

Mittel hilft körperlich bei: Schläfenkopfschmerz; Schwindelgefühl, das durch Gähnen oder kalten Wind ausgelöst wird; übermäßig geschwollener oberer Augenpartie; morgendlich verschwollenen Augen; verstopfter Nase, schlimmer in warmen Räumen; wässrigem, gelblichem Schnupfen mit Erstickungs- oder Brechanfällen; käsigem Geschmack im Mund; Kloßgefühl im Hals, dabei stechendem Schluckschmerz; Rückenschmerzen, vor allem vor der Menstruation; stechenden, schneidenden oder brennenden Schmerzen, wobei die schmerzende Stelle feuchtkalt oder verschwitzt ist; Asthma, das sich nachts gegen drei Uhr verschlimmert, so dass man sich aufsetzen muss; Schmerzen im Brustkorb, die nichts mit dem Ein- oder Ausatmen zu tun haben, bei Druck und Liegen auf der rechten Seite schlimmer werdend, beim Vornüberbeugen jedoch besser; trockenem, heiserem Husten und Stimmverlust; einem Magen, der oft unter Aufregung und emotionalem Stress leidet; Gier nach süßen, stärkehaltigen oder sauren Speisen sowie säuerlichen Getränken; dem Gefühl, als läge ein schwerer Stein im Magen; Übelkeit, gefolgt von saurem, wässrigem Erbrechen; Erstickungsanfällen beim Essen; aufgedunsenem, kolikartig schmerzendem Leib; Blähungen, die beim Vorn- oder Hintüberbeugen besser werden, sich aber durch Trinken eiskalten Wassers verschlimmern; *bei Frauen:* prämenstruelles Schwächegefühl und Depressivität oder auch Menstruationsschmerzen, die an Wehen erinnern.

Die oben genannten Symptome bessern sich oft durch Wärme, Feuchtigkeit und Bewegung und geben sich meist im Lauf des Tages; sie werden verschlimmert durch heiße Getränke, Kaffee, kalte Umgebung, Wetterwechsel, Druck, Berührung, Ruhen und Liegen auf der betroffenen Seite; am stärksten sind sie nach Geschlechtsverkehr und zwischen zwei und vier Uhr morgens.

Komplementärmittel: Carbo vegetabilis.
Antidot: Coffea.

■ Lachesis

Herkunft: Das Homöopathikum wird aus dem Gift der Lanzenförmigen Viper hergestellt, die auch Buschmeister- oder Surucucu-Schlange (Lachesis mutus oder Lachesis trigonocephalus) genannt wird. Das Sekret aus den Giftdrüsen dieser Schlange enthält Hämolysine, Hämagglutinine, Koaguline, Antikoaguline, Hämorrhagin, Cytolysin und verschiedene Neurotoxine. Je nach Größe und Gewicht stirbt das Opfer, das von dieser Schlange gebissen wird, einen raschen Tod, weil das Gift Nervenimpulse innerhalb des Herzmuskels hemmt, oder es siecht langsamer dahin, weil das Gift die Blutgerinnung blockiert und die Zerstörung roter Blutkörperchen beschleunigt, so dass Gelbsucht, Infektion und innere oder äußere Blutungen schließlich zum Tode führen.

Konstitutionstyp: Lachesis wirkt besonders gut bei Menschen, die übererregbar und zitterig, dabei ziemlich aufgedunsen wirken und deren Nerven dringend eines Ventils und der Beruhigung bedürfen; viele von ihnen sind außerdem rothaarig und sommersprossig.

Mittel hilft seelisch-geistig bei: übergroßem Redebedürfnis, Nervosität, Rastlosigkeit, Reizbarkeit; Neigung zu manchmal auch exzessivem – Misstrauen und Argwohn; gelegentlicher Depression; Eifersucht wegen Nichtigkeiten; mürrischem Verhalten, vor allem Morgenmuffelei.

Mittel hilft körperlich bei: Kopfweh, das oft schlimmer wird durch Menstruation, helles Licht, heiße Sonne; klopfendem oder bohrendem Kopfweh, das sich durch Vornüberbeugen und Bewegung im Allgemeinen verschlechtert; *Petit mal* (einem epileptischen Leiden); Ohnmachtsanfällen; verschwollenem, puterrot angelaufenem Gesicht; dem Tick, ständig mit der Zunge über die Lippen zu fahren; fadenziehendem, übel riechendem Speichel; zitternder Zunge, die trocken, rot und braun oder schwarz verfärbt und rissig ist; Schmerzen in der linken Halsseite sowie linksseitigen Ohrenschmerzen beim Schlucken; zugeschwollener, verengter Kehle, schlimmer beim Trinken heißer Getränke, bei heißen Anwendungen oder eng um den Hals geschlungenen Schals etc., doch besser beim Genuss heißer Speisen; dunkelrotem, entzündetem Rachen; Aufwachen mit Engegefühl im Hals und geschwollenen Halslymphknoten; Lungenentzündung mit allgemeiner Schwäche, schwachem Herzen und Fieber; Schweißausbrüchen und Schüttelfrost, die sich durch Essen bessern, durch Schlafen verschlimmern; Hautgeschwüren und blaugeränderter Wunden; roten, bös aussehenden Beulen, die jedoch nicht schmerzhaft sind; geschwollenen, gestauten Venen, die der Haut eine blaue Farbe verleihen; schnellem, schwachem, unregelmäßigen Puls; Klopfen in verschiedenen Körperteilen, oft begleitet von Kopfschmerzen; Herzklopfen und Ohnmacht; Angina und Atemschwierigkeiten; allgemein geschwollenen Lymphdrüsen; großem Durst; deutlich erhöhtem Appetit; Magenschmerzen und Erbrechen, verschlimmert durch enge Kleidung; Gier nach Austern, Kaffee und Alkohol; Blinddarmentzündung; Krämpfen im After und blutenden Hämorrhoiden; *bei Frauen:* starke Menstruationskrämpfe, die besser werden, sobald die Blutung einsetzt; prämenstruelles Syndrom; Hitzewallungen in den Wechseljahren.

Die oben genannten Symptome bessern sich nicht durch Berührung, heiße oder warme Bäder, heiße Getränke, Augenzumachen oder Schlafenlegen; sie sind außerdem meist im Frühling besonders ausgeprägt und links stärker als rechts. Bei Ausleitung – Ausfluss, Blutung usw. – nehmen sie jedoch in aller Regel ab.

Komplementärmittel: Crotalus, Lycopodium, Hepar sulfuris.

Antidote: Arsenicum album, Mercurius solubilis Hahnemanni, außerdem Alkohol, Salz.

■ Ledum

Herkunft: Sumpfporst (Ledum palustre). Das Homöopathikum wird aus den getrockneten jungen Sprossen zubereitet; sie enthalten ätherische Öle, Flavone, Arbutin, Ledumkampfer, Ericulin sowie andere Wirkstoffe. Traditionell wird diese Pflanze zum Heilen punktförmiger (Biss-, Splitter-) Wunden und Lindern von Schmerzen benutzt, die vom unteren Teil des Körpers nach oben aufsteigen.

Konstitutionstyp: kein besonderer.

Mittel hilft seelisch-geistig bei: Ängstlichkeit; Schüchternheit; düsterer Gemütslage sowie dem Wunsch nach Alleinsein, Ruhe; Menschenfeindlichkeit; Ungeduld und Sich-Hineinsteigern in Wutausbrüche.

Mittel hilft körperlich bei: blauem Auge; steifen Gelenken, die beweglicher werden, wenn man sie in kaltes Wasser taucht; kühler, verschwollener, rot angelaufener Haut, vor allem bei kaltem Wetter.

Die oben genannten Symptome werden keineswegs besser durch Berührung oder Wärme und verschlimmern sich nachts oft. Kalte Anwendungen haben gewöhnlich einen günstigen Einfluss.

■ Lycopodium

Herkunft: Bärlapp (Lycopodium clavatum). Die Pflanze enthält ein fettes Öl, Hexadecan-, Myristin- und Lycopodiumsäure, Beta-Sitosterol, Dihydrokaffeesäure sowie Spuren von Aluminium. Das Homöopathikum wird aus den getrockneten, pulverisierten Sporen des Bärlapp hergestellt. Ihres Fettgehalts wegen schwimmen sie auf Wasser und sind leicht entflammbar, wenn man sie in offenes Feuer wirft.

Konstitutionstyp: Lycopodium-Typen haben oft einen schmerzhaft festen Händedruck und wirken hochmütig oder unfreundlich; charakteristisch ist weiterhin ihre Magerkeit, eine leicht vornübergebeugte Haltung und eine ungesund bleiche Haut, oft zerfurcht und mit vielen Falten. Viele von ihnen gehen in die Politik, in den Lehrberuf, studieren Jura oder werden Priester.

Mittel hilft seelisch-geistig bei: Ängstlichkeit, Nervosität, Unsicherheit, Ungeduld; körperlicher, moralischer oder sozialer Feigheit (Mangel an Zivilcourage); Horror vor dem Alleingelassenwerden; Neigung zu Geheimniskrämerei; Unfähigkeit, abends einzuschlafen, weil die Gedanken sich ständig um die Ereignisse des Tages drehen; geistiger Erschöpfung trotz hoher Intelligenz; Unfähigkeit, morgens »in die Gänge zu kommen«; an Geiz grenzender Sparsamkeit; Überempfindlichkeit gegenüber Geräuschen oder Gerüchen; Hypochondrie; Gedächtnisschwäche; Aversion gegenüber neuen Herausforderungen; allzu hochgespannten Ambitionen; Reden und Lachen im Schlaf, nächtlichen Alpträumen, häufiges Aufwachen gegen vier Uhr morgens; unguten Gefühlen beim Aufwachen, als müsse der Tag Schlimmes bringen.

Mittel hilft körperlich bei: neuralgischen Kopfschmerzen, die sich an frischer Luft bessern, durch Druck oder Verstopfung jedoch verschlimmern; Blutungen aus Blutgefäßen der Augen; frühzeitiger Degenerierung der Augenhornhaut; chronischem Schnupfen; beim Einatmen sich weitenden Nasenflügeln; trockenem, verschwollenem Mund; rechtsseitigem Halsweh, das sich durch Genuss kalter Getränke verschlimmert; Luftröhrenentzündung; rechtsseitiger Lungenentzündung; hartnäckigem, trockenem Reizhusten; brennendem Schmerz zwischen den Schulterblättern; langsamer Rekonvaleszenz nach einer Grippe bzw. dem postviralen Syndrom (Erschöpfungszustand nach Virusinfektion); heißen, trockenen Händen und Füßen oder wenn der rechte Fuß viel heißer ist als der linke; Psoriasis (Schuppenflechte) auf den Handflächen; Aneurysmen (Arterienerweiterungen); pulsierendem Gefühl in den Arterien; Thyreotoxikose (schwerer Schilddrüsenstörung); Gier nach Süßem; Aversion gegen Zwiebeln; großem Hunger, der jedoch schon nach wenigen Bissen einem Unbehagen weicht; Verdauungsbeschwerden, wenn man aufs Essen warten muss; häufiger Übelkeit und Erbrechen; rötlich verfärbtem Urin mit sandigen Sedimenten darin; aufgedunsenem Leib, Blähungen; Darmträgheit, Verstopfung oder aber Krämpfen im Afterschließmuskel, die den Stuhlgang trotz Pressens unmöglich machen; blutenden Hämorrhoiden; bei Kindern: Abneigung gegen Frühstück, weil sie partout nicht in die Schule gehen wollen; Verstopfung; *bei Männern:* Zunahme der Libido, dabei jedoch Unfähigkeit, eine Erektion zu bekommen oder zu halten; Prostatavergrößerung.

Die oben genannten Symptome hören oftmals auf, wenn man bemitleidet wird, sich bewegt, entkleidet, in kalter Umgebung aufhält oder abends eine heiße Mahlzeit oder heiße Getränke zu sich nimmt; sie nehmen meist auch nach Mitternacht ab. Ungelüftete Räume, zu enge Kleidung und zu viel Essen verschlimmern die Beschwerden gewöhnlich; meist sind sie rechts schlimmer als links und erscheinen zwischen 16 und 20 Uhr am unangenehmsten.

Komplementärmittel: Calcium carbonicum, Sulfur.
Antidote: Camphora, Pulsatilla, Causticum.

■ Magnesium phosphoricum

Herkunft: Das Homöopathikum wird aus phosphorsaurem Magnesium, auch Magnesiumhydrogenphosphat (Magnesium phosphoricum) genannt, hergestellt. Es hat vor allem krampflösende Wirkung.

Konstitutionstyp: Magnesium phosphoricum ist am besten bei Menschen wirksam, die dünn und von dunklem Typ sind, nervös, müde und erschöpft.

Mittel hilft seelisch-geistig bei: Unfähigkeit, klar zu denken; Jammern und Klagen.

Mittel hilft körperlich bei: Kopfschmerzen, die sich durch geistige Anstrengung verschlimmern; Schwindelgefühl infolge von Bewegung; Tendenz, nach vorn zu kippen, wenn die Augen geschlossen sind; unwillkürlichen Zuckungen im Gesicht oder von Händen und Armen; ständigem Erröten; Neuralgie im rechten Auge oder rechtem Ohr, die sich durch kalte Waschung verschlimmert; Zahnweh, das sich bei Wärme bessert; Gaumengeschwüren, begleitet von geschwollenen Halslymphknoten; ständigem Schluckauf; Brechreiz, Würgen; schwachen oder zuckenden Muskeln; krampfartigen, unangenehmen Schmerzen, die durch Wärme und Druck besser werden, sich jedoch durch

Kälte und körperliche Anstrengung verschlimmern; Krampf in der Schreibhand; Aufstoßen, das jedoch das Unwohlgefühl im Magen nicht beseitigt; Verlangen nach kalten Getränken; Leibschmerzen und Blähungen, die durch Druck und Wärme bzw. beim Lockern der Kleidung, Umhergehen oder beim Winde ablassen besser werden; Verstopfung; *bei Frauen:* Menstruationsschmerzen, die sich durch Wärme bessern, oder zu früh einsetzende Menstruation mit dunklem, fadenziehendem Blut.

Die oben genannten Symptome werden fast immer durch Wärme, Druck und Zusammenrollen des Körpers gelindert; sie sind meist rechts schlimmer als links, nachts schlimmer als tags und werden durch Berührung, Entkleiden und Kälte ausgesprochen unangenehm.

Antidote: Belladonna, Gelsemium, Lachesis.

■ Mercurius solubilis Hahnemanni

Herkunft: »schwarzes Quecksilberoxid« (Mercurius solubilis Hahnemanni). Das Homöopathikum wird aus einem von Hahnemann selbst eingeführten Spezialgemenge hergestellt, das im Wesentlichen Mercuroamidonitrat, metallisches Quecksilber und Quecksilber(I)oxid enthält. Seinerzeit wurde Quecksilber recht freigebig allen möglichen Arzneien zugesetzt. Es kann aus dem Körper nicht vollständig ausgeschieden werden und führte daher zu chronischen oder akuten Vergiftungen.

Konstitutionstyp: Mercurius-Menschen sind meist hellhaarig, sprechen ziemlich schleppend und haben verlangsamte Reaktionen, als ob sie unter Drogen stünden.

Mittel hilft seelisch-geistig bei: dem Gefühl, »neben der Schüssel«, verlangsamt im Denken und Handeln zu sein oder nicht recht zu wissen, was man sagen oder aber antworten soll; Nervosität, Schüchternheit, Argwohn, Misstrauen, Ängstlichkeit, Rastlosigkeit, Reizbarkeit; dem Gefühl, ständig in Hetze und Hast zu sein; sehr raschem Sprechen; Verständnis- und Gedächtnisproblemen; Willenlosigkeit; dem Empfinden, die Zeit vergehe allzu langsam; Müdigkeit und Lustlosigkeit, kein Spaß mehr am Leben.

Mittel hilft körperlich bei: Neuralgie; Taubheitsgefühl in einer Körperregion; quälenden, zehrenden Kopfschmerzen; brennendem Schmerz über der linken Schläfe; dem Gefühl, ein enges Band liege über der Nase und oberhalb der Augen; verkrusteten Kopfhautwunden mit übel riechendem Sekret; starken Eiterabsonderungen aus den Ohren und Ohrenschmerzen, die durch Bettwärme schlimmer werden; chronischer Bindehautentzündung, wobei die Lider rot und geschwollen sind und zusammenkleben; stechend schmerzenden, tränenden Augen und starkem Schmerz hinter den Augäpfeln, der noch schlimmer wird, wenn man ins Feuer oder in helles Licht schaut; beißendem, wässrigem Schnupfen; Niesanfällen, bei denen sich die Nase wund und rau anfühlt, vor allem, wenn die Sonne scheint; aufgeschürften Nasenflügeln, verschlimmert durch Feuchtigkeit; schleimziehendem Speichel, der nachts aufs Kopfkissen tropft; geschwollenem Gaumen; taubem oder wundem Gaumen; zitternder Zunge; geschwollener Zunge mit Zahnabdrücken; schlechtem Atem; metallischem Geschmack im Mund; lockeren Zähnen in rot entzündetem Zahnfleisch; geschwollenem, wundem, dunkelrotem Rachen oder auch Rachengeschwüren, die einen »Kloß im Hals« bilden und das Schlucken erschweren; Halsweh, begleitet von fiebrigen Schweißausbrüchen; verkrampftem Kiefer, rechts schlimmer als links; Husten mit gelblichem Auswurf, oft nachts und in warmen Räumen schlimmer; Hustenanfällen, die sich in warmer oder in feuchter Atmosphäre, durch Zigarettenrauch oder Liegen auf der rechten Seite verstärken; schwachen, zitternden Muskeln; schmerzenden Gelenken; heißen Schweißausbrüchen mit starker Schweißabsonderung, welche die Haut beim Verdampfen sehr abkühlt; starkem und fettigem Schwitzen, das alle anderen Beschwerden zu verschlimmern scheint, vor allem nachts; Bläschen oder eitergefüllten Pusteln auf der Haut; offenen Aufschürfungen, Wund liegen; juckenden sowie stechenden Geschwüren, vor allem wenn man im Bett liegt; niedrigem Blutdruck; geschwollenen Lymphknoten; Gier nach kalten Getränken oder Stimulanzien; Magenbeschwerden, vor allem nach Genuss von Süßem und fester Nahrung; abwechselnd Verstopfung und Durchfall; chronischen Darmbeschwerden mit wundem und mit schmerzendem After; grünlichem Stuhl mit Blutspuren; schmerzhaftem

Stuhlgang; schneidenden Schmerzen im Unterleib; übermäßiger Harnproduktion und Proteinurie (Eiweiß im Urin); *bei Männern:* erhöhte Smegmaproduktion, wobei die Penisspitze empfindlich und auch wund ist; *bei Frauen:* starker Scheidenausfluss.

Die oben genannten Symptome bessern sich zumeist, wenn man sich ausruht und sich warm einpackt. Temperaturschwankungen, Hitze und Kälte, große Bettwärme, Feuchtigkeit und Schwitzen machen im Allgemeinen alles noch schlimmer; die Symptome treten außerdem zumeist eher rechts auf und sind nachts am unangenehmsten.

Komplementärmittel: Badiga, Sulfur.
Antidote: Hepar sulfuris, Aurum metallicum, Mezereum.
Inkompatible/unverträgliche Mittel: Silicea.

■ Natrium muriaticum

Herkunft: Kochsalz (Natrium muriaticum oder Natrium chloratum; Natriumchlorid). Das Homöopathikum wird aus hochgereinigtem Speisesalz hergestellt.

Konstitutionstyp: Natrium muriaticum wirkt am besten bei Menschen mit vierschrötigem Körperbau, die oft deutlich mit den Fersen zuerst auftreten; ob hell- oder dunkelhaarig, haben sie doch meist eine recht fettige Haut und eine aufgesprungene Unterlippe; sie wirken zwar bedächtig und selbstsicher, sind aber häufig introvertiert und verletzlich. Auch magere Kinder mit harten, knotigen Lymphdrüsen reagieren gut auf Natrium muriaticum.

Mittel hilft seelisch-geistig bei: Ungeduld, Ungeschicklichkeit, großer Empfindlichkeit; Außer-sich-Geraten über Kleinigkeiten; Wutausbrüchen; Weinen beim Lachen; häufigen Depressionen, vor allem morgendlichem »Blues«; Ängstlichkeit; Schwierigkeiten, die wahren Gefühle auszudrücken; dem Gefühl, verletzt oder gedemütigt worden zu sein; Neigung, Druck abzulassen, indem man sich ins Kämmerlein zurückzieht und weint; Angst vor Dunkelheit und Donner; Unfähigkeit, aus Trauer zu weinen; allzu wenig Sinn für Humor; Sentimentalität; ständigem Grübeln über Ungerechtigkeiten; scheinbar höflichem Verhalten, das doch nur Härte und Rücksichtslosigkeit verbergen soll; großen Schwierigkeiten im Zusammenleben, weil man nur in Gesellschaft umgänglich, daheim jedoch oft tyrannisch ist; allzuhohen Anforderungen an die Geduld anderer; Widersprüchlichkeiten im Verhalten.

Mittel hilft körperlich bei: schrecklicher Migräne mit Sehstörungen und Zickzacklinien vor den Augen, oftmals hervorgerufen durch überanstrengte Augen, Sonnenlicht, Reisen, öffentliche Räume voller Menschen, emotionales Trauma oder auch Gymnastik; Migräne mit Schweißausbrüchen; Kopfweh bei heranwachsenden Mädchen; hämmernden Kopfschmerzen, die oft zwischen zehn und elf Uhr vormittags am schlimmsten sind; Kopfweh, das am Hinterkopf beginnt und sich dann über den gesamten Schädel ausbreitet; linksseitigem Kopfweh, vor allem bei gebeugtem Kopf, das in Frischluft besser wird; dem Gefühl beim Aufwachen, als sei man mehr tot als lebendig; berührungsempfindlicher Kopfhaut; vorstehenden Augen; heißen, schwitzigen Händen; Taubheitsgefühl in den Händen; Warzen auf den Handinnenflächen; fettiger Haut; Gicht; Herzklopfen und Ohnmachtsneigung, durch Hinlegen verschlimmert; erhöhtem Blutdruck; Anämie (»Blutarmut«); Störungen der Milz; Rückenschmerzen, die durch festen Druck gelindert werden; Schnupfen mit klaren Absonderungen; entzündeter Nase; schmerzhaft wunder Haut unter der Nase; einseitigen Nasenschwellungen; Lippenherpes und erhöhter Temperatur; aufgesprungener Unterlippe; Taubheitsgefühl in den Lippen und auf der Zunge; einer Zunge, die rissig ist wie eine Landkarte oder sich pelzig anfühlt; Geschwüren im Mund; stark erhöhtem oder mangelhaftem Appetit; Gier nach Salzigem, frischer Milch und Bier; Aversion gegenüber Fett, Fleisch, Kaffee und saurem Wein; Abneigung gegen Salz; Verdauungsbeschwerden, die durch Rauchen schlimmer werden bzw. aufhören, wenn man nichts oder nur sehr wenig isst; plötzlich blutenden Zwölffingerdarmgeschwüren; Bettnässen; Verstopfung mit trockenem, hartem Stuhl; blutenden Analfissuren; *bei Frauen:* trockene oder wunde Scheide, Scheidenkrämpfe, wässriger Scheidenausfluss, Stress-Amenorrhö (Ausbleiben der Menstruation), auch infolge von Schock oder Trauer, unregelmäßige Menstruationen, prämenstruelles Syndrom oder Unwohlfühlen kurz nach der Monatsblutung, geschwollene Knöchel vor der Blutung.

Die oben genannten Symptome werden meist gelindert durch Frischluft, Fasten, kalte Bäder und Schlafen auf harter Matratze; sie verschlimmern sich häufig gegen zehn Uhr morgens sowie bei sehr kaltem oder gewittrigem Wetter und lassen sich keineswegs besänftigen durch geistige oder körperliche Anstrengungen, Reden, Schreiben, Körperdrehungen, Lärm, Musik, Wärme, helles Licht, warmen Sonnenschein, Zugluft, Meeresluft oder Mitgefühl anderer.

Komplementärmittel: Apis, Sepia, Thuja.
Antidote: Arsenicum album, Phosphorus,

■ Natrium sulfuricum

Herkunft: Glaubersalz, entwässertes Natriumsulfat (Natrium sulfuricum), Bestandteil vieler Heilwässer.

Konstitutionstyp: Natrium sulfuricum hilft Menschen besonders, die bleich und müde sind, schlecht aussehen, eine empfindsame Seele besitzen und vielfach verletzt worden sind.

Mittel hilft seelisch-geistig bei: Melancholie, Schweigsamkeit; schlechter Laune; innerem Aufruhr und verwirrenden Gefühlen, die oft schlimmer werden, wenn man redet oder angesprochen wird; Hin-und-hergerissen-Sein zwischen Lebenslust und Todeswünschen; Selbstmordgedanken; Schüchternheit; Ängstlichkeit; Träumen, die von fließendem Wasser handeln.

Mittel hilft körperlich bei: berstenden Kopfschmerzen im Hinterkopf und an der Stirn; Scheitelkopfweh; Kopfschmerz nach Schädeltrauma bzw. Kopfwunden; trockenem Mund und aufgesprungenen oder bläschenübersäten Lippen, Geschwüren auf Zunge oder Gaumen, als habe man scharfgewürzte Speisen gegessen; übermäßigem dünnem Speichelfluss; Abneigung, etwas zu essen; Asthma, das sich bei Kälte und Feuchtigkeit verschlimmert; grünlichem Auswurf; Atemschwierigkeiten, vor allem zwischen vier und fünf Uhr morgens oder am vierten, fünften Tag einer Erkältung – das Atmen wird nicht erleichtert durch Druck auf die Brust oder warmen bzw. feuchten Anwendungen; Husten mit Auswurf, der die Nachtruhe stört, gelindert durch Liegen auf der linken Seite, jedoch verschlimmert durch Druck auf die Brust; plötzlichen Hustenanfällen, bei denen man sich im Bett aufsetzen und abhusten muss; linksseitigem Schmerz im Brustkorb; leerem Gefühl im Brustkorb, dazu Auswurf; rheumatischen Schmerzen und Beschwerden auf der linken Körperseite; dem Gefühl, als werde der Ellbogen zusammengedrückt, vor allem bei feuchtem oder stürmischem Wetter; Druckempfindlichkeit oder scharfen, stechenden Schmerzen in der Lebergegend, die durch enge Kleidung und warmen Sonnenschein schlimmer werden; Grummeln im Bauch sowie schmerzhaften Blähungen, die man aber nicht loswerden kann; Unterleibskrämpfen; Darmbewegungen gegen fünf Uhr morgens, derentwegen man aufstehen muss; spärlich fließendem, stechende Schmerzen verursachendem Urin.

Die oben genannten Symptome werden im Allgemeinen dadurch gelindert, dass man sich warm und trocken hält und häufig die Lage/Körperposition wechselt. Feuchtigkeit, Kälte, Nässe, Seeluft, Musikhören und Liegen auf der linken Seite verschlimmern die Beschwerden zumeist; morgens sind sie in aller Regel am unangenehmsten.

Komplementärmittel: Arsenicum album, Thuja.

■ Nux vomica

Herkunft: Brechnuss oder Krähenauge (Nux vomica, auch Strychnos nux-vomica). Das Homöopathikum wird aus den reifen, getrockneten Samen der Pflanze zubereitet; sie enthalten unter anderem die an Chlorogensäure gebundenen Alkaloide Brucin, Vomicin, Colubrin und vor allem das Nervengift Strychnin, welches das Zentralnervensystem lähmt. In winzigen Spuren kann dieses Gift die Wahrnehmungsfähigkeit erhöhen und den Speichelfluss anregen; in etwas größeren Mengen führt es zu Starrkrampf und Muskelzuckungen sowie Tod durch Atemlähmung.

Konstitutionstyp: Verschiedene Menschentypen reagieren gut auf Nux vomica. Zu ihren Charakteristika gehören Selbstvertrauen, Effizienz und Vorliebe für harte Arbeit; das erklärt, weshalb viele Nux-vomica-Persönlichkeiten im Management, als Aufsichtskräfte oder in der Unternehmensführung tätig sind. Manche Nux-vomica-Typen sind stets wie aus dem Ei gepellt, herzlich und lebensfroh; andere sehen aus, als wären sie die ganze Nacht nicht ins Bett gekommen; viele sind dünn, Männer auch vorzeitig kahl; oft leiden sie an Verdauungsbeschwerden und Jähzorn und neigen zum Luxus; ihre Haut ist meist trocken, voller Fältchen und blässlich; viele haben auch Ringe unter den Augen.

Mittel hilft seelisch-geistig bei: fanatischem Perfektionismus; Reizbarkeit; Wutausbrüchen und Gewalttätigkeit, dazu eingesetzt, andere zu dominieren; Ansteuern zu hoch gesetzter Ziele, mit denen man anderen das Leben vergällt; allzu großem Streben nach Anerkennung und Bewunderung; pompöser, extravaganter Redeweise, die niemals Zweifel oder Sorgen ausdrückt; Ängstlichkeit, Hoffnungslosigkeit, Erschöpfungszuständen; Wut und Frustration, wenn nicht alles so läuft, wie man will; stetem Sorgen um die Gesundheit anderer, doch Vernachlässigung der eigenen; zu großer Impulsivität.

Mittel hilft körperlich bei: Kater nach übermäßigem Alkoholgenuss; Aufwachen mit »dickem Kopf« oder sehr empfindlichem Schädel, oder auch Kopfweh, das sich anfühlt, als würde einem ein Nagel über den Augen eingetrieben; 24-Stunden-Grippe mit Schüttelfrost und steifen, schmerzenden Muskeln; Schlaflosigkeit, verschlimmert durch Überarbeitung oder Alkohol- bzw. Medikamentenmissbrauch; Kitzeln in der Nase, das zum Niesen führt; Niesen, das an frischer Luft aufhört; nächtlich verstopfter, tagsüber laufender Nase; heißer, wunder Nase; unangenehmer Mundtrockenheit und dick belegter Zunge; Schwierigkeiten beim Schlucken (Essen rutscht zunächst, bleibt aber dann stecken); quälendem Husten mit Würgen; Kitzelhusten und Schmerzen im Rachen; Rückenschmerzen, die besser werden, wenn man sich im Bett aufsetzt oder auf die andere Seite legt; im Krankheitsfall: Gier nach Fettem, Abscheu vor Brot, Fleisch, Kaffee und Tabak(rauch); gelegentlicher Gier nach Saurem; Vorliebe für Hochprozentiges; Bestehen auf absolut taufrischen Nahrungsmitteln; Vorliebe für besonders stark bzw. sehr scharf gewürzte Speisen; Verdauungsbeschwerden mit Erbrechen; Verstopfung; Durchfall nach Genuss von saftigem Obst, Gemüse oder Reis; Unterleibskrämpfen, die durch Hitze gelindert, durch Druck verschlimmert werden; kolikartigen Schmerzen, die Übelkeit verursachen, jedoch beim Stuhlgang vergehen; Hämorrhoiden, die den

Stuhlgang stark erschweren oder unmöglich machen; *bei Frauen:* vorzeitig einsetzende Menstruationsblutungen, die dann lang und schwer verlaufen, unregelmäßige Monatsblutungen, Neigung zu prämenstruellen Ohnmachtsanfällen oder auch häufigem Harn- und Stuhldrang während der Menstruation.

Die oben genannten Symptome werden im Allgemeinen gelindert durch Wärme, Schlaf, festen Druck, Waschungen oder feuchte Anwendungen (zum Beispiel Wickel); außerdem nehmen sie oft gegen Abend ab sowie dann, wenn man von anderen in Ruhe gelassen wird. Kälte, Wind, Trockenheit, Zorn und Berührung durch andere verschlimmern die Symptome in aller Regel; sie sind außerdem meist schlimmer im Winter sowie zwischen drei und vier Uhr morgens.

Antidote: Coffea, Ignatia, Cocculus.
Inkompatibles/unverträgliches Mittel: Zincum metallicum.

■ Opium

Herkunft: Schlafmohn (Papaver somniferum). Das Homöopathikum wird aus dem milchigen Saft der unreifen Samenkapseln zubereitet; er enthält viele Alkaloide, unter anderem Morphin, Codein, Papaverin, Thebain und Narkotin. Aus dem Schlafmohn werden sowohl hochwirksame Medikamente als auch hochgiftige Drogen (etwa Heroin) hergestellt, sämtlich Abkömmlinge des Opiums, das auf das gesamte Nervensystem einwirkt und zunächst Euphorie, dann Depression hervorruft und die Vitalität stark dämpft.

Konstitutionstyp: kein besonderer.

Mittel hilft seelisch-geistig bei: Apathie, Mangel an Lebensfreude; Unfähigkeit, sich über etwas zu beklagen, wenn das angebracht wäre; Übererregtheit; Angstzuständen und ihren Folgen.

Mittel hilft körperlich bei: Gehirnschlag; Schädel- und Hirnverletzungen (etwa Gehirnerschütterung); Delirium tremens; starkem Niesen; unregelmäßiger Atmung; schweißiger oder feuchtkalter Haut; Darmlähmung nach Operationen.

Die oben genannten Symptome verschlimmern sich bei Wärme und werden im oder nach dem Schlaf erheblich schlimmer; sie bessern sich oft in kühler Umgebung, vor allem, wenn man in Bewegung bleibt.

Antidote: lpecacuanha, Nux vomica, Passiflora, außerdem schwarzer Kaffee.

■ Phosphorus

Herkunft: Das Homöopathikum wird aus amorphem gelbem Phosphor zubereitet. Eine Phosphorvergiftung wirkt sich auf fast alle Organe aus, vor allem auf Herz, Leber, Nieren und Augen sowie die Schleimhäute.

Konstitutionstyp: Phosphorus wirkt ausgezeichnet bei dünnen Kindern, die zu groß sind für ihr Alter, von zarter Gesundheit und mit ausgeprägtem Bestätigungs- und Sicherheitsbedürfnis. Wenn sie einen starren Blick bekommen, so heißt das meist, das sie verängstigt sind. Erwachsene, die am besten auf Phosphorus reagieren, sind meist von wohlproportioniertem Körperbau, haben eine zarte Haut, die leicht errötet, dazu dunkles oder auch helles Haar, oft mit rötlichem Schimmer; sie sind intelligent, gesellig und manchmal künstlerisch veranlagt; ihre Begeisterung hält jedoch meist nur für kurze Zeit an und wird anschließend oft bedauert; sie fühlen sich zum Verkauf, zur Politik und zu humanitären Unternehmungen hingezogen.

Mittel hilft seelisch-geistig bei: nervöser Anspannung, vor allem aufgrund von Überarbeitung; starker Abneigung gegen Hausaufgaben und Examina; Aufstauen von Problemen und Gefühlen, Abneigung, über Schwierigkeiten zu sprechen; Gleichgültigkeit gegenüber kranken Familienangehörigen oder Freunden oder Freundinnen; großem Geltungsbedürfnis; Angst vor Dunkelheit, Donner, Alleinsein, Sterben; der Neigung, überall gleich Katastrophen zu wittern; übergroßer Empfindlichkeit gegenüber der jeweils herrschenden Atmosphäre.

Mittel hilft körperlich bei: Kopfschmerzen, die durch Hitze schlimmer werden, jedoch durch Nahrungsaufnahme oder kalte Stirnauflagen gelindert werden können; trockener Haut; sich oft heiß anfühlenden Extremitäten; mangelhafter Durchblutung in den Fingerspitzen (und Übelkeit, falls man sie in heißes Wasser taucht); roten, tränenden Augen, die bei hellem Licht und kalter Luft noch stärker schmerzen; dem Empfinden, Gedrucktes rot zu sehen und Lampenlicht mit einem grünen Schimmer darum; Echoeffekt beim Hören der eigenen Stimme; Schwierigkeiten damit, aus Geräuschen menschliche Stimmen herauszuhören; Schweißtropfen auf der Stirn oder Oberlippe, vor allem bei geistig-seelischem oder körperlichem Stress; labilem, emotional leicht erschütterbarem Herzen, was dann zu Herzklopfen, Schwäche- oder Erstickungsgefühl führt; kleinem, schwachgehendem Puls; schwerer Anämie (»Blutarmut«); Fieber mit Schüttelfrost; Nasenbluten, hervorgerufen durch Schnäuzen; chronischem Atemwegskatarrh; Mundtrockenheit und steifer Zunge mit bräunlicher Mitte; Zahnfleischbluten; empfindlichem Rachenraum, Heiserkeit, Stimmverlust; trockenem Kitzelhusten, der sich durch Reden, Lachen und kalte Luft verschlimmert, manchmal auch Würgen und Erbrechen zur Folge hat; rostfarbenem Auswurf; Lungenentzündung, die sich durch Liegen auf der betroffenen Seite oder auf dem Rücken verschlimmert; Engegefühl im Brustkorb bzw. unterhalb des Rippenbogens, vor allem nach einer Erkältung; akutem Asthma, akuter Bronchitis; Atemschwierigkeiten; Atemwegssymptomen, die sich im Warmen bessern, beim Hinlegen oder nach dem Essen jedoch schlimmer werden; Schluckauf; brennenden Schmerzen an der Wirbelsäule; Taubheitsgefühlen oder Koordinationsverlust; Krämpfen; kalten Knien, vor allem nachts; Gier nach Salzigem, Fleisch, Speiseeis und kalten Getränken; Aversion gegenüber Süßem; Sodbrennen, das beim Essen aufhört; Druckgefühl im Magen; Übelkeit; Magengeschwüren, zu deren Symptomen verstärkter Speichelfluss gehört; Magenschleimhautblutung, vor allem in der Schwangerschaft; Sexualproblemen, die der/dem Betreffenden zwar schwer zu schaffen machen, ohne dass jedoch eine Lösung in Sicht scheint.

Die oben genannten Symptome bessern sich im Allgemeinen durch Schlaf, Reibung, Frischluft, Liegen auf der rechten Seite, Trinken sowie Berührtwerden. Körperliche oder geistige Anstrengung, heißes Essen und heiße Getränke sowie Liegen auf der schmerzenden Seite machen alles nur schlimmer; die Symptome sind außerdem zwischen Sonnenuntergang und Mitternacht sowie in gewittrigem oder wechselhaftem Wetter deutlich stärker.

Komplementärmittel: Arsenicum album, Allium cepa, Lycopodium, Silicea.
Antidot: Nux vomica.
Inkompatibles/unverträgliches Mittel: Causticum.

■ Phytolacca

Herkunft: Kermesbeere (Phytolacca decandra oder Phytolacca americana genannt). Das Homöopathikum wird aus den frischen Wurzeln oder den reifen, im Herbst gesammelten Beeren zubereitet. Sie enthalten das Alkaloid Phytolaccin, ein Saponin sowie die Phytolaccasäure. Die aktiven Wirkstoffe der Pflanze, auf denen auch das Homöopathikum basiert, beeinflussen das Nervensystem, Hals und Rachen, das Verdauungssystem sowie die Bindegewebe im ganzen Körper, einschließlich der knochennahen.
Konstitutionstyp: kein besonderer.
Mittel hilft seelisch-geistig bei: Gleichgültigkeit gegenüber Menschen und Dingen; dem Gefühl, jeden Augenblick sterben zu müssen.
Mittel hilft körperlich bei: einschießenden Schmerzen, die sich anfühlen wie Elektroschocks; Schwindelgefühl beim Aufstehen aus dem Sitzen; Schmerzen im Augapfel, die aber in Frischluft offenbar gelindert werden; dem Drang, mit den Zähnen knirschen oder die Zähne fest zusammenbeißen zu müssen; geschwollenem, schmerzendem Schlund mit Schluckbeschwerden, verschlimmert durch heiße Getränke, dabei Schmerzen am Zungengrund und die Eustachische Röhre hinauf bis zum Innenohr – beim Hineinschauen wirkt der Rachen trocken, dunkelrot und geschwollen; steifem Hals, der bei Bewegung schmerzt und nachts schlimmer wird (falls Bryonia oder Rhus toxicodendron versagen); Hüftschmerzen, die durch Reiben besser werden; Übelkeit, die durch Erbrechen gelindert wird; *bei Frauen:* steinharte, schmerzende Brüste, die bei Druck weniger schmerzen, oder knotige Brüste (Mastopathie) mit Absonderung aus den Brustwarzen und Schmerz, der von den Brüsten zum Rücken hin zieht.

Die oben genannten Symptome verschlimmern sich meist durch Kälte, kaltfeuchte Räume, Bettwärme, Bewegung und Menstruation; sie sind oft nachts heftiger als sonst sowie auf der rechten Körperseite deutlicher spürbar.

Antidote: Belladonna, Mezereum.

Inkompatibles/unverträgliches Mittel: Mercurius solubills Hahnemanni.

■ Pulsatilla

Herkunft: Wiesenküchenschelle oder Wiesenanemone (Pulsatilla nigricans bzw. Pulsatilla pratensis). Das Homöopathikum wird aus den frischen, ganzen, zur Blütezeit gesammelten Pflanzen hergestellt; sie enthalten Anemonin, Kampfer, verschiedene Säuren und Saponine.

Konstitutionstyp: Relativ kleinwüchsige Kinder, hellhäutig, hellhaarig, mit zartem Knochenbau, intelligent und fröhlich, doch auch schüchtern und sensibel, mit Neigung zu raschem Erröten, reagieren sehr gut auf Pulsatilla. Das gleiche gilt für etwas dickere, dunklere, schwerfälligere Kinder, die sich sehr nach Zuneigung sehnen, es aber schwer haben, sie selbst zu zeigen und zu geben. Auch schüchterne, freundliche, hellhäutige oder hellhaarige Erwachsene, die ziemlich rundlich sind, können von Pulsatilla profitieren. Der Pulsatilla-Typ ist leicht zu lenken und zu formen und meist recht wechselhaft.

Mittel hilft seelisch-geistig bei: Depressionen; der übergroßen Bereitschaft zur Nachgiebigkeit; übersteigertem Schutz- und Sicherheitsbedürfnis; großem Mitleid gegenüber Menschen oder Tieren in Not, oft bis hin zu Tränenausbrüchen; starker Schüchternheit; übergroßem Verlangen nach Aufmerksamkeit und Liebe; allzu starker Neigung, es anderen immer recht zu machen, zum Beispiel bei all ihren Witzen und Scherzen gute Miene zum bösen Spiel zu machen; dem Gefühl, in einem Raum ja nicht allein bleiben zu können; Angst vor Tod oder Wahnsinnigwerden; allzu wenig »Rückgrat« und Durchsetzungsfähigkeit; zu wenig Möglichkeit, Ärger angemessen auszudrücken.

Mittel hilft körperlich bei: Kopfschmerzen, die sich über den Augen konzentrieren und durch festen Druck leichter, durch Verdauungsbeschwerden stärker werden, nachts aber am schlimmsten sind; Neigung zu Ohnmachtsanfällen, vor allem in überhitzten, schlecht gelüfteten Räumen; Augenhornhaut-Geschwüren, Gerstenkörnern oder Augen-Bindehautentzündung; Fieber ganz ohne Durstgefühl; nachts verstopfter, tags laufender Nase; gelblichem Schnupfen ohne weitere Symptome, der sich in Frischluft bessert, im Warmen verschlimmert; Verlust des Geruchssinns; akuter Sinusitis (Nebenhöhlenentzündung); Nasenbluten; weißer, belegter Zunge und schlechtem Geschmack im Mund; Mundtrockenheit, doch kein Durstgefühl; Zahnschmerzen; Prickeln im Gaumen, das in kalter Luft abnimmt, im Warmen jedoch schlimmer wird; Halstrockenheit; lockerem Husten mit grünlichem Auswurf am Morgen; Schmerzen im unteren Rückenbereich, die sich durch Bewegung nicht bessern; kurzzeitigen Gelenkschmerzen, die durch Bewegen und kalte Anwendungen vergehen, bei Wärme jedoch schlimmer werden; Schlafstellung mit den Händen über dem Kopf; Schlafstörungen infolge zu üppigen Abendessens oder eines überheizten Schlafzimmers (ein wenig Gymnastik vor dem Schlafengehen verschafft gute Nachtruhe); leichter Anämie (»Blutarmut«); Herzklopfen; Krampfadern; einem Magen, der morgens verkrampft scheint und üppiges oder fettiges Essen schlecht verträgt, vor allem Schweinefleisch; Druckgefühl unter dem Rippenbogen nach den Mahlzeiten; Gier nach Süßem; Rumpel- und Gurgelgeräuschen im Bauch; übermäßigem Sexualtrieb; Bettnässen; häufigem Stuhlgang, wobei der Stuhl jedes Mal anders aussieht; *bei Frauen:* dicker, cremiger, scharfer Ausfluss aus der Scheide, spät einsetzende oder ganz ausbleibende Menstruationen, vor allem nach Schock, akuter Infektion oder anderer Krankheit.

Die oben genannten Symptome werden oftmals durch Weinen gelindert, durch Erheben der Hände über Kopfhöhe, leichte Gymnastik, Frischluft und kalte Getränke oder kalte Anwendungen; auch Mitleidsbezeigungen anderer haben einen günstigen Einfluss. Sonne, Hitze, Temperaturschwankungen, üppiges oder fettes Essen sowie Liegen auf der schmerzenden Seite verschlimmern die Beschwerden gewöhnlich, die abends und nachts stärker sind als sonst.

Komplementärmittel: Coffea, Nux vomica, Chamomilla.

■ Rhus toxicodendron

Herkunft: Giftsumach (Rhus toxicodendron), eine in Nordamerika beheimatete, in Deutschland angebaute Pflanze. Sie enthält die Wirksubstanzen Urushiol und Fisetin, dazu Gallusgerbsäure. Dieses Homöopathikum wird aus der frischen Zweigrinde oder aus den frischen Blättern der Pflanze zubereitet, die bei Berührung ein Kontaktgift absondern (manche Menschen sind allerdings auch immun dagegen). Traditionell wird der Giftsumach dazu benutzt, Versteifungen aufzulösen – und zwar körperliche, geistige und emotionale.

Konstitutionstyp: kein besonderer, mit Ausnahme eines gewissen Mangels an körperlicher und geistiger Flexibilität.

Mittel hilft seelisch-geistig bei: Tränenausbrüchen ohne besonderen Grund; Ruhelosigkeit, Nervosität und Reizbarkeit; Depression oder Selbstmordgedanken; geringer Freude an sinnlichen Wahrnehmungen; großem Misstrauen gegenüber Medikamenten und anderen Mitteln, ja Furcht, davon vergiftet zu werden; Träumen, in denen große körperliche Anstrengungen geleistet werden müssen.

Mittel hilft körperlich bei: Schwindelgefühl, als schwappe das Gehirn im Kopf herum, verschlimmert durch Umhergehen oder Aufstehen; schwerem Kopf, wie bei einem Kater; stark erhöhter Temperatur, begleitet von Verwirrung und Delirium, durch Schwitzenkönnen gelindert; Fieber nach Verkühlung; Ekzemen mit roter, geschwollener, blasenförmig aufgeworfener Haut, die brennt und juckt; herdförmig umschriebenen roten Hautflecken, wobei Röte und normale Haut deutlich voneinander abgesetzt sind; geschwollenen Augen, in denen schmerzhafte Tränen stehen; verklebten Augenlidern; empfindlicher Kopfhaut; heftig pochendem Gefühl in der Nase, die nachts verstopft ist; trockener, eingerissener, bräunlicher Zunge mit roter Spitze; Kiefergelenken, die beim Kauen knacken; locker sitzenden oder zu lang erscheinenden Zähnen; bitterem Geschmack im Mund; geschwollenem Schlund; irritierendem Husten, der beim Reden oder Singen nachlässt; steifen, schmerzenden Muskeln, die sich durch Ruhe noch mehr verkrampfen, durch Gymnastik oder Wärme jedoch lockern; Versteifung im unteren Rückenbereich; Taubheitsgefühlen in Armen und Beinen; stechenden Schmerzen, die durch

Kälte und Feuchtigkeit noch schlimmer werden; Gier nach kalten Getränken; Übelkeit und Erbrechen; Schläfrigkeit nach den Mahlzeiten; Bettnässen; sehr großen Mengen Urin beim Wasserlassen; schaumigem, übel riechendem Durchfall ohne Bauchschmerzen; Bauchschmerzen, die bei Liegen in Embryohaltung besser werden; *bei Frauen:* frühzeitig einsetzende Menstruationen, die stark sind und zu lange dauern; Brennen in der Scheide, das sich durch Wärme verschlimmert.

Die oben genannten Symptome bessern sich meist durch ständiges Bewegen und Haltungswechsel sowie Warm- und Trockenhalten. Sie werden schlimmer, sobald man sich ausruht, nach dem Ruhen zu bewegen beginnt oder die Kleider ablegt, sowie bei kaltem Wind und gewittriger Luft; nachts sind sie deutlicher spürbar.

Komplementärmittel: Bryonia, Calcium carbonicum, Phytolacca.
Antidote: Anacardium occidentale, Croton.
Inkompatible/unverträgliche Mittel: Mezereum, Graphites, Apis.

■ Ruta

Herkunft: Wein- oder Edelraute (Ruta graveolens). Sie enthält zahlreiche krampflösend wirkende Furocumarine und Alkaloide, außerdem ätherische Öle sowie das Flavon Rutin. Das Homöopathikum wird aus der ganzen frischen Pflanze zubereitet, vor der Blütezeit gesammelt. In alten Kräuterbüchern gilt die Weinraute als »Gegenmittel gegen alle gefährlichen Gifte«. In der Homöopathie wird Ruta vor allem bei Ruhelosigkeit und bei Verbrennungen und Quetschungen mit Erfolg angewandt.

Konstitutionstyp: kein besonderer.

Mittel hilft seelisch-geistig bei: Angstzuständen; Streitsucht, ständigen Widerworten; Depressionen, Unzufriedenheit mit sich selbst und anderen.

Mittel hilft körperlich bei: Kopfschmerzen aufgrund von überanstrengten Augen, häufig durch Lesen allzu kleiner Schrift, und verschlimmert durch Alkoholgenuss; geröteten, heißen Augen; Zahnfleischentzündung nach einer Zahnextraktion; »schwacher Brust« sowie Atemschwierigkeiten, mit Schmerz über dem Rippenbogen; Sehnenverletzungen und Knochenschürfungen;

Ischiasleiden, das sich sehr oft nachts im Liegen verschlimmert; tiefsitzendem Knochenschmerz; schmerzhaften Abschürfungen; Afterprolaps, der beim Vornüberbeugen noch schlimmer wird; Verstopfung mit großen Stuhl-Bollen, die schwer auszuscheiden sind, abwechselnd damit weicher Stuhl voller Blutspuren und voller schaumigem Schleim; reißenden oder ziehenden Schmerzen im Rektum.

Die oben genannten Symptome bessern sich in aller Regel durch Bewegung, verschlimmern sich jedoch durch Kälte, Feuchtigkeit, Ruhe und Hinlegen.

Komplementärmittel: Calcium phosphoricum.
Antidot: Camphora.

■ Sepia

Herkunft: Tintenfisch (Sepia officinalis). Das Homöopathikum wird aus dem getrockneten Inhalt des Tintenbeutels hergestellt; er enthält verschiedene organische und anorganische Substanzen sowie den Farbstoff Melanin. Sepia wird vor allem in Situationen benutzt, die durch eine gewisse Stasis, einen Stillstand der Lebenskräfte, charakterisiert sind, wobei Nerven- und Hormonimpulse einander auszulöschen scheinen.

Konstitutionstyp: Am besten reagieren Personen auf Sepia, die ziemlich hochgewachsen, mager und schmalhüftig sind, weiche Gesichtszüge, dunkles Haar, braune Augen, Schatten unter den Augen und eine teigige Hautfarbe haben (manchmal mit gelblichbraunem »Sattel« über Nase und Wangen). Auch wenn sie müde und depressiv aussehen, leben sie doch auf, wenn sie gefordert werden. Auch Frauen in den Wechseljahren reagieren gut auf Sepia.

Mittel hilft seelisch-geistig bei: Gleichgültigkeit, sogar gegenüber den liebsten Menschen; Reizbarkeit und Kurzangebundenheit gegenüber Familie und Freunden oder Freundinnen, die das Zusammenleben schwer machen, doch Freundlichkeit gegenüber Fremden; Unfähigkeit, die eigenen Gedanken für sich zu behalten, gleichzeitig dem Wunsch, »in einem Mauseloch verschwinden« zu können; Selbstsüchtigkeit; aufgestautem Zorn; Verzweiflung; Angst, es müsse gleich etwas Furchtbares passieren; Neigung zum Weinen, sobald man über Symptome oder Krankheiten redet; körperlicher und geistiger Erstarrung, auch wenn man scheinbar immer der »Partyclown« ist; dem Gefühl, vom Leben überwältigt zu werden und ein schlechtes Los gezogen zu haben; Neigung zu Gier und zu Vorurteilen; Neigung dazu, die Märtyrerin bzw. den Märtyrer zu spielen.

Mittel hilft körperlich bei: Kopfschmerzen mit Übelkeit, vor allem abends (oft erleichtert durch Erbrechen oder Kopfwickel, jedoch verschlimmert durch stickige Räume, Streit, Lärm, Tabakrauch, überfüllte Plätze sowie die Menstruation); Schwindel, als rolle ein Ball im Kopf herum; Haarausfall; extremer Geruchsempfindlichkeit; ständigem, salzig schmeckendem Schnupfen; einer Kehle, die gegenüber dem leisesten Druck sehr empfindlich ist; blassen Lippen, belegter Zunge und saurem Geschmack im Mund; Verdauungsbeschwerden durch Milch und fettige Speisen, vor allem abends; Übelkeit beim Riechen von Essensdüften; Gier nach scharfgewürzten Speisen sowie Wein und Weinessig; Schmerzen im Rücken und an den Seiten, die durch Gymnastik und Druck gelindert werden, sich jedoch im Stehen verschlimmern; unerträglich juckender Haut mit gelbbräunlich verfärbten Flecken; Vitiligo (»Weißfleckenkrankheit«); übel riechendem Fußschweiß; niedrigem Blutdruck; Herzklopfen; abwechselnd kalten und heißen Schweißausbrüchen; Krampfadern; Bettnässen in den ersten Schlafstadien; Blähungen und Druckempfindlichkeit des Unterleibs, die beim Liegen auf der rechten Seite nachlassen; *bei Männern:* Sexualstörungen und große Erschöpfung nach dem Sexualverkehr; *bei Frauen:* Menstruationsstörungen und Hitzewallungen in den Wechseljahren, Gebärmuttersenkung oder Gebärmuttervorfall, Schmerzen beim Geschlechtsverkehr, Aversion gegen Sex und Berührtwerden.

Die oben genannten Symptome verschwinden meist nach dem Essen, Schlafen, nach Gymnastik oder heißen Anwendungen sowie in gewittriger Atmosphäre. Sie verschlechtern sich im Allgemeinen durch Kälte, Tabak(rauch), geistige Erschöpfung sowie Anstrengung unter heißen, feuchten Bedingungen, und sie sind morgens, abends, beim Aufkommen eines Sturms sowie auf der linken Körperseite am stärksten ausgeprägt.

Gutes Folgemittel: Guaiacum.

Komplementärmittel: Natrium muriaticum, Phosphorus, Nux vomica.

Unverträgliche Mittel: Lachesis, Pulsatilla.

■ Silicea

Herkunft: wasserhaltige, polymerisierte Kieselsäure (Acidum silicicum oder Silicea). Kieselsäure ist essentiell notwendig für Wachstum und Knochenentwicklung; sie ist in allen Bindegeweben vorhanden und hilft, die Knorpel flexibel und die Haut elastisch zu erhalten.

Konstitutionstyp: Am meisten nützt Silicea bei Kindern, die schwächlich und ohne Elan sind, vor allem, wenn sie einen großen, schweißigen Kopf, zarte Haut, sandfarbenes Haar, blaue Augen und kleine Hände und Füße besitzen. Solche Kinder sind oft sehr lebhaft und freundlich, wahre Engelchen, wenn sie richtig behandelt werden (und Teufelchen, falls nicht). Auch intellektuelle, »verkopfte« Erwachsene profitieren von Silicea.

Mittel hilft seelisch-geistig bei: dem Gefühl, herumgestoßen zu werden, was dann an Untergebenen ausgelassen wird; Selbstzweifeln, Mangel an Selbstvertrauen und Selbstsicherheit, Versagensängsten; Überarbeitung oder Perfektionismus bis zur schieren Erschöpfung; Starrköpfigkeit, Halsstarrigkeit (oft ausbalanciert durch Sinn für Humor, Wortwitz, Freundlichkeit und gelegentlich aufflammende Zivilcourage); Neigung zu gelegentlicher Gemeinheit, vor allem in Kleinigkeiten; Schlafstörungen bei Stress.

Mittel hilft körperlich bei: rechtsseitiger Migräne, die gegen Mittag schlimmer wird und gut auf Druck reagiert; Kopfschmerzen, die durch Wasserlassen besser werden, durch geistige oder auch körperliche Anstrengung jedoch schlimmer (Schmerz beginnt am Hinterkopf und zieht sich bis über ein Auge hinweg); Tinnitus (»Ohrensausen«); dem Gefühl, das Ohr sei verstopft; entzündeten unteren Augenlidern; chronischem Schnupfen und rissiger Haut an den Nasenlöchern; Stottern; Abneigung gegen Fleisch und heiße Speisen, weil sie Schweißausbrüche provozieren; verstärktem Durst; starkem Schwitzen und üblem Fußgeruch; kränklich wirkender Haut mit Flecken oder Pickeln; Fingern, die im Winter eiskalt und blass werden, fast absterben; schlechten, von dicker Haut umgebenden Nägeln, die leicht einreißen; Kraftlosigkeit beim Stuhlgang, so dass der Stuhl oft wieder zurückrutscht.

Die oben genannten Symptome werden in aller Regel schlimmer durch Liegen auf der linken Seite, »Ameisenlaufen« in Armen und Beinen, Ausziehen, Waschen und Baden sowie plötzliches Aufhören oder Unterdrücken des Schwitzens. Sie neigen außerdem dazu, sich morgens sowie in feuchter, zugiger Umgebung, bei kaltem, windigem Wetter und bei Neumond zu verstärken. Im Sommer bzw. im Feuchtheißen wird oft alles besser; auch der Kopf muss stets gut eingewickelt werden.

Komplementärmittel: Thuja, Sanicula, Pulsatilla, Acidum hydrofluoricum.
Inkompatibles/unverträgliches Mittel: Mercurius solubilis Hahnemanni.

■ Spongia

Herkunft: der aus dem Mittelmeer, Roten Meer oder Atlantik stammende Badeschwamm (Euspongia officinalis). Das Homöopathikum wird aus dem gerösteten Meerschwamm zubereitet; er enthält viele anorganische Salze, vor allem Jodide sowie Bromin. Im Übermaß aufgenommen, reizen diese Wirkstoffe den Rachen und führen zu Entzündungen der Speiseröhre und der Luftröhre, Schilddrüsenstörungen, Herzbeschwerden und Testikelentzündungen.

Konstitutionstyp: Spongia wirkt am besten bei Personen, die hellhaarig, blauäugig, mager sind und ziemlich ausgetrocknet wirken. Besonders wirksam ist Spongia auch, wenn in der Familie schon Tuberkulose und andere Lungenerkrankungen vorgekommen sind.

Mittel hilft seelisch-geistig bei: Angstzuständen, ständiger Besorgnis, Angst vor dem Sterbenmüssen.

Mittel hilft körperlich bei: allgemeinem Schwere- und Erschöpfungsgefühl, mit Blutandrang im Brustbereich, Hals und Gesicht; Erkältungen, die mit Kitzeln in der Kehle beginnen, die sehr berührungsempfindlich ist; Schwellungsgefühl im Hals; Heiserkeit und brennendem, wundem Gefühl im Schlund; vergrößerter Schilddrüse; trockenen Schleimhäuten; trockenem, pfeifendem Husten, der sich anhört wie eine Säge, die Holz durchschneidet, verschlimmert durch Schwitzen und kalte Getränke; Morbus Krupp mit deutlichem Keuchen beim Einatmen, obwohl die Brust beim Abhören frei zu sein scheint; Aufwachen aus dem Tiefschlaf und Erstickungsgefühl; Herzklopfen, vor allem um Mitternacht und während der Menstruation.

Die oben genannten Symptome machen am meisten zu schaffen beim Reden, Schlucken, Umhergehen oder wenn man sich so hinlegt, dass der Kopf tiefer liegt als die Füße, sowie auch beim Berühren der betroffenen Körperregionen; auch sind sie meist gegen Mitternacht am schlimmsten. Warme Speisen, warme Getränke sowie Aufsetzen verschaffen meist etwas Erleichterung.

Komplementärmittel: Aconitum, Hepar sulfuris.
Antidot: Camphora.

■ Staphisagria

Herkunft: Stephanskraut (Delphinium staphisagria). Das Homöopathikum wird aus den getrockneten, reifen Samen zubereitet; sie enthalten die Alkaloide Delphinin und Staphisin sowie fettes Öl. Früher benutzte man diese Wirkstoffe zum Abtöten von Kopfläusen.

Konstitutionstyp: Die Menschen, die am meisten von Staphisagria profitieren, neigen dazu, ihre Gefühle zu unterdrücken, vor allem wenn sie verliebt sind. Obgleich sie an der Oberfläche nett und freundlich wirken, herrscht darunter oft großer emotionaler Aufruhr.

Mittel hilft seelisch-geistig bei: aufgestautem Zorn, der alle anderen Symptome verschlimmert; großer Ungeduld; (unwillkürlich) gemeinem Benehmen; Neigung, auf alten Beleidigungen herumzukauen und jedes Wort auf die Goldwaage zu legen, dadurch allzu große Verletzbarkeit; Melancholie.

Mittel hilft körperlich bei: betäubendem Kopfschmerz (dem Gefühl, der Kopf sei bleischwer), der durch Gähnen und sehr aktiven Sexualverkehr noch schlimmer wird; Gerstenkörnern bzw. Klümpchen auf den Lidern; reißenden Schmerzen im Augapfel; Jucken auf und hinter den Ohren; Zahnschmerzen, die durch Beißen, Kauen oder Berühren des betroffenen Zahns schlimmer werden, vor allem während der Menstruation; Schnittwunden oder Operationswunden; Ekzemen; übermäßigem Appetit, selbst wenn der Magen voll ist; Übelkeit nach Unterleibsoperationen; Gier nach Tabak oder Rauchen; Störungen des Urogenitaltrakts, vor allem nach dem ersten Sexualverkehr – Blasenentzündung oder das Gefühl, die Scheide sei schmerzhaft überdehnt.

Die oben genannten Symptome werden meist besser bei Wärme, nach dem Frühstück bzw. nach gutem Nachtschlaf. Ärger, Empörung, Selbstverleugnung, Kummer, sexuelle Exzesse sowie Berührtwerden, vor allem an den betroffenen Körperstellen, verschlimmern die Symptome zumeist; das gilt auch für Rauchen und Austrocknen der Gewebe (zu wenig Flüssigkeitsaufnahme).

Komplementärmittel: Causticum, Colocynthis.
Antidot: Camphora.
Inkompatibles/unverträgliches Mittel: Ranunculus.

■ Sulfur

Herkunft: Das Homöopathikum wird aus sublimiertem Schwefel (Sulfur), der Schwefelblüte, hergestellt. Medizinisch gesehen ist Schwefel ein Abführmittel und erhöht die Harnstoffproduktion (durch Proteinaufspaltung) in der Leber. Außerdem wird er zum Aufbau von Albumin und Epithelgewebe benötigt. In früheren Zeiten verwendete man außerordentlich viel Schwefel zur Behandlung von Rheumatismus.

Konstitutionstyp: Sulfur hilft Personen am besten, die ein reizbares, mürrisches Wesen haben, immer pessimistisch sind, schlecht schlafen und häufig über Hauterkrankungen klagen. Ihre Augenlieder sind meist rot entzündet, ihre Wimpern lang, ihr Teint unrein und grau; ihr Körper ist mager, ihre Haltung oft vornübergebeugt. Doch auch kleine, knochige oder rundgesichtige, vollschlanke Menschen können davon profitieren. Der Sulfur-Typ neigt meist zu Egoismus, sieht sich gern als intellektuell an und gerät oft ins Philosophieren.

Mittel hilft seelisch-geistig bei: geistiger und emotionaler Faulheit, »Laissez-faire«-Mentalität; Mangel an Energie und Willenskraft; allzu großer Neigung, es beim Denken zu belassen statt zu handeln; Neigung, immer den eigenen Willen durchzusetzen; Neigung zu Melancholie, Selbstmitleid, Hypochondrie; Abscheu gegenüber ordinären Ausdrücken oder Benehmen; ständiger, doch oft nur scheinbarer Hilfsbereitschaft gegenüber anderen; Tagträumerei; der Tendenz, zu viele Dinge gleichzeitig in Angriff nehmen zu wollen und dann den Mut zu verlieren; plötzlicher Verlegenheit, Unentschlossenheit und Schwierigkeit, mitzubekommen, was eigentlich los ist; nächtlichem Aufwachen gegen drei Uhr morgens.

Mittel hilft körperlich bei: Kopfschmerzen, die sich in Frischluft verschlimmern, in warmen Räumen jedoch abklingen; glänzendem Haar, das aber trotzdem ausfällt; trockener, sich schuppender Haut und Kopfhaut; selbst nach dem Waschen noch schmutzig grau aussehender Haut; gelegentlichen Schweißausbrüchen; brennendheißen Handinnenflächen und Fußsohlen (nachts wirft man zur Kühlung die Bettdecken ab); roten, juckenden Flecken auf der Haut, die sich durch Wärme, Waschen oder Kratzen verschlimmern; Bindehautentzündung oder roten Augen; chronischem, grünlichem Schnupfen; Empfindlichkeit gegenüber üblen Gerüchen; Husten, der oft in Niesen endet; wunden, brennenden Lippen; plötzlichen Hitzewallungen im Gesicht; Schwindelgefühl und Erröten, vor allem beim morgendlichen Aufstehen; Gefühl des Erstickens, vor allem nachts; Druck- und Schweregefühl sowie Brennen im Brustkorb, dabei einschießenden Rückenschmerzen, die sich bei tiefem Einatmen und Liegen auf dem Rücken verschlimmern; Neigung, Nahrung wieder hochzuwürgen; unregelmäßigem Essen und Heißhunger auf alles Ungesunde (Fett, Salz, Zucker, Scharfgewürztes, Hochprozentiges), vor allem gegen elf und 23 Uhr; saurem Magen und Erbrechen; dem Gefühl, als sacke (angstbedingt) der Magen nach unten, vor allem gegen elf Uhr vormittags; häufigen Durstanfällen; Hypoglykämie; Schmerzen im unteren Rückenbereich, die in die Lendenregion ausstrahlen; steifen Gelenken, die knackende Geräusche machen;

Muskelkrämpfen, die durch Baden noch schlimmerwerden; chronischem Durchfall, der gegen fünf Uhr morgens schlimmer wird, sowie entzündetem After; Analfissuren.

Die oben genannten Symptome werden gelindert durch Aufenthalt in frischer Luft, Warm- und Trockenhalten sowie Liegen auf der rechten Seite. Bewegungsmangel, langes Stehen, zu viel Kleidung am Körper, feuchte Kälte, Waschen, zu große Bettwärme sowie Alkoholgenuss machen meist alles nur schlimmer; die Symptome sind außerdem morgens und nachts ärger als sonst und weisen einen Zwölf-Stunden-Zyklus auf.

Komplementärmittel: Aconitum, Aloe, Nux vomica, Psorinum.
Antidote: Camphora, Chamomilla, China, Mercurius solubilis Hahnemanni, Rhus toxicodendron, Sepia, Thuja.

■ Tarantula

Herkunft: die Tarantel (Lycosa fasciiventris), eine in Italien und Spanien vorkommende große schwarze Spinne. Das Homöopathikum wird aus dem in neunzigprozentigem Alkohol getöteten und dann zerquetschten Tier zubereitet, dessen Gewebe unter anderem das Gift Arachnolysin enthält. Der Biss dieser Spinne, hieß es früher, verursache den Veitstanz; das Homöopathikum wurde traditionell als Heilmittel bei hysterischen Verhaltensweisen, unbeherrschbarer Erregtheit und ähnlichen Symptomen eingesetzt.

Konstitutionstyp: kein besonderer.

Mittel hilft seelisch-geistig bei: plötzlichen Stimmungsschwankungen; Lachen und Fröhlichkeit, die ganz unvermittelt in üble Laune und Zerstörungswut umschlagen; unglaublich raschen, verschlagen wirkenden Reaktionen; extremer Unruhe und dem Drang, immer alles sofort haben und machen zu müssen, nie auch nur ein paar Minuten warten zu können; Arbeitswut, dem ständigen Drang, sich zu beschäftigen.

Mittel hilft körperlich bei: der Unfähigkeit, ruhig sitzen zu bleiben; Syndrom der »restless legs« (Unruhe sowie Zucken in den Beinen), beim Gehen eher noch schlimmer; Schwindelgefühl; Taubheitsgefühl; *bei Frauen:* Juckreiz in der Genitalgegend.

Die oben genannten Symptome werden verschlimmert durch Lärm, Gehen, Berührtwerden sowie die Beobachtung, dass andere Menschen in Not sind. Leuchtende Farben, Musik und frische Luft hingegen üben gewöhnlich einen besänftigenden Einfluss aus.

Antidot: Lachesis.

■ Thuja

Herkunft: der Abendländische Lebensbaum (Thuja occidentalis). Das Homöopathikum wird aus den frischen grünen Zweigen mit Blättern zubereitet, die kurz vor der Blütezeit gesammelt werden. Sie enthalten ätherische Öle mit den Bestandteilen Thujon, Pinen und Fenchon, außerdem Pinikrin und Gerbstoffe. Diese Wirksubstanzen beeinflussen den Wasser- und Elektrolythaushalt des Körpers. Thuja wirkt am besten bei Erkrankungen, die durch kleine, örtlich umgrenzte, schmerzende Regionen charakterisiert sind.

Konstitutionstyp: Thuja ist am erfolgreichsten bei Menschen mit fettiger Haut, die wenig Wert auf ihre äußere Erscheinung legen, vor allem, wenn sie ohnehin wenig attraktiv, dazu noch verschlagen und manipulierend wirken. Auch Kinder, die klein und zartknochig, dazu etwas zurückgeblieben sind oder Schwierigkeiten haben, sich richtig auszudrücken, reagieren gut auf Thuja.

Mittel hilft seelisch-geistig bei: Paranoia (dem Gefühl, unter fremdem Einfluss zu stehen oder ständig fremde Präsenzen um sich zu haben); Abneigung, zu sprechen; großer Empfindlichkeit, Verletzbarkeit, Neigung zu Tränenausbrüchen beim Hören von Musik; unentwegten Schuldgefühlen; der Neigung, sich in körperliche Aktivität zu stürzen, weil dabei Gedanken und Gefühle weniger intensiv werden; unruhigem Schlaf, vor allem in mondhellen Nächten; Reden im Schlaf; Fallträumen oder Träumen von Verstorbenen.

Mittel hilft körperlich bei: Kopfschmerzen infolge von Übermüdung, großer Aufregung oder Stress; chronischem grünlichgelbem Schnupfen; nicht belegter, stark geröteter Zunge; Zahnverfall; entzündetem, geschwollenem Gaumen oder Gelenken;

Asthma; Knochenbrüchigkeit; sekret- oder blutabsondernden Warzen; fettiger oder blasser, wachsähnlicher Haut, die an den unbedeckten Partien zum Schwitzen neigt; übel riechendem Schweiß, der die Kleidung gelblich verfärbt; sich kalt anfühlender linker Körperseite; hellem Haar, das auch entlang der Wirbelsäule wächst; morgendlichem Appetitmangel; durch Teetrinken verursachten Verdauungsbeschwerden; Harnwegsinfektionen; weichem, blassem und fettigem Stuhl und gurgelnden Darmgeräuschen; *bei Frauen:* Scheiden- und Gebärmutterinfektionen, zu seltene oder zu früh einsetzende Menstruationen, starke Menstruationsschmerzen, vor allem im Bereich des linken Eierstocks; Fehlgeburten.

Die oben genannten Symptome werden im Allgemeinen schlimmer durch feuchte Kälte, nach Impfungen, in Sonnen- und hellem Lampenlicht, durch Bettwärme, fettiges Essen und Kaffeegenuss; sie sind meist auch links schlimmer als rechts, nachts und morgens oder kurz nach dem Frühstück sowie bei abnehmendem Mond ärger als sonst. Wenn man die Beine anzieht oder sich auf die betroffene Seite legt, wird es oft besser.

Komplementärmittel: Sabina, Arsenicum album, Natrium sulfuricum, Silicea.
Antidote: Mercurius solubilis Hahnemanni und Camphora.

■ Urtica

Herkunft: Brennessel (Urtica urens). Das Homöopathikum wird aus dem frischen blühenden Kraut zubereitet, getreu dem englischen Sprichwort: »Im Juni gepflückt, kommt's nochmal angerückt…« Die Brennessel enthält im Brennhaar Histamin und Acetylcholin, in den Blättern viel Chlorophyll sowie Carotinoide, Kieselsäure sowie ein so genanntes Sekretin, das auf die Bauchspeicheldrüse einwirkt. Urtica wird traditionell dazu benutzt, Erkrankungen zu lindern, die mit Brennen oder Hitzeentwicklung einhergehen.

Konstitutionstyp: Urtica hilft besonders wirkungsvoll bei Menschen, die unter Gicht bzw. hohen Harnsäurespiegeln im Blut leiden.

Mittel hilft seelisch-geistig bei: keinen besonderen Symptomen.

Mittel hilft körperlich bei: Rheumaschmerzen; Neuritis (Nervenentzündung) sowie Neuralgie; juckender oder fleckiger Haut, auch Haut, die sich heiß anfühlt oder Bläschen wirft; *bei Frauen:* Mangel an Muttermilch; Juckreiz in der Genitalgegend.

Die oben genannten Symptome verschlimmern sich allgemein durch Berührung, kalte feuchte Luft, Wasser und Schnee.

Antidot: Ampferblätter (zum Auflegen).

■ Veratrum album

Herkunft: die Weiße Nieswurz, auch Germer genannt (Veratrum album). Das Homöopathikum wird aus dem Wurzelstock zubereitet, der kurz vor der Blütezeit der Pflanze gesammelt wird; er enthält zahlreiche Sterin-Alkaloide sowie Chelidon- und Veratrumsäure und Fett. Traditionell wird das Mittel bei Kreislaufkollaps mit schweren kalten Schweißausbrüchen eingesetzt.

Konstitutionstyp: kein besonderer.

Mittel hilft seelisch-geistig bei: Aufregung, Übererregbarkeit, allzugroßer Euphorie; Neigung, alles und alle zu kritisieren; Neigung zu Grübelei und Vor-sich-hin-Schweigen, dabei jedoch starke Abneigung gegen Alleingelassenwerden; Melancholie; Angst vor dem Sterbenmüssen.

Mittel hilft körperlich bei: extrem kalter, schweißiger, eventuell auch blau angelaufener Haut; schwachem, raschem Puls; heftigen Reaktionen auf Schmerz; dem Gefühl, die Muskeln seien schwach oder wie gelähmt; Wadenkrämpfen; extremem Durstgefühl; starkem Erbrechen; Krampfschmerzen im Unterleib, begleitet von heftigem Durchfall.

Die oben genannten Symptome werden oft gelindert durch Wärme und Umherlaufen, jedoch verschlimmert durch feuchte Kälte, Trinken, Stuhlgang sowie Schreck oder Angst; oft sind sie in der Nacht schlimmer als tags.

Antidote: Camphora, Aconitum, China, Staphisagria.

Register

Die in diesem Register nicht aufgeführten Homöopathika finden Sie im Kapitel »Homöopathische Mittel und ihre Herkunft«, Seite 950 bis 970.

F

G

H

O